Breast Cancer Essentials
Perspectives for Surgeons

乳腺癌精要
外科观点

主　编	［德］Mahdi Rezai
	［土耳其］Mehmet Ali Kocdor
	［土耳其］Nuh Zafer Canturk
主　译	罗　静　刘锦平
副主译	陈　杰　刘良权　王　琨
	谭怡清　李　一
译　者	（按姓氏笔画排序）
	刘卫丽　刘知雨　杨　柳　肖　杰
	张　晓　罗一凡　钟　林　晋旭初
	夏　羽　徐美仪　漆伊诺　潘琴文
学术秘书	侯　俊　王紫玉

中国出版集团有限公司

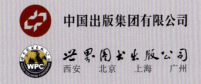

世界图书出版公司
西安　北京　上海　广州

图书在版编目（CIP）数据

乳腺癌精要：外科观点 /（德）马赫迪·雷扎伊（Mahdi Rezai），（土）穆罕默德·阿里·科克多尔（Mehmet Ali Kocdor），（土）努赫·扎弗·坎图尔克（Nuh Zafer Canturk）主编；罗静，刘锦平主译. — 西安：世界图书出版西安有限公司，2025.5. -- ISBN 978-7-5232-1257-8

Ⅰ. R737.9

中国国家版本馆 CIP 数据核字第 2025PN7944 号

First published in English under the title
Breast Cancer Essentials: Perspectives for Surgeons
edited by Mahdi Rezai, Mehmet Ali Kocdor and Zafer Canturk, edition: 1
Copyright © Springer Nature Switzerland AG, 2021
This edition has been translated and published under licence from
Springer Nature Switzerland AG.
Springer Nature Switzerland AG takes no responsibility and shall not be made liable
for the accuracy of the translation.

书　　名	乳腺癌精要 外科观点 RUXIANAI JINGYAO WAIKE GUANDIAN
主　　编	[德] Mahdi Rezai [土耳其] Mehmet Ali Kocdor [土耳其] Nuh Zafer Canturk
主　　译	罗　静　刘锦平
责任编辑	杨　莉　李　鑫
装帧设计	新纪元文化传播
出版发行	世界图书出版西安有限公司
地　　址	西安市雁塔区曲江新区汇新路 355 号
邮　　编	710061
电　　话	029-87214941　029-87233647（市场营销部） 029-87234767（总编室）
网　　址	http://www.wpcxa.com
邮　　箱	xast@wpcxa.com
经　　销	新华书店
印　　刷	陕西金和印务有限公司
开　　本	889mm × 1194mm　　1/16
印　　张	34.75
字　　数	950 千字
版次印次	2025 年 5 月第 1 版　2025 年 5 月第 1 次印刷
版权登记	25-2024-071
国际书号	ISBN 978-7-5232-1257-8
定　　价	398.00 元

医学投稿　xastyx@163.com　‖　029-87279745　029-87285296

☆如有印装错误，请寄本公司更换☆

谨以此书纪念：

乳腺外科学术先驱 *George Asimakopoulos* 教授和 *Umberto Veronesi* 教授。

致 谢
Acknowledgements

本书的创意源自我和 George Asimakopoulos 的一次友好会晤，我们就乳腺癌外科治疗的现状和未来发展趋势进行了深入的探讨后，决定编写一部乳腺外科学专著，旨在结合当前的乳腺癌最佳临床实践和技术发展方向，为外科医生管理乳腺癌病例提供临床诊疗指南。

我们由衷地感谢 Veronesi 博士在乳腺癌领域做出的卓越贡献，这份贡献不仅造福了广大乳腺癌患者，也为临床医生提供了宝贵的经验和方法。感谢 George 先生，他的领导、指导和鼓励推动了本项目的圆满落地。感谢我们的家人在本书编写过程中给予我们无私的理解和支持，他们是我们完成这项事业最坚实的后盾。

感谢每一位参与本书撰写、协助文稿编校和插图绘制的同仁，以及 Springer 出版团队所提供的专业服务，本书的顺利完成离不开每一位参与者的倾力付出。我们由衷地希望本书能为读者提供切实有效的专业指导，实现助力临床同道优化乳腺癌诊疗的初衷。

主 编
Editors

Mahdi Rezai
European Academia of Senology
Düsseldorf
Germany

Mehmet Ali Kocdor
Dokuz Eylül University
Izmir
Turkey

Nuh Zafer Canturk
University of Kocaeli
İzmit/Kocaeli
Turkey

原著作者
Contributors

A. Subramanian
Abut Kebudi
Alexander Mundinger
Alexandru Blidaru
Alexandru Eniu
Ali Ilker Filiz
Andrii Zhygulin
Anees B. Chagpar
Angela Apessos
Aniela Noditi
Anil Cubukcu
Aslıhan Güven Mert
Atakan Sezer
Atilla Soran
Ayman Noaman
Aysegul Kefeli
Bashar Zeidan
Camelia Chifu
Can Atalay
Cem Yilmaz
Cemile Nurdan Ozturk
Charalampos Anastasiadis
Christopher Khoo
Christos Markopoulos
Cristian Ioan Bordea
Dan Hershko

Dario Trapani
Dick Rainsbury
E. DiLena
Eda Yirmibesoglu Erkal
Elisabeth Elder
Fatih Levent Balci
Fiorita Poulakaki
Florian Fitzal
George Asimakopoulos
George Kesisis
Georgios Nasioulas
Gizem Oner
Gorkem Aksu
Graham Schwarz
Guldeniz Karadeniz Cakmak
Gurdeniz Serin
Hakan Mersin
Hale Basak Caglar
Hasan Karanlik
Hatice Camgöz-Akdağ
I. Prakash
Ioana Iordache
Ioannis Askoxylakis
Jerome H. Pereira
Jose Russo
K. Hamnett

Kate H. Dinh
Kavitha Kanesalingam
Kerstin Sandelin
Konstantinos Papadimitriou
Lorna Jane Cook
M. Bahadır Güllüoğlu
M. Umit Ugurlu
Mahdi Rezai
Mahmoud Abdelmoneim
Mahmoud El-Tamer
Marjut Leidenius
Markus Hahn
Matteo Vigo
Maurice Y. Nahabedian
Maya Hershko
Mehmet Ali Kocdor
Mehmet Bayramiçli
Michael Douek
Mihaela Radu
Necmettin Ozdemir
Nuh Zafer Canturk
Nuran Bese
Omar Sherif Omar
Or Friedman
Osman Gökhan Demir
Osman Kurukahvecioglu
Osman Zekioglu

Özgül Karayurt
Ozlem Silistreli
P. Kern
Peter A. van Dam
Petros Charalampoudis
Philip M. P. Poortmans
Piero Delle Femmine
R. A. Audisio
Raffi Gurunian
Rahmi Cubuk
S. Meterissian
Sami Açar
Sangita Sequeira
Savvas Dalitis
Sertaç Ata Güler
Sevilay Altintas
Sherif F. Naguib
Sibel Özkan Gürdal
Ştefan Voiculescu
Sue K. Down
Tulin D. Cil
Turgay Şimşek
Vasileios Barmpounis
Wiebren Tjalma
Yoav Barnea
Zeynep Akdeniz Doğan

主译简介
Main Translators

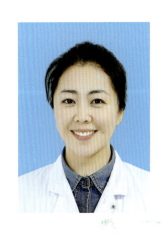

罗 静 教 授

医学博士 | 主任医师 | 硕士研究生导师

四川省医学科学院·四川省人民医院乳腺外科主任

学术任职 | 中国临床肿瘤学会（CSCO）乳腺癌专家委员会委员。中国抗癌协会乳腺癌专业委员会委员。中国医师协会外科学分会乳腺外科专家组委员。中华医学会肿瘤学专委会乳腺学组青委委员。四川省抗癌协会乳腺癌专业委员会常务委员。四川省抗癌协会肿瘤整形专业委员会副主任委员。四川医疗卫生与健康促进会乳腺病学专委会主任委员。

临床专长 | 在手术技术方面，擅长保乳手术、前哨淋巴结活检术、乳房根治术、乳房假体植入术和腔镜乳腺微创手术等；在乳腺癌规范化治疗，包括化疗、内分泌治疗、靶向治疗、免疫治疗等方面具有丰富的临床经验。

科研成就与学术成果 | 主持省部级课题多项。主导科室药物临床试验质量管理规范（GCP）平台的建设与发展，负责国际/国内多中心临床试验和国家新药注册临床试验数十项。发起研究者主导试验（IIT）1项。在国际和国内学术期刊发表论文30余篇（SCI 20余篇）。

主译简介
Main Translators

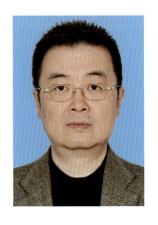

刘锦平 教 授
四川省医学科学院·四川省人民医院乳腺外科
主任医师 | 硕士研究生导师
美国临床肿瘤学会（ASCO）会员
英国临床试验协作组（ATLAS）成员

学术任职 | 中国医师协会培训专家委员会常委。中国医药教育协会乳腺专业委员会常委。四川省医学会理事。四川省医学会外科专业委员会常委/乳腺疾病学组组长。四川省医学会肿瘤专业委员会常委。四川省预防医学会乳腺分会副主任委员。四川省肿瘤性疾病医疗质量控制委员会副主任委员，四川省抗癌协会乳腺癌专业委员会副主任委员。

临床专长 | 在手术技术方面，率先开展传统乳腺癌根治术、扩大根治术、改良根治术向保乳手术、前哨淋巴结活检术、乳房假体重建术、腔镜下乳房假体重建术的转变，并完成乳腺肿瘤整形手术；在综合治疗上，主导开展乳腺癌的新辅助化疗/内分泌治疗、辅助化疗/内分泌治疗以及生物靶向治疗，与放疗科合作开展保乳手术后调强适形放射治疗（IMRT）。

科研成就与学术成果 | 创建四川省首个乳腺专科团队，推动学科转型，使乳腺肿瘤专业从单一的手术治疗学科发展为综合治疗学科。建立了四川省第一个乳腺肿瘤生物样本组织库＋随访系统。主持国际多中心临床试验和国家新药注册临床试验多项。主持省市级重点课题多项。以第一作者或通讯作者发表SCI及核心期刊论文30多篇。

译者名单
Translators

主 译
罗　静　四川省医学科学院·四川省人民医院
刘锦平　四川省医学科学院·四川省人民医院

副主译
陈　杰　四川省医学科学院·四川省人民医院
刘良权　四川省医学科学院·四川省人民医院
王　琨　四川省医学科学院·四川省人民医院
谭怡清　四川省医学科学院·四川省人民医院
李　一　四川省医学科学院·四川省人民医院

译　者（按姓氏笔画排序）
刘卫丽　成都市新都区妇幼保健院
刘知雨　四川省医学科学院·四川省人民医院
杨　柳　四川省医学科学院·四川省人民医院
肖　杰　四川省成都市第三人民医院
张　晓　四川省医学科学院·四川省人民医院
罗一凡　四川省医学科学院·四川省人民医院
钟　林　四川省医学科学院·四川省人民医院
晋旭初　四川省医学科学院·四川省人民医院
夏　羽　四川省医学科学院·四川省人民医院
徐美仪　四川省医学科学院·四川省人民医院
漆伊诺　四川省医学科学院·四川省人民医院
潘琴文　四川省成都市第七人民医院

郑重声明

医学是不断更新并拓展的领域，因此相关实践操作、治疗方法及药物都有可能会改变，希望读者审查书中提及的器械制造商所提供的信息资料及相关手术的适应证和禁忌证。作者、编辑、出版者或经销商不对书中的错误或疏漏以及应用其中信息产生的任何后果负责，关于出版物的内容不作任何明确或暗示的保证。作者、编辑、出版者和经销商不就由本出版物所造成的人身或财产损害承担任何责任。

译 序

在当今医学领域，乳腺癌的预防与治疗始终是备受关注的重要课题。乳腺癌作为女性最常见的恶性肿瘤之一，其发病率在全球范围内居高不下，严重威胁着女性的健康和生命。随着人们对健康的重视程度不断提高以及医学技术的飞速发展，乳腺癌的诊断和治疗手段日益丰富和完善，但同时也对医务工作者提出了更高的要求。

在乳腺癌的全程管理中，我们面临着诸多挑战。尽管早期筛查技术已经取得了显著进步，但仍有许多患者在确诊时已处于疾病晚期，错过了最佳治疗时机。这不仅增加了治疗的难度，也会对患者的预后产生不利影响。在治疗过程中，手术、化疗、放疗等综合治疗手段的应用虽已规范化，但如何根据患者的具体情况制订个体化治疗方案，以最大限度地提高治疗效果、减少不良反应，仍是临床医生需要深入思考的问题。此外，术后管理同样不容忽视，患者的心理康复、生活质量的提升以及长期随访等，都需要我们给予更多关注。这些问题的存在，提示我们在乳腺癌的防治工作中仍需不断探索和创新，以更好地满足患者的需求。

针对这些问题，Mahdi Rezai 教授、Mehmet Ali Kocdor 教授和 Nuh Zafer Canturk 教授共同主编的《乳腺癌精要：外科观点》（*Breast Cancer Essentials: Perspectives for Surgeons*）一书，为我们提供了全面而深入的指导。本书涵盖了乳腺癌的基础知识、手术前管理、手术室因素与手术技术、手术后管理以及特殊类型乳腺癌的管理等多个方面，内容丰富，实用性强。书中不仅详细介绍了各种类型乳腺癌的诊断和治疗方法，还对临床实践中的难点和热点问题进行了深入探讨，为临床医生提供了宝贵的参考。

在翻译本书的过程中，我们深入学习了作者们在乳腺癌诊疗领域所积累的丰富经验和深厚造诣，书中内容的科学性、实用性和创新性，都给我们留下了深刻的印象。我们相信，这本书的出版将为我国乳腺癌的防治工作带来新的启示和帮助，有助于提高我国乳腺癌的诊断和治疗水平。

我们希望，通过我们的翻译工作，能够将这本书中的宝贵知识传递给更多的临床医生和研究人员，共同推动我国乳腺癌治疗水平的提高。同时，我们也期待与各位同仁一起，不断探索和创新，为乳腺癌患者提供更优质、更个性化的医疗服务，为他们的健康和幸福贡献我们的力量。

最后，我们要感谢所有为本书翻译和出版付出努力的专家和学者，感谢你们的支持与奉献。我们也由衷地感谢本书主编 Mahdi Rezai 教授、Mehmet Ali Kocdor 教授和 Nuh Zafer Canturk 教授，你们在乳腺癌领域的杰出贡献为我们提供了宝贵的指导和帮助。

鉴于本人及翻译团队的能力有限，翻译过程中难免存在不妥之处，恳请读者批评指正。我们衷心希望，这本书能够成为乳腺外科医生临床实践中的得力助手，为乳腺癌患者带来更多的希望和福祉。

原序 1
Preface

本项目由 George Asimakopoulos 博士、Mehmet Ali Kocdor 博士、Umberto Veronesi 博士与 Mahdi Rezai 博士共同发起，旨在为乳腺外科医生提供一部具有长期参考价值的学术专著。然世事难料，Veronesi 博士不幸于 2016 年 11 月辞世，其挚友 Asimakopoulos 博士亦于 2017 年 2 月离世，致使项目一度搁置。直至 Nuh Zafer Canturk 博士加入编委会团队，本书才得以重启，所有章节均进行了全面更新。

Asimakopoulos 博士在生前已完成第　章"乳腺癌手术发展史"的撰写，而 Veronesi 博士则为本书撰写了序言，全文如下：

60 年前，我初次与乳腺癌诊疗结缘。在这漫长的岁月中，我目睹了该疾病发病率攀升的严峻态势，更见证了治疗领域取得的非凡进步。能作为抗击乳腺癌大军的一员参与这场战役，我深感自豪。随着公众对这种疾病认识的提高，以及早期筛查手段的普及，新型手术技术的涌现，放疗、化疗和内分泌疗法的出现，乳腺癌患者的总生存率已经得到了显著提高。我们通过降低局部复发率，以及用"乳房切除术联合放疗"等精准、温和的术式替代毁损性根治术，使患者的生活质量得到了非常大的改善。这些进步大多源于用新证据、新研究挑战传统医学观念的过程——有些旧理念得到验证，有些则被时代淘汰。

这部面向乳腺外科医生、肿瘤专科进修医生及肿瘤从业医生的精品著作，以系统化的编排方式，全面呈现了当前乳腺癌手术的知识体系。

如果要用一个词概括本书，那必定是"百科全书"。这部高质量的专著涵盖了乳腺癌手术的每个环节与维度。从"乳腺癌是一种具有高度异质性的疾病，其病理形态与患者的生物社会学特征存在个体差异"这一概念出发，书中详细阐述了各类乳腺癌分型在诊断中的标识价值及治疗中的靶向意义。如此广阔的视野，正是当今乳腺癌多学科诊疗模式所必需的——组织病理学检测、基因组分析与内分泌指标测定，这些已成为制订个体化治疗方案、实现更佳疾病控制的重要决策依据。

肿瘤学安全性与美学效果构成了现代乳腺手术的两大基石。在满足这两个前提的条件下，保乳手术已成为当前的主流术式，而多发性病灶或局部晚期疾病患者通常仍需接受乳房切除术。乳腺磁共振成像（MRI）在检测乳腺癌方面具有很高的灵敏度，并且作为一种诊断方法使16%的患者发现了额外的癌灶，因此得到了越来越多的临床应用。

当全乳切除不可避免时，由接受过肿瘤整形技术培训的乳腺外科医生或专业整形外科医生组成的团队实施的乳房重建手术，能为患者提供兼顾功能与美学的解决方案。高质量的美学重建效果，往往使医患双方更容易接受全乳切除方案，尤其是对乳房体积较小的患者而言，保乳治疗联合整形修复未必是最优选择。

本书在多学科协作框架下系统阐述了乳腺癌手术的原则与实践，强调了临床实用性。全书既提供与时俱进的学科全景论述，又能帮助读者深入理解手术这一核心治疗手段的内在逻辑，最终助力医疗工作者为乳腺癌患者提供高品质的现代化诊疗服务。

编者们在策划本书时，特别遴选了来自乳腺癌相关多学科领域的外科专家，邀请他们就若干未达成共识或存在争议的话题展开深度探讨并发表自己的见解。各位作者均根据个人的临床经验与文献理解，完美完成了具有独创性的章节撰写。

我们由衷感谢George Asimakopoulos博士促成这部著作的问世，它必将成为乳腺癌治疗领域的长久标杆之作。

Umberto Veronesi
2016.06.30

原序 2
Preface

　　Umberto Veronesi 教授作为本书的奠基者之一，以这项临终前的学术工程铸就了不朽的医学遗产。自 1960 年代起，他秉持"从最大可耐受治疗向最小有效治疗转变"的理念，为全球数百万乳腺癌患者点燃了生命之光。20 世纪 80 年代在意大利米兰开展的保乳治疗研究，20 世纪 90 年代开展的通过前哨淋巴结活检的保留腋窝的研究以及 21 世纪初的乳腺局部放射治疗研究——他的三次重大研究突破彻底改写了乳腺癌治疗的历史。Veronesi 教授不仅是高瞻远瞩的学界泰斗，更是德术双馨的医学楷模，他始终是我执业生涯中的精神导师。

　　在此，我也要致敬我们共同的好友 George Asimakopoulos 教授，本书的诞生离不开他的卓绝贡献。最后特别感谢 Nuh Zafer Canturk 教授，若无他的鼎力襄助，这部巨著恐难顺利完成。这部凝聚了顶尖学者智慧结晶的著作，必将成为指引同业前行的明灯与典范。

Mahdi Rezai

2020.06.20

前言
Introduction

本书全面涵盖了乳腺癌诊疗和管理的全流程，包括乳腺癌的分子学基础、罕见临床类型以及各种类型乳腺癌的手术技术细节等。书中内容不仅为乳腺外科医生提供了最新的专业指导，同时也为参与乳腺癌诊断、治疗、随访及分子研究的各相关学科从业者呈现最新、最全面、最实用的信息。

作为编者，我们确信这部著作已臻完备，凡乳腺外科医生所需之精要，皆荟萃于此。

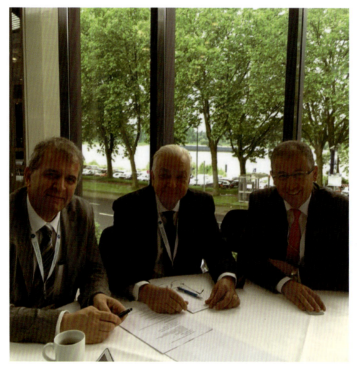

（从左至右依次为：Mehmet Ali Kocdor，George Asimakopoulos，Nuh Zafer Canturk）

Düsseldorf, Germany	Mahdi Rezai
Izmir, Turkey	Mehmet Ali Kocdor
İzmit/Kocaeli, Turkey	Nuh Zafer Canturk

目 录
Contents

第 1 部分 乳腺癌概述

1 乳腺癌手术发展史 ····· 3
2 乳腺癌手术的里程碑式研究 ····· 8
3 乳腺癌的遗传学 ····· 16
4 乳腺癌的分子分类 ····· 26
5 浸润性乳腺癌 ····· 31
6 遗传性乳腺癌高风险女性的管理策略 ····· 41
7 乳腺癌的个性化护理：神话抑或是事实？ ····· 44
8 质量问题与医生的认知 ····· 52
9 乳腺癌照护体系构建：乳腺中心全面质量管理的未来 ····· 59
10 乳腺癌手术训练方法 ····· 67

第 2 部分 手术前管理

11 乳腺癌患者评估与临床分期 ····· 73
12 乳房影像学检查方法及基础优选方案 ····· 80
13 介入放射学 ····· 92
14 多学科会议 ····· 108
15 乳腺癌的影像记录与摄影 ····· 114
16 乳腺癌的初始治疗与新辅助治疗 ····· 125
17 乳腺癌的前期手术干预与新辅助化疗的选择指南 ····· 141
18 乳腺癌治疗决策与手术设计 ····· 147
19 腋窝管理 ····· 151
20 乳腺癌局部区域复发的治疗决策与规划 ····· 161
21 乳房肿瘤整形手术的患者选择、技巧与要点及总体概述 ····· 167

第 3 部分　手术室因素与手术技术

22	乳腺癌手术中的团队协作：影响手术成功率的手术室因素及提升策略	179
23	靶向乳房手术：乳腺癌的精准治疗	190
24	Ⅰ级乳腺肿瘤整形手术	196
25	Ⅱ级乳腺肿瘤整形手术：蝙蝠翼状（Ω）切口、双环法和球拍形切口	200
26	下蒂法乳房成形术	204
27	上蒂法乳房成形术	219
28	矩阵旋转皮瓣技术、垂直乳房固定术和 Grisotti 皮瓣技术	227
29	L 型、J 型和 V 型乳房成形术	238
30	背阔肌肌皮瓣乳房重建术	248
31	改良根治性乳房切除术	255
32	保留皮肤和保留乳头乳晕复合体的乳房切除术	268
33	植入物乳房重建术	276
34	自体组织乳房重建术	287
35	局部区域皮瓣部分乳房重建术	296
36	乳房重建中的对称性手术：隆乳手术	319
37	乳房重建中的对侧对称性手术：乳房固定术	329
38	乳房重建中的对侧对称性手术：乳房缩小成形术	336
39	脂肪移植乳房重建术	343
40	乳头乳晕复合体重建术	353
41	视频内镜辅助保乳手术	361
42	Ⅰ～Ⅱ水平和Ⅲ水平腋窝淋巴结清扫术对比	373
43	前哨淋巴结活检技术	378
44	前哨淋巴结活检的当前理念	388
45	淋巴静脉吻合术（旁路手术）与淋巴组织移植术	395
46	术中问题处理	402

第 4 部分　手术后管理

47	术后即刻患者护理	411
48	乳腺癌手术的短期并发症及其处理措施	420
49	肿瘤整形保乳手术的肿瘤学安全性和预后	433

50 乳腺癌的辅助治疗 ··· 443

51 乳腺癌的放射治疗 ··· 450

52 乳腺癌随访 ··· 458

53 乳腺癌手术的长期并发症及其管理 ·· 465

54 医疗法律问题 ·· 479

第 5 部分　特殊类型乳腺癌

55 炎性乳腺癌 ··· 485

56 转移性乳腺癌原发肿瘤的手术治疗 ·· 495

57 男性乳腺癌 ··· 502

58 妊娠相关乳腺癌和年轻女性乳腺癌治疗后生育问题 ························ 513

59 隐匿性乳腺癌 ·· 520

60 老年女性乳腺癌 ·· 527

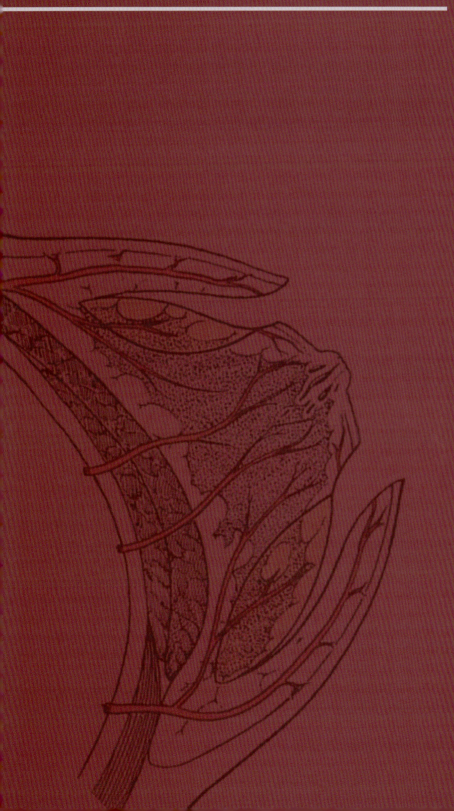

第 1 部分

乳腺癌概述

乳腺癌手术发展史

George Asimakopoulos, Mehmet Ali Kocdor

1.1 引言

乳腺癌手术的历史演变始于古代文明，当时采用了一些较为简单的外科技术和烧灼方法。换言之，乳腺癌的治疗始于手术，并一直保持其治疗潜力直至今日。自古以来，乳腺癌手术经历了四个阶段。

1.2 第一阶段：从 Hippocrates 到 Saint Agatha

似乎早在远古时代，人们就开始认识乳腺癌这种疾病。在公元前第二个千年（即公元前2000——公元前1001年）的埃及纸草文献（图1.1）中就已有关于乳腺肿瘤的记载——如《艾德温·史密斯纸草文稿》（*Edwin Smith Papyrus*）和《埃伯斯纸草文稿》（*Ebers Papyrus*）。

事实上，《艾德温·史密斯纸草文稿》对人类溃疡性乳腺肿瘤的诊断和治疗提供了明确的指导。这个时期似乎已经有了乳房切除的概念，例如，亚马逊女战士用光滑的工具切除右侧乳房以更好地控制标枪。"amazons"这个名称即来源于"a（否定）+ mazos（乳房）"。在同一时期，也有其他关于乳房切除的描述，但它们都带有因各种缘由而惩罚女性的性质。

公元前4世纪，希波克拉底（图1.2）对包括乳腺癌等许多疾病的诊断和治疗作出了重要贡献[1]。他建议对溃疡性或炎性乳腺肿瘤进行手术治疗，并烧灼病变切缘。希波克拉底的继任者盖伦（Galen，公元2世纪）提出了更为清晰（在当时而言）的手术适应证，并描述了一些外科手术技术。

公元7世纪，希腊艾吉纳的Paul描述了第一例无须切除乳房的乳腺癌手术。他尝试通过一个小切口，用一种发热工具进行肿瘤消融。结果就像中世纪和文艺复兴时期的努力一样，当然是不理想的，总体效果都很差。与此同时，当时仍将乳房切除作为对女性的一种惩罚手段。圣阿加莎（Saint Agatha）的殉道就是一个典型的事例，因为是基督徒，她拒绝了一个罗马人的求婚，结果遭受了切除乳房的惩罚[2]。

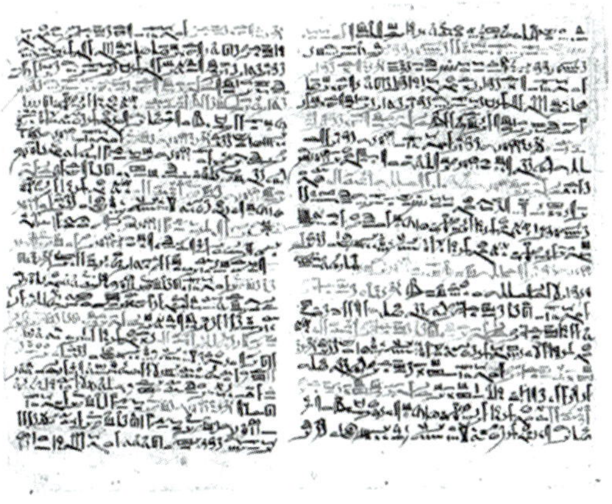

图1.1 描述乳腺癌患者的《艾德温·史密斯纸草文稿》

G. Asimakopoulos
Medical school of University of Athens,
Athens, Greece

M. A. Kocdor (✉)
Medical school of Dokuz Eylül University,
Izmir, Turkey
e-mail: mehmet.kocdor@deu.edu.tr

© Springer Nature Switzerland AG 2021
M. Rezai et al. (eds.), *Breast Cancer Essentials*, https://doi.org/10.1007/978-3-030-73147-2_1

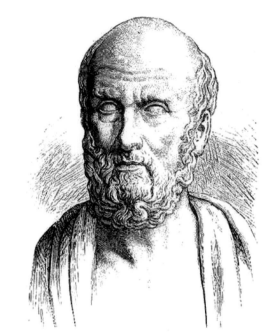

图 1.2　希波克拉底（公元前 450—公元前 380 年）

1.3 第二阶段：19—20 世纪

乳腺手术和普通外科手术的真正突破发生在 19 世纪，当然也延续到了 20 世纪。当时的杰出外科医生和研究者（如 Robert Liston、Astley Cooper、Richard von Volkmann、James Paget、Theodor Billroth 等）采用医学和人文角度可接受的方法和技术为乳腺癌的诊断和治疗奠定了基础[3]。

约瑟夫·李斯特（Joseph Lister，1827—1912 年）在所有手术中引入了无菌技术，从而彻底改变了外科手术。此后，乳房切除术后患者的死亡率大幅降低，因为伤口污染和败血症是早期术后死亡的主要原因。约瑟夫·潘科斯特（Joseph Pancoast，1805—1882 年）是极端根治手术的坚定支持者，他描述了一种乳房切除技术，该技术包括切除所有乳腺、腋窝淋巴结和胸部肌肉。他认为乳腺癌是一种系统性疾病，仅靠手术治疗是不够的[4]。

1.4 第三阶段：William Stewart Halsted

威廉·斯图尔特·霍尔斯特德（William Stewart Halsted，1852—1922 年）是 19 世纪做出卓越贡献的外科医生（图 1.3）。Halsted 将 Lister 的抗菌技术与使用无菌手套相结合，取得了优异的成果。他描述了一种技术，即在术中将肿瘤与乳房一同切除，同时切除胸大肌、胸小肌和腋窝淋巴结。这项技术以 Halsted 的名字命名为"Halsted 切除术"。该术式在欧洲直至 1950 年，在美国直至 1983 年，都是乳腺癌的首选手术方法。据称，进行 Halsted 切除术后的 5 年生存率为 42%[5]。

"Halsted 理论"指出，乳腺癌最初仅在乳房局部扩散，首先侵犯邻近组织，然后通过淋巴管扩散到区域淋巴结，肿瘤细胞会在淋巴结停留一段时间，之后血行转移到远处。

基于这一假设，人们认为切除范围越广泛、切除越彻底，预期结果越好。基于相同原则，有人还提出了更为激进的术式，包括"扩大根治性乳房切除术（extended radical mastectomy）"以及涉及切除更广泛区域淋巴结（如锁骨上、内乳甚至纵隔淋巴结）的手术，然而由于效果不佳以及发病率和死亡率的增加，这些术式被摒弃[6]。

Halsted 乳腺癌根治术因其根治性方法（图 1.4），术后常见并发症包括手术创面大、淋巴水肿及畸形等。

大卫·佩蒂（David Patey，1899—1977 年）对 Halsted 术式进行了改良，包括保留胸肌（除非受到肿瘤侵袭），并采取较小的切口进行乳房切除术。同时，这一改良并未改变局部复发率和生

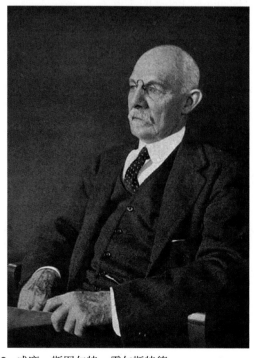

图 1.3　威廉·斯图尔特·霍尔斯特德

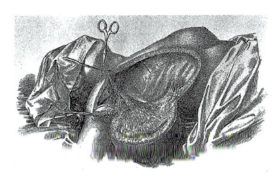

图1.4 威廉·斯图尔特·霍尔斯特德在1894年报道的乳腺癌根治术

存率。即使在今天，在无法行保乳手术时，Patey的乳房切除术也是首选手术方式[7,8]。

如今，乳腺癌诊断和治疗方面取得的进展已经使患者的生存期达到了过去那些伟大的外科医生难以置信的程度。新型化疗和放疗方法不仅改善了女性乳腺癌患者的生活质量和生存率，也为外科医生在选择保乳手术时提供了更多的保障。可以说，目前保乳手术已成为乳腺癌外科治疗的"金标准"，其不仅能保证卓越的肿瘤学疗效，同时避免了大面积创面的问题[9,10]。

1.5 第四阶段：Umberto Veronesi

在我看来，在世纪之交，乳腺癌手术的发展不应再从乳房切除术开始，而应从保乳手术开始。Halsted和Patey的术式在乳腺手术领域具有重要意义。1969年，翁贝托·韦罗内西（Umberto Veronesi；图1.5，图1.6）开展了一项随机试验，对Halsted乳腺癌切除术与保乳手术联合放疗进行比较，并在伦敦公布了研究结果。这是近代乳腺外科史上的第一个重大发展[11]。

在每个重要的外科手术中，我们都必须综合考虑多个因素。首先，需要确定消息传达的时机，以确保信息能够在合适的时间传达给相关人员；其次，需要根据患者群体的特点和情况选择合适的治疗方法，确保手术方案能够最大程度地适应患者的需求；最后，还需明确手术将应用于哪个器官，以便能够有针对性地制订手术计划和设计操作步骤。

此后，我们可以看到乳腺癌手术领域发生了三大重要进展：

（1）保守性手术的开展。

（2）前哨淋巴结切除活检逐步替代腋窝淋巴

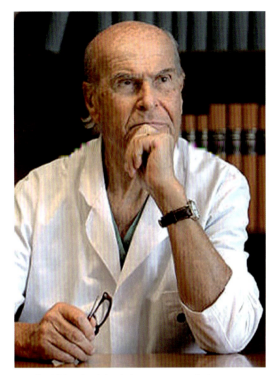

图1.5 翁贝托·韦罗内西（1925—2016年）

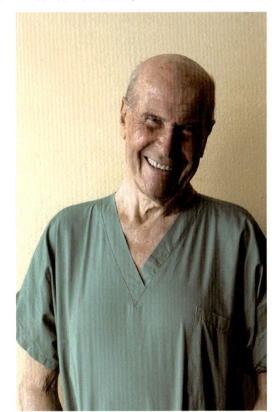

图1.6 翁贝托·韦罗内西

结清扫，这一技术每天都在取得新进展。

（3）减少放射治疗（简称放疗）的方法，只有在未来并且没有局部复发的情况下，才能证明其有效性。

过去20年来，全球癌症医院普遍采用一种新的理念，即将治疗的重心从最大程度的干预逐渐转向可接受的最小程度的治疗。这种理念的引入为乳腺癌等疾病的治疗带来了新的思路和方法，使医生能够更加精准地根据患者的状况来制订治疗方案，从而获得更好的治疗效果。

我们可以清楚地看到，随着时间的推移，这种术式演变分为了三个阶段：1968—1985年，乳腺癌手术的切除范围逐渐缩小；1986—2000年，在大多数医院中，腋窝淋巴结清扫术的应用也逐渐减少；而在2000年后，通过随机试验开始尝试减少放疗。

第一阶段的目标在于更好地控制局部病变、达到最佳的美容效果，并提升生活质量。

在经过20年的小范围保乳手术实践后，我们注意到肿瘤大小与乳房大小的关系。在小乳房中，一个2cm大小的肿瘤可被认为体积较大，然而在大乳房中，一个3cm大小的肿瘤却可能被视为较小。长期以来，手术的美容效果一直是重要的关注点，其很大程度上取决于手术技术的优劣，特别是在皮肤切口和乳腺组织的良好重建方面[12]。

在应用保乳手术后，乳腺癌患者的生活质量无疑发生了巨大改变。

综合所有研究表明，局部复发不会影响乳腺癌患者的总生存率，因此得出了初步结论：保乳手术联合放疗可以安全替代乳房切除术。该结论得到了20年中纳入250 000例女性患者的两项大型研究（Milan和NSABP）的支持。

在第二阶段中，减少腋窝淋巴结清扫术是又一重要进展。

了解腋窝淋巴结的状况对于制订进一步的治疗策略至关重要。现在我们明白，腋窝清扫并不能改善预后，但对于癌症分期非常重要；此外，移除正常淋巴结可能会导致一些问题。因此，在日常外科实践中，部分医生认为前哨淋巴结活检在评估腋窝淋巴结状态方面足以提供充分的信息[13]。

1.6 乳房切除术的新时代

总之，乳房切除术目前仍然是许多乳腺癌患者不可或缺的治疗选择。然而，乳腺癌根治术在现代医学实践中已经很少被采用。乳房切除术的主要适应证包括：病变范围广泛或存在多中心性病变、有禁忌证、保乳手术失败或复发、局部晚期和炎性乳腺癌，以及部分患者出于降低复发风险的意愿选择该手术[14]。对于有乳房切除及即刻重建指征的患者，若皮肤未受累且非炎性乳腺癌，保留皮肤的乳房切除术也是一个安全的选择，能够为患者带来更好的美容效果[15]。保留乳头的乳房切除术可以在经过严格选择的患者中安全实施，并可实现更好的美容效果。在适当的情况下也可开展预防性乳房切除术，以保障患者获得最佳的生活质量[16-18]。

> **提示与技巧**
>
> - 乳腺癌是一种古老的疾病。
> - Galen 将癌症描述为"蟹足状"，并最早提出切除病变的方法。
> - Halsted 提出乳腺癌根治术，直到20世纪后半叶之前，它一直是首选术式。
> - Patey 提出了乳腺癌改良根治术，避免了原有根治术的许多并发症和疾病。
> - 在 Veronesi 提出保乳手术后，乳腺癌手术的理念从追求最大程度的治疗转变为追求可接受的最小程度的治疗。
> - 如今，借助乳房整形和重建技术，能够实施美容效果更好的保乳手术和乳房切除术。

（陈杰 译，罗静 审校）

参考文献

[1] Hippocrate. Prorrhétique Ⅱ //Littré E, editor. Oeuvres complètes d'Hippocrate, vol. 9. Paris: J. B. Baillière,1861: 32.

[2] Hellman S. Dogma and inquisition in medicine. Cancer, 1993, 71(1): 2430–2433.

[3] Leopold E. A darker ribbon: breast cancer, women, and their doctors in the twentieth century. Boston: Beacon Press,1999.

[4] Olson J. Bathsheba's breast: women, cancer, and history. Baltimore: John Hopkins Press, 2002.

[5] Halsted WSI. The results of operations for the cure of cancer of the breast performed at the Johns Hopkins Hospital from June, 1889, to January, 1894. Ann Surg,1894,20:497–555.

[6] Auchincloss H. Modified radical mastectomy: why not? Am J Surg,1970,119:506–509.

[7] Osborne MP. William Stewart Halsted: his life and

contributions to surgery. Lancet Oncol,2007, 8:256–265.

[8] Patey DH, Dyson WH. The prognosis of carcinoma of the breast in relation to the type of operation performed. Br J Cancer,1948,2:7–13.

[9] Kalluri R. Basement membranes: structure, assembly and role in tumour angiogenesis. Nat Rev Cancer,2003,3:422–433.

[10] Fisher B, Anderson S, Bryant J, et al. Twenty-year follow-up of a randomized trial comparing total mastectomy, lumpectomy, and lumpectomy plus irradiation for the treatment of invasive breast cancer. N Engl J Med,2002,347(16):1233–1241.

[11] Veronesi U, Cascinelli N, Mariani L,et al. Twenty-year follow-up of a randomized study comparing breast-conserving surgery with radical mastectomy for early breast cancer. N Engl J Med,2002,347:1227–1232.

[12] Fisher B, Anderson S, Bryant J, et al. Twenty-year follow-up of a randomized trial comparing total mastectomy, lumpectomy, and lumpectomy plus irradiation for the treatment of invasive breast cancer. N Engl J Med, 2002, 347: 1233–1241.

[13] Fisher B, Jeong JH, Anderson S, et al. Twenty-five-year follow-up of a randomized trial comparing radical mastectomy, total mastectomy, and total mastectomy followed by irradiation. N Engl J Med,2002,347:567–575.

[14] Freeman BS. Subcutaneous mastectomy for benign breast lesions with immediate or delayed prosthetic replacement. Plast Reconstr Surg Transplant Bull,1962,30:676–682.

[15] Omranipour R, Bobin JY, Esouyeh M. Skin sparing mastectomy and immediate breast reconstruction (SSMIR) for early breast cancer: eight years single institution experience. World J Surg Oncol,2008,6:43.

[16] Chung AP, Sacchini V. Nipple-sparing mastectomy: where are we now? Surg Oncol, 2008,17:261–266.

[17] Petit JY, Veronesi U, Orecchia R, et al. Nipple sparing mastectomy with nipple areola intraoperative radiotherapy: one thousand and one cases of a five years experience at the European institute of oncology of Milan (EIO). Breast Cancer Res Treat,2009,117:333–338.

[18] Mallon P, Feron JG, Couturaud B, et al. The role of nipple-sparing mastectomy in breast cancer: a comprehensive review of the literature. Plast Reconstr Surg,2013,131:969–984.

2 乳腺癌手术的里程碑式研究

Anees B. Chagpar

2.1 引言

在过去的几十年中，乳腺癌患者的多学科管理几乎在每个方面都取得了重大进展。事实上，乳腺癌手术已被多项关键研究（表2.1）彻底改变，并且在学科间合作日益增加的时代继续演变。本章将回顾在乳腺癌手术领域取得的巨大进展以及为此铺平道路的里程碑式研究。应该指出的是，还有许多其他的研究也对我们的手术技术进步至关重要，所有的研究都增加了我们的知识，并成为进步的基础，然而，由于不可能在一个章节中讲述所有的研究，因此我们将重点关注那些改变实践的大型随机对照试验。

2.2 肿瘤切除术式的转变

2.2.1 从乳腺癌根治术到乳房全切术

推动现代乳腺癌手术进步的首批标志性试验之一是美国国家乳腺和肠道外科辅助计划（National Surgical Adjuvant Breast and Bowel Project，NSABP）B-04[1]。本研究将患者分为淋巴结阳性组和淋巴结阴性组，并将患者随机分组，一组接受乳腺癌根治术（在此之前乳腺癌根治术一直是乳腺癌手术的主要方式，切除范围包含乳房、胸肌和腋窝淋巴结）；另外一组行乳房全切术（联合或不联合放疗），保留肌肉和淋巴结（图2.1）。在超过25年的随访中，两组患者的总生存率（overall survival，OS）和无病生存率（disease-free survival，DFS）无显著差异。这些数据促使乳腺癌的手术治疗方式发生了巨大变化，从而使患者免于因切除胸肌而导致的毁容性后遗症。此外，"腋窝淋巴结清扫并不影响乳腺癌患者生存"这一发现为之后出现的避免淋巴结切除的手术方法奠定了基础。

2.2.2 从乳房全切术到保乳手术

也许乳腺手术的最大进步之一来自对保乳手术和乳房切除术生存等效的认识。在NSABP B-06[2]和Milan[3]试验中，女性患者都被随机分配接受乳房切除术或保乳手术。这两项研究都提供了强有力的证据，证明这两种手术方式在生存率方面是相当的。此外，NSABP B-06试验中，接受保乳手术的患者被随机分配为接受辅助放疗和不接受辅助放疗两组，也明确了放疗改善局部控制的必要性。这些试验改变了乳腺癌的手术方式，因为它们提供了I级证据，允许外科医生保留乳房，并进一步强调了多学科协作的必要性。随着乳腺癌筛查和早期检查的进展，保乳手术已成为乳腺癌外科治疗的主流。

2.2.3 使更多的患者成为保乳手术的候选人

随着外科和肿瘤内科之间合作的增加，"何时进行手术和化疗"这一问题被提出。一些学者认为，在手术前给予新辅助化疗将是一个最佳策略，因为这能优先减少疾病的全身负担。另一些学者则认为，先进行手术会更好，因为这将切除大部分癌

A. B. Chagpar (✉)
Yale University School of Medicine,
New Haven, CT, USA
e-mail: Anees.chagpar@yale.edu

© Springer Nature Switzerland AG 2021
M. Rezai et al. (eds.), *Breast Cancer Essentials*, https://doi.org/10.1007/978-3-030-73147-2_2

表 2.1 乳腺癌手术的标志性研究

研究	设计	年份	分组（病例数）	重要发现
NSABP B-04	RCT	1971—1974	·乳腺癌根治术 a ·乳房全切术 ·乳房全切术+XRT	OS、RFS、DDFS 无差异
NSABP B-06	RCT	1976—1984	·乳房全切术（713 例） ·单纯肿块切除术（719 例） ·单纯肿块切除术+XRT（731 例）	OS、RFS、DDFS 无差异，XRT 组 20 年 IBTR 比单纯肿瘤切除术组低（14.3% vs. 39.2%，$P<0.001$）
Milan	RCT	1973—1980	·乳腺癌根治术（349 例） ·象限切除术+XRT（352 例）	在远处转移率和死亡率上没有差异；BCT 组 20 年 IBTR 更高（8.8% vs. 2.3%，$P<0.001$）
NSABP B-18	RCT	1988—1993	·术前化疗（763 例） ·术后化疗（760 例）	DFS 和 OS 无差异 新辅助化疗后，行肿瘤切除术的可能性更大（67% vs. 60%，$P=0.002$）
INT 09/98	RCT	1998—2003	·象限切除术（245 例） ·象限切除术+ALND（272 例）	中位随访 10 年，DFS 和 OS 无差异
NSABP B-32	RCT	1999—2004	·SLNB 联合常规 ALND（2807 例） ·SLNB 联合 ALND，仅当前哨淋巴结活检阳性时采用（2804 例）	OS、DFS、局部淋巴结复发无差异
ACOSOG Z-1071	队列研究	2009—2011	·新辅助化疗后行 SLNB 和常规 ALND（649 例）	SLN 识别率为 92.7% 总体 FNR 为 21.5%；如果切除 2 个以上前哨淋巴结，FNR 为 12.6%
SENTINA	RCT	2009—2012	见图 2.2	见图 2.2
AMAROS	RCT	2001—2010	·SLNB+ → ALND（744 例） ·SLNB+ → 腋窝 XRT（681 例）	中位随访 6.1 年，DFS 和 OS 无差异 5 年腋窝复发率：ALND 组为 0.43%，XRT 组为 1.19%
IBCSG 23-01	RCT	2001—2010	·SLNB+ → ALND（464 例） ·SLNB+ → 未进一步的治疗（467 例）	中位随访 5 年，OS 和 DFS 无差异 5 年腋窝复发率：ALND 组为 0.2%，SLNB 组为 0.9%
ACOSOG Z-0011	RCT	1999—2004	·SLNB+ → ALND（420 例） ·SLNB+ → 全乳 XRT（436 例）	平均随访时间为 6.3 年，OS 和 DFS 无差异 腋窝复发率：ALND 组为 0.5%，SLNB 组为 0.9%

RCT：随机对照试验；XRT：放射治疗；OS：总生存率；RFS：无复发生存率；DDFS：无远处转移生存率；DFS：无病生存率；IBTR：同侧乳腺肿瘤复发率；BCT：保乳治疗；SLNB+：前哨淋巴结活检阳性；ALND：腋窝淋巴结清扫；SLN：前哨淋巴结；FNR：假阴性率

a：见图 2.1

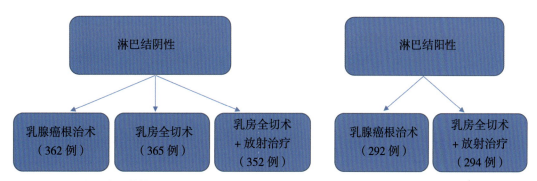

图 2.1 NSABP B-04 试验的分组结构图

症病变。NSABP B-18 试验[4]将可手术乳腺癌患者随机分为两组，一组接受 4 个周期的阿霉素 - 环磷酰胺方案化疗后再进行手术，另一组则在手术后给予相同的方案化疗，以生存率为研究终点，试验结果显示两组之间没有显著差异。此外，该试验发现对新辅助化疗的反应程度可以预测总生存率，而且新辅助化疗能使更多的患者符合保乳手术的条件[5]。因此，新辅助治疗已经成为外科医生采用的一种主要手段，因为其可以将肿瘤较大、只适合行乳房切除术患者的肿瘤缩小，从而有更多的机会行保乳手术。

2.2.4 改进技术以降低切缘阳性率

保乳手术成功的一个关键因素是实现切缘阴性，因为阳性切缘与较高的局部复发率相关[6]。虽然对于"什么才算是干净的切缘"有很多争论，但最近的共识声明[7]认为，应以 NSABP B-06 试验中使用的"墨汁染色无肿瘤"的定义为基准。尽管外科医生尽了最大努力，但报道显示，保乳手术后切缘阳性率达 20%~40%。为了降低这一概率，研究者已经评估了许多技术，但是相关的随机试验却很少（表 2.2）。

外科医生在制订手术计划时依赖于术前成像，但磁共振成像（magnetic resonance imaging，MRI）在

表 2.2　评估不同检查方法和切缘处理方式对接受保乳手术患者边缘状态影响的试验总结

研究	干预		切缘阳性率		再次切除率		被切除的组织体积	
	分组	病例数	百分比	P 值	百分比	P 值		P 值
术前 MRI								
COMICE	MRI 组	816	13%[a]	n/s	16%	0.77	n/s	n/s
	无 MRI 组	807	15%[a]		19%		n/s	
MONET	MRI 组	74	n/s	n/s	45%[b]	0.069	69.1cm³	n/s
	无 MRI 组	75	n/s		28%[b]		90.2cm³	
ROLL								
Postma 等	ROLL 组	162	14%	0.644	12%	0.587	71cm³	0.017
	WGL 组	152	12%		10%		64cm³	
术中超声								
Rahusen 等	超声组	26	11%[c]	0.007	n/s	n/s	51g	n/s
	WGL 组	23	45%[c]		n/s		53g	
COBALT	超声组	65	3%	0.0093	2%	n/s	38cm³	0.002
	触诊组	69	17%		11%		57cm³	
MarginProbe								
Schnabel 等	设备组	298	30.9%	0.008	19.8%	0.097	87.5mL	n/s
	SOC 组	298	41.6%		25.8%		71.7mL	
术腔边界常规切除								
Chagpar 等	CSM 组	119	19%	0.01	10%	0.02	115.1cm³	< 0.001
	SOC 组	116	34%		21%		74.2cm³	
Jones 等	CSM 组	45	15.6%	0.005	n/s	n/s	305.5cm³	0.193
	SOC 组	31	45.2%		n/s		234.2cm³	
SHAVE2	CSM 组	196	8.7%	< 0.001	6.6%	< 0.001	101.1cm³	< 0.001
	SOC 组	200	32.5%		23.5%		73.4cm³	

n/s：未明确说明；ROLL：放射性隐匿性病灶定位；WGL：导丝定位；SOC：标准治疗；CSM：残腔边缘
a：阳性切缘仅用于侵袭性疾病；b：再次切除率是指再次切除（保乳手术）和初次保乳手术后转换为乳房切除术的比率；c：切缘阳性定义为肿瘤细胞与切缘的距离 ≤ 1mm

改善切缘阴性率方面的价值一直存在争议。已有两项随机对照试验评估了 MRI 在降低切缘阳性率方面的作用。虽然 COMICE 试验[8]发现两组之间没有差异，但 MONET 试验[9]却显示术前使用 MRI 会导致切缘阳性率增加。美国外科医师学会肿瘤学组（American College of Surgeons Oncology Group，ACOSOG）/美国放射学成像网络正在进行一项试验，旨在进一步评估术前 MRI 检查对手术结果的影响。

其他研究评估了术中成像、冰冻切片、新技术和（或）肿瘤整形技术对提高切缘阳性率的影响，这些技术切除的组织范围通常从皮肤延伸到胸壁。在病灶定位方面，Postma 等发现放射性隐匿性病灶定位（radioactive occult lesion localization，ROLL）尽管可以移除更多的组织，但是并没有降低切缘阳性率[10]。也有学者发现术中超声[11,12]和（或）使用 MarginProbe（Dune Medical）[13]等新技术可能会降低切缘阳性率。最近，一些随机对照试验评估了术后对术腔边界进行常规刮除对切缘阴性率的影响，结果均提示这项简单的技术可将切缘阳性率和再次切除率减少至少 50%[14,15]。

2.2.5 使乳房切除术在美容方面更容易被接受

虽然 NSABP B-06 和 Milan[3] 试验均表明，在生存期方面，保乳手术和乳房切除术的效果相同，但有些患者可能不符合保乳手术的条件或可能选择乳房切除术。目前保乳手术技术已经超越了传统的乳房切除术，后者会使患者变成平胸，而保乳手术已发展出保留皮肤和乳头乳晕复合体的乳房切除术等术式。虽然目前还没有随机对照试验来评估这些较新的技术，但一些大型队列研究和 meta 分析已经证明，保留皮肤的乳房切除术在肿瘤学结局上与传统的乳房切除术相同[16]。其他研究也发现，保乳手术后为患者提供即刻乳房重建通常会改善乳腺癌患者的身体形象和生活质量。

2.3 淋巴结评估与管理的转变

2.3.1 从腋窝淋巴结清扫到前哨淋巴结活检

NSABP B-04[1] 和 Milan[3] 试验表明，切除腋窝淋巴结不会带来生存获益。INT 09/98 试验[17]将年龄为 35~65 岁、临床分期为 T_1N_0 的女性乳腺癌患者，随机分为象限切除术联合腋窝淋巴结清扫组和单纯象限切除术组。与早期试验相似，该试验也发现腋窝淋巴结清扫并没有带来任何生存优势。然而，了解淋巴结状态的确使得更多患者接受化疗（51.5% vs. 35.5%，$P<0.001$）。因此，预后信息对临床医生是有用的。

评估淋巴结的目的有两个，包括癌症分期和局部控制。黑色素瘤前哨淋巴结活检的推广[18]为该技术在乳腺癌中的应用奠定了基础，Giuliano[19]、Krag[20] 等的早期工作证实了前哨淋巴结活检在乳腺癌中应用的可行性。大型队列研究，如 Louisville 乳腺前哨淋巴结研究[21]要求外科医生先进行前哨淋巴结活检，然后进行常规腋窝淋巴结清扫，提供了大量有关前哨淋巴结活检技术的数据，特别是，这些数据证明，外科医生不仅能够识别前哨淋巴结，而且假阴性率相当低。NSABP B-32[22]是一项随机对照试验，同样证实了这些发现。该研究将患者随机分为常规行腋窝淋巴结清扫和仅在前哨淋巴结阳性时行腋窝淋巴结清扫两组，发现两组患者的生存率和局部复发率均无差异。因此，前哨淋巴结活检已经代替腋窝淋巴结清扫，成为了标准治疗方法。

2.3.2 新辅助治疗背景下的前哨淋巴结活检

随着新辅助化疗的使用逐渐增多，前哨淋巴结活检的时机问题引发了争议。大量研究表明，在新辅助化疗后进行前哨淋巴结活检的假阴性率较高[23]，这促使一些外科医生选择在新辅助化疗开始前进行前哨淋巴结活检。然而，其他研究认为，在新辅助化疗后进行前哨淋巴结活检是可行和准确的[24]。他们认为，这样做就不需要进行两次手术，还可以让一些患者免于不必要的腋窝淋巴结清扫。ACOSOG 1071[25] 试验和 SENTINA[26] 试验（图 2.2）采用的方法略有不同，旨在解决这一争论。两项研究的识别率均可接受（ACOSOG 1071 和 SENTINA 试验的识别率分别为 92.7% 和 80.8%）。新辅助化疗后的假阴性率也被认为是可接受的，特别是当切除 2 个或更多的前哨淋巴结时。

2.3.3 淋巴结阳性患者避免腋窝淋巴结清扫

通常情况下，前哨淋巴结是唯一有癌症浸润的淋巴结，但是许多研究发现，非前哨淋巴结转移

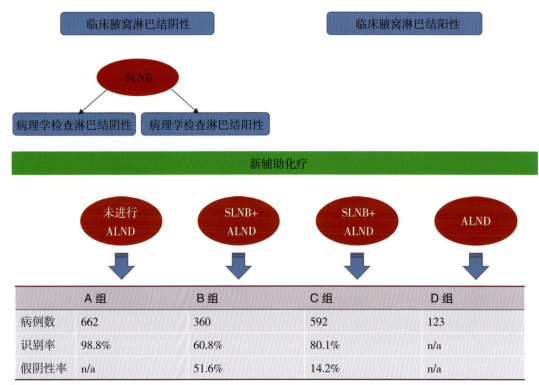

图2.2 SENTINA 试验的图式
SLNB：前哨淋巴结活检；ALND：腋窝淋巴结清扫；n/a：不适用

的概率为20%~40%，在这些病例中进行腋窝淋巴结清扫几乎没有益处，尽管已经制定了许多列线图和临床预测规则来预测非前哨淋巴结转移，但这些方法都是不完美的。在当今时代，大多数癌症都在早期被发现，而且几乎普遍使用全身治疗，一些学者怀疑行腋窝淋巴结清扫是否真的有必要。鉴于放射治疗已被证实可以改善保乳手术患者的局部复发，一些学者考虑腋窝放射治疗是否可以对前哨淋巴结阳性患者提供足够的局部控制。事实上，接受保乳治疗的患者在全乳房放射治疗中放射野往往覆盖腋窝的下2/3。因此，研究人员开始考虑，对于前哨淋巴结阳性的患者，腋窝淋巴结清扫是否总是必需的。

许多临床试验，包括ASCOSOG Z-0011[27,28]、IBCSG 23-01[29]和AMAROS[30]等研究，都试图回答这个问题。每项研究均采用不同的纳入和排除标准并随机分组，但结果非常相似（表2.3）。证实了NSABP B-04的结果，没有研究发现存活率有差异；更重要的是，所有试验的所有分组中腋窝淋巴结复发率都非常低。值得注意的是，AMAROS试验还发现，腋窝放疗后淋巴水肿的发生率低于腋窝淋巴结清扫后淋巴水肿的发生率（5% vs. 13%，以5年后臂围增加10%为标准，$P = 0.0009$）。因此，许多外科医生改变了他们的做法，不再对所有前哨淋巴结阳性的患者常规行腋窝淋巴结清扫。

2.4 未来发展方向

随着基因组革命的持续进行，我们朝着更加个性化的治疗方向发展，毫无疑问，外科手术也将朝着这个方向发展。目前已经有研究在探讨是否所有的乳腺癌患者都需要手术，这进一步推动了从根治性手术向更简单方法的转变。正在进行的COMET试验旨在了解患有小的、低至中度乳腺导管原位癌的患者是否仅使用内分泌治疗就足够，异常反应试验正在评估新辅助治疗后，影像学引导下活检示病理学完全缓解的HER2阳性和三阴性乳腺癌患者是否可以观察而不进行手术。另一方面，一些试验正在评估乳腺癌手术在乳腺癌中的作用。随着这些大规模范式转变研究的完成，乳腺癌的外科治疗将会发生重大改变，这将与过去几十年发生的进展相媲美。

表 2.3 ACOSOG Z-0011、IBCSG 23-01 和 AMAROS 试验的比较

	ACOSOG Z-0011	IBCSG 23-01	AMAROS
纳入标准			
肿瘤大小	≤5cm	≤5cm	≤5cm
阳性 SLN 数量	<3	任何	任何
SLN 转移灶大小	任何	≤2mm	任何
排除标准			
乳房切除术	X		
新辅助治疗	X	X	X
患者特征			
平均年龄	55 岁	54 岁	55 岁
肿瘤平均大小	1.6cm	n/s（69% <2cm）	1.8cm
3 级乳腺癌比例	28.3%	28.4%	27.5%
全身辅助治疗比例	97%	96%	90%
乳房切除术比例	n/a	9%	17%
结果 [a]			
行 ALND 患者的腋窝复发率	0.5%	0.2%	0.43%
未行 ALND 患者的腋窝复发率	0.9%	0.9%	1.19%

a：ACOSOG Z-0011 试验中平均随访 6.3 年的腋窝复发率，IBCSG 23-01 和 AMAROS 试验中平均随访 5 年的腋窝复发率
SLN：前哨淋巴结；ALND：腋窝淋巴结清扫；n/a：不适用；n/s：未明确说明

（杨柳 译，刘锦平 审校）

参考文献

[1] Fisher B, Jeong JH, Anderson S, et al. Twenty-five-year follow-up of a randomized trial comparing radical mastectomy, total mastectomy, and total mastectomy followed by irradiation. N Engl J Med, 2002, 347(8): 567–575.

[2] Fisher B, Anderson S, Bryant J, et al. Twenty-year follow-up of a randomized trial comparing total mastectomy, lumpectomy, and lumpectomy plus irradiation for the treatment of invasive breast cancer. N Engl J Med, 2002, 347(16): 1233–1241.

[3] Veronesi U, Cascinelli N, Mariani L, et al. Twenty-year follow-up of a randomized study comparing breast-conserving surgery with radical mastectomy for early breast cancer. N Engl J Med, 2002, 347(16): 1227–1232.

[4] Wolmark N, Wang J, Mamounas E, et al. Preoperative chemotherapy in patients with operable breast cancer: nine-year results from National Surgical Adjuvant Breast and Bowel Project B-18. J Natl Cancer Inst Monogr, 2001, 30: 96–102.

[5] Fisher B, Brown A, Mamounas E, et al. Effect of preoperative chemotherapy on local-regional disease in women with operable breast cancer: findings from National Surgical Adjuvant Breast and Bowel Project B-18. J Clin Oncol, 1997, 15(7): 2483–2493.

[6] Houssami N, Macaskill P, Marinovich ML, et al. The association of surgical margins and local recurrence in women with early-stage invasive breast cancer treated with breast-conserving therapy: a meta-analysis. Ann Surg Oncol, 2014, 21(3): 717–730.

[7] Moran MS, Schnitt SJ, Giuliano AE, et al. Society of Surgical Oncology-American Society for Radiation Oncology consensus guideline on margins for breast-conserving surgery with whole-breast irradiation in stages I and II invasive breast cancer. Ann Surg Oncol, 2014, 21(3): 704–716.

[8] Turnbull L, Brown S, Harvey I, et al. Comparative effectiveness of MRI in breast cancer (COMICE) trial: a randomised controlled trial. Lancet, 2010, 375(9714): 563–571.

[9] Peters NH, van Esser S, van den Bosch MA, et al. Preoperative MRI and surgical management in patients with nonpalpable breast cancer: the MONET - randomised controlled trial. Eur J Cancer, 2011, 47(6): 879–886.

[10] Postma EL, Verkooijen HM, Van Esser S, et al. Efficacy of 'radioguided occult lesion localisation' (ROLL) versus 'wire-guided localisation' (WGL) in breast conserving

surgery for non-palpable breast cancer: a randomised controlled multicentre trial. Breast Cancer Res Treat, 2012, 136(2): 469–478.

[11] Rahusen FD, Bremers AJ, Fabry HF, et al. Ultrasound-guided lumpectomy of nonpalpable breast cancer versus wire-guided resection: a randomized clinical trial. Ann Surg Oncol, 2002, 9(10): 994–998.

[12] Krekel NM, Haloua MH, Lopes Cardozo AM, et al. Intraoperative ultrasound guidance for palpable breast cancer excision (COBALT trial): a multicentre, randomised controlled trial. Lancet Oncol, 2013, 14(1): 48–54.

[13] Schnabel F, Boolbol SK, Gittleman M, et al. A randomized prospective study of lumpectomy margin assessment with use of MarginProbe in patients with nonpalpable breast malignancies. Ann Surg Oncol, 2014, 21(5): 1589–1595.

[14] Chagpar AB, Killelea BK, Tsangaris TN, et al. A randomized, controlled trial of cavity shave margins in breast cancer. N Engl J Med, 2015, 373(6): 503–510.

[15] Jones V, Linebarger J, Perez S, et al. Excising additional margins at Initial breast-conserving surgery (BCS) reduces the need for re-excision in a predominantly African American population: a report of a randomized prospective study in a public hospital. Ann Surg Oncol, 2016, 23(2): 456–464.

[16] Lanitis S, Tekkis PP, Sgourakis G, et al. Comparison of skin-sparing mastectomy versus non-skin-sparing mastectomy for breast cancer: a meta-analysis of observational studies. Ann Surg, 2010, 251(4): 632–639.

[17] Agresti R, Martelli G, Sandri M, et al. Axillary lymph node dissection versus no dissection in patients with T1N0 breast cancer: a randomized clinical trial (INT09/98). Cancer, 2014, 120(6): 885–893.

[18] Morton DL, Wen DR, Wong JH, et al. Technical details of intraoperative lymphatic mapping for early stage melanoma. Arch Surg, 1992, 127(4): 392–399.

[19] Giuliano AE, Dale PS, Turner RR, et al. Improved axillary staging of breast cancer with sentinel lymphadenectomy. Ann Surg, 1995, 222(3): 394–399; discussion 399–401.

[20] Krag DN, Weaver DL, Alex JC, et al. Surgical resection and radiolocalization of the sentinel lymph node in breast cancer using a gamma probe. Surg Oncol, 1993, 2(6): 335–339; discussion 340.

[21] Mcmasters KM, Tuttle TM, Carlson DJ, et al. Sentinel lymph node biopsy for breast cancer: a suitable alternative to routine axillary dissection in multi-institutional practice when optimal technique is used. J Clin Oncol, 2000, 18(13): 2560–2566.

[22] Krag DN, Anderson SJ, Julian TB, et al. Sentinel-lymph-node resection compared with conventional axillary-lymph-node dissection in clinically node-negative patients with breast cancer: overall survival findings from the NSABP B-32 randomised phase 3 trial. Lancet Oncol, 2010, 11(10): 927–933.

[23] Nason KS, Anderson BO, Byrd DR, et al. Increased false negative sentinel node biopsy rates after preoperative chemotherapy for invasive breast carcinoma. Cancer, 2000, 89(11): 2187–2194.

[24] Breslin TM, Cohen L, Sahin A, et al. Sentinel lymph node biopsy is accurate after neoadjuvant chemotherapy for breast cancer. J Clin Oncol, 2000, 18(20): 3480–3486.

[25] Boughey JC, Suman VJ, Mittendorf EA, et al. Sentinel lymph node surgery after neoadjuvant chemotherapy in patients with node-positive breast cancer: the ACOSOG Z1071 (Alliance) clinical trial. JAMA, 2013, 310(14): 1455–1461.

[26] Kuehn T, Bauerfeind I, Fehm T, et al. Sentinel-lymph-node biopsy in patients with breast cancer before and after neoadjuvant chemotherapy (SENTINA): a prospective, multicentre cohort study. Lancet Oncol, 2013, 14(7): 609–618.

[27] Giuliano AE, McCall L, Beitsh P, et al. Locoregional recurrence after sentinel lymph node dissection with or without axillary dissection in patients with sentinel lymph node metastases: the American College of Surgeons Oncology Group Z0011 randomized trial. Ann Surg, 2010, 252(3): 426–432. discussion 432–423.

[28] Giuliano AE, Hunt KK, Ballman KV, et al. Axillary dissection vs no axillary dissection in women with invasive breast cancer and sentinel node metastasis: a randomized clinical trial. JAMA, 2011, 305(6): 569–575.

[29] Galimberti V, Cole BF, Zurrida S, et al. Axillary dissection versus no axillary dissection in patients with sentinel-node micrometastases (IBCSG 23-01): a phase 3 randomised controlled trial. Lancet Oncol, 2013, 14(4): 297–305.

[30] Donker M, van Tienhoven G, Straver ME, et al. Radiotherapy or surgery of the axilla after a positive sentinel node in breast cancer (EORTC 10981-22023 AMAROS): a randomised, multicentre, open-label, phase 3 non-inferiority trial. Lancet Oncol, 2014, 15(12): 1303–1310.

延伸阅读

Boughey JC, Suman VJ, Mittendorf EA, et al. Sentinel lymph node surgery after neoadjuvant chemotherapy in patients with node-positive breast cancer: the ACOSOG Z1071 (Alliance) clinical trial. JAMA, 2013, 310(14): 1455–1461.

Chagpar AB, Killelea BK, Tsangaris TN, et al. A Randomized, Controlled Trial of Cavity Shave Margins in Breast Cancer. N Engl J Med, 2015, 373(6): 503–510.

Donker M, van Tienhoven G, Straver ME, et al. Radiotherapy or surgery of the axilla after a positive sentinel node in breast cancer (EORTC 10981–22023 AMAROS): a randomised, multicentre, open-label, phase 3 non-inferiority trial. Lancet Oncol, 2014, 15(12): 1303–1310.

Fisher B, Anderson S, Bryant J, et al. Twenty-year follow-up of a randomized trial comparing total mastectomy, lumpectomy, and lumpectomy plus irradiation for the treatment of invasive breast cancer. N Engl J Med, 2002, 347(16): 1233–1241.

Fisher B, Brown A, Mamounas E, et al. Effect of preoperative chemotherapy on local-regional disease in women with operable breast cancer: findings from National Surgical Adjuvant Breast and Bowel Project B-18. J Clin Oncol,

1997, 15(7): 2483–2493.

Fisher B, Jeong JH, Anderson S, et al. Twenty-five-year follow-up of a randomized trial comparing radical mastectomy, total mastectomy, and total mastectomy followed by irradiation. N Engl J Med, 2002, 347(8): 567–575.

Galimberti V, Cole BF, Zurrida S, et al. Axillary dissection versus no axillary dissection in patients with sentinel-node micrometastases (IBCSG 23-01): a phase 3 randomised controlled trial. Lancet Oncol, 2013, 14(4): 297–305.

Giuliano AE, Ballman K, Mccall L, et al. Locoregional Recurrence After Sentinel Lymph Node Dissection With or Without Axillary Dissection in Patients With Sentinel Lymph Node Metastases: Long-term Follow-up From the American College of Surgeons Oncology Group (Alliance) ACOSOG Z0011 Randomized Trial. Ann Surg, 2016, 264(3): 413–420.

Krag DN, Anderson SJ, Julian TB, et al. Sentinel-lymph-node resection compared with conventional axillary-lymph-node dissection in clinically node-negative patients with breast cancer: overall survival findings from the NSABP B-32 randomised phase 3 trial. Lancet Oncol, 2010, 11(10): 927–933.

Krekel NM, Haloua MH, Lopes Cardozo AM, et al. Intraoperative ultrasound guidance for palpable breast cancer excision (COBALT trial): a multicentre, randomised controlled trial. Lancet Oncol, 2013, 14(1): 48–54.

Kuehn T, Bauerfeind I, Fehm T, et al. Sentinel-lymph-node biopsy in patients with breast cancer before and after neoadjuvant chemotherapy (SENTINA): a prospective, multicentre cohort study. Lancet Oncol, 2013, 14(7): 609–618.

Lanitis S, Tekkis PP, Sgourakis G, et al. Comparison of skin-sparing mastectomy versus non-skin-sparing mastectomy for breast cancer: a meta-analysis of observational studies. Ann Surg, 2010, 251(4): 632–639.

Mcmasters KM, Tuttle TM, Carlson DJ, et al. Sentinel lymph node biopsy for breast cancer: a suitable alternative to routine axillary dissection in multi-institutional practice when optimal technique is used. J Clin Oncol, 2000, 18(13): 2560–2566.

Peters NH, Van Esser S, Van Den Bosch MA, et al. Preoperative MRI and surgical management in patients with nonpalpable breast cancer: the MONET - randomised controlled trial. Eur J Cancer, 2011, 47(6): 879–886.

Postma EL, Verkooijen HM, Van Esser S, et al. Efficacy of 'radioguided occult lesion localisation'(ROLL) versus 'wire-guided localisation' (WGL) in breast conserving surgery for non-palpable breast cancer: a randomized controlled multicentre trial. Breast Cancer Res Treat, 2012, 136(2): 469–478.

Rahusen FD, Bremers AJ, Fabry HF, et al. Ultrasound-guided lumpectomy of nonpalpable breast cancer versus wire-guided resection: a randomized clinical trial. Ann Surg Oncol, 2002, 9(10): 994–998.

Schnabel F, Boolbol SK, Gittleman M, et al. A randomized prospective study of lumpectomy margin assessment with use of MarginProbe in patients with nonpalpable breast malignancies. Ann Surg Oncol, 2014, 21(5): 1589–1595.

Turnbull L, Brown S, Harvey I, et al. Comparative effectiveness of MRI in breast cancer (COMICE) trial: a randomised controlled trial. Lancet, 2010, 375(9714): 563–571.

Veronesi U, Cascinelli N, Mariani L, et al. Twenty-year follow-up of a randomized study comparing breast-conserving surgery with radical mastectomy for early breast cancer. N Engl J Med, 2002, 347(16): 1227–1232.

3 乳腺癌的遗传学

Angela Apessos, Georgios Nasioulas

3.1 引 言

3.1.1 简 介

癌症是一种遗传性疾病。所有肿瘤都是由突变积累以及随后参与调控细胞生长、细胞存活和 DNA 维持通路的重要基因失调所导致的结果[1]。当这种突变发生在特定的细胞中时，其被称为体细胞突变；当从父母那里遗传而来（种系突变）时，突变存在于身体的所有细胞，使个体患癌症的风险增加且发病年龄往往更早。在一小部分患者中，可以发现这种突变是新生的，在这种情况下，突变是在个体中首次出现，可能发生在亲代生殖细胞（卵母细胞或精子）中或早期胚胎发育阶段。在上述任何一种情况下，突变都存在于个体的大部分或全部细胞，并且与遗传突变一样增加患癌风险，但无癌症家庭史。

人类基因组中大约有 140 个基因已被确认参与调控细胞生长和稳定的通路，但迄今为止，只有其中的一部分与遗传性癌症综合征有关。

遗传性癌症综合征由基因突变引起，易导致特定癌症的高频发生（表 3.1），其特征是通过父母垂直传播，或与个体或其家族中其他类型的肿瘤有关，并且通常比一般人群更早诊断出同一类型的肿瘤。其通常以显性方式遗传，也就是说，当基因的一个拷贝发生突变时，癌症就会发生[2]。

家族性癌症通常在遗传模式或发病年龄上与遗传性癌症不同。家族性癌症可能归因于多种因素的综合作用，如家族中散发癌症病例的偶然聚集、低外显基因的遗传变异或共同的生活环境等[3]。

3.1.2 遗传风险评估

历史上，对遗传性癌症综合征的诊断依赖于临床医生收集个体详细的个人史和家族史，并识别出遗传性癌症综合征的临床特征[4]。诸如家族中患病亲属数量、与个体亲缘关系的远近以及癌症发病年龄等因素，都会增加家族中癌症遗传易感性的概率[5]。

构建详细的谱系是这一过程的第一步，从先证者的健康状况开始，向外扩展到包括家族双方的一级、二级以及三级亲属（如果可能的话）。所有的家族成员，无论患病与否，都很重要，包括他们的当前年龄或死亡年龄。所需的所有患病的家族成员信息包括癌症的原发部位诊断、确诊时的年龄、是否双侧发病（如适用）和当前年龄或死亡年龄，也应记录与个体癌症风险相关或使个体易患癌症的其他健康状况（图 3.1）。

然而，临床表型和外显率的可变性，以及同一家族中个体间其他环境和生活方式的差异，使得

表 3.1 基于突变基因的癌症风险与临床管理（改编自 NCCN 肿瘤学临床实践指南和美国乳腺外科医师学会的相关推荐）

基因	乳腺癌风险	乳腺癌管理方法（开始年龄）	其他癌症
BRCA1	高达 67% 对侧：高达 30%	·每年行乳腺 MRI 检查（25 岁） ·每年行乳腺 X 线检查（30 岁） ·双侧预防性乳房切除术	卵巢癌（高达 45%） 胰腺癌 前列腺癌
BRCA2	高达 66% 对侧：高达 30% 男性乳腺癌	·每年行乳腺 MRI 检查（25 岁） ·每年行乳腺 X 线检查（30 岁） ·化学预防 ·双侧预防性乳房切除术	卵巢癌（高达 12%） 胰腺癌 前列腺癌 黑色素瘤
TP53	在很小的年龄就有很大的发病倾向	·每年行乳腺 MRI 检查（20 岁） ·每年行乳腺 X 线检查（30 岁） ·双侧预防性乳房切除术	卵巢癌 软组织肉瘤 骨肉瘤 脑瘤 肾上腺皮质癌 多原发肿瘤
PALB2	33%，但有 2 个一级亲属患病，风险高达 58% 男性乳腺癌	·每年行乳房 MRI 检查（30 岁） ·每年行乳腺 X 线检查（30 岁） ·双侧预防性乳房切除术	胰腺癌 黑色素瘤
CDH1	小叶癌 39%~52%	·每年行乳房 MRI 检查（30 岁） ·每年行乳腺 X 线检查（30 岁） ·双侧预防性乳房切除术	胃癌 结直肠癌
PTEN	到 80 岁时，为 77%~85%	·每年行乳房 MRI 检查（30 岁或在家族中最年轻的乳腺癌患者前 5~10 年） ·每年行乳腺 X 线检查（30 岁） ·双侧预防性乳房切除术	甲状腺癌 子宫内膜癌 结直肠癌 肾癌
CHEK2	20%，但若有一级和二级亲属患病，风险会增加至 44% 对侧：30% 男性乳腺癌	·每年行乳房 MRI 检查（40 岁） ·每年行乳腺 X 线检查 ·基于家族史的双侧预防性乳房切除术	结肠癌 前列腺癌 甲状腺癌 肾癌
ATM	罕见突变，高达 40%~60%	·每年行乳房 MRI 检查（40 岁） ·每年行乳腺 X 线检查 ·讨论基于家族史的双侧预防性乳房切除术	
STK11	到 70 岁时，为 45%~50%	·每年行乳房 MRI 检查（25 岁） ·每年行乳腺 X 线检查（25 岁）	卵巢癌 结直肠癌 十二指肠癌 胰腺癌
NF1	50 岁前高达 8.4%	·每年行乳房 MRI 检查（30~50 岁） ·每年行乳腺 X 线检查（30 岁）	胃肠道间质瘤 中枢神经系统肿瘤 周围神经鞘肿瘤
NBN	高达 30%	·每年行乳房 MRI 检查（40 岁） ·每年行乳腺 X 线检查	前列腺癌

NCCN：美国国家综合癌症网络

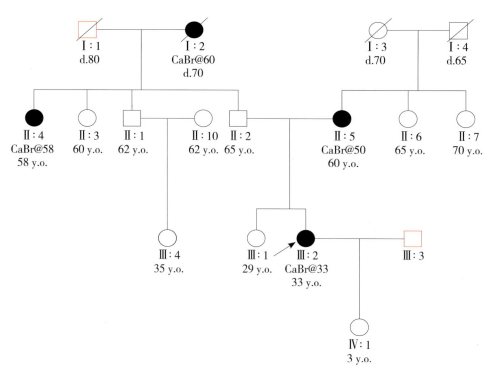

图 3.1 疑似乳腺癌遗传易感性谱系示例。箭头表示先证者,圆圈表示女性,方框表示男性,黑色填充符号表示受影响个体,横过符号的对角线表示死者。CaBr:乳腺癌;y.o.:岁;d.:死亡(数字分别表示诊断年龄、当前年龄或死亡年龄)

识别高危个体变得困难,而最初用于定义许多遗传性癌症综合征的经典标准在检测种系突变携带者方面灵敏度和特异度有限。

可能限制谱系信息性的因素有[3,6]:
- 家族史评估不完整。
- 医疗记录不可获取。
- 家族规模小。
- 在性别限制型癌症中,只有少数易感性别的个体。
- 外显率较低。
- 在表型出现的平均年龄之前,家族中主要成员因癌症以外的原因过早死亡。
- 行预防性手术切除存在肿瘤发生风险的器官。
- 虚假亲子关系或收养情况。
- 家族成员信息不准确或不完整。
- 未调查家族中所有类型的癌症。

根据美国临床肿瘤学会(American Society of Clinical Oncology,ASCO)的规定,当出现以下情况时,应进行遗传性癌症易感基因检测[7]:
- 个人史或家族史提示有癌症遗传易感性。
- 试验可以充分解释。
- 检测结果将有助于诊断或影响对患者或高风险家庭成员的医疗或手术治疗方案。

如果个体符合基因检测的标准,应进行适当的检测前遗传咨询。遗传顾问、遗传学专家、肿瘤学专家、外科医生或肿瘤专科护士等专业人员应参与检测过程,以便解释与检测程序的预期结果和局限性相关的所有内容,以及检测结果对个人及其家庭可能产生的影响[8]。对于阳性、阴性或不确定的结果,都应向患者作出明确的解释。此外,应该明确区分成为突变携带者的概率和发生癌症的概率。检查后咨询也是必要的,以便讨论检测结果的意义、对医疗管理的影响,以及与可能有患病风险的家族成员分享检测结果的重要性。

在尚未进行基因检测的家族中,在条件允许的情况下最好对患病个体进行检测,特别是发病早、双侧患病或患有多种原发癌症的家庭成员,因为该个体携带致病突变的风险最高。应该对整个基因进行综合分析,采用能够检测所有类型突变的方法[9]。可能的突变可以是通过测序检测到的单碱基改变和小的插入或缺失[10-12],也可以是通过多重连接探针扩增技术或定量单分子荧光PCR技术(quantitative single molecule fluorescence PCR,qsmf PCR)[13,14]等半定量方法或最近的比较基因组杂交阵列检测到的大型基因组重排（插入或缺失的范围从单个外显子到整个基因），见图3.2。

据估计，遗传性乳腺癌占所有乳腺癌病例的10%[15,16]，另外，15%~20%的病例有阳性家族史［一个或多个受影响的一级和（或）二级亲属］。识别具有遗传性的乳腺癌病例很重要，因为其为医生提供了更好的管理工具，有助于患者及有风险的亲属预防和治疗疾病。

遗传癌症易感基因可以根据它们所赋予的癌症相对风险进行分类。"高外显率基因"的癌症相对风险为5或更高，"低外显率基因"为1.5或更低，"中等外显率基因"为1.5~5。

3.2 遗传性乳腺癌－卵巢癌综合征（HBOC）

通常与卵巢癌相关的遗传性乳腺癌的特定模式与参与遗传性乳腺癌－卵巢癌综合征（hereditary breast and ovarian cancer syndrome, HBOC）的BRCA1和BRCA2基因突变有关[17,18]。

通过对多个乳腺癌家族的连锁研究，1994年[19]和1995年[20]首次分别发现了BRCA1和BRCA2基因。这些基因编码与范科尼贫血（Fanconi anemia）途径有关的蛋白质，在DNA双链断裂修复中起着关键作用[18,21]。BRCA1和BRCA1基因突变的携带率分别约为1/300和1/800[22]。然而，由于始祖突变的存在,这在不同种族之间有显著差异。

3.2.1 BRCA1

BRCA1位于17号染色体上，编码一种核磷蛋白，在DNA修复和调节细胞周期检查点以应对DNA损伤中发挥关键作用。其与其他肿瘤抑制蛋白、DNA损伤传感器和信号转导器结合，形成与基因组监测相关的复合体[23]。

携带BRCA1致病性突变的女性患乳腺癌的风险为44%~78%，患卵巢癌的风险为18%~54%[24]。70岁时患对侧乳腺癌的风险高达30%[25]。男性BRCA1突变携带者患乳腺癌的风险为1.2%，而在普通男性人群中，这一风险为0.1%。BRCA1突变携带者的癌症通常以缺乏人表皮生长因子受体2（human epidermal growth factor receptor 2, HER2）、雌激素受体（estrogen receptor, ER）和孕激素受体（progesterone receptor, PR）的表达为特征，这种表型通常被称为"三阴性"[26]。事实上，有研究报告，在7%~28%的三阴性乳腺癌患者中存在BRCA1突变。此外，在三阴性乳腺癌患者中，BRCA1突变携带者的诊断年龄比非携带者要小。

长期以来，BRCA1的双等位基因突变被认为具有胚胎致死性。然而，最近一份针对个体的报告显示并非如此[27]。

3.2.2 BRCA2

BRCA2基因位于13号染色体上。其蛋白产物通过同源重组（homologous recombination, HR）途径参与基因组稳定性的维护[18,21]。BRCA2突变的女

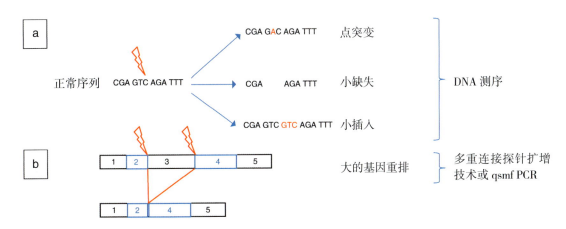

图3.2 DNA突变类型和检测方法
qsmf PCR：定量单分子荧光聚合酶链反应

性携带者患乳腺癌的终生风险高达 45%，患卵巢癌的风险高达 12%[24]。70 岁时患对侧乳腺癌的风险高达 30%[25]。此外，患胰腺癌（3%）和黑色素瘤的风险也会增加。携带 BRCA2 突变的男性患乳腺癌的风险为 7%~8%，患前列腺癌的风险为 20%。

BRCA2 相关肿瘤的病理特征通常与散发性乳腺癌相同[21]。

具有 BRCA2 双等位基因致病性突变的个体患有范科尼贫血，这是一种严重的疾病，特征为先天性异常、骨髓衰竭、身材矮小，同时患血液系统恶性肿瘤和实体瘤的风险增加[28,29]。

3.2.3 筛选与管理

基于上述对 BRCA1 和 BRCA2 突变携带者的观察，各种国际合作组织，如美国国家综合癌症网络（National Comprehensive Cancer Network，NCCN），提出了一系列标准，以帮助筛选那些应该检测这两个高外显率基因突变的个体或家族。

筛选标准为任何有乳腺癌病史且同时符合下列条件中 1 项或多项的个体[9]：

• 确诊年龄 ≤ 45 岁。
• 确诊至少 2 种原发肿瘤（即双侧肿瘤或 2 种及以上明显独立的同侧肿瘤，同时或异时发生），第一种原发肿瘤的发病年龄 ≤ 50 岁。
• 确诊年龄 ≤ 50 岁，且有 1 个或多个近亲在任何年龄患乳腺癌（或家族史不明或有限），1 个或多个近亲患胰腺癌，或 1 个或多个近亲患前列腺癌 [格利森（Gleason）评分 ≥ 7 分]。
• 确诊为三阴性乳腺癌的年龄 ≤ 60 岁。
• 在任何年龄确诊，且有 1 个或多个近亲在 ≤ 50 岁确诊乳腺癌。
• 在任何年龄确诊乳腺癌，且有 2 个或以上近亲在任何年龄患有乳腺癌。
• 在任何年龄确诊，且有 1 个或多个近亲在任何年龄患侵袭性卵巢癌（包括输卵管癌和原发性腹膜癌）。
• 在任何年龄确诊，且有 2 个或以上近亲患胰腺癌和（或）前列腺癌（Gleason 评分 ≥ 7 分）。
• 有男性近亲在任何年龄患乳腺癌。

自发现以来，BRCA1 和 BRCA2 基因已成为个性化基因组学力量的最佳研究范式，强调了在具体干预措施中如何应用基因检测信息降低发病率和死亡率。在这方面，各种合作组织提出了临床通用管理指南，包括[9]：

• 根据家族史，从 25 岁或更早开始，每年进行乳腺 MRI 和乳腺 X 线检查。
• 使用他莫昔芬等药物进行化学预防。
• 35~40 岁行双侧预防性输卵管 – 卵巢切除术。
• 推荐进行双侧预防性乳房切除术（risk-reducing bilateral mastectomy，RRM）。
• 对于男性携带者，从 35 岁开始每年进行临床乳房检查，从 45 岁开始进行前列腺癌筛查。

有大量研究对 BRCA1 和 BRCA2 蛋白功能及其在 DNA 修复和稳定中的作用以及这些蛋白突变会如何破坏这些功能进行了分析，这些研究成果已经足以支持开发新的治疗药物，如多腺苷二磷酸核糖聚合酶（poly-ADP-ribose polymerase，PARP）抑制剂，有效靶向 BRCA 缺陷细胞。这些药物已经被批准并用于治疗 BRCA 缺陷性卵巢肿瘤，并正在进行临床试验以评估其在治疗 BRCA 缺陷性乳腺癌中的疗效，从而为 BRCA1/2 基因检测的临床应用增加新的价值[30]。

3.3 二代测序（NGS）和基因板的新时代

尽管 BRCA1 和 BRCA2 是遗传性乳腺癌最重要的 2 个易感基因，但 20 年的研究分析发现，这两个高外显率基因的突变只存在于大约 20% 的高危家族中[31]。

其他与家族性癌症综合征（乳腺癌是其中的定义成分之一）密切相关的基因包括 TP53 [利 – 弗劳梅尼综合征（Li-Fraumeni syndrome，LFS）]、PTEN [多发性错构瘤综合征（Cowden syndrome，CS）]、STK11 [黑斑息肉综合征（Peutz-Jeghers syndrome，PJS）]、CDH1[遗传性弥漫性胃癌（hereditary diffuse gastric cancer, HDGC）] 以及 NF1 [神经纤维瘤病 Ⅰ 型（neurofibromatosis type 1，NF1）]。

3.3.1 利 – 弗劳梅尼综合征（LFS）

LFS 是一种罕见的遗传性癌症易感性综合征，

主要由位于17号染色体上的TP53基因突变引起[32]。TP53编码的核蛋白直接与DNA结合。其被称为"基因组的守护者"，在控制细胞周期和凋亡中起着重要作用[33]。

据估计，LFS仅占遗传性乳腺癌病例的1%[34]。然而，TP53致病突变的女性携带者在45岁之前患乳腺癌的风险是普通女性的18~60倍，诊断出乳腺癌的中位年龄为33岁。LFS患者的乳腺肿瘤通常为HER2阳性以及雌激素和孕激素受体阳性[35]。

LFS是一种高外显率的遗传性癌症易感性综合征，与多种癌症的高终生发病风险相关，包括软组织肉瘤、骨肉瘤、绝经前乳腺癌、急性白血病、结肠癌、肾上腺皮质癌和脑肿瘤。这些肿瘤通常早在儿童时期就出现，且TP53突变携带者一生中患多种原发性癌症的风险显著增加。肉瘤、乳腺癌、肾上腺皮质肿瘤、肺支气管肺泡癌、白血病和某些脑肿瘤被称为LFS的"核心"癌症[36]，因为它们占TP53种系致病变异携带者中观察到的癌症的大多数。现在已经提出了一系列不同的标准来选择需要进行种系筛查的患者，一般包括以下几点[9]：

• 先证者在46岁前患有LFS谱系肿瘤，且至少有1个一级或二级亲属在56岁前患LFS肿瘤（如果先证者患乳腺癌，则乳腺癌除外），或在任何年龄患多种肿瘤。

• 先证者患多发性肿瘤（除多发性乳腺肿瘤外），其中2种属于LFS肿瘤谱，且第1种发生在46岁之前。

• 先证者患肾上腺皮质癌或脉络丛肿瘤，无论家族史如何。

• 有早发性乳腺癌个人史（诊断年龄≤31岁），伴或不伴核心肿瘤类型家族史的女性。

7%~20%的LFS病例是由TP53的新生突变引起的。因此，严格遵守这些主要基于家族史的指南可能会导致LFS病例被遗漏[36]。

基于与LFS相关的高癌症风险，已经提出了具体的监测和管理指南。在这方面，监测包括从儿童时期开始的年度全面体检，以及从20~25岁（基于家族史）开始加强结直肠癌和乳腺癌监测。基于与LFS相关的广谱肿瘤，除了从18岁开始的年度皮肤科检查外，进行全身MRI筛查可能也是必要的[9]。

在临床管理方面，对于诊断为乳腺癌的女性，由于在放疗中发生二次肿瘤的风险较高，建议采用乳房切除术代替乳房肿块切除术。对于女性TP53突变携带者，建议考虑双侧预防性乳房切除术[9]。

3.3.2 多发性错构瘤综合征（CS）

CS是PTEN错构瘤综合征（PTEN hamartoma tumor syndrome，PHTS）的一部分[37]。PHTS是由位于10号染色体上的肿瘤抑制基因PTEN突变引起。PTEN蛋白是一种酪氨酸磷酸酶，在细胞周期阻滞、细胞凋亡以及维持基因组稳定性中发挥作用[38]。据报道，CS的发病率为1/20万，但这个概率可能被低估了[39]。

PTEN种系突变的携带者通常在接近30岁时表现出疾病的良性特征，包括口腔乳头状瘤、面部毛根鞘瘤、大头畸形、子宫肌瘤和纤维囊性乳腺病。此外，致病性PTEN突变携带者患多种不同癌症的风险增加，包括乳腺癌（终生风险为77%~85%）、甲状腺癌（3%~10%）、子宫内膜癌（5%~10%）、结直肠癌（9%~16%）、肾癌（15%）和黑色素瘤。也有2例男性CS患者患乳腺癌的病例报道[40,41]。

由于PTEN突变携带者患任何癌症的累积终生风险高达85%[40]，因此制定了相关临床管理和监测指南，包括30~35岁（或根据家族史）开始行乳腺影像学检查、子宫内膜癌监测、甲状腺和肾脏超声，以及从35岁开始行结肠镜检查。此外，对于女性PTEN突变携带者，建议进行RRM和子宫切除术[9]。

3.3.3 黑斑息肉综合征（PJS）

PJS是由19号染色体上的STK11基因（也被称为LKB1基因）遗传突变引起。其编码的丝氨酸/苏氨酸激酶蛋白可调节细胞极性，并具有肿瘤抑制作用。在50%~70%的PJS患者中发现了该基因突变，尽管在大约一半的病例中，这些突变是新生的[42]。

PJS的特征是胃肠道多发错构瘤性息肉、黏膜皮肤色素沉着和患多种类型癌症的风险增加，包括胃肠道、乳腺癌和非上皮性卵巢癌。症状常出现在儿童期或青春期早期。PJS女性患者在40岁时患乳腺癌的风险为8%，70岁时为45%[43]。

STK11突变携带者的临床监测指南包括从25

岁开始行乳腺 X 线和 MRI 检查，以及从青少年后期开始行结肠镜和上消化道内镜检查[9]。

3.3.4 遗传性弥漫性胃癌（HDGC）

HDGC 是由位于 16 号染色体上的 *CDH*1 基因遗传突变引起，该基因编码 E- 钙黏蛋白，这是一种负责钙依赖性上皮细胞黏附的蛋白质[44]。除了胃癌，*CDH*1 致病突变的女性携带者患乳腺小叶癌的风险也升高。男性患胃癌的终生风险为 67%，女性为 83%，平均诊断年龄为 37 岁。女性突变携带者患乳腺癌的风险为 39%~52%。此外，在家族中没有弥漫性胃癌的情况下，也可能发生乳腺小叶癌[45]。

针对种系 *CDH*1 突变携带者的预防管理指南包括对高危胃癌患者进行内镜下监测，18~40 岁的患者最好接受预防性胃切除术。就乳腺癌而言，建议从 30 岁（或根据家族史，更早）开始加强乳腺 X 线和 MRI 监测。此外，对于 *CDH*1 胚系突变的女性携带者，应进行 RRM[9]。

3.3.5 神经纤维瘤病 I 型（NF1）

NF1 由位于 17 号染色体上的 *NF1* 基因遗传突变引起。NF1 蛋白作为肿瘤抑制蛋白，调节 Ras 蛋白的功能，从而防止细胞过度生长。

NF1 患者发生恶性外周神经鞘瘤、其他中枢神经系统和胃肠道肿瘤的风险增加。NF1 患者的终生患癌风险约为 60%[46]。一些研究表明，*NF1* 突变的女性携带者在 50 岁前患乳腺癌的风险高达 8.4%。然而，同样的研究也表明，与一般人群相比，50 岁以后的患病风险并没有显著升高[47]。

基于这些风险评估，针对 *NF1* 突变携带者的临床监测指南包括从 30 岁开始每年进行乳腺 X 线和 MRI 筛查，但 MRI 筛查应在 50 岁后停止[9]。

3.4 其他基因

除了这些高外显率基因外，DNA 测序技术的进步，通常被称为"二代测序（next-generation sequencing，NGS）"，也有助于集中精力识别导致遗传缺失的新基因。这些工作依赖于对可能的候选基因的分析，此前对基因基于功能关联的认识，它们与高外显率蛋白是否参与相同的细胞通路，以及常染色体隐性综合征患者的表型证据。

3.4.1 BRCA2 的伙伴和定位者（PALB2）

PALB2 蛋白最初被确定为 BRCA2 的核伴侣，后来研究证明，它能与 BRCA2 直接结合并协同进行 DNA 双链断裂修复[48]。位于 16 号染色体上的 *PALB2* 双等位基因突变最初是在缺乏 *BRCA2* 突变的遗传性综合征范科尼贫血 D1 型（FANCD1）患者中发现的[48]。随后对大量乳腺癌患者的分析显示，*PALB2* 基因的突变频率为 1.1%~3.4%，而在 *BRCA2* 致病突变阴性的男性乳腺癌患者中，该频率为 1%~2%。

PALB2 致病突变的女性携带者患乳腺癌的风险随着年龄增长而增加，在 70 岁时达到 35%。此外，随着患病亲属数量的增加，患病风险也会增加，有两个一级亲属患病的家族中，70 岁时患病风险高达 58%。除了乳腺癌，*PALB2* 突变还与胰腺癌和黑色素瘤的发病风险增加有关，而其与卵巢癌和前列腺癌的风险关联尚未确定[49]。

PALB2 参与遗传性乳腺癌的发现相对较晚，数据仍然有限。因此，目前 *PALB2* 致病性突变携带者的临床管理指南仅基于乳腺癌风险增加这一情况，建议从 30 岁开始加强乳腺 MRI 筛查。此外，对于 *PALB2* 胚系突变的女性携带者，应进行 RRM[9]。

3.4.2 细胞周期检查点激酶 2（CHEK2）

细胞周期检查点激酶 2（checkpoint kinase 2，CHEK2）是一个肿瘤抑制基因，位于 22 号染色体上，编码丝氨酸/苏氨酸激酶蛋白，该蛋白在双链 DNA 断裂时被毛细血管扩张性共济失调突变（ataxia telangiectasia mutated，ATM）蛋白激活。

CHEK2 突变在北欧和东欧人群中更为普遍。*CHEK2* 致病突变的女性携带者患乳腺癌的终生风险取决于家族史，在家族史明显的个体中，风险为 28%~44%。女性患第二次乳腺癌的风险也在增加。此外，已有研究表明，*CHEK2* 致病突变与结直肠癌和其他癌症的风险有关。

与一般人群相比，纯合子 *CHEK2* 突变的个体患乳腺癌的风险增加了 6 倍。此外，这类个体患第二次乳腺癌的风险更高，因此可能比杂合子突变携带者需要更密切的乳腺癌监测[50]。

对 *CHEK2* 突变携带者的管理在很大程度上取决于家族史，但主要是基于增加筛查。发生

CHEK2 突变的女性更有可能发展为雌激素受体阳性的乳腺癌，因此，建议从 40 岁开始，进行他莫昔芬化学预防及乳腺 X 线和 MRI 筛查 [9,50]。

3.4.3 毛细血管扩张性共济失调突变基因（ATM）

ATM 基因位于 11 号染色体上，编码一种蛋白激酶，该蛋白激酶在 DNA 损伤的细胞信号传导中起作用，并与 MRN 蛋白复合物相互作用。*ATM* 的双等位基因突变最早在共济失调毛细血管扩张症综合征中被发现，这是一种常染色体隐性遗传病，伴有儿童期开始的进行性神经退行性变、毛细血管扩张症、免疫缺陷、性腺萎缩和恶性肿瘤倾向。一般人群中 *ATM* 突变的概率为 0.5%~1% [50]。

携带 *ATM* 单一致病性突变的女性在 70 岁前患乳腺癌的风险为 38%~69%。与 *ATM* 突变相关的其他癌症包括胰腺癌和前列腺癌 [9]。

ATM 突变携带者患乳腺癌的风险增加，因此建议从 40 岁开始加强乳腺 X 线检查和 MRI 监测，并根据家族史考虑选择双侧 RRM [9]。

3.4.4 MRN 复合体

该复合体由 MRE11A-RAD50–NBN 蛋白组成，在双链断裂的检测和早期处理中起着至关重要的作用，从而维持 DNA 的完整性。这是通过与 ATM、BRCA1 和 CHEK2 蛋白相互作用实现的。基于该复合体通过与已知的乳腺癌易感性蛋白相互作用来维持 DNA 稳定性的关键作用，各种测序研究试图调查这些蛋白在乳腺癌易感性中的作用。研究已在 *NBN* 基因中发现了潜在的致病性突变，而关于 *RAD50* 和 *MRE11A* 突变的影响仍存在争议 [9,50]。MRN 复合体基因突变虽然非常罕见，但可能是群体特异性的。

Nibrin（NBN）

位于 8 号染色体上的 *NBN* 基因（也被称为 *NBS*1）编码 Nibrin 蛋白。

常染色体隐性遗传病尼梅亨断裂综合征（Nijmegen breakage syndrome, NBS）是由 *NBN* 的纯合或复合杂合突变引起，其特征为儿童期发病，表现为小头畸形、身材矮小、免疫缺陷和恶性肿瘤风险高，特别是恶性淋巴瘤 [50]。

已证明致病 *NBN* 突变的杂合子携带者患乳腺癌的风险中度增加且可能增加患卵巢癌的风险。存在 *NBN* 致病突变的女性患乳腺癌的总体风险比为 3.1，有限的证据表明男性携带者患前列腺癌的风险也升高。

NBN 相关乳腺癌的易感突变在东欧人群中最为普遍。迄今为止描述的大多数致病性变异都是移码突变或截断突变，而错义突变只在儿童急性淋巴细胞白血病中有过报道。

同样，对于携带致病性突变的女性，建议在 40 岁以后通过每年进行乳腺 X 线和 MRI 检查来加强乳腺癌筛查 [9]。

3.5 多基因检测

基因面板检测或更常用的称谓"多基因检测"，越来越被视为遗传性乳腺癌的首选检测方法。这种方法允许同时筛查与特定家族癌症表型或多个表型相关的多个风险位点，而无需或几乎没有额外成本。

多项研究表明，多基因检测具有额外的价值，因为在大多数高危患者中，仅有约一半的致病性变异位于 *BRCA1* 和 *BRCA2* 基因中 [51]。

目前应用多基因检测的一个问题是，大多数基因面板中包含的一些基因数据有限 [52]，这导致无法确定与这些基因相关的癌症风险程度，进而导致无法给出明确的临床管理指南。检测数据有限的基因的另一个缺点是所识别出的"意义不确定的变异（variants of uncertain significance, VUS）"比例很高。许多研究表明，VUS 的检出率可能高达 40%。当检测到这种变异时，会增加患者咨询的复杂性和临床管理的不确定性 [9]。

尽管存在这些担忧，了解是否存在致病性变异仍然是有利的，因为它能帮助识别有风险的亲属，然后可以对他们进行更积极的癌症评估和监测。此外，随着对高风险个体多基因检测的使用，数据得到了迅速积累，这有利于持续制订与更多基因相关的临床管理指南。"知识"快速增长的一个例子是，国际工作组如 NCCN，每年更新 3~4 次指南，以纳入获得的新证据 [9]。

3.6 男性乳腺癌（MBC）

虽然很罕见，但男性也可能患乳腺癌。在西方国家，男性乳腺癌（male breast cancer，MBC）占所有乳腺癌病例的不足1%，也占所有男性癌症的不足1%。遗传、激素、环境等危险因素均参与女性和男性乳腺癌的发病，但MBC的主要易感因素是阳性家族史。一级家族史阳性可使男性患病风险增加2倍，而随着患病亲属数量的增加，尤其是亲属发病年龄较早时，这种风险可能达到5倍[53]。

MBC的流行病学特征与绝经后女性乳腺癌更接近，因此其治疗遵循与绝经后女性乳腺癌相同的适应证。

与女性乳腺癌一样，男性乳腺癌也涉及许多高、中、低外显率基因的突变。

在高外显率基因中，BRCA2突变比BRCA1突变更常见，有60%~76%的MBC归因于BRCA2突变，只有10%~16%的MBC归因于BRCA1突变[53]。总的来说，BRCA1和BRCA2基因突变在一级亲属有乳腺癌病史的男性中更常见。此外，BRCA2的大片段基因组重排似乎在MBC家系中更常见，尽管这种关联性还未得到生物学上的解释[53]。

对已知与女性乳腺癌相关的中度外显率基因在男性乳腺癌中的分析显示了许多相关性。CHEK2是研究最充分的中度外显率基因之一，尤其是c.1100delC（p.Thr367Metfs）突变。研究表明，该突变在缺乏BRCA1/BRCA2突变的男性中，使MBC增加达10倍，据估计，在所有MBC病例中高达9%的病例是由该突变引起的。同样，这种关联在有阳性家族史的男性中更为显著[53]。

另一个被发现与男性乳腺癌相关的中度外显率基因是PALB2。在男性和女性乳腺癌家系中都发现PALB2突变的存在，PALB2女性携带者的男性亲属患乳腺癌的可能性是一般男性的4倍[53]。

（夏羽 译，罗静 审校）

参考文献

[1] Vogelstein B, Kinzler KW. The multistep nature of cancer. Trends Genet,1993,9:138–141.

[2] Pharoah PD, Day NE, Duffy S, et al. Family history and the risk of breast cancer: a systematic review and meta-analysis. Int J Cancer.,1997,71:800–809.

[3] Berliner JL, Fay AM, Practice Issues Subcommittee of the National Society of Genetic Counselors' Familial Cancer Risk Counseling Special Interest Group. Risk assessment and genetic counseling for hereditary breast and ovarian cancer: recommendations of the National Society of genetic Counselors. J Genet Couns,2007,16:241–260.

[4] Murff HJ, Spigel DR, Syngal S. 2004 does this patient have a family history of cancer? An evidence-based analysis of the accuracy of family cancer history. JAMA,2004,292:1480–1489.

[5] Slattery ML, Kerber RA. A comprehensive evaluation of family history and breast cancer risk. The Utah Population Database. JAMA,1993,270:1563–1568.

[6] Calzone KA, Soballe PW. Genetic testing for cancer susceptibility. Surg Clin North Am, 2008,88:705–721.

[7] Robson ME, Storm CD, Weitzel J, et al. American Society of Clinical Oncology policy statement update: genetic and genomic testing for cancer susceptibility. J Clin Oncol, 2010,28:893–901.

[8] Lancaster JM, Powell CB, Chen LM, et al. Society of Gynecologic Oncology statement on risk assessment for inherited gynecologic cancer predispositions. Gynecol Oncol,2015,136:3–7.

[9] NCCN Clinical Practice Guidelines in Oncology (NCCN Guidelines). Genetic/familial high-risk assessment: breast and ovarian. Version 3.2019. https://www.nccn.org/. Accessed 18 January 2019.

[10] Gross E, Arnold N, Goette J, et al. A comparison of BRCA1 mutation analysis by direct sequencing, SSCP and DHPLC. Hum Genet,1999,105:72–78.

[11] Apessos A, Agiannitopoulos K, Pepe G, et al. Comprehensive BRCA mutation analysis in the Greek population. Experience from a single clinical diagnostic center. Cancer Genet, 2018,220:1–12.

[12] Weiss M, Van der Zwaag B, Jongbloed J, et al. Best practice guidelines for the use of next-generation sequencing applications in genome diagnostics: a National Collaborative Study of Dutch Genome Diagnostic Laboratories. Hum Mutat,2013,34:1313–1321.

[13] Schouten JP, McElgunn CJ, Waaijer R, et al. Relative quantifcation of 40 nucleic acid sequences by multiplex ligation-dependent probe amplifcation. Nucleic Acids Res, 2002, 30:e57.

[14] Casilli F, Di Rocco ZC, Gad S, et al. Rapid detection of novel BRCA1 rearrangements in high-risk breastovarian cancer families using multiplex PCR of short fuorescent fragments, Hum Mutat, 2002, 20:218–226.

[15] Foulkes WD. Inherited susceptibility to common cancers. NEJM, 2008, 359:2143–2153.

[16] Pharoah PD, Antoniou A, Bobrow M, et al. Polygenic susceptibility to breast cancer and implications for prevention. Nat Genet, 2002, 31:33–36.

[17] Blackwood MA, Weber BL. BRCA1 and BRCA2: from molecular genetics to clinical medicine. J Clin Oncol, 1998, 16:1969–1977.

[18] Venkitaraman AR. Cancer susceptibility and the functions of BRCA1 and BRCA2. Cell, 2002,108:171–182.

[19] Miki Y, Swensen J, Shattuck-Eidens D, et al. A strong candidate for the breast and ovarian cancer susceptibility

gene BRCA1. Science,1994,266:66–71.
[20] Wooster R, Bignell G, Lancaster J, et al. Identifcation of the breast cancer susceptibility gene BRCA2. Nature,1995,378:789–792.
[21] Narod SA, Foulkes WD. BRCA1 and BRCA2: 1994 and beyond. Nat Rev Cancer, 2004,4:665–676.
[22] Ford D, Easton DF, Peto J. Estimates of the gene frequency of BRCA1 and its contribution to breast and ovarian cancer incidence. Am J Hum Genet,1995,57:1457–1462.
[23] Wang Y, Cortez D, Yazdi P, et al. BASC, a super complex of BRCA1-associated proteins involved in the recognition and repair of aberrant DNA structures. Genes Dev,2000,14:927–939.
[24] Antoniou A, Pharoah PD, Narod S, et al. Average risks of breast and ovarian cancer associated with BRCA1 or BRCA2 mutations detected in case series unselected for family history: a combined analysis of 22 studies. Am J Hum Genet,2003,72:1117–1130.
[25] van den Broek AJ, van't Veer LJ, Hooning MJ, et al. Impact of age at primary breast cancer on contralateral breast cancer risk in BRCA1/2 mutation carriers. J Clin Oncol, 2016, 34:409–418.
[26] Fostira F, Tsitlaidou M, Papadimitriou C, et al. Prevalence of BRCA1 mutations among 403 women with triplenegative breast cancer: implications for genetic screening selection criteria: a Hellenic Cooperative Oncology Group Study. Breast Cancer Res Treat, 2012, 134: 353–362.
[27] Sawyer SL, Tian L, Kähkönen M, et al. Biallelic mutations in BRCA1 cause a new Fanconi anemia subtype. Cancer Discov,2015,5:135–142.
[28] The Breast Cancer Linkage Consortium. Cancer risks in BRCA2 mutation carriers. JNCI, 1999,91:1310–1316.
[29] Offt K, Levran O, Mullaney B, et al. Shared genetic susceptibility to breast cancer, brain tumors, and Fanconi anemia. JNCI,2003,95:1548–1551.
[30] Nesic K, Wakefeld M, Kondrashova O, et al. Targeting DNA repair: the genome as a potential biomarker. J Pathol,2018,244:586–597.
[31] Newman B, Austin MA, Lee M,et al. Inheritance of human breast cancer: evidence for autosomal dominant transmission in high-risk families. PNAS,1988,85:3044–3048.
[32] Malkin D, Li FP, Strong LC, et al. Germ line p53 mutations in a familial syndrome of breast cancer, sarcomas, and other neoplasms. Science,1990,250:1233–1238.
[33] Levine AJ. p53, the cellular gatekeeper for growth and division. Cell,1997,88:323–331.
[34] Walsh T, Casadei S, Coats KH, et al. Spectrum of mutations in BRCA1, BRCA2, CHEK2, and TP53 in families at high risk of breast cancer. JAMA,2006,295:1379–1388.
[35] Masciari S, Dillon DA, Rath M, et al. Breast cancer phenotype in women with TP53 germline mutations: a Li-Fraumeni syndrome consortium effort. Breast Cancer Res Treat, 2012, 133:1125–1130.
[36] Gonzalez K, Noltner KA, Buzin CH, et al. Beyond Li Fraumeni syndrome: clinical characteristics of families with p53 germline mutations. J Clin Oncol, 2009,27:1250–1256.
[37] Orloff MS, Eng C. Genetic and phenotypic heterogeneity in the PTEN hamartoma tumour syndrome. Oncogene, 2008, 27:5387–5397.
[38] Nelen MR, Padberg GW, Peeters EA, et al. Localization of the gene for Cowden disease to chromosome 10q22–23. Nat Genet,1996,13:114–116.
[39] Nelen MR, Kremer H, Konings IB, et al. Padberg GW novel PTEN mutations in patients with Cowden disease: absence of clear genotype-phenotype correlations. Eur J Hum Genet, 1999,7:267–273.
[40] Pilarski R. Cowden syndrome: a critical review of the clinical literature. J Genet Couns,2009,18:13–27.
[41] Pilarski R, Burt R, Kohlman W, et al. Cowden syndrome and the PTEN hamartoma tumor syndrome: systematic review and revised diagnostic criteria. JNCI, 2013, 105:1607–1616.
[42] Jenne DE, Reimann H, Nezu J, et al. Peutz-Jeghers syndrome is caused by mutations in a novel serine threonine kinase. Nat Genet,1998,18:38–43.
[43] Hearle N, Schumacher V, Menko FH, et al. Frequency and spectrum of cancers in the Peutz-Jeghers syndrome. Clin Cancer Res, 2006;12:3209–3215.
[44] Guilford P, Hopkins J, Harraway J, et al. E-cadherin germline mutations in familial gastric cancer. Nature, 1998,392:402–405.
[45] Pharoah PD, Guilford P, Caldas C, et al. Incidence of gastric cancer and breast cancer in CDH1 (E-cadherin) mutation carriers from hereditary diffuse gastric cancer families. Gastroenterology,2001,121:1348–1353.
[46] Uusitalo E, Rantanen M, Kallionpää RA, et al. Distinctive cancer associations in patients with neurofbromatosis type 1. J Clin Oncol,2016,34:1978–1986.
[47] Seminog OO, Goldacre MJ. Age-specifc risk of breast cancer in women with neurofbromatosis type 1. Br J Cancer,2015,112:1546–1548.
[48] Southey MC, Teo ZL, Winship I. PALB2 and breast cancer: ready for clinical translation! Appl Clin Genet,2013,6:43–52.
[49] Antoniou AC, Casadei S, Heikkinen T, et al. Breastcancer risk in families with mutations in PALB2. NEJM, 2014, 371:497–506.
[50] Rainville IR, Rana HQ. Next-generation sequencing for inherited breast cancer risk: counseling through the complexity. Curr Oncol Rep,2014,16:371.
[51] Susswein LR, Marshall ML, Nusbaum R, et al. Pathogenic and likely pathogenic variant prevalence among the frst 10,000 patients referred for next-generation cancer panel testing. Genet Med,2016,18:823–832.
[52] Apostolou P, Fostira F. Hereditary breast cancer: the era of new susceptibility genes. Biomed Res Int, 2013, 2013:747318.
[53] Rizzolo P, Silvestri V, Tommasi S, et al. Male breast cancer: genetics, epigenetics, and ethical aspects. Ann Oncol, 2013, 24(Suppl 8):viii75–82.

4 乳腺癌的分子分类

Jose Russo

4.1 引 言

基因组分类的基本原理涵盖以下两个方面。首先，通过深入了解肿瘤的基因表达谱，我们能够更全面地把握癌症的生物学行为特征；其次，在临床层面上，基因组分类能够协助我们鉴定与特定治疗靶点相关联的基因。这一概念的核心在于，透过对特定乳腺癌基因组特征的认识，我们能够揭示分子途径，从而有助于更好地决定如何使用已被证明对其他原发性肿瘤有效的治疗方法。

Perou 和 Sorlie 进行了首个分子分类研究[1]。在这项研究中，他们采集了 42 个个体的乳腺组织样本，其中 40 例主要为浸润性导管癌，1 例为纤维腺瘤，最后 1 例为正常乳腺组织。此外，该研究还包含 22 对肿瘤样本，其中 20 对是在化疗方案之前和之后成对获取的，另外 2 对是原发肿瘤与其相应的淋巴结转移灶的配对样本。借助这些样本，Perou 和 Sorlie[1] 提取了 RNA，并进行了 cDNA 微阵列分析。从这些微阵列分析中，初步鉴定出 8 102 个基因，然后基于基因表达水平的变异程度，选择至少与中位表达水平相比正负 4 倍之间表达水平的基因，组成一个子集。按照这些标准，他们最终选取了 1 753 个基因用于层次聚类，以进行最终的分类。Perou 和 Sorlie[1] 基于同一肿瘤样本中基因表达相似而在不同肿瘤之间存在差异的原则，利用 22 对肿瘤样本，并根据基因表达的差异从之前鉴定出的 1 753 个基因中选取了 496 个基因。这些基因在不同肿瘤之间的变异程度明显大于在同一肿瘤内的变异程度。他们将这个新的集群称为"内源性基因子集"。Perou 和 Sorlie[1] 从这个新的子集中，不仅能够确定每个样本的基因表达水平，还能够根据乳腺结构（小叶和导管）中两层细胞（内层的管腔上皮细胞和周围的基底肌上皮细胞）中的基因表达情况对样本进行分组。Perou 和 Sorlie[1] 从这些分组中进一步将每个分组细分为基因簇，并鉴定出 1 个管腔上皮细胞的基因簇，即管腔上皮/雌激素簇。在这项研究中[1]，Perou 和 Sorlie[1] 还为基底上皮细胞确定了 3 个基因簇：ERBB2 过表达簇，基底上皮细胞相关簇，以及含有角蛋白 5 和 17 及基底上皮细胞富集基因的簇[2]。随后将鉴定出的这些簇被进一步细分为亚型[3]。管腔簇被分为管腔亚型 A、管腔亚型 B 和管腔亚型 C。基底簇也被重新定义：ERBB2 过表达簇简称为 ERBB2+ 亚型，基底上皮细胞相关簇变为基底样亚型，基底上皮细胞富集基因簇变为正常乳腺样亚型。

作者[1,3] 根据这些数据，鉴定出 5 种乳腺癌分子亚型，并分析了它们与各自临床特征的相关性。为此，他们使用了 49 例仅有局部乳腺病变且几乎无转移的乳腺癌患者的数据，这些患者涵盖了所有 5 种分子亚型[3]。他们比较了每种亚型在 4 年期间的总生存率（生存月数）和无复发生存（relapse-free survival，RFS）率，并观察了将管腔亚型 C 和 B 与其他亚型分组时的结果。最终分析显示，分子亚型

J. Russo (✉)
The Irma H Russo, MD-Breast Cancer Research Laboratory, Fox Chase Cancer Center-Temple Health, Philadelphia, PA, USA
e-mail: jose.russo@fccc.edu

© Springer Nature Switzerland AG 2021
M. Rezai et al. (eds.), *Breast Cancer Essentials*, https://doi.org/10.1007/978-3-030-73147-2_4

和临床特征之间存在相关性，基底样和ERBB2阳性亚型的RFS和总生存率均最低。此外，管腔亚型C在所有管腔亚型中具有最差的总生存率，而ERBB2阳性和管腔B亚型共享一些与预后不良相关的基因。

4.2 乳腺癌的分子亚型

乳腺癌的分子亚型是基于不同的基因表达模式而定义的。Perou和Sorlie[1,3]最早提出了内在亚型的概念，后来许多研究对乳腺癌的分类进行了进一步的细化和扩展。

目前公认的分子亚型有5种，分别是Luminal A型、Luminal B型、基底样型、ERBB2阳性/HER2阳性型和正常乳腺样型。区分这5种亚型的主要方法是检测乳腺癌中3种细胞受体的表达情况。这3种受体是雌激素受体（ER）、孕激素受体（PR）和人表皮生长因子受体2（HER2）。在乳腺癌中已广泛观察到这些受体的过表达情况，但以往常常仅对单个受体进行研究。此外，不同的乳腺癌中这些受体的表达水平也有所不同。因此，通过同时观察所有的受体，并确定肿瘤细胞中哪些受体过表达（或缺失），就可以用一个清晰的分类方法来区分不同的乳腺癌。

Ki67蛋白是一种与细胞增殖相关的预后因子，可以根据其表达水平的高低来区分不同的分子亚型。另一个区分分子亚型的因素是肿瘤分级，其反映肿瘤与正常、分化良好的乳腺组织的相似程度。高分级的肿瘤被描述为"分化较差"，而低分级的肿瘤被描述为"分化良好"（表4.1）[4,5]。

为了进一步区分公认的5种亚型，还有一些其他的分类方法。例如，Luminal B亚型可以进一步细分为HER2阳性和HER阴性亚型。两者之间的区别在于HER2阳性Luminal B亚型乳腺癌通常具有较高的Ki67水平[4]。另外，三阴性乳腺癌（triple-negative breast cancer，TNBC）和基底样乳腺癌之间也有区别。尽管三阴性乳腺癌（由于缺乏3种受体而得名）通常被归入基底样亚型，但它们并不完全相同，两者之间最多只有80%的重叠[5]。因此，三阴性乳腺癌被进一步分为2个亚型，即基底样亚型和非基底样亚型。主要区别在于基底样亚型表达角蛋白5和6（CK5/6）以及表皮生长因子受体（epidermal growth factor receptor，EGFR）[6]。

除了公认的5种亚型之外，有研究提出了一些其他的分子亚型。其中一个是claudin-low亚型。它们的特征是claudin蛋白（存在于细胞连接处）低表达，并且与乳腺干细胞有关[7]。虽然与基底样亚型一样是三阴性，但claudin-low亚型在临床上显示出比基底样亚型更好的预后。

免疫细胞化学分类显示，Luminal A亚型乳腺癌患者的预后优于其他亚型。Gao和Swain[8]提出了一个问题，即对于这些患者，是否可以省略化疗，仅用内分泌治疗就足够了，因为Luminal A亚型肿瘤可能具有良好的肿瘤生物学特征[8]。

然而，乳腺癌的分子亚型分类也存在一些局限性，其中一个主要的局限性是对于不同亚型特异性治疗反应的变异缺乏理解。这种变异在临床环境中价值有限，因为适当的治疗对于患者的生存至关重要。为了克服这些局限性，一些癌症研究小组一直在寻求更新、更可靠的乳腺癌分类方法，其中一个重要并且值得讨论的是由乳腺癌国际分子分类联盟（METABRIC）[9]所做的研究。该联盟使用最先进的测序技术，确定了不同乳腺癌的突变模式和基

表4.1 5种分子亚型的标准特征总结[4,5]

分子亚型	ER	PR	HER2	Ki67	肿瘤分级
Luminal A型	+和（或）	+	—	低	低
Luminal B型	+和（或）	+	+/-	高(HER2+)	高
ERBB2+/HER2+型	—	—	+	高	高
基底样亚型（三阴性）	—	—	—	高	高
正常乳腺样亚型	正常	正常	正常	正常	低

+：阳性；—：阴性；ER：雌激素受体；PR：孕激素受体；HER2：人表皮生长因子受体2

因组不稳定性特征。更重要的是，这种新的分类方法也整合了乳腺癌的经典分类，描述了受体和肿瘤分级等特征，并与分子分类进行了直接比较。在 Dawson 等[9]报告的一项研究中，他们分析了约 2000 个乳腺肿瘤，获取了它们的基因组和转录组序列，确定了基因变异发生的位置。这包括基因组的遗传变异，特别是单核苷酸多态性（single-nucleotide polymorphism，SNP）和拷贝数变异（copy number variant，CNV），还包括通过单核苷酸变异（single nucleotide variant，SNV；又称突变）和拷贝数异常（copy number aberration，CNA）而获得的变异[9]。

本章将总结他们的研究结果，并强烈推荐读者参考这种分类方法。在这篇开创性的文章[9]中，作者鉴定了 10 种新的乳腺癌分子亚型，并将其命名为整合性簇（IntClust 1-10）[9]，这些簇主要根据 CNA 来区分，因为 CNA 具有最大的变异性，同时也影响着总体基因表达；同时详细分析了每个簇与公认的内在亚型的关联程度，以及 ER、PR 和 HER2 等预后相关受体的表达情况；此外，还进一步分析了每个簇的临床意义，如基因组不稳定性、特征性体细胞突变以及诊断年龄和生存概率等具体特征。

4.3 基于正常细胞亚型的基因组分类

虽然新的乳腺癌基因组分类方法有很多益处，但仍然存在一些新的或未解决的问题，需要采用其他的分类方法来应对。Santagata 等[10]的研究就针对这些问题提出了一种基于正常细胞亚型的分类系统。他们利用正常乳腺组织中存在的正常细胞类型作为乳腺癌分类的参考标准。他们指出，此前这种方法已被其他研究小组成功地应用于造血系统肿瘤（如淋巴瘤、白血病等）的表征[11]，但由于对组织中细胞类型多样性的认识不足，这种方法很少被效仿。他们认为，与以前的分类有所不同，他们的新分类构建了乳腺癌的实际疾病分类系统，也就是说，以前的分类系统主要依赖于不同临床结果（基于不同的分子分析平台）来形成基于总体预后的类别。然而，这些类别存在很大差异，并且在临床环境中没有达成共识，因为它们对患者的预后和治疗指导缺乏可靠性。他们的新分类系统旨在提供这种临床可靠性。这种分类表明，乳腺癌是一种异质性疾病，根据其细胞起源而有所差异，即起源于管腔上皮层还是肌上皮层[10]。为此，他们分析了约 15 000 个正常乳腺细胞，寻找能够区分这两层的细胞标志物。他们重点识别了具有双峰表达特征（明显区分阴性及阳性）的标志物，并利用这些标志物来区分不同细胞群体的分化状态[10]。他们确定了 3 个主要标志物，它们是管腔上皮层的激素受体，包括维生素 D 受体（vitamin D receptor，VDR）、雄激素受体（androgen receptor，AR）和雌激素受体（ER）。其他标志物包括不同类型的角蛋白、紧密连接蛋白、分化抗原（cluster of differentiation，CD）标志物和 Ki67 等。通过识别这些标志物在不同细胞群体中的表达情况，他们确定了 11 个管腔层亚型（L1-11）和 2 个肌上皮层亚型（My1 和 My2）。在对这些层进行分类之后，该研究重点根据正常细胞类型对人类乳腺肿瘤进行实际分类。他们确定了 4 种独特的亚型，称为激素受体亚型（HR 亚型）包括 HR0、HR1、HR2 和 HR3。每种亚型都基于 3 种主要的激素受体（VRD、AR 和 ER）表达情况以及表达数量（0~3）来划分。接着，他们根据这些新亚型来区分之前确定的管腔亚型。最后，该研究试图确定乳腺肿瘤是否保持着与正常细胞类型相同的表达模式，特别是分化状态特异性模式。这涉及识别管腔和基底标志物（包括 3 个主要标志物）之间的基因表达模式，以及 K5/K14 这一特异性标志物（是区分管腔层的可靠标志）。他们比较了 ER 阳性、HER2 阳性和三阴性乳腺癌（TNBC）中这些标志物的表达情况，并与具有相同区分表达的正常乳腺组织中的表达情况进行对比。这种比较的最佳例子可见于 ER 阳性肿瘤，他们发现 ER 阳性肿瘤中有 93% 的肿瘤共表达 VDR，59% 的肿瘤共表达 AR，而 K5/K14 在这些肿瘤中是阴性的。与之相对应的正常细胞具有几乎相同的表达模式：它们都以相同的水平共表达 VDR 和 AR，而且都很少表达 K5 或 K14。

他们发现 HER2 阳性和三阴性乳腺癌及其相应的正常细胞也具有相同的表达模式，从而验证了他们的正常细胞亚型分类方法[10]。最后，他们探讨了新的激素受体亚型的临床意义。为此，他们收集了护士健康研究（Nurse's Health Study）中患者的肿瘤数据，该研究是另外进行的，它根据肿瘤中经典受体（ER、PR和HER2）的表达情况，将肿瘤分为ER阳性、HER2阳性和TNBC三种类型，并将这些经典分类的肿瘤与新的HR亚型进行了比较，发现HR亚型能够提供比以前的分类区别更加明显的肿瘤分组。此外，他们还通过总生存率和无复发生存率来评估HR亚型在临床上的差异，结果发现HR0亚型预后最差，而HR3亚型预后最好[10]。

4.4 乳腺癌分子分型检测

在新的乳腺癌基因组分类[12]发表后，一些将少数代表性基因整合成的适应性检测方法被引入了肿瘤学实践中，其中包括Oncotype Dx，它包含21个基因表达特征，其首个重要试验发表于2004年[13]。这项研究的对象是ER阳性且淋巴结阴性的乳腺癌患者。这项检测被NCCN和ASCO推荐。Oncotype是从一种适用于福尔马林固定石蜡包埋（FFPE）样本的检测方法中开发出来的，用于预测ER阳性乳腺癌的远处复发，最初选取了250个候选基因在NSABP B-14和B-20试验中进行测试。最后，他们将其精简为16+5个基因组成的基因组，用于预测复发[13]。

MammaPrint是另一种基因组检测，它包含70个基因表达特征，主要试验开始于2002年，用于评估年龄＜61岁，T_1~T_2期、N_0期病变女性患者的复发风险[14]。NanoString公司的Prosigna包含50个基因表达特征以及5个控制基因，其前身为PAM50检测。PAM，即微阵列预测分析，是使用基于逆转录聚合酶链反应（RT-PCR）的PAM50检测与标准的临床分子标记进行比较。其主要试验是于2013年在Ⅰ~Ⅲ期癌症患者群体中进行的，并在2013年通过美国食品药品监督管理局（Food and Drug Agency，FDA）的审批。在Perou的论文发表13年后[12]，PAM50进入了临床应用领域。PAM50基因特征已转化为了一种用于mRNA定量的新颖而稳健的方法[15]。该方法在福尔马林固定石蜡包埋样本中表现良好，不依赖于核酸扩增，并且适合在具有适当仪器的本地实验室中以试剂盒形式使用。PAM50表达结果用于计算复发风险评分（risk of recurrence score，ROR），并提供低、中、高风险组。该评分基于内在亚型和病理特征（T、N），并对一组增殖相关基因给予特殊权重。PAM50与Oncotype以及4项ⅡC参数（ER、PR、HER2和Ki67）相关性良好。表4.2总结了这3种乳腺癌基因组检测的主要特征。

4.5 结 论

在过去二十年中，自Perou和Sorlie[1]首次提出乳腺癌分子分类以来，我们对乳腺癌基因变化的作用有了更深入的认识。乳腺癌的分子分类是一项持续的挑战，它引发了许多有价值的研究，这些研究提升并深化了我们对乳腺癌复杂性的理解。本文简要地概述了一些拓展我们视野的内容，展示了我们正在前进的方向，并介绍了一些诊断标记技术的应用，它们可以协助肿瘤学家将分子通路的复杂性与诊断、预后和治疗靶点结合起来。

表4.2 乳腺癌3种基因组检测的主要特征

	MammaPrint	Oncotype Dx	Prosigna
样本类型	新鲜冷冻组织 FFPE组织	FFPE组织	FFPE组织
平台	微阵列	定量PCR	数字计数平台
#分析基因	70	21	50+5
目标患者人群	分期Ⅰ~Ⅱ	ER阳期，Ⅰ~Ⅱ期	Ⅰ~Ⅱ期（扩展至Ⅰ~Ⅲ期）
监管机构	美国FDA批准（冷冻样本）	NCCN/ASCO指南推荐	美国FDA批准
执行地点	中心实验室统一检测	中心实验室统一检测	分散式（本地实验室试剂合）
特点	二元分层；分子亚型；大量数据	金标准；ER阳性乳腺癌；现在用于DCIS	ROR比较好；创新技术；内在亚型

FFPE：福尔马林固定石蜡包埋；PCR：聚合酶链反应；FDA：食品药品监督管理局；NCCN：美国国家综合癌症网络；ASCO：美国临床肿瘤学会；ER：雌激素受体；DCIS：乳腺导管原位癌；ROR：复发风险评分

> 🔑 **提示与技巧**
> - 进行基因组分类的理由主要有两个：一是了解肿瘤的基因表达谱，可以帮助我们理解癌症的特征；二是在临床层面可以帮助我们识别与特定治疗靶点相关的基因。
> - 现代公认的乳腺癌分子亚型有Luminal A型、Luminal B型、基底样型、ERBB2阳性/HER2阳性型和正常乳腺样型。Luminal A型乳腺癌患者的预后比其他亚型的乳腺癌患者更好。
> - 乳腺癌的分子分类是一项持续的探索，它引发了许多有意义的研究，这些研究提高并深化了我们对乳腺癌复杂性的理解。

（陈杰 译，刘锦平 审校）

参考文献

[1] Perou CM, Sorlie T, Eisen MB,et al. Molecular portraits of human breast tumours. Nature,2000,406(6797):747–752.

[2] Fu J, Wu L, Fu W, et al. How young is too young in breast cancer? Young breast cancer is not a unique biological subtype. Clin Breast Cancer,2018,18(1):e25–39. https://doi.org/10.1016/j.clbc.2017.05.015. ePub 2017 Jun 8

[3] Sorlie T, Perou M, Tibshirani R,et al. Gene expression patterns of breast carcinomas distinguish tumor subclasses with clinical implications. Proc Natl Acad Sci U S A, 2001, 98(5):10869–10874.

[4] Nishimura R, Osako T, Okumura Y,et al. Ki-67 as a prognostic marker according to breast cancer subtype and a predictor of recurrence time in primary breast cancer. Exp Ther Med,2010,1(5):747–754.

[5] Goldhirsch A, Wood WC, Coates AS,et al. Strategies for subtypes—dealing with the diversity of breast cancer: highlights of the St Gallen International Expert Consensus on the Primary Therapy of Early Breast Cancer 2011,Ann Oncol.,2013;22(8):1736–1747.

[6] Nielsen TO, Hsu FD, Jensen K, et al. Immunohistochemical and clinical characterization of the basal-like subtype of invasive breast carcinoma. Clin Cancer Res,2004,10(16):5367–5374.

[7] Prat A, Perou CM. Deconstructing the molecular portraits of breast cancer. Mol Oncol.,2011,5(1):5–23.

[8] Gao JJ, Swain SM. Luminal A Breast Cancer and Molecular Assays: A Review. (2018) Oncologist. Feb 22. pii: theoncologist, 2017–0535.https://doi.org/10.1634/theoncologist.2017-0535. [Epub ahead of print].

[9] Dawson SJ, Rueda OM, Aparicio S,et al. A new genome-driven integrated classification of breast cancer and its implications. EMBO J,2013,32(5):617–628.

[10] Santagata S, Thakkar A, Ergonul A,et al. Taxonomy of breast cancer based on normal cell phenotype predicts outcome. J Clin Invest,2014,124(2):859–870.

[11] Swerdlow SH. Lymphoma classification and the tools of our trade: an introduction to the 2012 USCAP Long Course. Mod Pathol,2013,26(Suppl 1):S1–S14.

[12] Tang G, Shak S, Paik S,et al. Comparison of the prognostic and predictive utilities of the 21–gene recurrence score assay and adjuvant! For women with node-negative, ER-positive breast cancer: results from NSABP B–14 and NSABP B–20. Breast Cancer Res Treat,2011,127(1):133–142.

[13] van't Veer LJ, Dai H, van de Vijver MJ, et al. Gene expression profiling predicts clinical outcome of breast cancer. Nature,2002,415(6871):530–536.

[14] van de Vijver MJ, He YD, van't Veer LJ, et al. A gene expression signature as a predictor of survival in breast cancer. N Engl J Med,2002,347(25):1999–2009.

[15] Dowsett M, Sestak I, Lopez-Knowles E,et al. Comparison of PAM50 risk of recurrence score with oncotype DX and IHC4 for predicting risk of distant recurrence after endocrine therapy. J Clin Oncol,2013,31(22):2783–2790. https://doi.org/10.1200/JCO.2012.46.1558. Epub 2013 Jul.

浸润性乳腺癌

Necmettin Ozdemir, Osman Zekioglu, Gurdeniz Serin

5.1 引言

乳腺癌是一种异质性疾病，具有不同的组织学亚型。最常见的亚型是浸润性导管癌（非特殊类型的浸润性癌），占乳腺癌的 60%~70%。其次是浸润性小叶癌，占 8%~10%。其他亚型则较为少见。为了准确预测乳腺癌患者的预后，需要评估一些常用的预后因素，这些因素包括肿瘤的组织学类型、肿瘤大小、肿瘤分化程度（组织学分级）、淋巴血管间隙浸润、雌激素/孕激素受体、增殖指数、HER2 表达状态以及腋窝淋巴结受累情况。

乳腺肿瘤的组织学分级通常采用改良的 Bloom-Richardson 分级系统。该系统是对腺管形成、核异型性和有丝分裂计数 3 个因素进行评估，每个因素评分范围为 1~3 分（表 5.1）。

将 3 个因素的分数相加得到总分，为 3~9 分，然后按照以下标准进行分级，分级越高，预后越差：

- 总分为 3~5 分，为 1 级肿瘤（分化良好）。
- 总分为 6~7 分，为 2 级肿瘤（中度分化）。
- 总分为 8~9 分，为 3 级肿瘤（分化差）。

本章后续部分将介绍最常见的乳腺癌亚型，以及一些具有特殊特征的乳腺癌亚型。

表 5.1 改良的 Bloom-Richardson 分级系统

特征	标准	分值
腺管形成	肿瘤中超过 75%	1
	肿瘤中 10%~75%	2
	肿瘤中少于 10%	3
核特征	核大小和形状变异轻微或轻度	1
	核大小和形状变异中度	2
	核大小和形状变异明显，并有突出的核仁	3
每 10 个高倍视野（0.27mm^2 区域内）中的有丝分裂计数	0~9	1
	10~19	2
	> 19	3

5.2 非特殊类型浸润性乳腺癌（浸润性导管癌）

在所有浸润性乳腺癌中，45%~75% 为浸润性导管癌[1]。该病多发于 50 岁左右的人群，也称为硬癌、伴纤维化的浸润性导管癌或单纯癌。由于部分具有硬癌特征的乳腺癌实际上为浸润性小叶癌，因此"浸润性导管癌"更能准确地反映这类肿瘤的来源。

浸润性导管癌的平均直径为 2cm，有时可达 4~5cm 或更大，质地较硬，边界清晰。触诊时，2/3 的肿瘤呈不规则形状，与浸润性生长有关[2,3]。临床表现可能包括乳头回缩、橘皮样变、佩吉特病（Paget 病）或大块肿物。肿瘤可侵及胸壁和乳房皮肤，导致乳头回缩。切面呈软骨样硬度，切割时会发出摩擦声，这是由于间质纤维化反应所致。肿瘤中心部分较软，呈粉笔样质地，可能含有坏死区域。

N. Ozdemir (✉)·O. Zekioglu·G. Serin
Ege University, Faculty of Medicine, Department of Pathology, Izmir, Turkey
e-mail: necmettin.ozdemir@ege.edu.tr;
osman.zekioglu@ege.edu.tr; gurdeniz.serin@ege.edu.tr

© Springer Nature Switzerland AG 2021
M. Rezai et al. (eds.), *Breast Cancer Essentials*, https://doi.org/10.1007/978-3-030-73147-2_5

组织学上，肿瘤由导管上皮细胞构成，排列成索状、实性细胞巢、管腔和腺体结构以及相互吻合的细胞群。在一些病例中，可明显地观察到导管内成分[4]。肿瘤细胞也扩散到纤维间质中。肿瘤细胞的核分化程度不一，有些为中度深染的小细胞，细胞核规则（核分级Ⅰ级），有些为形态不规则的大细胞，细胞核深染（核分级Ⅲ级）[5,6]。大多数情况下，核体积和形状相对均匀，有丝分裂少见。在肿瘤团周边部位，可见肿瘤细胞浸润到间质和周围的脂肪组织中，此外，还常见淋巴管、血管和神经周围的侵袭（图5.1）。在一些情况下，可以在肿瘤或淋巴结周围观察到肉芽肿反应，这是对肿瘤的免疫反应。目前正在进行许多关于乳腺癌预后和预测因素重要性的研究，这些因素包括激素受体状态、c-erbB-2癌蛋白过表达和基因扩增（图5.2）、血管生成、Ki67增殖指数、淋巴脉管间隙浸润和淋巴结转移[7-9]。

根据激素受体和c-erbB-2癌蛋白过表达状态，乳腺癌可分为Luminal A型、Luminal B型、HER2阳性型和基底样型[10,11]。

5.3 浸润性小叶癌

浸润性小叶癌（invasive lobular carcinoma，ILC）以小细胞线性生长方式为特征，占所有浸润性乳腺癌的0.7%~14%[12]。ILC的发病年龄为26~86岁，平均年龄为45~57岁。在35岁以下女性的乳腺癌中，ILC的比例为2%，而在75岁以上女性的乳腺癌中，ILC占11%。与其他类型的乳腺癌相似，ILC的主要临床表现为可触及的肿块。较大的肿瘤可能会浸润皮肤或导致乳头回缩。值得注意的是，ILC与Paget病不共存。由于ILC细胞呈弥漫性浸润基质，肿瘤边界不清，因此某些ILC可能难以诊断。有时，病变区域虽然触诊有硬度，但在乳腺X线摄影上不明显。乳腺X线摄影的解读难点包括缺乏钙化、边缘模糊和多灶性。ILC有6%~28%为双侧发病，有9%~14%的病例会发生对侧乳腺癌，其中50%为浸润性癌[13]。

从肉眼上看，ILC可能呈现为不规则、浸润性或界限清楚的肿块，也可能在肉眼下不可见。

显微镜下，经典型ILC的表现以缺乏黏附性的小细胞增生为特征（图5.3）。肿瘤细胞具有圆形、

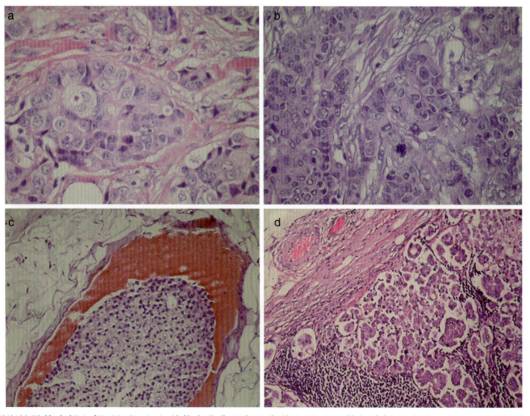

图5.1 浸润性导管癌侵入邻近组织（a）并伴有非典型有丝分裂（b）和血管间隙侵犯（c）。（d）浸润性微乳头状癌的淋巴结转移

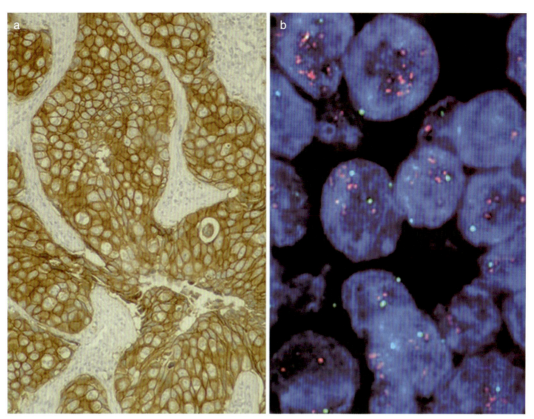

图5.2 （a）浸润性导管癌中c-erbB-2的免疫组化染色显示弥漫性阳性膜染色。（b）用荧光原位杂交法检测 *HER2/neu* 癌基因扩增

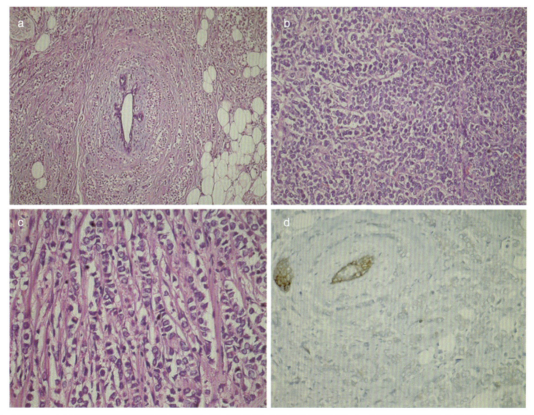

图5.3 （a）浸润性小叶癌呈靶样围绕非肿瘤导管。（b）浸润性小叶癌呈实体型。（c）多形性浸润性小叶癌呈"印度列兵（Indian file）"样排列。（d）浸润性小叶癌中E-钙黏蛋白阴性的肿瘤细胞

有切迹或卵圆形的细胞核和一层薄薄的细胞质，细胞质内可能含有胞质内腔。肿瘤细胞以弥漫性方式浸润乳腺基质，破坏正常结构，并围绕导管呈"靶心样"模式生长[14]。ILC还有其他几种模式，包括实性型、腺泡状型、多形性和混合型（包含前三种），这些模式中有40%~60%伴有淋巴结转移。多形性模式以多形性核和明显的核异型性为特征，核分级为Ⅲ级[15,16]。激素受体阴性、c-erbB-2过表达和E-钙黏蛋白阳性的患者预后较差[17,18]。管状小叶型是一种罕见的小叶癌变异，其特征是肿瘤细胞既形成单行细胞索，又形成管状结构。单行细胞索沿着相邻的管状结构周围呈"印度列兵（Indian file）"样排列，这是一种类似于印第安人排队的形状。管状结构则与正常乳腺导管相似，但内部空间很小或不存在。大多数研究者认为，这种肿瘤既有导管癌又有小叶癌的特征，而不是单纯的小叶癌变异[19]。该亚型可以被认为是导管癌和小叶癌共同侵袭所致[20]。

在ILC中，雌激素受体阳性率为60%~90%，而孕激素受体阳性率略低。与导管原位癌相比，c-erbB-2和p53在小叶原位癌中很少表达。尽管E-钙黏蛋白（一种上皮黏附分子）在导管原位癌和浸润性导管癌中显著表达，但在非典型小叶增生、小叶原位癌和ILC中很少为阳性[21]（图5.4）。

ILC在淋巴结的包膜下或髓窦区域转移时，可能与组织细胞混淆。肿瘤细胞呈层状排列，破坏淋巴结的正常结构，有助于诊断ILC。黏蛋白染色或细胞角蛋白免疫组化可在鉴别诊断中提供参考。ILC的转移模式与浸润性导管癌不同，后者主要转移到骨骼、内脏、浆膜和腹膜后。浸润性导管癌以实质性沉积的方式转移，而ILC在中枢神经系统的转移则表现为脑膜侵犯[22,23]。乳腺癌最常转移到骨髓。转移至卵巢和子宫时也具有相同的特征。转移至子宫内膜时可导致出血。但由于肿瘤细胞较小且呈现弥漫性浸润模式，可能难以检出。

5.4 乳腺小管癌

乳腺小管癌是一种高度分化的浸润性乳腺癌，与其他类型相比预后较好。肿瘤呈小结节状，放射性地侵入周围组织。肿瘤由细长、椭圆或角形的管状结构组成，管腔内仅有单层导管细胞，无明显的

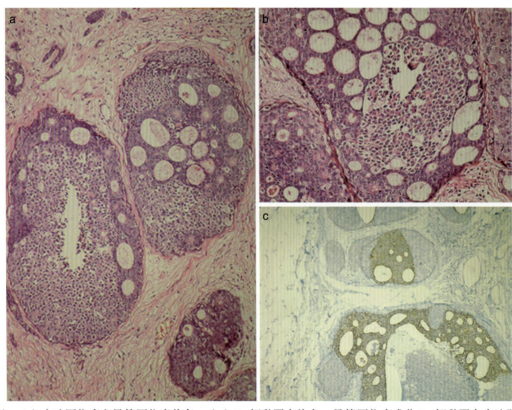

图5.4 （a、b）小叶原位癌和导管原位癌共存。（c）E-钙黏蛋白染色。导管原位癌成分E-钙黏蛋白表达阳性，小叶原位癌成分E-钙黏蛋白表达阴性

异型性（图 5.5a）。肿瘤细胞的有丝分裂活动极少。管腔空虚，通常呈开放和扩张状态。大多数导管原位癌为非坏死性筛状或微乳头型。在管腔周围，常见弹力纤维化区域，弹力纤维集中分布。当肿瘤完全由管腔结构构成时，称为纯小管癌。当病变的次要成分由其他浸润性癌构成时，称为混合型小管癌。小管癌应与乳腺硬化性腺病相鉴别。硬化性腺病与其浸润型的鉴别较为困难。在硬化性腺病中，腺体结构的边缘规则，内嵌有双层上皮，包括上皮细胞和肌上皮细胞[24]。此外，管腔结构完整。而小管癌呈放射性生长。

5.5 浸润性筛状癌

浸润性筛状癌是一种预后极佳的乳腺癌亚型，占所有乳腺癌的 0.6%~3.5%。该肿瘤的浸润性区域保持了导管内筛状癌的筛状结构特征（图 5.5b、c）。部分浸润性筛状癌中可见小管癌成分[25-27]。

5.6 浸润性微乳头状癌

浸润性微乳头状癌（invasive micropapillary carcinoma, IMPC）是一种高度恶性的乳腺癌亚型，其预后较其他浸润性乳腺癌更差[28,29]。该肿瘤的特征是肿瘤细胞在松散的间质中形成空心的腺体结构或桑椹状团块（图 5.5d）。肿瘤细胞呈低柱状或立方状，其细胞质突起向外伸展。该肿瘤常伴有淋巴管内癌栓形成[29-31]。该肿瘤多与浸润性导管癌并存。有时在原发肿瘤中难以识别 IMPC，但在腋窝淋巴结转移中可见 IMPC（图 5.1d）。在鉴别乳腺原发性 IMPC 和卵巢浆液性乳头状癌（ovarian serous papillary carcinoma, OSPC）转移至乳腺时，检测 *WT-1* 基因和糖类抗原 125 的表达有助于诊断[32]。

5.7 髓样癌

髓样癌（medullary carcinoma, MC）是一种低度恶性的乳腺癌亚型，其发病率为 5%~7%。该肿瘤质地柔软，呈肉样或棕褐色，直径可达 5~10cm。该肿瘤与周围组织分界清楚，切面隆起，可能被误诊为纤维腺瘤。该肿瘤常伴有坏死和出血[33,34]。

在组织学上，MC 以大细胞组成的实性巢生长，这些细胞的细胞核呈空泡状，多形性显著，核仁

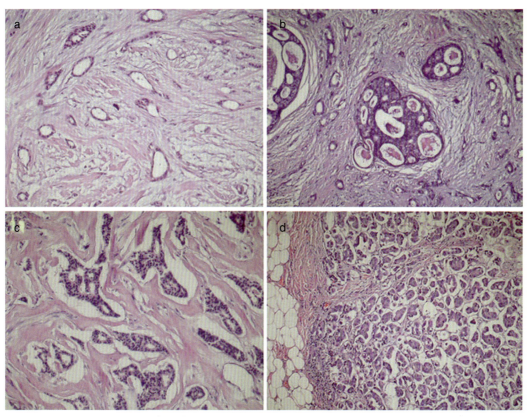

图 5.5 （a）乳腺小管癌。（b）浸润性筛状癌和伴有坏死的筛状原位癌。（c）浸润性筛状癌。（d）浸润性微乳头状癌

明显，实性巢内纤维间质少且有大量不典型核分裂象（图5.6a、b）。该肿瘤无腺体结构。实性巢在横截面上占75%以上。此外，在细胞巢中有中度的淋巴细胞浸润[35,36]。该肿瘤的间质中很少观察到肉芽肿反应。以下是典型的MC显微镜下特征[37]：

- 合胞体生长模式（>75%）；
- 边缘规则；
- 中度弥漫性淋巴浆细胞浸润；
- 缺乏腺体结构；
- 中等程度的核多形性（核分级1~2级）；
- 缺乏导管原位癌成分。

5.8 腺样囊性癌

腺样囊性癌（adenoid cystic carcinoma, ACC）是一种罕见的乳腺癌亚型，其发病率仅为0.1%~0.2%，具有特殊的组织学结构和较好的预后。该肿瘤与唾液腺中常见的ACC相似。与唾液腺中的ACC相比，乳腺中的ACC具有更低的侵袭性和更高的生存率[38]。肿瘤边缘清楚，直径为1~5cm。切面呈灰黄色，偶见囊变，是一种具有特殊筛状外观的侵袭性乳腺癌，形态与在唾液腺和圆柱瘤中发现的腺样囊性癌类似。其预后优于浸润性导管癌，应注意与筛状癌相鉴别。该肿瘤由两种类型的细胞组成，即肌上皮细胞和上皮细胞。肌上皮细胞呈基底样，嗜酸性较低；上皮细胞呈嗜酸性，核质比例高。肿瘤细胞呈现出边界清晰的细胞巢、细胞岛和条索状排列，还形成筛状、管状、小梁状和实体型模式的混合（图5.7a、b）。约15%的ACC中含有第三种类型的细胞——皮脂腺细胞。嗜碱性细胞肌动蛋白、P63和S100阳性，而嗜酸性细胞细胞角蛋白阳性[39]。

5.9 炎性乳腺癌

炎性乳腺癌（inflammatory breast cancer, IBC）是一种罕见而侵袭性高的乳腺癌亚型，其发病率为1%~2%[40]。该肿瘤多发生于绝经后、50岁以上的女性。其特征是癌细胞侵入并阻塞真皮淋巴管，导致淋巴引流不畅，出现皮肤水肿和红肿。患者的临床表现为乳房皮肤橘皮样改变、皮疹、皮肤张力大

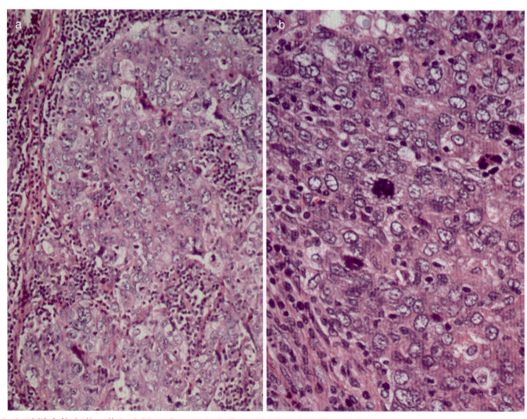

图5.6 （a）髓样癌伴有淋巴浆细胞样基质。（b）非典型髓样癌伴有实体肿瘤岛和不典型有丝分裂

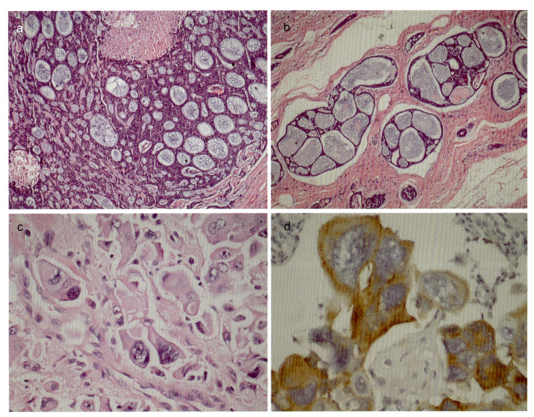

图 5.7 （a）腺样囊性癌伴有微囊和肿瘤坏死。（b）腺样囊性癌伴有管腔内分泌物。（c）伴绒毛膜癌样特征的乳腺癌显示核异型性。（d）伴绒毛膜癌样特征的乳腺癌组织中人绒毛膜促性腺激素（hCG）染色阳性

和增厚[41]。IBC 的病理学诊断标准是皮肤淋巴管内有癌细胞栓塞（图 5.8a、c）[42,43]。

5.10 乳腺化生性癌

乳腺化生性癌是一种由腺癌区域和梭形细胞、鳞状细胞、软骨样或骨样区域混合组成的异质性肿瘤群[44-46]。具体包括以下几种类型：

- 鳞状细胞癌；
- 腺鳞癌；
- 梭形细胞化生性腺癌；
- 伴有软骨样分化的癌（图 5.8b）；
- 伴有骨样分化的癌。

原发性鳞状细胞癌非常罕见，在所有乳腺癌中占比不足 1%。肿瘤通常为囊性，边缘清晰，有时可能边缘不规则。显微镜下可见鳞状细胞、角化的大细胞、松解的梭形细胞或这些细胞的组合，可观察到细胞间桥、角化珠、透明角质颗粒和广泛的坏死区域[47-49]。

5.11 透明细胞癌（富含糖原的癌）

富含糖原的透明细胞癌是一种罕见的乳腺癌亚型，其发病率为 1%~3%。该肿瘤多发生于 57 岁左右的女性。其组织学特征是实性、管状、囊性或乳头状模式的混合。细胞呈柱状或多边形，胞质丰富而透明。核一般位于中央（图 5.8d）。约 90%的肿瘤细胞质中含有大量过碘酸希夫染色（periodic acid Schiff stain，PAS 染色）阳性的糖原颗粒，对淀粉酶敏感[50]。患者可能出现乳房肿块、皮肤和乳头收缩等临床表现。肿瘤直径范围为 1~8cm。

显微镜下，肿瘤细胞呈实性或条索状增生，偶见乳头状或管状结构。

肿瘤细胞呈清晰的团块或浸润性生长。肿瘤细胞的透明胞质主要由糖原构成，而非黏蛋白或脂质。核深染，呈椭圆形、圆形或不规则形，可位于中央或偏心侧[51,52]。该肿瘤的预后与浸润性导管癌相当，甚至更差。富含糖原的透明细胞癌患者的 5 年生存率为 33%，而其他浸润性乳腺癌患者为 56%。

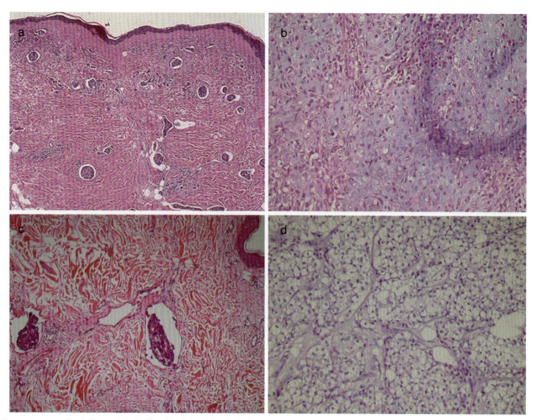

图 5.8 （a、c）炎性乳腺癌显示真皮淋巴管内的癌细胞栓塞。（b）乳腺化生性癌伴有软骨样分化。（d）富含糖原的乳腺癌

5.12 伴绒毛膜癌样特征的乳腺癌

乳腺癌伴有绒毛膜癌样特征（choriocarcinomatous features）是一种罕见的乳腺癌亚型，其特征是肿瘤细胞分泌多种激素，如人绒毛膜促性腺激素（human chorionic gonadotropin，hCG）、促肾上腺皮质激素、胎盘催乳素和去甲肾上腺素等。该肿瘤的组织学特征是肿瘤区域呈绒毛膜癌样结构，即合体滋养层巨细胞和细胞滋养层细胞的混合。合体滋养层巨细胞较多（图 5.7c），肿瘤细胞的 hCG 和细胞角蛋白呈阳性（图 5.7d）[53]。

5.13 结　论

由于在光学显微镜下乳腺癌的组织病理学特征呈现多样性和特异性，因此光学显微镜是诊断乳腺癌的主要手段，免疫组化检查是辅助诊断手段。此外，免疫组化检查还可以揭示影响患者治疗方案的肿瘤分子学特征，如雌激素受体、孕激素受体和 c-erbB-2 受体等。

乳腺癌的预后与肿瘤的分期和组织病理学特征密切相关。除了常规的预后指标，如肿瘤大小、组织学分级、淋巴结转移和淋巴血管间隙侵犯外，还有反映肿瘤生物学特性的分子和遗传指标。这些指标都应该在日常实践中的病理报告中得到体现，因为这些数据对于患者的随访和评估非常重要。

此外，随着个体化治疗的发展，多学科协作方法对乳腺癌患者也变得越来越重要。

> **提示与技巧**
>
> - 浸润性导管癌（非特殊类型浸润性乳腺癌）是最常见的乳腺癌类型，占所有乳腺癌的 60%~70%，其次是浸润性小叶癌（8%~10%）。
> - 使用改良 Bloom-Richardson 分级系统评估腺管形成、肿瘤细胞核特征和有丝分裂活动，确定乳腺癌的分化程度（表 5.1）。
> - 改良 Bloom-Richardson 分级系统评分低的肿瘤预后较好。
> - 浸润性筛状癌、小管癌、乳腺管状小叶癌和黏液癌等低级别肿瘤的生存预期较高。
> - 浸润性微乳头状癌和富含糖原的乳腺癌等侵

- 袭性亚型的预后较差。
- 乳腺癌主要根据其分子表达状态分为Luminal A型、Luminal B型、HER2阳性型和基底样型（三阴性）。
- 乳腺癌的分子分型在选择治疗方案中起着重要作用。
- 在大约20%的乳腺癌中观察到HER2过表达。

（陈杰 译，罗静 审校）

参考文献

[1] Tavassoli FA. Pathology of the breast. 2nd ed. Stamford, CT: Appleton-Lange, 1999: 373–436.

[2] Rosen PP. Rosen's breast pathology. 3rd ed. Philadelphia: Wolters Klower/Lippincott Williams & Wilkins, 2009: 385–774.

[3] Dalton LW, Page DL, Dupont WD. Histologic grading of breast carcinoma. A reproducibility study. Cancer, 1994, 73(11):2765–2770.

[4] Jing X, Kakudo K, Murakami M, et al. Intraductal spread of invasive breast carcinoma has a positive correlation with c-erbB-2 overexpression and vascular invasion. Cancer, 1999, 86(3):439–448.

[5] Andea AA, Wallis T, Newman LA, et al. Pathologic analysis of tumor size and lymph node status in multifocal/multicentric breast carcinoma. Cancer, 2002, 94(5):1383–1390.

[6] Harris GC, Denley HE, Pinder SE, et al. Correlation of histologic prognostic factors in core biopsies and therapeutic excisions of invasive breast carcinoma. Am J Surg Pathol, 2003, 27(1):11–15.

[7] Beser AR, Tuzlali S, Guzey D, et al. HER-2, TOP2A and chromosome 17 alterations in breast cancer. Pathol Oncol Res, 2007, 13(3):180–185.

[8] Sahin AA, Ro J, Ro JY, et al. Ki-67 immunostaining in node-negative stage I/II breast carcinoma. Significant correlation with prognosis. Cancer, 1991, 68(3):549–557.

[9] Idirisinghe PK, Thikc AA, Chcok PY, et al. Hormone receptor and c-ERBB2 status in distant metastatic and locally recurrent breast cancer. Pathologic correlations and clinical significance. Am J Clin Pathol, 2010, 133(3):416–429.

[10] Pratt MA, Tibbo E, Robertson SJ, et al. The canonical NF-kappaB pathway is required for formation of luminal mammary neoplasias and is activated in the mammary progenitor population. Oncogene, 2009, 28(30):2710–2722.

[11] Fulford LG, Easton DF, Reis-Filho JS, et al. Specific morphological features predictive for the basal phenotype in grade 3 invasive ductal carcinoma of breast. Histopathology, 2006, 49(1):22–34.

[12] Dixon JM, Anderson TJ, Page DL, et al. Infiltrating lobular carcinoma of the breast. Histopathology, 1982, 6:149–161.

[13] Eusebi V, Pich A, Macchiorlatti E, et al. Morpho-functional differentiation in lobular carcinoma of the breast. Histopathology, 1977, 1(4):301–314.

[14] Van Bogaert L-J, Maldague P. Infiltrating lobular carcinoma of the female breast. Deviations from the usual histologic appearance. Cancer, 1980, 45:979–984.

[15] Radhi JM. Immunohistochemical analysis of pleomorphic lobular carcinoma: higher expression of p53 and chromogranin and lower expression of ER and PgR. Histopathology, 2000, 36(2):156–160.

[16] Eusebi V, Magalhaes F, Azzopardi JG. Pleomorphic lobular carcinoma of the breast: an aggressive tumor showing apocrine differentiation. Hum Pathol, 1992, 23(6):655–662.

[17] Reis-Filho JS, Simpson PT, Jones C, et al. Pleomorphic lobular carcinoma of the breast: role of comprehensive molecular pathology in characterization of an entity. J Pathol, 2005, 207(1):1–13.

[18] Moreno-Elola A, Aguilar A, Roman JM, et al. Prognostic factors in invasive lobular carcinoma of the breast: a multivariate analysis. A multicentre study after seventeen years of follow-up. Ann Chir Gynaecol, 1999, 88(4):252–258.

[19] Wheeler DT, Tai LH, Bratthauer GL, et al. Tubulolobular carcinoma of the breast: an analysis of 27 cases of a tumor with a hybrid morphology and immunoprofile. Am J Surg Pathol, 2004, 28(12):1587–1593.

[20] Silverstein MJ, Lewinsky BS, Waisman JR, et al. Infiltrating lobular carcinoma. Is it different from infiltrating duct carcinoma? Cancer, 1994, 73(6):1673–1677.

[21] Kuroda H, Tamaru J, Takeuchi I, et al. Expression of E-cadherin, alpha-catenin, and beta-catenin in tubulolobular carcinoma of the breast. Virchows Arch, 2006, 448(4):500–505.

[22] Sastre-Garau X, Jouve M, Asselain B, et al. Infiltrating lobular carcinoma of the breast. Clinicopathologic analysis of 975 cases with reference to data on conservative therapy and metastatic patterns. Cancer, 1996, 77(1):113–120.

[23] Smith DB, Howell A, Harris M, et al. Carcinomatous meningitis associated with infiltrating lobular carcinoma of the breast. Eur J Surg Oncol, 1985, 11:33–36.

[24] Eusebi V, Foschini MP, Betts CM, et al. Microglandular adenosis, apocrine adenosis, and tubular carcinoma of the breast. An immunohistochemical comparison. Am J Surg Pathol, 1993, 17(2):99–109.

[25] Page DL, Dixon JM, Anderson TJ, et al. Invasive cribriform carcinoma of the breast. Histopathology, 1983, 7(4):525–536.

[26] Venable JG, Schwartz AM, Silverberg SG. Infiltrating cribriform carcinoma of the breast: a distinctive clinicopathologic entity. Hum Pathol, 1990, 21(3):333–338.

[27] Marzullo F, Zito FA, Marzullo A, et al. Infiltrating cribriform carcinoma of the breast. A clinico-pathologic and immunohistochemical study of 5 cases. Eur J Gynaecol Oncol, 1996, 17(3):228–231.

[28] Fisher ER, Palekar AS, Redmond C, et al. Pathologic findings from the National Surgical Adjuvant Breast Project (protocol no. 4). VI. Invasive papillary cancer. Am J Clin Pathol, 1980, 73(3):313–322.

[29] Zekioglu O, Erhan Y, Ciris M, et al. Invasive micropapillary carcinoma of the breast: high incidence of lymph node metastasis with extranodal extension and its immunohistochemical profile compared with invasive ductal carcinoma. Histopathology, 2004, 44(1):18–23.

[30] Guo X, Chen L, Lang R, et al. Invasive micropapillary carcinoma of the breast: association of pathologic features with lymph node metastasis. Am J Clin Pathol, 2006, 126(5):740–746.

[31] Kim MJ, Gong G, Joo HJ, et al. Immunohistochemical and clinicopathologic characteristics of invasive ductal carcinoma of breast with micropapillary carcinoma component. Arch Pathol Lab Med, 2005, 129(10):1277–1282.

[32] Lee AH, Paish EC, Marchio C, et al. The expression of Wilms' tumour-1 and Ca125 in invasive micropapillary carcinoma of the breast. Histopathology, 2007, 51(6):824–828.

[33] Rapin V, Contesso G, Mouriesse H, et al. Medullary breast carcinoma. A reevaluation of 95 cases of breast cancer with inflammatory stroma. Cancer, 1988, 61(12):2503–2510.

[34] Bässler R, Dittmann AM, Dittrich M. Mononuclear stromal reactions in mammary carcinoma, with special reference to medullary carcinomas with a lymphoid infiltrate. Analysis of 108 cases. Virchows Arch A Pathol Anat Histol, 1981, 393(1):75–91.

[35] Rubens JR, Lewandrowski KB, Kopans DB, et al. Medullary carcinoma of the breast. Overdiagnosis of a prognostically favorable neoplasm. Arch Surg, 1990, 125(5):601–604.

[36] Rodríguez-Pinilla SM, Rodríguez-Gil Y, Moreno-Bueno G, et al. Sporadic invasive breast carcinomas with medullary features display a basal-like phenotype: an immunohistochemical and gene amplification study. Am J Surg Pathol, 2007, 31(4):501–508.

[37] Reinfuss M, Stelmach A, Mitus J, et al. Typical medullary carcinoma of the breast: a clinical and pathological analysis of 52 cases. J Surg Oncol, 1995, 60(2): 89–94.

[38] Lawrence JB, Mazur MT. Adenoid cystic carcinoma: a comparative pathologic study of tumors in salivary gland, breast, lung, and cervix. Hum Pathol, 1982, 13(10): 916–924.

[39] Düe W, Herbst WD, Loy V, et al. Characterisation of adenoid cystic carcinoma of the breast by immunohistology. J Clin Pathol, 1989, 42(5):470–476.

[40] Ellis DL, Teitelbaum SL. Inflammatory carcinoma of the breast. A pathologic definition. Cancer, 1974, 33(4):1045–1047.

[41] Robbins GF, Shah J, Rosen P, et al. Inflammatory carcinoma of the breast. Surg Clin North Am, 1974, 54(4):801–810.

[42] Chevallier B, Asselain B, Kunlin A, et al. Inflammatory breast cancer. Determination of prognostic factors by univariate and multivariate analysis. Cancer, 1987, 60(4): 897–902.

[43] Moore MP, Ihde JK, Crowe JP Jr, et al Inflammatory breast cancer. Arch Surg, 1991, 126(3):304–306.

[44] Wang X, Mori I, Tang W, et al. Metaplastic carcinoma of the breast: p53 analysis identified the same point mutation in the three histologic components. Mod Pathol, 2001, 14(11):1183–1186.

[45] Koker MM, Kleer CG. p63 expression in breast cancer: a highly sensitive and specific marker of metaplastic carcinoma. Am J Surg Pathol, 2004, 28(11):1506–1512.

[46] Chao TC, Wang CS, Chen SC, et al. Metaplastic carcinomas of the breast. J Surg Oncol, 1999, 71(4):220–225.

[47] Gersell DJ, Katzenstein AL. Spindle cell carcinoma of the breast. A clinicopathologic and ultrastructural study. Hum Pathol, 1981, 12(6):550–561.

[48] Ellis IO, Bell J, Ronan JE, et al. Immunocytochemical investigation of intermediate filament proteins and epithelial membrane antigen in spindle cell tumours of the breast. J Pathol, 1988, 154(2):157–165.

[49] Carter MR, Hornick JL, Lester S, et al. Spindle cell (sarcomatoid) carcinoma of the breast: a clinico-pathologic and immunohistochemical analysis of 29 cases. Am J Surg Pathol, 2006, 30(3):300–309.

[50] Fisher ER, Tavares J, Bulatao IS, et al. Glycogen-rich, clear cell breast cancer: with comments concerning other clear cell variants. Hum Pathol, 1985, 16(11):1085–1090.

[51] Hull MT, Warfel KA. Glycogen-rich clear cell carcinomas of the breast. A clinicopathologic and ultrastructural study. Am J Surg Pathol, 1986, 10(8):553–559.

[52] Sørensen FB, Paulsen SM. Glycogen-rich clear cell carcinoma of the breast: a solid variant with mucus. A light microscopic, immunohistochemical and ultrastructural study of a case. Histopathology, 1987, 11(8):857–869.

[53] Erhan Y, Ozdemir N, Zekioglu O, et al. Breast carcinomas with choriocarcinomatous features: case reports and review of the literature. Breast J, 2002, 8(4):244–248.

遗传性乳腺癌高风险女性的管理策略

6

Kerstin Sandelin

6.1 引言

有亲属患乳腺癌会让很多女性感到焦虑和恐惧。近亲（一级或二级亲属）中患乳腺癌的人数越多，或者患病年龄越早，都会增加她们自己患乳腺癌的风险。家族中存在亲属患乳腺癌的情况较为常见，但这并不意味着风险增加。乳腺癌发生在早期、双侧、男性或一级亲属身上的情况相对罕见。10%~15% 的乳腺癌是由遗传因素导致的，其中约有一半由特定基因突变引起。特定基因的常染色体显性遗传模式与风险增加相关。两种最常见的高外显率肿瘤抑制基因是 *BRCA1* 和 *BRCA2*，它们的突变占遗传性乳腺癌/卵巢癌的 30%，可以对这些突变进行筛查。其他导致乳腺癌的突变基因有 *TP53*（tumor protein 53）、*PTEN*（phosphatase and tensin homologue）、ATM[ataxia-telangiectasia（mutated）gene]、E-钙黏蛋白、*ChEK2*（checkpoint kinase2）和 *CDKN2A*（cyclin-dependent kinase inhibitor 2A）。还应该考虑前列腺癌和（或）胰腺癌的遗传倾向信息。

在将患者转诊到家族性癌症诊所之前，可以对无症状个体进行临床风险评估，例如，可以使用澳大利亚癌症协会（Cancer Australia）制定的一种名为乳腺癌和卵巢癌家族风险评估 [familial risk assessment-breast and ovarian cancer（FRA-BOC）]算法[1]。

K. Sandelin (✉)
Department of Molecular Medicine and Surgery,
Karolinska Institute, Stockholm, Sweden
e-mail: kerstin.sandelin@ki.se

© Springer Nature Switzerland AG 2021
M. Rezai et al. (eds.), *Breast Cancer Essentials*, https://doi.org/10.1007/978-3-030-73147-2_6

6.2 家族性癌症诊所：肿瘤遗传咨询

在家族性癌症诊所进行肿瘤遗传咨询的目的是收集家族史，评估风险，提供管理建议，并根据风险情况进行随访。咨询师会详细询问有关亲属、恶性肿瘤的种类和发病年龄等家族史信息。需要通过癌症登记处来核实诊断。查看亲属的病历需要得到他们的同意。可以通过石蜡块检测获取已故兄弟姐妹的信息。当家庭成员很少或无法提供更多的病史或检测结果时，情况就会变得比较困难。对于符合监测标准的患者会给予控制方案，其中包括定期进行乳腺 MRI 等影像学检查，并为突变携带者提供降低风险的手术选择[2]。

6.3 风险评估工具

有多种乳腺癌风险评估工具，它们根据不同的临床参数来评估乳腺癌的风险。Gail 模型[3]根据女性在 8 个问题中提供的医疗状况、生育情况和家族癌症史相关的信息来评估风险。Tyrer-Cuzick 乳腺癌风险评估模型是基于国际乳腺癌干预研究的化学预防试验开发的[4]，该模型还未经过验证。乳腺癌和卵巢癌的发生率和携带者估算算法（BOADICEA）可预测终生患癌的风险和成为突变携带者的概率[5]。

6.4 外科手术考虑和所用技术

目前，切除靶器官是唯一可用的乳腺癌预防方法，适用于已知携带乳腺癌/卵巢癌相关基因突变或有乳腺癌/卵巢癌综合征但未检测到基因突变的个体。在进行手术之前，应综合考虑多种因素。一个多学科、多专业的团队将为存在高风险的家庭和个体提供服务和建议。大多数接受预防性乳房切除术的女性对自己的决定很有信心。预防性卵巢切除术通常在40岁以后进行，因为卵巢癌更常发生在这个年龄段。

该手术的有效性已经在突变携带者和高风险女性中得到证实，可以降低95%的风险[6]。应该告知考虑这种选择的女性，乳房腺体不可能完全切除。一个用来计算无症状突变携带者从预防性手术中获得生存益处的统计模型显示，对40岁的BRCA1和BRCA2突变携带者进行预防性卵巢切除术和乳房切除术可以分别提高24%和11%的生存率。如果早期进行手术，则收益很小，40岁之前采用乳腺MRI进行监测似乎是一个合理的选择[7]。一项针对突变携带者的长期随访的临床回顾性研究（中位随访时间14.3年）发现，行对侧预防性乳房切除术后20年的生存率为88%[95%CI（83%，93%）]，而没有进行手术的生存率为66%[95%CI（59%，73%）]。作者认为，在预期寿命较长的情况下，诊断乳腺癌后需要更长的时间来评估手术效果[8]。

6.4.1 遗传性乳腺癌高风险女性

关于哪些人应该进行基因检测，目前有一些指导建议。如果已知有家庭成员存在BRCA1/2、PALB2、TP53、ATM、CHEK2等基因突变，那么这些个体应该进行基因检测；如果有1个一级亲属在40岁之前患病，或者有2个一级亲属在50岁之前患病，或者有3个一级亲属在60岁之前患病，也应该考虑进行基因检测；40岁之前患乳腺癌和60岁之前患三阴性乳腺癌的女性也应考虑进行基因检测；双侧乳腺癌和男性乳腺癌也是基因检测的适应证。这可能会影响初步治疗的选择，特别是三阴性乳腺癌病例[9]。保留乳房还是切除乳房是一个有争议的问题。乳房放疗肯定会影响以后重建的效果。对于未受累的对侧乳房也应采取风险降低措施。靶向化疗药物如多腺苷二磷酸核糖聚合酶（PARP）抑制剂的试验正在进行中[10]。

为了降低乳腺癌复发的风险，一些女性会选择切除双侧乳房。这种手术可以通过植入物或自体组织来重建乳房外形。根据乳房大小、患者的期望和可行性，可以选择不同的切口来进行乳房切除术。保留皮肤包膜有助于使用永久性植入物。但是，对于下垂的乳房，可能需要切除多余的皮肤或采用Wise模式切口来进行乳房切除术。为了改善美容效果，保留乳头乳晕复合体的技术已经成为标准方法，可以通过乳晕周围或乳房下切口来实施[11]。脱细胞真皮基质或真皮吊带方法（在切除腺体组织后用皮下组织作为皮瓣）可以增加乳房体积和改善下垂程度。然而，这两种方法都有一些并发症，特别是脱细胞真皮基质会导致皮肤发红和渗液增加[12]。

6.4.2 有乳腺癌病史的高风险女性的对侧预防性乳房切除术

BRCA1/2基因突变携带者在诊断出乳腺癌后仍然有较高的对侧乳腺癌终生风险。初步治疗的目的是针对原发病灶并预防全身转移，同时也可以保护对侧乳房。由于局部复发的风险较高，且通常发生在初步治疗后的2年内，许多乳腺外科医生更倾向于等待风险降低手术的时机，以规避这一风险。

在无症状女性中进行双侧手术对美容效果造成的影响与对侧预防性乳房切除术有所不同。对两组患者进行的研究发现，总体上满意度很高，与健康相关的生活质量也没有明显下降[13-15]。但是，两组患者中都可能出现感觉缺失、性功能障碍和社交场合不适等问题[15]。另外，乳腺癌女性患者如果接受过乳房放疗，那么在重建的、接受过放疗的乳房中大约有40%需要进行修复手术[16,17]。不过，很少有女性后悔她们选择了切除手术。

> 🔑 **提示与技巧**
> - 应由多学科团队对无症状女性和有乳腺癌或高风险的女性进行管理，可以选择监测或风险降低方案。切除所有乳腺组织是预防乳腺癌的关键。乳房切除术的切口和乳房重建的类型与方式应根据患者的期望和身体轮廓进行个性化设计。

（刘良权 译，罗静 审校）

参考文献

[1] https://canceraustralia.gov.au/clinical-best-practice/gynaecological-cancers/fra-boc/evaluate

[2] Evans, Howell. Can the breast screening appointment be used to provide risk assessment and prevention advice? Breast Cancer Res,2015,17:84.

[3] Gail MH, Brinton LA, Byar DP, et al. Projecting individualized probabilities of developing breast cancer for white females who are being examined annually. J Natl Cancer Inst,1989,81(24):1879–1886.

[4] Tyrer J, Duffy SW, Cuzick J. A breast cancer prediction model incorporating familial and personal risk factors. Stat Med,2004,23:1111–1130.

[5] Antoniou AC, Pharoah PPD, Smithand P,et al. The BOADICEA model of genetic susceptibility to breast and ovarian cancer. Br J Cancer,2004,91:1580–1590.

[6] Hartmann LC, Schaid DJ, Woods JE, et al. Efficacy of bilateral pro-phylactic mastectomy in women with a family history of breast cancer. N Engl J Med,1999,340(2):77–84.

[7] Latosinsky S, Cheifetz RE, Wilke LG. Members of the Evidence-Based Reviews in Surgery Group. Survival analysis of cancer risk reduction strategies for BRCA1/2 mutation carriers. J Am Coll Surg,2011,213(3):447–450.

[8] Shimelis, LaDuca H, Hart SN, et al. Triple-negative breast cancer risk genes identified by multigene hereditary cancer panel testing. J Natl Cancer Inst,2018,110(8):855–862.

[9] Zimmer AS, Gillard M, Lipkowitz S, et al. Update on PARP inhibitors in breast cancer. Curr Treat Options in Oncol,2018,19(5):21.

[10] Metcalfe K, Gershman S, Ghadirian P, et al. Contralateral mastectomy and survival after breast cancer in carriers of BRCA1 and BRCA2 mutations: retrospective analysis. BMJ,2014: 348.

[11] Reynolds C, Davidson JA, Lindor NM, et al. Prophylactic and therapeutic mastectomy in BRCA mutation carriers: can the nipple be preserved? Ann Surg Oncol, 2011, 18(11): 3102–3109. https://doi.org/10.1245/s10434-011-1908-8. Epub 2011 Sep 27

[12] Winters ZE, Colwell AS. Role of acellular dermal matrix-assisted implants in breast reconstruction. Br J Surg,2014,101(5):444–445.

[13] Gahm J, Wickman M, Brandberg Y. Breast sensibility after bilateral risk-reducing mastectomy and immediate breast reconstruction: a prospective study. J Plast Reconstr Aesthet Surg,2013,66(11):1521–1527.

[14] Wasteson E, Sandelin K, Brandberg Y, et al. High satisfaction rate ten years after bilateral prophylactic mastectomy—a longitudinal study. Eur J Cancer Care (Engl),2011,20(4):508–513.

[15] Brandberg Y, Arver B, Johansson H, et al. Less correspondence between expectations before and cosmetic results after risk-reducing mastectomy in women who are mutation carriers: a prospective study. Eur J Surg Oncol,2012,38(1):38–43.

[16] Unukovych D, Sandelin K, Wickman M, et al. Breast reconstruction in patients with personal and family history of breast cancer undergoing contralateral prophylactic mastectomy, a 10–year experience. Acta Oncol, 2012, 51(7): 934–941.

[17] Unukovych D, Sandelin K, Liljegren A, et al. Contralateral prophylactic mastectomy in breast cancer patients with a family history: a prospective 2–years follow-up study of health related quality of life, sexuality and body image. Eur J Cancer,2012,48(17):3150–3156.

7 乳腺癌的个性化护理：神话抑或是事实？

Nuran Bese, Philip M. P. Poortmans

乳腺癌在疾病表现和对患者的影响上具有很大的变异性。因此，在疾病预防、检测，特别是治疗方面，癌症护理可以从个性化处理中获益。一个全面的多学科系统，能根据患者所患癌症的具体情况以及患者的个人状况进行个性化治疗，最终将改善总体治疗效果。鉴于此，欧洲癌症组织等高级非营利性组织发挥了核心作用，其使命是通过连接欧洲所有与癌症有关的组织，维护所有欧洲癌症患者获得最佳治疗和护理的权利[1]。

7.1 引 言

7.1.1 个性化护理的定义

个性化患者护理包括从预防开始，贯穿患者的整个医疗过程，再到患者重新融入正常生活的一系列内容，这一过程需适应每个患者的个性化需求和特点。它包括筛查、诊断、治疗、心理和社会支持，以及随访。

从治疗的角度来看，个性化患者护理是一种为个体患者定制的医疗手段，一般来说，只有极少数的患者能从这种高度特异性的手段中获益。肿瘤特异性治疗性癌症疫苗就是这种非常精确且个性化医疗的一个例子，这是一种备受期待的免疫原，由特定肿瘤的体细胞突变产生。

分层医疗也是一种个性化护理，但从这类特定治疗中受益的患者比例更高。其中一个例子是在HER2过表达的情况下使用抗HER2的定向治疗，HER2过表达的情况在所有乳腺癌患者中占20%~30%。例如，针对HER2受体细胞外结构域的单克隆抗体曲妥珠单抗，已被证明可以改善HER2阳性患者的生存率[2]。

与个性化护理相对的是经验医学，许多甚至几乎所有患者都能达到治疗效果。例如，被大量人群使用的非甾体抗炎药或5-羟色胺再摄取受体拮抗剂等药物。

个性化护理是一种"以患者为中心的方法"，将患者作为医疗的中心，所有利益相关者都围绕患者展开工作，以达到最佳效果。一个以患者为中心的医疗系统可以在从业人员、医疗服务提供者、患者和他们的家人之间建立一种伙伴关系，使决策符合患者的要求、需要和偏好。这也包括提供患者所需的特定教育和支持，以帮助患者做出正确的决定并参与自身的护理过程。

由于患者处于中心位置，其他利益相关者可以用单一圈层模型进行分组。虽然这在简单的情况下可能有效，但一般来说，需要一个更复杂的组织架构，其包括一个完整的框架，通过单向或双向的方法连接多个圈层。在癌症患者的治疗中，跨学科

N. Bese
Acibadem Mehmet Ali Aydinlar University, Research Institute of Senology, Istanbul, Turkey

Department of Radiation Oncology, Acibadem Maslak Hospital, Istanbul, Turkey
e-mail: nuranbese@superonline.com

P. M. P. Poortmans (✉)
Department of Radiation Oncology, Iridium Kankernetwerk, Antwerp, Belgium

Faculty of Medicine and Health Sciences, University of Antwerp, Antwerp, Belgium

© Springer Nature Switzerland AG 2021
M. Rezai et al. (eds.), *Breast Cancer Essentials*, https://doi.org/10.1007/978-3-030-73147-2_7

（即放射肿瘤学家、放射生物学家、医学物理学家和放疗技术专家，组成放射肿瘤学小组成员）以及多学科（即所有诊断、治疗和支持性护理人员，包括外科医生、肿瘤内科医生、器官专家和放射科医生）的利益相关者不断参与，从而形成跨学科和多学科组织的圈层。全国性协会、患者团体和行业是距离相对较远的外部伙伴，最后由其他利益相关者如政策制定者和健康保险公司等组成最外层圈层，这对于形成足够的影响力至关重要。

基础科学和应用科学领域的转化研究发展，如基因组学和参与式医疗保健方法，使几乎所有科学领域和临床医生对个性化医疗产生了广泛的兴趣。因此，有必要发展跨学科和转化研究网络与创新战略，集合临床、基因和其他生物医学数据的数据库，以测试更通用和更具疾病特异性的个性化医疗。对个性化医疗方法额外贡献和成本效益的评估将产生一个以研究为导向的个性化模式，该模式从分子层面到人群层面，将会对医疗保健产生重大影响[3]。

7.2 乳腺癌个性化护理面临的挑战

乳腺癌是女性最常见的癌症，也是全球范围内女性死于癌症的最可能原因，因此乳腺癌管理是任何综合癌症控制计划的一个重要方面。个性化的乳腺癌护理方法将对整体医疗保健产生重大影响。在过去的几年中，高收入国家在乳腺癌治疗方面取得的重大改进尚未在资源匮乏地区出现。缺乏获得筛查、诊断、治疗和额外护理的机会加剧了全球不平等现象，成为面临的主要挑战。几乎80%的癌症患者在其一生中都需要进行手术，但事实证明，全世界只有不到25%的癌症患者真正接受了安全、负担得起或及时的手术。癌症手术的关键辅助手段，包括病理学和影像学，也被认为是不充分的[4]。放疗作为癌症综合治疗的关键和不可分割的组成部分，用于一半以上的癌症病例，也存在类似的问题。不幸的是，在肿瘤治疗能力的规划和建设阶段，因为其实施的复杂性和高成本，放疗往往是最后被考虑的资源。因此，在全世界范围内，放疗的普及率低得令人难以想象，而由于其成本相对较低，被证明是一种非常具有成本效益的治疗方法[5]。在乳腺癌的诊断方面也存在类似的问题，在中低收入国家，因缺少综合病理科导致无法进行可靠的肿瘤组织学分级，定性和定量的ER、PR受体评分和HER2检测，以及增殖标志物的测定，而这些都是乳腺癌治疗中分层护理的关键要素。基因组学检测有助于确定哪些激素受体阳性患者的系统治疗可以只进行内分泌治疗，这种检测方法如果应用得当，可以节省大量的资源，但其价格目前仍然非常昂贵，全球许多乳腺癌患者通常无法获得。

高精度的医疗服务要求每一种新的技术和方法都能给临床工作带来相应的变化，为此，相关教育必不可少。然而，各国家和医疗中心之间的教育差异是一个常见的主要问题。为了促进放射肿瘤学（跨学科和多学科）的教育，欧洲放射治疗和肿瘤学协会（European Society for Radiotherapy and Oncology，ESTRO）每年在欧洲和欧洲以外开展至少35个继续教育课程。

患者安全应该是所有医疗系统的优先事项，应高度重视降低风险和防止错误的体系。缺乏安全性以及由此导致的医疗错误仍被认为是继心脏病和癌症之后的第三大死亡原因[6]。沟通不畅、诊断错误、判断失误和技能不足，都会在个人或系统层面直接导致患者受伤害和死亡。"放射肿瘤学安全教育和信息系统（ROSIS）"项目是由ESTRO开发的，旨在通过从地方层面的不良事件和近似失误的事件中学习，以及通过使用一个自愿参与的网络系统与更广泛的放射肿瘤学界分享知识、信息和经验，从而提高放射肿瘤学的安全性[7]。

由于程式化的行政流程，最佳实践的理想与日常实践之间存在明显的差距。为了实现个性化的患者护理，应将行政流程复杂性降低到最低程度，并简化管理系统，以防止沟通失败以及诊断与治疗方面的严重延误。许多情况下，在事件发生后制定的程序往往限制性太强，以至于其更倾向于阻碍进展而不是防止新的事件发生。

过时的工作流程（通常由手写工作流程发展而来）是另一个挑战。从患者的体征和症状开始，到治疗后随访，应该由医生和护理人员以及组织专家和计算机软件程序员共同创建一个独特的工作流程和记录程序，开发一个个性化和优化的、符合当地情况的电子工作流程，这样可以降低成本，促进沟通，优化安全程序，同时应创建一个最佳数据库来跟踪系统的性能和分析结果。

医学正以前所未有的速度迅速发展。应该开发基于证据和（或）共识的指南和建议，以便它们可以适用于任何个体患者。由于历史原因，许多医疗系统基于以部门为导向的诊断和治疗途径，无法应对个性化的医疗需求。因此，患者从筛查、诊断到随访的路径，应该是组织肿瘤保健的主导主题。

乳腺癌的诊断和治疗变得更加复杂和精细。因此，乳腺癌护理的组织形式已经向着多维度发展，涉及多个医学学科，既以诊断为导向又以治疗为导向。在向患者提供最佳治疗建议前，应该由所有学科医生对患者进行评估。因此，许多国家仍然缺乏全面和综合的多学科路径，这是一个严峻的挑战。

在这种多学科的护理环境中，特别是以系统治疗为导向的学科，但通常也包括外科、影像科、放射肿瘤科等其他学科，都在不断地承受着来自各方面利益相关者提供新的和昂贵的药物、技术和其他治疗的压力。虽然在任何医疗系统中，无论是否以医院为基础，为了维持一个健康的经济环境，营销都是不可避免的，但医生、其他护理人员和医院管理层应避免进行没有证据支持和科学范围之外的营销。原则上，在不能为患者带来额外获益的情况下不应该使用昂贵的技术对患者进行治疗，而应该使用能够报销的措施。例如，使用未经验证的如住院治疗这样的全身性治疗，而日间护理诊所足以进行手术，以及使用未经验证的术后乳房照射方法，如核磁共振直线加速器或重粒子治疗。

7.3 2018 年 ESTRO 和 ECCO 的观点

ESTRO 是一个非营利性科学组织，旨在促进放射肿瘤学的作用，以改善多模式患者的护理[8]。因此，尽管 ESTRO 主要关注放射肿瘤学涉及的所有学科，但它有力地促进了多学科协作和所有利益相关者的参与，包括患者本身。欧洲癌症组织（European Cancer Organisation，ECCO）是一个非营利性的联合会，其宗旨是维护所有欧洲癌症患者获得最好的治疗和护理的权利，促进所有涉及癌症的组织在欧洲范围内的互动。通过其 27 个成员协会——代表超过 150 000 名专业人士——ECCO 是唯一连接并回应全欧洲肿瘤学所有利益相关者的多学科组织[9]。这两个组织都通过合作来履行其使命。

ESTRO 将其 2020 年的愿景定义为"使欧洲的每个患者都能获得最先进的放射治疗，以及作为多学科方法的一部分，在考虑到患者的个人情况下，对特定患者的癌症进行个性化治疗"[10]。最近，提出了一个新的愿景：放射肿瘤学，为所有人提供最佳的健康共同努力——ESTRO 2030 年愿景[11]。

ECCO 在推进个性化患者护理方面有 4 个主要的政策重点：

- 通过多学科协作的方式推动欧洲癌症护理质量的提高。
- 确保患者能够获得各种形式的创新护理。
- 倡导逐步改善护理整合。
- 强调肿瘤科工作人员提供最佳护理的核心要求[12]。

医疗保健系统的所有利益相关者都应积极参与，包括医疗保健专家、癌症中心、医院、卫生经济学家、技术评估机构与监管机构、科研机构、制药企业以及患者权益倡导者，即通过向国家和国际层面的决策者传递经过充分协调的信息，共同推动建立最优的个性化患者照护体系。

7.4 个性化乳腺癌护理路线图

了解乳腺癌患者从诊断到康复的过程是确立一个结构良好的路线图的基本步骤。在患者出现体征或症状，抑或是在筛查过程中发现可疑影像之后，开始就医和向医护人员寻求帮助之前，往往会出现延误。提高患者对乳腺癌的认识和教育会将这种延迟从几周减少到几天。由于不恰当的对症治疗或等待首诊医生所要求的不必要的检查结果的情况经常发生，因此缺乏专门的乳腺癌护理诊所可能会造成额外的延误。等待与癌症专家的预约会增加更多的时间损失。继续教育或进入医疗卫生系统，例如专门的一日门诊服务或一站式诊所，必将加快乳腺癌护理的启动，并最终使得从首次出现症状或体征开始治疗的时间从 2~3 个月总体缩短至 1~2 周。更快的诊断和治疗将带来更少的心理负担，更少的重复和不适当的检查，以及更少的经济成本。

7.4.1 乳腺癌患者的典型就医历程

当在筛查中发现可疑情况时，放射科医生可以要求进一步的影像学检查或进行活检。如果活检结果提示为癌症，会首先通知放射科医生或外科医生。随后，他们会打电话给患者或更经常地与患者见面，解释诊断结果，然后制定治疗计划。治疗计划因诊断、生物学特性、癌症分期和其他患者相关因素而不同。多学科肿瘤委员会对病例进行讨论，之后患者应与治疗小组的每个成员见面并提出问题，共同评估各种方案，在其中选择最佳治疗方案。医生可能需要进行进一步的检查、病理和生物学评估，甚至进行基因检测和咨询。在治疗和随访期间，患者可能需要访问其他科室的专家：心脏病专家、妇科专家或物理治疗专家。因此，目前对乳腺癌的管理是非常复杂的，患者需要多次就诊和分层检查。

为了应对这些挑战，像坎特伯雷地区卫生局（Canterbury District Health Board）这样有前途的组织，为居住在坎特伯雷地区及周边地区近60万新西兰人提供医疗服务，是以患者为中心的医疗的理想范例[13]。该系统改变了他们现有的设计，围绕个人需求重新调整医疗服务的提供和资金分配，消除传统障碍，以改善他们所服务人群的健康结局。这种发展基于一个医疗系统的集体愿景，即在正确的时间和地点，为正确的人提供正确的护理和支持。

一个理想的系统应该避免传统的以部门为导向、基础架构分散的组织，这使得患者、后勤和沟通很难找到最流畅的医疗路径。相反，应该采用以患者或疾病为导向的基础架构，将所有相关学科整合在一起，例如一个综合全面的乳腺癌科室，将给患者带来极大的便利。在这个系统中，应该将财务作为一个整体来计算，而不是以每次就诊、每次治疗或每个科室为基础计算，以便为提高效率提供适当的激励。

多学科性是个性化乳腺护理路线图的一个绝对重要支柱。欧洲抗癌行动伙伴关系（European Partnership for Action Against Cancer，EPAAC）在2013年发表了一份癌症政策声明，由21个公认的欧洲协会签署，指出了多学科团队（multidisciplinary team，MDT）在有效的癌症护理中的重要作用。该政策声明旨在为希望改善癌症服务的政策制定者和医疗保健提供者提供参考[14]。我们强烈支持每个学科的平衡定位，以患者的福祉为目标，改善并确保最佳的治疗和生活质量。整个癌症领域的专业人员应该作为一个团队，共同致力于改善癌症护理。研究依赖于知识和专业技能网络。每一个学科都需要其他学科的支持和研究结果，以便在患者护理方面取得优异结果。因此，总体而言，整体将大于部分的总和。这种密切的合作，而不是一个医生凌驾于另一个医生之上，是最佳个性化癌症护理的理想环境[15]。

在乳腺癌的多模式治疗中，每种治疗方式既不是竞争关系，也不能相互替代。所有的治疗方式相互配合，以使患者达到最佳预后。在随机的EORTC 22922/10925和MA.20试验[16,17]结果公布之前，有人提出应仅根据局部复发的风险来选择使用局部治疗方法[18]。然而，这种方法可能低估了区域放疗的必要性和潜在益处，和（或）导致不适当地选择该适应证的患者。内乳淋巴结和腋窝淋巴结（包括锁骨上区）的潜在肿瘤浸润在临床上可能不明显，随后可能导致远处转移。因此，区域放疗的效果应基于任何复发的风险，包括远处复发。在MA.20试验中，如果比较淋巴结照射和仅乳房照射，区域复发率从2.7%降至0.7%，远处复发率从17.3%降至13.4%，从而使10年无病生存率（无任何复发或对侧乳腺癌）从77%提高到82%[17]。在EORTC 22922/10925试验中，中位随访时间为10.9年，区域放疗将区域复发率从4.2%降至2.7%，远处转移率从19.6%降至15.9%[16]。除了控制有可能发生远处转移的隐匿性区域疾病外，全身化疗与区域淋巴结照射的联合治疗可能会通过免疫调节作用提高无远处疾病生存率。对于许多患者来说，系统治疗的改善将降低远处转移导致的死亡风险，之后，优化的局部区域控制（在系统治疗后已经有了较好的效果）相对来说，对生存率的贡献更大，如图7.1所示[19,20]。

在肿瘤整形手术和放疗技术不断改进的时代，手术和放疗之间需要密切协作。对于保乳手术后的精确加速部分照射或追加剂量照射，基于专家组共识的指南将使目标体积的定义具有可重复性和一致性[21]。未来的工作应注重不同学科的共同参与，如乳腺外科医生在肿瘤整形手术中，在组

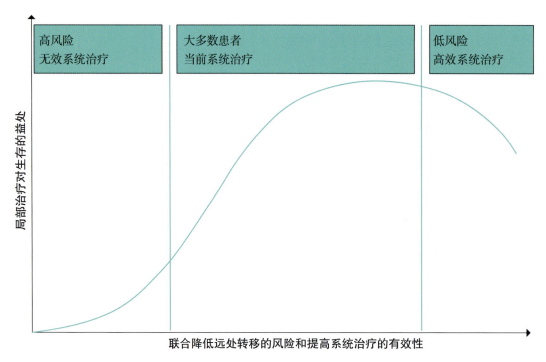

图 7.1 将局部肿瘤控制对生存的假想益处与提高系统治疗有效性和降低原发肿瘤远处转移的风险结合起来。经允许引自 *Lancet*[20]

织旋转前夹住手术部位和肿瘤床,并告知放射肿瘤科医生对手术切缘和瘤床进行标记;病理学家应提供切缘的三维信息;放射肿瘤科医生应在术前访视患者,并安排患者进行术前 CT 扫描,以便日后根据适应证制订治疗计划。

多学科肿瘤学有着光明的前景。这将对乳腺癌患者的治疗效果产生积极的影响。

- 虽然乳腺癌的发病率显著上升(在西方工业化国家,从 1975 年的 50/10 万女性增长到 2010 年的约 100/10 万女性),但在短短 35 年内,相对死亡率(即死亡病例占发病患者的比例)从 40% 降至 15%[22]。
- 单纯全乳放疗可将 10 年内任何首次复发风险(包括局部和远处复发)降低 15%,将 15 年内乳腺癌相关死亡率降低 4%[23]。对原发肿瘤床追加更高剂量的照射可进一步降低约 1/3 的局部复发风险[24]。随着诊断方法以及局部和全身治疗方法的改进,局部复发率不断下降,Young Boost 试验的中期结果表明,50 岁以下的女性在保乳治疗后 9 年的局部复发率仅为 1.8%,这凸显了治疗方法的改进,为治疗方法的降级"打开了大门"[25]。

乳腺癌分子亚型的确定是个性化治疗的一项重大突破,因为它提供了有关预后、复发模式和治疗效果的信息。然而,目前局部治疗的适应证仍然主要基于经典的风险因素,如年龄、边缘、淋巴结受累情况、分级和肿瘤大小等,以及预后和预测生物标志物,如雌激素受体(ER)、孕激素受体(PR)、HER2 表达和 Ki67 等。分子亚型被证明对局部治疗和全身治疗都有预测作用:Luminal A 型的局部复发风险最低,而 HER2 阳性和三阴性亚型的复发风险要高很多[26]。在系统治疗效果较差和无抗 HER2 靶向治疗的时代,三阴性(尤其是基底样型)和 HER2 阳性亚型从手术后局部照射中获益要少得多[27,28]。基于此,回顾性研究表明,HER2 阳性和三阴性亚型有相对的放射抗性,而 Luminal A 型的放射敏感性增强,Luminal B 型肿瘤居中。然而,随着现代更有效的全身治疗方法的出现,高危疾病患者接受最佳局部治疗的获益显著增加,特别是在全身治疗获得良好的肿瘤反应的情况下[20]。对于反应不佳的高危患者,基于首次系统治疗后的残留病灶,强烈建议考虑根据分子亚型,将放疗与系统治疗相结合,如应用卡培他滨或其他小分子药物。目前,正在研究放射增敏剂如 PARP 抑制剂或剂量递增在特定高危人群中的作用[29]。

过去十年，基因平台的发展提供了预后和预测信息，主要是针对系统性治疗的潜在益处，遗憾的是，关于放疗方面的信息非常有限。目前，许多试验正在研究分子分析的进展，以确定哪些亚组患者可以将降级放疗作为一种安全的选择，无论是减少剂量、减少照射量（加速部分乳腺照射）、低分割放疗计划，还是在保乳手术后观察不进行放疗。同时，对其在高危患者中的应用也进行了研究，对于这些患者，综合区域淋巴结放疗、综合治疗或剂量递增等治疗方法可能是有用的。

关于乳腺癌基因表达特征的数据逐渐增多，其可用于评估局部复发风险。除一项研究外[30]，其他研究均表明风险特征与局部复发之间存在相关性[31-36]。为了预测对放疗的反应，通过在来自不同肿瘤部位（包括乳腺癌、直肠癌、食管癌和头颈癌等）的48个细胞系中测试10个基因开发出了放射敏感性指数。在包括503例乳腺癌患者的验证组中，放射敏感性指数是对接受放疗的ER阳性患者无远处转移生存的独立预测因素[37]。下一步是研究其对局部复发的预测能力。

另一个有趣的方法是确定晚期毒性高风险亚组人群。辐射诱导的淋巴细胞凋亡检测是一种有前景的方法，已被用于乳腺癌、前列腺癌和肺癌的检测。虽然除了急性乳房疼痛外，该方法无法预测急性副作用，但它能显著预测晚期乳腺纤维化的发生风险[38,39]。

多年来，放疗取得了巨大的进步，主要是随着技术的发展其临床应用发生了革命性的变化。如今，基于整合了形态学和功能学信息的多模态成像技术，可以精确地识别靶区体积，并监测治疗过程中的肿瘤反应或几何形态变化。此外，肿瘤的实时成像正在逐步引入呼吸适应技术，以补偿由于呼吸或其他器官运动而导致的肿瘤运动。此外，基于放射生物学研究的成果，已经开发出了临床放疗的新方法，通过克服已知的影响放疗反应的不利因素，如肿瘤再增殖和肿瘤缺氧等的策略，来改善治疗效果[40]。

现在所有这些技术改进甚至由于新兴的计算机学习和人工智能领域的发展而加速，形成了一种跨越多个学科的生产性和颠覆性力量，在个性化患者护理领域，医生应该明智地驾驭这种力量。

由于患者处于核心地位，有个人选择，所以必须考虑情感智力因素的影响，以及纳入社会和文化因素。

乳腺癌结局和个性化护理的光明前景取决于我们如何应对当前确定的、关乎未来医疗保障机构的挑战。在资源有限的国家，与癌症负担相比，其他健康挑战，包括传染病和营养不良等，可能仍然处于优先地位，这导致对现有的有限资源的竞争。

关注健康的生活方式是每个个体自己的责任。如果人们继续保持不健康的生活方式，我们为获得最佳医疗服务所做的一切努力都会受到极大的影响。此外，患者始终有选择的权利，可以拒绝筛查，甚至拒绝所提供的最佳治疗。

尽管个体是个性化医疗的最终目标，但基于人群的策略将在很长一段时间内占主导地位，因为"让许多人在健康方面有小幅改善可能比让少数人有大幅改善更有益处"。在这方面，成本问题将是一个特别具有挑战性的障碍。

7.5 结 论

尽管乳腺癌护理是一个复杂而综合的问题，仍然存在许多挑战，但是随着对合作关系的日益重视和多学科协作使命的推动，乳腺癌患者的未来将是光明的。考虑到患者的个人情况，针对特定患者的癌症护理将变得更加个体化。

> **提示与技巧**
> - 应该充分理解个性化患者护理的定义："个性化患者护理是一种为个体患者量身定制的医疗方法，一般来说，只有极低比例的患者能从这种高度特定的方法中获益。患者是医疗的中心，所有的利益相关者都围绕其展开工作，以获得最佳治疗效果"。
> - 应考虑非营利组织和科研机构的建议，以克服目前的挑战和其他障碍。
> - 多学科协作是个性化乳腺癌护理指南的重要支柱。
> - 在乳腺癌的多模式治疗中，每一种治疗模式互相都不是竞争关系，也不能替代另一种模式。每种单一模式的进步，促进民众养成健

康的生活方式，以及医疗系统中所有利益相关者的参与，将为乳腺癌的个性化护理创造一个光明的未来。

说明 本章是Philip Poortmans教授在2018年10月11日至13日于伊斯坦布尔举办的第三届BREASTANBUL乳腺癌大会上所作开幕演讲的文字记录。本章内容由Nuran Bese整理撰写，并经主讲人审定。

（陈杰 译，刘锦平 审校）

参考文献

[1] https://www.europeancancer.org/resource/ mission-and-vision.

[2] Emde A, Köstler WJ, Yarden Y. Therapeutic strategies and mechanisms of tumorigenesis of HER2-overexpressing breast cancer. Crit Rev Oncol Hematol, 2012, 84: e49–e5.

[3] Evers AWM, Rovers MM, Kremer JAM, et al. An integrated framework of personalized medicine: from individual genomes to participatory health care. Croat Med J,2012,53:301–303.

[4] Sullivan R, Alatise OI, Anderson BO, et al. Global cancer surgery: delivering safe, affordable, and timely cancer surgery. Lancet Oncol,2015,16:1193–1224.

[5] Atun R, Jaffray DA, Baron MB, et al. Expanding global access to radiotherapy. Lancet Oncol,2015,16:1153–1186.

[6] Makary MA, Daniel M. Medical error-the third leading cause of death in the US. Br Med J,2016,353:i2139.

[7] https://roseis.estro.org

[8] https://www.estro.org

[9] https://www.europeancancer.org

[10] Valentini V, Bourhis J, Hollywood D. ESTRO 2012 strategy meeting: vision for radiation oncology. Radiother Onco,2012,103:99–102.

[11] Lievens Y, Ricardi U, Poortmans P, et al. Radiation oncology. Optimal health for all, together. ESTRO vision, 2030. Radiother Oncol,2019,136:86–97.

[12] https://www.europeancancer.org/resource/ strategy–2020 – 2023

[13] https://www.cdhbcareers.co.nz/All-About-Us/ How-We-Do-What-We-Do

[14] European Partnership Action Against Cancer consensus group, Borras JM, Albreht T, et al. Policy statement on multidisciplinary cancer care. Eur J Cancer, 2014, 50:475–480.

[15] Valentini V, Abrahamsson PA, Aranda SK, et al. Still a long way to go to achieve multidisciplinarity for the benefit of patients: commentary on the ESMO position paper (annals of oncology 2014 25:9–15). Ann Oncol, 2014, 25:1863–1865.

[16] Poortmans PM, Collette S, Kirkove C, et al. Internal mammary and medial supraclavicular irradiation in breast cancer. N Engl J Med,2015,373:317–327.

[17] Whelan TJ, Olivotto IO, Parulekar WR, et al. Regional nodal irradiation in early-stage breast cancer. N Engl J Med,2015,373:307–316.

[18] Burstein HJ, Morrow M. Nodal irradiation after breast-cancer surgery in the era of effective adjuvant therapy. N Engl J Med,2015,373:379–381.

[19] Punglia RS, Morrow M, Winer EP, et al. Local therapy and survival in breast cancer. N Engl J Med,2007,356:2399–2405.

[20] Poortmans P. Postmastectomy radiation in breast cancer with one to three involved lymph nodes: ending the debate. Lancet,2014,383:2104–2106.

[21] Vratislav Strnad V, Hannoun-Levib JM, Guinot JL, et al. Recommendations from GEC ESTRO breast cancer working group (I): target definition and target delineation for accelerated or boost partial breast irradiation using multicatheter interstitial brachytherapy after breast conserving closed cavity surgery. Radiother Oncol, 2015, 115:342–348.

[22] Ferlay J, Shin HR, Bray F, et al. Estimates of worldwide burden of cancer in 2008: GLOBOCAN 2008. Int J Cancer, 2010, 127:2893–2917.

[23] Darby S, McGale P, Correa C, et al. Effect of RT after breast-conserving surgery on 10–year recurrence and 15–year breast cancer death: meta-analysis of individual patient data for 10,801 women in 17 randomised trials. Lancet,2011,378:1707–1716.

[24] Bartelink H, Maingon P, Poortmans P, et al. Whole-breast irradiation with or without a boost for patients treated with breast-conserving surgery for early breast cancer: 20–year follow-up of a randomised phase 3 trial. Lancet Oncol, 2015,16:47–56.

[25] Poortmans P, Aznar M, Bartelink H. Quality indicators for breast cancer: revisiting historical evidence in the context of technology changes. Semin Radiat Oncol,2012,22:29–39.

[26] Miyamoto DT, Harris JR. Molecular predictors of local tumor control in early-stage breast cancer. Semin Radiat Oncol,2011,21:35–42.

[27] Huber KE, Carey LA, Wazer DE. Breast cancer molecular subtypes in patients with locally advanced disease: impact on prognosis, patterns of recurrence, and response to therapy. Semin Radiat Oncol,2009,19:204–210.

[28] Kyndi M, Sørensen FB, Knudsen H, et al. Tissue microarrays compared with whole sections and biochemical analyses. A subgroup analysis of DBCG 82 b&c. Acta Oncol,2008,47:591–599.

[29] Feng FY, Speers C, Liu M, et al. Targeted radiosensitization with PARP1 inhibition: optimization of therapy and identification of biomarkers of response in breast cancer. Breast Cancer Res Treat,2014,147:81–94.

[30] Servant N, Bollet MA, Halfwerk H, et al. Search for a gene expression signature of breast cancer local recurrence in young women. Clin Cancer Res, 2012,18:1704–1715.

[31] Cheng SH, Horng CF, West M, et al. Genomic prediction of locoregional recurrence after mastectomy in breast cancer. J Clin Oncol,2006,24:4594–4602.

[32] Nuyten DS, Kreike B, Hart AA, et al. Predicting a local recurrence after breast-conserving therapy by gene expression profiling. Breast Cancer Res, 2006,8(5):R62.

[33] Niméus-Malmström E, Krogh M, Malmström P, et al. Gene expression profiling in primary breast cancer distinguishes patients developing local recurrence after breast-conservation surgery, with or without postoperative radiotherapy. Breast Cancer Res, 2008, 10:R34.

[34] Kreike B, Halfwerk H, Armstrong N, et al. Local recurrence after breast-conserving therapy in relation to gene expression patterns in a large series of patients. Clin Cancer Res, 2009, 15:4181–4190.

[35] Mamounas EP, Tang G, Fisher B, et al. Association between the 21–gene recurrence score assay and risk of locoregional recurrence in node-negative, estrogen receptor-positive breast cancer: results from NSABP B–14 and NSABP B–20. J Clin Oncol, 2010, 28:1677–1683.

[36] Solin LJ, Gray R, Goldstein LJ, et al. Prognostic value of biologic subtype and the 21–gene recurrence score relative to local recurrence after breast conservation treatment with radiation for early stage breast carcinoma: results from the eastern cooperative oncology group E2197 study. Breast Cancer Res Treat, 2012,134:683–692.

[37] Eschrich SA, Fulp WJ, Pawitan Y, et al. Validation of a radiosensitivity molecular signature in breast cancer. Clin Cancer Res,2012,18:5134–5143.

[38] Talbot CJ, Veldwijk MR, Azria D, et al. Multi-Centre technical evaluation of the radiation-induced lymphocyte apoptosis assay as a predictive test for radiotherapy toxicity. Clin Transl Radiat Oncol,2019,18:1–8.

[39] Azria D, Riou O, Castan F, et al. radiation-induced CD8 T-lymphocyte apoptosis as a predictor of breast fibrosis after radiotherapy: results of the prospective Multicenter French trial. EBioMedicine,2015,2:1965–1973.

[40] Janssens GO, Rademakers SE, Terhaard CH, et al. Accelerated RT with carbogen and nicotinamide for laryngeal cancer: results of a phase III randomized trial. J Clin Oncol, 2012, 30:1777–1783.

8 质量问题与医生的认知

M. Bahadır Güllüoğlu, Hatice Camgöz-Akdağ

8.1 引 言

8.1.1 "质量"的定义

文献中对质量的定义有数百种，其中最具代表性的如下：

"质量即无缺陷的产品。"——W. Edward Deming 博士[1]

"无论是现在还是未来，质量都应以消费者的需求为目标。"——W. Edward Deming 博士

Deming 还指出：当领导者、管理者和员工了解并致力于通过持续的质量改进来不断提升客户满意度时，质量就会得到保证和提高。Deming 对日本质量的最大贡献在于，他告诉人们：消费者才是生产线上最重要的环节，满足并超越客户的需求是组织内每个成员都需要完成的任务，管理系统必须确保每个人都能对其内部客户的产出质量负责[1]。

"质量即适用性。"——Joseph Juran 博士[2]

"质量即符合要求。"——Philip Crosby[3]

Philip Crosby 用实践证明，质量缺失是要付出代价的。从长远来看，为了减少浪费或提高效率而投入资金能够节省开支。他还表示，最终目标是培训所有员工，给他们提供改善质量的工具，并在每个环节应用"预防式管理"的基本准则。质量意味着符合要求，而要求需要明确规定，以便每个人都知道对他们的期望是什么。质量源于预防，而预防是培训、纪律、榜样、领导力等多因素作用的结果。质量绩效标准是零缺陷，对错误应该零容忍。应该明白，质量测量的本质是不合格的代价[4]。

"质量是基于客户对产品或服务的实际体验所决定的，根据客户的要求——这些要求可能是明确的或未明确的，有意识的或仅仅是感知到的，技术上可操作的或完全主观的——来衡量，在竞争激烈的市场上，它始终是一个动态变化的目标。"——Armand Feigenbaum 博士[5]

Walter Shewhart 博士定义了质量的两个方面："客户想要什么（主观）和物理特性是什么（客观）"。

K. Ishikawa 博士指出，"质量的定义权本质上属于客户"。他把客户定义为生产线上的下一个人，即得到你工作成果的人，或任何依赖你的人。客户不仅是为最终产品付款的人，还包括合作链条中的同事[6]。

8.1.2 "质量"的视角

质量有许多不同的视角。有些人甚至会回答说："质量取决于你对它的期望"。为了简化"质量"这个复杂的词，Garvin 建立了五种定义质量的方法[7]。Garvin 定义服务质量的五个维度、精益管理、持续改善（Kaizen）、5S 管理都是不同的视角——有些人可能称之为系统，有些人可能称之为质量技术，它们都可以用来提高质量水平。在我看来，只要有效，你可以随意称呼它。下面列出它们各自的定义。

M. B. Güllüoğlu
Marmara University, Istanbul, Turkey
e-mail: bmgulluoglu@marmara.edu.tr

H. Camgöz-Akdağ (✉)
Istanbul Technical University, Istanbul, Turkey
e-mail: camgozakdag@itu.edu.tr

© Springer Nature Switzerland AG 2021
M. Rezai et al. (eds.), *Breast Cancer Essentials*, https://doi.org/10.1007/978-3-030-73147-2_8

8.1.2.1 Garvin 定义质量的五种方法 [7]

这些方法依次为超越性方法、基于产品的方法、基于用户的方法、基于制造的方法和基于价值的方法。超越性方法是一种卓越的状态，意味着优良的质量与不良的质量不同。质量是实现或达到最高标准，而不是满足于草率或欺诈行为。这种方法缺乏客观性，这给商业环境中努力追求质量的工作人员带来了问题。基于产品的方法确定了可以衡量的具体特征或属性，以表明更高的质量。这种方法提供了客观的质量衡量标准。它的缺点是，它假定某种属性的有无就意味着质量的高低。基于用户的方法指出，用户决定了商品的质量。最能满足用户的产品或服务就是质量较高的产品。这里强调的是了解用户计划如何使用产品并使产品符合这一需求。这种方法将用户满意度等同于质量。客户满意度反映了消费者的态度。在客户说产品好之前，它不会被认为具有好质量。基于制造的方法对质量的定义与 Crosby 的定义完全一致：符合要求。工程设计规定了产品的特性，制造越是符合这些要求，产品的质量就越好。这种方法的优点是，组织可以提供客观可衡量的质量标准，并降低质量成本。缺点是对客户的喜好缺乏关注。一个隐含的假设可能是要满足产品或服务的目标规格。最后，基于价值的方法将质量定义为以可接受的价格达到卓越的程度，以可接受的成本控制变异性。

8.1.2.2 Garvin 定义服务质量的五个维度 [7]

Garvin 还设定了服务质量的五个维度。这五个维度分别是：可靠性、响应性、保证性、同理心以及有形性。服务的可靠性是指可靠地执行一项服务的能力，它意味着客户的期望得到持续满足。Garvin 将这个维度定义为"一致性"。响应性是指帮助客户并提供及时服务的意愿。通常情况下，它可以通过维修完成的速度来衡量。保证性是指与客户沟通的水平并以必要的礼节提供服务的能力。沟通能力的水平通常符合 Garvin 的感知价值维度。同理心是指与客户沟通并理解客户需求的平易近人的能力。有形性是指实体设施、设备、人员以及通信材料的外观。

8.2 Kaizen

"Kaizen"是一个日语词汇，代表一种管理理念，它定义了管理层在不断鼓励和实施涉及每个人的小改进中的作用。它是一个持续改进的过程，通过小增量使过程更加高效、有效、可控和更具适应性。它的重点是通过将复杂的过程分解为子过程，然后对其进行改进，从而实现简化。

Kaizen 改进的重点是：

（1）增值的和非增值的工作活动。

（2）MUDA，即七类浪费——生产过剩、等待浪费、运输浪费、过度加工、库存浪费、动作浪费和缺陷浪费。

（3）运动研究的原则。

（4）物料搬运的原则。

（5）标准操作程序的记录程序。

（6）工作场所组织的 5S 管理法。这是五个日语单词，意思是分类（seiri）、按顺序设置（seiton）、清扫（seisō）、标准化（seiketsu）和持续（shitsuke）。

（7）通过工厂中每个人都能使用的可视化展示进行可视化管理，以改善沟通。

（8）及时生产原则，在合适的时间，利用合适的资源，生产合适数量的产品。

（9）能够防止或发现错误的防错系统。

（10）团队互动，包括解决问题、沟通技巧和解决冲突。

Kaizen 策略是日本企业管理中最重要的一个概念——日本企业竞争成功的关键。根据 Masaaki Imai 的说法，Kaizen 意味着"持续"改进，涉及包括高层管理人员、经理和工人在内的每个人，Imai 教授指出改进的出发点是认识到需求。自满情绪是 Kaizen 的大敌。因此，Kaizen 强调问题意识，并提供了识别问题的线索 [8]。

持续改进（Kaizen）是日本提出的管理理念，其真正含义是"持续性的渐进改善"。

Kai：改变；

Zen：好。

8.3 精益管理

精益管理是一种在组织中运营活动的方法，

最早由 Womack、Jones 和 Roos 在 1990 年撰写的《改变世界的机器》一书中提出[9]。他们的工作基于一项在麻省理工学院进行的为期 5 年的研究，分析了汽车工业的历史，特别提到了丰田生产系统（TPS）。这种方法起源于日本，侧重于制造设施、流程以及整个供应链的组织架构，其中包括供应商和客户。这一理念的最终目标是通过识别和消除所有工业生产过程中存在的几种形式的浪费（日语为"muda"）以及组织中所有员工的参与来提高质量、降低成本和缩短交货时间。其中核心口号之一是"用更少的资源做更多的事"[10]；主要关注的是减少生产系统中的缺陷和延迟，这可以提高生产力、效率和客户满意度，同时降低相关成本。

消除或减少浪费通常被视为精益思想的主要目标。如表 8.1 所示，文献中指出了在精益生产过程中必须解决的七种特定类型的浪费（日语为"muda"）[11]。

表 8.1 七种特定类型的浪费[11,12]

浪费类型	描述
运输浪费	材料的搬运移动
库存浪费	过多的原材料、在制品或成品
动作浪费	不必要或费力的人员动作、在长途运输过程中进行工作
等待浪费	与缺货、批量加工延迟、设备停工、产能瓶颈有关的延误
生产过剩	创造比下一步所需更多的工作
过度加工	不被生产产品需要的加工步骤（无增值活动）
缺陷浪费	生产出不符合规格的产品、部件或服务，导致报废、返工、更换、检查或出现有缺陷的材料

许多方法可以应用于在组织中实施精益理念。值得注意的是，每个组成部分都不能单独使用，而必须放入一组技术中共同应用以确保持续改进。事实上，每个工具的单独实施只能在一小段时间内产生积极的效果，而不能像人们希望的那样产生长期的效益。以下是精益管理中使用的一些工具的简要定义。

（1）5S 管理法：用于工作空间组织和标准化的工具，远远超出了区域的简单清洁，而是让每个操作者都参与到保持工作场所的条理性中。

（2）全面质量管理（total quality management，TQM）：这是一种结构化的组织管理方法，旨在通过对持续反馈的不断完善来提高产品和服务的质量。

（3）防错法（poka-yoke）：是日语术语，防错是指建立系统以避免出错，例如，开发具有简单和标准化任务的流程。

（4）5 个"为什么"：这是一种调查特定问题的提问方法，通过对问题的假设和连续追问，直到找到根本原因，最终解决最初的问题。

（5）价值流图：它是一个扩展的流程图，包含有关速度、利益相关者、设备、流程连续性和正在进行的工作等信息，有助于突出显示非增值步骤和瓶颈。

（6）3P（生产、准备、流程）：它着重于新流程和工作空间的设计。

（7）蜂窝式设计和流程：是指工人和设备的物理连接，以便下一个流程及时获得前一个流程的输入，其基本思想是改善流程的连续性。

（8）拉动系统（pull system）：是指在客户或用户的要求或"拉动"下补充物品。看板（kanban）是拉动系统的一个应用，包括一个信息系统，用于通知何时生产（生产情况）、移动（提取情况）或从外部供应商那里获得材料。

（9）节拍时间（takt time）：为生产提供了节奏。它是满足客户需求所需的平均单位生产时间。它告诉人们为了保持流动和避免过度等待而必须执行重复性操作的时间[13]。

Imai 教授对"精益（lean）"的定义是"用最少的资源获得最大的效益"。因此，Kaizen 通向精益，而精益通向绿色环保。Kaizen 是最环保的方法[14]。

8.4 六西格玛与医疗保健

六西格玛（six sigma）是一种主要用于制造行业的工具或技术。如今，医疗机构正试图将其应用于组织管理，以实现几乎零缺陷的目标。

Mike Harry 博士创立了六西格玛理念，并创建了六西格玛项目。1980 年，六西格玛首次被应用于摩托罗拉的生产系统。随着六西格玛效益的显现，其应用范围扩展到其他行业，如化工、金融、零售和医疗等[15]。

事实上，六西格玛并不是一个全新的概念，它是全面质量管理的一个补充部分，为解决质量问题提供了系统的方法。它能够指导有效地实施已批准的质量原则和技术,以完成持续改进。它为分析根本原因和解决问题提供了工具[16]。显然,总有一些人沉迷于质量,渴望改进。统计学是一门非常古老而著名的学科。然而,为了保证持续改进,资源的最佳组合是必不可少的,而六西格玛正是教授如何设置这种组合[17]。

为了提高客户满意度,可接受的缺陷率被设定为零。这个目标可以通过最小化系统中的变化来实现。变化的减少提高了性能,同时也减少了系统的浪费[18]。

六西格玛为质量从业者提供了一个层次结构,并确定了每个层次,这被称为黑带系统(black belt system)。绿带、黑带和黑带大师是该系统的三个层次,循序渐进。六西格玛方法对医疗机构的所有部门都有益。一般情况下,六西格玛的实施可以分为三个主要领域,如缩短周期时间、改进流程以及减少医疗事故[19,20]。

此外,自 Hippocrates 时代以来,医疗保健行业一直在使用六西格玛方法[21]。

8.5 劣质的代价

一般来说,医疗保健领域的利益相关者、所有者、首席执行官、管理者、医生甚至护士,都会关注质量成本,或者他们会问"与质量相关的成本是什么?"

在质量改进的起始阶段,必须认识到,最难把握的是质量的真实成本。由于成本并不会直接体现在会计记录或资产负债表中,质量专家在定义质量成本时必须非常谨慎。另一个重要的问题是在组织中为质量花费的钱和获得益处之间的时间。虽然需要对成本进行估算,但仍然会有一些隐藏成本永远不会被捕捉到。质量的成本主要分为两类:符合性成本和非符合性成本。需要理解的一点是,组织所花费的成本或金钱实质上是因为质量差。如果组织的所有运作都符合使用规范,或者如果他们的系统有质量保障,他们就不会有任何质量成本。

因此,正如 Philip Crosby 对质量的定义——"第一次就把事情做对。"如果组织能够做到这一点,就不会有失败的成本,用于预防和评估的成本最终也会减少。

管理的目的是使质量成本最小化。无论是通过减少质量成本的三个组成部分,还是通过增加某些部分同时减少其他部分来降低总成本,结果都并无区别。为了对总成本产生重大影响,必须减少失败的成本,而通常实现这一目标的策略是在预防方面投入更多。"第一次就把工作做好,总是比重做更划算"[4]。

8.6 医疗保健领域的标准化

医疗保健一直是全球范围内未解决的最大问题之一,在过去的 30 年中,人们一直在讨论这个问题。发达国家、发展中国家,甚至是欠发达国家,都在医疗保健方面花费了大量资金。

标准化曾经作为拯救者出现在人们的生活中,甚至现在的医疗机构也在试图通过借助标准化和认证来解决自身的医疗问题,减少成本,提高患者的满意度。这是最糟糕的做法。就像人们在标准化之前生产或提供的是垃圾,在标准化之后,他们仍将继续生产垃圾,只不过这次是标准化的垃圾。因此,关键在于理解标准化对行业的影响。

标准化被视为全面质量管理的起点,是进入质量无止境旅程的第一步。如果一个组织不断改进,并且在处理标准化条款时采取纠正措施,他们将至少成功地为患者和医护人员提供可接受的最低限度的服务。

制定标准化的评估标准是有必要的,便于将成果与世界各地的其他最佳实践医疗机构进行比较。直接进行国际对标存在实施难度,建议采取渐进式推进策略。首先,从你自己的国家,甚至从你自己的城市开始,然后再扩大范围。

基于价值的医疗服务模式中提到的结果有必要进行标准化评估。各机构必须用相同的术语和标准来交流,而这只能通过为结果评估制定世界性的医疗质量标准来实现。

8.7 基于价值的医疗服务模式

医疗保健行业应该专注于由患者所衡量的质量,甚至有人建议那些在某些领域不能提供高质量医疗服务的机构应该将其资源转向它们有能力做到

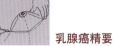

世界一流水平的医疗服务领域[22]。

"如果今天你在不增加成本的情况下改善了成果，你就成功了。如果今天你能更高效地提供同样好的结果，你就成功了。如果今天你没有做到以上两点中的任何一点，你就失败了。"——Michael Porter，《重新定义医疗保健》（*Redefining Health Care*）的作者之一，哈佛大学战略学教授

医生和护士发现，由于医疗服务的行政流程问题，他们把自己的时间耗费在非增值工作上。在那些未依据基于价值的医疗服务模式设计系统的医疗机构中，成本不断增加，质量仍然不稳定，卫生系统正在寻找改革医疗保健的方案。已被一些医疗机构成功使用的基于价值的医疗服务模式有望成为解决方案的一部分。

医疗机构必须意识到，他们将面临艰难的短期决策，而从长远来看，这些决策将是有利的。Michael Porter提出的以价值为基础的医疗服务模式，其核心是除了传统的过程和临床指标外，还要衡量患者反馈的治疗结果。基于价值的模式包含了对患者而言最重要的因素。与Deming博士曾经对质量的定义一样，即"无论是现在还是未来，质量都应以消费者的需求为目标！"

基于价值的医疗的最终结果取决于其成功和质量。结果是至关重要的，因为结果会被用来指导决策，根据这些决策，他们又会基于结果来改变实践。其中对患者重要的成果比学术成果更重要。因此，在试图做出改变的同时，应该确保所改变的是对患者影响最大的那个方面。

8.8 医疗保健质量

医疗保健是当今世界的热门话题之一。其标准化程度在不断提高。由于健康是人类生活中最有价值的问题之一，它必须通过康复来维持。如今，需求增加与资源不足造成医疗服务质量低下，在诊断和治疗过程中需要排长队。医院是医疗服务系统中最重要的部分，同时它也是患者为了接受治疗而等待很长时间的地方。由于医院的排队直接影响到人类的生活质量，与其他类型的排队相比，它应该具有优先权。应该做出特别的努力来缩短患者的排队时间。遗憾的是，一方面，疾病种类繁多，治疗方式也各不相同。另一方面，每种疾病可能需要不同的治疗方法。此外，一些治疗方法可能需要更多的时间，而且每种治疗方法的复杂程度也不尽相同。因此可以说，由于直接关系到人类生命，医疗保健行业被认为与其他行业不同，而且由于其系统的复杂性，它对这个主题提出了至关重要的要求。

到目前为止，一方面，几乎每家医疗机构都缺乏一个与患者真正相关的明确目标。另一方面，随着医疗机构开始行动，有一些惊人的事情正在发生。

如果医疗机构能够更进一步拥有国际公认的结果分析，那么这将极大地改变医疗保健系统。

测量、评估、比较以及最后改进是医疗质量的关键。如果医疗机构不进行测量、评估、比较，不在医疗机构的任何层面上相互沟通，那么它们就不会像现在这样成功。随着情况日益恶化，试想一下，在不久的将来，医疗系统会发生什么。

针对不同的医疗机构，包括门诊护理中心、医院或两者兼具的组织，我们分析了各种解决方案。主要问题在于医疗服务提供模式，通过模式革新可在安全性、效率、生产力和适宜性方面实现突破性提升。

8.9 认知度

每个成员都必须参与到这个系统中来，从而优化医疗质量。在医疗质量方面，目前存在公平性问题、可及性问题、服务提供问题、行政流程问题、利益相关者问题、医生绩效标准问题，以及最重要的患者满意度和最佳医疗服务提供问题。

目前，全球的医疗保健系统都面临资金短缺的情况。如果医疗系统继续采用这种传统的提供医疗服务的方式，即寄希望于仅通过制定标准来实现改善，那么未来的情况并不会比今天更好。情况肯定会变得更糟。

不幸的是，在医疗机构中实际使用的任何质量工具都会带来更多的问题，而不是解决方案。许多人都在抱怨在没有衡量其结果效益的情况下，被迫应用非价值质量工具或技术的工作负担。

医疗机构的首先任务，是与每一位相关人员，包括医护人员、患者及利益相关者，共同梳理医疗

体系中的问题。机构应该对他们进行教育或培训，并让他们意识到如果大家为了一个目标共同努力，就可以解决这个问题，即改善基于价值的医疗服务，从而降低成本，提高医疗质量，使员工满意，使利益相关者满意，但最终且最重要的是——使患者满意。

如果医疗机构不了解应用新工具或技术或两者结合的结果就无法改进。因此，结果测量是改进质量的基础。这其实很简单，他们唯一需要做的是在手术后对患者进行问卷调查，然后持续每年接收每个患者的信息，以了解未来的情况。这将使医生能够进行自我评估，明确治疗是否有效，以及哪种护理能为患者带来更好的预后。这不仅与患者有关，还能帮助评估患者在医疗问题上的改善程度，以及为了达到这些治疗效果花费的成本有多大。失败的医疗机构要有倾听他人意见和衡量结果的意识。

医疗机构必须意识到患者数据登记和治疗后至少随访10年的重要性。

一旦医生、护士或工作人员，甚至医疗机构的管理者或利益相关者认识到价值是核心目标，那么任何一个医疗机构和医疗服务提供者都必须自问："所提供的医疗服务在各个方面是否真的在朝着正确的方向发展"。

医疗机构、医生、护士乃至全体员工都必须证明他们确实提供了价值，而且可以做得更好，即要有持续改进的意识。在提供医疗服务的同时，关键在于精准评估质量改进措施如何使患者受益。

8.10 结 论

医疗机构要能够通过持续改变来提高医疗服务质量。无论是医疗专业人员、护士、患者、其他工作人员，甚至是清洁人员，医疗机构始终应该对其他人的想法持开放态度，并且要乐于接受质量评估。他们应该以积极的方式使用数据，正如Deming在他的十四点理念中的第八点中所说的"驱除恐惧"，这样才有机会了解问题、瓶颈或弊端，以便能够进行改进。这样做是为了患者，其实方法很简单，只需要换位思考。

"每家医院都应该对其治疗的每一个患者进行足够长时间的随访，以确定治疗是否成功，然后询问"如果没有成功，为什么没有"，以防止未来出现类似的失败。"——Ernest Codman

成为一个成功的医疗机构、医生、专业人员、护士和工作人员，需要能够做出改变，以不断改善随时随地为每个人提供医疗服务的质量。

> 🔑 **提示与技巧**
> - 应该指出的是，上面提到的所有这些工具和技巧都适用于任何规模或类型的医疗机构的持续改进。
> - 医疗机构及其员工、医生和护士必须明白，基于价值的医疗成果体系实际上正逐渐超越标准化的范畴，并且要确定在患者护理方面什么才是最重要的成果。

（谭怡清 译，罗静 审校）

参考文献

[1] Deming WE. Quality, productivity, and competitive position. Cambridge, MA: Massachusetts Institute Of Technology,1982.
[2] Juran JM, Godfrey AB. Juran's quality handbook. 5th ed. New York: McGraw Hill,1999: 7.4.
[3] Crosby PB. Quality without tears. New York: McGraw Hill,1984.
[4] Crosby PB. Quality is free: the art of making quality certain. New York: McGraw Hill,1979.
[5] Feigenbaum AV. Total quality management. 3rd ed. New York: McGraw Hill.1991: 7. Revised edition.
[6] Ishikawa K. What is total quality control? Englewood Cliffs, NJ: Prentice Hall, Inc.,1985.
[7] Garvin DA. Managing quality: the strategic and competitive edge. New York: Harvard Business School, The Free Press,1988: 49.
[8] Masaaki İ. The key to Japan's competitive success. New York: McGraw Hill,1985.
[9] Womack JP, Jones DT, Ve Roos D. Dünyayı Degiştiren Makine. New York: Rawson Associates Macmillan Publishing Company,1990.
[10] Machado CV, Leitner U. Lean tools and lean transformation process in health care. Int J Manag Sci Eng Manag, 2010, 5(5):383–392.
[11] Fillingham D. Can lean save lives? Leadersh Health Serv, 2007, 20(4):231–241.
[12] Torielli M, Abrahams R, Smillie R, et al. Using lean methodologies for economically and environmentally sustainable foundries. China Foundry, 2010, 8(1):74.
[13] Crane J, Noon C. The definitive guide to emergency department operational improvement. New York: CRC Press, Taylor & Francis Group,2011, Chapters 2–4.

[14] Graban M. Lean hospitals. New York: Taylor & Francis Group,2009: 3, 19.

[15] Mehrjerdi YZ. Six-sigma: methodology, tools and its future. Assem Autom,2011,31(1):79–88.

[16] Jones EC, Parast MM, Adams SG. A framework for effective six sigma implementation. Total Qual Manag, 2010, 21(4):415–424.

[17] Caulcutt R. Why is six sigma so successful? J Appl Stat, 2001, 28(3 and 4):301–306.

[18] Pyzdek T. The six sigma handbook. New York: McGraw Hill,2003.

[19] Feng Q, Manuel CM. Under the knife: A national survey of six sigma programs in US health care organizations. Int J Healthc Qual Assur, 2007, 21(6):535–547.

[20] Taner MT, Sezen B, Antony J. An overview of six sigma applications in healthcare industry. Int J Healthc Qual Assur, 2007, 20(4):329–340.

[21] De Koning H, Verver J, Van Den Heuvel J, et al. Lean six sigma in healthcare. J Healthc Qual, 2006, 28(2):4–11.

[22] Porter M. Measured outcomes a future view of value based healthcare. Healthcatalyst, September 27 2015. Retreived from https://www.healthcatalyst.com/videos/measured-outcomes-a-future-view-of-value- basedhealthcare/

乳腺癌照护体系构建：乳腺中心全面质量管理的未来

9

Cem Yilmaz

9.1 引　言

在过去的 50 年中，计算机科学、软件、制药、筛查和早期检测技术的进步对乳腺癌患者的生存率产生了非常积极的影响。伴随着这些技术的发展，服务观念的转变和以患者为中心的方法从根本上改变了已有的传统服务方式。

在医院或独立单位建立的乳腺中心通过专门设计的检查区和等候区，缓解了乳腺癌患者的焦虑情绪。它们引领了以患者为导向的设计在整个医院的推广。

Van Nuys 乳腺中心成立于 1979 年，首次以"乳腺中心"命名，以其设计和多学科诊疗方法成为当今乳腺中心的杰出典范，在历史上占有一席之地[1]。凭借其设计、多学科诊疗方法和治疗计划制订过程中的系统化方法，Van Nuys 引领了当今乳腺中心的潮流，并改变了乳腺医疗质量的意义。

从 1979 年开始，不断变化和发展的实践将决定未来的乳腺中心如何被集中的"价值医学"和"全面质量管理工具"所塑造。从乳腺中心的设计开始，患者诊疗路径审计（patient journey auditing，PJA）、以患者为导向的思考方式、多学科诊疗方法、数据管理、认证和基于价值的医疗都是全面质量管理的主要议题。

9.2 乳腺中心设计

乳腺中心应采用多学科诊疗方法，并在建筑设计方面加以考量，以缓解女性的焦虑，因为每一个踏入中心的女性都是带着媒体公布的乳腺癌发病率的信息来的。如果再加上附近环境中关于乳腺癌诊断和治疗的可怕故事，对坏消息的恐惧有时会导致不可避免的焦虑症。因此，管理筛查过程的区域应单独设计，以减少女性的焦虑。在大型综合性医院中，第一步可以通过设置远离医院主入口的通道，并打造进入筛查区的专用入口，从而减少焦虑。在与建筑师进行规划时，图 9.1 给出了关于乳腺癌患者基本流程的建议。

在乳腺中心的设计中，筛查中心和高风险女性门诊在同一层楼对可及性有重要意义。从一个入口到达多学科小组成员的检查室可以加快服务速度。MSKCC Evelyn H. Lauder 乳腺中心是具有全球性设计风格和方便就医的最佳范例之一，乳腺中心的入口被设计在一个独立的区域，为女性提供了一个具有现代感且放松的空间，方便她们接触到所有的多学科诊疗团队成员。由乳腺放射科团队进行的筛查检测以及与乳腺外科医生在诊断过程中的联系都体现在建筑布局中，以减少焦虑并提供安全的环境。

路易森医院（Luisenkrankenhaus）是杜塞尔多夫欧洲乳腺病学会所在地，面积约 20 000m^2。放射学筛查中心在入口处，筛查出的乳腺癌病例、乳腺手术、乳腺专科护士在一个单独的区域，此外

C. Yilmaz (✉)
Breast Center, Istanbul Oncology Hospital, Istanbul, Turkey

European Academy of Senology, Düsseldorf, Germany

© Springer Nature Switzerland AG 2021
M. Rezai et al. (eds.), *Breast Cancer Essentials*, https://doi.org/10.1007/978-3-030-73147-2_9

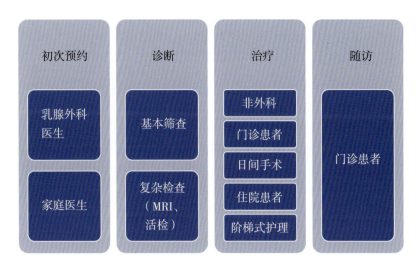

图 9.1 与建筑师讨论的基本架构计划建议

该区域还包括国际乳腺病倡议组织（International Senology Initiative，ISI），其由曾患乳腺癌的幸存者组成。这种设计使我们更容易迈出成功诊断和治疗的第一步。

在与建筑师就乳腺中心的建设进行会谈时，有必要强调设计应根据"患者诊疗路径审计"，即患者在医院内的诊断和治疗过程来考虑。

9.3 患者诊疗路径审计

诊所总体设计过程中所需要的路线图是从患者诊疗路径审计中获得的。患者诊疗路径审计（PJA）是对患者治疗过程的定期监测。在乳腺癌治疗等不断创新和更新的过程中，对流程的控制至关重要。从过去到现在，乳腺癌不再仅仅是由普通外科医生治疗的一种疾病，它已演变为一个复杂的治疗链，需要乳腺外科医生、乳腺整形外科医生、乳腺病理科医生、乳腺放射科医生、肿瘤内科医生、淋巴水肿物理治疗师、心理医生和乳腺专科护士共同协作。这个过程需要转化为算法，并且需要持续监测、更新和实施。

例如，在曲妥珠单抗等靶向治疗成为 HER2 阳性乳腺癌的治疗选择后，心脏科医生的检查和乳腺中心的设计都需要重新调整。由于乳腺中心的所有算法和需求都发生了变化，因此系统自然而然地认识到定期进行患者诊疗路径审计的必要性。

多年前，人们就已经认识到乳腺疾病护理中患者诊疗路径审计的必要性，有作者在他们的出版物中总结：向患者提供更好的护理服务关键在于那些积极主动、知识渊博的临床医生以结构化的方式工作。

伦敦的 Pittathankal 和 Davidson 于 2010 年发表了一个患者诊疗路径审计在乳腺疾病护理中的实例。他们将乳腺癌患者的管理作为一项复杂的事业，需要专业团队成员之间的协作，以实现高质量、个性化的护理[2]。另外，他们的算法基于多学科诊疗方法和委员会讨论，还描述了多学科团队工作的价值，正如 1995 年 Calman-Hine 报告所强调的那样。

这些示例在所有系统化管理的肿瘤中心都可以找到。图 9.2 展示了伊斯坦布尔肿瘤医院的乳腺癌患者诊疗路径审计。

为了在乳腺中心实施患者诊疗路径审计，必须对从不同渠道转诊的患者诊疗路径进行分类，并在草图上绘制乳腺中心的转诊点和患者在乳腺中心内的就医步骤。此外，还必须确定系统的堵塞情况。通过精益管理方法，在草图上监控患者的就医流程，并与患者本人和医院的管理人员讨论乳腺中心的改进点和系统需求。

另外，在第一次患者诊疗路径审计之后，该中心的主任、患者和幸存者必须共同关注在哪些方面需要改进以及如何改进系统，同时在系统中建立持续的反馈机制。

由于癌症的治疗方法随时都在更新，因此永远不应该忘记患者诊疗路径审计过程是一个需要不断监测的过程。

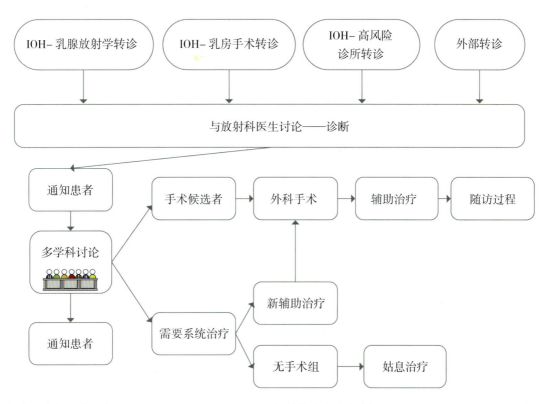

图 9.2 伊斯坦布尔肿瘤医院（Istanbul Oncology Hospital, IOH）的乳腺癌诊疗路径

9.4 多学科治疗

20世纪70年代，在许多医疗中心，外科医生、放射科医生、病理学家和肿瘤学家在简单的肿瘤病例研讨会上讨论患者的情况已是常规做法。然而，多学科团队协作的方法和制度支持尚未明确界定。此外，当时缺乏来自多学科合作的数据，医疗决策仍采用单一的、"家长式"医疗模式。

20世纪90年代英国进行了重大改革后，首次获得了大量的支持性数据。1995年，Calman-Hine计划概述了英国癌症服务的彻底改革，以改善结果并减少英国国家医疗服务体系（national health service，NHS）癌症服务中的不平等现象。该报告的主要建议是将医疗服务工作集中到专科领域的专家和多学科团队手中[3]。在Calman-Hine的计划中采用了两种方法，第一种方法是评估多学科团队的组建情况；第二种方法是评估从普通外科医生到专科医生管理模式的转变情况。

2007年，Morris等发表了关于Calman-Hine计划对乳腺癌患者影响的首批结果。尽管结果存在争议，但是该政策明显提高了英国乳腺癌治疗的成功率和患者满意度[4]。

与20世纪90年代英国的改革同步，意大利和德国的"乳腺病学家"的崛起势不可挡。米兰的Umberto Veronesi博士和杜塞尔多夫的Mahdi Rezai博士强调了由乳腺病学家领导的多学科团队协作的必要性。此外，这一倡议在2007年促成了欧洲乳腺病学会的成立。

此外，在发布Calman-Hine报告的同时，Veronesi和Rezai努力重塑了欧洲的乳房护理模式。专科医生的崛起提高了提供医疗服务的速度、质量，患者满意度和生存率，并减少了并发症。然而，由于外科医生面对的政治障碍，这种方式没有机会在亚洲和非洲传播开来。

然而，在某种程度上，多学科团队（multidisciplinary team，MDT）协作模式在世界各地推广开来。如今，在许多中心，都有基于MDT的医疗服务，仍采用传统的单一外科医生诊疗模式是为了在某种程度上迎合"要求家长式服务的患者"。

多学科团队协作在乳腺护理中具有诸多优势（图9.3）。MDT制定的治疗策略在许多方面与单

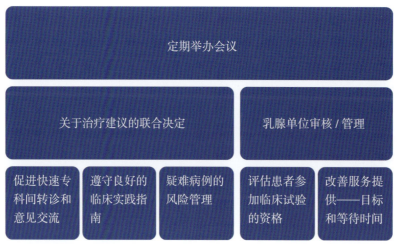

图 9.3　多学科团队（MDT）协作模式的好处

一外科诊疗模式不同。放射科医生对肿瘤大小和邻近结构的判断可以改变手术方式，从保乳手术变为乳房切除术。病理学家和遗传学家对高风险病变的看法可以帮助决定采用手术还是化学预防。与肿瘤学专家讨论可以通过新辅助治疗获得保留乳房的机会。

乳腺多学科团队成员包括：
- 乳腺外科医生；
- 肿瘤整形/重建外科医生；
- 乳腺科医生；
- 乳腺护理导航员；
- 临床和医学肿瘤学家；
- 乳腺放射科医生和放射技师；
- 核医学放射科医生；
- 病理学家；
- 临床遗传学家；
- 修复师；
- 临床心理学家；
- 姑息治疗护士；
- 研究协调员；
- 数据库团队经理；
- 行政人员。

在大多数乳腺中心，乳腺外科医生起着主导作用。他们是最先接受患者问题的医学专家，但乳腺护理导航员是患者诊疗路径中的重要角色，她们"不仅仅是护士，更是姐妹"。所有患者的焦虑、社会和医疗问题都是由乳腺护士首先面对并解决的。因此，系统必须关注乳腺护理导航员。

在一个乳腺中心仅仅成立多学科团队是不够的，必须有一个权威机构或认证/认可规则，以确保该系统定期举行多学科会议，至少每周一次。

9.5 数据管理

对临床应用进行跟踪，记录医疗服务过程中产生的数据，并对未来进行规划是非常重要的。应系统地记录患者的人口学信息，肿瘤形态和生物学特征，以及治疗情况。

目前医院的信息系统还没有足够的设备来评估结果，多数情况下被用于记录财务和患者的身份识别数据。

系统记录的数据应该易于报告，有很多软件可满足这一需求。例如，在欧洲市场，可以使用的有 TuDoc、Alcedis 和 dataBreast 软件。另外，也可以使用根据诊所路线图整理的 Excel 软件很容易地追踪数据。

在选择临床使用的软件或创建数据库时，必须评估该软件的报告生成能力是否具备基准对标适用性。如果从一开始就没有正确规划数据收集的目的，那么在数据输入过程中所花费的精力可能就白费了。

此外，财务指标对于乳腺中心的管理也是至关重要的。在整合良好的医院信息系统和肿瘤登记软件中，可以设定基于价值的乳腺护理指标。基于价值的医学指标使乳腺中心能够根据所在地区的需要进行自我重塑。

9.6 后勤组织与控制系统

在所有的战略出版物中,对后勤组织、系统维护和精益管理手段都未进行很好的描述。然而,为了管控系统,乳腺中心主任和乳腺专科护士必须具备较强的后勤管理和精益管理能力。工作场所的所有协议都必须形成书面文件,系统的所有层级架构都必须纳入员工入职培训内容。

工作场所的协议包括:
- 系统的层级架构;
- 会议时间表(多学科会议、行政管理会议等);
- 患者接待协议;
- 医疗设备的使用指南和维护协议;
- 医疗消耗品的储存和有效期控制协议;
- 5S 和 Kaizen 精益管理工具。

组织结构图上的系统层级架构明确了员工的职责。所有团队都必须明白他们是现有系统的一部分,负有患者及其家庭的重托。

必须确定会议日程表并有序执行。必须根据手术室的时间表来进行规划。多学科团队的所有成员必须理解会议的严肃性。患者接待协议,从某种意义上来说也是第一印象协议,必须被确定为系统的第一法则。迎接患者和填写病历表程序会给患者留下第一印象,它可以增加或减少患者的焦虑。为了缓解患者首次进入医院时的压力,强烈建议对工作人员进行正念减压或焦虑管理的其他心理培训。

必须明确说明医疗设备的使用指南和维护协议,以确保系统安全运行。同时,员工必须了解医疗消耗品的储存和有效期控制,并使其成为日常工作的一部分。负责各自工作场所的员工必须控制关键存储限额和主要存储限额,以使系统有序运行。

在过去 20 年中,精益管理工具越来越受欢迎。Kaizen 精益方法由 Masaaki İmai 于 20 世纪 70 年代首次提出,他因此被誉为日本工业奇迹的领军人物。其精益方法被称为 Kaizen,重点是"工作区管理"。"Kaizen"一词在日语中的意思是"为了更好而改变"。其最初被用于汽车生产,如今在医疗保健领域越来越受欢迎。Kaizen 是一个日常过程,其目的不仅仅是提高生产力,如果应用得当,还能使工作场所更加人性化,消除过度艰苦的工作,并教导人们如何用科学的方法对工作进行试验,学习如何分配和消除业务流程中的浪费[5]。

在日常医疗实践中,Kaizen 方法因易于学习,越来越受欢迎。Kaizen 循环——"计划→执行→检查→行动"使乳腺中心团队成员能够预防并发症,其基本理念是识别并快速消除浪费。

医疗卫生服务领域精益管理的另一个例子是 5S 管理,其对乳腺中心来说很有帮助。5S 是一种工作场所的组织方法,它侧重于 5 个日语单词,即 "seiri" "seiton" "seisō" "seiketsu" 和 "shitsuke",意思分别为"分类""按顺序设置""清扫""标准化"和"持续"。5S 描述了如何通过识别和储存常用物品,维护区域和物品,以及维持新的工作流程使医院提高效率和效益。决策过程源于关于标准化的对话,这有助于合作伙伴之间建立对如何开展工作和采取行动的共识。5S 一旦在癌症中心推行,就有助于保持工作场所的清洁和有序,减少医疗过程中的浪费,并改善患者就诊流程。5S 因其能够建立思维方式以及工作场所和患者流程的必要前提而闻名,这些都是有效的质量改进计划所需的条件。有许多关于 Kaizen 和 5S 的在线培训课程和实践课程可供选择。

Kaizen 和 5S 精益方法在日本的许多癌症中心都得到了应用。日本大型癌症中心的复杂管理和维护是日本精益管理方法的优秀范例。

9.7 鉴定和认证

20 世纪 80 年代,随着对专业乳腺中心需求的显现,在欧洲和北美建立了一些中心和单位。然而,其中一些中心或单位并没有遵循乳腺癌治疗中多学科团队协作和专业化的常规路径。在"乳腺科"数量增加的同时,也需要一个法律定义。

1998 年,在佛罗伦萨,欧洲癌症研究和治疗组织乳腺癌合作小组(European Organization for the Research and Treatment of Cancer Breast Cancer Cooperative Group,EORTC-BCCG),欧洲乳腺病学会(European Society of Mastology,EUSOMA),以及欧洲乳腺癌患者协会代表就研究、遗传易感性、社会心理状态、治疗和护理质量达成共识[6]。

在这次会议之后,1999 年,EUSOMA 特别小组重点研究了"乳腺科的要求",即在整个欧洲组建高质量的乳腺癌单位所需的标准。该意见于 2000 年首次发表，并于 2013 年更新，确立了"欧洲乳腺单位"的基本要求[7]。这是欧洲认证乳腺中心的初步标准手册。它为各乳腺中心塑造多学科团队、筛查技术、标准化操作、病理标本制备、社会心理支持、淋巴水肿管理、数据管理等提供了指导。对每年至少诊治 150 例病例的临界量、多学科会议时间表和乳腺护理的基本技术都有强制性要求。

2004 年初，德国癌症协会（DKG）在德国开启了一项自愿性的癌症中心认证计划[8]。目前 18 个特定肿瘤认证模块的基础都是由德国肿瘤学指南计划制定并更新的循证指南。截至 2019 年 3 月，根据德国癌症协会认证计划的要求，共有 243 个乳腺癌中心通过认证，其中包括位于奥地利、瑞士和意大利的 17 个非德国本土中心。

关于认证的效果，有很多出版物都是以民事方式发表的，其中大多数报告称，通过内部和外部审计以及基准比较进行质量控制，有助于获得更好的癌症护理和更好的乳腺癌专科护理[9-11]。然而，许多世界领先、享有盛誉的、能够进行规则制定的大学医院和研究所不需要认证系统。这种情况源于其自身系统认证和指导的力量。就其本身而言，已经有不需要认证的监督机制和流程。认证不是必需的，但它是监测现有系统运行情况的一个有用工具。实践证明使用指南会将乳腺中心引向一个更好的结果。

9.8 基于价值的医疗服务和患者疗效评估

2010 年，哈佛商学院的 Michael Porter 提出了一个问题——什么是医疗保健的价值？他并不是在质疑医疗服务的收入，而是在批评我们的关注点。因为他意识到，管理这个系统的团队主要关注的是财务、以患者为中心、安全性、便捷性、满意度、高质量、服务可及性和盈利能力，然而，这种管理方式导致绩效改进进展缓慢[12]。

医疗保健的价值被描述为"每一笔医疗费用所取得的以患者为中心的成果"。此外，Porter 还将"结果衡量层次"分为三层：第一层是达到或维持的健康状态；第二层是恢复的过程；第三层是健康的可持续性。与当今管理者的观点相比，Porter 告诉我们要用"患者的真实感受"来重新审视管理疾病的方式。

在传统方式中，医院提供服务，并在某种程度上宣传他们是如何通过医术精湛的医生、精良的设施、现代化的酒店房间设计和高科技来提供帮助的。然而，Porter 提出，我们的患者是否对这些服务感兴趣？在第一层，他试图衡量患者在生存与健康和康复状况之间的健康状况。在某些情况下，我们可以帮助患者生存，但如何进行？患者是否从存活中受益？在第二层，衡量康复的时间和恢复正常活动的时间，包括医疗或治疗过程的负面效用（如诊断错误、无效护理、与治疗有关的不适、并发症、不良反应等），以及患者如何受到治疗和诊断程序的影响。在第三层，健康的可持续性是用复发的实际情况和治疗所导致的疾病的成本来衡量的。这个模式定义了医疗服务的质量并实现了绩效改进。关于乳腺癌管理中基于价值的医疗服务的出版物不多，但都有望成为重新调整我们治疗重点的新方法。

MD 安德森癌症中心的 Fayanju 等在他们的一篇文章中衡量了他们的服务。他们得出的结论是，随着世界各地医疗成本的不断增加，一个集成了电子健康记录、以价值为基础的医疗服务框架以及明确、透明的患者结果报告，将为整个乳腺癌治疗过程中的绩效改进创造机会。而且，它们还将使提供者、系统，甚至国家之间实现内部和外部的基础比较[13]。

德国汉堡的一家前列腺中心是基于价值的医疗服务系统运行良好的例子。Martini 诊所是一个由 10 名泌尿科医生运营的前列腺癌中心。近 20 年来，他们一直专注于前列腺癌的治疗。从 Martini 诊所成立的第一天起，该诊所就专注于真正的患者满意度。从开业之初，管理团队就将目标确定为提高患者出院后的幸福感和满意度。他们有一个可靠的随访机制来评估患者的日常生活质量。他们基于价值的医疗服务标准与 Porter 的原则相似。凭借这种理念，Martini 诊所如今每年治疗超过 5 000 例前列腺癌患者。

9.9 未来趋势

2013年，德国癌症协会的独立认证机构 OnkoZert 宣布了其项目"oncomap.de"。这个项目旨在使患者能够直观地了解治疗效果，让患者根据认证情况和实时质量地图选择治疗中心。Oncomap.de 使患者能够第一时间看到哪家诊所可以提供"他们需要的服务"。该地图会显示出针对每种癌症的所有认证中心的联系方式，如乳腺癌、前列腺癌、肺癌等。它是基于DKG的癌症中心认证计划。对于任何不再满足认证规定要求的中心，其证书将被撤销，并且不再在地图上列出。

未来政府和医疗服务提供者将更加关注全面质量管理，目的是提高治疗效果的质量和患者满意度。

> **提示与技巧**
>
> - 要建立一个按照通用标准设计和运行的系统，首先需要倾听我们的患者，即系统的最终用户的意见。根据当前的诊断和治疗要求，在系统设计规划和运行的每个阶段，患者的反馈都是非常宝贵的。图9.4中提供了在流程设计中必须考虑的要点。

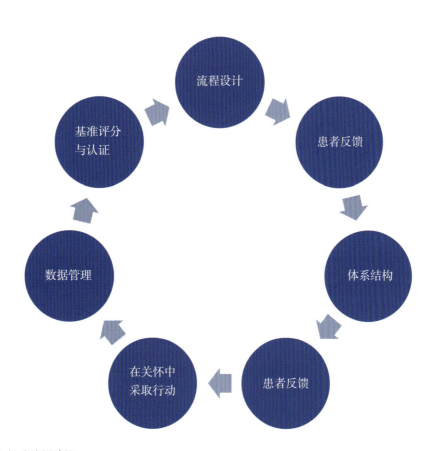

图 9.4 卓越中心的行动计划建议

（谭怡清 译，刘锦平 审校）

参考文献

[1] Hwang S, Esserman LJ. Components of a breast care program//Kuerer's breast surgical oncology. New York: McGraw Hill, 2010: 61–71.

[2] Pittathankal A. Care pathways for patients with breast cancer. Trends Urol Gynaecol, 2010, 15(2):10–13.

[3] Gandamihardja TAK. Analysing breast Cancer multi-disciplinary patient management: a prospective observational evaluation of team clinical decision-making. World J Surg, 2019, 43(2):559–566.

[4] Morris E, Forman D, Haward B. The impact of the Calma-Hine report: analysis of breast and colorectal cancer surgical workloads and the degree of surgical site specialization in the Yorkshire region of the UK, 1990–2000. Eur J Cancer

Care,2007,16(2):150–155.
[5] Baril C, Gascon V, Miller J ,et al. Use of a discrete-event simulation in a kaizen event: a case study in healthcare. Eur J Oper Res,2016,249(1):327–339.
[6] Cataliotti L, Costa A, Daly PA,et al. Florence statement on breast cancer, 1998 forging the way, ahead for more research on and better care in breast cancer. Eur J Cancer, 1999, 35:14–15.
[7] Wilson ARM, Marotti L, Bianchi S,et al. The requirements of a specialist breast centre. Eur J Cancer, 2013, 49:3579–3587.
[8] Griesshammer E, Wesselmann S. European cancer center certification program: a European way to quality of cancer care. The European cancer center certification program: a European way to improve the quality of oncological care. The Gynecologist,2019,52:380–385.
[9] Kowalski C, Graeven U, von Kalle C,et al. Shifting cancer care towards multidisciplinarity: the cancer center certification program of the German Cancer Society. BMC Cancer,2017,17:850.
[10] Kowalski C, Ferencz J, Brucker SY,et al. Quality of care in breast cancer centers: results of benchmarking by the German Cancer Society and German Society for Breast Diseases. Breast,2015,24:118–123.
[11] Trautmann F, Reißfelder C, Pecqueux M,et al. Evidence-based quality standards improve prognosis in colon cancer care. Eur J Surg Oncol,2018,44:1324–1330.
[12] Porter M. What is value in health care?, 2010. N Engl J Med, 2010, 363:2477–2481.
[13] Fayanju OM, Mayo TL, Spinks TE,et al. Value-based breast cancer care: a multidisciplinary approach for defining patient-centered outcomes. Ann Surg Oncol, 2016, 23(8): 2385–2390.

乳腺癌手术训练方法

10

Anil Cubukcu

10.1 引 言

10.1.1 乳腺专科的发展历程

1894 年 Halsted 描述了乳腺癌根治术，这是乳腺癌治疗史上的一个里程碑。Halsted 术式包括切除乳房、胸肌和所有的腋窝淋巴结[1]。然而，从那时起，乳腺癌的治疗开始发生巨大的变化[2]。

随着肿瘤生物学信息的积累，乳腺癌的系统治疗和靶向治疗开始成为人们关注的焦点。在这一时期，创伤更小、美容效果更好的外科手术方式也在不断发展[2]。医疗技术的进步和公众健康意识的提高，使得更多的早期乳腺癌患者得到诊断[3]。

在此期间，乳腺癌的死亡率急剧下降。1975—2010 年，乳腺癌的死亡率从每年的 32/10 万人下降到每年 21/10 万人（34%），但与此同时，发病率增加了 30%，尤其是局限性乳腺癌（62%）[4]。上述所有在乳腺癌诊断、治疗和随访方面的进展，至少有一部分是由乳腺中心的发展引起的，同时这也反过来推动了乳腺中心的进一步发展[5]。

几十年前，随着人们对乳腺癌诊断和治疗的日益重视，出现了乳腺肿瘤外科学这门学科。这种专业性发展有助于实现更理想的肿瘤学效果和更高的患者满意度[2]。专门的乳腺肿瘤医生的出现可能也加速了专业的乳腺外科中心的构建。

关于"在乳腺中心工作的专业乳腺肿瘤医生和外科医生是否会改善乳腺癌患者的生存状况？"

A. Cubukcu (✉)
Kocaeli University, Kocaeli, Turkey

© Springer Nature Switzerland AG 2021
M. Rezai et al. (eds.), *Breast Cancer Essentials*, https://doi.org/10.1007/978-3-030-73147-2_10

这一问题的答案可能是肯定的，事实也确实如此。据报道，在专科中心接受治疗的患者的肿瘤学疗效明显优于在非专业诊所接受治疗的患者[6,7]。

因此，乳腺癌的临床决策和手术治疗变得越来越复杂，而乳腺肿瘤外科亚专业培训也变得越来越有必要[2]。

10.1.2 乳腺外科医生的资质界定

美国乳腺外科医师协会将乳腺外科医生定义为致力于对乳腺疾病和乳腺恶性肿瘤患者进行评估和治疗的医生[5]。虽然这个定义对一些人来说相当匹配，但对另一些人来说可能并非如此。需要强调的是，乳腺外科医生应该熟悉非常专业的问题，如乳腺癌遗传学，甚至乳腺 MRI 等，并具备足够的手术能力[8,9]。

医患沟通是一个经常被低估的问题，乳腺癌患者和乳腺外科医生之间的沟通非常重要。然而，外科医生经常不关注患者的情绪或担忧。在医患沟通方面，潜在的可改进之处可能是讨论知情决策的一些要素和表达同情[10]。除了高超的专业技能和丰富的专业知识外，乳腺外科医生还必须具备表达同理心的能力。

显然，我们需要培养一类特殊的外科医生，既能满足乳腺癌患者的情感需求，又能掌握进行最高质量手术所需的技术能力[5]。

外科协会也认识到，在多学科背景下，对乳腺肿瘤外科医生的标准化培训项目的需求越来越大。美国乳腺外科医师协会（American Society of Breast Surgeons，ASBS）、肿瘤外科协会（Society of Surgical Oncology，SSO）、美国乳腺疾病协会（American Society of Breast Disease，ASBD）和Susan G. Komen乳腺癌基金会的领导者们，在普通外科住院医师培训完成后制定了正式的乳腺肿瘤外科培训计划[2]。在美国，培训周期被规划为12个月，其中大部分时间学员在外科诊所度过，目标是获得在乳腺疾病诊断、不同治疗方案中做出正确选择、围手术期护理以及专科手术（如保留乳头乳晕复合体的乳房切除术、保留皮肤的乳房切除术、肿瘤整形技术，以及新辅助化疗后初始淋巴结阳性患者的腋窝淋巴结清扫术等）方面的专业知识。乳腺肿瘤内科、放射肿瘤科、整形外科、乳腺影像诊断学、乳腺病理学、遗传学、癌症筛查和预防以及社区服务都是该项目安排的轮训内容。此外，学员应积极参加多学科肿瘤病例讨论会和治疗方案规划会议。除了机构的教学课程外，ASBS还开发了一个基于网络的复习模块，用于乳腺肿瘤的多学科自我评估和学习。乳腺外科专科培训评估项目可供学员使用，在进入培训项目时进行预测试,在培训结束时进行后测试。

该课程由疾病、诊断方式和外科手术组成。根据发生的频率和需要了解的必要性将所有这些科目划分为亚组。例如，在乳腺影像学方面，需要全面掌握并能运用乳腺X线检查、超声和MRI，同时还需要重点了解正电子发射乳腺X线检查和分子乳腺成像技术。

此外，外科手术被分为基本且常见、基本但不常见以及复杂的手术。这种分类是基于乳腺外科医生实施手术的频率。课程的细节可在SSO网站上找到。

欧洲肿瘤外科学会（European Society of Surgical Oncology，ESSO）在欧洲组织了类似的教育项目。ESSO乳腺外科进修项目旨在为那些希望在乳腺肿瘤患者的多模式临床诊疗方面获得进一步的专业培训，并为在乳腺癌研究方面接受更深入培训的外科医生提供亚专业教育。

与美国一样，ESSO乳腺外科进修项目包括至少12个月的培训，其中至少有8个月的乳腺外科培训。该项目中的强制性教育活动是参与50次手术，进行临床轮转，参加会议和至少2次ESSO课程，开展临床或实验室研究，以及参加欧洲外科资格委员会（European Board of Surgery Qualification，EBSQ）考试。

乳腺外科手术包括诊断性活检、部分和全乳房切除术、腋窝淋巴结清扫术、前哨淋巴结活检以及乳房重建和肿瘤整形手术。临床轮转由乳腺影像学、遗传学、病理学、肿瘤内科学、放疗和研究组成。这些正式的轮转还包括参与多学科会议和参加肿瘤亚专科门诊。

除了上述的正式培训程序外，在美国和欧洲还有许多认证项目可供选择，其中之一是由欧洲肿瘤学院与德国乌尔姆大学（Ulm University）合作举办的"乳腺癌能力证书项目"[11]。这个项目的重要特征是有国际学员参与。该项目不仅对外科医生开放，也对妇科医生、肿瘤内科医生、放射肿瘤科医生和临床肿瘤科医生开放。该项目为期13个月，由讲座、研讨会、讲习班、现场手术和肿瘤委员会组成。在每个模块结束时，对学员进行多项选择题测试。该计划最吸引人的特点可能是它不影响学员的家庭生活和全职工作。

显然，乳腺外科培训对从事乳腺外科的医生来说是必不可少的，并应该在完成普通外科住院医师培训后进行（在一些国家也有妇科住院医师培训）。培训或进修项目应该由乳腺外科协会与学术中心合作准备。课程必须包含理论讲座和手术培训。

乳腺外科培训项目必须包含肿瘤整形手术。学员必须作为主刀医生或第一助手参与外科手术。学员需要完成的最低限度的外科手术数量应根据以往项目中的相关数据来确定。

除了手术问题外，培训计划还应包括乳腺外科医生需要了解的肿瘤学、放射肿瘤学、乳腺影像学、乳腺癌筛查、乳腺癌遗传学和研究等内容。在每个讲座结束时（也可以在讲座开始之前），应进行测验，并立即进行反馈，以衡量学习效果。

在乳腺癌患者的治疗过程中，有一个问题经常被忽视，那就是外科医生与患者之间的沟通可能存在缺陷，从而导致患者对外科医生缺乏信心。

大多数乳腺癌患者对不同外科医生推荐的不同治疗方案和来自互联网的信息感到困惑。对于患者心中存在的很多问题，外科医生应该耐心地予以解答。乳腺外科医生在与患者讨论治疗方案时，不应像无情的程序一样，而应表示同情，让患者感觉到自己的担忧被理解。许多手术技术高超的外科医生在与他们的患者交流时可能做得非常不充分。为了解决这个问题，可以由沟通专家组织医患交流小组讨论和角色扮演讲座。精神科专家可以就乳腺癌患者的情感期望举办相关讲座。

我们建议的培训项目时长为 12~18 个月，这取决于各国的社会经济条件和项目强度。这种培训计划必须是可持续的，以便为社会带来长期效益。因此，项目强度必须尽可能与学员的家庭生活和他们从事的全职工作相协调。为了方便参与，有些课程可以采用线上方式。当然，如果乳腺外科可以成为普通外科的一个主要专业，那么这些问题将更容易解决。

乳腺外科医生的教育应该贯穿其整个职业生涯。为此，应建立一个持续的培训门户网站，使学员之间能够相互交流，并能与课程组织者沟通。

10.2 结　论

乳腺癌患者应该由一个专门的多学科团队进行治疗和随访。乳腺外科医生是这个团队非常重要的组成部分。过去和现在的大多数乳腺外科医生都没有接受过乳腺外科的专业培训，而是通过长期从事乳腺外科的工作而逐渐获得这一称号。然而，目前这并不是一个理想的解决方案，因为肿瘤外科的范畴已经得到了极大的拓宽，乳腺癌的治疗方案也增加了很多。未来乳腺外科医生在完成普通外科住院医师培训后，必须接受标准化的乳腺肿瘤外科学教育。乳腺外科协会应与学术中心合作，制定培训或进修课程，课程内容必须包括理论讲座和外科手术培训（其中应包括肿瘤整形手术）。

> **提示与技巧**
> - 乳腺癌应由多学科团队进行治疗和随访。
> - 外科医生是这个团队的核心，或者至少是这个团队中非常重要的一员。
> - 乳腺外科医生是专业的外科医生。
> - 在完成普通外科住院医师培训后，应接受乳腺外科培训。

（谭怡清　译，罗静　审校）

参考文献

[1] Ghossain A, Ghossain MA. History of mastectomy before and after Halsted. J Med Liban, 2009, 57(2):65–71.

[2] Teshome M, Kuerer HM. Training of breast surgical oncologists. Chin Clin Oncol, 2016, 5(3):43.

[3] Rojananin S, Lohsiriwat V. International oncoplastic breast surgery training. Gland Surg,2014,3(3):155–157.

[4] Narod SA, Iqbal J, Miller AB. Why have breast cancer mortality rates declined? J Cancer Policy, 2015, 5(2015):8–17.

[5] American Society of Breast Surgeons. What is a breast surgeon? https://breast360.org/topics/2017/01/01/ what-breast-surgeon/

[6] Akdag HC, Cantürk NZ. Improvement of breast cancer patient pathway using EUSOMA standards and European guidelines. Chirurgia (Bucur),2017,112(4):449–456.

[7] Kesson EM, Allardice GM, George WD, et al. Effects of multidisciplinary team working on breast cancer survival: retrospective, comparative, interventional cohort study of 13 722 women. BMJ,2012,344:e2718. https://doi.org/10.1136/bmj. e2718.

[8] Plichta JK, Sebastian ML, Smith LA, et al. Germline genetic testing: what the breast surgeon needs to know. Ann Surg Oncol,2019,26:2184–2190. https://doi. org/10.1245/s10434–019–07341–8.

[9] Drew PJ. MRI guidelines: what a surgeon needs to know. Eur J Radiol,2012,81(Suppl 1):S35. https://doi.org/10.1016/S0720–048X(12)70014–1.

[10] Levinson W, Hudak P, Tricco AC. A systematic review of surgeon-patient communication: strengths and opportunities for improvement. Patient Educ Couns,2013,93(1):3–17. https://doi.org/10.1016/j. pec. 2013. 03. 023. Epub 2013 Jul 16.

[11] Montagna G,Anderson D,Bochenek-Cibor J,et al. How to become a breast cancer specialist in 2018: The point of view of the second cohort of the Certificate of Competence in Breast Cancer (CCB2). The Breast,2019,43:18–21. https://doi.org/10.1016/j. breast.2018.10.006. Epub 2018 Oct 22.

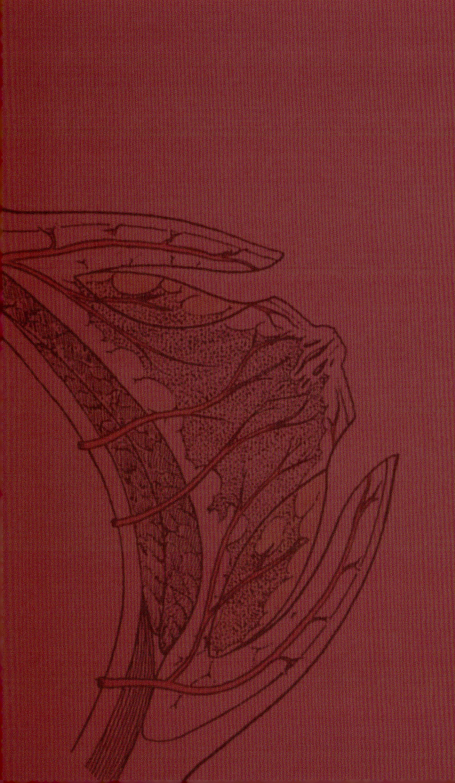

第 2 部分

手术前管理

乳腺癌患者评估与临床分期

Sangita Sequeira, Tulin D. Cil

11.1 引言

为了准确诊断乳腺癌，对患者的主诉进行全面评估非常重要。这一评估过程包括对患者进行详细而有针对性的病史采集和体格检查，然后进行适当的诊断性检查。有针对性的病史采集旨在详细了解患者的症状，以及发生乳腺癌的危险因素。体格检查可以让外科医生确定病变的位置和范围。重要的诊断性检查包括乳腺 X 线摄影、超声，必要时行 MRI 检查，以及对可疑区域进行影像引导下穿刺活检以进行病理学评估。有时，还需要进行其他检查以对全身性疾病进行评估。收集到适当的信息后即可使用美国癌症联合委员会（American Joint Committee on Cancer，AJCC）乳腺癌分期系统[1]对患者进行临床分期，并进一步根据预后指导治疗方案。

11.2 病史

11.2.1 现病史

收集患者的现病史对判断其当前疾病的性质和严重程度非常重要。作为一名乳腺肿瘤专家，患者就诊的原因可能是新出现的乳房症状或筛查影像上显示的乳房异常，应该询问患者是否有以下症状，如新发疼痛、肿块、皮肤改变、乳头变化或乳头溢液等，并且了解这些症状首次出现的时间和持续时间。乳腺癌最常见的临床表现是新发现、可触及的乳房肿块。

有时无症状的患者也可能在筛查性乳腺 X 线摄影中发现异常，此时应该将当前的影像与过去的影像进行对比分析。

11.2.2 危险因素

评估患者发生乳腺癌的危险因素不仅可以帮助判断是否患有乳腺癌，还可以预测未来的患病风险和可能的遗传倾向。危险因素分为可改变的危险因素和不可改变的危险因素两类。

11.2.2.1 可改变的危险因素

- **体重指数（body mass index，BMI）过高。** BMI 过高是绝经后乳腺癌的一个危险因素[2]。体重和乳腺癌风险之间的关系可能与脂肪组织产生的雌激素水平增加有关。绝经后体重增加的女性患乳腺癌的风险更高[3]。相反，绝经后体重减轻的女性患乳腺癌的风险较低[3]。特别是，BMI 与激素受体阳性乳腺癌之间存在关联[2]。

- **饮酒。** 饮酒与乳腺癌风险增加呈剂量依赖性关系[4]。这种关系的确切机制尚不明确,但可能涉及多种导致乳腺癌风险增加的生物学途径。饮酒会导致内源性雌激素水平升高[4]。此外,酒精代谢会产生一些致癌物质,干扰乳腺细胞的线粒体和DNA[4]。酒精还会影响叶酸的吸收和代谢,进而影响DNA的表达和完整性[4]。建议女性每天饮酒最多1杯,其中1杯酒相当于1.5OZ(1OZ≈29.57 mL)烈酒、5OZ葡萄酒或15OZ的啤酒[5]。

- **激素替代疗法**(hormone replacement therapy, HRT)。激素替代疗法通常用于缓解更年期症状。其使用与乳腺癌的发生率和死亡率增加有关,这在女性健康倡议(Women's Health Initiative)试验中得到证实,其中女性参与者接受了雌激素和孕激素治疗[6]。接受激素替代疗法组与安慰剂组相比,乳腺癌发生率增加了26%[7]。乳腺癌的风险也与激素替代疗法的持续时间有关,持续时间越长,风险越大[8]。此外,停用激素替代疗法后,风险也会下降[9]。激素替代疗法与乳腺癌之间的这种关系也在其他研究中得到了证实[10]。

- **运动**。运动是预防乳腺癌的一个保护性因素,运动量更大的女性发生乳腺癌的风险更低[11]。在体力活动增加的绝经前和绝经后女性中,乳腺癌发生率降低了25%~30%[12]。

- **母乳喂养**。母乳喂养与乳腺癌风险降低有关[13]。特别是,母乳喂养时间越长,乳腺癌风险就越低。

11.2.2.2 不可改变的危险因素

- **年龄**。乳腺癌的发病率随年龄增长而增加,大多数乳腺癌患者确诊时的年龄为55~64岁,中位年龄为62岁[14]。据统计,未来10年内患乳腺癌的风险会随着年龄增长而逐渐升高[15]。

- **乳腺组织密度**。乳腺组织密度是指在影像上可见的乳房内纤维腺样乳腺组织所占的比例[16]。乳腺影像报告和数据系统(breast imaging reporting and data system, BI-RADS)第5版将乳腺组织密度分为以下四类:①乳房几乎完全由脂肪组成;②乳房存在散在的纤维腺样密度区域;③乳腺密度不均匀,可能会遮盖小肿块;④乳腺致密,从而降低了乳腺钼靶摄影的敏感性[17]。研究表明,乳腺高度致密是乳腺癌发展的独立危险因素,相对危险度增加约5倍[18]。然而,其潜在的病理生理机制尚未完全阐明。

- **生育史**。终生暴露于雌激素是乳腺癌的一个危险因素,初潮年龄早和绝经年龄晚与乳腺癌的发病风险增加相关[19]。此外,首次活产年龄较大和未生育也是乳腺癌的危险因素[19]。

- **既往高危乳腺病变**。有非典型增生,如导管内非典型增生(atypical ductal hyperplasia, ADH)、小叶内非典型增生(atypical lobular hyperplasia, ALH),或者小叶原位癌(lobular carcinoma in situ, LCIS)等病史,会增加患乳腺癌的终生风险,尽管这些是良性病变。

- **小叶原位癌**。LCIS是乳腺癌的一个危险因素,每年患乳腺癌的风险为1%[20]。一项研究显示,在确诊LCIS后10年内,有7%的女性发展为乳腺癌[21]。这种风险适用于同侧和对侧乳房。

- **非典型增生**。ADH是指乳腺导管中有异型细胞,且导管受累范围不超过2mm[22]。这与低级别导管原位癌(ductal carcinoma in situ, DCIS)不同,后者有更大范围的导管受累。ALH是指小叶中有异型细胞,且小叶受累不超过50%[22]。这与LCIS不同,后者有更大范围的小叶受累。患有这些非典型增生病变的女性患癌症的风险增加,患乳腺癌的相对风险较普通女性高出约4倍[20]。此外,非典型增生病灶数量越多,风险越高,25年内患乳腺癌的绝对风险可能高达30%[23]。

- **平坦型上皮非典型增生**。其通常与其他高危病变如ADH、ALH和低级别DCIS相关[20]。乳腺癌的风险似乎与其和这些高危病变的关联有关[24]。

- **胸部放疗**。在30岁之前接受过胸部放疗的女性,如因霍奇金淋巴瘤接受放疗的女性,属于乳腺癌的高危人群[25]。50岁时该人群的乳腺癌累积发病率约为30%[26]。

- **家族史**。家族成员罹患癌症可能表明其他成员对乳腺癌的潜在易感性。患者有以下家族史情况时提示存在潜在的家族易感性:1例或多例50岁以下诊断为乳腺癌、卵巢癌、男性乳腺癌、胰腺癌、前列腺癌或有阿什肯纳兹犹太人血统[27]。

- **已知基因突变**。BRCA1和BRCA2基因突变与45%~90%的乳腺癌终生发病风险相关[28]。这些突变导致的乳腺癌占所有乳腺癌病例的5%~10%。其他与乳腺癌发病风险增加相关的已知基因突变包括 p53（利-弗劳梅尼综合征）、STK11（黑斑息肉综合征）、PTEN（多发性错构瘤综合征）、CDH1（遗传性弥漫性胃癌）、CHEK2、ATM 和 PALB2[29]。如果有一级亲属携带乳腺癌易感基因突变，那么自己也可能是该基因突变的携带者。

- **种族和族裔**。非西班牙裔白人女性和黑人女性更易患乳腺癌。黑人女性更易患更具侵袭性的三阴性乳腺癌。阿什肯纳兹犹太人群体比一般人群有更高的 BRCA1 和 BRCA2 突变发生率[30]，因此他们比一般人群患乳腺癌的风险更高。

11.3 体格检查

体格检查包括乳房以及腋窝和颈部淋巴结检查。检查时患者取坐位和仰卧位。

11.3.1 坐位检查

在坐位时，应该观察整个乳房，包括乳头和乳晕，注意其大小、对称性、皮肤质地和颜色，并与对侧乳房进行比较。乳腺癌可能导致皮肤凹陷、乳头回缩、乳头内陷、红肿、糜烂或刺激性改变，这些改变与乳腺癌和乳头及皮肤之间的关系有关。在坐位时借助重力作用，可以识别出这些改变。当患者将双臂置于髋部或高举过肩部时，这些改变可能变得更加明显。有时乳房病变可以在患者坐位时用双手触诊到。

颈部、锁骨上、锁骨下和腋窝区域的淋巴结也应在坐位时进行触诊。可疑特征包括淋巴结肿大、质地变实、固定和粘连。

11.3.2 仰卧位检查

当患者取仰卧位并将双臂上举置于头后方时，可以触诊乳房。检查者用手指的指腹以放射状或垂直带状方式进行触诊。应该记录任何异常肿块的大小、质地、边界和位置。位置可以用钟面法表示，并记录病变距乳头的距离。

11.4 诊断性检查

仅凭临床检查并不能确诊乳腺癌。对新发现的乳房病变进行诊断需要影像学检查以及病理学证实。重要的是，临床检查要与影像学检查和活检结果相符。

11.4.1 乳腺钼靶摄影

乳腺钼靶摄影是使用低剂量 X 线对乳房进行成像。乳腺钼靶摄影也可以用来定期筛查那些没有明显乳腺癌症状或家族史的女性，评估她们是否有乳腺癌隐患。一般来说，50~70 岁的女性每两年做一次乳腺钼靶摄影即可，因为这个年龄段的女性患乳腺癌的风险较高，而且这种检查可以及时发现乳腺癌，从而提高治愈率和降低死亡率[31]，其灵敏度为 67%~93%[32]，但对年轻女性和乳腺致密的女性诊断准确性较低[33]。乳腺钼靶摄影结果中的不良特征包括钙化和腺体结构扭曲。

数字乳腺体层合成

数字乳腺体层合成（digital breast tomosynthesis, DBT）是一种通过对乳房进行 X 线摄影重建三维 X 线图像的技术。DBT 可以减少常规乳腺钼靶摄影中由于组织重叠而产生的遮挡效应，在检查乳腺癌方面已经显示出比数字乳腺钼靶摄影更高的灵敏度[34]，但并未显示出更高的特异度。而且因为这项技术相对较新，目前还不清楚它是否对乳腺癌死亡率有影响。

11.4.2 乳腺超声检查

乳腺超声检查是对乳腺钼靶摄影检查乳房病变的一个很好的辅助手段，与单独使用乳腺钼靶摄影相比，其检测乳腺癌的准确性更高[35]。这在乳腺致密的年轻患者[36]和检测较小的肿瘤[37]方面尤其明显。超声有时可以检测出乳腺钼靶摄影上的隐匿病变[36]，而且可以根据病灶的形状、内容物（即实性或囊性）和边缘来绘制病变。

11.4.3 腋窝超声检查

腋窝淋巴结状态是影响乳腺癌患者总生存率的一个预后因素[38]。腋窝超声检查可以用来评估腋窝淋巴结的分期，帮助检测淋巴结是否有转移。超声可以根据淋巴结的回声、形态和皮质厚度来描述腋窝淋巴结的特征。超声检查中腋窝淋巴结的异常表现包括低回声，缺乏脂肪门，偏心性皮质增厚 ≥ 3mm，以及直径 > 5mm[39]。其总体灵敏度为 26%~87%，特异度为 55%~98%[40]。有学者认为，术前评估腋窝可能会导致那些腋窝病变负担较低的患者接受过度治疗，例如，使用新辅助化疗，甚至进行腋窝淋巴结清扫术。另外，在某些情况下，它可能有助于避免先行前哨淋巴结活检，而直接进行腋窝淋巴结清扫。

11.4.4 乳腺 MRI

乳腺 MRI 适用于乳腺癌高风险女性，作为其乳腺癌筛查的一种术中方法。乳腺 MRI 是一种非常敏感的检查方法，具有很高的阴性预测值，并且已被证明与单独使用乳腺 X 线摄影相比，其在高风险女性的乳腺癌检测方面具有明显优势[41]，能够检测出临床和乳腺 X 线摄影中的隐匿性乳腺癌[42]。

乳腺 MRI 需要注射钆造影剂，并在俯卧位进行检查。其能够检测出血管性病变，但不能识别钙化，因此在诊断低至中度导管原位癌方面存在局限性。乳腺 MRI 的使用与活检率和乳房切除术率的增加相关[43]，但除此之外，尚未显示其与总生存率增加相关[43]。乳腺 MRI 检查的禁忌证包括 MRI 检查的一般禁忌证和妊娠期（由于需要使用钆造影剂）。

11.4.5 乳腺影像报告和数据系统（BI-RADS）

BI-RADS[44] 是由美国放射学会（American College of Radiology, ACR）开发的一种标准化评分系统，是根据影像学上病变的恶性可能性来对乳房病变进行分类，并提出相应的管理建议。使用 BI-RADS 的目的是减少乳房病变报告间的差异。

BI-RADS 评分范围为 0~6 分，如下所示。对于影像学显示 BI-RADS 4 级及以上病变的患者，建议进行组织学诊断[44]。

BI-RADS 分类（ACR 第 5 版）[44]：
- 0 类：不完整评估，需要额外的影像学检查或回顾既往的影像。
- 1 类：阴性。
- 2 类：良性发现。
- 3 类：可能良性。
- 4 类：可疑。
  - 4A 类：恶性肿瘤的可能性低；
  - 4B 类：中度怀疑恶性肿瘤；
  - 4C 类：高度怀疑恶性肿瘤。
- 5 类：高度提示恶性。
- 6 类：活检证实为恶性。

11.4.6 影像引导下的针吸活检 / 细针穿刺活检

影像引导下的活检是获得乳腺病变病理学诊断的金标准。该方法可以通过立体定向乳腺 X 线摄影、超声或 MRI 完成。根据影像学方式对可疑病变的显示效果，以及资源的可用性和可及性，选择适合的影像学方式来进行引导下活检。

对于可疑的乳腺病变可以进行针吸活检或细针穿刺活检。然而，细针穿刺活检无法评估组织结构，有可能导致取样不充分或无法进行诊断，并且与高假阴性率相关[45]。与细针穿刺活检相比，针吸活检具有更高的灵敏度、特异度和诊断准确性[46]，因此通常推荐使用针吸活检来进行组织学诊断。

真空辅助活检是一种可以从病变的不同区域进行组织取样的技术，取样大小比针吸活检取得的样本大两倍[39]。它可以帮助更准确地区分非典型导管增生和导管原位癌[47]。小的良性病变可以用这种技术完全切除。应该在术前对异常淋巴结进行针吸活检，其灵敏度和特异度分别为 80% 和 98%[48]。如果有多个异常淋巴结，应该对最具异常特征的淋巴结进行活检。在比较针吸活检和细针穿刺活检对异常淋巴结的检测灵敏度时，未发现具有统计学意义的显著差异[48]。

这些诊断程序的并发症很少，包括出血和感染。如果病理结果与影像学特征不一致，则必须重新进行活检或手术切除。

11.4.7 受体状态

对已确诊为乳腺癌的活检标本应该通过免疫组化来检测雌激素受体（ER）、孕激素受体（PR）和 HER2-neu 受体的表达状态。HER2 状态也可以通过测量 *HER2* 基因扩增的原位杂交技术来确定。这些结果将指导治疗。更具体地说，它们是化疗、内分泌治疗和免疫治疗反应的预测因子。受体状态也与乳腺癌预后相关，并且现在已被纳入乳腺癌分期系统[1]。

11.4.8 转移性肿瘤评估

乳腺癌通过淋巴系统和血液传播，一般不需要对患者常规进行转移性肿瘤评估。进行转移性肿瘤评估的指征包括以下情况：肿瘤＞5cm 或病变累及皮肤或胸壁，临床检查发现异常淋巴结且经活检证实存在腋窝转移，以及出现转移病灶的体征和症状[49]。转移性肿瘤的体征和症状可能包括咳嗽、咯血、腹部症状、腹部或盆腔体检发现异常病灶和骨痛。远处转移最常见的部位是骨骼、肺、肝脏和脑部。排除这些部位远处转移的检查包括胸部X线摄影、肝脏超声、胸腹盆腔CT和骨扫描[49,50]。

11.5 临床分期

乳腺癌AJCC分期系统是基于病变的范围来进行临床分期和最终的病理分期[1]。该分期系统为治疗方案和建议提供指导，并对乳腺癌进行预后评估。临床分期是根据病史、体格检查、影像学检查和活检的病理学结果来确定的。有不同的分期分组，包括解剖学分期组和临床预后分期组。建议在常规可检测生物标志物的医疗中心进行临床预后分期，而在不具备这些条件的医疗中心进行解剖学分期。

临床肿瘤（T）分期是依据体格检查和影像学结果确定的侵袭性肿瘤的大小来决定的，使用肿瘤的最大尺寸。临床淋巴结（N）分期是依据临床检查、影像学和（或）活检结果确定的淋巴结受累情况来决定的。远处转移（M）分期是根据转移性病灶的证据来确定的，当有指征时，在转移评估中确定。

11.6 结 论

详细询问患者的症状和乳腺癌危险因素，并对乳房和淋巴结进行体格检查，是评估和检查新发乳房病变的重要步骤。需要进行乳腺X线摄影和超声检查来评估异常情况。对于不确定或疑似癌性病变应进行活检，并且活检结果应具有一致性。然后可以使用乳腺癌的AJCC分期系统来对患者进行分期，最终根据预后情况指导治疗。

提示与技巧

- 无论影像学结果如何，针对患者的任何新发乳房问题都应该进行详细的病史询问和体格检查。例如，致密的乳腺可能会掩盖可触及的肿块，导致影像学结果无可疑发现。
- 注意乳腺边缘的"极限"部位，如锁骨下间隙和乳房下皱襞等，这些区域很难在筛查性乳腺X线摄影上捕捉到，因此更依赖于体格检查评估。
- 临床乳腺检查仍然是双侧乳房切除术后患者（无论是否重建）乳腺筛查的主要方法。
- 与放射科同事一起复核影像学结果，以便为有乳腺病变的患者确定最佳的诊断和治疗方案。

（陈杰 译，罗静 审校）

参考文献

[1] Hortobagyi GN, Connolly JL, D'Orsi CJ, et al. Breast// Amin MB, Edge SB, Greene F, et al., editors. AJCC cancer staging manual. 8th ed. Chicago: Springer,2017: 589–636.

[2] Feigelson HS, Patel AV, Teras LR, et al. Adult weight gain and histopathologic characteristics of breast cancer among postmeno pausal women. Cancer,2006,107:12–21.

[3] Eliassen AH, Colditz GA, Rosner B, et al . Adult weight change and risk of post menopausal breast cancer. JAMA,2006,296:193–201.

[4] Shield KD, Soerjomataram I, Rehm J. Alcohol use and breast cancer: a critical review. Alcohol Clin Exp Res, 2016, 40:1166–1181. https://doi.org/10.1111/ acer.13071.

[5] 2015–2020 Dietary Guidelines for Americans. 8th Edition. U.S. Department of Health and Human Services and U.S. Department of Agriculture,2015,http://health.gov/dietaryguidelines/2015/guidelines/. Accessed 20 Apr 2019.

[6] Chlebowski RT, Anderson GL, Gass M,et al. Estrogen plus progestin and breast cancer incidence and mortality in postmenopausal women. JAMA,2010,304:1684–1692. https://doi.org/10.1001/jama.2010.1500.

[7] Rossouw JE, Anderson GL, Prentice RL, et al. Risks and benefits of estrogen plus progestin in healthy postmenopausal women: principal results from the Women's health initiative randomized controlled trial. JAMA,2002,288:321–333.

[8] Anderson GL, Chlebowski RT, Rossouw JE, et al. Prior hormone therapy and breast cancer risk in the Women's health initiative randomized trial of estrogen plus progestin. Maturitas, 2006,55:103–115.

[9] Chlebowski RT, Kuller LH, Prentice RL, et al. Breast cancer after use of estrogen plus progestin in postmenopausal women. N Engl J Med,2009,360:573–587. https://doi.org/10.1056/NEJMoa0807684.

[10] Narod SA. Hormone replacement therapy and the risk of breast cancer. Nat Rev Clin Oncol,2011,8:669–676. https://doi.org/10.1038/nrclinonc.2011.110.

[11] de Boer MC, Wörner EA, Verlaan D, et al. The mechanisms and effects of physical activity on breast Cancer. Clin Breast Cancer,2017,17:272–278. https://doi.org/10.1016/j.clbc.2017.01.006.

[12] Friedenreich CM, Cust AE. Physical activity and breast cancer risk: impact of timing, type and dose of activity and population subgroup effects. Br J Sports Med,2008,42:636–

[13] Collaborative Group on Hormonal Factors in Breast cancer. Breast cancer and breastfeeding: collaborative reanalysis of individual data from 47 epidemiological studies in 30 countries, including 50 302 women with breast cancer and 96 973 women without the disease. Lancet, 2002,360:187–195.

[14] National Cancer Institute. Surveillance, epidemiology, and end results program. Cancer Stat Facts: Female Breast Cancer. https://seer.cancer.gov/stat facts/html/breast.html. Accessed 20 Apr 2019.

[15] DeSantis C, Ma J, Bryan L, et al. Breast cancer statistics, 2013. CA Cancer J Clin, 2014,64:52–62. https://doi.org/10.3322/caac.21203.

[16] Nazari SS, Mukherjee P. An overview of mammographic density and its association with breast cancer. Breast Cancer,2018,25:259–267. https://doi. org/10.1007/s12282-018–0857-5.

[17] Spak DA, Plaxco JS, Santiago L, et al. BI-RADS® fifth edition: a summary of changes. Diagn Interv Imaging,2017,98:179–190. https://doi. org/10.1016/j.diii.2017.01.001.

[18] McCormack VA, dos Santos Silva I. Breast density and parenchymal patterns as markers of breast cancer risk: a meta-analysis. Cancer Epidemiol Biomark Prev,2006,15:1159–1169.

[19] Kelsey JL, Gammon MD, John EM. Reproductive factors and breast cancer. Epidemiol Rev, 1993,15:36–47.

[20] Morrow M, Schnitt SJ, Norton L. Current management of lesions associated with an increased risk of breast cancer. Nat Rev Clin Oncol,2015,12:227–238. https://doi.org/10.1038/nrclinonc.2015.8.

[21] Chuba PJ, Hamre MR, Yap J, et al. Bilateral risk for subsequent breast cancer after lobular carcinoma-in-situ: analysis of surveillance, epidemiology, and end results data. J Clin Oncol, 2005,23:5534–5541.

[22] Lakhani S. Ellis IO, Schnitt SJ, et al. WHO classification of tumours of the breast. 4th ed. Lyon: IARC Press,2012: 77–89.

[23] Hartmann LC, Degnim AC, Santen RJ, et al. Atypical hyperplasia of the breast-risk assessment and management options. N Engl J Med,2015,372:78–89. https://doi.org/10.1056/ NEJMsr1407164.

[24] Said SM, Visscher DW, Nassar A, et al. Flat epithelial atypia and risk of breast cancer: a mayo cohort study. Cancer, 2015, 121:1548–1555. https://doi.org/10.1002/cncr.29243.

[25] Hancock SL, Tucker MA, Hoppe RT. Breast cancer after treatment of Hodgkin's disease. J Natl Cancer Inst,1993,85:25–31.

[26] Moskowitz CS, Chou JF, Wolden SL, et al. Breast cancer after chest radiation therapy for childhood cancer. J Clin Oncol,2014,32:2217–2223. https://doi. org/10.1200/JCO.2013.54.4601.

[27] Valencia OM, Samuel SE, Viscusi RK, et al. The role of genetic testing in patients with breast cancer: a review. JAMA Surg,2017,152:589–594. https://doi.org/10.1001/jamasurg.2017.0552.

[28] Lindor NM, McMaster ML, Lindor CJ, et al. Concise handbook of familial cancer susceptibility syndrome-second edition. J Natl Cancer Inst Monogr,2008,38:1–93. https://doi.org/10.1093/jncimonographs/lgn001.

[29] Economopoulou P, Dimitriadis G, Psyrri A. Beyond BRCA: new hereditary breast cancer susceptibility genes. Cancer Treat Rev,2015,41:1–8. https://doi. org/10.1016/j.ctrv.2014.10.008.

[30] Roa BB, Boyd AA, Volcik K, et al. Ashkenazi Jewish population frequencies for common mutations in BRCA1 and BRCA2. Nat Genet,1996,14:185–187.

[31] Pace LE, Keating NL. A systematic assessment of benefits and risks to guide breast cancer screening decisions. JAMA,2014,311:1327–1335. https://doi.org/10.1001/jama.2014.1398.

[32] Souza FH, Wendland EM, Rosa MI, et al. Is full-field digital mammography more accurate than screen-film mammography in overall population screening? A systematic review and meta-analysis. Breast, 2013, 22:217–224. https://doi.org/10.1016/j. breast.2013.02.013.

[33] Carney PA, Miglioretti DL, Yankaskas BC, et al. Individual and combined effects of age, breast density, and hormone replacement therapy use on the accuracy of screening mammography. Ann Intern Med, 2003,138:168–175.

[34] Phi XA, Tagliafico A, Houssami N, et al. Digital breast tomosynthesis for breast cancer screening and diagnosis in women with dense breasts-a systematic review and meta-analysis. BMC Cancer,2018,18:380. https://doi.org/10.1186/ s12885-018–4263-3.

[35] Berg WA, Blume JD, Cormack JB, et al. Combined screening with ultrasound and mammography vs mammography alone in women at elevated risk of breast cancer. JAMA, 2008,299:2151–2163. https://doi.org/10.1001/ jama.299.18.2151.

[36] Corsetti V, Houssami N, Ferrari A, et al. Breast screening with ultrasound in women with mammography-negative dense breasts: evidence on incremental cancer detection and false positives, and associated cost. Eur J Cancer,2008,44:539–544. https://doi.org/10.1016/j.ejca.2008.01.009.

[37] Kolb TM, Lichy J, Newhouse JH. Comparison of the performance of screening mammography, physical examination, and breast US and evaluation of factors that influence them: an analysis of 27 825 patient evaluations. Radiology,2002,225:165–175.

[38] Rao R, Euhus D, Mayo HG, et al. Axillary node interventions in breast cancer: a systematic review. JAMA,2013,310:1385–1394. https://doi.org/10.1001/jama.2013.277804.

[39] Guo R, Lu G, Qin B, et al. Ultrasound imaging technologies for breast cancer detection and management-a review. Ultrasound Med Biol,2018,44:37–70. https://doi.org/10.1016/j.ultrasmedbio.2017.09.012.

[40] Alvarez S, Añorbe E, Alcorta P, et al. Role of sonography in the diagnosis of axillary lymph node metastases in breast cancer: a systematic review. Am J Roentgenol,

[41] Moy L, Elias K, Patel V, et al. Is breast MRI helpful in the evaluation of inconclusive mammographic findings? Am J Roentgenol,2009,193:986–993. https://doi. org/10.2214/AJR.08.1229.

[42] de Bresser J, de Vos B, van der Ent F, et al. Breast MRI in clinically and mammographically occult breast cancer presenting with an axillary metastasis: a systematic review. Eur J Surg Oncol, 2010,36:114–119. https://doi.org/10.1016/j. ejso.2009.09.007.

[43] Pilewskie M, King TA. Magnetic resonance imaging in patients with newly diagnosed breast cancer: a review of the literature. Cancer,2014,120:2080–2089. https://doi.org/10.1002/cncr.28700.

[44] D'Orsi CJ, Sickles EA, Mendelson EB, et al. ACR BI-RADS® atlas, breast imaging reporting and data system. 5th ed. American College of Radiology: Reston,2013.

[45] Delle Chiaie L, Terinde R. Three-dimensional ultrasound-validated large-core needle biopsy: is it a reliable method for the histological assessment of breast lesions? Ultrasound Obstet Gynecol,2004,23:393–397.

[46] Garg S, Mohan H, Bal A, et al. A comparative analysis of core needle biopsy and fine-needle aspiration cytology in the evaluation of palpable and mammographically detected suspicious breast lesions. Diagn Cytopathol, 2007,35:681–689.

[47] Burbank F. Stereotactic breast biopsy of atypical ductal hyperplasia and ductal carcinoma in situ lesions: improved accuracy with directional, vacuum-assisted biopsy. Radiology, 1997,202:843–847.

[48] Houssami N, Ciatto S, Turner RM, et al. Preoperative ultrasound-guided needle biopsy of axillary nodes in invasive breast cancer: meta-analysis of its accuracy and utility in staging the axilla. Ann Surg,2011,254:243–251. https://doi.org/10.1097/SLA.0b013e31821f1564.

[49] Myers RE, Johnston M, Pritchard K, et al. Baseline staging tests in primary breast cancer: a practice guideline. CMAJ,2001,164:1439–1444.

[50] National Comprehensive Cancer Network. NCCN clinical practice guidelines in oncology: breast cancer. NCCN evidence blocks. Ver. 4,2021. https://www. nccn.org/professionals/physician_gls/pdf/breast_ blocks.pdf. Accessed 13 June 2021.

12 乳房影像学检查方法及基础优选方案

Rahmi Cubuk

12.1 引 言

全球癌症统计数据显示，乳腺癌是女性最常见的癌症死亡类型和原因，占癌症病例总数的23%，占癌症死亡人数的14%。美国癌症协会（American Cancer Society，ACS）[1]估计，2018年美国有266 120例浸润性乳腺癌新发病例，并且有40 920名女性死于乳腺癌。总体而言，在美国，乳腺癌的发病风险为12%（1/8）[2]。乳腺癌作为一种常见病，近年来患者的生存率有了很大提高。在美国，自1990年以来，随着筛查性乳腺X线检查的广泛使用，乳腺癌死亡率已经下降。然而，一些系统性治疗方案的进展提高了乳腺癌患者的生存率。生存率的提高在很大程度上与筛查有关。筛查性乳腺X线检查可以在乳腺癌的早期阶段进行诊断，这可能在降低死亡率方面发挥重要作用[3-7]。

因此，许多乳腺癌是通过筛查性乳腺X线检查发现异常来确定的。为了更准确地诊断或指导活检，有时需要额外的乳腺X线检查技术（点压放大视图或断层合成视图）和超声检查。此外，使用乳腺X线摄影不可能检测出所有的癌症。据报道，乳腺X线检查未能发现的隐匿性病变占近15%[8]，因此，临床观察非常重要。如果临床发现可疑的肿块，应进行活检。活检的目的是用微创技术获得最明确的诊断，即防止对良性肿块进行不必要的手术。

乳腺癌的诊断需要不同专业的临床医生进行多学科协作。同样，乳腺外科和重建外科医生、放射科和内科肿瘤学家、放射科医生和病理学家的多学科诊疗对于确诊乳腺癌后制定治疗计划和患者护理十分必要[9]。本章旨在回顾临床可疑乳腺癌女性的诊断性检查方法。在本章结束时，读者将更好地掌握各种乳腺影像学检查方法在诊断乳腺癌方面的基本特点。

12.2 乳腺 X 线摄影

对可疑乳腺癌女性的诊断评估一般从乳腺X线检查开始。乳腺癌通常表现为可触及的乳房肿块，可以在医生对患者进行的临床乳房检查或患者的乳房自我检查中被发现[10, 11]。发现肿块后，临床医生需要进一步评估，以找出可触及的乳房肿块的病因。乳腺X线检查通常是根据年龄对可疑乳腺癌女性进行诊断评估的第一步。

根据目的的不同，乳腺X线检查可分为筛查性和诊断性。这两种方法都被临床医生用于乳腺癌诊断。筛查性乳腺X线检查不仅可早期发现乳腺癌（肿瘤体积小、无淋巴管受累等），还可以降低无症状女性的乳腺癌特异性死亡率。诊断性乳腺X线检查用于评估可疑的临床异常情况和乳房不适症状，与筛查性乳腺X线检查具有不同的应用场景。

乳腺癌很大程度上是由乳腺X线检查发现的异常结果确定的[12,13]。乳腺癌检测示范项目的后续研究表明，乳腺X线检查的乳腺癌检出率约为90%[13]。诊断性乳腺X线检查在每1 000例患者中可发现近35例乳腺癌，高于筛查性乳腺X线检查

（每 1 000 例患者中可检测出 5 例乳腺癌）[14,15]，原因是诊断性乳腺 X 线检查组患者存在乳腺癌相关的一些临床症状和体征。诊断性乳腺 X 线检查不仅用于评估有症状的年轻女性，也用于评估筛查性乳腺 X 线检查结果阴性但有症状的女性。对于出现临床体征和任何症状的年轻女性（通常在 30~40 岁以下），诊断性乳腺 X 线检查被认为是除超声检查之外的初步检查方法。常规乳腺 X 线检查包括通过加压的方式对每侧乳房进行两种体位的摄影，即头尾（craniocaudal，CC）位和内外侧斜（mediolateral oblique，MLO）位。在提出最终的处理建议之前，可能需要进行额外的点压放大视图检查（图 12.1a~d）。

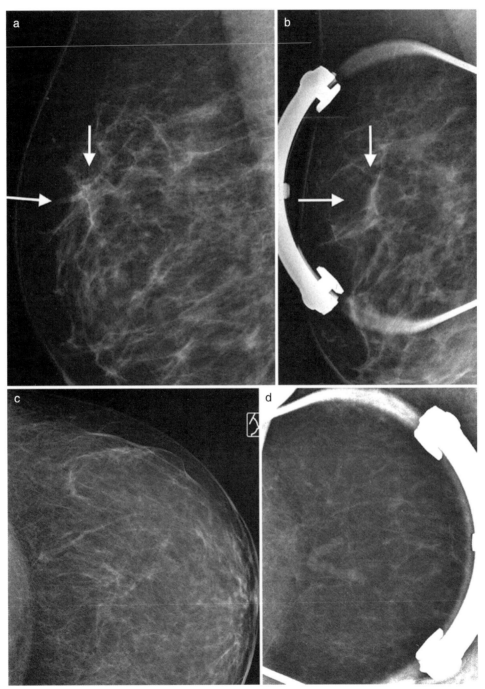

图 12.1 （a）乳腺 X 线摄影的内外侧斜（MLO）位显示右乳房上象限内的病灶不对称（箭头），为边缘毛刺状肿块。（b）点压内外侧斜位视图显示疑似毛刺状边缘区域消散，未见肿块样表现。最终诊断是腺体叠加。在进行点压乳腺摄影之前，头尾（CC）位视图内有可疑区域（c），点压头尾位视图（d）显示为正常的乳房内血管结构

12.2.1 乳腺 X 线摄影技术类型（优缺点）

12.2.1.1 数字乳腺 X 线摄影

自 20 世纪 90 年代以来，用于乳腺 X 线检查的成像技术已经从胶片屏幕乳腺 X 线检查（传统的乳腺 X 线检查）发展到数字乳腺 X 线检查（全数字乳腺 X 线检查）[16]。数字乳腺 X 线摄影主要对两个群体有利，即围绝经期女性和乳腺密度不均匀或极致密的女性[14-16]。数字乳腺 X 线摄影的使用也显著提高了转诊率和癌症检出率。然而，转诊和活检的阳性预测值较低[2]。

12.2.1.2 数字乳腺体层合成

数字乳腺体层合成（DBT）创建了乳房的三维图像，并于 2011 年被美国食品药品监督管理局（FDA）批准用于乳腺癌筛查。DBT 与数字乳腺 X 线摄影的不同之处在于，其 X 射线管是电动的，能够在有限的弧度内移动，以获得多个低剂量图像。DBT 提供了不同于传统乳腺 X 线检查的薄层重建图像。断层薄层图像减少了正常组织重叠产生的叠加伪影或病变掩盖效应，并可能避免潜在的假阳性结果。研究表明，与二维乳腺 X 线摄影相比，DBT 对致密乳腺中的乳腺癌检测率更高，平均阳性率也更高[17,18]，且灵敏度和特异度均较高，总体召回率较低（图 12.2a~c）。此外，对乳腺影像报告和数据系统（BI-RADS）中 5 处病变的检测率较高。然而，良性病变患者的检测率没有差异[17,18]。

12.2.1.3 对比增强乳腺 X 线摄影

对比增强乳腺 X 线摄影（contrast-enhanced digital mammography，CEDM）或对比增强能谱乳腺 X 线摄影是一种新技术，其原理与磁共振成像相同，即通过对与新生血管相关的血流进行成像。CEDM 采用数字化钼靶摄影平台，在静脉注射含碘造影剂前后进行钼靶摄影。辐射剂量约比筛查性乳腺 X 线检查高 20%。CEDM 可以通过增加恶性肿瘤的对比度来确定乳腺癌，这些恶性肿瘤显示出的强化表现高于正常未强化的乳腺组织。一篇综述表明，CEDM 在某些临床环境中是一种潜在的 MRI 替代方法，例如，回顾性检查、术前分期和监测新辅助治疗的效果[19]。

12.2.2 乳腺癌钼靶摄影的可疑和恶性征象

乳腺癌的 X 线征象主要包括肿块、不对称、结构扭曲和微钙化 4 个方面。前 3 个征象是由病变的肿块效应引起的。典型的恶性肿块在 X 线上具有形态不规则、边缘毛刺、高密度的影像学特征。形状不规则肿块的阳性预测值为 73%，边缘毛刺的阳性预测值为 81%（图 12.3a、b）[20,21]。约 1/3 的非钙化癌表现为毛刺状肿块；25% 表现为轮廓不规则的肿块；25% 表现为不太特异的圆形、椭圆形或分叶状肿块；不到 10% 表现为边界清晰的圆形、椭圆形或分叶状肿块[22]。高密度的非钙化肿块是 X 线诊断恶性病灶的重要指标。一项研究表明，70% 的高密度肿块为恶性，22% 的低密度肿块为恶性[21]。

在 BI-RADS 图谱中，钙化按形态分为良性或可疑[23]。可疑钙化（BI-RADS 4B 类或 4C 类）表现为无定形、粗大不均匀、细小多形性、细线状和细线分支状钙化，后两种细线状和细线分支状钙化的恶性可能性高，为 BI-RADS 4C 类。此外，恶性可能性取决于微钙化的分布。微钙化的分布类型，如簇状、节段性和线状分布，在钼靶摄影上是预测恶性病变的重要指标（图 12.4）。成簇的微钙化是指不同大小（0.1~1mm）和形状的钙化颗粒，每立方厘米超过 4~5 个，在通过乳腺 X 线检查发现的约 60% 的乳腺癌中可见（图 12.5a、b）。

12.2.2.1 乳腺影像报告和数据系统（BI-RADS）

在影像学检查结束时，放射科医生通过使用 BI-RADS 可以与转诊医生进行清晰、一致的沟通，并提供最终评估结果和具体的管理建议。BI-RADS 由美国放射学会（ACR）开发，第 5 版自 2013 年开始使用[23]。BI-RADS 图谱提供了标准化的乳房成像术语、组织报告、结构评估以及乳腺 X 线检查、超声和 MRI 分类系统。BI-RADS 评估类别如表 12.1 所示。BI-RADS 0 类（不完整）用于需要额外的影像检查以进行最终评估的情况，主要来自筛查，很少来自诊断性检查。BI-RADS 1 类（阴性）和 BI-RADS 2 类（良性发现）应仅在乳腺 X 线检查报告描述良性发现时使用。如果患者发生恶性肿瘤的可能性 < 2%，则使用 BI-RADS 3 类（可能良性），这类患者需要在短期（6 个月）内接受随访

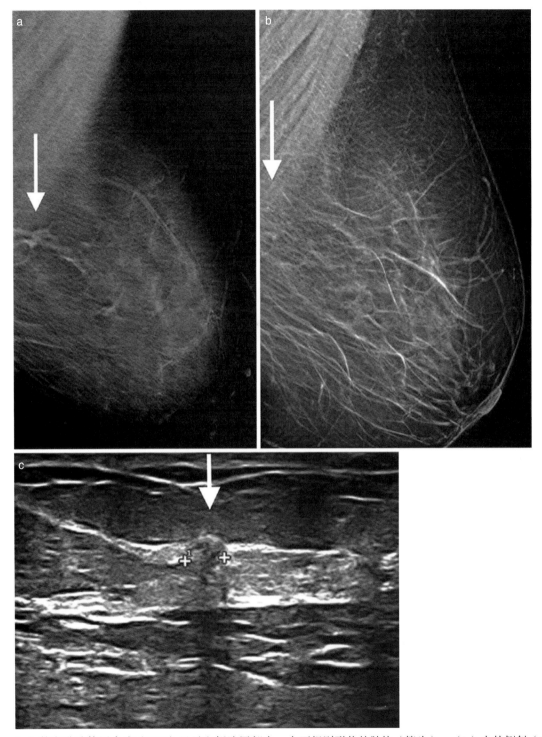

图 12.2 （a）数字乳腺体层合成（DBT）显示左侧腋尾部有一个不规则形状的肿块（箭头）。（b）内外侧斜（MLO）位视图仅显示相同定位内的模糊可疑外观。（c）乳腺超声显示圆形、边缘光滑的病灶（箭头），伴有后方声影。病理显示为小管癌

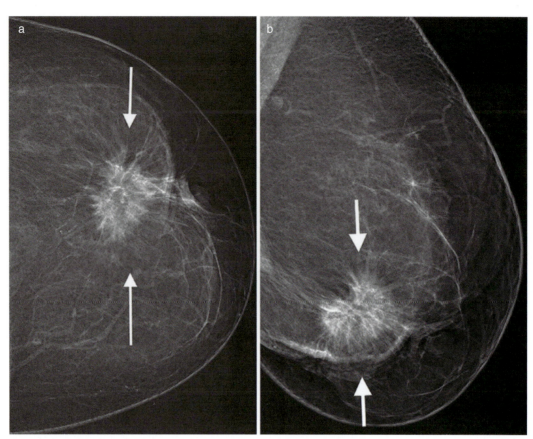

图 12.3 （a、b）内外侧斜（MLO）和头尾（CC）位摄影显示左侧乳房肿块（箭头），形态不规则，边缘呈毛刺状。病理显示为浸润性导管癌

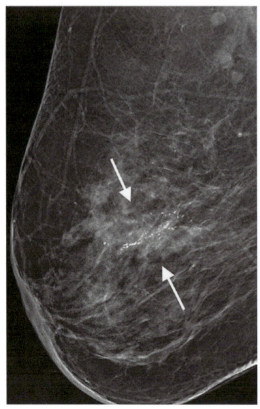

图 12.4 内外侧斜（MLO）位视图显示右侧乳房内细小的多形性和细线性分支状钙化（箭头）的节段性分布。病理显示为浸润性癌

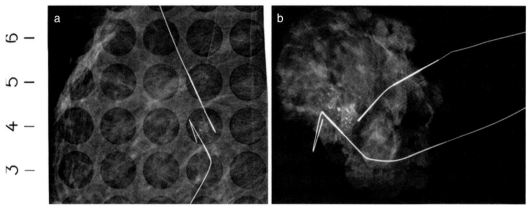

图 12.5 （a）术前内外侧斜（MLO）位呈多形性簇状钙化。（b）术后标本 X 线片显示钙化已被全部切除。病理显示为高级别导管原位癌

表 12.1 乳腺影像报告和数据系统（BI-RADS）评估类别

类别	评估	处理措施	恶性肿瘤概率
0	不完全	召回作额外成像和（或）与先前检查比较	n/a
1	阴性	常规乳腺 X 线检查	发生恶性的可能性基本为 0
2	良性	常规乳腺 X 线检查	发生恶性的可能性基本为 0
3	良性可能	短期（6 个月）随访或持续监测乳腺 X 线检查	发生恶性的可能性 > 0，但 ≤ 2%
4	可疑	组织学检查	发生恶性的可能性 > 2%，但 < 95%
4A	恶性可能低		发生恶性的可能性 > 2%，但 ≤ 10%
4B	恶性可能中等		发生恶性的可能性 > 10%，但 ≤ 50%
4C	恶性可能高		发生恶性的可能性 > 50%，但 < 95%
5	恶性可能极高		发生恶性的可能性 ≥ 95%
6	经组织学证实为恶性	适时手术切除	n/a

n/a：不适用

或接受持续的乳腺 X 线检查。当 BI-RADS 评估为 4 类和 5 类时，应在无临床禁忌证的情况下进行活检以明确组织学诊断。

12.2.2.2 致密性乳腺相关问题和首选检查方法

致密性乳腺会增加乳腺癌的发病风险，也会降低乳腺 X 线检查的灵感度，从而增加间期乳腺癌的风险。研究表明，乳腺摄影对乳腺非常致密的女性（30%~64%）的灵敏度低于脂肪型乳腺（76%~98%）[24,25]。由于在特定病例中乳腺 X 线检查的局限性，可以使用一些辅助筛查方法，如超声、DBT 和 MRI[26]。乳腺密度会在 BI-RADS 报告中注明，并在解读乳腺 X 线检查报告时被考虑在内，为制定良好的治疗方案提供依据。2013 年 BI-RADS 密度术语用于对乳腺密度水平进行分类，共分为以下 4 类[23]。

- a 型：乳房组织几乎完全是脂肪，占 10%；
- b 型：乳腺组织中有散在的纤维腺体密度区域，占 40%；
- c 型：乳腺密度不均匀，可能会遮盖小肿块，占 40%；
- d 型：乳腺密度极高，使乳腺 X 线检查的灵敏度降低，占 10%。

12.3 乳腺超声检查

乳腺超声检查被广泛用作乳腺 X 线检查的辅助手段，用于乳腺癌的检测和分期。超声检查常被

用于确认影像学表现和临床表现的相关性，以及对病变的特征进行描述。由于年轻女性因乳腺组织致密而使乳腺 X 线检查的灵敏度较低，且理论上乳腺 X 线检查的辐射风险更高，因此乳腺超声是 30 岁以下女性的首选检查方式 [27-29]。

乳腺超声在评估可触及的或通过乳腺 X 线检查发现的乳腺肿瘤方面有一些特殊的作用。此外，超声还可用于腋窝淋巴结病变的检测和引导乳房介入手术。下面简要介绍乳腺超声在乳腺癌诊断中的作用。

12.3.1 进一步评估在临床乳房检查中发现的可触及的局灶性病变

- 如果超声显示为单纯性囊肿，无须影像学监测，临床随访即可。
- 如果超声显示具有良性影像特征的实性肿块（椭圆形、局限性等），可先短期（6 个月）随访，然后定期监测，是活检的合理替代方案，特别是对于可能患有纤维腺瘤的年轻女性。一项研究显示，具有良性特征的实性肿块恶变的可能性 < 2%[30]。
- 即使超声检查结果为阴性，对于临床上高度怀疑乳腺癌的患者，仍建议进行乳腺 X 线检查作为活检前的评估手段 [31]。
- 即使超声和乳腺 X 线检查的结果均为阴性，对于 40 岁且体检显示存在高度可疑癌的女性，也需要进行组织活检。

12.3.2 进一步评估乳腺 X 线检查的可疑发现

乳腺 X 线检查通常不能区分良恶性病变，尤其是对于 40 岁的女性，超声可用作评估病变的辅助方式，可检测到乳腺 X 线检查中的隐匿性病变，或者进一步确定其特征（图 12.6a、b）。为了确定哪种治疗方法更为合适，我们要同时评估超声和乳腺 X 线检查的结果。

12.3.3 评估腋窝区域以明确淋巴结受累情况

术前腋窝超声能够提供有关腋窝淋巴结受累情况的额外信息。此外，超声引导下细针穿刺或核芯针穿刺活检也能明确是否有淋巴结受累。这些信息可指导乳腺癌的治疗。

12.3.4 新辅助化疗前乳房活检和定位的指导

参见第 13 章。

12.4 乳腺 MRI

乳腺 MRI 是一种有用的乳腺癌检查工具，用于检测和描述乳腺疾病的特征，评估局部病变范围，评估治疗反应，以及指导活检和定位。MRI 是乳腺癌最敏感的影像学检查方法。对于乳腺致密的高危女性，MRI 的灵敏度为 71%~100%，而乳腺 X 线检查的灵敏度为 35%~50%，这种差异在很大程度上是因为 MRI 可以显示新生血管 [32-34]。

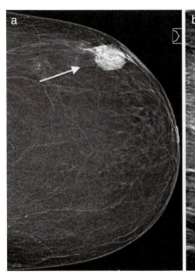
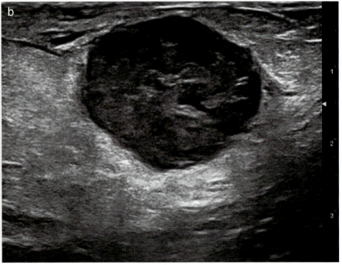

图 12.6 （a）头尾位图像显示椭圆形高密度病变，边缘有可疑分叶（箭头）。（b）超声显示有边缘分叶的实性病变，也有与乳房皮肤不平行的病变。病理显示为浸润性癌

在许多研究中，MRI 的特异度被证明低于乳腺 X 线摄影，导致更多的召回和活检情况[32-34]。为了在一定程度上提高特异度，MRI 表现应在一定程度上与临床病史、体格检查结果、钼靶检查及任何其他先前的乳腺影像学检查（如超声）结果相结合进行分析。乳腺 MRI 在乳腺癌诊断和筛查中的作用概述如下。

12.4.1 术前乳腺 MRI

12.4.1.1 同侧乳房的评估（同侧乳房内的病变程度）

确诊为乳腺癌后，应考虑同侧乳房病变程度和对侧乳房是否存在病变等情况，才能决定治疗方案。乳腺 MRI 可用于浸润性癌和 DCIS 患者，作为一种术前影像检查方法，以评估是否存在多灶性和多中心病变以及肿瘤的扩散情况。研究表明，MRI 可以在大约 15% 的患者中发现同侧乳房（包含原发恶性肿瘤）的隐匿性病变，报道的比例范围为 12%~27%[35,36]。乳腺 MRI 是评估肿瘤侵犯胸壁深度的有效手段。乳腺癌的术前 MRI 评估可能有助于评估肿瘤与胸壁的关系，如胸大肌、胸大肌筋膜等[37]。

12.4.1.2 对侧乳房的评估

对于新诊断为乳腺癌的患者，双侧乳腺 MRI 至少可以在 3%~5% 的患者中发现对侧乳腺同时性恶性肿瘤[35,36]。乳腺 MRI 检查可降低对侧乳房异时性癌的发生率。

12.4.1.3 新辅助化疗的疗效评价

在新辅助化疗之前、期间及之后，乳腺 MRI 可能有助于评估治疗疗效。用乳腺 MRI 评估新辅助化疗的疗效可以预测后续辅助化疗的反应（图 12.7a、b）。为了在完全缓解的情况下在乳腺手术中确定肿瘤的位置，在新辅助化疗之前，应该在肿瘤内放置与 MRI 兼容的标记物[37,38]。

12.4.1.4 磁共振引导的介入性操作

当乳腺 X 线摄影和超声均未发现乳腺癌病变时，MRI 可以成为指导真空辅助活检和放置标记线的有用工具。

12.4.1.5 对不确定的乳腺病变的进一步评估和特征分析

在日常放射学实践中，对于一些不确定的乳腺病变，如原因不明的乳头溢液和一些乳腺 X 线摄影显示的可疑表现（结构扭曲、单视图下的可疑表现等），超声、乳腺 X 线摄影和体格检查结果不足以做出令人满意的最终诊断。在这些情况下，可以采用乳腺 MRI 检查[39,40]。

12.4.2 术后乳腺 MRI

12.4.2.1 乳腺癌复发患者的术后评估

术后，如果临床和放射学结果不能确定可疑复发，有乳腺癌病史的女性可采用乳腺 MRI 检查[41]。

12.4.2.2 组织重建和隆乳术的术后评估

乳腺 MRI 可用于鉴别有自体脂肪移植重建病史的乳腺癌患者的复发和脂肪坏死。在评估硅胶植入物的完整性时，乳腺 MRI 平扫几乎在任何情况下都是足够的。增强乳腺 MRI 可用于乳腺癌肿块切除或乳房切除后接受植入重建患者的评估。

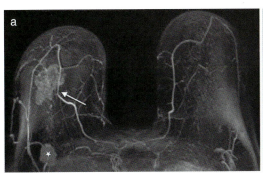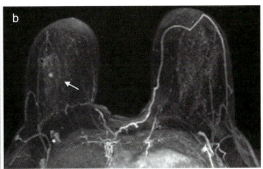

图 12.7 （a）乳腺 MRI 显示右侧乳房中一个大的肿块（箭头），并伴有腋窝淋巴结病变（星号）。（b）新辅助化疗后，病变（箭头）和腋窝淋巴结病变（星号）体积显著减小

12.4.3 乳腺 MRI 的其他作用

12.4.3.1 原发灶不明的转移性癌

乳腺 MRI 可用于评估发生腋窝转移或远处转移的患者。这类患者在乳腺 X 线检查或原发乳腺癌体检中没有任何乳腺癌的迹象。一些研究表明，在有腋窝淋巴结转移的女性中，乳腺 MRI 可以发现近一半患者的隐匿性原发乳腺肿瘤[42]。

12.4.3.2 高风险和中风险乳腺癌患者的筛查

自 2007 年以来，美国癌症协会建议每年对下列女性进行乳腺 X 线检查和 MRI 补充筛查[43]：
- 乳腺癌的估计终生风险为 20%；
- *BRCA* 突变携带者；
- 未接受检测的 *BRCA* 突变携带者的一级亲属；
- 10~30 岁期间接受过纵隔放疗者；
- 某些遗传综合征（利 - 弗劳梅尼综合征、多发性错构瘤综合征、班纳扬 - 赖利 - 鲁瓦卡巴综合征等）。

NCCN 指南建议，高风险患者的筛查应在患乳腺癌的最年轻家族成员（一级亲属）发病年龄前 10 年开始，即 25 岁时行 MRI 检查，30 岁时进行乳腺 X 线检查[43]。

12.5 乳头溢液

乳头溢液是仅次于乳房疼痛和乳房肿块的第三大常见主诉（在所有乳房问题主诉中占近 7%）[44]。乳头溢液可由病理性、良性或生理性原因引起[45]。

根据 ACR 的适宜性标准，乳头溢液患者的影像方法选择总结如下[44]：
- 生理性乳头溢液无须影像学评估。
- 对于年龄 ≥ 40 岁的女性，应该首先进行乳腺 X 线检查或 DBT 检查。通常需辅以超声检查。如果既往的乳腺 X 线检查是在 6 个月前进行的，则应再次进行乳腺 X 线检查。当初步影像评估为阴性时，可用 MRI 或乳腺导管造影术。
- 对于 30~39 岁的女性，超声可替代乳腺 X 线作为初步检查方法。根据超声的检查结果，可通过乳腺 X 线检查或 DBT 进一步评估。
- 对于 ≤ 30 岁的女性，应该使用超声作为初步检查方法。根据超声发现或患者是否有乳腺癌

易感基因突变，可补充乳腺 X 线检查或 DBT。

12.6 可触及乳房肿块的年龄相关检查策略

12.6.1 年龄 ≥ 40 岁的女性

诊断性乳腺 X 线检查被认为是评估 40 岁女性可触及乳房肿块的初步检查方法。

12.6.1.1 情况 1：乳腺 X 线显示可能为良性肿块（BI-RADS 3 类）

根据乳腺 X 线检查结果，如果肿块病变可能具有良性特征（BI-RADS 3 类），需要采用超声进一步评估。经超声评估后，采用 BI-RADS 分类方法对肿块进行分类。如果病变被归类为 BI-RADS 3 类，随访和定期监测可能是替代活检的适当处理方法。若影像学显示为新发肿块，则需进行活检[18]。

12.6.1.2 情况 2：乳腺 X 线显示为可疑或恶性结果（BI-RADS 4 类或 5 类）

如果放射科医生在评估乳腺 X 线检查后提示可疑（BI-RADS 4 类）或恶性（BI-RADS 5 类）发现，患者必须行超声进一步评估。可在超声引导下制订并实施活检计划。如果有必要，在决定治疗方案之前，可以选择 MRI 评估病变程度[18]。

12.6.1.3 情况 3：不太令人担忧的临床检查结果

如果根据临床检查患者没有过于令人担忧的证据，在影像学检查结果为阴性或良性后，不需要进一步评估。可以进行超声检查来确认影像学和临床结果的相关性。

12.6.2 30~39 岁的女性

"年轻"一词通常被用于描述年龄 < 30 岁的人群[11]。年轻女性由于乳腺致密，许多病变在乳腺 X 线检查中无法显示[31]。由于超声检查的灵敏度高于乳腺 X 线摄影，因此超声被视为 40 岁以下女性的首选影像学检查方法。

12.6.2.1 情况 1：可能具有良性特征的实性肿块

如果可触及的乳腺肿块在超声上被确定为良性（单纯性囊肿、导管扩张、脂肪瘤等），则首选

短期临床随访，而不是影像学随访或组织采样。

12.6.2.2 情况 2：可疑或恶性结果（BI-RADS 4 类或 5 类）

如果超声显示年轻女性存在可疑病变，建议进行双侧乳腺 X 线检查，以确定同侧和对侧是否存在其他病变。首选在可触及的病变处放置不透射线的标记物进行乳腺 X 线点压摄影或 DBT 联合（不联合）点压摄影以进一步确定病变特征和程度，并评估对侧乳房[18]。

12.6.2.3 情况 3：不太令人担忧的临床检查结果

如果根据临床检查结果患者没有过于令人担忧的证据，首选超声检查找出可触及病变的原因。当发现任何典型的良性淋巴结或囊肿时，可将患者归类为 BI-RADS 2 类，无须进一步评估。当影像检查结果和临床表现之间没有相关性时，需要进一步行乳腺 X 线检查和 DBT 进行评估。

12.6.3 30~39 岁的女性

一项大型系列研究表明，在 30~39 岁有局限性乳房症状的女性中，超声的灵敏度高于乳腺 X 线检查（分别为 95.7% 和 60.9%）[46]。因此，对于这一年龄段的女性，可选择超声或乳腺 X 线检查来评估局部可触及病灶。

12.6.3.1 情况 1：女性可触及病变的管理

根据临床结果，首选的影像学检查为乳腺 X 线检查或超声。如果患者相关临床证据较少，在影像学检查结果为阴性或良性后，无须进一步评估。

12.7 术前和术后注意事项

12.7.1 乳腺癌患者的术前和围手术期评估（根据病变范围）

准确地描述肿瘤大小和疾病范围对于根据患者年龄和临床表现制订合适的手术方案，特别是保乳手术（BCS）意义重大。术前病情评估通常采用乳腺 X 线检查和（或）超声，有时仅在特定病例中使用 MRI 检查。标本 X 线片可用于保乳手术术中切缘的评估，据文献报道，其诊断的准确度、灵敏度和特异度分别为 60%~84%、55%~60% 和 60%~92%[47]。

12.7.2 乳腺癌患者的术后评估（关于疾病残留和复发）

乳腺癌保乳手术（BCS）后，应通过乳腺 X 线检查和体格检查，以不同的时间间隔对患者进行密切监测，最长可达 5 年[48]。每年一次的乳腺 X 线检查适用于监测接受过 BCS 和放疗的乳腺癌患者。短时间间隔的影像学检查没有明显的获益。在放疗结束时，患者应该等待 6~12 个月才开始每年的乳腺 X 线检查。任何体格检查或影像学检查的可疑发现都可能需要缩短乳腺 X 线检查间隔[48]。

近年来，乳腺 MRI 在乳腺癌术前和术后诊断中的应用有所增加[49]。目前，当乳腺 X 线检查和超声检查结果不明确，尤其是鉴别诊断复发和术后改变（疤痕组织、脂肪坏死等）时，MRI 很有帮助。术后瘢痕组织通常不强化。一项研究表明，乳腺 MRI 平扫与 88% 的癌症阴性预测值相关[50]。

12.8 结　论

虽然乳腺癌是一种常见病，近年来生存率也有了很大的提高，但这一成功是通过多学科协作取得的。未来，乳腺影像学检查及其诊断作用将在日常医疗实践中进一步提升。如上所述，临床团队是协同工作的，应该注意以下两点：

- 无论临床表现如何，任何通过影像学检查发现的高度可疑的乳腺肿块都应该进行活检。
- 任何临床上发现的高度可疑的乳腺肿块都应进行活检，无论其影像学表现如何。

> **提示与技巧**
> - 诊断性乳腺 X 线检查或 DBT 和超声是评估临床可触及乳腺肿块的一线方法。必要时也可采用 MRI 检查。
> - 对于临床检查可触及的乳房肿块，根据女性的年龄选择合适的影像学检查方式：
>   - 诊断性乳腺 X 线检查或 DBT 是 ≥ 40 岁女性的首选检查方法。

- 乳腺超声是＜30岁女性的首选检查方法。
- 超声、诊断性乳腺X线检查或DBT是30~39岁女性的首选检查方法。

（陈杰 译，刘锦平 审校）

参考文献

[1] Siegel RL, Miller KD, Jemal A. Cancer statistics, 2018, CA Cancer J Clin,2018,68(1):7–30. https://doi.org/10.3322/caac.21442.

[2] Witten M, Parker CC. Screening mammography: recommendations and controversies. Surg Clin North Am,2018,98(4):667–675. https://doi.org/10.1016/j.suc.2018.03.003.

[3] Hellquist BN, Duffy SW, Abdsalch S, ct al. Effectiveness of population-based service screening with mammography for women ages 40 to 49 years: evaluation of the Swedish mammography screening in young women (SCRY) cohort. Cancer,2011,117(4):714–722. https://doi.org/10.1002/cncr.25650.

[4] Saadatmand S, Bretveld R, Siesling S, et al. Influence of tumour stage at breast cancer detection on survival in modern times: population based study in 173 797 patients. BMJ,2015,351:h4901. https://doi.org/10.1136/bmj.h4901.

[5] Munoz D, Near AM, van Ravesteyn NT, et al. Effects of screening and systemic adjuvant therapy on ER-specific US breast cancer mortality. J Natl Cancer Inst,2014,106(11):pii: dju289. https://doi.org/10.1093/jnci/dju289.

[6] de Gelder R, Heijnsdijk EA, Fracheboud J, et al. The effects of population-based mammography screening starting between age 40 and 50 in the presence of adjuvant systemic therapy. Int J Cancer,2015,137(1):165–172. https://doi.org/10.1002/ijc.29364.

[7] Berry DA, Cronin KA, Plevritis SK, et al. Effect of screening and adjuvant therapy on mortality from breast cancer. N Engl J Med,2005,353(17):1784–1792.

[8] Barlow WE, Lehman CD, Zheng Y, et al. Performance of diagnostic mammography for women with signs or symptoms of breast cancer. J Natl Cancer Inst,2002,94(15):1151–1159.

[9] Chang JH, Vines E, Bertsch H, et al. The impact of a multidisciplinary breast cancer center on recommendations for patient management: the University of Pennsylvania experience. Cancer,2001,91(7):1231–1237.

[10] Harvey JA, Mahoney MC, Newell MS, et al. ACR appropriateness criteria palpable breast masses. J Am Coll Radiol,2016,13(11S):e31–42. https://doi.org/10.1016/j.jacr.2016.09.022.

[11] American Cancer Society. Cancer facts & figures 2012. Atlanta: American Cancer Society, 2012.

[12] Smart CR, Hartmann WH, Beahrs OH, et al. Insights into breast cancer screening of younger women. Evidence from the 14–year follow-up of the breast cancer detection demonstration project. Cancer,1993,72:1449.

[13] Stomper PC, Winston PS, Proulx GM, et al. Mammographic detection and staging of ductal carcinoma in situ: mammographic-pathologic correlation. Semin Breast Dis,2000,3:1.

[14] Sprague BL, Arao RF, Miglioretti DL, et al. National performance benchmarks for modern diagnostic digital mammography: update from the breast cancer surveillance consortium. Radiology,2017,283(1):59–69. https://doi.org/10.1148/radiol.2017161519.

[15] Lehman CD, Arao RF, Sprague BL, et al. National performance benchmarks for modern screening digital mammography: update from the breast cancer surveillance consortium. Radiology,2017,283(1):49–58. https://doi.org/10.1148/radiol.2016161174.

[16] Garg AS, Rapelyea JA, Rechtman LR, et al. Full-field digital mammographic interpretation with prior analog versus prior digitized analog mammography: time for interpretation. Am J Roentgenol,2011,196(6):1436–1438. https://doi.org/10.2214/AJR.10.5430.

[17] Brandt KR, Craig DA, Hoskins TL, et al. Can digital breast tomosynthesis replace conventional diagnostic mammography views for screening recalls without calcifications? A comparison study in a simulated clinical setting. Am J Roentgenol,2013,200(2):291–298. https://doi.org/10.2214/AJR.12.8881.

[18] Moy L, Heller SL, Bailey L, et al. ACR Appropriateness Criteria® palpable breast masses. J Am Coll Radiol, 2017, 14(5S): S203–224. https://doi.org/10.1016/j.jacr.2017.02.033.

[19] Zanardo M, Cozzi A, Trimboli RM, et al. Technique, protocols and adverse reactions for contrast-enhanced spectral mammography (CESM): a systematic review. Insights Imaging, 2019,10(1):76.https://doi.org/10.1186/s13244–019–0756–0.

[20] Liberman L, Abramson AF, Squires FB, et al. The breast imaging reporting and data system: positive predictive value of mammographic features and final assessment categories. Am J Roentgenol,1998,171(1):35–40.

[21] Woods RW, Sisney GS, Salkowski LR, et al. The mammographic density of a mass is a significant predictor of breast cancer. Radiology,2011,258(2):417–425. https://doi.org/10.1148/radiol.10100328.

[22] Stomper PC. Breast imaging//Hayes DF, editor. Atlas of breast cancer. Philadelphia: Mosby, 2000: 54.

[23] D'Orsi CJ, Sickles EA, Mendelson EB, et al. ACR BI-RADS® atlas, breast imaging reporting and data system. American College of Radiology: Reston, VA,2013.

[24] van der Waal D, Ripping TM, V erbeek AL, et al. Breast cancer screening effect across breast density strata: a case-control study. Int J Cancer,2017,140(1):41–49. https://doi.org/10.1002/ijc.30430

[25] Mandelson MT, Oestreicher N, Porter PL, et al. Breast density as a predictor of mammographic detection: comparison of interval- and screen-detected cancers. J Natl Cancer Inst,2000,92(13):1081–1087.

[26] Niell BL, Freer PE, Weinfurtner RJ, et al. Screening for breast Cancer. Radiol Clin N Am, 2017,55(6):1145–1162. https://doi.org/10.1016/j.rcl.2017.06.004.

[27] Feig SA. Breast masses. Mammographic and sonographic evaluation. Radiol Clin N Am,1992,30:67–92.

[28] Checka CM, Chun JE, Schnabel FR, et al. The relationship of mammographic density and age: implications for breast cancer screening. Am J Roentgenol,2012,198:W292–295.

[29] https://www.nccn.org/professionals/physician_gls/pdf/breast- screening.pdf. Accessed 28 Aug 2019.

[30] Harvey JA, Nicholson BT, Lorusso AP, et al. Short-term follow-up of palpable breast lesions with benign imaging features: evaluation of 375 lesions in 320 women. Am J Roentgenol,2009,193(6):1723–1730. https://doi.org/10.2214/AJR.09.2811.

[31] Ciatto S, Bravetti P, Bonardi R, et al. The role of mammography in women under 30. Radiol Med, 1990, 80: 676–678.

[32] Lehman CD. Role of MRI in screening women at high risk for breast cancer. J Magn Reson Imaging,2006,24(5):964–970.

[33] Liu M, Guo X, Wang S, et al. BOLD-MRI of breast invasive ductal carcinoma: correlation of R2* value and the expression of HIF-1α. Eur Radiol,2013,23(12):3221–3227. https://doi.org/10.1007/s00330–013–2937–4.

[34] Sardanelli F, Podo F. Breast MR imaging in women at high-risk of breast cancer. Is something changing in early breast cancer detection? Eur Radiol,2007,17(4):873–887.

[35] Hollingsworth AB, Stough RG, O'Dell CA, et al. Breast magnetic resonance imaging for preoperative locoregional staging. Am J Surg,2008,196(3):389–397.

[36] Barco I, Chabrera C, García-Fernández A, et al. Magnetic resonance imaging in the preoperative setting for breast cancer patients with undetected additional disease. Eur J Radiol,2016,85(10):1786–1793. https://doi.org/10.1016/j.ejrad.2016.07.020.

[37] Kazama T, Nakamura S, Doi O, et al. Prospective evaluation of pectoralis muscle invasion of breast cancer by MR imaging. Breast Cancer,2005,12(4):312–316.

[38] Marinovich ML, Houssami N, Macaskill P, et al. Meta-analysis of magnetic resonance imaging in detecting residual breast cancer after neoadjuvant therapy. J Natl Cancer Inst, 2013,105(5):321–333. https://doi.org/10.1093/jnci/djs528.

[39] Giess CS, Chikarmane SA, Sippo DA, et al. Clinical utility of breast MRI in the diagnosis of malignancy after inconclusive or equivocal mammographic diagnostic evaluation. Am J Roentgenol,2017,208:1378–1385.

[40] Berger N, Luparia A, Di Leo G, et al. Diagnostic performance of MRI versus Galactography in women with pathologic nipple discharge: a systematic review and meta-analysis. Am J Roentgenol,2017,209(2):465–471. https://doi.org/10.2214/AJR.16.16682.

[41] Bennani-Baiti B, Bennani-Baiti N, Baltzer PA. Diagnostic performance of breast magnetic resonance imaging in non-calcified equivocal breast findings: results from a systematic review and meta-analysis. PLoS One,2016,11(8):e0160346.

[42] Buchanan CL, Morris EA, Dorn PL, et al. Utility of breast magnetic resonance imaging in patients with occult primary breast cancer. Ann Surg Oncol,2005,12(12):1045–1053.

[43] Saslow D, Boetes C, Burke W, et al. American Cancer Society guidelines for breast screening with MRI as an adjunct to mammography. CA Cancer J Clin,2007,57(2):75–89.

[44] Lee SJ, Trikha S, Moy L, et al. ACR Appropriateness Criteria® evaluation of nipple discharge. J Am Coll Radiol,2017,14(5S):S138–153. https://doi.org/10.1016/j.jacr.2017.01.030.

[45] Mansel RE, Webster D, Sweetland H. Hughes, Mansel & Webster's benign disorders and diseases of the breast. 3rd ed. Philadelphia, PA: Saunders,2009.

[46] Lehman CD, Lee CI, Loving VA, et al. Accuracy and value of breast ultrasound for primary imaging evaluation of symptomatic women 30–39 years of age. Am J Roentgenol,2012,199(5):1169–1177. https://doi.org/10.2214/AJR.12.8842.

[47] Urano M, Shiraki N, Kawai T, et al. Digital mammography versus digital breast tomosynthesis for detection of breast cancer in the intraoperative specimen during breast-conserving surgery. Breast Cancer,2016,23(5):706–711. https://doi.org/10.1007/s12282–015–0628–5.

[48] https://www.nccn.org/professionals/physician_gls/pdf/breast.pdf. Accessed 28 Aug 2019.

[49] https://www.acr.org/-/media/ACR/Files/Practice-Parameters/mr-contrast-breast.pdf. Accessed 28 Aug 2019.

[50] Schnall MD, Blume J, Bluemke DA, et al. Diagnostic architectural and dynamic features at breast MR imaging: multi-center study. Radiology,2006,238(1):42–53.

13 介入放射学

Alexander Mundinger, Markus Hahn

13.1 引 言

现代乳腺疾病的诊断采用多学科联合的方法，需要乳腺专科医生使用最新的诊断和组织取样技术。三重评估，即临床检查、影像学检查和细胞学或组织学取样，仍被视为乳腺疾病诊断的金标准。经皮乳腺活检技术的广泛应用代表了过去几十年来乳腺放射学中最重要的操作改变。如今，放射科医生在乳房疾病的检测和评估中起着至关重要的作用。介入放射学是安全、准确和经济的。对于大多数需要组织学诊断的乳腺病变，影像引导的微创介入手术已经取代了开放的切除活检（图 13.1），已制定相关准则和培训方案确保这些技术达到最低标准（ACR、EUSOMA）。对认证筛查和认证乳房中心的审计需审查干预措施的结果参数，以保证护理标准。根据大多数国家认证指南，在没有明确诊断的情况下，需要召开多学科病例会议。以下内容遵循现代指南，但无法传达每个卫生系统的所有不同模式[1-7]。因此，读者应根据当地标准指南采用以下陈述。

A. Mundinger (✉)
Breast Imaging and Interventions, Breast Centre Osnabrück, FHH, Osnabrueck, Germany
e-mail: alexander.mundinger@niels-stensen-kliniken.de

M. Hahn
Experimental Senology, University Women's Hospital, Tuebingen, Germany

Department of Women's Health, University Hospital Tübingen, Tuebingen, Germany
e-mail: markus.hahn@med.uni-tuebingen.de

© Springer Nature Switzerland AG 2021
M. Rezai et al. (eds.), *Breast Cancer Essentials*, https://doi.org/10.1007/978-3-030-73147-2_13

13.2 适应证和禁忌证

乳腺癌可疑的影像学改变、临床体征或症状可能需要乳房活检。在进行任何介入操作之前，必须对可触及和不可触及的病变进行完整的影像学评估。这包括乳腺 X 线检查（Mx）、超声（US）以及其他乳腺 X 线投照体位、斑点放大或先进的超声多普勒和弹性成像技术。目前，体层合成可以作为斑点放大的替代技术。应用这些技术的目的是：排除由于乳腺 X 线检查时乳房组织叠加或超声检查时脂肪小叶重叠引起的假性病变，如假性肿块、结构扭曲或不对称肿块，因为假性肿块不需要进行活检；识别散在分布的钙化，这些钙化可能呈现类似成簇状、节段性或区域性分布的钙化表现。

MRI 的作用主要集中在对多灶性、对侧或残留病灶高风险的患者进行术前评估。这包括存在已知或可疑突变、侵袭性分子亚型（Luminal B 型和 HER2 阳性）的患者及小叶癌患者。此外，在超声检查中存在复杂的组织背景，如不均匀且密度极高的乳腺组织，以及伴随显著组织异质性、瘢痕形成或纤维囊性改变，上述情况需要补充 MRI 检查[5-8]。

现代诊断标准要求根据 ACR BI-RADS® 图谱或欧洲指南中的类似系统，为乳腺 X 线检查、超声或 MRI 中的所有发现确定最终的 BI-RADS® 评估类别。每个 BI-RADS® 评估类别决定了进一步的管理策略。建议对 BI-RADS® 3 类（可能为良性；恶性可能性 ≤ 2%）进行短间隔（6 个月）随访或持续监测，对几乎所有 BI-RADS® 4 类（可疑；恶性可能性 > 2% 且 < 95%）或 BI-RADS® 5 类（高

度提示恶性；恶性可能性≥95%）的病变进行组织学诊断。最新的 BI-RADS® 图谱建议在可能的良性或确定的良性病变中也进行微创手术，如有症状的囊肿针吸、脓肿引流或对焦虑的患者进行核芯针吸活检（图 13.2）。BI-RADS® 1 类和 2 类不需要任何进一步干预[9,10]。如今，所有的手术选择和肿瘤学决策都取决于肿瘤生物学特性[11]。几乎所有的信息都可以通过核芯针穿刺活检或真空辅助活检（VAB）标本获得。核芯针穿刺活检或细针穿刺术（FNA）获得的可疑腋窝淋巴结组织或细胞样本有助于新辅助治疗中的腋窝分期和个性化的肿瘤学决策。如果没有介入技术，新辅助治疗策略是不可能实现的（图 13.3）。所有有关分期参数的术前信息优化了现代肿瘤学和肿瘤整形治疗的个性化方法。组织学结果必须归入细胞学或组织学分类的 5 个亚组中的一个。术前计划的关键决定是能否进行保乳手术。冷冻切片已被图像引导的微创术前组织取样广泛取代，且已很少用于前哨手术。由此带来的手术时间的减少具有经济学意义。同侧或对侧的多发病灶应要求进行影像引导下的组织采样，以便在取得患者知情同意之前明确手术程序。在多个病变中，合理的取样目标是距离原发肿瘤最远的病灶，以及可疑程度最高、可能导致更大切除范围的病灶[12-19]。

13.3 介入前规划

13.3.1 患者选择

对经皮活检手术患者的选择受到解剖学特征的限制，包括因脊柱问题、神经系统疾病或剧烈咳

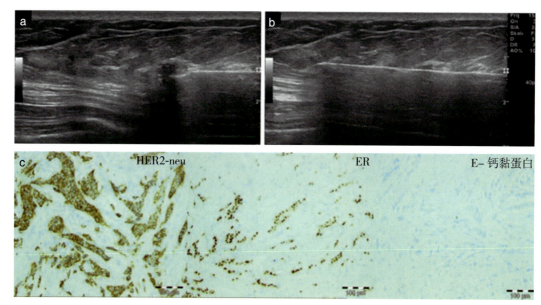

图 13.1 （a）超声引导下单病灶的空芯针活检。（b）组织学显示 HER2-neu 阳性，雌激素受体（ER）阳性，E- 钙黏蛋白阴性，提示浸润性小叶癌。典型的"印度列兵（Indian file）"样排列模式

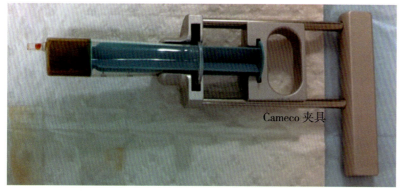

图 13.2 在乳房脓肿穿刺术后，用 Cameco 夹具固定的注射器中的脓性吸出物

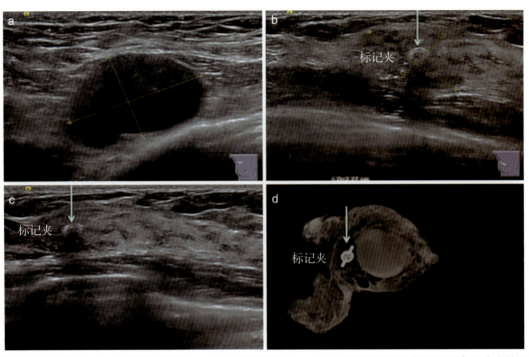

图 13.3 淋巴结转移情况。（a）新辅助治疗（NAT）前的超声检查。（b）在新辅助治疗期间出现高回声变换及金属夹标记后的超声表现。（c）新辅助治疗后手术前的超声检查。（d）包括金属夹的腋窝标本的 X 线检查图像

嗽的情况下在立体定向活检中保持俯卧位不动的可能性。肥胖患者可能无法耐受 MRI 活检。有严重出血倾向的患者或服用二联或三联抗血小板聚集药或抗凝治疗的患者，不应接受真空辅助活检。这种情况下，建议患者在进行真空辅助活检前更换为肝素抗凝治疗。如果由于心血管疾病或其他严重病因不能停止抗凝治疗，建议使用直径小于 14G 的小芯针并延长压迫时间（图 13.4）。接受人工瓣膜或关节置换的患者通常无须预防性使用抗生素[16-18]。

13.3.2 患者告知与合法知情同意

医生需要告知患者手术目的和过程。国家立法规定了知情同意沟通的方式，即以书面或口头形

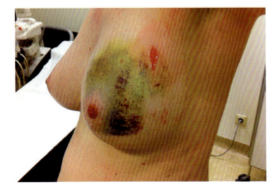

图 13.4 真空辅助活检术后因石膏反应引起的大面积血肿和糜烂

式告知，并在患者记录中添加相关文件。建议医生为患者提供更多的书面文件，医生应权衡手术的优缺点，并用图解说明实际手术过程、风险、并发症、假阴性和假阳性结果以及可能的替代方案。对于囊肿抽吸或空芯针穿刺活检，告知患者的最佳时间是手术前几分钟，真空辅助活检应提前 24h 告知患者。在许多国家，每一次经皮穿刺在法律上都类似于身体伤害，而患者知情同意为实施介入手术提供了合法的依据。因此，所有签署文件的副本都应该交给患者，并将原件存储在患者的病历档案中。医生的书面通知可能会证明或甚至增加值得信赖的知情同意的书面证据，尤其能证明患者已理解告知内容并行使了提问权利。任何人对患者施加的任何压力都会破坏知情同意沟通过程。参与临床研究的受试者或患者必须签署正式的书面同意。研究伦理机构委员会要求必须事先批准患者的告知书和知情同意书[20-22]。

13.3.3 患者准备和术前观察

几乎所有的乳房介入术都可以在门诊进行。如果患者的病史表明有出血性疾病，则必须进行包括凝血状态在内的血液检查，并询问药物治疗情况。介入医生及在专业环境中工作的助手应营造一种让

患者感到平静、专业且值得信赖的氛围。介入术的书面协议可以提高患者的安全性,并确保程序更统一。检查清单可确保患者已做好充分准备,且所有设备均已到位。应该事先安排好术后将患者送回家的人,避免因患者意识状态改变而发生事故。在所有的经皮操作中,强烈建议在影像引导下应用局部麻醉剂。氨基酰胺和氨基酯类的各种麻醉剂可以在局部应用,效果相当(图13.5)。在不添加血管收缩药(如肾上腺素)的情况下,只有罗哌卡因和甲哌卡因能引起微弱的血管收缩,并使麻醉持续时间延长。镇静应该仅限于非常焦虑的患者,或无法实现严格制动的情况,例如在MRI介入操作中。心率、血压和血氧饱和度在特殊情况下可能需要强镇静药物来进行控制。根据国家法律规定,镇静药物的管理需要相应的知识和经验。与咪达唑仑相比,使用丙泊酚可使患者恢复得更快。任何潜在的逆行性遗忘风险都必须在手术前告知患者。如果患者报告有出血史,则必须进行包括凝血状态在内的血液检查,并询问用药情况。对于大多数经皮乳腺手术,如果是在无菌或半无菌条件下进行的,污染风险很低。这些条件包括手消毒、个人防护设备及覆盖物。对于不会增加感染风险的轻微侵入性手术,卫生洗手、穿戴防护服或一次性手术衣和无菌手套是足够的。进一步的预防措施包括局部皮肤消毒、无菌超声波凝胶,以及在接触无菌空芯或活检针时使用一次性换能器盖。一般来说,与清洗和消毒活检枪,然后再灭菌相比,应该首选一次性物品。所有步骤都应按照详细的标准操作说明进行。微创手术,如囊肿抽吸、空芯针穿刺活检或真空辅助活检后,通常不需要介入后观察(表13.1)。对并发症风险较高的个别病例,应延长临床观察时间,对于极少数有严重局部或全身性术后并发症的患者,建议住院治疗[1-7]。

表13.1 微创方法比较

项目	细针抽吸活检	空芯针活检	真空辅助活检
侵袭性	+	+	++
并发症	−	+	+
代表性	+	++	++
诊断性	++	+++	+++
费用	+	+	++
购买价格(欧元)	160	720	35 000
材料/检查(欧元)	1	25	285

13.4 影像引导下介入术

13.4.1 引导技巧

在超声和MRI中,图像引导穿刺法的核心技

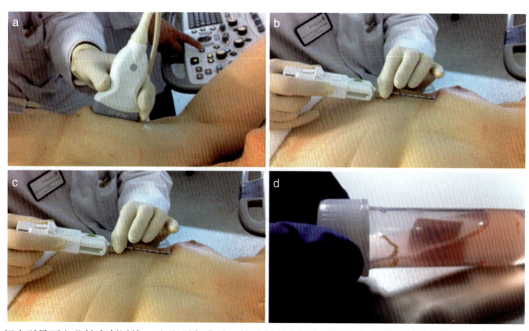

图13.5 超声引导下空芯针穿刺活检。(a)局部麻醉,针平行对准探头平面。(b)外同轴针的推进。(c)活检针的推进、发射和回缩。(d)福尔马林固定的标本

术是两个平面的同步对准，即在屏幕上显示靶区的"扫描平面"和穿刺器的"针平面"。立体定向二维方法的原理是在成角度的乳腺X线图像上计算目标点，并将计算轨迹内的针直接向前推进到目标。数字乳腺体层合成通过选择三维索引平面来定义病变的深度，该平面能最清晰地显示目标结构。活检前后的拍摄图像可以证明病变被准确选取。此外，还必须对所有脱落的标记夹进行显示并与先前的活检部位相关联，以排除标记夹移位的情况。患者的体位取决于病变在乳房内的位置。所有检查方式的关键原则包括适宜的患者选择、适宜的技巧、术前准备和术后患者护理，以及影像与病理的相关性（图13.5~图13.7）[15,23,24]。

13.4.1.1 超　声

实时超声能够在屏幕上显示从针尖到针近端的完整针体轨迹。在超声探头平面，最完美的控制针的方式是，将针以尽可能平行或保持不超过30°的轻微角度向前推进，引导针穿过乳房组织朝向目标病变（图13.8）。探头平面和针平面之间的任何横向旋转，都将导致针在显示屏图像上缩短，针尖或其他部分会从屏幕上消失。将针平面旋转回探头平面就能克服这一问题。针平面反射的回声强度随针的大小、扫描深度、与探头表面的夹角和所选成像参数而变化。使用更大直径的针头、与探头表面平行的进针方式以及使用尽可能高的频率采用较低等

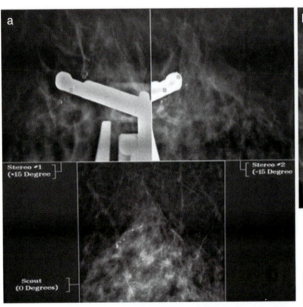
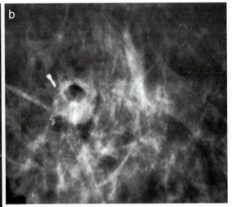

图13.6　立体定向G-8真空辅助活检。（a）乳腺X线图像上 ±15°的靶点和活检窗口。（b）活检腔和夹子

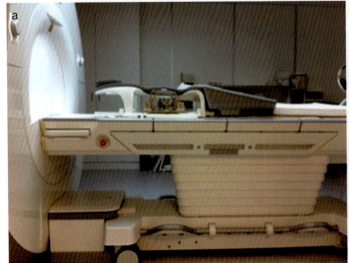
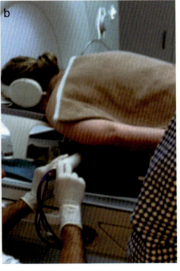

图13.7　磁共振活检线圈。（a）活检前。（b）在磁体外进行活检

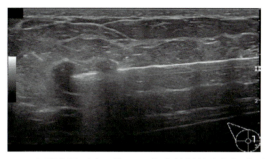

图 13.8 在探头平面内,将 G-8 空芯针调整为与探头平行,准备活检。组织学诊断为纤维腺瘤

级的复合成像技术,有助于实现最佳的针头控制。对于 14 号自动活检枪,充分的组织采样准确率超过 95%,对于 11 号或更大的真空辅助活检针,准确率达到 98%~100%,是目前的诊疗标准[15,25-28]。

13.4.1.2 二维和三维乳腺 X 线检查

二维立体定向乳腺 X 线检查使用从中心线以预定角度(如 +15°和 –15°)获得的成对的"立体"小 X 射线曝光,以确定两幅图像中是否存在目标病灶,以便随后正确放置乳房活检仪器。笛卡尔坐标系的中心点类似于 x、y 和 z 坐标轴的零参考点。极坐标系通过与参考点的距离和相对于参考方向的角度来确定每个点在三个平面中的位置。参考点(类似于笛卡尔坐标系的原点)称为极点,从极点沿参考方向发出的射线称为极轴。通过软件辅助三角测量(Z 坐标)来确定目标组织的三维位置,关键是将成角度的二维投影作为相关对进行检查。目标点在笛卡尔或极坐标系中进行计算。确定其位置后,进行清洁和局部麻醉,即可将活检针推进进行组织采样。还需要获得更多的成对图像来确认针的位置、随后放置组织标记物以及记录成功提取目标组织的情况。这些成对图像分别被表示为定位像(scout)、自由运动前正/负相位(pre-fire plus/minus)、自由运动后正/负相位(post-fire plus/minus)、活检后正/负相位(post-biopsy plus/minus)、标记物置入后正/负相位(post-marker plus/minus),以及单独的活检后(post-biopsy)图像或放置标记物后(post-marker)图像。俯卧位立体定向真空辅助活检被认为是乳腺 X 线检查引导下组织取样的参考标准(图 13.9,图 13.10)。现代俯卧位立体定向系统允许活检设备进行自由的三维角度调整,并且比使用专用活检椅的直立坐姿系统更灵活。与附加直立式系统相比,俯卧式立体定向真空辅助活检使患者能够以稳定、相对舒适的姿势休息,并防止患者直面活检。三维数字乳腺体层合成(DBT)和俯卧位二维立体定向系统也可以在患者位于侧卧位的情况下进行操作。通过识别靶点显示最清晰的 DBT 断层,直接从 DBT 图像中确定活检坐标,包括 z 轴位置,并且将其传输到活检软件系统以自动准备活检系统。DBT 引导的真空辅助活检允许使用完整的探测器大小进行成像,无须三角测量即可提供病变深度信息。即使是低对比度的目标,如未钙化的肿块或结构扭曲,它也有助于靶点的重新识别和采样。此外,DBT 引导的 VAB 操作时间较短,有望取代常规二维数字化乳腺 X 线片(在没有超声相关发现的支持下)显示的可疑异常患者的常规立体定向真空辅助活检[2,16,27,29,30]。

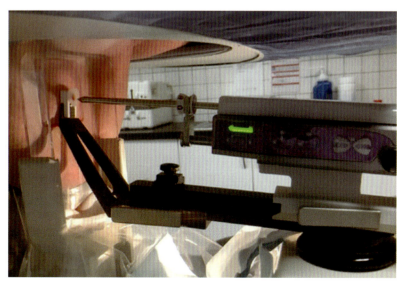

图 13.9 立体定向活检。在向乳房内目标推进之前在极轴上定位

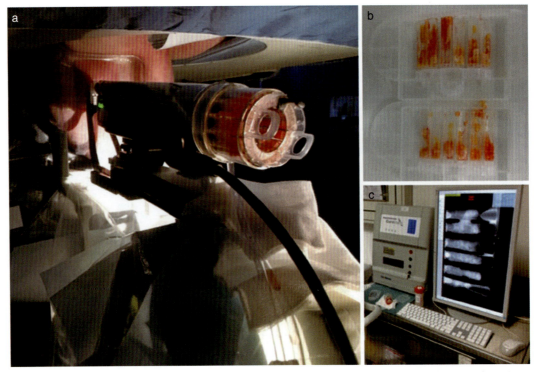

图 13.10 组织采样室。（a）连接活检针。（b）与活检系统断开，以便进行 X 线摄影以及传输数据至病理科

13.4.1.3 MRI

MRI 引导下经皮活检的原理与超声和乳腺 X 线检查的原理相似，但有几处例外。首先，除了专用的乳腺活检线圈外，只有非铁磁性的活检材料可以使用；其次，病变在活检后可能会因为冲洗掉钆对比剂而变得不可见；最后，没有办法生成标本 MRI 图像。现有的设备修改了进行俯卧位 MRI 引导的真空辅助活检的特定技术，这是目前的诊疗标准。大多数市售活检系统可以从内侧或外侧途径进入乳房。乳房固定压迫板的开口对于将针置入乳房是必不可少的。带有穿孔的外部网络允许针平行于乳房前进。单独的针引导器允许在扫描平面内进行额外的角度调整，这对于胸前病变很有用。一个填充了钆或油性流体的外部基准标记物，用作放置在皮肤、网格或引导系统上的外部空间参考。诊断程序结束后，患者离开核磁机，操作员手动或使用自动软件计算增强索引病变的坐标（从上到下、从前到后、从右到左）以及与参考标记物的距离。选择对于活检平面而言穿孔板上合适的孔，用于放置活检系统。在磁共振磁体外，对皮肤进行局部清洁和麻醉之后，用手术刀切开皮肤，开始标准的活检程序。将塑料引导鞘套在实心钛制粗套管针（形似管芯）外，放置穿刺针深度控制器以确保适当的介入深度。将引导针推进到适当深度，并用塑料闭孔套管针取代。如果在重复的三维梯度回波磁共振成像中，针头的位置与靶点位置一致，则在 MR 磁体外进行真空辅助活检。真空辅助活检针通过鞘管推进，获得多个连续样本。最后一次重复的磁共振成像对照突出了活检后的变化，包括标记活检部位的活检后钛夹。如果需要，可以基于组织学结果进行乳腺 X 线检查以识别标记夹在乳房内的位置，以便在之后的乳腺 X 线检查中引导导丝定位。一般来说，活检前进行 MRI 检查、活检程序本身和活检后护理所需的总时间通常为 30~60min。由于 MRI 引导下肿瘤的发现率较低，因此需要短期随访。在磁共振引导下的活检前，患者应进行二次超声或数字乳腺体层合成检查，保证能识别 > 60% 的 MRI 发现的病变，并提供另一种可供选择的引导方法（图 13.11）[4,6,24,27,31,32]。

13.4.2 活检工具

13.4.2.1 空芯针活检获取的组织量

细针穿刺术（FNA）只获取用于细胞病理学检查的细胞，空芯针活检每次获取约 20mm³ 的组织圆柱，而真空辅助活检获得的组织量最大，每个样本约有 90mm³ 的组织。将针引导到靶点的精确度决定了得到可靠的组织病理学诊断所需的组织量，由超声引导可获得最高精确度，而乳腺 X 线检查和 MRI 引导的活检精确度则较低。因此，建议使用真空辅助活检针进行乳腺 X 线和 MRI 引导下的活检，以防止由于组织采样不充分而导致假阴性结果。图像引导活检中使用的各种空芯针具有不同的设计、长度、直径和成本。通过模型开展结构化实操培训，可帮助医生掌握影像引导活检技术的正确操作[1–3,6,8,12,14,15,32]（图 13.12）。

13.4.2.2 细针穿刺术（FNA）

与其他方法相比，细针穿刺术（fine-needle aspiration，FNA），又称细针抽吸活检（fine-needle aspiration biopsy，FNAB）作为一种可供选择的方法具有很大的技术优势。低创伤性、低成本，并且该操作在任何时候都可以快速实施。关键在于需要

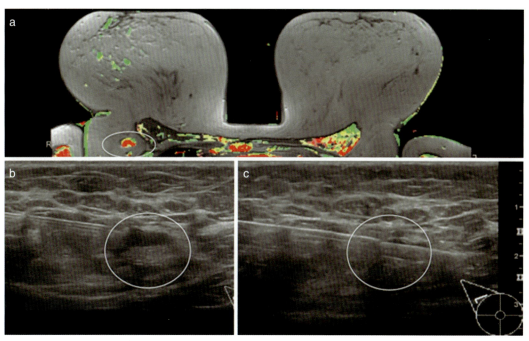

图 13.11 （a）MRI 显示可疑的淋巴结复发（圆圈内）。（b）在开始前对相应的淋巴结行 G-16 空芯针穿刺活检。（c）在启动弹簧机械装置后。组织学诊断为乳腺癌转移

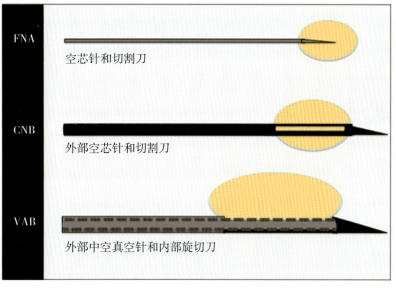

图 13.12 用于细胞或组织取样的穿刺器。（a）空芯针。（b）内针带缺口和外针带刃口的空芯针活检。（c）真空辅助活检针，外针有大缺口，内针有可旋转的刃口。FNA：细针穿刺术；CNB：空芯针活检；VAB：真空辅助活检

一位训练有素、技术娴熟的细胞病理学家，由此才能获得准确的结果。到目前为止，很少能找到这种细胞病理学家。因此，在细胞病理学家具备足够能力的先决条件下，FNA仅推荐用于良性概率较高的病变或恶性肿瘤概率较高的临床晚期癌症患者。使用FNA的难点在于获得足够的组织。文献报道其灵敏度为65%~98%，而特异度为34%~100%。FNA通常应用于无囊内结构的有症状和疼痛的乳腺囊肿。在这种情况下，FNA既具有诊断作用，又具有治疗作用。然而，在囊内病变中，真空辅助活检比FNA更准确。对于BI-RADS 3类实性病变以及可疑腋窝淋巴结可行细针穿刺活检。对于高度可疑的病变，建议使用空芯针活检而不是FNA，因为后者不能区分浸润性癌和原位癌。在恶性或影像结果与病理结果缺失关联的情况下，可能需要进行第二次操作。根据患者的年龄，在手术前应考虑进行全面的影像学检查[33-35]（图13.13）。

13.4.2.3 空芯针活检（CNB）

与细针穿刺术相比，空芯针活检（core needle biopsy，CNB）提供的组织量足以让经验丰富的病理学家进行有效的判读，不需要专业的细胞病理学家。对于乳腺癌，提取的组织材料还提供了雌激素和孕激素受体、HER2-neu和Ki67的分析。超声引导下的CNB具有很高的灵敏度（高达100%）。因此，即使对于可触及的病变，超声引导下的活检也是首选方法。对于有症状的乳房实质性病变、可疑的BI-RADS®3~5类病变（超声检查必须具有可重复性）、既往乳房手术后的可疑瘢痕以及腋窝淋巴结，建议

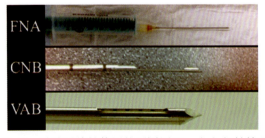

图13.13 乳腺活检针使用的不同原理。（a）细针抽吸针和用于将细胞吸入针头内的空腔。（b）空芯针活检，其特点是内针（带凹槽的封闭器）高速"向前"移动，并由外针连续切割活检标本。（c）真空辅助活检，其特征是通过打开的窗口将组织吸入固定的中空针，然后用旋转的内刀将其切除。FNA：细针穿刺术；CNB：空芯针活检；VAB：真空辅助活检

使用CNB。亦可对囊内或导管内病变进行活检。然而，周围液体渗漏使这些特殊的病变在活检后往往很难被发现。因此，需要放置标记夹，以确定恶性肿瘤病变的正确定位。尽管CNB可能导致肿瘤细胞移位，但在保乳手术后的局部复发方面，CNB与手术活检相比，没有显著差异。在活检前，应该告知患者关于CNB的各个方面：如果确定为恶性肿瘤或病理结果与临床诊断不一致，将会进行第二次活检。应该指出的是，活检可能会导致表面瘀伤，但胸壁及其深层器官的损伤是非常罕见的。此外，需要注意的是，如果病变位于腋窝血管附近，可能会发生出血并需要手术处理[33-36]（图13.14）。

13.4.2.4 乳腺真空辅助活检（VAB）

乳腺真空辅助活检（vacuum-assisted biopsy，VAB）既可用于诊断，也可用于治疗（仅限于良性病变）。与其他穿刺技术不同，使用VAB可以完全切除最大直径达25mm的实体肿瘤、淋巴结和囊内或导管内病变。三连动针的尖端设计使其在致密的乳房组织中更容易定位，其中包含一根锋利的细针。针窗定位后，用真空吸入器将待切除的乳房组织吸入针窗。然后，旋转刀切断针窗内的乳房组织。最后，将标本送至乳房外器械的近侧。在那里，助手可以接收样本，而针头留在乳房内，并获得下一个样本。这一过程可以切除最大直径为25mm的病变。针的大小从14G到8G不等。这些样本可支持有效的病理检查。以乳腺癌为例，提取的材料还可进行雌激素和孕激素受体、HER2-neu、Ki67的分析。VAB推荐用于有症状的乳房实质性病变、可疑的BI-RADS®3~5类病变（超声检查必须具有可重复性）以及囊内和导管内病变。此外，一些作者建议VAB用于既往乳房手术后的症状性瘢痕和血肿清除。然而，腋窝淋巴结的VAB操作需要有经验的内科医生。与空芯针活检相比，使用VAB进行再次活检可产生更多的组织，因此，VAB可以验证CNB的病理结果，以及可疑诊断与病理结果不一致的情况。VAB可以完全切除特别小的可疑病变（<5mm），这些病变很难用空芯针活检检出。在这些情况下，VAB是一种非常有效的技术。操作前，患者应签署书面知情同意书。必须告知患者假阴性和假阳性结果，以及若确诊恶性肿瘤或病

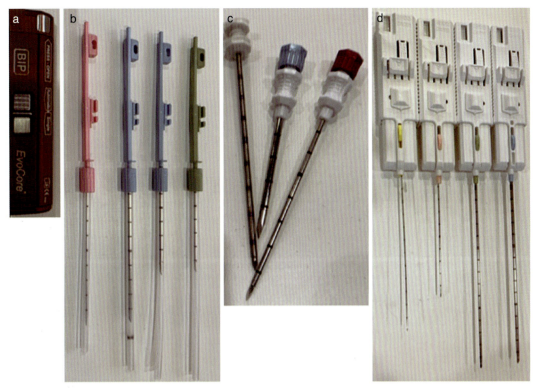

图 13.14 空芯针穿刺活检系统示例。(a) 金属自动高速活检枪。(b) 金属自动高速活检枪系统的针头。(c) 同轴针(即套管针),其特征是外部中空针和中央闭孔器,在活检前将其收回。(d) 可在就地提取组织(半自动)模式或向前提取组织(自动)模式下使用的一次性塑料活检枪

理结果与临床诊断不一致时,可能需要进行第二次活检。此外,VAB 最有可能出现的是表面瘀伤。尤其是切除 > 20mm 的病灶后,有可能出现较大的血肿。然而,上述情况通常不需要进一步治疗。胸壁及深层器官的损伤非常少见。如果病变靠近腋窝血管,可能会发生出血并需要手术处理。根据患者的年龄,在手术前应考虑进行一次全面的影像学检查。通常建议在多学科会议上展示活检的恶性或癌前病变结果。由于 VAB 能够完全切除肿瘤,因此若为恶性病变,必须放置标记夹以确定病灶的正确定位。与 FNAB 或 CNB 相比,完全掌握 VAB 技术需要更多的时间。建议由在超声和 CNB 方面有经验的技术员进行[18, 36–40](图 13.15,图 13.16)。

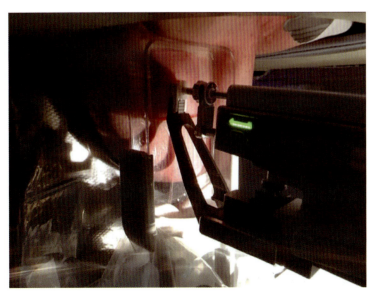

图 13.15 到达靶点后在乳房内的立体定向真空辅助活检针

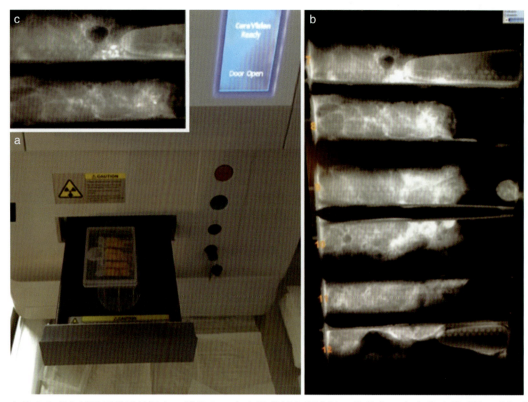

图 13.16 立体定向真空辅助活检后的标本 X 线检查。（a）装载标本以进行 X 线曝光。（b）依次排列的 6 个标本 X 线片。（c）钙化的细节

13.4.3 超声引导介入操作规范

13.4.3.1 细针穿刺术（FNA）

超声引导为 FNA 提供了最佳条件。如果不能用超声引导，就只能在可触及的病变中进行 FNA。患者保持仰卧位，患侧手臂举过头顶。用酒精消毒乳房皮肤，询问患者既往是否有过敏反应。一般不使用局部麻醉剂，但应备用。在超声引导下进行 FNA 时，在两个平面上测量并记录病变位置（左/右乳房、钟点方位、距乳头距离）。使用无菌超声凝胶。非优势手握持超声探头。在探头上施加轻微的压力，以固定病变，如复杂性囊肿等。使用 21G 的针进行抽吸。注射器规格取决于囊肿的大小。用优势手将针在距超声探头约 1cm 处刺入皮肤。针的方向应与探头平行，既保证看见针，还可将皮肤或胸壁损伤的可能性降至最低。当针尖到达囊腔时，对囊壁进行触诊可以确保针头的位置正确，随即将针插入囊中。在两个平面上对囊腔内针的情况进行超声记录，仔细地进行抽吸。拔出针头后，在两个平面上重复超声记录，并记录囊腔是否完全吸空或是否还有更多的肿块。如果超声上显示

有额外的肿块，例如囊内乳头状瘤，可以在超声引导下放置标记夹来确保病变的定位。指导患者用拇指按压活检侧至少 10min。尽管研究表明，对单纯性囊肿进行细胞学检查价值不大，但注射器内容物仍需被送去做细胞学检查。根据细胞学结果，对于持续性残留肿块，需获取足够的病理检查材料。抽吸囊液的 FNA 技术同样适用于切除实性病变或腋窝淋巴结的少量细胞碎片。FNA 中使用的针的尺寸从 21G 到 27G 不等。使用带有套管针的针头的同轴技术可获得最佳效果，以避免针头内容物受到周围乳房组织的初次污染。一般使用 2mL 注射器进行抽吸。然而，也可以推荐使用较大的注射器，并结合专用设备来增加吸引过程中的负压。在超声引导下，针进出病变大约 5 次，从而通过注射器建立轻微的真空。这一过程应该记录在两个平面的超声图像上，以确保正确的病变被抽吸出来。在拔针前，将注射器与针头断开是很重要的，否则，样本有可能被完全吸入注射器，导致假阴性检查。拔针后，注射器充满空气，然后重新接回针头。小心地通过对注射器施加温和的压力来清空针头，将样本放在显微镜载玻片上。将载玻片上的细胞立即用另

一张载玻片推开。然后，制备两个载玻片，一个用95%的乙醇湿固定，另一个风干。指导患者用拇指按压活检侧至少10min。在完全切除可疑病变的情况下，必须在超声引导下放置标记夹来确保重新定位。

13.4.3.2 空芯针活检（CNB）

CNB针为双动针。含取样槽的内针先射入肿瘤内部。内针周围的套管针也紧随其后射入。这个过程很快，以至于术者只看到了一次射击。建议至少获取3个标本。为了避免针出入乳房时肿瘤细胞移位，部分术者更喜欢使用同轴针引导切割针。乳房CNB的标准针头尺寸是14G，一些医生可能更喜欢16G或12G。CNB最好在超声引导下进行。通过CNB检查的最小病灶大小取决于医生的经验。经验丰富的操作者可以对小到2~3mm的病灶进行活检。与FNA类似，患者仰卧，患侧手臂举过头顶。用酒精消毒乳房皮肤。进行局部麻醉前询问患者是否有过敏反应史。进行操作前，应记录病变的位置（左/右乳房、钟点方位、距乳头距离），并在两个平面上用超声测量。使用无菌超声凝胶。在活检过程中，使用非优势手握住超声探头。为了固定肿瘤，对探头施加轻微的压力。操作者最好坐在患者病变部位的同侧，直视超声监护仪。选择舒适的体位，使用5~10mL的局部麻醉剂，注意肿瘤周围应慎用局部麻醉。如果注入太多液体，小肿瘤可能会在超声下不可见。如果发生这种情况，最好等到肿瘤变得可见后再进行操作。待穿刺区麻木后，用优势手持针在距超声探头约1cm处刺入皮肤。部分术者更喜欢用11号手术刀做微小切口，这是没有必要的。核心针应该刺入肿瘤中心。为了获得最佳的可视化效果，芯针的方向应该与超声探头平行。因此，将芯针笔直地插入胸壁是很重要的，但能插入的只有肿瘤皮下部分的深度。进针一定不能刺破胸壁，针进入真皮后，需要将针倾斜，并与超声探头平行地向前朝肿瘤所在位置推进。当针尖到达肿瘤时，进行触诊以确保针的位置正确。在发射芯针之前，对针在两个平面上的位置进行超声记录。发射芯针也建议在两个平面上进行超声记录，以证明针的正确定位。由于芯针穿透深度约为21mm，活检过程中应避免穿刺皮肤或胸壁。建议至少从肿瘤中提取3个样本。在病变非常小的情况下，需在超声引导下放置标记夹以确保病变的正确定位。应使用超声对放入的标记夹进行记录。术后指导患者用拇指按压活检侧至少10min，并使用弹力胸带包扎24h。术后建议使用布洛芬等轻度止痛药。所有标本均送病理学检查。

13.4.3.3 乳腺真空辅助活检（VAB）

与细针穿刺术和空芯针活检操作过程相似，患者仰卧，患侧手臂高举过头顶。用酒精消毒乳房皮肤。进行局部麻醉前询问患者是否有过敏史。建议在插入针前确保系统正常运行。操作前，应记录病变的位置（左/右乳房、钟点方位、距乳头距离），并在两个平面上用超声测量。使用无菌超声凝胶。在活检过程中，使用非优势手握住超声探头。为了固定肿瘤，对探头施加轻微的压力。操作者最好坐在患者病变部位的同侧，直视超声监护仪，并采取舒适体位。使用10~20mL的局部麻醉剂。建议不要在肿瘤周围应用太多的局部麻醉剂，如果注入太多液体，小肿瘤可能会在超声下不可见。如果发生这种情况，最好等到肿瘤变得可见后再进行操作。上述过程完成后，在超声探头边缘前1~2cm处，用11号手术刀做一个小切口，然后将针插入真皮。与CNB相比，需要把VAB针放置在病变的正下方，而不是其中心。由于伪影的存在，超声只能显示位于VAB针上方而不是下方的组织。为了避免不必要的损伤，需保证整个过程在超声下可见。为了获得最佳的可视化效果，VAB针的方向应与超声探头平行，并且始终位于病灶下方。重要的是，针穿过乳房时不要太靠近胸壁或皮肤，因为锋利的针尖可能会造成伤害。在乳腺组织密度非常高的情况下，非优势手松开超声探头用来稳定乳房，而优势手引导VAB针，如此将VAB针穿过致密乳腺组织就会更加容易。当针到达病灶处时，将针的取样窗口置于其下方。在开始VAB之前，对两个平面上针的位置进行超声记录。然后，用针从乳房需要被切除的病灶中获取样本，通过针轴旋转针的取样窗口，以采集病变的边缘，直到它在超声上完全消失。如果病变被完全切除，需在超声引导下放置标记夹确保病变的定位。插入的标记夹应记录在超声上。拔针后,指导患者用拇指按压活检侧至少 10min。在应用无菌胶带后,使用弹性胸带包扎 24h。术后推荐使用布洛芬。还建议在手术后记录取出的标本数量和切除程度(完整、不完整、不具代表性)。所有标本均送病理学检查。

13.4.3.4 乳腺病变定位及其他介入性操作

在影像引导下,乳腺肿块、钙化、不对称和结构扭曲的定位程序遵循前文所述原则,以定位乳房内的指标性病变。在对化疗有反应的肿瘤的新辅助治疗过程中使用金属夹。

导丝引导定位(wire guided localization,WGL)作为一种安全且经过测试的技术,被大多数介入中心应用,适用于术前有广泛的微钙化以及术前或术中超声可见肿块等情况。放射引导隐匿性病灶定位(ROLL)和放射性碘(^{125}I)粒子定位(RSL)可作为 WGL 的替代方案提供给患者,因为它们同样可靠,但使用时必须符合国家辐射防护规定。磁性标签或射频标记器是新型的非辐射替代定位器,可从不同角度测量标记器和探头之间的距离。对于超声可见的病变,一个廉价的替代方案是在病变上方做皮肤标记,并报告病变的深度和距离乳头及胸肌的距离。对存在异常分泌物的病理性导管进行插管,并注射 0.2~0.3mL 造影剂后,可通过术前乳腺 X 线检查和术中染色来识别导管(图 13.17,图 13.18)[41,42]。

通过热疗、冷冻疗法或不可逆电穿孔对乳腺肿瘤进行经皮消融,目的是破坏组织学证实的良性病变。目前,由于无法对肿瘤切缘进行病理学评估,这些技术在恶性病变中的应用受到限制。已有临床试验对这些技术的有效性进行评估[28,43]。

13.5 介入后管理

在 FNA、FNAB 和 CNB 后,局部手动压迫即可。在 VAB 后,需要用加压绷带加压包扎。建议在所有穿刺操作后对患者进行短暂的监护。如果在医生的最后一次检查中患者感觉良好,其可居家继续门诊随访,或者在镇静后留院观察。

13.6 并发症

在穿刺时或穿刺后,可能会出现疼痛、瘀伤、感染和持续或继发性出血,这取决于活检的类型、使用的麻醉方式和凝血状态。大多数并发症是轻微的,在已有的文献中,总体并发症的发生率为 1.4% 到 9% 不等。然而,FNA、FNAB 或 CNB 术后的重大并发症非常罕见。报告的 VAB 后并发症发生率如下:无须开放性修复的严重出血发生率为 7%;需开放性修复的严重出血发生率为 0.1%;血管迷走性晕厥发生率为 3.5%;感染发生率为 0.04%。特发性并发症包括脓肿形成、动静脉瘘、假性动脉瘤、组织梗死、乳瘘或气胸等。VAB 后出现反应性

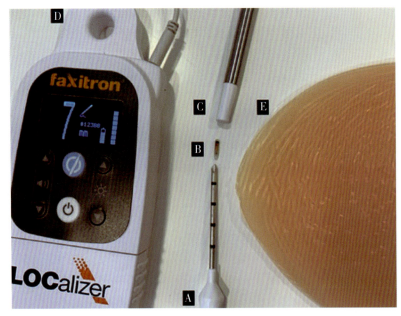

图 13.17 射频定位系统,包括导引器(A)、射频芯片(B)、探头(C)、连接的测距监测器(D)和乳房模型(E)

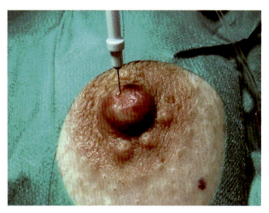

图 13.18 术前乳腺导管造影插管到位。这个过程包括用造影剂和亚甲蓝对导管进行染色

纤维化的比例高达 10%。在任何穿刺术过程中，尤其是在 VAB 中，肿瘤细胞可能沿活检道播散，但其长期存活概率极低。活检导致肿瘤复发的可能性非常低[44-47]。超声引导下腋窝活检后的并发症发生率，CNB 高于 FNA（7.1% vs. 1.3%）。相反，超声引导的 FNA 较 CNB 需重复诊断操作的比例显著更高（4.0% vs. 0.5%）。面对经皮乳腺操作可能出现的并发症，诊断步骤应首先进行一项新的超声多普勒评估，以排除危及生命的血管并发症。

13.7 提示与技巧

13.7.1 超声引导下活检

超声引导下 VAB 的最佳适应证是评估 CNB 和组织学之间不一致的结果，并进一步评估 BI-RADS 3 类小病变。侧面介入时，应选择前斜位。在外周穿刺时，始终将针与胸壁平行推进。引导针应始终与超声探头平行。

13.7.2 立体定向活检

立体定向或 DBT 引导的 VAB 是评估微钙化的首选方法。DBT 引导的 VAB 在诊断小肿块、不对称性和结构扭曲方面优于立体定向 VAB。与手术活检相比，VAB 的并发症发生率低，费用也低。

13.7.3 磁共振引导下的活检

二次超声可检测出高达 75% 的可疑 MRI 病变。可应用于评估肿块和非肿块病变。MRI 发现的病变只有经组织学活检证实才能改变原手术方案。

13.7.4 一般性建议

小的病变或完全去除的指标性病变有必要放置金属标记物。有微钙化的病变有必要使用标本 X 线摄影。当在超声、乳腺 X 线检查或 MRI 中发现多个病变时，需确保各检查方式下每个病变在乳腺内的定位一致。

13.8 影像结果与病理结果的比较

使用微创活检技术，始终有漏诊癌症的风险。病理学家会对获取的组织进行解读。由于微创活检获取的样本通常只是可疑病变的碎片，因此可疑诊断须与病理结果之间有相关性，若两者结果不匹配，必须进一步检查，直到得出有效的诊断。相较于最终的组织学诊断，对活检标本的低估取决于活检标本的总体积和引导成像工具命中可疑病变或区域的准确性。与 CNB 或 FNA 相比，昂贵的 VAB 的准确性更高，超声引导优于立体定向乳腺 X 线或 MRI 引导。目前，多学科会议已经成为乳腺中心诊断的标准流程。影像 – 病理相关性的一致性判断是实现乳腺癌患者精准管理的关键参数之一。影像表现与病理结果之间的不匹配或不一致可被定义为引起认知不协调的有争议的信息。这种差异可能发生在形态信息、对检测到的异常结果的解读，或对患者的管理建议层面。影像专家和病理学家都必须检测所有相关异常、排除伪影、在临界性病例中做出阈值决定，并将发现与决定管理决策的成像或病理分类相关联，例如 BI-RADS 分类。不同影像学检查方式间的相关性需要将指标性病变与其他检查方式、触诊或临床体征和症状的相应发现相关联。在非严格诉讼的医疗系统中，如果一种检查方式的良性指标推翻了另一种检查方式的可疑判断，可采取特异性策略将 BI-RADS 分类从组织诊断降级为随访。新的总体评估类别最终可能定为 BI-RADS 3 类或 2 类。在有严格诉讼的医疗系统中，一旦给定活检建议，不可因其他方式的结果而收回。这将降低灵敏度并增加诉讼的频率。最终的影像病理学共识必须就活检的定位是否具有代表性，以及标本的质量是否对影像指标病变具有代表性达成一致。专家们最可疑的判断决定了进一步的处理方案。专家们可能会使用相同的诊断标准，并注意到同一病例中相同的形态特征，但有时对这些特征是否达到诊断阈值存在分歧。因此，处理方案侧重于获取第二次专家意见，通过微创或外科再活检获得更多信息，或结合指南建议进行影像学随访。总之，在获得病理报告后，之前怀疑的诊断必须与病理结果相匹配。在两者不匹配或为恶性结果的情况下，必须考虑进一步检查。若组织学结果为良性，应考虑6个月后进行临床和超声随访。乳腺恶性潜能不确定的病变（BI-RADS 3 类病变）是一组异质性异常，全切除后的总体恶性风险为 9.9%~35.1%。对切除的 BI-RADS 3 类病变恶性程度的低估与病变大小的增加和异型性的存在有关。一些研究还表明，BI-RADS 3 类病变主要升级为导管原位癌和低级别侵袭性肿瘤。各国的管理和实践差异很大，但全球普遍趋势是更保守的管理替代开放手术[39]。

13.9 结 论

超声引导活检、立体定向活检或 MRI 引导活检等微创活检工具是安全、准确、经济且被广泛接受的。它们可以实现几乎 100% 可靠的组织学诊断。许多西方国家已经不再使用 FNA，但在可触及病变和腋窝淋巴结的评估中 FNA 仍有价值。空芯针活检比 FNA 更具侵入性，但也更可靠，已发展成为评估超声下可见病变最常用的活检工具。对于需要在立体定向或磁共振引导下进行组织采样的病变，VAB 是首选方法。如果组织学结果为良性，并且在后续检查中发现病变进展，或者组织学和影像学结果之间不匹配，应该考虑重新评估并且可能需要重复活检。对于所有乳腺恶性可能不确定的病变（BI-RADS 3 类病变），建议通过手术切除或 VAB 进一步组织采样并进行密切随访。

（徐美仪 译，罗静 审校）

参考文献

[1] ACR–SIR practice guideline on informed consent for image-guided procedures. http://www.sirweb.org/clinical/cpg/Informed_consent_Final7109Ed01.pdf

[2] ACR practice parameter for the performance of stereotactic-guided breast interventional procedures (revised 2016; resolution 36). https://www.acr.org/-/media/ACR/Files/Practice-Parameters/stereo-breast.pdf

[3] ACR practice parameter for the performance of ultrasound-guided percutaneous breast interventional procedures (revised 2016; resolution 37). https://www.acr.org/-/media/acr/files/practice-parameters/us-guidedbreast.pdf

[4] ACR practice parameter for performing and interpreting magnetic resonance imaging (MRI) (revised 2017; resolution 10). https://www.acr.org/-/media/ACR/Files/Practice-Parameters/MR-Perf-Interpret.pdf

[5] American College of Radiology, Society of Interventional Radiology, Society of Neurointerventional Surgery, et al. Practice parameter for interventional clinical practice and management. J Vasc Interv Radiol, 2015, 26(8):1197–1204.

[6] Wallis M, Tardivon A, Helbich T, et al. Guidelines from the European Society of Breast Imaging for diagnostic interventional breast procedures. Eur Radiol, 2007, 17(2):581–588.

[7] Wilson AR, Marotti L, Bianchi S, et al. The requirements of a specialist breast ventre. Eur J Cancer, 2013, 49: 3579–3587.

[8] Gruber I, Hahn M, Fehm T, et al. Relevance and methods of interventional breast sonography in preoperative axillary lymph node staging. Ultraschall Med, 2012, 33(4):337–343.

[9] D'Orsi CJ, Sickles EA, Mendelson EB, et al. ACR BI-RADS® Atlas, breast imaging reporting and data system. Reston, VA: American College of Radiology, 2013.

[10] Madjar H, Ohlinger R, Mundinger A, et al. BI-RADS-analogue DEGUM criteria for findings in breast ultrasound-consensus of the DEGUM committee on breast ultrasound. Ultraschall Med, 2006, 27(4):374–379.

[11] Feng Y, Spezia M, Huang S, et al. Breast cancer development and progression: risk factors, cancer stem cells, signaling pathways, genomics, and molecular pathogenesis. Genes Dis, 2018, 5(2):77–106.

[12] Hahn M, Krainick-Strobel U, Toellner T, et al. Interdisciplinary consensus recommendations for the use of vacuum-assisted breast biopsy under sonographic guidance: first update 2012. Ultraschall Med, 2012, 33(4): 366–371.

[13] Lorentzen T, Nolsøe CP, Ewertsen C, et al. EFSUMB guidelines on interventional ultrasound (INVUS), part I. General aspects (long version). Ultraschall Med, 2015, 36(5):E1–14.

[14] Mahoney MC, Newell MS. Breast intervention: how I do it. Radiology, 2013, 268(1):12–24.

[15] Mundinger A. Ultrasound of the breast, including interventions: an update// Hodler J, von Schulthess GK, Zollikofer CHL, editors. Diseases of the heart, chest and breast. 2011–2014. Heidelberg: Springer, 2011: 282–289.

[16] Performance and Practice Guidelines for Stereotactic Breast Procedures. https://www.breastsurgeons.org/statements/PDF_Statements/Perf_Guidelines_Stereo.pdf

[17] Sanderink WBG, Mann RM. Advances in breast intervention: where are we now and where should we be? Clin Radiol, 2018, 73(8): 724–734.

[18] Nakano S, Imawari Y, Mibu A, et al. Differentiating vacuum-assisted breast biopsy from core needle biopsy: is it necessary? Br J Radiol, 2018, 91(1092):20180250.

[19] Lebeau A, Denkert C, Sinn P, et al. Update of the German S3 breast cancer guideline: what is new for pathologists? Pathologe, 2019, 40(2):185–198.

[20] Calvisi A, Pirronti T, Polverosi R, et al. "Patient information

and consent forms", SIRM Documents 2010–2012. Informed Consent. https://www.sirm.org/wpcontent/uploads/2019/03/Informed_Consent-Patient_ Information_and_Forms.pdf

[21] https://www.health.qld.gov.au/__data/assets/pdf_fle/0023/154850/medical_imaging_101.pdf

[22] Murphy BL, Ray-Zack MD, Reddy PN, et al. Breast Cancer litigation in the 21st century. Ann Surg Oncol, 2018, 25(10):2939–2947.

[23] Mundinger A, Madjar H. Mammasonografe update. Radiologie up2date, 2015, 15(02):107–134.

[24] Santiago L, Candelaria RP, Huang ML. MR imaging-guided breast interventions: indications, key principles, and imaging-pathology correlation. Magn Reson Imaging Clin N Am, 2018, 26(2):235–246.

[25] Jenssen C, Hocke M, Fusaroli P, et al. EFSUMB guidelines on interventional ultrasound (INVUS), part IV-EUS-guided interventions: general aspects and EUS-guided sampling (short version). Ultraschall Med,2016,37(2):157–169.

[26] Hoagland LF, Hitt RA. Techniques for ultrasound-guided, percutaneous core-needle breast biopsy.https://appliedradiology.com/articles/techniques-forultrasound-guided-percutaneous-core-needle-breastbiopsy

[27] Fischer U, Baum F, editors. Interventional breast imaging: ultrasound, mammography, and MR guidance techniques. 1st English ed. New York/Stuttgart: Thieme,2010.

[28] Fornage BD. Interventional sonography of the breast: from biopsy to ablation//Advanced therapy of breast disease. 3rd ed. Connecticut: People's Medical Publishing House-USA Shelton,2012: 221–238.

[29] Yang WT. Stereotactic breast biopsy//Babiera GV, Skoracki RJ, Esteva FJ, editors. Advanced therapy of breast disease, 3rd ed. Connecticut: People's Medical Publishing House-USA Shelton,2012: 207–220.

[30] Schrading S, Distelmaier M, Dirrichs T, et al. Digital breast tomosynthesis-guided vacuum-assisted breast biopsy: initial experiences and comparison with prone stereotactic vacuum-assisted biopsy. Radiology,2015,274(3):654–662.

[31] Brennan SB, Sung JS, Dershaw DD, et al. Cancellation of MR imaging-guided breast biopsy due to lesion nonvisualization: frequency and follow-up. Radiology, 2011, 261(1): 92–99.

[32] Schrading S, Strobel K, Keulers A, et al. Safety and efficacy of magnetic resonance-guided vacuum-assisted large-volume breast biopsy (MR-guided VALB). Investig Radiol,2017,52(3):186–193.

[33] Mitra S, Dey P. Fine-needle aspiration and core biopsy in the diagnosis of breast lesions: a comparison and review of the literature. CytoJournal,2016,13:18.

[34] Moschetta M, Telegrafo M, Carluccio DA, et al. Comparison between fine needle aspiration cytology (FNAC) and core needle biopsy (CNB) in the diagnosis of breast lesions. G Chir, 2014,35(7–8):171–176.

[35] Wang M, He X, Chang Y, et al. A sensitivity and specificity comparison of fine needle aspiration cytology and core needle biopsy in evaluation of suspicious breast lesions: a systematic review and meta-analysis. Breast, 2017, 31:157–166.

[36] Luiten JD, Korte B, Voogd AC, et al. Trends in frequency and outcome of highrisk breast lesions at core needle biopsy in women recalled at biennial screening mammography, a multiinstitutional study. Int J Cancer,2019, https://doi.org/10.1002/ijc.32353. [Epub ahead of print]

[37] Schueller G, Schueller-Weidekamm C, Helbich TH. Accuracy of ultrasound-guided, large-core needle breast biopsy. Eur Radiol,2008,18(9):1761–1773.

[38] Huang XC, Hu XH, Wang XR, et al. A comparison of diagnostic performance of vacuum-assisted biopsy and core needle biopsy for breast microcalcifcation: a systematic review and meta-analysis. Ir J Med Sci, 2018, 187(4):999–1008.

[39] Houssami N, Ciatto S, Ellis I, et al. Underestimation of malignancy of breast core-needle biopsy: concepts and precise overall and category-specific estimates. Cancer, 2007,109(3):487–495.

[40] Rageth CJ, O'Flynn EA, Comstock C, et al. First international consensus conference on lesions of uncertain malignant potential in the breast (B3 lesions). Breast Cancer Res Treat, 2016,159(2):203–213.

[41] Chan BK, Wiseberg-Firtell JA, Jois RH, et al. Localization techniques for guided surgical excision of non-palpable breast lesions. Cochrane Database Syst Rev,2015,12:CD009206.

[42] Carlino G, Rinaldi P, Giuliani M, et al. Ultrasound-guided preoperative localization of breast lesions: a good choice. J Ultrasound,2019,22(1):85–94.

[43] Zhang W, Jin ZQ, Baikpour M, et al. Clinical application of ultrasound-guided percutaneous microwave ablation for benign breast lesions: a prospective study. BMC Cancer,2019,19(1):345.

[44] Imschweiler T, Haueisen H, Kampmann G, et al. MRI-guided vacuum-assisted breast biopsy: comparison with stereotactically guided and ultrasound-guided techniques. Br J Surg,2018,105(10):1244–1253; Eur Radiol, 2014, 24(1): 128–135.

[45] Catani JH, Matsumoto RAEK, Horigome FT, et al. A pictorial review of breast biopsy complications. Poster Number C–2054. ECR 2017. https://doi.org/10.1594/ecr2017/C–2054.

[46] Loughran CF, Keeling CR. Seeding of tumour cells following breast biopsy: a literature review. BJR, 2011, 84(1006): 869–874.

[47] Rageth CJ, O'Flynn EAM, Pinker K, et al. Second international consensus conference on lesions of uncertain malignant potential in the breast (B3 lesions). Breast Cancer Res Treat, 2019, 174(2):279–296.

延伸阅读

Berg WA, Yang WT. Diagnostic imaging: breast. 2nd ed. Salt Lake City: Amirsys,2016.

Dershaw DD. Imaging guided interventional techniques. New York: Springer,2003.

Hermann G, Schwartz IS, Tartter PI. Nonpalpable breast cancer. Diagnosis and treatment. New York: IgakuShoin Medical Publishers,1992.

Madjar H, Mendelson EM. The practice of breast ultrasound. Techniques, findings, differential diagnosis. 2nd ed. New York: Thieme,2008.

Stavros AT. Breast ultrasound. Philadelphia: Lippincott Williams &Williams, 2004.

14 多学科会议

Guldeniz Karadeniz Cakmak, M. Umit Ugurlu

在过去的几十年中，乳腺癌的治疗取得了极大的进步，这些进步带来了更广泛的治疗选择以及更复杂的判断需要。自20世纪以来，以Halstedian哲学为基础的积极的局部控制的传统模式一直主导着乳腺癌的治疗，直到凭借几项包含数十年随访的、具有里程碑意义的试验所建立的循证医学证明，根治性及致畸性的手术方案在无病生存、无复发生存、无远处疾病生存或总生存率等方面并不优于保乳手术，同时循证医学也证实了乳腺癌的系统性疾病本质[1-7]。目前，手术只是由多种复杂疗法组成的系统治疗中的一部分，应该个体化定制。疾病的异质性和治疗方案的复杂性促使了"多学科方法"的形成，以便根据每个病例设计最合适的治疗策略。

14.1 什么是多学科方法？回顾证明其有益的证据

多学科方法是癌症护理的一种综合团队方法，在这种方法中，具有各自专业知识的医护人员考虑所有相关循证治疗方案，并在个体基础上合作制定治疗计划。在20世纪90年代初，观察到的证据表明，由专家治疗的各种癌症患者有更好的疗效，这就提出了建立一个多学科的癌症诊疗方法的概念[8]。在欧洲，Calman-Hine报告是关于这个问题的里程碑，其强调了关于癌症治疗的差异，提出癌症诊疗应该由专门的外科医生与相关临床医生在多学科团队（MDT）中合作进行[9]。多学科模式的引入源于乳腺癌专科外科医生治疗可获得更好的局部区域控制的报道，这与生存获益相关。与非专业科室相比，在专业科室治疗的乳腺癌患者，乳腺治疗不充分的风险减半，腋窝分期不充分的风险低至1/5，腋窝最终治疗不恰当的风险低至1/9[10]。在专业乳腺科，手术治疗往往更充分，局部和区域复发率较低，患者生存率也相应较高。据报道，由乳腺外科医生治疗的患者，其5年生存率高出9%，10年生存率高出8%[11]。Kesson等针对同一问题进行的一项回顾性、比较性、干预性队列研究报告称，由于采用了多学科方法，乳腺癌的死亡率降低了18%，5年内的全因死亡率降低了11%[12]。目前，MDT是全世界癌症治疗的首选[13-16]。一项旨在确定MDT和癌症生存率之间因果关系的国际综述未能明确其确切影响，并由此得出结论：为了更好地评估这种关系，首要任务是建立多学科诊疗的通用定义[17]。

乳腺癌治疗的成功需要各医疗分科之间的协调和合作，只有当MDT的所有成员都达到优秀水平且无差错地履行职责时，才有可能。因此，只有在所有参与的医生参加多学科讨论会议（multidisciplinary discussion meeting，MDM）之后，才能对首选的治疗方式做出最终决定。其中，知情的患者的意见是至关重要的。以MDM为导向的管理方法提高了患者护理的质量，其以循证医学为基础，基于患者个体情况给出的治疗建议，比每个医生的意见之和更准确有效[18, 19]。MDM 的其他益处包括：提高多个医学专业之间的沟通；对住院医生来说是一项重要的教育活动；为治疗方案的标准制定提供了时效性和一致性；降低护理成本；提高参与临床试验的效率[20, 21]。MDM 也可能有助于改变手术治疗的建议[22]。此外，最近乳腺癌发病率和死亡率的下降可能部分归功于多学科团队方法[12, 23]。

目前，乳腺癌的过度治疗是讨论最热烈的话题之一[24]。越来越多的证据证实，肿瘤生物学特征是预测癌症预后的主要决定因素，而不是手术范围。这使得外科手术方式中"越大越好"的概念发生转变，聚焦于切除病变而不是健康组织[25]。然而，将手术负担降低到肿瘤学接受范围内不能通过应用更多的系统疗法和（或）放疗来弥补，因为它们有众所周知的并发症和毒性。在诊断时，未能在 MDM 中讨论病例是过度治疗和过度手术的潜在诱因之一，对患者和家属来说，成本更高，心理负担更重[26]。

另一个具有巨大争议的话题是"尽管对侧乳腺癌的发病率有所下降，但散发性单侧乳腺癌患者中的预防性乳房切除术（prophylactic mastectomy，PM）比例仍呈上升趋势"[27, 28]。此外，对侧乳房切除术并没有带来生存优势[29]。MDM 的沟通和互动可能会促进共同决策，并降低 PM 率。在所有 PM 的申请中，大约有一半获得了批准，而在 MDM 之后，有 1/3 的申请被驳回。因此，MDM 似乎可以促进对 PM 请求的跨专业审查；限制不必要的和无用的干预，并且这些干预并非没有并发症，特别是如果伴有重建手术的话；并将 PM 的批准限定在有准确适应证和可能获得最大益处的患者身上[30]。

腋窝管理是乳腺癌治疗中最重要的环节之一，MDM 在其中发挥着决定性的作用。在精准医疗时代，在病理学家和分子生物学家的宝贵帮助下，肿瘤内科医生已经率先根据基于肿瘤生物学特征的更复杂的工具来调整系统治疗。即使是符合腋窝淋巴结清扫术豁免标准的患者，在前哨淋巴结活检阳性后，是否省略腋窝淋巴结清扫应该在制定手术计划时由 MDT 共同讨论决定。每个团队成员都可以影响腋窝管理的决定，因为在临床上有一些情况，从不切除腋窝淋巴结到全腋窝淋巴结清扫以及腋窝放疗都被视为可行的选择。仍然存在一些循证指南无法覆盖的复杂的病例，需要以个体化的方式进行多学科的临床判断。在这一点上，MDT 应该发挥主导作用，根据预后信息、基于临床病理变量预测的腋窝淋巴结残余疾病负担、患者的一般情况以及患者对可能的治疗方案的偏好，做出准确的决定。因此，MDM 讨论对于保证采取合适的腋窝管理办法也是至关重要的[31]。

14.2 召开多学科会议

乳腺癌管理的多学科方法可由多个医学亚专业之间的协调和合作构建。核心部分由外科、临床和医学肿瘤学、放射肿瘤学、病理学、放射学和乳腺专科护士（如果有的话）组成。其他学科包括遗传咨询、患者教育、研究和临床试验、整形和重建外科、妇科、社会心理服务、物理治疗、营养学和临床药理学，这些学科在从诊断到随访及之后的整个护理路径中运作，可以根据需要邀请。这种方法的关键点是领导问题，以促进一个允许所有成员进行怀疑和建设性讨论、互相尊重和有效沟通的民主结构，并确定各自的职责范围。

MDM 的确切形式、周期和结构因国家和机构的不同而不同。需要强调的关键是良好的组织、积极的沟通和有序的纪律。MDM 的周期和时间表应精准。多学科小组的所有关键成员都应该能够参加每次会议。通常，每周为每个乳腺癌患者安排一次 MDM，以根据新的诊断或患者在治疗期间的任何临床或实验室检查结果的变化来调整治疗方案。MDM 的主要作用之一是根据患者自身因素和肿瘤因素评估每个患者的个性化需求，以制定最有利且副作用最小的治疗策略。MDT 内部的积极沟通是使整体治疗效益最大化的最关键因素，这可以通过调整系统治疗和手术的顺序来实现。在当今时代，初次手术后才进行肿瘤学咨询不是一种可接受的选择，也不是一种 MDT 方法。此外，这种态度可能会妨碍患者从最初的系统治疗中获益。尽管如此，它说明了在新辅助治疗环境中，内分泌治疗和化疗的使用趋势至今仍未达到预期。一项国家癌症数据库研究分析了超过 77 000 例 50 岁以上、激素受体阳性的乳腺癌患者，发现只有 3% 的患者进行了新辅助内分泌治疗[32]。同样，加州癌症登记处

[California Cancer Registry，CCR；其为监测、流行病学和最终结果（surveillance, epidemiology and end results，SEER）项目提供数据] 的数据显示，在接受化疗的 94 980 例患者中，只有 13% 的患者将化疗作为首选治疗方案[33]。诊断时进行 MDM 不仅可以避免过度手术，而且不论采取何种治疗方式，都可以明确整体系统性治疗负担的时间顺序。

14.3 多学科诊疗的实施

MDM 在知情决策中的功效和关键作用已经确立，其目的是提供一个平台，将临床证据与个体患者的数据相结合以设计个性化的治疗方案。然而，除非有患者的全部分析结果，否则 MDM 无法充分发挥这一作用。从这个角度来看，在 MDM 制定治疗计划时，提供肿瘤生物标志物的结果是另一个重要问题。如果不了解肿瘤受体状态，医生和患者都无法对治疗方案做出准确的知情决定。没有这些数据，就不可能在 MDM 中以适当的方式考虑新辅助治疗或是否加入临床试验。在没有受体状态的情况下，对患者病情的讨论是存在问题的，并且也无法确切地讨论适当的治疗方案。因此，随着新辅助治疗使用的不断增加，及时提供受体结果变得越来越重要。病理报告和受体状态报告的时间也因情况不同而不同，但通常在 1~2 周内完成。延迟 1~2 周在充分了解治疗策略后做出决定，绝对优于在没有受体状态的情况下仓促做出的决定。此外，如果有选择的话，患者不太可能选择后一种方案。因此，如果 MDM 在术前讨论时没有得到所有相关的受体状态信息，就不能做出最佳的治疗决定和是否加入临床试验。如果在 MDM 之前受体状态方面的结果没有完成，患者就不应该在 MDM 中被讨论，也不应该计划手术[34]。

如何最佳地衡量和提高乳腺癌诊疗的质量，在国际上引起了争议。从这个角度来看，世界范围内一般医疗系统最重要的问题之一就是价值。价值是由 Porter 和 Teisberg 提出的作为定义医疗质量的一个独特的全局参数，因为它指的是所有做法的最终结果[35]。以患者为中心的治疗应该是提高治疗质量和成本效益方面的主要目标之一。因此，基于价值的乳腺癌诊疗需要采用多学科的方法来确定以患者为中心的结果[36]。治疗过程中的许多环节都需要进行讨论：在最初诊断时，在每次治疗后，以及在复发或病情进展时[37]。

为了规范和提高乳腺癌诊疗的质量，已经发布了一些国家和国际认证项目和指南。欧洲乳腺学会（EUSOMA）的主要目标是为欧洲所有女性建立高质量的乳腺专科服务，并确定此类护理的标准，其关于乳腺专科要求的指南建议核心团队的所有成员必须参加 MDM，且该会议必须至少每周举办一次。应该讨论的问题包括尚不确定诊断的病例，比如空芯针活检后的病例；确诊为癌症并可考虑进行初级药物治疗的病例；所有术后收到组织病理学报告的病例，以及最近因复发或晚期疾病的可能症状而接受诊断性检查的随访病例。指南认为每周进行 2 次 MDM 更为合适，一次是由外科医生、放射科医生和病理科医生参加的诊断病例讨论，另一次是肿瘤科医生、外科医生、放射科医生和病理科医生参加的，考虑术后预后和辅助治疗以及疾病复发检查的病例讨论会[38]。

2010 年，EUSOMA 发表了一份立场文件，宣布 MDM 是一个强制性的质量指标，以达到乳腺癌管理的要求标准。由 MDT 讨论的癌症患者比例应该至少为 90%，而目标是达到 99%[39]。

在美国，2014 年版的国家乳腺中心认证计划（National Accreditation Program for Breast Centers，NAPBC）标准手册将跨学科乳腺癌会议定义为向全体医务人员进行病例报告的会议，并且这种形式的会议是首选形式。当来自放射科、病理科、外科、肿瘤内科和放射肿瘤科的医生代表参加乳腺癌会议时，多学科贡献才是最佳的。前瞻性的病例报告可以确保新诊断或正在接受治疗并需要复查的患者能够得到多学科的评估，包括分期、治疗管理和随访评估等。设定跨学科乳腺会议的频率和形式，可以对乳腺癌病例进行预先审查，鼓励多学科参与诊疗过程。会议频率不应少于每两周一次或每月两次。乳腺癌会议对改善乳腺癌患者的诊疗是不可或缺的，它有助于患者的治疗过程和预后，并为与会的医生和其他工作人员提供教育。该手册将一个好的会议应具备的要素定义为：①外科、肿瘤内科、放射肿瘤科、病理科和放射科的代表出席；②在会议上参考国家认可的指南；③直观地展示病理切片和放射科影像；④讨论放射学结果与病理学结果的相关性、临床试验、遗传学风险和重建方案；⑤提供相关病史和体格检查内容，包括家族史；⑥讨论分期、风险状况和手术或术前方案。会议频率建议根据年度病例负荷和乳腺专科中心管理团队制定的病例汇报标准确定。跨学科乳腺癌会议应根据分析病例的数量定期召开。会议的频率应该为至少每两周一次或每月两次，以确保及时对患者的病例进行审查。应鼓励所有成员参与。该指南提到相对于特定学科的参与者，个人参与者定期参加每个乳腺会议的重要性，这使这些临床医生能够与时俱进，并与团队的其他成员一起融入这个过程。每年分析乳腺癌病例少于 100 例的中心，可以选择将这些病例作为普通癌症会议的一部分。乳腺癌病例展示应安排在会议的指定时间，以便最大限度地让多学科人员参加，并且这些病例中的 85% 必须前瞻性地展示。每年有 100~250 例乳腺癌病例需要分析的中心，会议需要达到至少每两周一次或每月两次，或由乳腺专科管理团队自主决定。每年有超过 250 例分析性乳腺癌病例的中心则需要每周开会[40]。

在英国，强制性要求所有乳腺癌患者的诊疗都必须通过乳腺 MDM 进行管理。2009 年，NHS 乳腺筛查项目（NHS Breast Screening Program，NHSBSP）发布了乳腺癌筛查中外科医生的质量保证指南[41]。指南中提到了 MDM 应该每周前瞻性地举行一次，参加 MDM 对所有参与者来说都是至关重要的，其也是诊断和治疗过程中的一个重要部分。所有来自评估门诊的病例，以及那些结果不明显需要返回常规筛查的情况，都应进行讨论。指南还提到，每个筛查单位必须保留参会人员记录和会议记录，包括商定的措施。参会人员记录和会议记录应可供检查。根据英国的指南，MDM 应以患者为中心，其形式和与会人员的组成因不同的筛查单位而异。指南中强调的一个重要原则是，在与患者讨论治疗方案之前，每个转诊进行手术的患者都应在接收患者的医生或其代表在场的情况下参与 MDM 讨论[41]。

有效开展 MDM 所需的最低条件包括：有威望的具有很强领导力和协调能力的同行领导者，能够促使所有学科充分参与；支持性基础设施，如会议室场地、设施和设备；在会议前准备好所有相关的材料和信息；所有学科都参与进来，参与者之间相互尊重，形成富有成效的群体动力；激励参与者参加会议的措施；及时将病例讨论的结果传达给患者及其全科医生。同时，行政人员必须在设置和协调过程中减少参加 MDM 的各学科的临床工作量[42]。

在过去的几十年中，乳腺癌诊疗有了很大的改善，但 MDM 对患者评估、治疗和肿瘤学预后的确切影响仍然是一个问题，需要通过客观和可测量的结果来进行循证验证。尽管 MDM 直观上是有益的，但目前的文献显示，对 MDM 在肿瘤领域产生积极影响的支持是有限的。鉴于这一现象，评估患者的生活质量和满意度是否受到 MDM 的影响可能很重要[43]。值得强调的是，在目前的情况下，设计随机临床试验来评估 MDM 的影响是不切实际的，因为对患者进行随机化和广泛实施 MDM 存在困难。因此，现实起见，整个人群的队列研究设计似乎提供了宝贵的数据，据此或许可以确定因果关系。

14.4 结　论

确认为乳腺癌对任何年龄的女性来说无疑都是一个沉重的打击，不仅对患者，而且对她的整个家庭都有很大的影响。在确诊后，生活的新阶段开始了，在此期间，她们必须做出改变生活的重要决定，并应对极端的情绪压力。多学科方法是一种建立巨大信任的方式，专业的团队成员能够缓解患者及其家人的焦虑。多学科方法实现了从呈现包含各种技术细节的"一个乳腺癌病例"到呈现"一个患有乳腺癌的女性"的转变，后者包含她的个性特征、生活方式、个人诉求及其对决策过程影响的背景细节。在 MDM 中，团队成员聚集在一起，通过循证数据，为这种异质性的复杂疾病梳理出最佳的可用治疗方式，并为每位患者设计个性化的治疗方案。在当今时代，MDM 的核心成员、体系和时间间隔可能因机构和国家而异，但主要目标是根据每个成员的有效技能和职责做出最佳决策。应毫无例外地建立 MDM 的民主性质，允许所有团队成员密切沟通、合作和相互尊重。MDM 应优先考虑患者个体，而不是疾病，并应专注于提高诊疗质量。为了提高乳腺癌的诊疗质量，应大力强调 MDM 的重要性，并建议将其作为全球所有认证项目的金标准，以降低乳腺癌的死亡率和医疗成本。目前，多学科方法是治疗乳腺癌最先进的方法。实现多学科乳腺癌诊疗的标准化是至关重要的。

（谭怡清 译，刘锦平 审校）

参考文献

[1] Fisher B, Jeong JH, Anderson S, et al. Twenty-five-year follow-up of a randomized trial comparing radical mastectomy, total mastectomy, and total mastectomy followed by irradiation. N Engl J Med, 2002,347(8):567–575.

[2] Fisher B, Anderson S, Bryant J, et al. Twenty-year follow-up of a randomized trial comparing total mastectomy, lumpectomy, and lumpectomy plus irradiation for the treatment of invasive breast cancer. N Engl J Med, 2002,347(16):1233–1241.

[3] Jacobson JA, Danforth DN, Cowan KH, et al. Ten-year results of a comparison of conservation with mastectomy in the treatment of stage I and II breast cancer. N Engl J Med, 1995,332(14):907–911.

[4] van Dongen JA, Bartelink H, Fentiman IS, et al. Randomized clinical trial to assess the value of breast-conserving therapy in stage I and II breast cancer, EORTC 10801 trial. J Natl Cancer Inst Monogr, 1992,11:15–18.

[5] Blichert-Toft M, Nielsen M, During M, et al. Long-term results of breast conserving surgery vs. mastectomy for early stage invasive breast cancer: 20-year follow-up of the Danish randomized DBCG-82TM protocol. Acta Oncol, 2008,47(4):672–681.

[6] Veronesi U, Cascinelli N, Mariani L, et al. Twenty-year follow-up of a randomized study comparing breast-conserving surgery with radical mastectomy for early breast cancer. N Engl J Med, 2002,347(16):1227–1232.

[7] Sarrazin D, Le MG, Arriagada R, et al. Ten-year results of a randomized trial comparing a conservative treatment to mastectomy in early breast cancer. Radiother Oncol, 1989,14(3):177–184.

[8] Selby P, Gillis C, Haward R. Benefits from specialised cancer care. Lancet, 1996,348(9023):313–318.

[9] A report by the expert advisory group on cancer to the chief medical officers of England and Wales. A policy framework for commissioning cancer services (The 14 Multidisciplinary Meeting 147 Calman-Hine report). London: Department of Health, 1995.

[10] Kingsmore D, Hole D, Gillis C. Why does specialist treatment of breast cancer improve survival? The role of surgical management. Br J Cancer, 2004,90:1920.

[11] Gillis CR, Hole DJ. Survival outcome of care by specialist surgeons in breast cancer: a study of 3786 patients in the west of Scotland. BMJ, 1996,312:145–148.

[12] Kesson EM, Allardice GM, George DW, et al. Effects of multidisciplinary team working on breast cancer survival: retrospective, comparative, interventional cohort study of 13722 women. BMJ, 2012,344:2718–2726.

[13] The Department of Health. Manual for cancer services. London: The Department of Health, 2004.

[14] McAvoy B. Optimising cancer care in Australia. Melbourne: national cancer control initiative. Aust Fam Physician, 2003,32:369–372.

[15] American College of Surgeons: Commission on Cancer. Cancer program standards. Chicago: American College of Surgeons, 2004. Revised 2009. Available at: http://facs.org/cancer/coc/cocprogramstandards.pdf

[16] Wright FC, De Vito C, Langer B, et al. Multidisciplinary cancer conferences: a systematic review and development of practice standards. Eur J Cancer, 2007,43:1002–1010.

[17] Hong NJ, Wright F, Gagliardi A, et al. Examining the potential relationship between multidisciplinary cancer care and patient survival: an international literature review. J Surg Oncol, 2010,102:125–134.

[18] Ruhstaller T, Roe H, Thürlimann B, et al. The multidisciplinary meeting: an indispensable aid to communication between different specialities. Eur J Cancer, 2006,42(15):2459–2462.

[19] Kim R, Toge T. Multidisciplinary approach to cancer treatment: a model for breast cancer treatment at the M.D. Anderson Cancer Center. Int J Clin Oncol, 2004,9:356–363.

[20] Tripathy D. Multidisciplinary care for breast cancer: barriers and solutions. Breast J, 2003,9(1):60–63.

[21] Centre NBC. Multidisciplinary meetings for cancer care: a guide for health service providers. National Breast Cancer Centre: Camperdown, 2005.

[22] Newman EA, Guest AB, Helvie MA, et al. Changes in surgical management resulting from case review at a breast cancer multidisciplinary tumor board. Cancer, 2006,107:2346–2351.

[23] Prades J, Remue E, van Hoof E, et al. Is it worth reorganising cancer services on the basis of multidisciplinary teams (MDTs)? A systematic review of the objectives and organisation of MDTs and their impact on patient outcomes. Health Policy, 2015,119(4):464–474.

[24] Ponzone R, Ruatta F, Gatti M, et al. Omission of axillary dissection after a positive sentinel lymph-node: implications in the multidisciplinary treatment of operable breast cancer. Cancer Treat Rev, 2016,48:1–7.

[25] Morrow M, Harris JR, Schnitt SJ. Surgical margins in lumpectomy for breast cancer-bigger is not better. N Engl J Med, 2012,367(1):79–82.

[26] MacNeill F, Karakatsanis A. Over surgery in breast cancer. Breast, 2017,31:284–289.

[27] Tuttle TM, Abbott A, Arrington A, et al. The increasing use of prophylactic mastectomy in the prevention of breast cancer. Curr Oncol Rep, 2010,12:16–21.

[28] Yao K, Stewart AK, Winchester DJ, et al. Trends in contralateral prophylactic mastectomy for unilateral cancer: a report from the National Cancer Data Base, 1998–2007. Ann Surg Oncol, 2010,17(10):2554–2562.

[29] Wong SM, Freedman RA, Sagara Y, et al. Growing use of contralateral prophylactic mastectomy despite no improvement in long-term survival for invasive breast

cancer. Ann Surg, 2016; https://doi.org/10.1097/ SLA.0000000000001698.

[30] Leff DR, Ho C, Thomas H, et al. A multidisciplinary team approach minimises prophylactic mastectomy rates. Eur J Surg Oncol, 2015,41(8):1005–1012.

[31] Ponzone R, Ruatta F, Gatti M, et al. Omission of axillary dissection after a positive sentinel lymph-node: implications in the multidisciplinary treatment of operable breast cancer. Cancer Treat Rev, 2016,48:1–7.

[32] Chiba A, Hoskin TL, Heins CN, et al. Trends in neoadjuvant endocrine therapy use and impact on rates of breast conservation in hormone receptor-positive breast cancer: a national cancer data base study. Ann Surg Oncol, 2016; https:// doi.org/10.1245/s10434-016-5585-5.

[33] Wapnir IL, Kurian AW, Lichtensztajn DY, et al. Rising bilateral mastectomy rates among neoadjuvant chemotherapy recipients in California from 1998 to 2012. Ann Surg, 2016,Epub ahead of print.

[34] Francis A, Bartlett J, Rea D, et al. Viewpoint: availability of oestrogen receptor and HER2 status for the breast multidisciplinary meeting discussion; time to get it right. Eur J Surg Oncol, 2016,42(7):994–998.

[35] Porter ME, Teisberg EO. Redefining health care: creating value-based competition on result. Boston: Harvard Business Review Press, 2006.

[36] Fayanju OM, Mayo TL, Spinks TE, et al. Value-based breast Cancer care: a multidisciplinary approach for defining patient-centered outcomes. Ann Surg Oncol, 2016,23(8):2385–2390.

[37] Lamb BW, Taylor C, Lamb JN, et al. Facilitators and barriers to teamworking and patient centeredness in multidisciplinary Cancer teams: findings of a national study. Ann Surg Oncol, 2013,20:1408–1416.

[38] Cataliotti L, De Wolf C, Holland R, et al. Guidelines on the standards for the training 148 G. K. Cakmak and M. U. Ugurlu of specialised health professionals dealing with breast cancer. Eur J Cancer, 2007,43(4):660–675. Epub 2007 Feb 5.

[39] Del Turco MR, Ponti A, Bick U, et al. Quality indicators in breast cancer care. Eur J Cancer, 2010,46(13):2344–2356.

[40] Adapted from National Accreditation Program for Breast Centers. 2014 NAPBC Breast Cancer standards manual. Chicago: American College of Surgeons, 2014. Available at: http://napbc-breast.org/ standards/2014standardsmanual.pdf

[41] Sibbering M, Watkins R, Winstanley J, et al. Quality assurance guidelines for surgeons in breast cancer screening. NHSBSP Publication No 20. 4th ed, 2009.

[42] National Breast Cancer Centre. Multidisciplinary care in Australia: a national demonstration project in breast cancer. National Breast Cancer Centre: Camperdown, 2003.

[43] Pillay B, Wootten AC, Crowe H, et al. The impact of multidisciplinary team meetings on patient assessment, management and outcomes in oncology settings: a systematic review of the literature. Cancer Treat Rev, 2016, 42: 56–72. https://doi. org/10.1016/j.ctrv.2015.11.007.

15 乳腺癌的影像记录与摄影

Sertaç Ata Güler, Turgay Şimşek, Nuh Zafer Canturk

15.1 引 言

医学影像记录是指利用医学摄影和医学影像技术在诊所、门诊和手术室等医疗场所记录和保存各种医学信息的过程。医学摄影是医学影像文档的重要组成部分，它在医学的许多分支中都有广泛的应用。如，在微生物学中，使用显微摄影和荧光图像来观察微生物的形态和活动；在牙科中，使用口腔内照片来观察牙齿和口腔的状况；在皮肤科，使用紫外线图像来诊断皮肤病变；在放射科中，使用荧光透视图像、断层扫描和磁共振图像来显示人体内部结构；在内镜手术中，使用内镜图像来观察和指导在人体腔道内操作；在解剖学和诊断医学中，使用摄影测量和轮廓绘制来测量和描绘人体形态。医学摄影作为一门专业学科，也逐渐出现在医学影像文档的理论和实践中，并在文献中有所体现。此外，医学摄影还在公共关系、健康保险和学术研究等领域发挥着重要的作用。

乳腺癌是当今女性死亡的重要原因之一。因此，乳腺外科在医学中具有重要的地位。为了提高乳腺外科的实践效果、教育水平和治疗效果，标准化、高质量的照片已经成为成功的必要条件。本章介绍了如何在乳腺外科中获得最佳和高质量的医学照片。我们旨在提供一套规则和建议，指导乳腺外科医生获得高质量的照片，以便为教育和治疗提供更好的选择。

15.2 医学影像记录和摄影的历史

"摄影"一词最早由 William Herschel（1792—1871 年）在文献中使用，它源自希腊语的 "fotos" 和 "grafos"，意为"用光书写"。也就是说，它可以理解为"利用光线留下痕迹"[1]。

医学摄影的历史与技术和医学的演进相伴而生，丰富多彩。在 19 世纪初，摄影的发明给医学领域带来了积极的影响。世界上第一个将摄影应用于医学的是法国医生兼细胞学家 Alfred François Donné（1801—1878 年），他制作了第一张光镜照片[2]。在外科领域，Hermann Wolff Berend 于 19 世纪 50 年代为需要进行骨科手术的患者拍摄了已知最早的术前和术后照片[3]。

在首张摄影照片诞生后不久，Gurdon Buck 在医学期刊上刊登了第一批医学照片。它们记录了整形和重建外科手术领域最早的术前和术后影像[4]。这些图像采用了第一种真正意义上的摄影形式，即银版摄影，通过溴、碘和氯之间复杂的化学反应来生成图像。后来，Charles Gilbert 在 *American Journal of Dental Science* 上报道了几例使用照片来说明重建手术的术前和术后效果的案例[4]。美国第一个医学摄影部门由 Oscar G. Mason 于 19 世纪 60 年代中期在纽约市 Bellevue 医院建立，这是美国最古老的公立医院[5]。外科医生 James Balossa 于 1863 年在医学书籍中首次使用摄影图片[6]。

1955 年，在第一届国际整形外科大会上，Harold Gillies 爵士报告称摄影在医学中的应用是整形外科最大的进步[7]。从医学摄影的历史评价中可以看出，摄影在医学中的最初应用都集中在整形和重建外科分支。

随着技术的发展和计算机及胶片技术的改进，20 世纪 80 年代数字化照片开始出现。在那之前，在医疗中心工作的专业摄影师负责拍摄医学照片，当数字技术出现后，医生特别是外科医生开始自己拍摄照片[8]。随着数字摄影、智能手机、远程医疗以及照片共享和存储等技术的出现，摄影在医学中的应用变得越来越多元化。随着数码相机的出现，医学摄影迅速传播到医学教育和研究领域。如今所有的医生和医学专业人士特别是外科医生将医学摄影（主要包括术中照片、临床照片和标本照片）作为教育工具和评估结果的辅助手段。摄影是医学文档中最早的一种形式，可以更客观地记录患者的病情，减少其他干扰。在其历史发展过程中，它已成为患者护理、研究和教育的重要辅助手段。

伴随着这些发展，医学摄影的概念已经被赋予了新的含义。为了获得高质量且有意义的图像，教育的需求也随之产生。目前，世界各地的许多大学都开设了相关的教育项目。其认证课程和各个中心提供的培训旨在培养能够替代传统的医院摄影师并具备医学摄影知识和技能的人才。除了基础摄影指导、医学影像记录理论、伦理和法律敏感性、照片处理和备份等理论内容外，认证课程还包括实验室、门诊、诊所和手术室以及短期课程中的工作室应用等实践内容。

15.3 医学影像记录和摄影的重要性

在可视化技术得到充分发展的现代，医学成像被广泛应用于基础医学、内科学和外科学这三大基础领域。除了解剖学等需要宏观图像的分支学科外，医学摄影也在微生物学和组织学等需要显微图像的分支学科中广泛应用。病理学是一门既需要显微摄影又需要宏观照片的学科。

医学摄影在医院实践中用于疾病/病变诊断和治疗反应随访。疾病各个阶段的成像以及伤口、斑点和身体畸形的检测是医学摄影的主要用途。在报告不足的情况下，尸检和犯罪现场摄影也很重要，因为它们是法医实践中的基本证据。医学摄影也是判断和评估创伤和伤害必不可少的工具。在外科手术中，手术前、手术中和手术后都是医学摄影的应用领域。有时可以通过内镜来记录内脏影像。将一根带有光源和镜头的管子连接到相机上，即可观察患者的咽喉、胃或大肠。

医学生可以通过观看图像来学习相关知识，专业人员和研究生也经常使用视频学习。医学摄影对外科和牙科的帮助很大，可以帮助看到手术过程。医学照片也可以出版和展示以让别人了解和评价工作。还可以用医学照片来记录医生和患者的情况，有时候是出于法律或医疗原因。医学图像不仅可以通过书籍、视觉媒体和社交媒体展示给公众，也可以用来教育患者，提升其关于疾病的认知。

此外，医学摄影还涉及一些绘图、图形和艺术技巧，例如如何拍摄医疗器械和设备的照片。这些照片可以用于卫生领域的工作，或者记录卫生专业人员提供的医疗救助和培训的情况。除了静态图像之外，医学摄影还包括动态图像的制作和展示，例如视频会议或远程医疗（如远程医疗咨询）。有时，医学摄影师可能需要为医院拍摄医生和患者互动的场景照片，或者为医院的颁奖典礼或著名访客等拍照。

当然，不能要求医学摄影师对所有知识和技能都熟练掌握。但是，为了获得令人满意的拍摄效果，其应该对这些知识有一定的了解。

15.4 乳腺癌诊疗中影像记录与摄影的重要性

在乳腺外科的医疗环境中，获取高质量的照片对于记录、展示和传播临床工作具有重要意义。然而，乳腺外科医生在会议上展示他们的照片时，常常忽视照片的质量和主题，出现照片模糊、背景有血渍、器械杂乱等问题。这些问题不仅会影响观众对照片主题的关注和理解，也会降低照片在教育方面的价值。同样的问题也存在于医学教科书和期刊论文中，即使是最优秀的内容也可能因为质量差的照片而受到负面影响。表15.1列出了在乳腺外科中获取高质量照片的主要益处。

乳腺外科医生应该重视提高照片的质量和表达能力，以便更好地传达他们的临床工作。医学摄影的目标是以准确和精确的方式呈现临床主题，而不是像肖像摄影那样追求美观的效果[9]。

表15.1　乳腺外科中获取高质量照片的主要益处

- 照片可以用于科学报告和论文
- 术前术后影像可展示功能缺陷或改善情况以及手术效果
- 照片可作为外科医生的评估工具
- 手术过程中的术中照片及标本照本可以提供证据和示例，对教育、交流和法医方面用途都很重要

15.5 医学摄影的概念

医学摄影是一种特殊的摄影形式，它包含三个基本要素，即医学摄影的基本摄影知识、医学主体（对象）的特征和医学敏感性，以及伦理和法律问题。这些要素决定了医学照片的质量和适用性[10-12]。

在乳腺外科进行医学摄影时，首先要掌握摄影的基本概念，包括相机及其设备、曝光及其组成部分等，这些都是影响摄影质量的主要因素。

15.5.1 医学摄影的基础知识

为了获得高质量的医学图像，摄影师必须具备基本摄影知识。基本摄影知识涉及很多方面，摄影师需要长期的理论和实践培训。但是，对于医学摄影来说，摄影师无须掌握如此广泛的基本摄影知识[13-15]，只需要掌握一些与医学摄影相关的知识和技巧。

15.5.1.1 相　机

了解医学摄影中使用的硬件设备是拍摄高质量图片的前提。建议使用高级业余或初级专业数码相机进行拍摄，因为这些相机可以提供高质量的图像，并且可以调整基本摄影参数[14,16]。目前市场上的移动设备，如手机、平板电脑等，虽然看起来很先进，但是无法满足医学摄影的需求。这些设备不适合用于医学摄影，因为它们无法充分实现基本摄影设置。应该使用单反或无反相机进行医学摄影。这些相机允许用户根据拍摄需求更换镜头，并且可以为拍摄正确照片进行所需的设置。它们也具有理想的分辨率值，既适合小尺寸（明信片大小）打印，也适合在电脑、幻灯片演示、社交媒体账户和电视等数字媒体上使用。新一代传感器可以确保在低光条件下获得准确且质量好的图像[17,18]。

在乳腺外科进行医学摄影时，理想的相机应该具有大尺寸传感器，这样可以让每个像素接收更多的光线，从而提供更好的图像。最好选择单反或无反相机。具有千万像素或更高分辨率、对比度范围更广、色彩深度更好的数码相机是最佳选择。为了在医疗环境中拍摄照片，最好使用操作简单且带有固定在相机热靴（hot shoe）上的强力闪充灯的相机。另外，在标本拍摄中，连接到相机热靴上的额外环形闪光灯可以提供最佳的效果。对于术中拍摄，相机配备可旋转屏幕非常有利，这可以让操作者从多个角度拍摄。

15.5.1.2 镜　头

镜头是影响拍摄质量的重要元器件之一。镜头由多片透镜组成，可以将图像的光线适当地投射到相机的传感器上。根据对焦距离的不同，镜头可以分为短焦距镜头（广角镜头：35mm、21mm等），长焦距镜头（窄角长焦镜头：70mm、200mm等），以及与人眼视角相近的标准或普通镜头（正常角度镜头：约50mm）[12,17]。在医学摄影中，由于通常是近距离拍摄，因此需要使用短焦距或长焦距镜头。为了清晰地显示小病变的细节，特别是在标本照片和皮肤病变照片中，应该使用微距镜头（某些品牌称为"微型"镜头）。

选择镜头时，应该注意其分辨率（即1mm处的线分裂力）和对比度（即亮暗拍摄的锐度）[19-21]。在低光条件下，例如没有辅助光源的门诊室，镜头的作用更加突出。在这种情况下，需要使用高光圈（如f/1、f/1.4、f/2、f/2.8）镜头，以便让更多的光线进入传感器。高光圈镜头被称为"高速镜头"，是医学摄影中推荐使用的镜头类型。光圈也是影响"景深"[19-21]的因素之一，它决定了拍摄对象前后清晰范围的大小（通常为前1/3和后2/3）。

镜头的质量由两个基本参数决定，即光圈和焦距。医学摄影中倾向于使用大光圈的镜头，因为它们可以提供更好的光线和清晰度。标准变焦镜头的焦距为14~70mm，可以方便地调整构图和拍摄。

镜头主要分为两大类，即定焦镜头和变焦镜头。定焦镜头只有固定的焦距，而变焦镜头可以调节不同的焦距，实现物体的放大或缩小，这也被称为摄影中的光学变焦。定焦镜头不利于调整拍摄效果，因为它要求摄影师通过改变位置来对焦，因此这种镜头不适合医学摄影。而变焦镜头可以在不改变位置的情况下调整焦距，这在医学摄影中很重要，特别是在拍摄活动空间有限的手术中。

相机的变焦方式分为光学变焦和数码变焦。数码变焦通过放大和裁剪图像的一部分来实现放大效果。数码变焦并不是真正的变焦，因为它只是放大图像已有的像素，并没有改变镜头本身来创建新图像。由于数码变焦有机械限制，它会导致图像质量降低。光学变焦则通过调节镜头的放大率来实现放大效果，可以让物体看起来更近。即使在较远距离也能得到清晰、高质量的图像，因为它可以对远处的物体进行对焦。在医学摄影中，光学变焦总是优于数码变焦。如果使用带有数码变焦的相机，不建议使用变焦功能，而是尽量把相机移近被拍摄的物体，这样照片会更清晰。

15.5.1.3 光线和闪光灯

摄影的核心是对光线的正确运用，因为摄影一词的本义是"用光书写（write with light）"。光源可以是自然光，如阳光，也可以是人造光，如灯泡、荧光灯、闪光灯和平行光。在自然光不足时，常用闪光灯作为摄影的辅助光源，通常为相机内置闪光灯或连接在顶部热靴上的外置闪光灯（图15.1）[22, 23]。

对于需要正面视图的医学影像应用，如皮肤科和整形重建外科，特别是微距拍摄，环形闪光灯是一种合适的选择[24, 25]。环形闪光灯可以消除阴影，使细节清晰可见，特别适用于面部、病变、标本或组织的拍摄，因为它可以均匀地照亮周围区域。为了显示表面隆起性病变的特征，除了正面的光线外，还需要来自侧面45°的照射光线。

在皮肤科摄影或人像摄影中，需要一个类似摄影棚的拍摄室。使用蓝色或绿色的防反射背景，可以与皮肤颜色形成对比，并使细节和轮廓更加突出。使用两个以45°角放置的腿架灯，可以避免阴影的产生。此外，根据所使用的辅助光源类型，还需要对相机进行白平衡调整，以获得接近真实的色彩质量[16, 26]。

光线是拍摄高质量照片的关键因素。标准化的照片需要适当的光源，以提供解剖结构、功能姿态和乳房外观的最佳对比度和细节。如前所述，在低光条件下，大尺寸的图像传感器是最好的选择。一般来说，在相同的光线条件下，由于相机捕捉到的"噪声"较少，大尺寸传感器拍摄的图像质量更好。"噪声"是指由相机电子传感器捕捉到的无关信息引起的颜色和亮度的随机变化，它会降低图像质量。在光线充足的房间中，相机的内置闪光灯就足以产生高质量的照片。在光线不足的情况下，相机的内置闪光灯往往会产生阴影和不均匀的光线，并且需要更长的曝光时间，这可能导致图像模糊。此外，为了获得足够的光线曝光，需要使用更大的光圈，但这可能会减小景深，并可能导致图像模糊。因此，在这种情况下，应该考虑使用小型轻便的外置闪光灯或环形闪光灯来帮助拍摄出可接受的术前、术中和术后

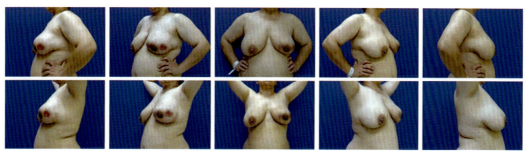

图 15.1　临床乳房摄影的10种姿势

图像[23, 27]。相机闪光灯和外部光源的光量和角度应该保持一致,以便拍摄出可比较的照片[28]。

15.5.1.4 其他设备

医学摄影除了基本设备外,还需配备电脑和照片处理程序,用于评估和处理大容量硬盘数据,并进行存储和备份。此外,还需要三脚架、尺子和存储卡等辅助设备。三脚架可以固定相机,避免拍摄时的抖动。尺子可以用于标定比例,提供尺寸信息。存储卡可以用于存储数据,应选择合适的容量,以免数据丢失[29]。

15.5.1.5 曝光及其组成部分

曝光是基本摄影概念的核心。曝光是指调节光线的过程。在摄影中,它是指光线对敏感材料产生的效果,由光圈、快门速度和国际标准化组织(International Organization for Standardization,ISO)三个基本概念决定。

光圈(也称为快门或孔径)是镜头中控制透过镜头光线量的结构,用"f"值表示。随着"f"值的增加(如f/11、f/16、f/22),光圈孔变小,透过的光线量减少;随着"f"值的减小(如f/5.6、f/4、f/2.8),光圈孔变大,透过的光线量增加。光圈大小会影响拍摄的亮度和清晰度。光圈大的拍摄画面会更亮,但清晰区域会减小,背景会模糊[29-33]。在医学摄影中,由于景深很重要,所以应该选择具有较宽光圈范围的镜头。

曝光中另一个重要的元素是快门速度,它用于控制传感器接收光线的时间。它定义了传感器前面的屏幕开启和关闭的速度,用"1/s"表示。随着快门速度的加快(如1/500、1/1000、1/2000),屏幕开启的时间变短,进入的光线较少,拍摄出来的图像较暗;随着快门速度的减慢(如1/60、1/30、1),进入的光线较多,拍摄出来的图像较亮。快门速度主要用于拍摄运动中的物体。当一个运动中的物体以低快门速度拍摄时,物体会呈现运动模糊;当一个运动中的物体以高快门速度拍摄时,物体会呈现运动冻结[29-33]。在医学摄影中,由于大多数拍摄对象都是静止的(如病变、面部和标本),因此对快门速度的设置需求并不高,除非是拍摄包含手部动作的手术照片,否则可以给相机设置"光圈优先"

拍摄命令。当设置了光圈优先命令后,相机会自动根据摄影师选择的合适光圈分配最佳快门速度。这样,在拍摄时就不必为了正确曝光而进行额外的设置。

国际标准化组织(ISO)是一种调节曝光的有效方法,它是一个衡量光线敏感度的国际标准。较低的ISO值(如40、100、200),传感器对光线的反应较弱,获取的图像越不清晰[29-33]。在较高的ISO值(如1000、3200、6400)下,传感器对光线的反应较强,即使在光线不足的情况下也能获得清晰的图像。医学摄影中,为了保证图像质量,建议使用ISO 200。如果环境光或辅助光源不够,为了避免在ISO 200下拍摄出来的图像抖动或变暗,可以用三脚架固定相机或适当提高ISO值。

摄影者应该掌握相机及其相关镜头设备的基本知识。正确设置光圈和快门速度是获取高质量照片的关键,特别是在拍摄腋窝等狭小空间内多个结构的微小细节时[34]。光圈是指镜头中开口的大小,它决定了透过镜头的光线量,进而会影响景深。景深是指图像中能够清晰显示的最近和最远物体之间的距离,它与光圈成反比。光圈通常用f值(f是镜头的焦距)来表示,相机可以设置不同的f值来调节景深[35]。大光圈(例如f/2.8)会使景深变浅,相机只能对一个小区域进行对焦,而背景则会模糊[28]。小光圈(例如f/8)会使景深变大,相机能使整个场景保持清晰。医学摄影中通常需要使用大景深,以便捕捉拍摄对象所有重要的解剖结构和功能细节[28]。

ISO值是一个表示数码相机中胶片速度的指标,由相机传感器对光线的敏感度决定。一般来说,数码相机的ISO值从100到6400或更高,数值越高意味着对光线的敏感度越高。较高的ISO值是通过放大图像信号和图像噪声来实现的。当大多数傻瓜相机设置在ISO 400以上时,图像噪声可能会增加到严重影响图像质量的程度。为了保持图像质量,建议将ISO值控制在400以下,最佳设置为200左右。

对于临床和术中摄影,我们推荐使用光圈优先模式,它可以让用户自己选择一个特定的光圈值,而相机则自动选择一个匹配的快门速度。这种模式可以很方便地提供一致的景深,这是拍摄医学照片时需要考虑的一个重要因素。由于镜头光圈会随着焦距而变化，因此很难给出一个具体的光圈数值，但一个通用的原则是：f 的数值越低，相机提供的景深越大。对于一个现代高质量的傻瓜数码相机，f/4.5~f/5.6 之间的光圈设置就可以达到一个合适的景深。当相机靠近拍摄对象时，在光圈优先模式下开启"微距"设置可以有助于术中摄影。"P（程序自动）"模式下开启"微距"设置可以方便地获取放射影像照片。在确定了最佳模式后，每张照片都应该使用相同的设置拍摄，以保证照片的一致性。

15.5.1.6 白平衡

白平衡是指相机根据不同光源的色温调节颜色的功能。人类的大脑可以自动适应环境中不同色温的光线，使我们能够正确地看到颜色。但是，如果相机不能够正确地调节白平衡，就会像一些用传统胶片相机拍摄的照片，出现颜色偏向红橙色或蓝色的情况。白平衡有多种选项，其中自动白平衡并不总是能够产生理想的结果。在自动白平衡中，相机会以环境中最亮的地方为参考，并将其视为白色，然后根据这个参考来调节其他颜色。除非是为了创造一些有意改变颜色的实验性或艺术性照片，否则不建议使用自动白平衡。不过，现在有一些电脑软件（如 Photoshop 等）可以在后期对照片进行颜色修正，特别是当由于"明亮房间"设施导致不同光源混合时，可以利用自动白平衡来获得真实的颜色[29-33]。

除了自动白平衡之外，还有一些其他的选项，如阴天、多云天气、阴影、闪光灯、钨丝灯和几种类型的荧光介质等。使用这些选项时，需要正确地设定白平衡，以保证颜色的准确性。

15.5.1.7 构　图

拍摄医学照片时，应该遵循一些基本的摄影构图原则，如"简洁""三分之一法则""平衡"和"框架"等[33]。"简洁"是指要尽量去除画面中无关或干扰的元素；"三分之一法则"是指要将画面分成三等分的网格，并将重要的部分放在网格线或交点上；"平衡"是指要使画面中的视觉重量分布均匀；"框架"是指要利用画面中的物体或线条来突出主题或增加深度感。

15.5.1.8 背　景

背景是影响手术照片质量的一个重要因素。一个理想的背景不会分散观者的注意力，并且在一系列照片中保持一致的色调。以前的研究表明，中等或天空蓝色调的背景是比较合适的颜色[35, 36]。我们尽可能地使用相同大小（60cm×40cm）的绿色手术巾作为所有术前、术中和术后照片的背景。我们建议在拍摄照片之前去除背景材料上的折痕或褶皱，因为这会降低图像质量。在临床环境中，我们会熨平一条绿色手术巾，消除折痕或褶皱。在拍摄术中图像时，由于无法熨平无菌的绿色手术巾，我们只需拉紧毛巾的四角，以尽量减少或消除折痕或褶皱。另外，我们还要注意清理画面中的杂物，如手术器械、纱布和血液等，以免分散观者的注意力。

15.5.1.9 图像编辑

为了得到高质量的医学图像，需要对拍摄后的图像进行适当的数字化处理。图像的定向应该与外科医生在类似环境中观察时的视角一致。从数据库下载的临床照片和影像学照片（X线、CT、MRI）应该垂直定向，以便于阅读。在手术室中，照片应该水平定向，以反映外科医生在手术时的视角。

随机角度的照片不适合发布，因为这会给读者带来困惑，因此图像应该始终旋转到垂直或水平的90°角。另外，建议对照片进行数字裁剪，只保留关键部分，并且应该遮盖或裁剪患者的脸或眼睛。

15.5.2 医学摄影对象的特点

拍摄医学图像时，不仅要掌握基本的摄影知识，还要考虑医学主体的特点。

光照要与主体相匹配；要精确地调节光线的强度和角度；要避免产生阴影；要注意避免透视变形；要保持相机的传感器与主体平行，不要有倾斜角度，以免扭曲透视。为了获得正确的透视，摄影师最好尽可能地靠近主体[37, 38]，而不是用变焦。

处理医学主体的干扰因素也很重要。要注意那些会暴露医学主体身份的物品，如衣服、首饰、化妆品和头发等，这些会影响到医学主体中目标图像的展示，并且要尽可能地采用简单的构图。除非病理本身就涉及，否则不应该将痣、文身等患者独有的标志拍摄进去。要确保背景简洁、清晰，并且适合颜色增强效果。只要可能，就应该选择蓝色或绿色的背景幕或覆盖物。相机距离主体大约1m，如果要拍摄面部或身体的部分，那么主体与镜头之间的距离应约为0.5m。手、臂、腿等身体部位应该直接放在覆盖物上拍摄。在拍摄手术或标本时，应该避免拍摄到如血污纱布、外科医生的手、牵引器等医疗物品。如果条件不允许，那么就应该使用覆盖物遮住这些混乱元素后再进行拍摄。应尽可能地在拍摄过程中进行筛选，并且只有在必要时才使用电脑程序进行裁剪来去除这些元素[37, 38]。

在涉及肖像的拍摄中，拍摄前应向患者解释目的，并且在拍摄后应向患者展示照片[37, 38]。

在手术室中，患者的安全和消毒是最重要的。由于相机无法进行消毒，所以操作人员应在距离手术台或主体至少30cm远的位置拍摄。如果外科医生自己拍摄，他应该戴上消毒手套后使用相机，拍摄结束后丢弃该消毒手套或者脱下外科手术服并更换新的装备。对手术室、诊所和门诊环境中的其他团队成员（如辅助医疗人员、护士和助理医生等）进行医学摄影培训非常重要，以便在需要时由他们进行拍摄。

为了显示病变、标本和组织的实际大小，必须使用标尺，不能用注射器、医疗设备等来测量大小，因为可能会由于反光的影响干扰相机的光线感知，并且它们不能像标尺那样给出实际大小的准确结果[37, 38]。

15.5.3 医学敏感性和伦理法律问题

医学照片的拍摄和使用需要特别注意精确性和保密性。医学照片与其他图像不同，因为它们可能暴露了患者在不利情况下的身份和信息。

这些图像是患者生病的证据，而且可能被永久保存。医学照片可能涉及患者希望保密的信息。因此，应该将医学摄影图像与其他照片和图像区别对待，并且妥善保管。不应该在非医疗领域使用医学照片[39]。相关的法律规定包括隐私权、人格权、个人记录权和同意权等。根据这些规定，进行医学摄影前应该获得患者的许可。

医学图像本质上是一种文件。作为文件，它应该反映真实的情况，不能进行任何干预或修改。绝对不能对这些图像进行篡改或伪造。从技术上讲，在不改变原始图像的前提下，对生成的照片进行一些优化或调整是允许的。然而，任何损害原始图像或可以被视为干预的操作都不被允许。由于在照片处理软件中对照片进行的任何操作都会记录在元数据文件中，当涉及司法问题时，这些操作可以在刑事实验室中被检测到。系列医学图像应该尽可能保持原始状态，并且应该清楚地阐明事实[40, 41]。

医学摄影也涉及重大的伦理和法律责任[42, 43]。为了便于管理，通常需要使用"医学摄影和视频录制同意书"，在这份同意书中，要说明拍摄的图像将用于医学培训和科学研究。还要告知患者，在拍摄后会向他们展示照片，并且只有在他们同意后才能使用它们。此外，要保证这些图像会被存储在安全的环境中，并且采取必要的措施防止非医务人员看到或识别出患者。虽然已经得到了患者的同意，但也要告知患者他们有权随时撤销同意，并且不会因为使用这些照片而向他们支付任何费用。在同意书中还要明确说明患者有权要求在拍摄医学照片时有一名护士、亲属或朋友陪同。在提供这些信息后，要获得患者或他们的父母/监护人的签字，表示同意这些照片用于医学生和医学专业人员（如医学院和护理学院等）的教育，在合适的科学期刊和科学书籍中以及在国内和国际科学会议上使用。该同意书还要由向患者说明情况的医生签字确认。

为了遵守《健康保险流通与责任法案》（Health Insurance Portability and Accountability Act，HIPAA）的规定，在拍摄医学照片之前，应该取得所有患者的同意。同意书还应该包括允许发布患者的所有照片或将它们用于学术目的的许可。

15.6 乳腺外科中的医学摄影

乳腺外科中的医学摄影可以根据拍摄目的分为临床摄影、术中摄影、标本摄影和放射影像摄影四类。

15.6.1 临床摄影

临床摄影包括术前和术后的照片，需要在患者清醒和配合的情况下进行。临床照片对于确定和评估乳房形态，尤其是在乳房整形和重建手术前，具有重要的作用。为了保护患者的隐私和保证图像的质量，拍摄照片之前应该让患者尽可能去掉所有饰品，如项链、耳环、手镯、戒指和手表等。为了获得最佳的拍摄效果，患者应该站立，正面对着相机，相机应该与患者平行对齐。每次拍摄时都应该遵循这些步骤，以保证拍摄一系列标准化的照片[44]。拍摄时要注意背景、光线、放大倍数和患者姿势的标准化。背景最好是黑色或深蓝色的单一颜色，特别是在工作室环境中。光线最好是两个匹配的灯光，以同样的强度以45°角照射拍摄对象。物体距离和镜头焦距应该固定为一定的比例。最佳的乳房摄影视角包括正面视图、两侧45°斜视图和两侧侧视图。无论患者的情况如何，都应该按照这些视角拍摄一套共10张双侧乳房照片，其中患者的手臂分别举起和放在腹部（图15.1）。为了方便患者调整站立位置，可以使用一个特殊的踏板（图15.2）。这10个视角对于展示乳房术前和术后的外观非常重要。

乳腺肿瘤整形手术的乳房照片拍摄时间见表15.2[45]。

表15.2　乳腺肿瘤整形手术的乳房照片拍摄时间

·手术前乳房的基线摄影
·术后第4周拍摄乳房的手术对照照片
·放疗前乳房的基线摄影
·放疗后第1年拍摄乳房对照照片
·放疗后第1年、第2年、第5年拍摄乳房的随访照片

15.6.2 术中摄影

术中摄影能够有效地记录手术过程的动态变化。由于外科医生在手术中难以持续拍摄一致的术中照片，因此每个手术都需要指派一名专职摄影师。摄影师需要对手术步骤和相关解剖有一定的认识，才能拍出高质量的术中照片。建议摄影师站在手术医生的正后方，以医生的视角进行拍摄。拍摄时，应该关闭手术光源，避免相机阴影对色彩平衡造成干扰。与临床照片相同，我们建议使用绿色的手术巾作为背景，同时尽量移除多余的器械和清除血液。另外，应该注意让外科医生和助手的手和手指不要遮挡手术区域，可以用钩子和牵引器将无关的肌肉、肌腱和组织从照片的焦点处移开[46]。术中照片应该在清理了整个手术区域的杂物和血迹后拍摄。背景应为干净、平整、无污渍的绿色（或者之前推荐的颜色）手术巾。最好拍摄整个乳房的全景，以便向观者展示组织和结构之间的方向和关系。

如果需要展示组织的更多细节，可以将相机靠近主体再拍一张特写照片。在手术照片中，焦点区域应该与照片的轴线平行。为了展示组织的不同层次，还应该考虑足够的景深[47]。通常，在乳房手术场景中，特别是腋窝手术中，组织层次比较密集，从焦点平面到背景（或前景）组织的距离比较小，因此需要使用较小的光圈和较大的景深（图15.3）。应该提前调整参数，以节省术中耗时。当照片用于展示缺损的几何形状时，可以使用无菌尺子作为尺寸参考。

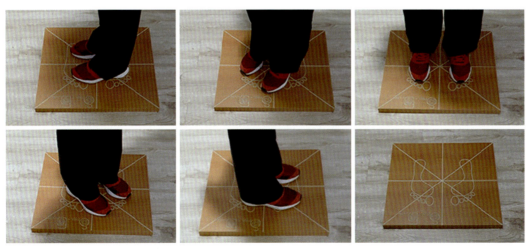

图15.2　用于帮助患者调整站立姿势的特制踏板

15.6.3 标本摄影

在手术标本摄影过程中，使用尺子可以提供一个参考标准来衡量标本的尺寸（图 15.4）。应该在两个不同的位置拍摄手术标本：在标本取出部位附近，以及在背景上单独拍摄。同样地，染色的前哨淋巴结、肿块或其他保乳手术标本也应该在取材部位旁和背景上单独拍摄。可以使用无菌标记笔标注患者信息，或通过编辑软件数字化输入信息。白平衡对于获得准确的色调非常重要（图 15.5）。

15.6.4 放射影像摄影

当无法获取数字化放射影像时，需要对放射胶片进行摄影。然而，在明亮的胶片观察灯前拍摄高质量的照片非常困难。为了达到最佳的质量，需要同时打开房间的灯光和胶片观察灯。必须关闭相机的闪光灯并开启相机的黑白模式。曝光度必须降低到负值，以避免过度曝光导致放射影像细节丢失。相机的光传感器在直接光源下往往不太准确，可能造成照片过度曝光。因此，需要将相机置于最佳位置，以保证整个照片的光照均匀。

15.7 结　论

高质量摄影记录是乳房手术的重要组成部分，它可以展示乳房的美容形态、评估手术结果和进行学术交流。选择合适的相机和镜头是得到最佳摄影效果的关键。应为每个患者拍摄三个标准的乳房视图，以便比较自然状态、手术结果和美容效果。当需要额外的视图时，应调整合适参数，以确保拍摄出最佳的照片。应该对图像进行数字化处理，以提供一致和高质量的照片。

随着数字技术进入我们的生活，胶片相机已经被易于获取和使用的数码相机所取代。随着医生

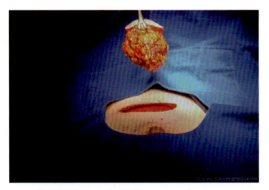

图 15.3　乳房肿块的术中摄影

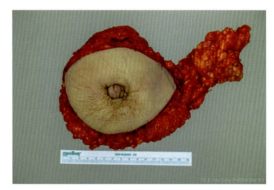

图 15.4　乳房切除标本的摄影

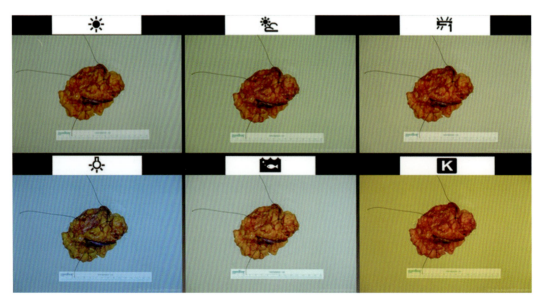

图 15.5　标本摄影的白平衡

和其他医疗专业人员使用这些设备，专业医院摄影师的概念也发生了变化。这就要求医生和其他医疗专业人员掌握基本摄影知识、医学拍摄对象的特点和伦理概念，从而拍摄出准确、高质量且符合伦理标准的医学照片。这样就可以获得更高质量、相关性更强、更成功的医学视觉文档，用于教育、存档、司法调查和学术出版。

由于医学摄影在医学领域中具有极大的重要性，我们应该重视在乳腺癌管理中拍摄高质量照片的方法。

提示与技巧

- 应使用专业的数码单反相机或无反相机和合适的镜头拍摄医学照片，不要使用手机或平板电脑的相机，因为它们的画质和功能有限。
- 应在拍摄室内使用一套标准的视角进行医学摄影，以保证照片的一致性和可比较性。
- 进行术中和标本摄影时，应遵守手术室的基本操作规范，注意消毒和做好防护措施，避免干扰医生和护士的工作。
- 光线是拍摄高质量医学照片的主要因素，因此要控制好医学环境中的光线，使用合适的光源和反光板，调节曝光参数，使照片清晰、明亮。
- 医学伦理问题非常重要，务必向患者说明拍摄医学照片的目的，并获得患者的同意并签字。在拍摄和处理照片时，要尊重患者的隐私，不要泄露或滥用患者的个人信息。
- 将照片存储在有限访问权限的安全服务器或硬盘上，定期备份数据，防止数据丢失或损坏。

（刘良权 译，刘锦平 审校）

参考文献

[1] Newhall B. The history of photography: from 1839 to the present. 5th ed. New York: The Museum of Modern Art,1982.

[2] Diamantis A, Magiorkinis E, Androutsos G. Alfred Francois Donné (1801–1878): a pioneer of micros copy, microbiology and haematology. J Med Biogr,2009,17(2):81–87.

[3] McFall KJ. A critical account of the history of medical photography in the United Kingdom: IMI fellowship submission. http://www.migroup.co.uk/wp-content/uploads/2013/05/Acritical-account-of-the-history-of-medical-photography-in-the-UK.pdf. Accessed 30 Jan 2016.

[4] Rogers BO. The first pre- and post-operative photographs of plastic and reconstructive surgery: contributions of Gurdon Buck (1807–1877). Aesthet Plast Surg,1991,15:19–33.

[5] Burns SB. Early medical photography in America (1839–1883). N Y State J Med,1979,79(5):788–795.

[6] Wallace AF. The early history of clinical photography for burns, plastic and reconstructive surgery. Br J Plast Surg,1985,38:451–465.

[7] Guy C, Guy R, Zook E. Standards of photography (discussion). Plast Reconstr Surg,1984,74:145.

[8] Guler SA, Akça T. Tıbbi Fotoğrafçılık: Tarihsel Süreç ve Temel Kavramlar. Turk J Dermatol, 2017,11:98 108. https://doi.org/10.4274/tdd.3182.

[9] Hagan KF. Clinical photography for the plastic surgery practice—the basics. Plastic Surg Nurs, 2008,28:188–192.

[10] Sandler J, Murray A. Recent developments in clinical photography. Br J Orthod, 1999,26:269–272.

[11] Mutalik S. Digital clinical photography: practical tips. J Cutan Aesthet Surg,2010,3:48–51.

[12] George C. A'dan Z'ye Dijital Fotoğrafçılık Kitabı. İçinde: Bala Toprak. 1. Baskı. İnkilap: İstanbul,2011.

[13] Kanburoğlu Ö. Fotoğrafın Temel Prensipleri. 1. Baskı. Say Yayınları: İstanbul,2012.

[14] Allen E, Triantaphillidou S. The manual of photography. 10th ed. China: Elsevier,2011.

[15] Kamps HJ. The rules of photography and when to break them. 1st. ed. United Kingdom: ILEX, 2012.

[16] Hunter F, Biver S, Fuqua P. Light science and magic: an introduction to photographic lighting. 4th ed. United Kingdom: Focal Press, 2011.

[17] Akalın İ, editor. Dijital Fotoğrafçılık Hakkında Her Şey. 2. Baskı. İstanbul: Digital SLR Photograhpy,2016.

[18] Sheridan P. Practical aspects of clinical photography: part 1-principles, equipment, and technique. ANZ J Surg,2013,83:188–191.

[19] Witmer WK, Lebovitz PJ. Clinical photography in the dermatology practice. Semin Cutan Med Surg, 2012, 31:191–199.

[20] Miot HA, Paixão MP, Paschoal FM. Basics of digital photography in dermatology. An Bras Dermatol, 2006, 81: 174–180.

[21] Fotoğraf ve Grafik: Objektifler. Ankara: Milli Eğitim Bakanlığı,2012.

[22] Meneghini F. Clinical facial photography in a small office: lighting equipment and technique. Aesthet Plast Surg,2001,25:299–306.

[23] Nayler JR. Clinical photography: a guide for the clinician. J Postgrad Med,2003,49:256–262.

[24] DiBernardino BE, Adams RL, Krause J, et al. Photographic standards in plastic surgery. Plast Reconstr Surg, 1998, 102:559–568.

[25] Ellenbogen R, Jankauskas S, Collini FJ. Achieving standardized photographs in aesthetic surgery. Plast Reconstr Surg,1990,86:955–961.

[26] Kanburoğlu Ö. Fotoğrafın Büyüsü: Işık. 1. Baskı. Say Yayınları: İstanbul,2012.

[27] Archibald DJ, Carlson ML, Friedman O. Pitfalls of nonstandardized photography. Facial Plast Surg Clin North Am,2010,18:253–266.

[28] Zarem HA. Standards of photography. Plast Reconstr Surg,1984,74:137–146.

[29] Kanburoğlu Ö. Amatörler İçin Dijital Fotoğraf. 2. Baskı. Euromat Basımevi: İstanbul, 2010.

[30] Ceyhan Z, editor. Temel Fotoğrafçılık. Eskişehir, 1. Baskı. Eskişehir: Anadolu Üniversitesi Yayınları,2012.

[31] Boubat E. Fotoğraf Sanatı. İçinde: Özcan MN. İnkılap Yayınevi: İstanbul, 1996.

[32] Duygun UM, editor. Temel Fotoğraf Semineri Ders Notları. 8. Baskı. İstanbul: İFSAK Yayınları,2007.

[33] Kalfagil S. Kompozisyon. 2. Baskı. Fotoğrafevi: İstanbul, 2007.

[34] Khavkin J, Ellis DA. Standardized photography for skin surface. Facial Plast Surg Clin North Am,2011,19:241–246.

[35] Neff LL, Humphrey CD, Kriet JD. Setting up a medical portrait studio. Facial Plast Surg Clin North Am, 2010, 18: 231–236.

[36] Yavuzer R, Smirnes S, Jackson IT. Guidelines for standard photography in plastic surgery. Ann Plast Surg, 2001, 46: 293–300.

[37] Stack LB, Storrow AB, Morris MA, et al. Handbook of medical photography. 1st ed. Hanley & Belfus: USA,2001.

[38] Hansell P, editor. A guide to medical photography. 1st ed. England: MTP Press Limited,1979.

[39] Demirhan Erdemir A, Öncel Ö, Aksoy Ş. Çağdaş Tıp Etiği. Nobel Tıp Kitabevleri: İstanbul,2003.

[40] Creighton S, Alderson J, Brown S, et al. Medical photography: ethics, consent and the intersex patient. BJU Int, 2002, 89: 67–71.

[41] Sheridan P. Practical aspects of clinical photography: part 2-data management, ethics and quality control. ANZ J Surg,2013,83:293–295.

[42] Burns K, Belton S. Clinicians and their cameras: policy, ethics and practice in an Australian tertiary hospital. Aust Health Rev,2013,37:437–441.

[43] Berle I. Clinical photography and patient rights: the need for orthopraxy. J Med Ethics, 2008,34:89–92.

[44] Wang K, Kowalski EJ, Chung KC. The art and science of photography in hand surgery. J Hand Surg Am, 2014, 39: 580–588.

[45] Cardosa MJ, Cardosa JS, Vrieling C, et al. Recommendations for the aesthetic evaluation of breast cancer conservative treatment. Breast Cancer Reas Treat, 2012, 135(3):629–637.

[46] Humphrey CD, Kriet JD. Intraoperative photography. Facial Plast Surg Clin North Am,2010,18:329–334.

[47] Becker DG, Tardy ME Jr. Standardized photography in facial plastic surgery: pearls and pitfalls. Facial Plastic Surg, 1999,15:93–99.

乳腺癌的初始治疗与新辅助治疗

16

Aslıhan Güven Mert, Osman Gökhan Demir

缩略词表

缩写	英文	中文
（w）Pac	（weekly）paclitaxel	（周疗）紫杉醇
（HR）	hazard ratio	风险比
（OR）	odds ratio	比值比
AC	doxorubicin, cyclophosphamide	阿霉素，环磷酰胺
adjChT	adjuvant chemotherapy	辅助化疗
adjRT	adjuvant RT	辅助放疗
AE	adverse event	不良事件
AI	aromatase inhibitor	芳香化酶抑制剂
AJCC-UICC	The American Joint Committee on Cancer and the International Union for Cancer Control	美国癌症联合委员会和国际抗癌联盟
ALND	axillary lymph node dissection	腋窝淋巴结清扫术
A-Ta-ChT	anthracycline-and taxane-based chemotherapy	基于蒽环类和紫杉烷类的化疗方案
BCS	breast-conserving surgery	保乳手术
Cb	carboplatin	卡铂
CHF	congestive heart failure	充血性心力衰竭
CMF	cyclophosphamide, methotrexate, fluorouracil	环磷酰胺，氨甲蝶呤，氟尿嘧啶
CNB	core needle biopsy	空芯针活检
CR	complete response	完全缓解
c-stage-CT	clinical stage-computerized tomography	CT临床分期

A. G. Mert
Medical Oncology Department, Acıbadem Maslak Hospital, Istanbul, Turkey

O. G. Demir (✉)
Medical Oncology Department, Acıbadem University, Istanbul, Turkey

© Springer Nature Switzerland AG 2021
M. Rezai et al. (eds.), *Breast Cancer Essentials*, https://doi.org/10.1007/978-3-030-73147-2_16

（续表）

缩写	英文	中文
ddAC	dose-dense AC	剂量密集 AC（多柔比星，环磷酰胺）方案
DFS	disease-free survival	无病生存率
DiR	distant recurrence	远处复发
eBC	early-stage breast cancer	早期乳腺癌
EC	epirubicin + cyclophosphamide	表柔比星 + 环磷酰胺
EFS	event-free survival	无事件生存
ER−	estrogen receptor-negative	雌激素受体阴性
ER+	estrogen receptor-positive	雌激素受体阳性
ET	endocrine therapy	内分泌治疗
FEC	fluorouracil + epirubicin + cyclophosphamide	氟尿嘧啶 + 表柔比星 + 环磷酰胺
feN	febrile neutropenia	发热性中性粒细胞减少症
FNAB	fine needle aspiration biopsy	细针抽吸活检
FNR	false-negative rate	假阴性率
FPR	false-positive rate	假阳性率
G-CSF	granulocyte colony-stimulating factor	粒细胞集落刺激因子
HER2	human endothelial growth factor receptor 2	人类表皮生长因子受体 2
HER2−	HER2 negative	HER2 阴性
HER2+	HER2 positive	HER2 阳性
HP	trastuzumab + pertuzumab	曲妥珠单抗 + 帕妥珠单抗
HR	hormone receptor	激素受体
HR−	HR-negative	HR 阴性
HR+	HR-positive	HR 阳性
LABC	locally advanced breast cancer	局部晚期乳腺癌
LHRH	luteinizing hormone-releasing hormone	促性腺激素释放激素
LN	lymph node	淋巴结
LoR	local recurrence	局部复发
LVEF	left ventricular ejection fraction	左心室射血分数
mAB	monoclonal antibody	单克隆抗体
MMG	mammography	乳腺 X 线摄影
MRI	magnetic resonance imaging	磁共振成像
N	node	淋巴结
N+	node+	淋巴结阳性
nab-P	nanoparticle albumin-bound paclitaxel	白蛋白结合型紫杉醇
NACT	neoadjuvant chemotherapy	新辅助化疗
NAET	neoadjuvant endocrine therapy	新辅助内分泌治疗
NPV	negative predictive value	阴性预测值
NX	vinorelbine + capecitabine	长春瑞滨 + 卡培他滨

(续表)

缩写	英文	中文
ORR	overall response rate	总反应率
OS	overall survival	总生存率
Pac	Paclitaxel	紫杉醇
PARP	poly-ADP-ribose polymerase	多腺苷二磷酸核糖聚合酶
PARPi	poly-ADP-ribose polymerase inhibitor	多腺苷二磷酸核糖聚合酶抑制剂
pCR	pathologic complete response	病理学完全缓解
PD	progressive disease	疾病进展
PE	physical examination	体格检查
PEPI	preoperative endocrine prognostic index	术前内分泌预后指标
PIK3CA	phosphatidylinositol-4,5-bisphosphate 3-kinase catalytic subunit alpha	磷脂酰肌醇-4,5-二磷酸3-激酶催化亚基 α
PR-	progesterone receptor-negative	孕激素受体阴性
PR+	progesterone receptor-positive	孕激素受体阳性
PS	performance status	体能状况
RCT	randomized clinical trial	随机临床试验
RFS	recurrence-free survival	无复发生存率
RT	radiotherapy	放射治疗（简称放疗）
SLNB	sentinel lymph node biopsy	前哨淋巴结活检
T	docetaxel	多西他赛
TC	docetaxel + cyclophosphamide	多西他赛+环磷酰胺
TCb	docetaxel + carboplatin	多西他赛+卡铂
T-DM1	ado-trastuzumab emtansine	恩美曲妥珠单抗
TH	docetaxel + trastuzumab	多西他赛+曲妥珠单抗
THP	docetaxel + trastuzumab + pertuzumab	多西他赛+曲妥珠单抗+帕妥珠单抗
TILs	tumor-infiltrating lymphocytes	肿瘤浸润性淋巴细胞
TK	tyrosine kinase	酪氨酸激酶
TKi	tyrosine kinase inhibitors	酪氨酸激酶抑制剂
TN	triple negative	三阴性
TNBC	triple-negative breast cancer	三阴性乳腺癌
TNM	tumor, node, metastasis	肿瘤原发灶，淋巴结，远处转移
TP	docetaxel + pertuzumab	多西他赛+帕妥珠单抗

16.1 引 言

新辅助治疗的定义为乳腺癌患者在确定性手术前给予的系统（或全身）治疗。虽然新辅助内分泌治疗和免疫治疗已在特定患者群体中开展研究，但新辅助治疗主要是指化疗。

《AJCC-UICC分期手册（第8版）》将现代生物学因素纳入传统的解剖学TNM分期（原发灶、淋巴结、远处转移），目前该方法已用于乳腺癌分期[1]。

乳腺癌是一种异质性疾病，在组织学、分级、增殖率、HR/HER2状态、分子或遗传学特征等方面存在广泛差异。乳腺癌的基因组学分析共分为4组,类似于基因表达谱所定义的固有亚型。圣加伦国际乳腺癌会议（St. Gallen International Breast Cancer Conference）指出乳腺癌不应作为一种单一的疾病来治疗,并建议通过基因测序后以分子亚型来定义疾病,或以ER、PR、HER2状态和Ki67值来评估肿瘤[2]。目前国际上的共识是将肿瘤以替代的固有亚型进行分组,作为患者预后和治疗分层的最佳方式[3]。

16.2 乳腺癌新辅助化疗的原则和原理

从临床获益角度来看,新辅助化疗的重要目标是根除微转移病灶,改善OS,缩小手术范围,提供预后信息,挑选需要额外治疗的理想对象,以及测试降级或升级策略。

在非转移侵袭性乳腺癌中,新辅助系统治疗旨在控制微转移病灶和预防远处转移。尽管有研究认为,对于远处转移高风险患者,应较早开始系统治疗,新辅助化疗可改善OS,但RCT显示,术前和术后系统治疗的远期疗效相当[4]。

从外科医生的角度来看,新辅助化疗的主要目标是使肿瘤或淋巴结降期,以提高肿瘤的可切除率,降低手术并发症。它也应用于局部晚期乳腺癌患者,虽然这类患者甚至不选择乳房切除术作为治疗方式。目前新辅助化疗主要应用于可行手术的乳腺癌患者,以避免乳腺癌根治术,通过肿瘤降期,可采用保乳手术代替根治性手术,再与乳房重建相结合获得更好的美容效果；腋窝降期后可限制腋窝淋巴结清扫的范围,从而减少术后并发症[5,6]。

大量临床研究对比了新辅助化疗和辅助化疗在女性早期乳腺癌手术候选人中的应用。一项包括10项随机试验共4 756例女性患者数据的meta分析研究了新辅助化疗的远期效果和风险,以及肿瘤特征对结局的影响[7]。新辅助化疗组的患者行保乳手术的概率高（新辅助化疗组为65%,而辅助化疗组为49%）。经过平均9年的随访,新辅助化疗组与辅助化疗组相比,局部复发率高,新辅助化疗组的15年局部复发率为21.4%,而辅助化疗组为15.9%。在远处复发率（治疗后15年,新辅助化疗组为38.2%,辅助化疗组为38.0%）和乳腺癌死亡率（新辅助化疗组为34.4%,辅助化疗组为33.7%）方面,新辅助化疗组与辅助化疗组无显著差异。另一项纳入14项此类研究共5 500例女性患者数据的meta分析显示,与辅助化疗组相比,新辅助化疗组的结果如下[8]:

- 乳腺癌改良根治术的风险降低（HR=0.71）。
- OS与DFS相同（HR分别为0.98和0.97）。
- 局部复发风险中度增加（HR=1.21）,研究者认为这是新辅助化疗使保乳手术率升高的结果。

对上述研究结果的解释我们应该持谨慎态度,因为一些试验并未使用标准化疗方案,且不包括靶向治疗,一些试验使用的是非标准的局部区域管理方法[4]。即便如此,新辅助化疗后局部复发率的小幅增加也引起了人们的关注,虽然其似乎不影响DFS或OS。

pCR是指新辅助化疗后乳房和淋巴结中浸润性癌灶完全消除。对于接受新辅助化疗的患者,pCR具有预后意义。达到pCR的患者与新辅助化疗后残留侵袭性病灶的患者相比,DFS（HR=0.48）和OS（HR=0.48）均有显著改善[9]。这种改善在HER2阳性和三阴性乳腺癌等更具侵袭性的乳腺癌亚型患者中更为明显。在HR+和低级别乳腺癌患者中pCR的预后权重较小,可能是由于肿瘤生物学因素和辅助内分泌治疗的作用[10]。pCR被公认为新辅助治疗设定中有效的替代终点[11]。

新辅助化疗的另一个优点是为适当的基因检测和乳房手术及重建规划提供了必要的时间。此外,新辅助化疗使研究人员有机会仔细研究放射影像学检查结果,特别是有残余病灶的患者,在新辅助化疗前、期间和之后收集肿瘤标本和血样。这些收集的数据将指导识别特定肿瘤或患者的预测生物标志物,以及与治疗相关的反应或抵抗。目前的情况是,如果患者对新辅助化疗反应不佳,个性化治疗也不会是更好的选择。新辅助化疗提供了一个为临床试验确认候选患者的机会,从而可将新型药物用于标准术前系统治疗后有残余病灶患者的辅助治疗[12]。

16.2.1 新辅助化疗的候选患者

新辅助化疗的潜在适应证可归纳为4种。

16.2.1.1 局部晚期乳腺癌

局部晚期乳腺癌患者定义为 T_3（肿瘤直径＞5cm）、T_4[肿瘤侵犯胸壁和（或）皮肤]或 N_2~N_3 淋巴结受累的Ⅲ期患者，不论其亚型如何，均为理想的新辅助化疗候选患者，因为这些患者不适合初次治疗即直接手术，或由于肿瘤大小和范围的限制需要行乳房切除术，而且存在远处复发的风险，因此系统治疗是有必要的[3]。

16.2.1.2 经过选择的早期乳腺癌患者

如果因肿瘤/乳腺比高而不能行保乳手术，或者因肿瘤的位置可能导致美容效果不佳，早期（Ⅰ~Ⅱ期）乳腺癌患者也是新辅助化疗的合适候选人。同样地，对于 HER2+ 或三阴性乳腺癌，甚至肿瘤更小（T_{1c}）的患者，可能推荐新辅助化疗，这些患者有望在治疗过程中某个时间接受化疗，而且这些亚型与较高的 pCR 率相关。中高危[分期 ≥ T_2 和（或）N+]HER2+ 或三阴性乳腺癌患者必须接受新辅助化疗，因为该方案不仅增加了患者避免根治性手术的机会，而且可以识别出新辅助化疗后因有残余病灶仍需进一步行辅助治疗的患者[13]。

新辅助化疗对管腔型早期乳腺癌患者的作用不明显。HR+、HER2- 乳腺癌患者化疗后很少能达到 pCR。然而，新辅助化疗常常会使肿瘤缩小，这可能足以为需要乳房切除术的患者提供保乳手术机会。对于此类患者是否应推荐新辅助化疗或新辅助内分泌治疗目前仍存在争议，这取决于许多因素，如患者的年龄、伴随疾病以及肿瘤的临床分期等[14]。

16.2.1.3 局限性淋巴结阳性病变

不论原发肿瘤的大小，使局限性 N+（cN_1）的早期乳腺癌患者的腋窝淋巴结分期降低是新辅助化疗的另一个适应证。腋窝淋巴结清扫术已成为 N+ 患者的常规标准术式，无论患者是否接受新辅助化疗，与前哨淋巴结活检相比，腋窝淋巴结清扫术与更多的淋巴水肿、运动受限、术后疼痛综合征及其他局部并发症相关[15]。新辅助化疗会促进 cN+ 向 pN_0 转化，特别是侵袭性更强的乳腺癌亚型患者。根据 ACOSOG Z1071（Alliance）试验结果，HR+、HER2- 患者发生淋巴结转移的可能性（21.1%）低于 HER2+ 和三阴性乳腺癌患者（分别为 64.7% 和 49.4%）[16]。此外，新辅助化疗后 HR+、HER2- 患者的腋窝淋巴结总体残留负荷更高。目前的临床研究结果表明，大部分此类患者均能通过前哨淋巴结活检和放疗得到有效治疗，且无淋巴水肿等并发症。

16.2.1.4 暂时顾虑手术的患者

对于确诊乳腺癌时初次治疗采用直接手术有禁忌证，但未来有望接受手术的患者（如妊娠期确诊乳腺癌的女性），新辅助化疗也是一种合适的选择。

16.2.2 治疗前评估

16.2.2.1 肿瘤评估

应根据 WHO 分类对乳腺癌组织进行病理学诊断，对所有新确诊乳腺癌的患者，在开始治疗前应检测 ER、PR、HER2 状态和 Ki67 值，根据现行指南确定替代固有亚型。在进行新辅助化疗前，应将影像学可检测的标记物置入肿瘤内，其削减证明肿瘤部位已被切除，特别是当新辅助化疗后肿瘤显著减小或行肿瘤切除术时，同时其也可以指导对手术标本的病理学评估[3,4]。

16.2.2.2 影像学检查

在新辅助化疗前应对患者行影像学检查以进行疾病分期。在大多数情况下可采用乳腺超声记录肿瘤大小。乳腺 MRI 在确定病变程度方面更敏感，尤其是乳腺 X 线片显示乳腺组织致密的患者，也可用于探查多中心病灶的存在，腋窝深部及内乳淋巴结转移灶，以及胸壁侵犯。MRI 因高假阳性率导致过度评估疾病的程度而受到批评，因为这会增加乳房切除术的概率[17]。

由于转移性病灶的检出会改变患者的治疗方案，对于存在与隐匿性转移病灶有关的症状和体征的患者以及临床分期为Ⅲ期（肿瘤直径 ≥ 5cm，cN+）或无症状的炎性乳腺癌（IBC）女性患者，建议使用胸腹部 CT 和骨扫描显像完成系统分期[3,4]。FDG-PET-CT 可以取代传统影像学检查对高风险患者进行分期[18]。

16.2.2.3 区域淋巴结评估

对于所有新确诊的乳腺癌患者，乳房和腋窝

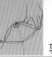

的体格检查必不可少。由于体格检查不是确定腋窝淋巴结状态的敏感方法或可靠方法，因此对于无法触及淋巴结的患者，需行腋窝超声检查。对存在可疑淋巴结的患者应行超声引导下 FNAB/CNB，以从病理方面确定淋巴结受累情况。

FNAB 的阳性诊断率取决于放射科医生和细胞病理学家的技术和经验。因此，在许多研究中腋窝淋巴结 FNAB/CNB 的灵敏度（40%~91%）和特异度（90%~100%）差异很大。尽管研究报告的假阴性率为 6%~11%，但在 cN_0 患者中检测出阳性淋巴结可指导新辅助化疗后腋窝的手术方式[19]。

如果 FNAB/CNB 证实腋窝淋巴结受累，建议在受累淋巴结位置插入显影夹以确定目标，防止新辅助化疗后目标消失。有证据支持在前哨淋巴结活检时一起切除被标记的淋巴结，可显著降低新辅助化疗后的假阴性率（从 10.1% 降至 1.4%），此方式被称为靶向腋窝清扫术[20]。

对于 cN_0 患者，建议在新辅助化疗之前或之后行前哨淋巴结活检，但新辅助化疗之后的结果似乎准确性不高[21]。

16.2.3 治疗方案

16.2.3.1 新辅助化疗

化疗方案的选择

所有用于辅助治疗的模式和方案均可应用于新辅助治疗。最常用的方案为蒽环类及紫杉烷类药物。对于肿瘤体积较大、N+ 和 HER2- 的"高风险（high-risk）"患者，首选蒽环类药物治疗。也可以选择不使用蒽环类药物治疗，从而可避免潜在的心脏毒性、继发性骨髓增生异常综合征或急性髓系白血病。

基于蒽环类药物的化疗方案

新辅助化疗的主要目标之一是确保患者接受有效的辅助化疗。因此，大多数接受新辅助化疗的女性患者应接受 4 个周期的标准治疗，以剂量密集的蒽环类药物（AC 或 EC）为基础，序贯紫杉醇，每 2 周给药一次，共 4 个周期，或每周给药一次，共 12 个周期（如 4ddAC / 4Pac、4ddAC / 12wPac），也可以每 3 周给予多西他赛替代紫杉醇[4]。

新辅助治疗的临床试验支持术前使用 A-Ta-ChT。在以蒽环类药物为基础的方案中同时或序贯紫杉烷类药物与反应率升高相关。牛津大学对辅助化疗研究的 meta 分析显示，4 个周期的 AC 与 6 个周期的 CMF 疗效相同[22]。

最近发表的另一项 meta 分析指出，与标准方案（每 3 周）相比，以蒽环类药物为基础的辅助剂量密集型方案（每 2 周）的疗效更好[23]。

不基于蒽环类药物的化疗方案

对于一些有明显合并症如心脏病、未控制的糖尿病、高血压等，或希望避免如继发性白血病、心脏毒性等蒽环类药物引起的罕见但严重的副作用的体质虚弱的老年患者，新辅助化疗和辅助化疗可以选择无蒽环类药物的方案。TC 作为 HER2- 患者为达到此目的常选择的辅助治疗方案，也可用于新辅助化疗。关于 TC 作为新辅助治疗方案的研究较少，但是关于 TC 疗效的数据显示在 HR+、HER2- 患者组中 pCR 率较低（7% vs. 17%），但已知这组患者实现 pCR 的可能性较低[24]。

尽管 TC 方案适用于有蒽环类药物使用禁忌证的三阴性乳腺癌患者，但基于在新辅助化疗中加入铂类药物为三阴性乳腺癌患者提供额外获益的证据，也可以选择卡铂联合多西他赛、紫杉醇或吉西他滨代替 TC 方案。

紫杉烷类药物的选择

标准新辅助化疗方案考虑其有效性和耐受性，交替使用多西他赛（T，每 3 周一次）或紫杉烷周疗（wPac）。白蛋白结合型紫杉醇为对紫杉烷类过敏或有类固醇使用禁忌证（如未控制的糖尿病或类固醇性精神病）的患者提供了另一种有用的选择，该药物通常与多西他赛或紫杉醇联合使用[25, 26]。尽管这些研究的初步结果令人鼓舞，但远期结果还在期待中，因此除了对标准紫杉烷类药物有使用禁忌证的患者外，不推荐对乳腺癌患者使用白蛋白结合型紫杉醇。

治疗模式及顺序

新辅助化疗通常使用标准的辅助化疗药物、剂量和时间表。没有证据表明新辅助化疗应该使用与辅助化疗不同的方案，但也有例外，例如，三阴性乳腺癌患者的新辅助化疗是在辅助化疗的基础上加入卡铂。

对 1 400 多例进行新辅助化疗同时接受多重比量/多西他塞（A/Ta）治疗的早期乳腺癌患者进行回顾性分析的初步证据表明，与 A→Ta 相比，Ta→A 顺序具有更高的 pCR 率和更低的复发风险[27]。唯一一项研究新辅助治疗中 A/Ta 顺序是否影响 pCR 的前瞻性试验是 Neo-tAnGo 试验[28]。在这项Ⅲ期临床试验中，参加开放试验的 831 例患者采用 2×2 析因设计进行随机分组，比较 4 周期表柔比星+环磷酰胺→4 周期紫杉醇（±吉西他滨）与相反顺序组的结果。首先使用紫杉醇患者组的 pCR 率为 20%，而首先使用 EC 方案患者组的 pCR 率为 15%，差异具有统计学意义。

虽然这些数据支持先使用紫杉烷类药物，但没有足够的证据支持应将此方案作为首选方法。最近的一项 meta 分析评估了 A/Ta 给药顺序是否影响接受（新）辅助治疗的早期乳腺癌患者的结局[29]。作者讨论了所列试验的缺陷，并得出结论，目前获得的数据不支持改变标准方案中 A→Ta 给药顺序。

16.2.3.2 HR+ 患者的新辅助内分泌治疗

尽管内分泌治疗（ET）是 HR+ 乳腺癌患者的主要辅助治疗手段，但其在新辅助治疗中的作用仍存在争议。比较新辅助化疗和新辅助内分泌治疗的数据有限，最好的证据来自Ⅱ期试验。部分 HR+ 乳腺癌患者可能受益于新辅助内分泌治疗。肿瘤分级、ER/PR 表达强度和 Ki67 值有助于判断化疗反应[30]。近期开展的多项小型研究的数据尚不成熟，但提示 Oncotype Dx、PAM50 或 70 基因测序等基因表达检测也可能帮助肿瘤学家选择不同的治疗方案。回顾性分析的数据显示，术前内分泌预后指标（PEPI）可以识别出那些没有从额外化疗中获益的低危人群[31]。

对于新辅助内分泌治疗，需要区别 3 种不同的情况：①体质过于虚弱而无法手术的患者为控制病情可作为新辅助内分泌治疗的候选人；②不能手术或不适合保乳手术且对化疗有相对禁忌证的患者为新辅助内分泌治疗的候选人，目的是使肿瘤降级；③存在中度风险、化疗适应证不确定的患者，为评估身体对化疗的敏感性，可采用新辅助内分泌治疗。

对于绝经后女性，在新辅助内分泌治疗中使用 AI（依西美坦、来曲唑或阿那曲唑）代替他莫昔芬可以获得较高的总反应（ORR）率（55% vs.36%；OR=1.49）和保乳手术率（45% vs.35%；OR=1.62）。而且，使用任何一种 AI 的临床反应率都相似[30]。由于 pCR 率较低（<10%），因此不将其作为评估临床结局的有效指标[32]。二者的保乳手术率无统计学差异，因此，绝经后女性首选 AI [14]。

与绝经后女性相比，对绝经前女性新辅助内分泌治疗的一些小型Ⅱ期研究数据提示其效果比化疗差。研究认为促性腺激素释放激素（LHRH）激动剂+AI 优于他莫昔芬。关于绝经前女性新辅助内分泌治疗的研究是实验性的，应在 RCT 中得到评估[33]。

患者对新辅助内分泌治疗的反应可能在用药后 3~4 个月内不明显，或者更晚才达到最大反应。根据目前的数据，治疗时间应至少为 3~6 个月。

目前正在进行的多项Ⅱ期临床试验正在研究双联疗法是否可以通过将 ET 与 CDK4/6 抑制剂如帕博西尼、瑞博西尼、阿贝西利联用，或与 PI3K 抑制剂如塔西利司、库潘尼西联用来提高新辅助内分泌治疗的效果[14]。我们还需等待在新辅助化疗方案中使用这些药物进行Ⅲ期临床试验的疗效和安全性结果，才能将这些药物纳入早期乳腺癌治疗方案。

16.2.3.3 HER2+ 患者的新辅助治疗

HER2 基因的扩增和受体的过度表达导致下游信号通路的持续激活，产生一种更具生物学攻击性的恶性肿瘤，同时也增加了对细胞毒性化疗药物的敏感性。幸运的是，在化疗方案中加入 HER2 靶向药物会产生协同效应，进一步增加化疗敏感性，与其他乳腺癌亚型相比，HER2+ 患者达到 pCR 的比例更高。HER2 靶向治疗的临床完全缓解（clinical complete response，cCR）率和 pCR 率均较高（>60%），反映出 HER2+ 乳腺癌患者的 DFS 和 OS 更高[34]。

在 HER2+ 早期乳腺癌中，标准新辅助治疗由 HER2 靶向治疗（曲妥珠单抗伴或不伴帕妥珠单抗）联合化疗组成。根据国际指南，采用含紫杉烷类的化疗方案时应联合 HP 双重阻断治疗，再行乳房手术、放疗（如有指征）、完成 12 个月的 HER2 靶向治疗、辅助 ET（根据肿瘤生物学情况）并最终进行随访。根据新辅助化疗后患者是否达到 pCR，可进行调整辅助治疗方案。

治疗的构成

生物治疗

HER2 靶向治疗在辅助治疗与新辅助治疗中的对比

关于辅助治疗和新辅助治疗联合 HER2 靶向治疗的 4 个 RCT（HERA、NCCTG N9831/NSABP B-31、BCIRG 006）和 2 个 meta 分析发现，在辅助化疗方案中加入曲妥珠单抗，DFS、OS、LoR 和 DiR 均得到显著改善。这些研究支持加入曲妥珠单抗后，DFS（HR=0.48~0.67）和 OS（HR=0.59~0.67）达到统计学上的显著改善，OS 的绝对差异为 1%~2.5%。在综合分析中，报告的 10 年 DFS 为 73.7%，OS 相对风险降低 37%。曲妥珠单抗增加了发生 CHF 和 LVEF 下降的风险，但幸运的是，如果仔细监测并在出现征兆时停用，该风险是可逆的。蒽环类和曲妥珠单抗联合治疗的心脏不良事件发生率为 1.9%~3.8%[35]。因此，曲妥珠单抗成为 HER2+ 乳腺癌患者辅助化疗中的标准用药。

2008 年，早期乳腺癌试验者协会（Early Breast Cancer Trialists Collaborative Group）指出，无论在术前或术后应用，标准化疗均具有相同的远期预后，并且 HER2+ 乳腺癌患者接受新辅助化疗会有额外获益[36]。

• 曲妥珠单抗

曲妥珠单抗是一种人源化的单克隆抗体，由两个与 HER2 胞外区结合并阻止其胞内酪氨酸激酶激活的抗原特异性位点组成。在 HER2+ 乳腺癌中，曲妥珠单抗改善 pCR 率、EFS 和 OS 的作用在新辅助治疗和辅助治疗中都得到了明确、有力的证实[37]。

在 NOAH Ⅱ期试验中，对局部晚期乳腺癌患者给予新辅助 A-Ta-ChT 伴（或不伴）曲妥珠单抗（新辅助联合化疗后完成 1 年辅助单药治疗）。38% 的 HER2+ 患者使用曲妥珠单抗实现 pCR，而在对照组中只有 19%。使用曲妥珠单抗治疗的 3 年 DFS 为 71%，OS 为 87%，而单纯化疗分别为 56% 和 79%。经长期（5.4 年）随访，曲妥珠单抗组患者的生存受益得以维持，提示新辅助化疗 + 曲妥珠单抗在根除微转移方面的优越性，即使在良好局部反应的患者中也是如此。曲妥珠单抗治疗后获得 pCR 患者的 DFS（HR=0.29）和 OS（HR=0.27）显著改善，再次证明接受 HER2 靶向治疗的 HER2+ 乳腺癌患者的 pCR 与较好的预后相关[38]。

TECHNO 试验也是最早分析新辅助化疗联合曲妥珠单抗的 pCR 率及其对预后影响的试验之一。共有 39% 的患者达到 pCR，证明新辅助化疗 + 曲妥珠单抗的良好疗效。达到 pCR 患者的 3 年 OS 为 96.3%，而未达到 pCR 患者为 85.0%。pCR 是患者生存的唯一重要预后因素（DFS：HR=2.49；OS：HR=4.91）[39]。

2012 年纳入近 2 000 例 HER2+ 乳腺癌患者的一项 meta 分析显示，在新辅助化疗中加入曲妥珠单抗可使 pCR 率从 23% 提高到 40%。对于 HER2+ 乳腺癌患者，pCR 与较好的远期预后有关，不论 HR 状况如何（EFS：HR=0.39；OS：HR=0.34）[40]。

• 帕妥珠单抗

帕妥珠单抗是一种重组单克隆抗体，与 HER2 上一个不同于曲妥珠单抗的表位（亚结构域Ⅱ）结合，阻断 HER2 与其他 HER 家族成员包括 EGFR、HER3、HER4 等配体发生依赖性异源二聚化作用，该作用被认为是曲妥珠单抗耐药的实际机制。HP 具有协同作用，事实上，联合使用比单一用药更有效[41]。对于 HER2+ 炎性乳腺癌、局部晚期乳腺癌或早期乳腺癌（肿瘤直径 ≥ 2cm 或 N+，有较高复发风险）患者，可在新辅助化疗联合曲妥珠单抗方案中加入帕妥珠单抗[42]。

NeoSphere 首先对帕妥珠单抗加入新辅助治疗的效果进行了研究，之后开展此类研究的是 TRYPHAENA 试验。使用 HP 联合化疗的双重 HER2 阻断的 pCR 率为 50%~60%[43,44]。

在 NeoSphere 的Ⅱ期试验中，四组患者接受新辅助化疗联合 TH、TP、THP 其中之一或单纯 HP 不加化疗，所有患者均接受辅助 FEC。在 THP 组观察到 pCR 率最高（45.8%）。与之相比，TH 组的 PCR 率为 29.0%，TP 组为 24.0%，而 HP 组仅为 16.8%。接受 THP 患者的 5 年 PFS 和 DFS 分别为 86% 和 84%。虽然没有证明 5 年 PFS 与 THP 相关的获益 [HR= 0.69，95%CI（0.34，1.40）]，但该研究也未设定足够的检验效能来检测该终点的差异。所有组别达到 pCR 的女性都比未达到 pCR 的女性受益于更长的 PFS [85% vs.76%；HR=0.54，95%CI（0.29，1.00）][43]。

TRYPHAENA 是一项关于化疗方案心脏安全性的 II 期研究，随机选取 225 例可手术、局部晚期或炎性 HER2+ 乳腺癌的初治女性分别接受三种新辅助治疗方案，即 FECHP+THP、FEC+THP 和 TCHP。术后所有患者均接受 1 年曲妥珠单抗治疗。研究的主要终点是相较于基于蒽环类的化疗方案，HP 的给药时间与心脏安全性的关联性。本研究无法比较治疗组之间的 pCR 率和远期预后，也未设不含帕妥珠单抗的治疗组。研究显示，各治疗组始终保持较高且相似的 pCR 率（约 60%）。各组的远期 DFS 和 PFS 相似。达到 pCR 患者的 DFS 得到改善[44]。各组中 > 3 级的不良事件发生率相似。在没有预防性给予 G-CSF 的情况下，发热性中性粒细胞减少症的发生率为 9.3%~18.1%。接受蒽环类药物治疗的两组心脏毒性发生率相当，TCHP 组稍低。

GeparSepto 的一项对 400 例 II~III 期 HER2+ 乳腺癌患者的研究报道，使用紫杉醇或白蛋白结合型紫杉醇行新辅助治疗后序贯 EC 同时使用曲妥珠单抗和帕妥珠单抗（HP）双靶治疗的 pCR 率相似，为 58%[45]。在所有固有亚型中，白蛋白结合型紫杉醇组的 pCR 率为 38%，紫杉醇组为 29%。在三阴性乳腺癌组中显示了白蛋白结合型紫杉醇对 pCR 的主要增益[26]。

尽管会增加治疗相关性腹泻的发生率和严重程度以及血液系统毒性，但基于帕妥珠单抗增强局部反应的证据，建议在新辅助治疗中使用 HP 进行双重阻断[36]。

对于一些有严重合并症或低危（临床分期 I~IIA 期）患者，与帕妥珠单抗相关的潜在附加毒性可能比其效益大。对于此类患者，应就帕妥珠单抗的使用进行风险及获益讨论。

HER2+ 乳腺癌患者的化疗方案

早期乳腺癌新辅助治疗中双重 HER2 阻断的最佳化疗方案尚不清楚。HER2+ 乳腺癌的标准新辅助化疗方案如下。

基于蒽环类药物的方案

大量的 RCT（ACOSOG Z1041，NSABP B-41，GeparQuinto）采用了高危 HER2+ 乳腺癌的历史标准化疗方案。这些研究显示接受 A-Ta-ChT+ 曲妥珠单抗的 HER2+ 患者的 pCR 率高达 50%，每项研究中 HR- 患者的 pCR 率高于 HR+ 患者[37,47,48]。

不基于蒽环类药物的方案

根据 II 期临床试验和 TRAIN-2 III 期临床试验的结果，在 HER2+ 乳腺癌患者的新辅助治疗中，紫杉烷类 - 卡铂 - 曲妥珠单抗（± 帕妥珠单抗）组合可作为蒽环类药物的优选替代方案，因其具有较小的毒性和相同的 pCR 率。

TRAIN-2 试验是一项开放、随机的 III 期临床试验，包括 440 例 II~III 期 HER2+ 乳腺癌患者[48]。所有患者均接受 HP 治疗，随机按 1:1 分为蒽环类组（3FEC + H，序贯 6PacCbHP）和非蒽环类组（9PacCbHP）。两组的 pCR 率无差异（67% vs. 68%）；蒽环类组 3~4 级发热性中性粒细胞减少症更常见（10% vs. 1%）；LVEF 下降 > 2 级（29% vs. 18%）。

低风险或有合并症患者的替代方案

虽然不是首选方法，但对于经过选择的患者，可以将强度较低的辅助方案转化为新辅助方案。对于既往无周围神经病变但因体质差不能作为 A-Ta-ChT 候选者的老年患者，可首选 12~18 周紫杉醇联合曲妥珠单抗（± 帕妥珠单抗）方案 [PacH（P）]。这种方法被认为优于基于多西他赛的剂量减少方案[46]。

对于中低风险 HER2+ 乳腺癌患者，有几种非蒽环类、强度较低的化疗方案可以选择，证明其使用辅助治疗的疗效和耐受性。例如，对于临床 I 期（T_1N_0）HER2+ 乳腺癌患者，若因肿瘤大小、部位或需要延迟手术而行新辅助化疗，可采用 12wPacH[50]。对于肿瘤直径 < 3.5cm 的临床 IIA 期患者，可以考虑由 4~6 周期含多西他赛、卡铂和曲妥珠单抗（± 帕妥珠单抗）[TCH（P）] 的更短疗程的新辅助化疗方案[51]。

HER2 靶向治疗时机

对于接受蒽环类药物进行新辅助化疗的部分患者，HER2 靶向治疗时机一般为与紫杉烷类同时给药，在蒽环类药物完成后或给药前使用。HER2 靶向药物的给药时机可能对降低心脏毒性的发生率有重要作用，接受蒽环类药物治疗的患者，心脏毒性发生率约为 5%。虽然 ACOSOG

Z1041 和 TRYPHAENA 试验没有证明同时给予蒽环类药物和 HER2 靶向治疗后心脏事件有所增加，但也没有证明在 pCR 率上有所获益[37, 44]。因此建议蒽环类药物和 HER2 靶向治疗药物序贯给药，并密切监测心脏毒性。

HER2+ 乳腺癌的肿瘤预后特征

肿瘤的内在特征，如 HR 状态、固有亚型、*PIK3CA* 突变状态以及 TILs 的存在或缺失可能与 HER2+ 患者 pCR 率的差异相关，并可能具有预后意义。但目前，除了临床试验外，不建议根据这些特征改变 HER2+ 乳腺癌患者的新辅助治疗计划[46]。

16.2.3.4 三阴性乳腺癌的新辅助治疗

辅助（或新辅助）化疗是早期三阴性乳腺癌的标准系统治疗方案，A-Ta-ChT 方案是目前的标准化疗方案。在以往的关键性新辅助治疗研究中，三阴性乳腺癌患者对 A-Ta-ChT 的反应性明显高于其他乳腺癌亚型患者，并达到约 40% 的 pCR 率。尽管指南一般推荐给予每种乳腺癌亚型相似的辅助化疗，但对于直径 > 0.5cm 的三阴性乳腺癌，由于其存在侵袭性生物学行为，推荐使用新辅助化疗[52]。

含铂类药物的方案

将卡铂添加到三阴性乳腺癌的 wPac 中（不论胚系基因 *BRCA1/2* 突变状态）是有争议的。尽管有证据表明其 pCR 率显著提高，但对 DFS 的影响尚不确定。卡铂的加入增加了不良事件发生率，主要是血液系统毒性，使用时需要调整剂量[53]。

对于肿瘤直径 > 3cm、cN+ 或 Ⅲ 期三阴性乳腺癌患者，有研究者倾向于每 3 周加入高剂量卡铂（AUC 5~6）或每周加入低剂量卡铂（AUC 2），但很多专家不推荐在新辅助化疗中加入卡铂。尽管国际指南不建议在标准新辅助化疗方案中常规加入卡铂，但在几项评估三阴性乳腺癌新辅助化疗的 RCT 中，已在对照组中添加卡铂。

3 项关于新辅助治疗的大型 RCT（CALGB 40603、GBG GeparSixto 和 BrighTNess）的研究结果显示，在 A-Ta-ChT 中加入卡铂后，三阴性乳腺癌的 pCR 率更高[54-56]。

在 GeparSixto 研究中，加入卡铂不仅增加了 pCR 率，而且显著改善了 DFS，加入卡铂的 DFS 为 85.8%，而未使用卡铂的 DFS 为 76.1%（HR=0.56）。在 CALGB 40603 研究中，DFS 在统计学上没有显著改善（绝对值为 5%）[54, 55]。此外，GeparSepto 试验的结果提示，对于三阴性乳腺癌患者使用白蛋白结合型紫杉醇替代紫杉醇具有特别的获益，而这个结果在 ETNA 试验中未观察到[25, 57]。

在 BrighTNess 双盲试验中，将 634 例 Ⅱ~Ⅲ 期三阴性乳腺癌患者随机分为紫杉醇 + 卡铂（PacCb）组和 PacCb+ 维利帕尼（口服 PARP 抑制剂）组。卡铂的加入使 pCR 率从 31% 提高到 58%，而卡铂中加入维利帕尼并没有使 pCR 率进一步提高（53%）。存在 *BRCA* 突变的患者（50% *vs.* 41%）与无 *BRCA* 突变的患者（59% *vs.* 29%）加入卡铂后 pCR 率均显著升高[56]。

包括 PrECOG 0105 研究在内的多个 Ⅱ 期临床研究表明，卡铂的不同联合用药也可能有效，对于适合无蒽环类新辅助化疗的三阴性乳腺癌患者可作为一种替代方案[58]。

总而言之，将卡铂加入新辅助化疗的主要研究的重叠结果强调，需要平衡卡铂的潜在获益和毒性增加。虽然有限的观察数据证明了无蒽环类方案的有效性，但仍有必要得到 RCT 证据。有关最佳紫杉烷类应用的数据支持在限定的临床情况下可以使用白蛋白结合型紫杉醇代替紫杉醇。

16.2.3.5 新辅助治疗中的探索性方案

可供选择的几种新辅助治疗方案，包括额外的化疗药物、血管生成抑制剂、PARP 抑制剂、免疫治疗、PI3KCA 抑制剂、CDK4/6 抑制剂的作用正在研究中[59]。除了设计完善的临床研究之外，不建议对患者使用这些药物。

反应调节序贯疗法

应在最终手术前使用所有化疗方案，除非有疾病进展的证据。反应调节序贯疗法（response-adjusted sequential therapy）是指对某一特定化疗方案多个周期给药后的临床反应进行评价，随后延续相同的治疗方案，或以观察到的反应为基础，转换为另一种非交叉耐药的化疗方案。该方法可以对不同的药物方案进行独立评价，并根据患者的临时反应进行个体化治疗。尽管"反应调节"疗法的概念颇具吸引力，但由于有关其 pCR 率的有效性和远期预后的临床数据尚不明确，因此此概念仍处于研究阶段[60]。根据现有研究数据，除临床试验外，不建议对患者采用反应调节序贯疗法。

HER2+ 乳腺癌的实验性治疗策略

化疗联合 HER2 靶向治疗的标准治疗方式是唯一被证明可改善 HER2+ 乳腺癌患者生存的方法，这也是几乎所有此类患者的推荐方法。多项临床试验正在研究 HER2 靶向治疗联合或不联合化疗的方案。对于拒绝化疗或由于合并症不能化疗的患者，或作为临床试验的一部分，可能考虑非化疗方案联合 HER2 靶向治疗。其他 HER2 靶向生物制剂如拉帕替尼、T-DM1 和来那替尼在新辅助治疗中的应用已经得到评估，但这些药物的效果均未显示优于 H（P）方案，因此尚未纳入标准治疗方案[61]。

16.2.4 在新辅助化疗期间反应不佳或疾病进展

在新辅助化疗期间，< 5% 的患者会出现疾病进展。对于在新辅助化疗期间疾病进展但仍可手术的患者，宜停用新辅助化疗并进行手术。在新辅助化疗后进行乳房切除术及腋窝淋巴结清扫术的适应证与初始手术治疗患者相同。对于仍不能手术的患者，下一步应考虑化疗，目的是缩小肿瘤体积，为手术提供机会。

16.2.5 新辅助化疗后的评估及治疗

一旦患者从新辅助治疗的毒副反应中恢复，应在 3~6 周内进行最终的手术。这段时间是患者免疫系统恢复所必需的。

16.2.5.1 新辅助化疗后的临床评估及影像学检查

当新辅助化疗完成后，体格检查和超声足以完成对乳房和腋窝的重新评估。MRI 可以更好地明确病变程度，确定最佳手术方式。FDG-PET 对残留病灶的检测敏感性不足。体格检查和影像学检查（乳腺 X 线摄影、超声或 MRI）与病理检查之间所显示的肿瘤大小的相关性并不大。所有检查方法都有很大可能高估或低估肿瘤大小，导致 pCR 的 NPV 偏低[17]。

临床放射学和病理学结果的不一致取决于新辅助化疗后肿瘤缩小的不同模式。30%~50% 临床完全缓解的患者实际上手术标本中存在残留癌。相反，大约 20% 有临床放射学残留病灶的患者实际上已达到 pCR。因此，病理评估是金标准[62]。

16.2.6 新辅助化疗后的辅助治疗

16.2.6.1 辅助放疗

对于大多数接受新辅助化疗的患者，辅助放疗的适应证取决于治疗前状态和手术类型（保乳手术、乳房切除术等）。关于新辅助化疗后残留乳房和肉眼可见结节病灶患者的回顾性证据表明局部复发率较高，可给予辅助放疗。根据回顾性数据表明，即使是获得 pCR 的患者使用辅助放疗也能加强局部控制，因此对于Ⅲ期患者，不论新辅助治疗后反应如何，都可以接受辅助放疗。对于Ⅱ期患者，在放疗前应考虑治疗前的危险因素以及肿瘤对新辅助化疗的反应。对于特定的 pCR 患者，放疗可能被忽略[63]。

16.2.6.2 辅助内分泌治疗

几乎所有 HR+、HER2− 乳腺癌女性患者在新辅助化疗后都会有残留病灶，这些患者应根据目前的国际指南建议单独接受辅助 ET 方案治疗。

16.2.6.3 特定患者新辅助化疗后的辅助化疗

对于未完成新辅助化疗的患者，应在辅助治疗阶段继续实施计划的治疗。

对于大多数已完成标准新辅助化疗的患者，不需要额外的辅助化疗。然而，对于接受含蒽环类伴或不伴紫杉烷类药物的标准新辅助化疗后仍有残留病灶的 HER2− 乳腺癌患者，使用卡培他滨的生存获益表明，这类患者可能是采用卡培他滨进行辅助化疗的合适候选人。

CREATE-X 试验的研究者将 900 例使用蒽环类伴或不伴紫杉烷类药物行新辅助化疗后有残留病灶的 HER2− 乳腺癌患者随机分为两组。约 1/3 的患者为三阴性乳腺癌。研究组患者接受 8 个周期的卡培他滨辅助化疗，对照组患者不接受辅助化疗。最终分析表明卡培他滨组的 5 年 DFS（74% *vs.* 68%，HR=0.70）和 OS（89% *vs.* 84%，HR=0.59）均高于对照组[64]。亚组分析显示，三阴性乳腺癌患者中，卡培他滨组的 DFS 为 69.8%，对照组为 56.1%（HR=0.58）；OS 为 78.8%，对照组为 70.3%（HR=0.52）。然而，接受卡培他滨治疗后患者出现腹泻、中性粒细胞减少、手足综合征等副作用的概率较高。

一项纳入 52 项研究（包括 28 000 例接受新辅助化疗的患者）的 meta 分析的初步结果显示，达到 pCR 与 EFS 和 OS 的改善相关，不论患者是否接受辅助化疗[10]。同样，WGT-ADAPT 随机试验也未能显示出对接受以紫杉烷类为基础的新辅助化疗后达到 pCR 的三阴性乳腺癌患者增加辅助 EC 方案的临床获益[65]。

对于接受 HER2 靶向治疗后达到 pCR 的 HER2+ 乳腺癌患者，虽然辅助化疗的获益尚未显示，但建议给予曲妥珠单抗（伴或不伴帕妥珠单抗）完成 1 年的 HER2 靶向治疗。

对于手术切除后有残留病灶的接受新辅助化疗联合 H(P) 的患者，应接受 14 个周期的 T-DM1 辅助治疗[66]。在开放性 Ⅲ 期 KATHERINE 试验中，选取接受紫杉烷类（伴或不伴蒽环类）和曲妥珠单抗的新辅助化疗后有残留侵袭性病灶的 HER2+ 早期乳腺癌患者，随机分配患者接受 14 个周期的 T-DM1 或曲妥珠单抗辅助治疗，主要研究终点为无浸润性疾病生存（invasive disease-free survival, iDFS）。中期分析显示，随机分配的 1 486 例患者中，T-DM1 组估计的 3 年 iDFS 为 88.3%，曲妥珠单抗组为 77.0%。T-DM1 组的 iDFS 显著高于曲妥珠单抗组（HR=0.50）。T-DM1 组中 10.5% 的患者发生远处复发，而曲妥珠单抗组为 15.9%。安全性数据与 T-DM1 已知的安全性资料一致，与 T-DM1 相关的不良事件发生率高于与曲妥珠单抗相关的不良事件。研究得出结论，新辅助治疗完成后有残留侵袭性病灶的 HER2+ 早期乳腺癌患者接受 T-DM1 辅助治疗的乳腺癌复发或死亡风险比单用曲妥珠单抗治疗的风险低 50%。

目前正在探索新辅助化疗后的治疗方案升级，包括新的药物或联合使用铂类、PARP 抑制剂、免疫检查点抑制剂和 CDK4/6 抑制剂[67]。

16.3 结　论

乳腺癌是一种异质性疾病，在组织学、分级、增殖率、HR/HER2 状态、分子或遗传学特征等方面存在广泛差异。对于早期和局部晚期乳腺癌患者，应在多学科肿瘤诊疗基础上考虑新辅助治疗方案。辅助治疗的升级使新辅助治疗成为高风险 HER2+ 和三阴性乳腺癌患者的常规治疗方法。从目前的转化和临床研究来看，随着治疗方法的不断发展，未来将在特定患者中引发治疗模式的转变（表 16.1）。

表 16.1　HER2 阳性乳腺癌的新辅助化疗方案[46]

化疗方案	
4(dd)AC-12wPacH(P) 4(dd)AC-4TH(P)	阿霉素和环磷酰胺（AC），每 2 周（剂量密集，首选方法）或每 3 周给药，共 4 个周期，序贯紫杉醇，每周给药，共 12 周（wP），或多西他赛每 3 周给药，共 4 个周期 曲妥珠单抗每周给药，共 12 周，或每 3 周给药，共 4 个周期，与紫杉醇同时开始给药 如果加用帕妥珠单抗，也应与紫杉烷类同时开始给药，每 3 周给药一次，共 4 个周期
12wPacH(P)-4(dd)AC 4TH(P)-4(dd)AC	上述相同的治疗方案可按相反的顺序给药，这可能减轻相关心脏毒性 注意在本治疗的 AC 阶段应暂停使用曲妥珠单抗（和帕妥珠单抗，如果添加）
6TCbH(P)	多西他赛和卡铂，每 3 周给药，共 6 个周期，同时给予曲妥珠单抗伴（或不伴）帕妥珠单抗
18wPac(w)CbH(P)	每周给药紫杉醇加卡铂，每 3 周或每周给药一次，同时给予曲妥珠单抗伴（或不伴）帕妥珠单抗，持续 18 周
4FEC/EC-TH(P) 或 TH(P)-4FEC/EC	氟尿嘧啶、表柔比星和环磷酰胺（FEC）每 3 周给药一次，共 3~4 个周期，或表柔比星和环磷酰胺（EC）每 3 周给药一次，共 4 个周期，此方案在欧洲常被用于替代 AC。与 ACTH(P) 一样，曲妥珠单抗伴（或不伴）帕妥珠单抗只与紫杉烷类同时给药

提示与技巧

新辅助化疗的优势

- 清除微转移病灶，防止远处复发，改善远期预后和 OS。
- 降低肿瘤分期，为行保乳手术创造条件，改善美容效果，减少术后并发症，如淋巴水肿、运动受限和术后疼痛综合征等。
- 可将无法手术的肿瘤转化为可手术的肿瘤。
- 提供基于治疗反应的预后信息，特别是 HER2+ 和三阴性乳腺癌患者。
- 可以为识别肿瘤特异性生物标志物或对治疗有反应或抵抗的患者提供指导。
- 允许对接受新辅助治疗后存在残留病灶的 HER2+ 和三阴性乳腺癌患者进行"挽救性（salvage）"辅助治疗方案的修改或补充。
- 可以为进行基因检测争取时间。
- 为选择乳房切除术的患者争取到规划乳房重建的时间。
- 提供一个转化研究平台，以测试降级或升级策略。

提供的机会

- 如新辅助治疗已经清除了阳性腋窝淋巴结，可允许仅行前哨淋巴结活检。
- 如果患者对术前新辅助治疗无反应或疾病进展，可为调整全身治疗方案提供机会。
- 如果新辅助治疗已清除腋窝淋巴结病灶，可允许较小的放疗野或较少的放疗剂量。
- 允许优秀的研究平台来测试新的疗法和预测生物标志物。

注意事项

- 若高估临床分期，可能导致过度治疗。
- 若低估临床分期，采用局部放疗时可能出现治疗不足。
- 术前新辅助全身治疗期间有疾病进展的可能。

新辅助化疗的候选者

- 不能手术的乳腺癌患者：
  - 炎性乳腺癌（IBC）。
  - $N_2 \sim N_3$ 淋巴结病灶。
  - T_4 期肿瘤。
- 可手术的乳腺癌患者：
  - 肿瘤与乳腺的比例很高且希望行保乳手术的患者。
  - 由于肿瘤大小（T_3，>5cm）和位置，术后美容效果欠佳的患者。
  - 应用新辅助化疗，N+ 病灶很可能变为 N_0。
  - 中危至高危 HER2+ 或三阴性乳腺癌[分期 ≥ T_2 和（或）N+ 肿瘤]患者。
- 有手术临时禁忌证的患者：
  - 孕期患者。

不适合应用新辅助化疗的患者

- 侵袭性癌的范围不明确，有广泛原位病灶的患者。
- 肿瘤范围不清的患者。
- 无法触及肿瘤或进行临床评估的患者。

新辅助治疗的选择

- 以蒽环类/紫杉烷类为基础的序贯给药方案是大多数患者的标准新辅助治疗方法。
- EC 或 AC 是以蒽环类为基础的方案的标准用药。
- 有心脏并发症风险的患者可使用非蒽环类方案。
- 在 G-CSF 支持下，尤其是在高增殖性肿瘤中，应考虑使用剂量密集方案。
- 如果使用新辅助化疗，所有化疗药物应在术前给予。

HER2+ 乳腺癌患者

- HER2+ 局部晚期乳腺癌[临床分期ⅡB期（T_3N_0）或Ⅲ期]患者应接受新辅助治疗，而不是辅助治疗，以改善手术方案。早期乳腺癌患者也可以采用新辅助治疗，特别是治疗目标为便于行保乳手术或缩小腋窝淋巴结清扫术范围时。
- 对于所有无禁忌证的 HER2+ 早期乳腺癌患者，均应给予新辅助曲妥珠单抗治疗。
- 虽然化疗联合曲妥珠单抗+帕妥珠单抗的双重抗 HER2 阻断治疗可以明显改善 pCR 率，但对患者生存预后的改善还未得到证实。
- 对于接受以蒽环类药物为基础的新辅助化疗的患者，HER2 靶向治疗药物可在蒽环类药物治疗后或治疗前使用，或者与紫杉烷类药物同时应用。

- 低强度、低毒性化疗方案与曲妥珠单抗可用于病灶较小（临床分期Ⅰ~ⅡA）、年龄较大以及有明显合并症的患者。TCbHP是避免蒽环类药物相关风险和毒性的首选方案。
- 所有接受术前化疗和HER2靶向治疗的患者，即使达到pCR，术后均应完成为期1年的曲妥珠单抗治疗。没有证据表明在辅助治疗中给予额外的化疗药物或帕妥珠单抗有长期价值。
- 接受单一或双重HER2靶向治疗的新辅助化疗后存在乳腺或腋窝淋巴结残留侵袭性病灶的患者可考虑术后给予恩美曲妥珠单抗（T-DM1）治疗。

三阴性乳腺癌

- 新辅助化疗用于直径≥0.5cm的三阴性乳腺癌患者或者不论肿瘤大小的N+三阴性乳腺癌女性患者。
- 对于三阴性乳腺癌和（或）存在BRCA1/2突变的患者，在新辅助治疗中可考虑添加铂类药物。
- 对于标准新辅助化疗后未达到pCR的高风险三阴性乳腺癌患者，术后可考虑加用6~8个周期的卡培他滨。

（潘琴文 译，晋旭初 校，刘锦平 审校）

参考文献

[1] Amin MB, Edge S, Greene FL. AJCC (American Joint Committee on Cancer) cancer staging manual. 8th ed. Chicago: Springer,2018.

[2] Morigi C. Highlights of the 16th St Gallen International Breast Cancer Conference, Vienna, Austria, 20–23 March 2019: personalised treatments for patientswith early breast cancer. Ecancermedicalscience,2019,13:924.

[3] Cardoso F, Kyriakides S, Ohno S, et al. on behalf of the ESMO Guidelines Committee. Early breast cancer: ESMO clinical practice guidelines for diagnosis, treatment and follow-up. Ann Oncol,2019,30(8):1194–1220.

[4] National Comprehensive Cancer Network. Breast cancer (Version1.2019),2019. https://www.nccn.org/ professionals/physician_gls/pdf/breast.pdf.

[5] Killelea BK, Yang VQ, Mougalian S, et al. Neoadjuvant chemotherapy for breast cancer increases the rate of breast conservation: results from the National Cancer Database. J Am Coll Surg,2015,220(6):1063–1069.

[6] Mamtani A, Barrio AV, King TA, et al. How often does neoadjuvant chemotherapy avoid axillary dissection in patients with histologically confirmed nodal metastases? Results of a prospective study. Ann Surg Oncol, 2016, 23(11): 3467–3474.

[7] Asselain B, Barlow W, Bartlett J, et al. Long-term outcomes for neoadjuvant versus adjuvant chemotherapy in early breast cancer: meta-analysis of individual patient data from ten randomised trials. Lancet Oncol,2018,19(1):27–39.

[8] Mieog JS, van der Hage JA, van de Velde CJ. Preoperative chemotherapy for women with operable breast cancer. Cochrane Database Syst Rev,2007,(2):CD005002.

[9] von Minckwitz G, Untch M, Blohmer JU, et al. Definition and impact of pathologic complete response on prognosis after neoadjuvant chemotherapy in various intrinsic breast cancer subtypes. J Clin Oncol,2012,30(15):1796–1804.

[10] Spring L, Fell G, Arfe A, et al. Abstract GS2-03: Pathological complete response after neoadjuvant chemotherapy and impact on breast cancer recurrence and mortality, stratified by breast cancer subtypes and adjuvant chemotherapy usage: Individual patient-level meta-analyses of over 27,000 patients. Cancer Res,2019,79(4 Supplement):GS2-03-GS2.

[11] European Medicines Agency. The role of the pathological complete response as an endpoint in neoadjuvant breast cancer studies,2014, http://www.ema.europa.eu/docs/en_GB/document_library/Scientific_guideline/2014/04/WC500165781.

[12] Selli C, Sims AH. Neoadjuvant therapy for breast cancer as a model for translational research. Breast Cancer, 2019, 13:1178223419829072.

[13] Brandão M, Reyal F, Hamy A-S, et al. Neoadjuvant treatment for intermediate/high-risk HER2-positive and triple-negative breast cancers: no longer an 'option' but an ethical obligation. ESMO Open,2019,4(3):e000515.

[14] Reinert T, Goncalves R, Ellis MJ. Current status of neoadjuvant endocrine therapy in early stage breast cancer. Curr Treat Options Oncol,2018,19(5):23.

[15] Veronesi U, Paganelli G, Viale G, et al. A randomized comparison of sentinel-node biopsy with routine axillary dissection in breast cancer. N Engl J Med, 2003, 349(6):546–553.

[16] Boughey JC, McCall LM, Ballman KV, et al. Tumor biology correlates with rates of breast-conserving surgery and pathologic complete response after neoadjuvant chemotherapy for breast cancer: findings from the ACOSOG Z1071 (Alliance) prospective multicenter clinical trial. Ann Surg,2014,260(4):608–614; discussion 14–16

[17] Expert Panel on Breast Imaging: Slanetz PJ, Moy L, Baron P, et al. ACR Appropriateness criteria® monitoring response to neoadjuvant systemic therapy for breast cancer. American College of Radiology,2017,https://www.acr.org/-/media/ACR/ Files/Practice-Parameters/mr-contrast-breast.pdf.

[18] Koolen BB, Vrancken Peeters MJ, Aukema TS, et al. 18F-FDG PET/CT as a staging procedure in primary

stage II and III breast cancer: comparison with conventional imaging techniques. Breast Cancer Res Treat,2012,131(1):117–126.

[19] Obeng-Gyasi S, Grimm LJ, Hwang ES, et al. Chapter 28—Indications and techniques for biopsy//Bland KI, Copeland EM, Klimberg VS, Gradishar WJ, editors. The breast. 5th ed. Elsevier, 2018: 377–385.e2.

[20] Caudle AS, Yang WT, Krishnamurthy S, et al. Improved axillary evaluation following neoadjuvant therapy for patients with node-positive breast cancer using selective evaluation of clipped nodes: implementation of targeted axillary dissection. J Clin Oncol,2016,34(10):1072–1078.

[21] Lyman GH, Temin S, Edge SB, et al. Sentinel lymph node biopsy for patients with early-stage breast cancer: American Society of Clinical Oncology clinical practice guideline update. J Clin Oncol,2014,32(13):1365–1383.

[22] Peto R, Davies C, Godwin J, et al. Comparisons between different polychemotherapy regimens for early breast cancer: meta-analyses of long-term outcome among 100,000 women in 123 randomised trials. Lancet,2012,379(9814):432–444.

[23] Gray R, Bradley R, Braybrooke J, et al. Increasing the dose intensity of chemotherapy by more frequent administration or sequential scheduling: a patient-level meta-analysis of 37298 women with early breast cancer in 26 randomised trials. Lancet,2019,393(10179):1440–1452.

[24] Nakatsukasa K, Koyama H, Oouchi Y, et al. Docetaxel and cyclophosphamide as neoadjuvant chemotherapy in HER2-negative primary breast cancer. Breast Cancer,2017,24(1):63–68.

[25] Gianni L, Mansutti M, Anton A, et al. Comparing neoadjuvant Nab-paclitaxel vs paclitaxel both followed by anthracycline regimens in women with ERBB2/HER2-negative breast cancer—the evaluating treatment with neoadjuvant abraxane (ETNA) trial: a randomized phase 3 clinical trial. JAMA Oncol,2018,4(3):302–308.

[26] Schneeweiss A, Jackisch C, Schmatloch S, et al. Abstract GS3-05: Survival analysis of the prospectively randomized phase III GeparSepto trial comparing neoadjuvant chemotherapy with weekly nab-paclitaxel with solvent-based paclitaxel followed by anthracycline/cyclophosphamide for patients with early breast cancer–GBG69. Cancer Res, 2018, 78(4 Supplement):GS3-05-GS3.

[27] Alvarez RH, Bianchini G, Hsu L, et al. The effect of different sequencing regimens of taxanes and anthracyclines in the primary systemic treatment (PST) of breast cancer (BC) patients (pts): M. D. Anderson Cancer Center retrospective analysis. J Clin Oncol,2010,28(15_suppl):548.

[28] Earl HM, Vallier A-L, Hiller L, et al. Effects of the addition of gemcitabine, and paclitaxel-first sequencing, in neoadjuvant sequential epirubicin, cyclophosphamide, and paclitaxel for women with high-risk early breast cancer (Neo-tAnGo): an open-label, 2×2 factorial randomised phase 3 trial. Lancet Oncol,2014,15(2):201–212.

[29] Zaheed M, Wilcken N, Willson ML, et al. Sequencing of anthracyclines and taxanes in neoadjuvant and adjuvant therapy for early breast cancer. Cochrane Database Syst Rev,2019,2(2):CD012873.

[30] Spring LM, Gupta A, Reynolds KL, et al. Neoadjuvant endocrine therapy for estrogen receptor-positive breast cancer: a systematic review and meta-analysis. JAMA Oncol, 2016,2(11):1477–1486.

[31] Ma CX, Bose R, Ellis MJ. Prognostic and predictive biomarkers of endocrine responsiveness for estrogen receptor positive breast cancer. Adv Exp Med Biol, 2016, 882: 125–154.

[32] Colomer R, Saura C, Sánchez-Rovira P, et al. Neoadjuvant management of early breast cancer: a clinical and investigational position statement. Oncologist, 2019, 24(5):603–611.

[33] Reinert T, Ramalho S, Goncalves R, et al. Multidisciplinary approach to neoadjuvant endocrine therapy in breast cancer: a comprehensive review. Rev Bras Ginecol Obstet, 2016,38(12):615–622.

[34] Broglio KR, Quintana M, Foster M, et al. Association of pathologic complete response to neoadjuvant therapy in HER2-positive breast cancer with long-term outcomes: a meta-analysis. JAMA Oncol,2016,2(6):751–760.

[35] Moja L, Tagliabue L, Balduzzi S, et al. Trastuzumab containing regimens for early breast cancer. Cochrane Database Syst Rev,2012,(4):CD006243.

[36] Wuerstlein R, Harbeck N. Neoadjuvant therapy for HER2-positive breast cancer. Rev Recent Clin Trials, 2017, 12(2):81–92.

[37] Buzdar AU, Suman VJ, Meric-Bernstam F,et al. Disease-free and overall survival among patients with operable HER2-positive breast cancer treated with sequential vs concurrent chemotherapy: the ACOSOG Z1041 (Alliance) randomized clinical trial survival among patients with HER2-positive breast cancer treated with sequential vs concurrent chemotherapy survival among patients with HER2-positive breast cancer treated with sequential vs concurrent chemotherapy. JAMA Oncol,2019,5(1):45–50.

[38] Gianni L, Eiermann W, Semiglazov V, et al. Neoadjuvant and adjuvant trastuzumab in patients with HER2-positive locally advanced breast cancer (NOAH): followup of a randomised controlled superiority trial with a parallel HER2-negative cohort.Lancet Oncol,2014,15(6):640–647.

[39] Untch M, Fasching PA, Konecny GE, et al. Pathologic complete response after neoadjuvant chemotherapy plus trastuzumab predicts favorable survival in human epidermal growth factor receptor 2-overexpressing breast cancer: results from the TECHNO trial of the AGO and GBG study groups. J Clin Oncol,2011,29(25):3351–3357.

[40] Cortazar P, Zhang L, Untch M, et al. Pathological complete response and long-term clinical benefit in breast cancer: the CTNeoBC pooled analysis. Lancet, 2014,384(9938):164–172.

[41] Robert M, Frenel JS, Bourbouloux E, et al. Pertuzumab for the treatment of breast cancer. Experit Rev Anticancer Ther,2020,20(2):85–95.

[42] European Medicines Agency. Annex I: summary of product characteristics. Perjeta EPAR, 2018.

[43] Gianni L, Pienkowski T, Im YH, et al. 5-year analysis of

[43] neoadjuvant pertuzumab and trastuzumab in patients with locally advanced, inflammatory, or early-stage HER2-positive breast cancer (NeoSphere): a multi-centre, open-label, phase 2 randomised trial. Lancet Oncol, 2016, 17(6):791–800.

[44] Schneeweiss A, Chia S, Hickish T, et al. Long-term efficacy analysis of the randomised, phase II TRYPHAENA cardiac safety study: evaluating pertuzumab and trastuzumab plus standard neoadjuvant anthracycline-containing and anthracycline-free chemotherapy regimens in patients with HER2-positive early breast cancer. Eur J Cancer, 2018, 89: 27–35.

[45] Loibl S, Jackisch C, Schneeweiss A, et al. Dual HER2-blockade with pertuzumab and trastuzumab in HER2-positive early breast cancer: a subanalysis of data from the randomized phase III GeparSepto trial. Ann Oncol,2017,28(3):497–504.

[46] Sikov WM. Neoadjuvant therapy for patients with HER2-positive breast cancer//Burstein HJ, editor. UpToDate. MA: UpToDate,2019.

[47] Robidoux A, Tang G, Rastogi P, et al. Lapatinib as a component of neoadjuvant therapy for HER2-positive operable breast cancer (NSABP protocol B-41): an open-label, randomised phase 3 trial. Lancet Oncol, 2013, 14(12): 1183–1192.

[48] Untch M, Loibl S, Bischoff J, et al. Lapatinib versus trastuzumab in combination with neoadjuvant anthracycline-taxane-based chemotherapy (GeparQuinto, GBG 44): a randomised phase 3 trial. Lancet Oncol, 2012, 13(2): 135–144.

[49] van Ramshorst MS, van der Voort A, van Werkhoven ED, et al. Neoadjuvant chemotherapy with or without anthracyclines in the presence of dual HER2 blockade for HER2-positive breast cancer (TRAIN-2): a multi-centre, open-label, randomised, phase 3 trial. Lancet Oncol,2018,19(12):1630–1640.

[50] Tolaney SM, Barry WT, Dang CT, et al. Adjuvant paclitaxel and trastuzumab for node-negative, HER2-positive breast cancer. N Engl J Med,2015,372(2):134–141.

[51] Jones SE, Collea R, Paul D, et al. Adjuvant docetaxel and cyclophosphamide plus trastuzumab in patients with HER2-amplifed early stage breast cancer: a singlegroup, open-label, phase 2 study. Lancet Oncol, 2013, 14(11): 1121–1128.

[52] Park JH, Ahn JH, Kim SB. How shall we treat early triple-negative breast cancer (TNBC): from the current standard to upcoming immuno-molecular strategies. ESMO Open,2018,3(Suppl 1):e000357.

[53] Liedtke C, Jackisch C, Thill M,et al. AGO recommendations for the diagnosis and treatment of patients with early breast cancer: update 2018. Breast Care, 2018, 13(3):196–208.

[54] Sikov WM, Berry DA, Perou CM, et al. Impact of the addition of carboplatin and/or bevacizumab to neoadjuvant once-per-week paclitaxel followed by dose-dense doxorubicin and cyclophosphamide on pathologic complete response rates in stage II to III triplenegative breast cancer: CALGB 40603 (Alliance). J Clin Oncol, 2015, 33(1):13–21.

[55] Loibl S, Weber KE, Timms KM, et al. Survival analysis of carboplatin added to an anthracycline/taxane-based neoadjuvant chemotherapy and HRD score as predictor of response-final results from GeparSixto. Ann Oncol, 2018, 29(12): 2341–2347.

[56] Loibl S, O'Shaughnessy J, Untch M, et al. Addition of the PARP inhibitor veliparib plus carboplatin or carboplatin alone to standard neoadjuvant chemotherapy in triplenegative breast cancer (BrighTNess): a randomised, phase 3 trial. Lancet Oncol,2018,19(4):497–509.

[57] Untch M, Jackisch C, Schneeweiss A, et al. NAB-paclitaxel improves disease-free survival in early breast cancer: GBG 69-GeparSepto. J Clin Oncol, 2019,Jco1801842.

[58] Telli ML, Jensen KC, Vinayak S, et al. Phase II study of gemcitabine, carboplatin, and iniparib as neoadjuvant therapy for triple-negative and BRCA1/2 mutation-associated breast cancer with assessment of a tumor-based measure of genomic instability: PrECOG 0105. J Clin Oncol,2015, 33(17):1895–1901.

[59] Diana A, Carlino F, Franzese E, et al. Early triple negative breast cancer: conventional treatment and emerging therapeutic landscapes. Cancers (Basel),2020,12(4):819.

[60] von Minckwitz G, Blohmer JU, Costa SD, et al. Response-guided neoadjuvant chemotherapy for breast cancer. J Clin Oncol,2013,31(29):3623–3630.

[61] Basho RK, McArthur HL. Optimizing (neo)adjuvant treatment of HER2-positive breast cancer. Therap Adv Med Oncol,2018,10:1758835918775697.

[62] Cain H, Macpherson IR, Beresford M,et al. Neoadjuvant therapy in early breast cancer: treatment considerations and common debates in practice. Clin Oncol,2017, 29(10):642–652.

[63] De Felice F, Osti MF, De Sanctis V, et al. Critical decision-making in radiotherapy for early stage breast cancer in a neo-adjuvant treatment era. Expert Rev Anticancer Ther,2017,17(5):481–485.

[64] Masuda N, Lee SJ, Ohtani S, et al. Adjuvant capecitabine for breast cancer after preoperative chemotherapy. N Engl J Med,2017,376(22):2147–2159.

[65] Gluz O, Nitz U, Liedtke C, et al. Abstract GS5-06: no survival benefit of chemotherapy escalation in patients with pCR and "high-immune" triple-negative early breast cancer in the neoadjuvant WSG-ADAPT-TN trial. Cancer Res,2019,79(4 Supplement):GS5-06.

[66] von Minckwitz G, Huang CS, Mano MS, et al. Trastuzumab Emtansine for residual invasive HER2-positive breast cancer. N Engl J Med,2019,380(7):617–628.

[67] Pelizzari G, Gerratana L, Basile D, et al. Post-neoadjuvant strategies in breast cancer: from risk assessment to treatment escalation. Cancer Treat Rev,2019,72:7–14.

17 乳腺癌的前期手术干预与新辅助化疗的选择指南

Mahmoud EI-Tamer

17.1 引　言

新辅助化疗是 20 世纪 70 年代末和 80 年代初为了帮助切除不可手术的乳腺癌而引入的[1-4]。在 20 世纪 80 年代中期和 90 年代初进行了多项研究来探讨新辅助化疗对患者生存的影响。2007 年 Mieog 和他的同事[5] 回顾了 14 项包含 5 500 例患者接受新辅助或辅助化疗的随机研究。这些研究包含了可手术的 I~ⅢA 期乳腺癌患者。这项 meta 分析的结论显示，新辅助化疗没有使患者获得总生存优势。然而，接受新辅助化疗的患者保乳手术率较高，并且新辅助治疗对局部区域控制没有影响。接受新辅助化疗患者的保乳手术率比接受辅助治疗的患者高 16%。

最近，多项研究[6-9]证实了新辅助化疗在降低腋窝淋巴结分期中的价值。在这些研究中，约 40% 的淋巴结阳性且接受新辅助化疗的患者在手术切除后腋窝淋巴结达到病理学完全缓解（pCR）。

由于在新辅助化疗后达到完全或部分缓解的乳腺癌患者切除组织体积减小，因此预计行保乳手术的患者通过新辅助治疗，最终的美容效果会得到提高（图 17.1）。

目前，新辅助化疗常用于降低肿瘤分期以提高保乳手术率、降低腋窝分期以降低淋巴结阳性患者的腋窝淋巴结清扫率、提高美容效果以及探索治疗乳腺癌的新型制剂和药物[10]。

本章提供的循证指南可以协助外科医生选择合适的患者进行新辅助化疗或前期手术干预。这些指南的制定基础是肿瘤亚型分类及其对新辅助化疗的反应。美国国家癌症数据库的一篇综述显示[11]，2010—2011 年接受新辅助化疗的 19 310 例患者的总体 pCR 率为 32%（表 17.1）。激素受体（HR）阴性且 HER2 阳性患者的 pCR 率比 ER 阳性且 HER2 阴性患者高 4 倍。三阴性与三阳性乳腺癌患者的 pCR 率是 ER 阳性/HER2 阴性乳腺癌患者的 2.5 倍（表 17.1）。

表 17.1　不同亚型乳腺癌患者新辅助化疗后的 pCR 率

	ER+ HER2−	ER+ HER2+	ER+ HER2+	ER+ HER2−	P 值
病例数	6 738	2 662	1 757	4 529	
pCR 的风险比（HR）	1	2.62	4.03	2.32	<0.001
95%CI		2.37~2.9	3.58~4.53	2.12~2.55	

pCR：病理学完全缓解；ER：雌激素受体；HER2：人表皮生长因子受体 2；CI：置信区间；+：阳性；−：阴性

M. El-Tamer (✉)
Breast Service, Department of Surgery, Memorial Sloan Kettering Cancer Center, New York, NY, USA

Weill Medical College at Cornell University, New York, NY, USA
e-mail: eltamerm@mskcc.org

© Springer Nature Switzerland AG 2021
M. Rezai et al. (eds.), *Breast Cancer Essentials*, https://doi.org/10.1007/978-3-030-73147-2_17

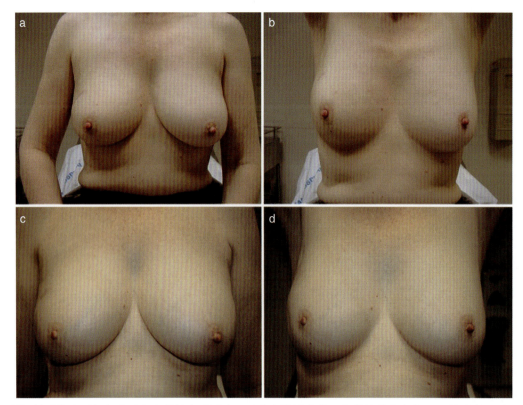

图 17.1 2 例新辅助化疗后行保乳手术患者的术后照片显示美容效果改善,尤其是肿瘤直径 5cm 的患者。(a、b)整个腋窝淋巴结清扫:2.5cm 肿瘤,阴性切缘,20 个淋巴结中 1 个阳性(含微转移)。(c、d)该患者肿瘤直径为 5cm(ER / PR 阳性)。她接受新辅助化疗后行肿瘤切除术和腋窝淋巴结清扫术。图为放疗完成后 5 年。病理结果提示肿瘤直径为 2.5cm,切缘阴性,20 个淋巴结中 1 个阳性。图片由 Mahmoud El-Tamer 医学博士(Memorial Sloan Kettering Cancer Center, New York, NY)提供。ER:雌激素受体;PR:孕激素受体

17.2 研究对象特征

多个研究人员报告,淋巴结的 pCR 率与肿瘤亚型直接相关[7,8,12]。激素受体阳性 / HER2 阴性肿瘤的 pCR 率为 20%~30%。三阴性乳腺癌经新辅助治疗后约一半的患者获得了淋巴结 pCR。据报告,HER2 阳性乳腺癌的 pCR 率高达 82%[7,8,12](表 17.2)。

表 17.2 不同亚型乳腺癌患者的淋巴结 pCR 率

研究(年份)	病例数(分期)	HR+/HER2-	HER2+	TNBC
Boughey(2014)	756(pN+)	21%	65%	49%
Kim(2015)	415(pN+)	29%	49%	54%
Mamtani(2016)	195(pN+)	21%	82%	47%

pCR:病理学完全缓解;HR:激素受体;HER2:人表皮生长因子受体 2;TNBC:三阴性乳腺癌;N+:淋巴结阳性

Memorial Sloan Kettering 癌症研究中心的一篇报告显示了 195 例乳腺癌患者新辅助化疗后乳房淋巴结反应的详细情况。表 17.3 显示了不同乳腺癌亚型的腋窝淋巴结 pCR 率,而且表中最后一行列出了乳腺和腋窝同时获得 pCR 的概率,ER 阴性和 HER2 阳性乳腺癌患者的淋巴结和乳腺同时获得 pCR 的概率最高。虽然 ER 阳性 /HER2 阴性乳腺癌患者的淋巴结 pCR 率为 21%,但乳腺和淋巴结同时获得 pCR 的概率很低,约为 4%。三阳性和三阴性乳腺癌的乳腺和淋巴结同时获得 pCR 的概率分别为 35% 和 25%(表 17.3)。

表 17.3 不同亚型乳腺癌患者的淋巴结 pCR 率

乳腺癌亚型	病例数	淋巴结 pCR [n(%)]	pCR 且 ypT₀N₀ [n(%)]
ER+、HER2-	73	15(21%)	3(4%)
ER+、HER2+	37	26(70%)	13(35%)
ER-、HER2+	30	29(97%)	17(57%)
TNBC	55	26(47%)	14(25%)
全部	195	96(49%)	47(24%)

pCR:病理学完全缓解;ER:雌激素受体;HER2:人表皮生长因子受体 2;TNBC:三阴性乳腺癌;+:阳性;-:阴性

在 Memorial Sloan Kettering 癌症中心的另一项

研究中，Pilewskie 及其同事[13]试图比较不同肿瘤亚型患者行前期手术干预和新辅助化疗的腋窝淋巴结清扫率。在接受前期保乳手术的患者群体中进行比较。研究分为两个队列，第一个队列为临床分期 $T_{1-2}N_0$ 并接受了乳腺肿瘤切除术和前哨淋巴结活检的患者。第二个队列为临床淋巴结阴性且接受新辅助化疗的患者。为了进行有临床意义的比较，第一队列只纳入病理检查有阳性淋巴结的患者。第一个队列包括符合美国外科医师学会肿瘤学组（ACOSOG）Z0011 试验标准的患者。在该研究中，当患者有两个以上前哨淋巴结阳性或前哨淋巴结延伸到包膜外时进行腋窝淋巴结清扫。在激素受体阳性或 HER2 阴性患者中，接受了前期手术干预的患者有 15% 进行了腋窝淋巴结清扫，接受新辅助化疗的患者有 34% 进行了腋窝淋巴结清扫，差异有统计学意义。两个队列中三阴性或 HER2 阳性患者的腋窝淋巴结清扫率相似（表 17.4）。

表 17.4　不同亚型乳腺癌患者行前期保乳治疗与新辅助化疗的腋窝淋巴结清扫率比较

亚型	前期 BCT [n（%）]	NAC [n（%）]	P 值
HR+、HER2-	85/564（15.1%）	25/73（34.2%）	< 0.001
HER2+	9/68（13.2%）	9/112（8%）	0.26
TNBC	5/37（13.5%）	6/86（7%）	0.26

HR：激素受体；HER2：人表皮生长因子受体 2；TNBC：三阴性乳腺癌；BCT：保乳治疗；NAC：新辅助化疗；+：阳性；-：阴性

研究者对接受了前期乳房切除术和新辅助化疗的临床 $T_{1-2}N_0$ 患者进行了类似的比较，这些患者的淋巴结为临床阴性。在前期乳房切除术组中，所有患者都进行了前哨淋巴结活检，当前哨淋巴结阳性时，转为腋窝淋巴结清扫术。在该研究中，两组中的激素受体阳性和 HER2 阴性患者的腋窝淋巴结清扫率相似。在三阴性或 HER2 阳性患者中，接受新辅助化疗的患者腋窝淋巴结清扫率明显低于前期行乳房切除术的患者（表 17.5）。

本研究得出结论，对于临床分期 $T_{1-2}N_0$ 和激素受体+/HER2-的患者，与新辅助化疗相比，前期手术干预有更大可能避免完全腋窝淋巴结清扫术。获得这个结论的前提是这组患者符合 ACOSOG Z0011 研究的标准，其中 ALND 仅用于具有两个以上阳性淋巴结或患有严重疾病的患者。

表 17.5　不同亚型乳腺癌患者行前期乳房全切术（Mx）与新辅助化疗的腋窝淋巴结清扫率

亚型	前期 Mx [n（%）]	NAC [n（%）]	P 值
HR+、HER2-	268/724（37%）	25/73（34.2%）	< 0.001
HER2+	53/146（36.3%）	9/112（8%）	0.26
TNBC	32/126（25.4%）	6/86（7%）	0.26

HR：激素受体；HER2：人表皮生长因子受体 2；TNBC：三阴性乳腺癌；NAC：新辅助化疗；+：阳性；-：阴性

研究显示，对于 HER2 阳性和三阴性患者，与接受新辅助化疗相比，行前期乳房切除术患者的腋窝淋巴结清扫实施率明显较高，因此该亚型的淋巴结病理学完全缓解率较高。

17.3　激素受体阳性/HER2 阴性患者的新辅助化疗指征

这些研究结论引起了有关激素受体阳性/HER2 阴性患者新辅助化疗指征的讨论。如表 17.3 所示，该亚型的乳腺和淋巴结病理学完全缓解率约为 4%。

为了确定 ER 阳性/HER2 阴性患者对新辅助化疗反应的预测因子，Petruolo 及其同事[13]报道了 2007—2016 年 402 例接受新辅助化疗的患者。这些患者中 98% 为临床分期 Ⅱ 期或 Ⅲ 期，75% 为临床淋巴结阳性。总体乳腺和淋巴结 pCR 率为 5%，只有 1% 的乳腺小叶癌达到完全 pCR。在乳腺和腋窝 pCR 率如此低的情况下，新辅助化疗的主要目的是降低肿瘤分期以允许保乳治疗。为了确定主要降级速度，Petruolo 及其同事确定了 239 例不符合保乳治疗指征的患者，并评估了他们在新辅助化疗后接受肿瘤切除术的可能性。在 183 例导管癌患者中，48% 的患者在新辅助化疗后具备了保乳手术条件，然而，对于小叶癌患者，这个比例只有 16%。在多变量分析中，有两个因子预测了新辅助化疗后保乳手术资格，即孕激素受体阴性或任何高级别或低分化的肿瘤。表 17.6 显示了按孕激素状态或高级别和低分化肿瘤分类的患者新辅助化疗后的保乳手术资格率。在孕激素受体阴性、高级别或低分化肿瘤患者中，62% 的患者的肿瘤被降级，并获得保乳治疗资格（表 17.6）。

表 17.6 具有不同病理特征的乳腺肿瘤（ER+、HER2−）降期率

PR 分级 / 分化程度	NAC 后的 BCT 资格[a] [n(%)]	P 值
PR+/ 高级别或低分化	37/85（44%）	—
PR+/ 非高级别或低分化	24/82（29%）	—
PR−/ 高级别或低分化	26/42（62%）	0.005
PR−/ 非高级别或低分化	8/23（35%）	—

ER：雌激素受体；HER2：人表皮生长因子受体 2；PR：孕激素受体；NAC：新辅助化疗；BCT：保乳治疗；+：阴性；−：阴性。a：排除标准未知

根据上述研究数据中，我们已经了解，乳腺内和淋巴结对于新辅助化疗的反应因不同肿瘤亚型而发生变化。HR 阴性和 HER2 阳性患者的肿瘤病理学完全缓解率最高，而激素受体阳性和 HER2 阴性患者很少能达到完全 pCR。此外，在 ER+/PR+ 和 HER2 阴性患者中，行前期肿瘤切除术的患者具有较低的腋窝淋巴结清扫率。对于三阴性和 HER2 阳性患者，接受新辅助化疗比前期乳房切除术的腋窝淋巴结清扫率低。我们引用的数据显示激素受体阳性和 HER2 阴性患者的 pCR 率低。导管癌中该亚型允许保乳的降期阈值约为 48%。此外，PR 阴性状态和高级别或低分化肿瘤更有可能因新辅助化疗缩小至允许行保乳手术。基于这些研究结论，本章将提供一些有用的算法以识别那些更适合行前期手术干预的患者和新辅助化疗可能产生更好作用的患者。当临床医生需要对肿瘤和（或）腋窝淋巴结进行充分的病理评估以确定是否需要化疗或使用何种方案时，建议提前进行手术干预。当化疗的必要性和方案的类型确定后，就可以使用下列算法。

这些算法基于三个临床标准：腋窝的临床状态、原发肿瘤大小和肿瘤亚型。其他标准也被考虑在内，详见表 17.7。

表 17.7 前期手术干预或新辅助化疗的患者筛选标准

- 淋巴结状态（临床 / 病理）
- 原发肿瘤大小
- 原发肿瘤亚型
- 肿瘤 / 乳房比
- 原发肿瘤位置
- 计划的手术方式

算法的第一步是对腋窝进行临床评估。可触及腋窝淋巴结的患者应行针吸活检或粗针穿刺活检以确诊腋窝转移。建议任何表现为可触及腋窝淋巴结并被证实为转移性病灶的患者应考虑行新辅助化疗（图 17.2：算法 1）。

在任何手术干预之前启动化疗将降低腋窝淋巴结清扫率，因为我们常规对新辅助化疗后腋窝获得完全临床缓解的患者进行前哨淋巴结活检。在三项前瞻性研究[6,7,14]中研究者对淋巴结阳性患者新辅助化疗后的前哨淋巴结活检结果进行了评估（表 17.8）。

这三项研究显示了新辅助化疗后良好的前哨淋巴结检出率。然而，假阴性率取决于检测到的前哨淋巴结数量和标记技术。当至少有 3 个前哨淋巴结被检测到，以及使用蓝色染料和放射性锝进行双重

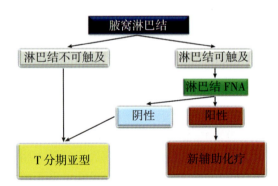

图 17.2 算法 1：通过细胞学或组织学确定转移病灶以进行腋窝临床评估。FNA：细针穿刺术

表 17.8 对淋巴结阳性患者新辅助化疗后行前哨淋巴结活检的可靠性评估的前瞻性研究

研究	患者例数	检出率	FNR	FNR（≥ 3 个淋巴结）	淋巴结 pCR
Z1071	649	91.2%	12.6%	9%	41%
SENRINA[a]（C 臂）	592	80.1% 87.8%（双重检测）	14.2%	4.9%	NA
SN-FNAC[b]	153	87.6%	8.4%[a]/13.3%	4.9%[a]	34.5%

FNR：假阴性率；pCR：病理学完全缓解；NA：未知；FNA：细针穿刺术
a：仅使用 ^{99m}Tc。仅 25% 的淋巴结行 FNA，19% 的患者发现≥ 3 个淋巴结阳性
b：仅使用 ^{99m}Tc。N_0（i+）考虑阳性，FNR 发现≥ 2 个淋巴结阳性

标记时，假阴性率低于 10% 是可以接受的。在纪念斯隆·凯特林癌症中心的一项研究中 Mamtani 及其同事[8]回顾了新辅助化疗后前哨淋巴结活检的应用，在 155 例腋窝淋巴结可触及且阳性的患者中，有 132 例（85%）在新辅助化疗后表现为临床淋巴结阴性。在接受前哨淋巴结活检的患者中，共有 62 例（47%）患者免于腋窝淋巴结清扫。

在临床腋窝阴性或可触及淋巴结为细胞学或组织学良性病变的患者中，肿瘤大小是筛选新辅助化疗患者的重要因素。临床 T_1 期肿瘤患者是行肿瘤切除术（图 17.3：算法 2）的理想对象。

如果腋窝经检查或细胞病理学检查显示为临床阴性，根据 ACOSOG Z0011 研究标准，少于 3 个阳性淋巴结的患者是免于腋窝淋巴结清扫的理想对象。我们建议对这些患者进行前期肿瘤切除术。

总的来说，我们倾向于对所有临床 T_3 期肿瘤患者进行新辅助化疗。对于有如此大的肿瘤的患者来说，前期肿瘤切除术通常会影响最终的美容效果。

对于 T_2 期肿瘤患者，肿瘤亚型和乳腺与肿瘤的比例是决策树中的重要标准（图 17.4：算法 3）。

三阴性以及 HR 阴性的 HER2 阳性肿瘤患者经新辅助化疗后达到病理学完全缓解的效果显著。因此，我们建议对所有肿瘤直径＞2cm 的两种亚型（三阴性，HR 阴性及 HER2 阳性）的肿瘤患者进行新辅助化疗。对于三阳性、临床淋巴结阴性患者，化疗方案可能根据肿瘤大小和淋巴结的病理状态而不同；紫杉烷和赫赛汀对直径为 2~3cm 和淋巴结阴性患者的治疗更有优势，而阿霉素、环磷酰胺、紫杉烷和双重 HER2 阻断剂（ACT-HP）适用于淋巴结阳性或肿瘤直径＞3cm 和淋巴结阴性的患者。对于临床淋巴结阴性、肿瘤直径为 2~3cm 的三阳性患者，前期手术干预可能对化疗方案的选择具有重要意义。

对于激素受体阳性和 HER2 阴性乳腺癌，是否进行新辅助化疗取决于腋窝淋巴结状态以及肿瘤的基因图谱。如前所述，该类患者在符合 ACOSOG Z0011 研究标准时，与新辅助化疗相比，前期肿瘤切除术的腋窝淋巴结清扫率更低。肿瘤切除术的可行性成为决策树中的一个重要因素。在最终美容效果可以接受的情况下进行肿瘤切除术时我们倾向于前期保乳手术。当肿瘤切除术会显著影响美容效果时，应考虑新辅助化疗，前提是无论患者的最终病理结果如何都需要化疗。一些研究已经证实了不同临床病理特征和基因图谱是肿瘤降期的预测因素，可使患者成为保乳手术的候选对象。这些特征包括 ER 低表达[11]、孕激素受体阴性、高级别和低分化[9]肿瘤，以及 Ki67 或 MIB-1[12,13]增殖活跃。此外，关于新辅助内分泌治疗对这一特定人群的价值的数据也越来越多。

对于大的 T_2 期肿瘤和小乳房患者，肿瘤切除

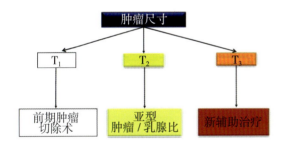

图 17.3 算法 2：在临床腋窝淋巴结阴性或可触及淋巴结细胞病理学阴性患者中，原发肿瘤的大小是决策树中的一个重要因素

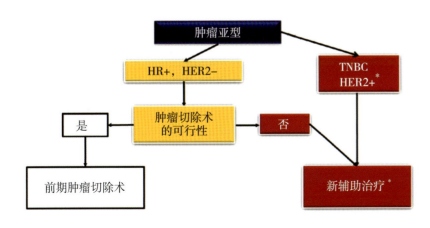

图 17.4 算法 3：T_2 期及腋窝淋巴结临床或病理阴性的患者中，肿瘤亚型是治疗决策的影响因素。HR：激素受体；T-H：紫杉醇和赫赛汀；ACT-HP：阿霉素、环磷酰胺、紫杉醇、HER2 双重阻滞剂
*HR+、HER2+、T_2（2~3cm）期乳腺癌患者使用 T-H 方案或 ACT-HP 方案存在争议

术可能不可行，即使不存在不可接受的美容效果的情况下。

17.4 结　论

对于存在 T_1~N_0 期肿瘤并计划行肿瘤切除术的患者，前期手术干预是首选的治疗方式。在临床分期 T_2N_0 和激素受体阳性或 HER2 阴性的乳腺癌患者，在技术可行的情况下，建议行前期肿瘤切除术。

新辅助化疗是 HR 阴性的 T_2 期或更大肿瘤、无论亚型的所有 T_3 期肿瘤以及任何腋窝淋巴结阳性患者的首选方案。

对于临床淋巴结阴性的三阳性病例和肿瘤直径为 2~3cm 的患者，推荐行前期手术干预，因为病理结果是化疗方案的决定性因素。对于该亚型肿瘤直径 > 3cm 的患者，新辅助化疗是首选方案。

将这些建议作为指南的前提下，还应针对每位患者的情况进行个体化选择治疗方案。

> **提示与技巧**
>
> - 前期手术干预：
>   - $T_{1c}N_0$ 期乳腺癌。
>   - 可行肿瘤切除术的 T_2cN_0 期 HR+、HER2- 乳腺癌。
>   - 如果临床检查和影像学检查腋窝淋巴结阴性，则计划行乳房切除术。
> - 新辅助化疗：
>   - 临床触诊淋巴结经细胞学证实为阳性。
>   - T_2cN_0 期 TNBC 和 HER2+ 乳腺癌。
>   - 肿瘤切除困难的 T_2cN_0 期 HR+、HER2- 乳腺癌。
>   - T_3 期病例。
>   - 计划行乳房切除术的腋窝淋巴结阳性患者。
> - HER2+ 或三阴性乳腺癌对新辅助治疗反应较好。

声明 本章内容无任何利益冲突。

（潘琴文　译，晋旭初　校，刘锦平　审校）

参考文献

[1] Hortobagyi GN, Ames FC, Buzdar AU, et al. Management of stage III primary breast cancer with primary chemotherapy, surgery, and radiation therapy. Cancer,1988,62(12):2507–2516.

[2] Hortobagyi GN, Blumenschein GR, Spanos W, et al. Multimodal treatment of locoregionally advanced breast cancer. Cancer,1983,51(5):763–768.

[3] Perloff M, Lesnick GJ. Chemotherapy before and after mastectomy in stage III breast cancer. Arch Surg, 1982, 117(7): 879–881.

[4] Schick P, Goodstein J, Moor J,et al. Preoperative chemotherapy followed by mastectomy for locally advanced breast cancer. J Surg Oncol, 1983, 22(4):278–282.

[5] Mieog JS, van der Hage JA, van de Velde CJ. Neoadjuvant chemotherapy for operable breast cancer. Br J Surg. 2007,94(10):1189–1200.

[6] Boileau JF, Poirier B, Basik M, et al. Sentinel node biopsy after neoadjuvant chemotherapy in biopsy-proven node-positive breast cancer: the SN FNAC study. J Clin Oncol, 2015, 33(3):258–264.

[7] Boughey JC, Suman VJ, Mittendorf EA, et al. Sentinel lymph node surgery after neoadjuvant chemotherapy in patients with node-positive breast cancer: the ACOSOG Z1071 (Alliance) clinical trial. JAMA,2013,310(14):1455–1461.

[8] Mamtani A, Barrio AV, King TA, et al. How often does neoadjuvant chemotherapy avoid axillary dissection in patients with histologically confirmed nodal metastases? Results of a prospective study. Ann Surg Oncol, 2016, 23(11):3467–3474.

[9] Sakakibara M, Nagashima T, Kadowaki M, et al. Clinical significance of axillary microresiduals after neoadjuvant chemotherapy in breast cancer patients with cytologically proven metastases. Ann Surg Oncol,2009,16(9):2470–2478.

[10] Quantum Leap Healthcare Collaborative. I-SPY 2 trial of neoadjuvant treatment for locally advanced breast cancer. https://www.ispytrials.org/i-spy-platform/ispy2. Accessed 30 Jan 2019.

[11] Yang VQ, Han G, Mougalian SS, et al. Predictors of complete pathological response to neoadjuvant chemotherapy for breast cancer: 19,310 cases from the national cancer database treated in 2010 and 2011 (Abstract No. P3-11-02). Cancer Res, 2015, 75(9 Supplement).

[12] Kim JY, Park HS, Kim S, et al. Prognostic nomogram for prediction of axillary pathologic complete response after neoadjuvant chemotherapy in cytologically proven node-positive breast cancer. Medicine (Baltimore), 2015, 94(43): e1720.

[13] Petruolo OA, Pilewskie M, Patil S, et al. Standard pathologic features can be used to identify a subset of estrogen receptor-positive, HER2 negative patients likely to benefit from neoadjuvant chemotherapy. Ann Surg Oncol, 2017, 24(9): 2556–2562.

[14] Kuehn T, Bauerfeind I, Fehm T, et al. Sentinel-lymph-node biopsy in patients with breast cancer before and after neoadjuvant chemotherapy (SENTINA): a prospective, multicentre cohort study. Lancet Oncol, 2013, 14(7):609–618.

乳腺癌治疗决策与手术设计

Marjut Leidenius

18.1 引言

乳腺癌手术的目的是将局部复发风险降到最低，从而达到提高患者生存率和生活质量的目的。与乳房切除术相比，保乳手术不仅可使患者获得更高的生活质量，且不会影响患者的生存。即刻或延迟乳房重建均可改善需要行乳房切除术患者的生活质量。自 William Halsted 时代以来，随着我们对乳腺癌生物学特性更深入的理解以及系统辅助治疗和放疗的同步发展，乳腺癌手术治疗发生了显著的变化。此外，乳腺癌筛查和早期诊断使得乳腺癌微创手术得以实现。

18.2 保乳手术

30 年来，保乳手术一直是乳腺癌的标准治疗方式，也是无禁忌证患者的首选手术方式。保乳手术只有一个绝对禁忌证，即在没有乳房畸形的情况下无法获得阴性切缘，且美学效果差。相对禁忌证是局部复发风险较高。

包含长期随访的随机研究显示，乳房切除术和保乳手术的患者生存率相似。然而，放疗是保乳治疗的重要组成部分，不仅可以降低局部复发风险，还可以提高生存率 [1]。如果患者无法进行放疗，则不建议行保乳手术，例如之前因霍奇金淋巴瘤胸部区域接受过斗篷野照射的女性。

M. Leidenius (✉)
Comprehensive Cancer Center, Helsinki University Hospital, Helsinki, Finland
e-mail: marjut.leidenius@hus.fi

放疗也可降低老年乳腺癌患者保乳手术后的局部复发率 [2]。然而，由于其他竞争性死亡原因，该组患者的生存率并没有提高 [2]。因此，对于身体虚弱无法耐受放疗的老年患者，保乳手术并不是禁忌。如果为 ER+ 乳腺癌，患者可能会接受内分泌治疗，也可以考虑术中部分乳房放疗。一般来说，老年乳腺癌患者的个体化疗法重在避免治疗不足和过度治疗。

既往使用硅胶假体重建不是放疗的禁忌证，然而放疗会使包膜挛缩的风险显著增加，这一点医生需要提前与患者沟通 [3]。

除放疗外，患者的年龄和切缘也会影响局部复发率，不过有研究表明局部复发率较以前降低了，尤其是年轻乳腺癌患者 [4,5]，主要是因为目前全身辅助治疗开展得越来越多，并且治疗方案较以前更为有效。

阳性切缘可增加局部复发的风险。一般认为切缘无墨染已足够证明切缘阴性 [6]。当给予现代全身辅助治疗和全乳放疗时，侵袭性肿瘤的生物学特征和年轻患者的年龄都是需要更大切缘的影响因素。根据 meta 分析，在单纯导管原位癌（DCIS）切除术中，2mm 是推荐的最小切除距离 [7]。要求更大的切缘且切缘无肿瘤一方面是基于 DCIS 的弥漫性生长模式，另一方面是因为不常规对 DCIS 患者进行全身治疗。

18.3 保乳手术中的美学效果和肿瘤整形方法

良好的美学效果是保乳手术的一个重要目标。保乳手术后美学效果的影响因素包括肿瘤的大小和

© Springer Nature Switzerland AG 2021
M. Rezai et al. (eds.), *Breast Cancer Essentials*, https://doi.org/10.1007/978-3-030-73147-2_18

位置、乳房的大小和外形以及乳房实质的一致性。放疗会引起乳腺组织水肿，而后发生纤维化和皱缩，从而影响美容效果，尤其是瘤床追加剂量放疗会增加纤维化的风险和不良的美学效果。

一般来说，如果切除超过20%的乳腺实质，美容效果会很差。即使是较小的切除范围也可能导致乳房畸形，特别是当肿瘤位于乳房内侧或下半部时。在许多情况下，使用肿瘤整形方法而不是传统的广泛局部切除可以避免乳房畸形。肿瘤整形技术有很多种，包括简单的技术如乳头乳晕复合体移位使之中心化，以及更先进的技术如使用下蒂或超内侧蒂的经典乳房缩小成形术[8]。

肿瘤整形切除术的目的不是为了获得更大的切缘，而是为了改善美学效果或使那些本来需要行乳房切除术的患者保留乳房。对于因乳房巨大需要缩小乳房的患者，肿瘤整形技术也可改善功能预后，并降低慢性放射性乳腺炎的风险。

肿瘤整形技术的选择是基于对肿瘤的范围和位置以及乳房的大小和形状的了解。既往的手术史和瘢痕也很重要，包括既往的手术活检、假体隆乳或乳房缩小成形术。除了具有明显的优势外，肿瘤整形手术也有缺点，例如，与术后并发症的风险增加有关，而且常常伴有更明显的瘢痕。因此，应选择能达到最佳美学效果的最简单的技术。

肿瘤整形切除术也经常导致乳房大小或形状不对称。对于健康的对侧乳房，不对称及其手术矫正的重要性应针对每个病例进行个体化评估。对于需要大面积切除的患者，应在同一手术中进行对侧矫正手术，否则会导致两个罩杯大小不一致或更大的尺寸不对称。如果预期的不对称并不显著，但使患者感到烦恼，则应推迟对侧矫正时间，直到患侧乳房放疗后完全恢复。放疗可使瘢痕不那么明显，但只针对患侧乳房的瘢痕。关于对侧乳房和乳腺实质的瘢痕都必须与患者讨论。乳腺实质的瘢痕也可能导致对侧乳腺癌诊断延迟[9]。

除了上述因素外，由于切缘阳性导致的二次切除也会降低美学效果。因此，乳腺MRI可能有助于评估肿瘤的范围，特别是浸润性小叶癌或乳腺实质致密的患者[10,11]。所有MRI发现需要更广泛的手术范围，而不是在乳腺X线摄影和超声基础上的评估，都需要组织学上的确认，即穿刺活检。

18.4 新辅助治疗使肿瘤缩小

有时肿瘤的尺寸太大，甚至用肿瘤整形技术也不能保留乳房。对于这些病例，新辅助化疗可使肿瘤缩小[12,13]，前提是患者需要化疗，也适合化疗。应答率取决于肿瘤生物学特性，HER2阳性和三阴性乳腺癌的应答率最高。然而，并不是所有化疗有效的患者都适合保乳治疗。新辅助化疗后的缩瘤反应并不总是向心性的，有些是筛状的，即在整个原肿瘤区域有散在的肿瘤组织。对于不适合化疗但可行内分泌治疗的肿瘤患者，也可采用新辅助内分泌治疗以促进实现保乳治疗。

高风险女性接受新辅助化疗后，即使达到临床完全缓解，也可以考虑乳房切除术甚至双侧乳房切除术。当然，这一决定取决于患者的意愿和预后。

18.5 乳房切除术

约30%的患者在行肿瘤整形手术和新辅助治疗后仍然需要行乳房切除术。主要指征包括在保乳手术中未能达到阴性切缘或保乳治疗后预期的美容效果不佳，或者两者兼有。

有些适合行保乳治疗的患者却更倾向于乳房切除术，通常是由于患者对疾病的预后以及辅助治疗的适应证和副作用缺乏了解。例如，患者可能认为如果选择切除乳房，就可以避免化疗，或者认为放疗会导致脱发。因此，对于此类患者应充分讨论治疗方案。

年轻患者以及有乳腺癌和卵巢癌家族史的女性可以考虑乳房切除术而不是保乳手术。对于这些患者，乳房切除术是为了降低风险，而不是作为一种强制性的癌症治疗方案，因此应与患者进行相关的讨论。此外，如果由于肿瘤分期和生物学因素，患者的远处复发风险较高，那么乳房切除可能不会比保乳手术有任何优势。

18.6 对侧预防性乳房切除术

患者也可能希望行对侧乳房切除术。高风险女性以及有对侧乳房高危病史的女性，可以考虑行对侧乳房切除术。然而，对于这些病例，应权衡预防性对侧乳房切除术的优势与癌症的预后。重点应始终放在已诊断癌症的治疗上，特别是预后差的患者，比如具有侵袭性生物学特性的肿瘤和淋巴结转移的患者。

18.7 乳房重建

乳房重建可以改善乳房切除术后患者的生活质量，可以与乳房切除术同期进行或癌症治疗后立即进行。即刻重建的优点是只需要一次手术，美学效果较好，因为可以保留患者自身的皮肤，有时也可以保留乳头乳晕复合体，但是这类手术与单纯乳房切除术相比，手术范围更广。术后伤口愈合并发症很常见，高达50%的患者可发生，包括延迟辅助治疗的风险。

乳房切除术后放疗增加了即刻重建的并发症发生率，特别是使用植入物时。自体皮瓣更能耐受放疗，但放疗可能导致皮瓣纤维化和较差的美学效果。因此，许多医疗单位对于需要乳房切除术后放疗的患者不建议即刻重建，就像术前诊断腋窝转移的患者一样。对于有可能接受乳房切除术后放疗的患者，应就重建的时机和方法进行充分的讨论[14]。

不确定是否需要进行重建的患者不适合选择即刻重建。一些患者选择在接受乳腺癌治疗后，经历一段时间无乳房的生活，再行延迟重建。

18.8 保留乳头乳晕复合体或保留皮肤的乳房切除术

对于选定的患者，为了改善即刻重建后的美学效果，也可以保留乳头乳晕复合体。保留乳头乳晕复合体手术的最佳人选是小或中型乳房、无或有轻微下垂的患者。大乳房、下垂的患者发生坏死的风险较高。既往放疗、吸烟和糖尿病也会增加并发症发生率。此外，乳头乳晕复合体应无肿瘤累及。在大的或多灶性病例中，乳头乳晕复合体受累的风险较高，这也取决于乳头与肿瘤之间的距离。然而，应对中心导管进行组织病理学评估，确定是否有肿瘤累及，如果发现肿瘤累及，应切除乳头乳晕复合体[15,16]。

18.9 个体化制订重建方案

重建方案应根据患者的年龄和合并症而定。行乳房重建的患者年龄没有明确的上限，现在也有很多老年患者希望行乳房重建。然而，乳房重建患者的总体健康状况应该是相当良好的。吸烟、糖尿病和动脉粥样硬化通常会增加并发症的发生率，这些患者并不是进行微血管皮瓣移植的最佳人选，此外，这些患者也更容易出现皮肤包膜坏死。

在制订乳房重建方案时，乳房的大小和形状以及患者的身体状况都是重要的考虑因素。其他需要考虑的因素是患者的职业和爱好，以及患者的意愿。

一般来说，与自体皮瓣重建相比，假体重建手术规模相对较小，并且没有供区并发症风险，但是假体重建需要频繁的修复手术。因此，长远来看，自体皮瓣可以带来更好的预后和患者满意度，而且总花费更低[17,18]。假体重建患者可能有患一种罕见恶性疾病的风险，即乳房植入物相关间变性大细胞淋巴瘤（breast implant-associated anaplastic large cell lymphoma，BIA-ALCL），有必要与患者讨论这种风险并签署知情同意书[19]。

18.10 结　论

目前乳腺癌手术有许多种术式选择，从简单的乳房肿块切除术到保留双侧乳头乳晕复合体的皮下乳房切除术联合即刻微血管皮瓣乳房重建。大多数患者将接受全身治疗，无论是新辅助治疗还是辅助治疗。此外，也有大多数患者将接受放疗。手术方法的选择不仅影响局部疾病的控制和患者的生存，而且影响患者的生活质量。因此在多学科背景下精心制订乳腺癌手术方案非常重要（表18.1）。

表18.1　制订乳腺癌手术方案时需要考虑的重要因素

- 原发肿瘤的范围，包括多灶性、中心性和导管内成分
- 肿瘤在乳房中的位置
- 乳房大小
- 乳房下垂程度
- 乳腺实质密度
- 既往乳房手术史
- 患者的年龄和合并症
- 家族史
- 吸烟史
- 肿瘤生物学特征——重要，尤其是对于新辅助治疗

表 18.1（续）

- 术前诊断的腋窝转移情况
- 是否需要放疗
- 是否有放疗禁忌证
- 患者是否适合并愿意放疗
- 是否需要化疗
- 患者是否适合并愿意化疗——重要，尤其对于新辅助治疗
- 患者的职业和爱好——尤其是计划行自体组织重建时
- 患者的意愿

（李一 译，罗静 审校）

参考文献

[1] Clarke M, Collins R, Darby S, et al.Effects of radiotherapy and of differences in the extent of surgery for early breast cancer on local recurrence and 15-year survival: an overview of the randomised trials. Lancet, 2005, 366(9503): 2087–2106.

[2] Hughes KS, Schnaper LA, Bellon JR, et al. Lumpectomy plus tamoxifen with or without irradiation in women age 70 years or older with early breast cancer: long-term follow-up of CALGB 9343. J Clin Oncol, 2013,31(19): 2382–2387.

[3] Tang SS,Gui GP. A review of the oncologic and surgical management of breast cancer in the augmented breast: diagnostic, surgical and surveillance challenges. Ann Surg Oncol, 2011,18(8): 2173–2181.

[4] Cabioglu N,Hunt KK, Buchholz TA, et al.Improving local control with breast-conserving therapy: a 27-year single-institution experience. Cancer, 2005, 104(1): 20–29.

[5] Vrieling C, Collette L, Fourquet A, et al.The influence of the boost in breast-conserving therapy on cosmetic outcome in the EORTC "boost versus no boost" trial. EORTC Radiotherapy and Breast Cancer Cooperative Groups. European Organization for Research and Treatment of Cancer. Int J Radiat Oncol Biol Phys, 1999,45(3): 677–685.

[6] Houssami N, Macaskill P, Marinovich ML,et al. The association of surgical margins and local recurrence in women with early-stage invasive breast cancer treated with breast-conserving therapy: a meta-analysis. Ann Surg Oncol, 2014, 21(3): 717–730.

[7] Dunne C, Burke JP, Morrow M,et al. Effect of margin status on local recurrence after breast conservation and radiation therapy for ductal carcinoma in situ. J Clin Oncol, 2009,27(10): 1615–1620.

[8] Clough KB, Kaufman GJ, Nos C, et al.Improving breast cancer surgery: a classification and quadrant per quadrant atlas for oncoplastic surgery. Ann Surg Oncol, 2010,17(5): 1375–1391.

[9] van Breest Smallenburg V, Duijm LE, Voogd AC, et al.Mammographic changes resulting from benign breast surgery impair breast cancer detection at screening mammography. Eur J Cancer, 2012, 48(14): 2097–2103.

[10] Houssami N, Turner R, Macaskill P, et al.An individual person data meta-analysis of preoperative magnetic resonance imaging and breast cancer recurrence. J Clin Oncol, 2014,32(5): 392–401.

[11] Gonzalez V, Sandelin K, Karlsson A,et al.Preoperative MRI of the breast (POMB) influences primary treatment in breast cancer: a prospective, randomized, multicenter study. World J Surg, 2014,38(7): 1685–1693.

[12] Killelea BK, Yang VQ, Mougalian S, et al.Neoadjuvant chemotherapy for breast cancer increases the rate of breast conservation: results from the National Cancer Database. J Am Coll Surg, 2015,220(6): 1063–1069.

[13] Haddad TC,Goetz MP. Landscape of neoadjuvant therapy for breast cancer. Ann Surg Oncol, 2015,22(5): 1408–1415.

[14] Berbers J, van Baardwijk A, Houben R, et al. Reconstruction: before or after postmastectomy radiotherapy? A systematic review of the literature. Eur J Cancer, 2014,50(16): 2752–2762.

[15] Mallon P, Feron JG, Couturaud B, et al.The role of nipple-sparing mastectomy in breast cancer: a comprehensive review of the literature. Plast Reconstr Surg, 2013,131(5): 969–984.

[16] Stanec Z, Žic R, Budi S, et al.Skin and nipple-areola complex sparing mastectomy in breast cancer patients: 15-year experience. Ann Plast Surg, 2014, 73(5): 485–491.

[17] Grover R, Padula WV, Van Vliet M, et al.Comparing five alternative methods of breast reconstruction surgery: a cost-effectiveness analysis. Plast Reconstr Surg, 2013, 132(5): 709e–723e.

[18] Tsoi B, Ziolkowski NI, Thoma A, et al.Systematic review on the patient-reported outcomes of tissue-expander/implant vs autologous abdominal tissue breast reconstruction in postmastectomy breast cancer patients. J Am Coll Surg, 2014, 218(5): 1038–1048.

[19] Cardoso MJ, Wyld L, Rubio IT, et al.EUSOMA position regarding breast implant associated anaplastic large cell lymphoma (BIA-ALCL) and the use of textured implants. Breast, 2019,44: 90–93.

腋窝管理

E. DiLena, I. Prakash, S. Meterissian

19.1 引 言

在过去的30年中，乳腺癌患者的腋窝管理经历了快速发展。从大面积、高死亡率的切除术，到更保守的前哨淋巴结活检术，我们取得了同等的生存率和更低的并发症发生率。本章将重点介绍一些具有里程碑意义的研究，这些研究推动了目前治疗乳腺导管原位癌、临床淋巴结阴性浸润性乳腺癌和新辅助治疗后浸润性癌患者腋窝的管理标准的制定，并对一些正在进行的试验和特殊人群腋窝管理的争议进行讨论。

19.2 临床淋巴结阴性患者的腋窝管理

19.2.1 前哨淋巴结活检阴性患者

1998—1999年，Veronesi等开展了第一项针对腋窝淋巴结的随机对照试验（RCT），使用放射性同位素标记的胶体白蛋白，通过γ射线探测探针来识别前哨淋巴结（sentinel lymph node，SLN）。

E. DiLena
McGill University, Montreal, QC, Canada
e-mail: elise.dilena@mail.mcgill.ca

I. Prakash
Jewish General Hospital,
Montreal, QC, Canada
e-mail: ipshita.prakash@mcgill.ca

S. Meterissian (✉)
McGill University, General Surgery,
Montreal, QC, Canada
e-mail: sarkis.meterissian@mcgill.ca

进行前哨淋巴结活检（SLNB）后，患者被随机分配到完全腋窝淋巴结清扫术（ALND）或仅在SLN呈阳性时才进行ALND，即干预组中SLN呈阴性的患者不再切除淋巴结。这项研究重点纳入的是采用保乳手术（BCS）治疗的非多灶性小肿瘤（≤2cm），患者接受了乳腺辅助放疗，但"非常注意避免照射腋窝"。这项研究验证了使用放射性同位素标记的SLNB的可行性，前哨淋巴结识别率为97%，并证明两组患者在总生存率（OS）、无病生存率（DFS）或局部复发率（locoregional recurrence，LRR）方面没有差异，而且10年内腋窝转移的进展低于预期。这项研究还表明，免行ALND的患者并发症更少，以及SLNB阳性的最重要预测因素是肿瘤大小和血管周围侵犯[1, 2]。

NSABP B-32试验也再现了这些发现。1999—2004年，这项试验从80个北美中心招募了5 000多例患者，将其随机分配为单纯行SLNB（如果SLN为阴性）和ALND（如果SLN为阳性）。患者按年龄、肿瘤大小和手术类型（保乳手术或乳房切除术）进行分层。与Veronesi试验不同的是，这项研究同时使用了蓝色染料和放射性同位素标记，而且没有排除较大的肿瘤。研究者发现，SLNB阴性且仅接受SLNB或接受ALND患者的OS、DFS或LRR率均无差异。该研究还再次证明，单纯接受SLNB的患者术后并发症更少[3]。

后来又有几项研究验证了上述发现[4-6]，导致临床淋巴结阴性患者的治疗标准从曾经的常规ALND发生了转变。**目前，我们建议临床分期为T_{1-2}期（肿瘤直径＜5cm）、淋巴结阴性的浸润性**

乳腺癌患者在接受前期 BCS 且未接受任何新辅助治疗时，应在术中常规进行 SLNB，如果发现 SLN 为阴性，则不应进行 ALND。

目前正在进行的几项研究可能会在未来几年改变这些指南。SOUND 试验（腋窝超声检查后前哨淋巴结活检与观察试验）是一项多中心 RCT，将对肿瘤直径 ≤ 2cm、接受 BCS 且术前腋窝超声检查阴性的乳腺癌患者进行 SLNB 与仅观察的结果进行比较[7]。德国/奥地利组间前哨淋巴结研究组（INSEMA）试验目前正在招募肿瘤直径 < 5cm、计划进行 BCS 且临床淋巴结阴性的乳腺癌患者，并将其随机分配为不进行 SLNB 或标准 SLNB 两组。接受 SLNB 的患者如果有少于 4 个阳性 SLN，则会被进一步随机分配接受单纯 SLNB 或进行 ALND[8]。第三项研究正在进行中，即荷兰 BOOG（Borstkanker Onderzoek Groep）2013-08 试验。该试验将对 T_1~T_2 期肿瘤且临床淋巴结阴性、计划行 BCS 的患者随机进行 SLNB 或仅观察，该试验还包括接受新辅助化疗的患者[9]。如果这些研究证实了其非劣效性假设，那么早期乳腺癌的常规 SLNB 可能会被完全淘汰。

19.2.2 前哨淋巴结活检阳性患者

在 Veronesi 和 B-32 试验发表后，ALND 仍是 20 世纪 90 年代末至 21 世纪初 SLNB 阳性患者的标准治疗方法[10]。然而，美国国家乳腺和肠道外科辅助治疗项目（National Surgical Adjuvant Breast and Bowel Project，NSABP）之前已经证明，ALND 并不能提高可能存在淋巴结转移患者的生存率[11]。鉴于没有任何研究证明对于 SLN 阳性患者，ALND 比 SLNB 更有优势，美国外科医师学会肿瘤学组（ACOSOG）于 1999 年开始招募患者参加 Z0011 试验，该试验是一项多中心 RCT，共招募了近 900 例 $cT_{1\text{-}2}N_0M_0$ 浸润性乳腺癌患者，这些患者均接受了前期 BCS 治疗，活检结果显示最多有 2 个阳性前哨淋巴结。接受过新辅助治疗或在术中发现存在明显结外侵犯或淋巴结融合成团的患者被排除在外。如果患者的受累淋巴结少于 3 个，将被随机分配接受 I 水平和 II 水平 ALND 或单纯行 SLNB。大多数患者是在 SLNB 后进行随机分组的，但也有一些患者是在 SLNB 之前进行随机分组的，这导致某些有 3 个或 3 个以上阳性前哨淋巴结的患者只接受了 SLNB，这些患者也被纳入了分析范围。术后患者均接受全乳放疗，不包括腋窝放疗，并由治疗团队决定是否进行全身辅助治疗[12]。

该研究是对腋窝治疗最具实践指导意义的研究之一。该研究发现，在中位随访 6.3 年的研究人群中，ALND 组与单纯 SLNB 组相比在 OS、DFS 或 LRR 方面均无获益，并建议符合 Z0011 纳入标准的患者不接受 ALND[13]，但该研究在多个方面饱受批评。首先，由于应计率和事件发生率（尤其是死亡率，需要 20 多年的随访才能发现统计学上的显著差异）低于预期而提前终止；其次，18% 的患者接受了协议外的腋窝放疗，有人认为这可能会使局部控制效果更好；第三，有人认为 6.3 年的中位随访时间不够，因为雌激素受体（ER）阳性肿瘤往往会在 5 年后复发；最后，有人批评了该研究对患者人群的高度选择性，认为 50 岁以下的患者和三阴性乳腺癌患者所占比例过低，而且该研究还包括了淋巴结微转移和孤立肿瘤细胞（isolated tumor cell，ITC）患者，这些患者的预后更佳。然而，他们在 10 年随访的论文中指出，无论患者的激素受体状态或年龄如何，他们的研究使 Z0011 的研究结果得到了重现，Giuliano 等在为他们的主要研究工作辩护的同时，也回应了各种批评意见[14]。

自这项具有里程碑意义的研究开展以来，又有几项研究验证了 Z0011 的研究结果[15, 16]。研究表明，与最初的设想相比，该试验中的患者群体可能更能代表普通乳腺癌患者[17]。下文将进一步讨论微转移和 ITC 的话题，以及更具争议的腋窝淋巴结放疗话题。

我们目前的建议是，$T_{1\text{-}2}N_0M_0$ 乳腺癌患者在接受前期 BCS 并计划行辅助全乳房放疗时，如果发现有 1 或 2 个 SLN 转移，则不应接受 ALND 或额外的腋窝放疗。值得一提的是，这一建议得到了最新的 ACOSOG 临床实践指南（更新版）[18]的支持，但美国国家综合癌症网络（NCCN）建议，对于有 1~3 个阳性 SLN 的患者，应强烈建议进行腋窝放疗[19]。我们还建议，有 ≥ 3 个 SLN 且有大转移灶的患者应接受进一步的腋窝治疗，可以是 ALND 或辅助腋窝放疗。

19.2.3 微转移灶和孤立肿瘤细胞患者

21世纪初，人们提出了腋窝微转移灶和ITC的临床意义问题[20]。2009年Bilimoria等对Ⅰ~Ⅲ期乳腺癌患者的回顾性研究发现，36%的微转移患者未接受ALND治疗，但对预后没有任何不良影响[21]。Veronesi等在之前提到的2010年的研究中考察了微转移灶和ITC的临床意义。他们发现，只有17%的微转移病例（病灶 < 2mm）有额外的受累淋巴结，而这些病例占SLN阳性患者的近35%。他们还发现，这些患者的远处转移率较低，考虑到ALND的高并发症发生率，他们质疑这些患者是否有必要接受进一步的腋窝治疗[1]。2015年，丹麦的一项大型研究对2 074例微转移患者进行了回顾性评估。该研究显示，对微小转移灶和ITC患者进行ALND治疗没有益处[22]。

2001—2010年，国际乳腺癌研究小组（IBCSG）23-01发起了一项大规模的研究来解决上述问题。这项研究招募了来自9个国家的900多例浸润性乳腺癌患者，她们的乳腺癌病灶 ≤ 5cm，SLN仅有微转移。2005年，纳入标准扩大到有1个以上SLN阳性、多中心或多灶性肿瘤、任何 ≤ 2mm 的微转移灶（包括ITC）患者。大多数患者有1~2个淋巴结受累，随机分配为接受ALND或不接受ALND，接受BCS的患者随后接受辅助乳腺放疗[23]。2018年，他们公布了10年的随访结果。该研究表明，在微转移和ITC患者中，SLNB与ALND相比，在局部复发、DFS或OS方面并无劣势[24]。

我们建议，接受BCS且SLNB阳性的微转移灶或ITC患者无须再进行腋窝治疗，无论受累淋巴结数量多少。

目前有多项RCT正在针对Z0011试验的争议点展开评估。POSNOC试验目前正在对临床分期为T_1~T_2、N_0的乳腺癌患者进行随机分组，这些患者因单灶或多灶病变接受了BCS或乳房切除术，并发现有1~2个SLN阳性。试验组将接受ALND或腋窝放疗（取决于当地指南），对照组不再接受进一步腋窝治疗。该研究的目的是为更好地制订全乳和腋窝放疗方案，同时为排除微转移和ITC患者提供证据[25]。同样，SINODAR ONE试验将对接受BCS或乳房切除术且肿瘤直径 ≤ 5cm、多达2个SLN阳性的cT_1~T_2、N_0患者进行ALND与无ALND的对比评估。该试验的目的与POSNOC试验相同，并纳入了肿瘤体积较大的患者[26]。

19.2.4 辅助腋窝放疗

2005年，Veronesi等发表了一项RCT，纳入肿瘤直径 ≤ 2cm、淋巴结临床阴性且接受BCS的女性乳腺癌患者，将其随机分配为接受ALND或辅助腋窝放疗。在这项研究中，总的腋窝复发率非常低（0.7%），作者推测，这可能是因为这些患者中很少有人会发展为腋窝疾病，因此他们无法确定腋窝放疗的真正获益。他们还预测，SLNB可能会成为治疗的主流，而不是早期ALND[27]。

鉴于ALND术后发病率较高，在进行Z0011试验的同时，欧洲癌症研究与治疗组织（European Organisation for Research and Treatment of Cancer，EORTC）开展了10981-22023 AMAROS试验，这是一项非劣效性试验，旨在评估SLNB阳性患者接受ALND与腋窝放疗之间的5年局部复发率、无复发生存率、OS和术后并发症发生率（肩关节活动度、淋巴水肿和生活质量）。纳入试验的患者必须患有T_1~T_2单灶性乳腺肿瘤，肿瘤直径 ≤ 3cm，临床淋巴结阴性。患者招募时间为2001年2月至2010年4月，共有4 800多例患者入组并在SLNB前进行了随机分组。2008年2月，该研究进行了修订，纳入了肿瘤直径 ≤ 5cm和多灶性病变的患者，并将ITC患者视为SLN未受累的患者。

该研究再次证明了SLN的高识别率（97%）和SLNB的准确性[28]。研究表明，腋窝辅助放疗提供了同等的局部控制，在LRR、DFS或OS方面与ALND没有差异。研究还显示了淋巴水肿的主观和客观差异，同时接受ALND和腋窝放疗的患者发病率最高，其次是接受单纯ALND的患者，最后是腋窝放疗的患者，但差异无统计学意义。各组患者的肩关节活动度和生活质量没有差异[29]。

MA.20试验旨在比较接受BCS或乳房切除术和ALND的cT_{1-2}肿瘤患者仅接受全乳房照射或全乳房照射联合腋窝放疗的结果。大多数患者有1~3个阳性淋巴结，该研究显示LRR和远处复发显著减少，但10年后的OS没有改善[30]。

2015年发表的一项苏格兰研究汇集了爱丁堡

乳腺科的两项 RCT 数据，对 SLNB 阴性或阳性患者接受腋窝放疗与 ALND 进行了研究。这项研究纳入了 855 例 T_1~T_3、N_0~N_1 期的女性患者，其中 301 例淋巴阳性。该研究显示，在淋巴结阳性患者组中，OS、乳腺癌特异性生存率或无转移生存率没有差异。不过，腋窝复发率存在差异，未接受 ALND 治疗的患者复发率更高，但对生存率没有任何影响。因为没有可靠的数据记录，这项研究无法正确评估术后并发症发生率[31]。

同样，OTOASOR（腋窝最佳治疗——手术或放疗）RCT 发现，SLNB 阳性患者随机接受 ALND 或腋窝放疗，其 8 年后的 DFS、OS 和腋窝复发率结果相当，而腋窝放疗导致的并发症显著更少。值得注意的是，这项研究纳入了接受乳房切除术的患者，并发现这类人群的结果相似。此外，两组患者中大多数只有 1~2 个淋巴结阳性[32]。

迄今为止，还没有大型随机对照试验将 Z0011 试验方案与腋窝放疗进行比较，对于存在 1~2 个 SLN 阳性的患者，哪些患者更能从腋窝放疗中获益，而不是单用 SLNB，如果 ≥ 3 个 SLN 呈阳性时是否需行 ALND，也没有明确的共识。通常情况下，如果患者有淋巴管侵犯、年轻或有其他高风险特征（如激素受体阴性），就会被安排接受腋窝放疗。NCCN 仅建议 SLNB 阳性的患者考虑腋窝放疗，尤其是当存在 4 个或以下 SLN 阳性时。鉴于缺乏共识，我们建议，根据患者的具体情况决定是否进行腋窝放疗，尤其是具有高风险特征和（或）3 个或以上 SLN 阳性的患者。患者对腋窝放疗与 ALND 相比并发症发生率更低的偏好也应纳入考虑范围并仔细讨论。

19.2.5 接受乳房切除术患者的腋窝管理

对接受乳房切除术的患者进行腋窝管理是一个有争议的话题。如前所述，IBCSG 23-01 试验确实包括了 9% 的接受乳房切除术的患者，AMAROS 试验也是如此（18% 的患者接受了乳房切除术）。IBCSG 23-01 试验发现，在微转移的情况下，接受乳房切除术的患者在预后上没有差异。他们的建议是，这些患者不再接受进一步的腋窝治疗（ALND 或腋窝放疗）[24]。

在 AMAROS 和 MA.20 试验中，接受乳房切除术的患者也可从腋窝放疗中获益，尽管接受前期乳房切除术的患者绝对人数较少。

总体而言，未来几年的总体趋势可能是减少对接受前期乳房切除术患者的腋窝治疗，事实上，外科医生已经开始将 ALND 限制在腋窝病变较重或具有高风险特征的患者中。不过，鉴于目前缺乏高质量的证据，我们建议，接受前期乳房切除术的早期乳腺癌患者都接受 SLNB。如果 SLN 为阴性或仅包含微转移灶，则应非常谨慎地为患者提供咨询，并且应仅对具有重大复发风险因素（年轻、激素受体阴性、淋巴管侵犯、囊外扩展等）的病例实施进一步的腋窝治疗。对于 SLN 出现宏转移的患者，应根据具体情况提供额外的 ALND 和（或）辅助腋窝放疗。如果患者在 SLNB 中有 ≥ 3 个阳性淋巴结，我们建议其接受完整的 ALND 或腋窝放疗。这些谨慎的建议也与 ACOSOG 和 NCCN 的指南一致。

目前正在进行的一些研究可能有助于明确这些模糊之处，并为这些有争议病例的治疗制定新的指南。BOOG 2013-07 试验旨在明确接受乳房切除术的 cT_1~T_2、N_0 期乳腺癌患者能否从 ALND 中获益，或者如果有 ≤ 3 个淋巴结含有微转移或宏转移灶，是否可以仅进行 SLNB。由于目前进行前期乳房切除术的患者数量较少，该研究最近已从 RCT 变为多中心队列研究，并考虑了患者的偏好[33]。同样，SENOMAC 试验目前正在进行中，它将扩大 Z0011 的纳入范围，将纳入标准扩大到肿瘤直径 ≤ 5cm、T_3 期肿瘤、接受乳房切除术以及接受新辅助治疗且 SLN 最多有 2 个阳性的女性患者，并随机将她们分为 ALND 组与单纯 SLNB 组[34]。

19.3 接受新辅助治疗后的乳腺癌患者的腋窝管理

在过去的 20 年中，新辅助治疗（neoadjuvant therapy，NAT）的使用有所增加。虽然与辅助治疗相比，新辅助治疗并不能提高患者的生存率[35]，但在新辅助治疗中使用化疗和激素治疗可提高 BCS 率，并可评估疾病对化疗的反应[36]。除了使乳腺肿瘤分期降低外，新辅助治疗还可减轻腋窝疾病的负担，并为避免 ALND 提供机会。多达 40% 的淋巴结阳性患者会达到病理学完全缓解，HER2 阳性患者的 pCR 率可达 60%~70%[37]。

19.3.1 新辅助治疗后临床淋巴结阴性患者的 SLNB

接受新辅助治疗后进行 SLNB 的主要问题之一是假阴性结果的发生率。如果腋窝对治疗有异质性反应，或继发于 NAT 的淋巴瘢痕，理论上有存在残留淋巴结转移病灶的风险[36,38]。

多个不同的研究小组对新辅助化疗后 SLNB 的可行性和准确性进行了研究。最早证明新辅助化疗后 SLNB 可行性的证据来自 NSABP B27 研究的回顾性亚组人群分析[36]。NSABP B27 研究是一项随机对照试验，旨在评估在新辅助多柔比星/环磷酰胺基础上加用多西他赛是否会带来生存获益。虽然在新辅助化疗方案中添加多西他赛可使病理学完全缓解率增加一倍，但 9 年 DFS 或 OS 并无差异[35]。在进行亚组分析时，作者发现前哨淋巴结检出率为 84.8%，假阴性率为 10.7% [95%CI（5.6%，15.8%）]。这一假阴性率与 NAT 前 SLNB 的假阴性率相当[39]。

Hunt 等对 M.D. 安德森癌症中心的 3 746 例患者进行了回顾性研究，比较了 SLN 识别率和 NAT 前或 NAT 后的假阴性率。研究对象包括 $T_1 \sim T_3$ 期乳腺癌且就诊时腋窝临床淋巴结阴性的患者。作者发现两组患者的生存率没有差异。NAT 组的 SLN 识别率为 97.4%，而前期手术组为 98.7%（$P=0.017$）。NAT 组的假阴性率为 5.9%，而前期手术组为 4.1%（$P=0.39$）。作者还发现，单独使用亚甲蓝染料作为淋巴结标记的单一示踪剂以及检测 SLN 数量少于 2 个会导致较高的假阴性率[38]。

鉴于这些数据，NAT 后 SLNB 的识别率和假阴性率与接受前期手术的患者相当，而且对于初诊时临床淋巴结阴性的患者，SLNB 在 NAT 后应用似乎是安全和准确的。然而，对于一开始就有淋巴结阳性的患者，SLNB 的假阴性率被认为是一个特别严重的问题。自 NSABP B27 研究更新以来，已有几项前瞻性试验探讨了最初淋巴结阳性患者在新辅助治疗后进行 SLNB 的技术可行性。

19.3.2 接受 NAT 的临床淋巴结阳性患者的 SLNB

19.3.2.1 SENTINA 试验

德国 SENTINA 试验[40]是一项四臂前瞻性队列研究，调查了 1 737 例接受新辅助治疗的乳腺癌患者。患者被分为临床淋巴结阴性组和临床淋巴结阳性组。病理确认并非必要条件，通过触诊或超声检查也可认定为淋巴结阳性。

A 组和 B 组为临床淋巴结阴性患者，在接受 NAT 之前进行了 SLNB。A 组患者的 SLNB 结果为阴性，不再接受进一步的腋窝治疗。B 组患者在 NAT 前的 SLNB 为阳性，在 NAT 后接受了 SLNB 和 ALND 治疗。C 组和 D 组为临床淋巴结阳性患者，接受前期 NAT，NAT 后对淋巴结状态进行临床评估。C 组患者的腋窝出现完全临床反应，在 NAT 后进行 SLNB 和 ALND，而 D 组患者的临床淋巴结仍为阳性，在 NAT 后直接进行 ALND。

C 组患者的假阴性率（主要终点）为 14.2% [95%CI（9.9，19.4）]。假阴性率与切除的 SLN 数量成反比，切除 ≥ 3 个淋巴结可将假阴性率降至 7.3%。该队列的前哨淋巴结识别率为 80%。与使用单一示踪剂相比，使用双示踪剂绘图（放射性同位素和蓝色染料）可降低假阴性率（14.2% *vs.* 20%）。在 B 组（NAT 后接受第二次 SLNB 的患者）中，识别率为 60.8%，假阴性率为 51.6%。

作者得出结论，在 NAT 后对淋巴结阳性患者进行 SLNB 会导致过高的假阴性率和过低的识别率。不过，检测淋巴结数量 ≥ 3 个的 SLNB 和双示踪剂的使用可能提高 SLNB 的准确性。

19.3.2.2 ACOSOG Alliance Z1071

这项多中心临床试验[41]旨在确定病理证实淋巴结阳性乳腺癌患者新辅助化疗后 SLNB 的假阴性率。该研究共招募了 756 例 $T_0 \sim T_4$、$N_1 \sim N_2$ 和 M_0 期浸润性乳腺癌患者，他们在 NAT 后接受了 SLNB 和 ALND。研究方案要求切除 ≥ 2 个前哨淋巴结。

研究结果显示，最初 cN_1 期患者的假阴性率为 12.6%，超过了预先设定的 10% 的阈值。值得注意的是，这是在将转移灶 > 0.2mm 的淋巴结定义为阳性淋巴结的基础上得出的。不过，作者还发现，如果使用双示踪剂绘图而不是单一示踪剂，并且切除 ≥ 2 个前哨淋巴结，假阴性率会显著降低。

作者最后谨慎地指出，必须优化手术技术和（或）患者选择，才能将 NAT 后 SLNB 的假阴性率降低到可接受的范围内。

作者对在初次活检时在淋巴结内放置定位夹并确诊淋巴结转移的患者进行了治疗后亚组分析[42]。作者推测，在手术中识别出已放置定位夹的淋巴结会降低假阴性率。结果发现，当确定了标记淋巴结时，假阴性率为6.8%[95%CI（1.9%，16.5%）]，而当未确定标记淋巴结时，假阴性率为19%[95%CI（5.4%，41.9%）]。此外，在成功识别标记夹的病例中，93%患者的标记夹前哨淋巴结可准确预测总体腋窝淋巴结状态。这种被称为"靶向淋巴结清扫术（targeted axillary dissection，TAD）"的技术似乎是提高NAT后SLNB准确性的一种很有前途的方法。事实上，荷兰癌症研究所（Netherlands Cancer Institute）也开发了一种类似的技术，使用放射性粒子（radioactive seeds）代替夹子，称为MARI程序，也取得了类似的效果[43]。

19.3.2.3 SN-FNAC试验

SN-FNAC[44]是加拿大的一项多中心试验，研究对象和目标与ACOSOG Z1071试验相似。所有阳性淋巴结均经病理检测（通过免疫组化鉴定），所有患者均在NAT后接受了SLNB和ALND。

该试验的总体假阴性率为8.4%[95%CI（2.4%，14.4%）]，低于10%的预定阈值。与Alliance Z1071试验类似，作者发现，在切除至少2个前哨淋巴结和使用双示踪剂绘图后，假阴性率明显下降。切除1个SLN后的假阴性率为18.2%，切除≥2个SLN后的假阴性率为4.9%。但与Z1071试验不同的是，SN-FNAC试验中阳性淋巴结的定义包括任何大小的转移灶，也包括ITC。根据Z1071试验对阳性前哨淋巴结（转移灶大小>0.2mm）的定义，假阴性率为11.5%。

该试验的总体识别率为87.6%，与使用单一示踪剂相比，使用双示踪剂绘图的假阴性率再次降低（5.2% vs.16%）。在前哨淋巴结定位失败的病例中，2/3的患者有淋巴结受累。

19.3.2.4 NAT后的腋窝放疗

NAT后的进一步腋窝管理，如腋窝放疗或区域淋巴结照射，仍然是一个有争议的话题。有几项正在进行的试验试图解决这一问题，包括NSABP B-51试验和Alliance A011202试验，这两项试验目前均处于入组阶段[45]。NSABP B-51试验将评估NAT后淋巴结获得病理学完全缓解的患者进行区域淋巴结照射与不再进行治疗的对比，而A011202试验将研究对NAT后淋巴结持续阳性的患者进行区域淋巴结照射与ALND的对比。

新辅助治疗后的腋窝手术治疗仍在不断发展。前哨淋巴结活检已被证明对接受NAT的cN_0患者安全、有效。在接受NAT的淋巴结阳性乳腺癌患者中，通过规范的手术技术可将SLNB的假阴性率降至可接受的范围。**双示踪剂绘图的使用、≥2个SLN以及靶向腋窝淋巴结清扫术都已被证明能显著降低假阴性率**。此外，未来的试验可能会显示区域淋巴结照射的局部控制率与ALND相似，在某些对NAT有病理学完全缓解的患者，我们甚至可以完全避免辅助性腋窝放疗。

19.4 特殊人群的腋窝管理

19.4.1 妊娠期患者的腋窝管理

虽然罕见，但在妊娠女性中乳腺癌的发病率为1/10 000~1/3 000[46]。目前国际指南并未将前哨淋巴结活检确认为此类人群的常规手术[47]，主要原因是缺乏支持性数据。

19.4.1.1 蓝色染料的安全性

有两项研究证明了专利蓝染料和亚甲蓝的安全性。Khera等在对8例使用专利蓝染料的妊娠期患者进行研究时，未发现严重的并发症，识别率为100%[48]。Gropper等对25例使用亚甲蓝染料的患者进行了研究，也没有发现副作用，识别率为100%[49]。尽管有这两项研究证据，但欧洲肿瘤内科学会（European Society for Medical Oncology）[50]并不推荐使用亚甲蓝染料，因为其过敏性休克发生率为2%。亚甲蓝还被证明会增加空肠闭锁的发生风险，因此在妊娠前3个月禁用。

19.4.1.2 放射性核素的安全性

在常规^{99m}Tc注射剂量下，胎儿受到的辐射水平远低于50mSv的安全阈值[51]。不过，作者指出，荧光技术在妊娠女性中的应用尚未得到充分评估，因此建议，在对妊娠患者使用放射性核素时，应首先获得多学科肿瘤小组的批准。

总之，尽管最近的建议指出妊娠患者不应接受 SLNB，但许多研究支持为妊娠患者提供 SLNB 而不是腋窝清扫。应在手术前即刻注射放射性胶体，以尽量减少对胎儿的辐射，同时考虑到过敏性休克的风险，应避免使用蓝色染料。

19.4.2 导管原位癌患者的腋窝管理

美国国家综合癌症网络（NCCN）和美国临床肿瘤学会（ASCO）的现行指南指出，在下列情况下，应对以下导管原位癌（DCIS）患者进行前哨淋巴结活检（SLNB）[19,52]：

- 体格检查时发现肿块。
- DCIS 直径 > 5cm。
- 患者正在接受乳房全切术。
- 手术切除的解剖位置不允许将来进行 SLNB。

对 DCIS 患者进行前哨淋巴结活检的目的是避免在最终病理检查中发现浸润性癌时进行二次手术，这种情况的发生率高达 26%。Mitchell 等研究了当前对 DCIS 患者进行腋窝分期的趋势，发现随着时间的推移，腋窝分期率从 1998 年的 44.4% 增加到 2011 年的 63.3%，其中 SLNB 增加，ALND 减少[52]。在接受保乳手术的患者中，腋窝分期实施率高达 43.9%，但根据上述 NCCN/ASCO 指南，这些患者中只有一半真正需要接受腋窝分期。**因此，在对 DCIS 患者进行保乳手术时，应严格按照已公布的指南进行前哨淋巴结活检。**此外，前哨淋巴结活检还适用于所有需要进行乳房全切术的 DCIS 患者。

19.5 结　论

总之，乳腺癌腋窝管理是一个快速发展的领域。从最大程度的侵入性技术，到现在越来越多的研究表明，在大多数情况下，仅用 SLNB 就能达到同等的生存率并降低并发症发生率。随着我们对辅助治疗的局部效果有了更多的了解，以及更多非劣效性试验的出现，在未来几年中，必要的 ALND 很可能会继续减少，这对患者将大有裨益。

提示与技巧

- 因 DCIS 接受乳房全切术的患者应通过 SLNB 进行腋窝分期。但我们建议，如果前哨淋巴结未转移或未能识别，则不应进行腋窝淋巴结清扫。
- 接受新辅助化疗的患者：SLNB 应始终与靶向腋窝淋巴结清扫术（放射性粒子、磁性粒子或穿刺定位）相结合。所有病例均应同时使用蓝色染料和放射性胶体。应根据实际病理结果而非仅根据影像学怀疑来决定是否进行腋窝淋巴结清扫。
- 在 SLNB 技术方面：①首先应在乳晕下区域进行注射，但应随时准备进行皮内注射，以避免第一次注射后出现示踪剂未迁移的情况；②在预处理和铺巾前 5~10min 注射染料和（或）放射性胶体并进行按摩，以促进其迁移；③最多应切除 4 个前哨淋巴结；④所有重做病例和曾行缩乳术或隆乳术的患者均应进行术前淋巴内镜造影，以确保示踪剂能迁移至腋窝淋巴结。
- SLN 微转移（≤2mm）无须进行 ALND。
- 对于有大转移灶的 SLN，如果符合以下条件，则可省略 ALND：$T_{1~2}$、1~2 个阳性淋巴结、乳房部分切除、辅助全乳放疗和未行新辅助化疗。如果这些标准未全部满足，则应强烈考虑进行 ALND。
- 对于有 1~3 个转移性腋窝淋巴结的患者，应强烈考虑进行辅助性腋窝和区域淋巴结放疗；对于有 ≥4 个转移性腋窝淋巴结的患者，应始终进行辅助性腋窝和区域淋巴结放疗。
- 以下情况需要进行 ALND：① SLNB 无法确定前哨淋巴结的患者；②炎性乳腺癌患者；③接受前期手术的临床腋窝淋巴结阳性患者；④接受新辅助化疗后临床腋窝淋巴结持续阳性患者；⑤在 Ⅰ 期和 Ⅱ 期乳腺癌中，SLNB 检查发现 ≥3 个 SLN 伴有大淋巴结转移灶的患者。
- 切口位于乳房外侧的横向皮肤皱褶处。
- 采用先识别背阔肌的外侧入路法便于对清晰的解剖标志的教学。

（漆伊诺　译，罗静　审校）

参考文献

[1] Veronesi,U, Viale G, Paganelli G, et al.Sentinel lymph node biopsy in breast cancer: ten-year results of a randomized controlled study. Ann Surg, 2010,251(4): 595–600.

[2] Veronesi U,Paganelli G, Galimberti V, et al.Sentinel-node biopsy to avoid axillary dissection in breast cancer with clinically negative lymph-nodes. Lancet, 1997,349(9069): 1864–1867.

[3] Krag DN, Anderson SJ, Julian TB,et al.Sentinel-lymph-node resection compared with conventional axillary-lymph-node dissection in clinically node-negative patients with breast cancer: overall survival findings from the NSABP B-32 randomised phase 3 trial. Lancet Oncol, 2010,11(10): 927–933.

[4] Canavese G, Bruzzi P, Catturich A,et al.Sentinel Lymph Node Biopsy Versus Axillary Dissection in Node-Negative Early-Stage Breast Cancer: 15-Year Follow-Up Update of a Randomized Clinical Trial. Ann Surg Oncol, 2016,23(8): 2494–2500.

[5] Ogiya A, Kimura K, Nakashima E, et al.Long-term prognoses and outcomes of axillary lymph node recurrence in 2,578 sentinel lymph node-negative patients for whom axillary lymph node dissection was omitted: results from one Japanese hospital. Breast Cancer, 2016,23(2): 318–322.

[6] RoyP, Leizorovicz A, Villet R, et al.Systematic versus sentinel-lymph-node-driven axillary-lymph-node dissection in clinically node-negative patients with operable breast cancer. Results of the GF-GS01 randomized trial. Breast Cancer Res Treat, 2018, 170(2): 303–312.

[7] Gentilini O,Veronesi U.Abandoning sentinel lymph node biopsy in early breast cancer? A new trial in progress at the European Institute of Oncology of Milan (SOUND: Sentinel node vs Observation after axillary UltraSouND). Breast, 2012, 21(5): 678–681.

[8] Reimer T, Hartmann S, Stachs A, et al.Local treatment of the axilla in early breast cancer: concepts from the national surgical adjuvant breast and bowel project B-04 to the planned intergroup sentinel mamma trial. Breast Care (Basel), 2014, 9(2): 87–95.

[9] van Roozendaal LM, Vane MLG, van Dalen T, et al. Clinically node negative breast cancer patients undergoing breast conserving therapy, sentinel lymph node procedure versus follow-up: a Dutch randomized controlled multicentre trial (BOOG 2013-08). BMC Cancer, 2017, 17(1): 459.

[10] Lyman GH, Giuliano AE, Somerfield MR,et al.American Society of Clinical Oncology guideline recommendations for sentinel lymph node biopsy in early-stage breast cancer. J Clin Oncol, 2005,23(30): 7703–7720.

[11] Fisher B, Jeong JH, Anderson S, et al.Twenty-five-year follow-up of a randomized trial comparing radical mastectomy, total mastectomy, and total mastectomy followed by irradiation. N Engl J Med, 2002,347(8): 567–575.

[12] Giuliano AE, McCall L, Beitsch P, et al.Locoregional recurrence after sentinel lymph node dissection with or without axillary dissection in patients with sentinel lymph node metastases: the American College of Surgeons Oncology Group Z0011 randomized trial. Ann Surg, 2010. 252(3): 426–432; discussion 432–433.

[13] Giuliano AE, Hunt KK, Ballman KV,et al.Axillary dissection vs no axillary dissection in women with invasive breast cancer and sentinel node metastasis: a randomized clinical trial. Jama, 2011,305(6): 569–575.

[14] Giuliano AE, Ballman K, McCall L, et al.Locoregional Recurrence After Sentinel Lymph Node Dissection With or Without Axillary Dissection in Patients With Sentinel Lymph Node Metastases: Long-term Follow-up From the American College of Surgeons Oncology Group (Alliance) ACOSOG Z0011 Randomized Trial. Ann Surg, 2016, 264(3): 413–420.

[15] Wetzig NMFF, Gill PGMMDF, Zannino DBM,et al. Sentinel lymph node based management or routine axillary clearance? Three-year outcomes of the RACS sentinel node biopsy versus axillary clearance (SNAC) 1 trial. Ann Surg Oncol, 2015,22(1): 17–23.

[16] Park HS, Chae BJ, Song BJ, et al. Effect of axillary lymph node dissection after sentinel lymph node biopsy on overall survival in patients with T1 or T2 node-positive breast cancer: report from the Korean Breast Cancer Society. Ann Surg Oncol, 2014,21(4): 1231–1236.

[17] Dengel LTMD, Van Zee KJMD, King TAMD, et al.Axillary dissection can be avoided in the majority of clinically node-negative patients undergoing breast-conserving therapy. Ann Surg Oncol, 2014,21(1): 22–27.

[18] Lyman GH, Somerfield MR, Bosserman LD, et al.Sentinel Lymph Node Biopsy for Patients With Early-Stage Breast Cancer: American Society of Clinical Oncology Clinical Practice Guideline Update. J Clin Oncol, 2017,35(5): 561–564.

[19] National Comprehensive Cancer Network. Breast cancer (Version 3.2018) 2018 [updated October 25, 2018. https://www.nccn.org/professionals/physician_ gls/pdf/breast.pdf.

[20] Viale G, Maiorano E, Mazzarol G,et al.Histologic detection and clinical implications of micrometastases in axillary sentinel lymph nodes for patients with breast carcinoma. Cancer, 2001, 92(6): 1378–1384.

[21] Bilimoria KY, Bentrem D, Hansen NM, et al.Comparison of sentinel lymph node biopsy alone and completion axillary lymph node dissection for node-positive breast cancer. J Clin Oncol, 2009, 27(18): 2946–2953.

[22] Tvedskov TF, Jensen M-B, Ejlertsen B, et al.Prognostic significance of axillary dissection in breast cancer patients with micrometastases or isolated tumor cells in sentinel nodes: a nationwide study. Breast Cancer Res Treat, 2015, 153(3): 599–606.

[23] Galimberti V, Cole BF, Zurrida S,et al.Axillary dissection versus no axillary dissection in patients with sentinel-node micrometastases (IBCSG 23-01): a phase 3 randomised controlled trial. Lancet Oncol, 2013, 14(4): 297–305.

[24] Galimberti V, Cole BF, Viale G, et al.Axillary dissection versus no axillary dissection in patients with breast cancer and sentinel-node micrometastases (IBCSG 23-01): 10-year follow-up of a randomised, controlled phase 3 trial.

Lancet Oncol, 2018, 19(10): 1385–1393.

[25] Goyal A, Vienna Austria Vienna A.1932 POSNOC—Positive sentinel node: Adjuvant therapy alone versus adjuvant therapy plus clearance or axillary radiotherapy. A randomised trial looking at axillary treatment in early breast cancer (POSNOC Trialists Group). EurJ Cancer, 2015, 51 (Supplement 3): S309.

[26] Tinterri C, Canavese G, Bruzzi P, et al. SINODAR ONE, an ongoing randomized clinical trial to assess the role of axillary surgery in breast cancer patients with one or two macrometastatic sentinel nodes. Breast, 2016, 30: 197–200.

[27] Veronesi U, Orecchia R, Zurrida S, et al.Avoiding axillary dissection in breast cancer surgery: a randomized trial to assess the role of axillary radiotherapy. Ann Oncol, 2005,16(3): 383–388.

[28] Straver ME,Meijnen P, van Tienhoven G, et al.Sentinel node identification rate and nodal involvement in the EORTC 10981-22023 AMAROS trial. Ann Surg Oncol, 2010. 17(7): 1854–1861.

[29] Donker M, van Tienhoven G, Straver ME,et al.Radiotherapy or surgery of the axilla after a positive sentinel node in breast cancer (EORTC 10981-22023 AMAROS): a randomised, multicentre, open-label, phase 3 non-inferiority trial. Lancet Oncol, 2014,15(12): 1303–1310.

[30] Whelan TJ, Olivotto IA, Parulekar WR, et al.Regional Nodal Irradiation in Early-Stage Breast Cancer. N Engl J Med, 2015,373(4): 307–316.

[31] Bing AU, Kerr GR, Jack W, et al.Pooled long-term outcomes from two randomized trials of axillary node sampling with axillary radiotherapy versus axillary node clearance in patients with operable node-positive breast cancer. Br J Surg, 2016,103(1): 81–87.

[32] Sávolt Á, Péley G, Polgár C, et al. Eight-year follow up result of the OTOASOR trial: The optimal treatment of the axilla-surgery or radiotherapy after positive sentinel lymph node biopsy in early-stage breast cancer: A randomized, single centre, phase III, non-inferiority trial. Eur J Surg Oncol, 2017,43(4): 672–679.

[33] van Roozendaal LM, de Wilt JH, van Dalen T, et al.The value of completion axillary treatment in sentinel node positive breast cancer patients undergoing a mastectomy: a Dutch randomized controlled multicentre trial (BOOG 2013-07). BMC Cancer, 2015,15: 610.

[34] de Boniface J, Frisell J, Andersson Y,et al.Survival and axillary recurrence following sentinel node-positive breast cancer without completion axillary lymph node dissection: the randomized controlled SENOMAC trial. BMC Cancer, 2017,17(1): 379.

[35] Rastogi P, Anderson SJ, Bear HD, et al.Preoperative chemotherapy: updates of National Surgical Adjuvant Breast and Bowel Project Protocols B-18 and B-27. J Clin Oncol, 2008,26(5): 778–785.

[36] Mamounas EP, Brown A, Anderson S, et al.Sentinel node biopsy after neoadjuvant chemotherapy in breast cancer: results from National Surgical Adjuvant Breast and Bowel Project Protocol B-27. J Clin Oncol, 2005,23(12): 2694–2702.

[37] Boughey JC,McCall LM, Ballman KV,et al.Tumor biology correlates with rates of breast-conserving surgery and pathologic complete response after neoadjuvant chemotherapy for breast cancer: findings from the ACOSOG Z1071 (Alliance) Prospective Multicenter Clinical Trial. Ann Surg, 2014,260(4): 608–614; discussion 614–616.

[38] Hunt KK, Yi M, Mittendorf EA,et al.Sentinel lymph node surgery after neoadjuvant chemotherapy is accurate and reduces the need for axillary dissection in breast cancer patients. Ann Surg, 2009,250(4): 558–566.

[39] Pesek S, Ashikaga T, Krag LE, et al., The false-negative rate of sentinel node biopsy in patients with breast cancer: a meta-analysis. World J Surg, 2012, 36(9): 2239–2251.

[40] Kuehn T, Bauerfeind I, Fehm T, et al.Sentinel-lymph-node biopsy in patients with breast cancer before and after neoadjuvant chemotherapy (SENTINA): a prospective, multicentre cohort study. Lancet Oncol, 2013,14(7): 609–618.

[41] Boughey JC, Suman VJ, Mittendorf EA, et al. Sentinel lymph node surgery after neoadjuvant chemotherapy in patients with node-positive breast cancer: the ACOSOG Z1071 (Alliance) clinical trial. Jama, 2013,310(14): 1455–1461.

[42] Boughey JC, Ballman KV, Le-Petross HT, et al.Identification and Resection of Clipped Node Decreases the False-negative Rate of Sentinel Lymph Node Surgery in Patients Presenting With Node-positive Breast Cancer (T_0–T_4, N_1–N_2) Who Receive Neoadjuvant Chemotherapy. Annals of Surgery, 2016,263(4): 802–807.

[43] Donker M, Straver ME, Wesseling J, et al.Marking axillary lymph nodes with radioactive iodine seeds for axillary staging after neoadjuvant systemic treatment in breast cancer patients: the MARI procedure. Ann Surg, 2015,261(2): 378–382.

[44] Boileau JF, Poirier B, Basik M, et al.Sentinel node biopsy after neoadjuvant chemotherapy in biopsy-proven node-positive breast cancer: the SN FNAC study. J Clin Oncol, 2015,33(3): 258–264.

[45] Yan M, Abdi MA,Falkson C. Axillary Management in Breast Cancer Patients: A comprehensive review of the key trials. Clin Breast Cancer, 2018,18(6): e1251–e1259.

[46] Moore HC,Foster RS Jr.Breast cancer and pregnancy. Semin Oncol, 2000,27(6): 646–653.

[47] Peccatori FA, Azim HA Jr, Orecchia R, et al.Cancer, pregnancy and fertility: ESMO Clinical Practice Guidelines for diagnosis, treatment and follow-up. Ann Oncol, 2013, 24 Suppl 6: vi160–170.

[48] Khera SY, Kiluk JV, Hasson DM, et al.Pregnancy-associated breast cancer patients can safely undergo lymphatic mapping. Breast J, 2008,14(3): 250–254.

[49] Gropper AB, Calvillo KZMD, Dominici LMD, et al.Sentinel lymph node biopsy in pregnant women with breast cancer. Ann Surg Oncol, 2014,21(8): 2506–2511.

[50] Cordeiro CN, Gemignani ML.Breast Cancer in Pregnancy: avoiding fetal harm when maternal treatment is necessary. Breast J, 2017,23(2): 200–205.

[51] Loibl S, Schmidt A, Gentilini O, et al. Breast cancer diagnosed during pregnancy: adapting recent advances in breast cancer care for pregnant patients. JAMA Oncol, 2015,1(8): 1145–1153.

[52] Mitchell KB, Lin H, Shen Y, et al. DCIS and axillary nodal evaluation: compliance with national guidelines. BMC Surg, 2017,17(1): 12.

延伸阅读

Charalampoudis P, Markopoulos C, Kovacs T. Controversies and recommendations regarding sentinel lymph node biopsy in primary breast cancer: a comprehensive review of current data. Eur J Surg Oncol,2018,44(1):5–14.

Cordeiro CN, Gemignani ML. Breast cancer in pregnancy: avoiding fetal harm when maternal treatment is necessary. Breast J,2017,23(2):200–205.

Ellison EC, Zollinger RM. Sentinel lymph node dissection, breast//Zollinger's atlas of surgical operations. 10th ed. McGraw-Hill Education: New York, 2016.

Ellison EC, Zollinger RM. Axillary dissection, breast//Zollinger's atlas of surgical operations. 10th ed. McGraw-Hill Education: New York, 2016.

Layeeque R, Kepple J, Henry-Tillman RS, et al. Intraoperative subareolar radioisotope injection for immediate sentinel lymph node biopsy. Ann Surg, 2004, 239(6): 841.

Lyman GH, Somerfield MR, Bosserman LD, et al. Sentinel lymph node biopsy for patients with early-stage breast cancer: American Society of Clinical Oncology clinical practice guideline update. J Clin Oncol,2017,35(5):561–564.

NCCN. Breast cancer (Version 4.2020). National Comprehensive Cancer Network,2020. https://www. nccn.org/professionals/physician_gls/pdf/breast_ blocks.pdf. Accessed 5 July 2020.

Rodriguez Fernandez J, Martella S, Trifirò G, et al. Sentinel node biopsy in patients with previous breast aesthetic surgery. Ann Surg Oncol,2009,16(4):989–992.

Sávolt A, Cserni G, Lázár G, et al. Sentinel lymph node biopsy following previous axillary surgery in recurrent breast cancer. Eur J Surg Oncol,2019,45(10):1835–1838.

乳腺癌局部区域复发的治疗决策与规划

20

Gorkem Aksu, Aysegul Kefeli, Eda Yirmibesoglu Erkal

20.1 引 言

乳腺癌孤立性局部区域复发（isolated locoregional recurrence，ILRR）定义为肿瘤细胞在同侧乳腺或胸壁复发，而区域复发是在同侧引流淋巴结（同侧腋窝淋巴结、锁骨上淋巴结，胸骨旁淋巴结少见）。大多数已知的与乳腺癌（孤立性）局部和区域复发风险相关的信息来自数十年前，当时的一线治疗方法是改良根治术或肿瘤切除术，然后对原发肿瘤进行全乳房放疗，对区域病灶进行腋窝淋巴结清扫[1-3]。20 年前，接受乳房切除术或肿瘤切除术的乳腺癌患者，5 年局部和区域疾病控制率均约为 60%，这在过去的 20 年中得到了改善[4]。在一项纳入 1990—2011 年的 53 项随机临床试验、共计 86 598 例患者的 meta 分析中，局部区域复发率大约从 30% 下降到 15%（$P < 0.001$）[5]。

放疗（RT）本身可使任何类型肿瘤的 10 年复发风险降低 10.6%，乳腺癌的 20 年死亡风险降低 8.1%[6]。此外，许多 % 其他因素也是导致此风险降低的原因，包括常规使用全身治疗（化疗、靶向治疗和内分泌治疗），手术方式的改进（肿瘤整形手术、完整肿瘤切除、前哨淋巴结活检），放疗技术（三维适形放疗、调强放疗和部分乳房照射），以及使用乳房 MRI 和 PET / CT 等成像技术更精准地筛选合适的保乳手术候选者。因此，局部和区域复发率较低，但来自随机试验的数据仍然报告在术后 10 年局部区域复发率很高，为 5%~20%[6-8]。

20.2 治疗原则

尽管乳腺癌的孤立性局部区域复发（ILRR）率相对较低，但其会增加远处转移风险，从而影响患者的生存预期[4]。因此，选择 ILRR 的治疗方法时还应考虑到与远处转移风险增加相关的危险因素。这意味着应该根据存在的远处转移风险调整总体管理策略（即系统治疗策略以及局部和区域治疗策略）。乳腺癌的 ILRR 治疗应始终以治愈为目的，最好在条件允许的情况下尝试完整的手术切除。由于辅助治疗的广泛使用使终点事件数量较少，缺乏前瞻性随机试验来解决系统治疗以外的问题，以及患者群相当大的异质性，各学科（外科、放射肿瘤学和肿瘤内科学）的肿瘤学家在管理 ILRR 患者方面的贡献都受到了挑战。这与乳腺癌辅助治疗的决策过程形成了鲜明对比，在辅助治疗中，人们习惯于从大量包含成千上万患者的随机试验中获得指南。

美国国立综合癌症网络（NCCN）根据既往的治疗方式将 ILRR 分为 3 组：保乳手术后放疗后复发；乳房切除术，Ⅰ / Ⅱ 水平腋窝淋巴结清扫术（ALND）及乳房切除后放疗（PMRT）后复发；乳房切除术及腋窝淋巴结清扫术（ALND）未行 PMRT 后复发[9]。因此，治疗方案应该按照这一分组进行演化。

G. Aksu (✉) · A. Kefeli · E. Y. Erkal
Department of Radiation Oncology, Kocaeli University, Faculty of Medicine, Kocaeli, Turkey

© Springer Nature Switzerland AG 2021
M. Rezai et al. (eds.), *Breast Cancer Essentials*, https://doi.org/10.1007/978-3-030-73147-2_20

20.3 接受保乳手术并后续行放疗的孤立性局部区域复发患者

20.3.1 孤立性乳腺复发

20.3.1.1 挽救性乳房全切术

如果患者以前没有进行Ⅰ/Ⅱ水平腋窝淋巴结清扫术，保乳手术联合放疗后出现ILRR的标准治疗方法是乳房全切术和腋窝淋巴结分期[9]。所有的回顾性系列研究采用不同的检测方法验证了这个结论。在这项系列研究中，挽救性乳房切除术后的5年OS和DFS分别超过50%和70%[3,10,11]。仍有许多因素与挽救性手术后较差的预后相关：组织学侵袭性复发，较短的复发时间（从乳房切除术到远处复发的无病间隔时间小于2年是不良预后因素），初始肿瘤分期不良，较大的肿瘤体积，肿瘤生物学特征（与ER阳性乳腺癌患者相比，TNBC与HER2阳性乳腺癌患者具有较短的复发后无病生存期），以及不进行辅助化疗和放疗[2,3,11-14]。

除乳房全切术外，另一个需要评估的问题是腋窝分期的必要性。近十年来，腋窝分期从ALND转向前哨淋巴结切除。ALND在局限于乳腺的孤立性复发中仍是一种可行的选择。支持这一论点的Kurtz等报道，在接受ALND的患者中，至少有1/3的患者在复发明显局限于乳腺的情况下存在区域性复发，这可能会影响一些患者对全身辅助治疗方案的需求[15]。因此，挽救性乳房全切术（伴或不伴ALND）的局部和区域病灶控制率为85%~95%[10]。

一些研究评估了通过SLNB诊断淋巴结复发对ILRR治疗的影响。在一项研究中，Johnson等报道，在12例乳房切除术后胸壁孤立性复发的患者中，10例患者通过SLNB成功定位，7例患者腋窝有前哨淋巴结[16]。在另一项研究中，Ugras等报道，在83例（临床上无淋巴结阳性）患者中，在乳房或胸壁复发的情况下，47例接受腋窝手术的患者与36例至少4年后发生ILRR的未接受腋窝手术的患者相比，腋窝复发率、远处转移率和生存率没有显著差异[17]。Maaskant-Braat等的一项meta分析也显示，与既往行ALND相比，既往行SLNB患者的前哨淋巴结识别率显著增加（81.0% vs. 52.2%）；成功行淋巴示踪的患者中，可见异常的引流途径显影（43.2%），与既往行SLNB相比，在既往行ALND后的患者中更常见（69.2% vs. 17.4%）[18]。该研究通过重复SLNB获得的信息，有17.9%的患者的辅助放疗或全身治疗方案发生了改变。

20.3.1.2 挽救性保乳手术

对于仍有保乳需求的ILRR患者，挽救性保乳术后再行第二疗程放疗似乎是一种可行的治疗选择。GEC-ESTRO乳腺癌工作组在一项多中心随机试验中对217例接受挽救性保乳手术并以组织间近距离放疗形式进行乳腺局部照射的患者进行了评估[19]。本研究的结果在疾病控制和治疗相关毒性方面似乎都很有前景。二次（局部或区域性）复发率为5.6%，远处转移率为9.6%，5年总生存率为88.7%（中位随访时间3.9年），同时美容效果优良率为85%。考虑到谨慎选择患者和组织间近距离放疗的专业性可能带来的益处，这些结果并不劣于挽救性乳房全切术提供的结果。基于正在进行的RTOG-1014试验的初步结果所观察到的与外照射形式的第二疗程（部分乳房）放疗相关的较低的毒性，这种放疗形式也可用于（部分）乳房再照射的设定[20]。

尽管上文已经提到了相关挽救性保乳手术，但对于可能从重复BCS中获益的患者，无论是否追加RT，都需要有更加具体的纳入标准的随机试验来确定最佳的治疗方法，并且对于接受BCS后再进行RT的患者，标准治疗仍然应该为乳房全切术。对于ILRR患者，在随机试验的设定中，乳房全切术尚未与挽救性保乳手术进行比较。在回顾性研究中，Salvadori等报道ILRR患者行挽救性保乳手术的5年总生存率（85%）优于行挽救性乳房全切术的患者（70%），尽管其代价是较高的二次局部复发率（挽救性保乳手术后为19%，挽救性乳房全切术后为4%）[21]。

20.4 接受乳房全切术和ALND并后续行PMRT的ILRR患者

20.4.1 孤立性胸壁复发

乳房全切术和PMRT后ILRR的治疗更加困难，并且复发倾向于在乳房全切术（中位时间2~3年）

后更早发生,这些病例可能更容易累及区域淋巴结,并且这些病例与并发远处转移率更高和特定原因生存率较差相关[22]。因此在治疗前应对患者进行详细的全身检查,以排除远处转移。30%~40%的患者有锁骨上、腋窝或内乳淋巴结的局部及区域性复发,其中锁骨上淋巴结是最常见的复发部位[23]。孤立性胸壁复发的治疗必须是尽可能广泛的手术切除,保证肿瘤切缘阴性,有时应使用皮肤移植或肌皮瓣。此外,随着手术技术的进步,我们可以进行更积极的手术。在 D. Levy Faber 等的研究中,33 例孤立性局部区域复发的乳腺癌患者行全层胸壁切除术,其 5 年生存率为 63%,术后并发症发生率为 36%,无死亡病例[24]。

然而,对于不可切除的胸壁复发患者,有时需要再单独照射或联合热疗(HT;用于放射增敏和降低 RT 剂量)。但是,在再照射胸壁时需谨慎,因为 100Gy 或更高的总剂量会导致急性和晚期并发症(如皮肤破溃、肋骨骨折、放射性肺炎、臂丛神经病变、心包炎等)的风险增加。Vernon 等对包含 306 例患者的 5 项不同的随机试验进行的 meta 分析显示,HT 和 RT 的联合应用提高了完全缓解(CR)率(59% vs. 41%),但对生存期没有影响[25]。近期 Datta 等发表了一项 meta 分析,共包含 2 110 例患者,她们来自排除手术、同步化疗和(或)近距离放疗的 34 项研究[26]。平均外照射剂量为 38.2Gy(范围为 26~60Gy),与单纯 RT 相比,RT 联合 HT 获得了更高的 CR 率(60.2% vs. 38.1%,$P < 0.000\ 1$)。联合方案的平均急性和晚期 3/4 级毒性反应率分别为 14.4% 和 5.2%。

20.5 接受乳房全切术和 ALND 后不行 PMRT 的 ILRR 患者

20.5.1 孤立性胸壁复发

一期乳房切除术后未行 RT 的患者出现孤立性胸壁复发应行广泛手术切除及辅助 RT。若出现不可切除的胸壁复发,病灶应行根治性 RT。Halverson 等已经证明了大面积照射的获益,即整个胸壁随区域淋巴结一起照射[27]。在孤立性胸壁复发的患者中,覆盖整个胸壁的大范围照射的 5 年和 10 年的胸壁无复发生存率分别为 75% 和 63%,而小范围照射的结果分别为 36% 和 18%($P < 0.000\ 1$)。对于完全切除的复发组,4 500~7 000cGy 的总剂量足够控制肿瘤。对于复发病灶 < 3cm,在 > 6 000cGy 剂量下肿瘤控制率为 100%,较低剂量下控制率为 76%。

20.6 腋窝、锁骨上和(或)内乳淋巴结区域性复发的治疗

乳腺癌初次治疗后无论是行 ALND 还是 SLNB,孤立性腋窝复发非常罕见,文献报道发生率极低,为 0~1%[28-30]。从大多数患者接受腋窝淋巴结清扫的时代开始,如此有限的腋窝复发的治疗更加复杂,应该在多学科基础上进行。同样少见的是,过去孤立性腋窝局部复发的预后较孤立性胸壁/乳腺复发更差,并且其中近一半患者在同一时间或 3 个月内被诊断为远处转移。对于临床淋巴结阴性的乳腺癌患者,行 SLNB 与 ALND 的区域复发率和总生存率相当的结论得到验证后,在更长的一段时间内对淋巴结阴性病例多采用 SLNB,在这种情况下我们并不知道这两种手术方式在复发方面是否有预后差异。

孤立性腋窝复发的治疗取决于患者的初始治疗,即先前是否进行了 ALND。目前,对于初始 SLNB 阴性的患者,建议行完整的腋窝淋巴结清扫(Ⅰ、Ⅱ水平)。对于既往行 ALND 后复发的患者,应以完整切除为目的行腋窝探查。对于既往未接受过 RT 的患者,部分机构提供了辅助 RT,但对于既往接受过放疗的患者,可能仅在未完全切除的腋窝区域复发灶和无法手术或对全身治疗无反应的进展性局部病灶考虑行有限范围的再放疗。最重要的是,在再放射治疗前,应与患者讨论毒性风险和益处。

在新的研究中,锁骨上(SCV)淋巴结复发是仅次于腋窝的第二常见部位,并被认为与转移性疾病有关,直到一些数据显示,在诊断时积极治疗 SCV 淋巴结转移患者的总生存率有所改善,与无转移病灶的患者相当。因此,2002 年对分期系统进行了修订,将原发性 SCV 淋巴结阳性划分为 Ⅲ 期[31]。在最大的专门研究乳房全切术后孤立性 SCV

淋巴结复发的研究中，在 23 例孤立性 SCV 淋巴结阳性患者中，孤立性胸壁淋巴结复发与孤立性 SCV 淋巴结复发患者的 OS 无统计学差异[32]。23 例患者中仅 6 例局部区域复发（LRR）患者接受了积极的局部治疗，包括手术、化疗和放疗（单独或联合）。该研究建议对特定的孤立性 SCV 淋巴结复发患者采用手术或放疗等治愈性局部治疗方式。

文献报道，累及内乳淋巴结（IMN）的局部区域治疗失败仅占总局部区域治疗失败的 1%，但其仍是仅次于腋窝的第二个最常见的引流部位，尤其是在曾接受过腋窝清扫或腋窝 SLNB 的局部复发患者中。IMN 可能是一种可供选择的淋巴引流方式。Port ER 等报道在原发性乳腺癌手术中非腋窝引流的比例仅为 6%，而在复发患者中该比例为 30%[33]。与 SCV 转移一样，孤立性 IMN 复发的治疗应以治愈为目的。在文献中，手术、放疗和化疗的挽救性多模式治疗与最佳预后结果相关[34]。

20.7 ILRR 局部治愈治疗后辅助系统治疗的作用

乳腺癌 ILRR 患者的系统治疗是不可手术复发病灶的肿瘤降期并实现可手术状态的主要治疗方法，也适用于前期已行 RT 而不能再行 RT 的肿瘤患者，也可作为治愈治疗后的第二辅助治疗方法。两个前瞻性随机试验，即 SAKK 试验和多中心国际 CALOR 试验，解释了辅助系统治疗能否进一步提高 DFS 和 OS。一项瑞士临床癌症研究小组（SAKK 23/82）的研究将 167 例具有良好风险的 ILRR [LRR 中雌激素受体阳性，无病间期 > 12 个月，ILRR 由 ≤ 3 个肿瘤结节（每个结节直径 ≤ 3cm）组成] 患者随机分配到他莫昔芬组或不接受治疗组。所有患者均因原发肿瘤手术而接受乳房全切术，且既往未接受他莫昔芬治疗。ILRR 采用完整的手术切除，并对复发部位进行放疗（50Gy）。中位随访 11.6 年后，他莫昔芬组 ILRR 后的 DFS 为 6.5 年，单纯观察组为 2.7 年（$P=0.053$）。CALOR 试验研究了系统治疗在 ILRR 患者中的作用。患者随机接受化疗或观察。化疗组 5 年的 DFS 为 69%，未化疗组的 5 年 DFS 为 57% [HR=0.59，95%CI（0.35，0.99），$P=0.046$]。化疗后 OS 明显改善 [任何原因死亡的 HR 为 0.41，95% CI（0.19，0.89）；$P=0.024$]，5 年生存率分别为 88% 和 76%。对于激素受体阴性的局部区域性复发患者，辅助化疗的获益最为明显。曲妥珠单抗和其他 HER2 靶向治疗在 ILRR 的临床试验中尚未得到评估，我们可以推测在转移情况下的治疗方案[35]。

20.8 结 论

ILRR 患者的治疗比较复杂，通常需要多学科的评估和规划。与有远处转移的患者相比，可采用具有个体化和多学科策略的治疗方法，包括手术治疗联合或不联合放疗和（或）系统治疗。

> **提示与技巧**
>
> - 在一项包含 1990—2011 年的 53 项随机临床试验、共计 86 598 例患者的 meta 分析中，局部区域复发率大约从 30% 下降到 15%。
> - 放疗（RT）本身可使任何类型肿瘤的 10 年复发风险降低 10.6%，乳腺癌的 20 年死亡风险降低 8.1%。
> - 如果患者以前没有进行 Ⅰ/Ⅱ 水平腋窝清扫，BCS 后再行 RT 出现 ILRR 的标准治疗方法是乳房全切术和腋窝分期。
> - 挽救性乳房全切术（伴或不伴 ALND）的局部和区域病灶控制率为 85%~95%。
> - 对于仍有保乳需求的这类 ILRR 患者，挽救性保乳手术后再行第二疗程放疗似乎是一种可行的治疗选择。然而在随机试验中，对于 ILRR 患者，尚未将乳房全切术与挽救性保乳手术进行比较。
> - 乳房全切术和 PMRT 后 ILRR 的治疗更加困难，并且复发倾向于在乳房全切术后更早发生（中位时间 2~3 年），这些病例可能更容易累及区域淋巴结，并且这些病例与并发远处转移率更高和特定原因生存率较差相关。
> - 孤立性胸壁复发的治疗必须是尽可能广泛的手术切除，保证肿瘤切缘阴性，有时应使用皮肤移植或肌皮瓣。
> - 然而，对于不可切除的胸壁复发患者，有时需要单独进行再照射或联合热疗（HT；用于

放射增敏和降低RT剂量）。但是，在再照射胸壁时需要谨慎，因为100Gy或更高的总剂量会导致急性和晚期发病率（如皮肤破溃、肋骨骨折、放射性肺炎、臂丛神经病变、心包炎等）的风险增加。
- 孤立性腋窝复发的治疗取决于患者的初始治疗方案，先前是否进行了ALND。目前，对于初始SLNB阴性的患者，建议行完整的腋窝淋巴结清扫（Ⅰ、Ⅱ水平）。对于既往行ALND后复发的患者，应行以完整切除为目的的腋窝探查。对于既往未接受过RT的患者，部分机构提供了辅助RT，但对于既往接受过RT的患者，可能仅在未完全切除的腋窝区域复发灶和无法手术或对全身治疗无反应的进展性局部病灶考虑行有限范围的再放疗。
- 文献报道累及内乳淋巴结（IMN）的局部区域复发仅占所有局部区域复发的1%，但其仍是局部复发患者中仅次于腋窝的第二个最常见的引流部位。
- 与锁骨上（SCV）淋巴结转移一样，孤立性IMN复发的治疗应以治愈为目的。在文献中，手术、放疗和化疗的挽救性多模式治疗与最佳预后相关。

（潘琴文 译，晋旭初 校，刘锦平 审校）

参考文献

[1] Fisher B, Bauer M, Margolese R, et al. Five-year results of a randomized clinical trial comparing total mastectomy and segmental mastectomy with or without radiation in the treatment of breast cancer. N Engl J Med,1985,312:665–673.

[2] Wapnir IL, Anderson SJ, Mamounas EP, et al. Prognosis after ipsilateral breast tumor recurrence and locoregional recurrences in five National Surgical Adjuvant Breast and Bowel project node-positive adjuvant breast cancer trials. J Clin Oncol,2006,24:2028–2037.

[3] Anderson SJ, Wapnir I, Dignam JJ, et al. Prognosis after ipsilateral breast tumor recurrence and locoregional recurrences in patients treated by breast-conserving therapy in five National Surgical Adjuvant Breast and Bowel project protocols of node-negative breast cancer. J Clin Oncol,2009,27:2466–2473.

[4] van Tienhoven G, Voogd AC, Peterse JL, et al. Prognosis after treatment for loco-regional recurrence after mastectomy or breast conserving therapy in two randomised trials (EORTC 10801 and DBCG-82TM). EORTC Breast Cancer Cooperative Group and the Danish Breast Cancer Cooperative Group. Eur J Cancer,1999,35(1):32–38.

[5] Bouganim N, Tsvetkova E, Clemons M, et al. Evolution of sites of recurrence after early breast cancer over the last 20 years: implications for patient care and future research. Breast Cancer Res Treat,2013,139:603–606.

[6] Early Breast Cancer Trialists' Collaborative Group (EBCTCG). Effect of radiotherapy after mastectomy and axillary surgery on 10-year recurrence and 20-year breast cancer mortality: meta-analysis of individual patient data for 8135 women in 22 randomised trials. Lancet, 2014, 383: 2127–2135.

[7] Whelan TJ, Olivotto IA, Parulekar WR, et al. Regional nodal irradiation in early-stage breast cancer. N Engl J Med, 2015, 373:307–316.

[8] Darby S, McGale P, Correa C, et al. Effect of radiotherapy after breast-conserving surgery on 10-year recurrence and 15-year breast cancer death: meta-analysis of individual patient data for 10,801 women in 17 randomised trials. Lancet,2011,378:1707–1716.

[9] NCCN Clinical Practice Guidelines in Oncology (NCCN Guidelines®), Breast Cancer, Version 1.2019 NCCN.org.

[10] Jacobson JA, Danforth DN, Cowan KH, et al. Ten-year results of a comparison of conservation with mastectomy in the treatment of stage I and II breast cancer. N Engl J Med,1995,332:907–911. https://doi.org/10.1056/NEJM199504063321402.

[11] Galper S, Blood E, Gelman R, et al. Prognosis after local recurrence after conservative surgery and radiation for early-stage breast cancer. Int J Radiat Oncol Biol Phys, 2005, 61:348–357.

[12] Voogd AC, van Oost FJ, Rutgers EJT, et al. Long-term prognosis of patients with local recurrence after conservative surgery and radiotherapy for early breast cancer. Eur J Cancer, 2005, 41:2637–2644.

[13] Lowery AJ, Kell MR, Glynn RW, et al. Locoregional recurrence after breast cancer surgery: a systematic review by receptor phenotype. Breast Cancer Res Treat, 2012, 133:83.

[14] Aebi S, Gelber S, Anderson SJ, et al. Chemotherapy for isolated locoregional recurrence of breast cancer (CALOR): a randomised trial. Lancet Oncol, 2014,15:156–163.

[15] Kurtz JM, Spitalier J-M, Amalric R, et al. The prognostic significance of late local recurrence after breast-conserving therapy. Int J Radiat Oncol Biol Phys,1990,18:87–93.

[16] Johnson J, Esserman L, Ewing C, et al. Sentinel lymph node mapping in post-mastectomy chest wall recurrences: influence on radiation treatment fields and outcome. Ann Surg Oncol,2016,23(3):715–721.

[17] Ugras S, Matsen C, Eaton A, et al. Reoperative sentinel lymph node biopsy is feasible for locally recurrent breast cancer, but is it worthwhile? Ann Surg Oncol,2016,23(3):744–748.

[18] Maaskant-Braat AJ, Voogd AC, Roumen RM, et al. Repeat sentinel node biopsy in patients with locally recurrent

breast cancer: a systematic review and meta-analysis of the literature. Breast Cancer Res Treat,2013,138(1):13–20.

[19] Hannoun-Levi JM, Resch A, Gal J, et al. Accelerated partial breast irradiation with interstitial brachytherapy as second conservative treatment for ipsilateral breast tumour recurrence: multicentric study of the GEC-ESTRO Breast Cancer Working Group. Radiother Oncol, 2013, 108: 226–231.

[20] Arthur DW, Moughan J, Kuerer HM, et al. NRG oncology/RTOG 1014: 3 year efficacy report from a phase II study of repeat breast preserving surgery and 3D conformal partial breast re-irradiation (PBrI) for in-breast recurrence. Int J Radiat Oncol Biol Phys,2016,96:941.

[21] Salvadori B, Marubini E, Miceli R, et al. Reoperation for locally recurrent breast cancer in patients previously treated with conservative surgery. Br J Surg,1999,86:84–87.

[22] Neuman HB, Schumacher JR, Francescatti AB, et al. Risk of synchronous distant recurrence at time of locoregional recurrence in patients with stage II and III breast cancer (AFT-01). J Clin Oncol, 201, 36:975.

[23] https://www.uptodate.com/contents/managementof-locoregional-recurrence-of-breast-cancer-after-mastectomy.

[24] Levy Faber D, Fadel E, Kolb F, et al. Outcome of full-thickness chest wall resection for isolated 20 Locoregional Recurrences: Decision-Making/Planning 216 breast cancer recurrence. Eur J Cardiothorac Surg,2013,44(4):637–642.

[25] Vernon CC, Hand JW, Field SB, et al. Radiotherapy with or without hyperthermia in the treatment of superficial localized breast cancer: results from five randomized controlled trials. International Collaborative Hyperthermia Group. Int J Radiat Oncol Biol Phys,1996,35:731–744.

[26] Datta NR, Puric E, Klingbiel D, et al. Hyperthermia and radiation therapy in locoregional recurrent breast cancers: a systematic review and meta-analysis. Int J Radiat Oncol Biol Phys, 2016,94:1073–1087.

[27] Halverson KJ, Perez CA, Kuske RR, et al. Isolated local-regional recurrence of breast cancer following mastectomy: radiotherapeutic management. Int J Radiat Oncol Biol Phys, 1990, 19(4):851–858.

[28] Veronesi U, Viale G, Paganelli G, et al. Sentinellymph node biopsy in breast cancer: 10-year results of a randomized controlled study. Ann Surg, 2010, 251(4): 595–600.

[29] Canavese G, Catturich A, Vecchio C, et al. Sentinel node biopsy compared with complete axillary dissection for staging early breast cancer with clinically negative lymph nodes: results of randomized trial. Ann Oncol, 2009, 20(6): 1001–1007.

[30] Krag DN, Anderson SJ, Julian TB, et al. Sentinel-lymph-node resection compared with conventional axillary-lymph-node dissection in clinically node-negative patients with breast cancer: overall survival findings from the NSABP B-32 randomised phase 3 trial. Lancet Oncol, 2010,11(10):927–933.

[31] Singletary SE, Allred C, Ashley P, et al. Revision of the American Joint Committee on Cancer staging system for breast cancer. J Clin Oncol,2002,20:3628–3636. [PubMed: 12202663].

[32] Reddy JP, Levy L, Oh JL, et al. Long-term outcomes in patients with isolated supraclavicular nodal recurrence after mastectomy and doxorubicin-based chemotherapy for breast cancer. Int J Radiat Oncol Biol Phys, 2011, 80(5):1453–1457.

[33] Port ER, Garcia-Etienne CA, Park J,et al. Reoperative sentinel lymph node biopsy: a new frontier in the management of ipsilateral breast tumor recurrence. Ann Surg Oncol,2007,14(8):2209–2214.

[34] Xu AJ, DeSelm CJ, Ho AY, et al. Overall survival of breast Cancer patients with recurrent disease involving internal mammary nodes. Adv Radiat Oncol,2019,4(3):447–452. https:// doi.org/10.1016/j.adro.2019.02.004.

[35] Waeber M, Castiglione-Gertsch M, Dietrich D, et al. Adjuvant therapy after excision and radiation of isolated postmastectomy locoregional breast cancer recurrence: definitive results of a phase III randomized trial (SAKK 23/82) comparing tamoxifen with observation. Ann Oncol, 2003, 14(8):1215–1221

乳房肿瘤整形手术的患者选择、技巧与要点及总体概述 21

Sherif F. Naguib

21.1 引 言

在早期乳腺癌的治疗中，保乳手术（breast-conserving surgery，BCS）早已成为公认的乳房切除术的替代方案。然而，在较大病变、较小乳房或内侧、下部或中央象限的肿块切除术中，实现无瘤切缘可能会影响美容效果。在接受 BCS 的患者中，多达 30% 的患者存在需要手术矫正的不良美容效果（图 21.1）[1]。为了避免出现此问题，乳房肿瘤整形手术（oncoplastic breast surgery，OBS）出现了。

术语"乳房肿瘤整形手术"由 Werner Audretsch[2] 于 1993 年提出，用于描述将肿瘤手术原则与整形外科技术相结合的概念，旨在将足够的无瘤切缘与最佳的美容效果相结合。

在欧洲，OBS 通常是指改善 BCS 效果的整形手术[3]。然而，目前 Latin 和 Anglo-Saxon 的出版物中采用 John Bostwick Ⅲ 的分类体系，其中 OBS 包括乳腺切除术后重建（无论是立即重建还是延迟重建），保乳手术后重建，以及局部晚期或复发性乳腺癌的胸壁重建[4]。

21.2 OBS 的分类

出于实践目的，目前已经提出许多 OBS 分类系统，即 Hoffman 系统[5]、Basel 系统[6]、Urban 及其同事提出的 Brazilian 四级分类系统[7] 以及 Clough 及其同事提出的双级分类系统[8]，最后一种最受欢迎。

21.2.1 双级分类系统

2010 年，Clough 及其同事将 OBS 分为两大类[8]（表 21.1）。

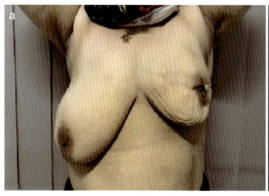 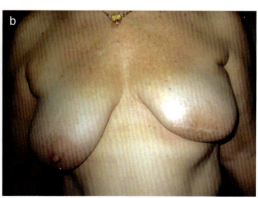

图 21.1 保乳手术（BCS）后美容效果不佳的病例展示。（a）大面积切除。（b）中央象限切除

S. F. Naguib (✉)
Dept. of Surgery, NCI - Cairo University, Cairo, Egypt

© Springer Nature Switzerland AG 2021
M. Rezai et al. (eds.), *Breast Cancer Essentials*, https://doi.org/10.1007/978-3-030-73147-2_21

表 21.1　肿瘤学决策指南：乳房肿瘤整形手术（OBS）的双级分类系统[8]

标准	Ⅰ类	Ⅱ类
最大切除体积比	20%	20%~50%
切除皮肤后对整形的要求	不要求	要求
乳房成形术	不需要	需要
腺体特征	致密型	致密型或脂肪型

（1）Ⅰ类手术适用于切除肿瘤体积＜20%的病例。在切开皮肤后，皮肤和（或）乳头乳晕复合体（nipple-areolar complex，NAC）被破坏，整个腺体厚度被切除，腺体组织重新靠近。该技术适用于切除体积较小的肿瘤，不会影响NAC的位置[8-11]。

（2）Ⅱ类手术适用于切除肿瘤体积＞20%的病例或乳房下垂/腺体萎缩的患者。这类手术更为复杂，其主要基于两种不同的概念，即容积移位和容积置换[8-11]。

21.2.1.1　容积移位

容积移位手术是外科医生使用真皮乳腺瓣进行推进、旋转或移位操作，并使用乳房缩小技术重排剩余的乳腺组织，以对肿瘤切除术后出现的缺损进行重建。这类手术适用于体积中等至较大的乳房、腺体组织致密且切除体积不超过乳房体积10%（内侧肿瘤）或20%（外侧肿瘤）的患者，尤其适用于外象限和上象限的肿瘤（图21.1，图21.2）[11]。与缺损部位相对，对乳晕周围皮肤呈新月形去表皮化可以防止NAC移位，通常需要对侧乳房行对称性手术[9-12]。

乳房缩小成形术适用于乳房切除体积为20%~50%的患者，尤其适用于中央、内上和下象限等不利位置的肿瘤，例如重度下垂或有症状的巨乳症患者，他们将从双侧乳房缩小术中获益匪浅。但对某些患者而言，采用这种方法时可能比较担忧双侧乳房的瘢痕[13]。

21.2.1.2　容积置换

外科医生可使用乳房外其他部位的自体组织（通常为肌皮瓣、肌皮下皮瓣或筋膜皮瓣）、脂肪填充或乳房植入物来重建乳房（图21.3）。

这些手术适用于希望避免接受对侧乳房手术的患者、有轻微乳房下垂的中小型乳房患者、任何部位乳腺肿瘤以及切除体积为20%~50%的患者[9-12,14]。采用这种方法时患者可能比较担忧乳房和供体部位（如背部）的瘢痕[13]。

21.3　患者选择

英国肿瘤外科协会（British Association of Surgical

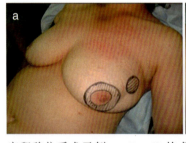
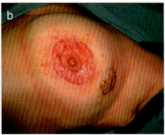
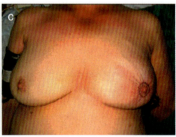

图21.2　容积移位手术示例——Benelli技术。（a）外上象限肿瘤的术前设计。（b）乳晕周围皮肤同心圆去表皮化。（c）缺损闭合后的即时术后效果

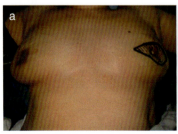
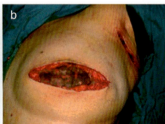
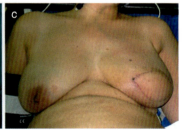

图21.3　背阔肌肌皮瓣（LDMF）容积置换手术示例。（a）乳晕后肿瘤术前设计。（b）中央象限切除术。（c）植入LDMF后的即刻术后效果

Oncology，BASO）和英国整形外科医生协会（British Association of Plastic Surgeons，BAPS）发布了关于选择OBS患者的指南[15]。

21.3.1 适应证

在没有明显乳房畸形风险的情况下，所有不能完成充分局部切除的患者都应考虑采用OBS，一般适用于以下患者：

（1）切除乳房体积的20%以上；
（2）中央、内侧和下象限切除术；
（3）通过肿瘤切除切口进行腋窝清扫术；
（4）采用下象限的环乳晕切口；
（5）乳房实质不完全移动，允许重建乳房。

其他适应证包括患有巨乳症或有严重乳房下垂的女性患者，她们希望在切除肿瘤的同时进行乳房缩小成形或隆乳手术[16]。

21.3.2 禁忌证

当出现以下情况时，应避免实施OBS[12,16]：

（1）如果不进行乳房切除术就无法获得明确的切缘；

（2）T_4期肿瘤；
（3）多中心病变；
（4）乳腺广泛恶性微钙化；
（5）炎性乳腺癌。

其他相对禁忌证包括肥胖症[17]、小乳房和无下垂的乳房、曾接受放疗的乳房、乳房成形术区域以外有大面积皮肤切除的患者、吸烟者、糖尿病患者以及对美容效果有过高期望的患者[16]。老年患者本身不应该是OBS的禁忌证，因为生理功能而非实际年龄才是预测术后效果更准确的因素[18-19]。

21.4 技术选择

直到今天，专家们对于最佳的肿瘤整形技术还未达成共识。为了简化外科医生的操作，居里研究所研究小组[11]描述了一种系统的方法，包括9种适用于所有患者的基本技术。与之类似，Clough及其同事[8]设计了一个基于象限的肿瘤整形手术图谱。表21.2和图21.4显示了适用于乳腺不同区域的一些肿瘤整形移位技术。

表21.2 基于肿瘤位置的Ⅱ级乳房肿瘤整形手术（OBS）的技术分类[8-12,20-29]

位置	建议手术
上极	·倒T型下蒂法乳房成形术[20] ·Benelli双环法（圆形切割技术）[21] ·蝙蝠翼乳房悬吊术[22]
外上象限	·外侧（网球拍法）乳房成形术[23] ·采用放射状斜切口 ·Benelli双环法[21]
外下象限	·倒T型上蒂法乳房成形术[8] ·J形乳房成形术[24]
下级	·倒T型上蒂法乳房成形术[8] ·垂直瘢痕乳房成形术[25-26] ·乳房下皱襞（IMF）成形术[27]
内下象限	·倒T型上蒂法乳房成形术[8] ·V型乳房成形术[28]
内上象限	·Benelli圆形切割技术[21] ·蝙蝠翼乳房悬吊术[22]
中央象限	·乳晕周围切口并以水平直线或荷包缝合术闭合 ·倒T型或垂直瘢痕乳房成形术伴或不伴乳头乳晕复合体（NAC）切除 ·Grisotti技术[29]

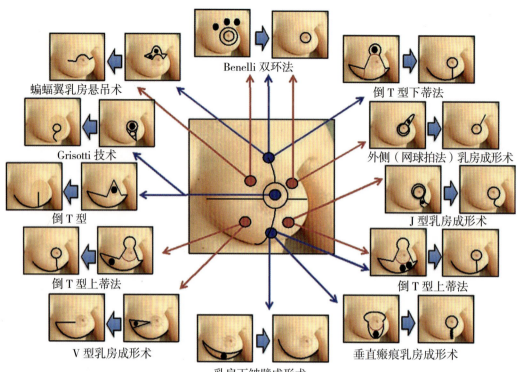

图 21.4 适用于乳房不同区域的肿瘤整形移位技术

21.5 手术技巧

21.5.1 术前评估

在进行乳房肿瘤整形手术前，应对患者的以下几个方面进行仔细的评估[30-32]。
- 肿瘤大小和位置；
- 皮肤或 NAC 受累；
- 乳房大小、下垂程度和腺体密度；
- 患者相关危险因素，包括肥胖、吸烟、糖尿病、自身免疫性疾病和曾接受乳房手术或放疗；
- 患者的期望；
- 辅助治疗的需求。

21.5.2 患者准备和定位

所有患者均应以站立姿势进行术前标记，并勾画出乳房中线和侧线、乳房下皱襞以及乳房轮廓。此外，还应标记肿瘤位置、手术前后乳头位置、计划的皮肤切口和真皮腺体蒂[33]。然后在患者仰卧位姿势下进行麻醉，且肩部和手臂等高。双臂以 90° 角外展，下垫棉垫并正确包裹。应精确调整患者腰部在手术台间隙的位置，以便在需要时方便患者坐起[34]。

21.5.3 所需仪器

良好的光源（如头灯或各种带灯的牵开器）有利于确保良好的视野，有时可能需要加长的电烙头和更长的剪刀或手术刀。如果需要去表皮化，可使用"饼干刀（cookie cutter）"，又称乳晕刀（areolatome），标记乳晕[35]。

21.5.4 切口选择

选择切口时应考虑易操作性和可及性，以及可产生不明显的瘢痕。乳房下象限采用放射状切口更好，乳房上半部则更适合采用环乳晕切口。事实上，在乳晕下部行环乳晕切口可能会导致乳晕和乳房下皱襞之间出现难看的褶皱（即双气泡轮廓，double bubble profile）。另一方面，在乳房上部行放射状切口可能会在低胸线（décolleté line）上方留下可见的瘢痕[36]。采用环乳晕、乳房下和腋窝切口通常会获得在美学上比较令人满意的瘢痕[30]。然而，如果肿瘤累及皮肤，则进行皮肤切除时可能会限制外科医生对切口的选择[35]。

21.5.5 解剖和动员

根据肿瘤的深度和外科医生的偏好，可以采

用不同的解剖平面，即浅、中、后（胸前或腺体下方）平面[30]。表面平面称为肿瘤性平面（oncoplastic plane），位于乳腺前筋膜正上方以及皮下脂肪和乳腺实质之间。对于不能很好地暴露该平面的患者，可以将乳腺 X 线结果作为平面深度的参考数据（图 21.5）[35]。

手术分离接近肿瘤时，在内侧、外侧和超出病灶的同一平面上，可将解剖切口加宽至病灶宽度约 3~5 倍（图 21.6），以改善病变的可见性，为充分切除创造空间；这样做也可以破坏周围腺体组织从而为进一步接近病灶创造满意的条件；也可以避免切除时受到所覆盖皮肤的束缚[30]。

必须闭合乳房肿瘤切除术后的缺损，尤其是乳房下半部分的缺损，并且破坏腺体组织有助于闭合肿块切除术后的缺损，相反，闭合上极缺损时则不必要这样操作[36]。双平面破坏（从皮肤和胸大肌）可以应用于致密腺体的乳房，且这样做不会带来严重后果（BI-RADS 3/4），但不能用于脂肪密度低的乳腺（BI-RADS 1/2）中，会带来更高的脂肪坏死风险，建议对此类患者只进行后方破坏[37]。

21.5.6 对侧乳房对称性手术

人们认为患侧乳房的 OBS（尤其是容积移位手术）将导致乳房不对称，此时需要矫正对侧乳房[9]。行对侧乳房缩小术的目的可能不仅是美观，有 0.16%~5% 的病例在对侧乳房手术时意外发现隐匿性恶性肿瘤[38-41]。此外，有证据表明，行乳房缩小术可明显降低 50 岁以上患者的乳腺癌发病率[42]。

关于行对侧乳房对称性手术的时间，无论是即刻手术还是延迟手术，均存在争议，医生应该与患者共同讨论具体时间。居里研究所[43]建议对侧矫正时间应在完成辅助治疗后 3~6 个月，因为患侧乳房放疗后可能会出现不同程度的纤维化和体积损失（图 21.7）[9]，而且化疗和激素治疗可能会显著改变患者的总体重，从而改变乳房体积[43]。此外，患者有可能由于切缘阳性需要再次手术切除或行乳房切除术，因此立即进行对侧重建手术的证明可能不足[22]。

然而，当建议患者间隔 1~2 年相继进行两次手术时，许多患者会选择立即对称化而不愿意接受第二次手术，并且避免生活时因乳房差异令人不快。此外，延迟手术几乎没有显示出任何好处，因为其不仅难以实施，而且效果不容易预测[9,44]。

21.5.7 手术结束时的附加操作

闭合切口前应在肿瘤切除腔边缘放置止血夹以标记瘤床，以便放射肿瘤学家精确规划或加强剂量。切口闭合后，患者取仰卧位，术者先移至患者

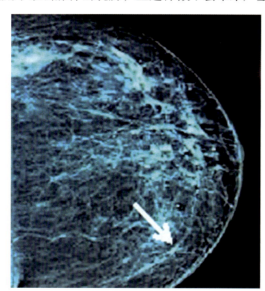

图 21.5　乳腺 X 线检查显示肿瘤平面

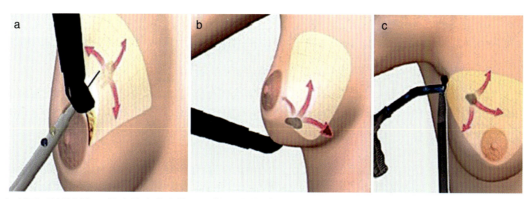

图 21.6　解剖平面的扩展切口约为肿瘤宽度的 3~5 倍。（a）乳晕切口。（b）乳房下皱襞切口。（c）腋窝切口[30]

图 21.7 双乳倒 T 型乳房成形术和术后放疗后 9 个月发生严重萎缩和纤维化，需要重新矫正对侧乳房

头端，再移至患者足端，比较双侧乳房和双侧乳晕位置的形状和投影。然后，在患者坐位时术者应移至其足端，评估乳房的最终对称性[36]。最后，建议给患者使用加压绷带或前拉链式加压胸罩以减少血清肿的形成[45]。

21.6 肿瘤学结果

21.6.1 切缘受累

两项[46-47]分别对 88 项和 40 项研究的切缘受累率的系统回顾显示，切缘受累率分别为 7%~22% 和 0%~36%。然而，与部分乳房切除术相比，OBS 的切缘阴性率更高。Giacalone 等[48]的研究显示，与单纯 BCS 相比，肿瘤整形手术实现 5~10mm 的阴性切缘的患者比例更高。

现已有证据证明，与单纯 BCS 相比，约半数接受 OBS 治疗的患者因切缘阳性需要再次手术切除（分别为 12.0% 和 25.9%，$P=0.01$），有较少的患者需要行乳房切除术（分别为 2.4% 和 9.4%，$P=0.05$）[49-50]。

21.6.2 局部复发

Haloua 等[46]和 Yiannakopoulou 等[47]在系统综述中指出，OBS 的局部复发率（local recurrence rate，LRR）分别为 0%~7% 和 0%~10.8%。其他研究报告的 LRR 较低，为 1.5%~3%[41,51-52]。

许多研究结果表明，与部分乳房切除术相比，OBS 的 LRR 较低（4% vs. 7%）[53]。然而，Fitoussi 等[33]描述的 OBS 的 LRR 较高（6.8% vs. 2%~5%），并且认为这是由于瘤床接受剂量增强放射的难度较大造成的，因此外科医生采用夹子对肿瘤切除腔进行标记非常重要。

21.6.3 生存率

强有力的证据表明，OBS 可以提供极好的无病生存率（disease-free survival, DFS；7 年 DFS 为 96%）[54]。在一项比较 OBS 和部分乳房切除术患者生存率的研究中，两者的总生存率（OS）差异无统计学意义（10 年 OS 分别为 91.4% 和 91.3%）。然而，肿瘤整形手术组的 DFS 稍低（10 年分别为 69% 和 73.1%），但是差异无统计学意义[55]。

21.7 美容效果

78%~89.5% 的患者接受 OBS 后的美学效果良好或极好[46,53,56]，与部分乳房切除术相比，OBS 的美容效果满意度更高（89.5% vs. 82.9%，$P<0.001$），见图 21.8[54]。此外，Veiga 等[57]的报道称，与仅接受部分乳房切除术的患者相比，接受治疗性乳房缩小成形术的患者具有较强的自尊心和较高的心理健康程度。

21.8 并发症

美国国家外科质量改进计划（National Surgical

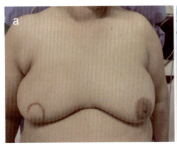 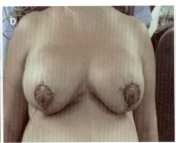 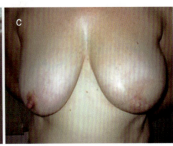

图 21.8 乳房肿瘤整形手术后美容效果展示。（a）右侧乳房 Grisotti 技术。（b）双侧治疗性乳房成形术。（c）左侧乳房外上象限肿块切除术后背阔肌肌皮瓣重建

Quality Improvement Program，NSQIP）数据库[58]证实，尽管OBS的手术时间较长，但是不会显著增加手术并发症的风险。据报道，OBS并发症的发生率为8.5%~10.8%[33,41]。在最近发表的meta分析中[53]，乳房缩小成形术的并发症发生率为16%，皮瓣重建的并发症发生率为14%。Clough等报道的OBS的并发症发生率较高（15%~30%）[59]，但是与仅采用BCS的并发症发生率（24%）相比，仍然具有一定的优势[60]。

OBS的早期并发症包括延迟愈合、血肿、血清肿、感染、皮肤和NAC坏死，晚期并发症包括瘢痕疙瘩、纤维化和脂肪坏死[43]。如果采用容积移位技术，由于腺体移动度更大，可能出现脂肪坏死这一令人担忧的并发症，尤其是在脂肪型乳房上进行双平面解剖时[8]。容积置换技术特有的并发症包括供区并发症以及部分或完全皮瓣丢失[31]。

OBS的并发症可能会延长患者的康复时间，引起人们对推迟辅助治疗时间的担忧。大多数研究[53,59,61]并未报告明显延迟辅助治疗时间。只有Clough等[59]的研究显示，有4.6%的患者因并发症导致辅助治疗时间延迟。

21.9 发展趋势

21.9.1 极限肿瘤整形技术

极限肿瘤整形技术（extreme oncoplasty）是一种使用肿瘤整形技术的保乳手术，通常适用于需要乳房切除术的患者，即大型肿瘤（>5cm）、局部晚期、多灶性或多中心性肿瘤患者。这些患者中大多数需要术后放疗，即使是已经接受乳房切除术的患者[9]。

对于这些患者，肿瘤整形重建术的效果优于乳房切除术后行即刻重建和接受放疗的效果，因为前者的美容效果更好，并且术中和术后并发症的发病率更低[62-63]。

21.9.2 肿瘤美容手术

肿瘤美容手术是最近在乳腺癌治疗中引入的一个新概念[64]，主要用于此类乳腺癌患者，即对手术前的乳房大小和形状不满意且在行肿瘤切除术时维持乳房形状不是理想的解决方案的患者。对于希望改善自身形象的乳腺癌患者，如果有巨乳症可以考虑行乳房缩小术（图21.9）；对有乳房下垂的患者，可考虑采用治疗性乳房悬吊术；对小乳房患者，则考虑采用隆乳重建术（并行对侧对称性手术）。

21.10 总 结

如今，女性患者在接受乳腺癌治疗后对身材的要求越来越高，这就是目前乳腺癌治疗目标应该超越充分根除肿瘤的肿瘤学目标的原因，因此有利于获得令人满意的外观。

目前，OBS结合局部组织重排、皮瓣重建或乳房成形术等技术是非常具有价值的乳腺癌综合治疗措施，可应用于所有符合条件的患者。

透彻了解这些手术，仔细评估患者的基本情况、肿瘤的大小和位置以及乳房形态，将有助于正确选择患者和手术技术。

OBS可以改善部分乳房切除术患者的肿瘤学

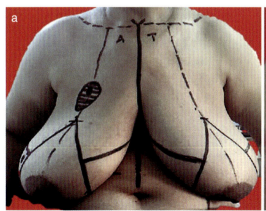
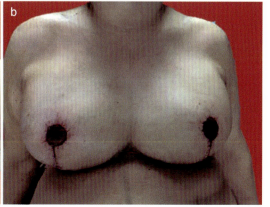

图21.9 肿瘤美容手术示例：一例患巨乳症和右侧乳腺癌的患者行倒T型乳房悬吊术。（a）术前设计。（b）术后效果

和美容效果,其并发症相当于 BCS,很少导致辅助治疗延迟。即便如此,外科医生永远不应该为了达到美学上的完美而牺牲肿瘤学安全性。

(杨柳 译,罗静 审校)

参考文献

[1] Clough KB, Cuminet J, Fitoussi A, et al. Cosmetic sequelae after conservative treatment for breast cancer: classification and results of surgical correction. Ann Plast Surg, 1998, 41(5): 471–481.

[2] Audretsch W, Rezai M, Kolotas C. Onco-plastic surgery: "target" volume reduction (BCT-mastopexy), lumpectomy reconstruction (BCT-reconstruction) and flap-supported operability in breast cancer//Proceedings 2nd European Congress on Senology, October 2-6, 1994. Vienna/Bologna: Moncuzzi, 1994:139–157.

[3] Petit J Y, Rietjens M, Lohsiriwat V, et al. Update on breast reconstruction techniques and indications. World J Surg, 2012, 36(7): 1486–1497.

[4] Zucca-Matthes G, Manconi A, Da Costa Viera RA, et al. The evolution of mastectomies in the oncoplastic breast surgery era. Gland Surg, 2013, 2(2): 102–106.

[5] Hoffmann J, Wallwiener D. Classifying breast cancer surgery: a novel, complexity-based system for oncological, oncoplastic and reconstructive procedures, and proof of principle by analysis of 1225 operations in 1166 patients. BMC Cancer, 2009, 9: 108.

[6] Weber WP, Soysal SD, El-Tamer M, et al. First international consensus conference on standardization of oncoplastic breast conserving surgery. Breast Cancer Res Treat, 2017, 165(1): 139–149.

[7] Urban C, Lebovic GJTB. S24 Oncoplastic surgery: Overview and recommendations for training. 2011, 20: S9–S10.

[8] Clough KB, Kaufman GJ, Nos C, et al. Improving breast cancer surgery: a classification and quadrant per quadrant atlas for oncoplastic surgery. Ann Surg Oncol, 2010, 17(5): 1375–1391.

[9] Savalia NB, Silverstein MJ. Oncoplastic breast reconstruction: Patient selection and surgical techniques. J Surg Oncol, 2016, 113(8): 875–882.

[10] Bertozzi N, Pesce M, Santi PL, et al. Oncoplastic breast surgery: comprehensive review. Eur Rev Med Pharmacol Sci, 2017, 21(11): 2572–2585.

[11] Berry MG, Fitoussi AD, Curnier A, et al. Oncoplastic breast surgery: a review and systematic approach. J Plast Reconstr Aesthet Surg, 2010, 63(8): 1233–1243.

[12] Franceschini G, Terribile D, Magno S, et al. Update on oncoplastic breast surgery. Eur Rev Med Pharmacol Sci, 2012, 16(11): 1530–1540.

[13] Rainsbury RM. Surgery insight: Oncoplastic breast-conserving reconstruction-indications, benefits, choices and outcomes. Nat Clin Pract Oncol, 2007, 4(11): 657–664.

[14] Sanidas EE, Fitzal F. Oncoplastic breast-conserving therapy. Breast Cancer Management for Surgeons. Springer, 2018: 229–244.

[15] Cutress RI, Summerhayes C, Rainsbury R. Guidelines for oncoplastic breast reconstruction. Ann R Coll Surg Engl, 2013, 95(3): 161–162.

[16] Urban C, Lima R, Schunemann E, et al. Oncoplastic principles in breast conserving surgery. Breast, 2011, 20 Suppl 3: S92–95.

[17] Choban PS, Flancbaum L. The impact of obesity on surgical outcomes: a review. J Am Coll Surg, 1997, 185(6): 593–603.

[18] James R, Mcculley SJ, Macmillan RD. Oncoplastic and reconstructive breast surgery in the elderly. Br J Surg, 2015, 102(5): 480–488.

[19] Muss HB, Busby-Whitehead J. Older women with breast cancer: slow progress, great opportunity, now is the time. J Clin Oncol, 2011, 29(35): 4608–4610.

[20] Robbins TH. A reduction mammaplasty with the areola-nipple based on an inferior dermal pedicle. Plast Reconstr Surg, 1977, 59(1): 64–67.

[21] Benelli L. A new periareolar mammaplasty: the "round block" technique. Aesthetic Plast Surg, 1990, 14(2): 93–100.

[22] Anderson BO, Masetti R, Silverstein MJ. Oncoplastic approaches to partial mastectomy: an overview of volume-displacement techniques. Lancet Oncol, 2005, 6(3): 145–157.

[23] Ballester M, Berry M, Couturaud B, et al. Lateral mammaplasty reconstruction after surgery for breast cancer. Br J Surg, 2009, 96(10): 1141–1146.

[24] Elbaz JS. Technic of mammoplasty by a J cicatrix. Ann Chir Plast, 1975, 20(2): 101–111.

[25] Lejour M, Abboud M, Declety A, et al. Reduction of mammaplasty scars: from a short inframammary scar to a vertical scar. Ann Chir Plast Esthet, 1990, 35(5): 369–379.

[26] Lassus C. A 30-year experience with vertical mammaplasty. Plast Reconstr Surg, 1996, 97(2): 373–380.

[27] Fitoussi A, Couturaud B, Salmon R. Chirurgie oncoplastique et reconstruction dans le cancer du sein: Techniques et indications L'expérience de l'Institut Curie. Springer Science & Business Media, 2008.

[28] Clough KB, Oden S, Ihrai T, et al. Level 2 oncoplastic surgery for lower inner quadrant breast cancers: the LIQ-V mammoplasty. Ann Surg Oncol, 2013, 20(12): 3847–3854.

[29] Galimberti V, Zurrida S, Zanini V, et al. Central small size breast cancer: how to overcome the problem of nipple and areola involvement. Eur J Cancer, 1993, 29A(8): 1093–1096.

[30] Mitchell SD. A step-by-step oncoplastic breast conservation surgical atlas of reproducible dissection techniques and anatomically ideal incision placement. Breast Cancer Res Treat, 2017, 165(3): 505–516.

[31] Mansfield L, Agrawal A, Cutress RI. Oncoplastic breast conserving surgery. Gland Surg, 2013, 2(3): 158–162.

[32] Kassira W, Kassira N, Panthaki Z, et al. Perioperative considerations in the autologous breast reconstruction

[33] Fitoussi AD, Berry M, Famà F, et al. Oncoplastic breast surgery for cancer: analysis of 540 consecutive cases (outcomes article), 2010, 125(2): 454–462.

[34] Habibi M, Broderick KP, Sebai ME, et al. Oncoplastic Breast Reconstruction: Should All Patients be Considered? Surg Oncol Clin N Am, 2018, 27(1): 167–180.

[35] Kopkash K, Clark P. Basic Oncoplastic Surgery for Breast Conservation: Tips and Techniques. Ann Surg Oncol, 2018, 25(10): 2823–2828.

[36] Petit JY, De Lorenzi F, Rietjens M, et al. Technical tricks to improve the cosmetic results of breast-conserving treatment. Breast, 2007, 16(1): 13–16.

[37] Clough KB, Soussaline M, Campana F, et al. Mammoplasty combined with irradiation: conservative treatment of breast cancer localized in the lower quadrant. Ann Chir Plast Esthet, 1990, 35(2): 117–122.

[38] Chang E, Johnson N, Webber B, et al. Bilateral reduction mammoplasty in combination with lumpectomy for treatment of breast cancer in patients with macromastia. Am J Surg, 2004, 187(5): 647–650; discussion 650–641.

[39] Kakagia D, Fragia K, Grekou A, et al. Reduction mammaplasty specimens and occult breast carcinomas. Eur J Surg Oncol, 2005, 31(1): 19–21.

[40] Petit JY, Rietjens M, Contesso G, et al. Contralateral mastoplasty for breast reconstruction: a good opportunity for glandular exploration and occult carcinomas diagnosis. Ann Surg Oncol, 1997, 4(6): 511–515.

[41] Rietjens M, Urban CA, Rey PC, et al. Long-term oncological results of breast conservative treatment with oncoplastic surgery. Breast, 2007, 16(4): 387–395.

[42] Boice JD Jr, Persson I, Brinton LA, et al. Breast cancer following breast reduction surgery in Sweden. Plast Reconstr Surg, 2000, 106(4): 755–762.

[43] Staub G, Fitoussi A, Falcou MC, et al. Breast cancer surgery: use of mammaplasty. Results. Series of 298 cases. Ann Chir Plast Esthet, 2008, 53(2): 124–134.

[44] Macmillan RD, Mcculley SJ. Oncoplastic Breast Surgery: What, When and for Whom? Curr Breast Cancer Rep, 2016, 8: 112–117.

[45] Dharmawan R, Nagalingam S, Tay L, et al. The use of compression belt in the prevention of seroma formation post-breast cancer surgery: a randomized trial; proceedings of the Milan Breast Cancer Conference 2013, Milan, 2013.

[46] Haloua MH, Krekel NM, Winters HA, et al. A systematic review of oncoplastic breast-conserving surgery: current weaknesses and future prospects. Ann Surg, 2013, 257(4): 609–620.

[47] Yiannakopoulou EC, Mathelin C. Oncoplastic breast conserving surgery and oncological outcome: Systematic review. Eur J Surg Oncol, 2016, 42(5): 625–630.

[48] Giacalone PL, Roger P, Dubon O, et al. Comparative study of the accuracy of breast resection in oncoplastic surgery and quadrantectomy in breast cancer. Ann Surg Oncol, 2007, 14(2): 605–614.

[49] Losken A, Pinell-White X, Hart AM, et al. The oncoplastic reduction approach to breast conservation therapy: benefits for margin control. Aesthet Surg J, 2014, 34(8): 1185–1191.

[50] Kaur N, Petit JY, Rietjens M, et al. Comparative study of surgical margins in oncoplastic surgery and quadrantectomy in breast cancer. Ann Surg Oncol, 2005, 12(7): 539–545.

[51] Caruso F, Catanuto G, De Meo L, et al. Outcomes of bilateral mammoplasty for early stage breast cancer. Eur J Surg Oncol, 2008, 34(10): 1143–1147.

[52] Chang EI, Peled AW, Foster RD, et al. Evaluating the feasibility of extended partial mastectomy and immediate reduction mammoplasty reconstruction as an alternative to mastectomy. Ann Surg, 2012, 255(6): 1151–1157.

[53] Losken A, Dugal CS, Styblo TM, et al. A meta-analysis comparing breast conservation therapy alone to the oncoplastic technique. Ann Plast Surg, 2014, 72(2): 145–149.

[54] Nizet JL, Maweja S, Lakosi F, et al. Oncological and Surgical Outcome after Oncoplastic Breast Surgery. Acta Chir Belg, 2015, 115(1): 33–41.

[55] De Lorenzi F, Hubner G, Rotmensz N, et al. Oncological results of oncoplastic breast-conserving surgery: Long term follow-up of a large series at a single institution: A matched-cohort analysis. Eur J Surg Oncol, 2016, 42(1): 71–77.

[56] Rezai M, Knispel S, Kellersmann S, et al. Systematization of Oncoplastic Surgery: Selection of Surgical Techniques and Patient-Reported Outcome in a Cohort of 1,035 Patients. Ann Surg Oncol, 2015, 22(11): 3730–3737.

[57] Veiga DF, Veiga-Filho J, Ribeiro L M, et al. Evaluations of aesthetic outcomes of oncoplastic surgery by surgeons of different gender and specialty: a prospective controlled study. Breast, 2011, 20(5): 407–412.

[58] Cil TD, Cordeiro E. Complications of Oncoplastic Breast Surgery Involving Soft Tissue Transfer Versus Breast-Conserving Surgery: An Analysis of the NSQIP Database. Ann Surg Oncol, 2016, 23(10): 3266–3271.

[59] Clough KB, Van La Parra RFD, Thygesen HH, et al. Long-term Results After Oncoplastic Surgery for Breast Cancer: A 10-year Follow-up. Ann Surg, 2018, 268(1): 165–171.

[60] Waljee JF, Hu ES, Newman LA, et al. Correlates of patient satisfaction and provider trust after breast-conserving surgery. Cancer, 2008, 112(8): 1679–1687.

[61] Mcintosh J, O'donoghue JM. Therapeutic mammaplasty-a systematic review of the evidence. Eur J Surg Oncol, 2012, 38(3): 196–202.

[62] Behranwala KA, Dua RS, Ross GM, et al. The influence of radiotherapy on capsule formation and aesthetic outcome after immediate breast reconstruction using biodimensional anatomical expander implants. J Plast Reconstr Aesthet Surg, 2006, 59(10): 1043–1051.

[63] Boughey JC, Hoskin TL, Hartmann LC, et al. Impact of reconstruction and reoperation on long-term patient-reported satisfaction after contralateral prophylactic mastectomy. Ann Surg Oncol, 2015, 22(2): 401–408.

[64] Carmichael AR, Mokbel K. Evolving Trends in Breast Surgery: Oncoplastic to Onco-Aesthetic Surgery. Arch Plast Surg, 2016, 43(2): 222–223.

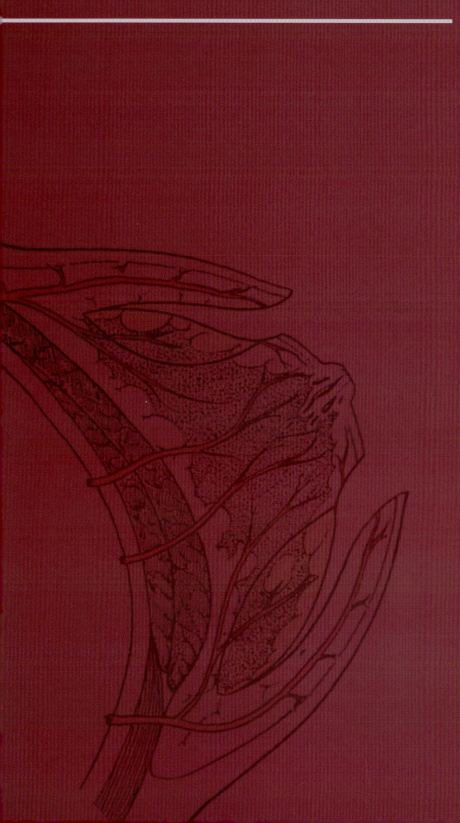

第 3 部分

手术室因素与手术技术

22

乳腺癌手术中的团队协作：影响手术成功率的手术室因素及提升策略

Sibel Özkan Gürdal, Sami Açar, Nuh Zafer Canturk

22.1 引 言

如今，随着我们对乳腺癌认识的加深，其治疗越来越专业化。乳腺癌专用手术、麻醉和护理服务团队可使错误率降至最低，患者更容易获得预期成功，还可以最大限度地减少由于缺乏沟通、时间损失和成本比造成的医疗错误率。多学科肿瘤委员会（Multidisciplinary Fumor Council）已尝试通过个体化评估患者病情并讨论治疗措施以达到最佳的治疗效果。该委员会的核心成员包括两名乳腺外科医生、一名放射肿瘤学专家、一名内科肿瘤学专家、两名放射学专家、两名病理学专家、两名专门护理癌症患者的护士以及一名秘书。除核心成员外还需要增加一名产科医生、一名整形外科医生、一名核医学专家、一名物理治疗师和一名精神病医生，条件允许的话，再增加一名社会学家，将显著提高决策的准确性。由于团队成员构成复杂，团队成员之间的正确沟通对获得成功的治疗将发挥关键作用。

如今随着医学学科专业更加细化，一位医生不可能精通多个专业。因此，特定专科的医生与不同的医学专科合作变得非常重要。对某一个专科了解得越深，越容易实现专业化。只有掌握了治疗的正确性、成本和有效性等详细信息，才能确定是否有替代方案及制订解决问题的方案。在这方面，无论是手术室还是诊所的医护人员，都应该接受培训，以实现这一目标。此外，为了避免发生医疗错误，医疗服务提供者之间的和谐相处也极其重要，准备安全核查表和制订团队合作培训计划有利于尽可能减少可预防的错误，而且准备安全核查表可以保持团队的动力。为了防止可能发生的冲突，提高沟通技巧非常重要，此有利于团队有效合作，建立等级秩序。

为降低乳腺癌患者的死亡率，获得更高的生存率，多学科合作非常有必要，因此选择正确治疗的机会增加，成本率降低，并发症发生率和死亡率也降低。多学科合作包括术前决策阶段、手术室手术阶段以及术后可能发生并发症阶段的解决方案。

影响团队合作的因素包括外科医生的专业水平、临床成绩、认知水平和沟通技巧。与其他人一样，外科医生的专业文化决定了他的思想、信仰和行为。Sacks等指出，外科文化（surgical culture）包含三个主要的组成部分，即团队合作、沟通和安全的工作环境[1]。

想要有效、成功地提供医疗服务，外科医生必须具备足够的临床文化积累；必须熟悉手术的各个方面，了解其准确操作方法、成本、有效性、可用的替代方案、并发症解决方法、疾病的随访情况，并且能从其他人那里获得必要的帮助。因此，为了实现这些目标，无论是手术室还是诊所的专业医疗人员，都必须接受相关培训。而且，要克服这些困难，需要经历一个长期、有耐心、有评价体系的教育过程。当然，为完成这一过程的外科团队提供安全的工作环境是管理的首要任务。Donabedian 强调，临床成绩取决于知识、技巧、技能和沟通能力[2]。想要获得这些技术，我们就需要严谨、努力地工作。而且，容易被忽视的沟通技巧和技术一样重要。Gawande 与其他 38 名外科医生对 146 例术后意外事件进行了研究，其中 60% 发生在手术室，因沟通失败直接导致意外事件的病例占 43%。在这项研究中，由于缺乏沟通导致患者出现的许多不良事件令人震惊，研究者也指出了术中不良事件的发生因素。

- 手术时注意力分散，手术人员之间出现手术分歧；
- 人体工程学问题（环境、光线、噪声等）；
- 基础设施不足；
- 疲劳；
- 工作量过大；
- 工作人员之间缺乏沟通；
- 治疗方案不合适；
- 手术人员或手术室工作人员培训不足；
- 经验不足；
- 管理混乱，官僚主义严重；
- 选择性手术方面的能力不足；
- 一天中手术时间过长；
- 未保持足够的警惕性；
- 记忆疲劳；
- 决策错误[3]。

直接影响手术成功率的重要因素是团队合作意识和沟通技巧的提高。据报道，在 20 世纪 70 年代末开展的研究中，在 4.6% 的医疗实践中发现了不良事件[4]。1991 年开展的另一项研究得出的概率与之类似，为 3.7%[5-6]。根据两项研究的结果可得出结论，超过一半的医疗错误是可以避免的，其中大多数与手术护理有关[3,7]。

美国医学研究所在 1999 年发表了第一份关于医疗错误的公开报告，即"To Err is Human"。1997 年，美国医院收到 0.336 亿份申请，4.4 万~9.8 万例患者死亡由医疗错误造成，其中大多数错误由缺乏沟通导致，这些错误原本可以避免[8]。美国疾病控制和预防中心发表的另一项研究结果强调，医疗错误在死亡原因中排名第八，高于乳腺癌、交通事故和艾滋病。因医疗错误消耗的医疗成本是 170 亿~290 亿美元。在最新的出版物中，作者强调，因医疗错误造成的死亡率在美国排名第三[9]。

22.2 多学科肿瘤委员会

治疗过程应从患者做出接受治疗的决定开始。为了使患者做出正确的决定，必须要开展团队合作，这也是成立多学科肿瘤委员会的目的。多学科肿瘤委员会通过分析患者的个性化情况并讨论治疗建议寻求最佳的治疗结果，从而使患者受益。了解乳腺癌的生物学特性后可知，乳腺癌不仅是一种疾病，还具有异质性，因此有必要制订以患者为本的治疗方案，治疗程序因此变得非常复杂（图 22.1）。

英国对多学科治疗方法的定义是"一群来自不同学科的人开会讨论患者的诊断和治疗"[10]。该委员会的核心成员包括两名乳腺外科医生、一名放射

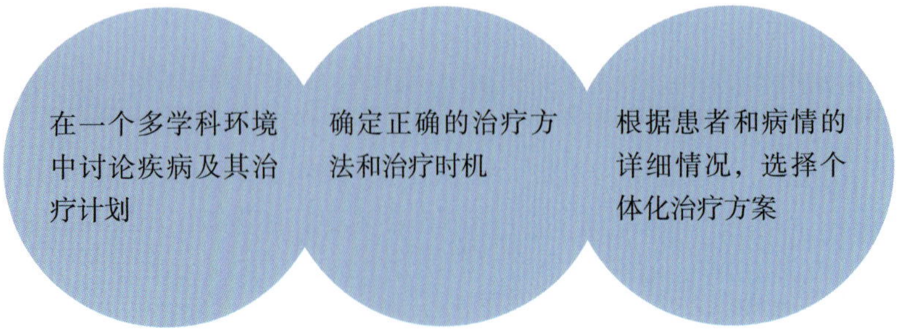

图 22.1 乳腺癌的多学科治疗方案。制订多学科治疗方案的主要目的是确定患者的最佳个体化治疗方法，这需要团队成员之间有效的沟通和协作

肿瘤学家、一名内科肿瘤学家、两名放射学家、两名病理学家、两名专门护理癌症患者的护士和一名秘书。如今可以增加一名产科医生，以便对排卵/胚胎冷冻过程、妊娠后治疗程序以及BRCA阳性患者的随访进行有效的管理。此外，该团队还包括整形外科医生、核医学专家、物理治疗师、精神病学家，如果条件允许，还可以增加社会学家，这将大大提高决策的准确性。在2010年发表的一篇系统综述中，发现多学科治疗与生存期之间存在显著相关性[11]。苏格兰对1990—2000年的大约13 000名女性乳腺癌患者进行了评估，结果显示，非多学科方法的死亡率高达11%，而多学科方法的死亡率降低了18%[12]。

这些研究对每年至少接受30次乳腺癌手术的患者采用的多学科治疗方法和治疗计划进行了调查，结果显示，接受乳房切除术的患者较少，接受保乳手术者更多，后者接受辅助治疗的概率更高[12-14]。对约2 000名肿瘤专业人员进行评估后的结果表明，多学科方法有助于制订临床决策，提高护理水平、循证治疗率和平均生存率。90%的参与者证实了这种方法的可行性[15]。多学科方法在合理利用资源方面也非常有效。Taylor等的研究中强调，乳腺癌治疗的预计费用为14~643英磅，多学科方法可直接降低此成本[16]。与决策阶段一样，手术室可采用多学科方法。手术室是一个男女按等级秩序共存的环境，性别不同的医务人员经常会遇到与工作相关的压力冲突。

责任心和专业性有助于提高护理水平。在过去的十年中，需要外科医生团队和麻醉科医生团队共同协作的工作领域已经显著拓宽。这两个团队高度和谐的合作和不断增长的技术水平已经引领外科治疗方式向微创方向发展。随着微创介入手术的出现，在做临床决定时需要考虑的因素越来越复杂，合作的必要性日益凸显。当然，思维共频会提高决策的准确性，有利于患者的治疗。如果要取得成功，就必须采用合适的方式正确沟通，并逐渐培养多学科协作的思维方式。糟糕的团队合作可能增加治疗的副作用和并发症发生率。这就像飞行员这个重要的职业，一个极小的错误就可能导致数百人死亡。这是一个需要我们仔细研究的商业领域，以强调团队合作和沟通在这个时代的重要性。

如今，飞行员获得驾照的方式是证明其技术，并展示其团队合作意识和沟通能力[17]，这一点与外科手术非常相似。特别是当所提供服务的风险比增加时，对专业化的需求就会增加，这就是创建专门的工作组或服务组的原因。在当今这个时代，面对日益增加的信息负担，确保信息的真实性就变得非常重要。研究内容越具体，成功率就越高。建立治疗乳腺癌的外科、麻醉和护理服务团队将最大限度地降低错误率，从而更容易获得预期成功。这也将有利于尽量减少由于可能存在的通信缺陷导致的医疗错误率，并将时间和成本损失降至最低。

22.3 团队合作培训与控制方案

根据上述信息，为了预防发生医疗错误，医疗保健提供者之间保持和谐相处非常重要。准备核查表和制订团队合作培训方案有利于减少可预防的错误。在退伍军人健康管理局（Veterans Health Administration, VHA）开展的一项研究中，将接受团队合作训练组与未接受团队合作训练组进行比较，结果显示在接受训练组中可预防的死亡率降低50%[18]。准备安全核查表也有利于减少沟通错误并维持团队动力，降低手术并发症和死亡率。安全核查表的广泛使用由世界卫生组织于2008年发起。2007—2008年，世界卫生组织开展了一项研究，结果表明使用安全核查表后医院死亡率和并发症发生率显著下降[19]。Haynes等证明，使用手术核查表后可以预防手术治疗后前30d内两例死亡患者中的一例患者死亡[20]。此外，提高沟通技巧、有效的团队合作以及有效的等级秩序和意识对预防医疗错误也非常重要。

22.4 在乳腺癌患者治疗过程中应该做什么

肿瘤委员会建议对已确定治疗方案的患者的有效治疗应从住院开始。患者入院后向其提供手术相关信息，并在手术前至少1d收到书面和口头的医疗知情同意书，同时临床医生在手术侧乳房上进行标记。这个过程由助理人员协助进行，并核对检查表。进入手术室前选择适当的部位和手臂为患者建立静脉通路。在多名医务人员协作下将患者推入

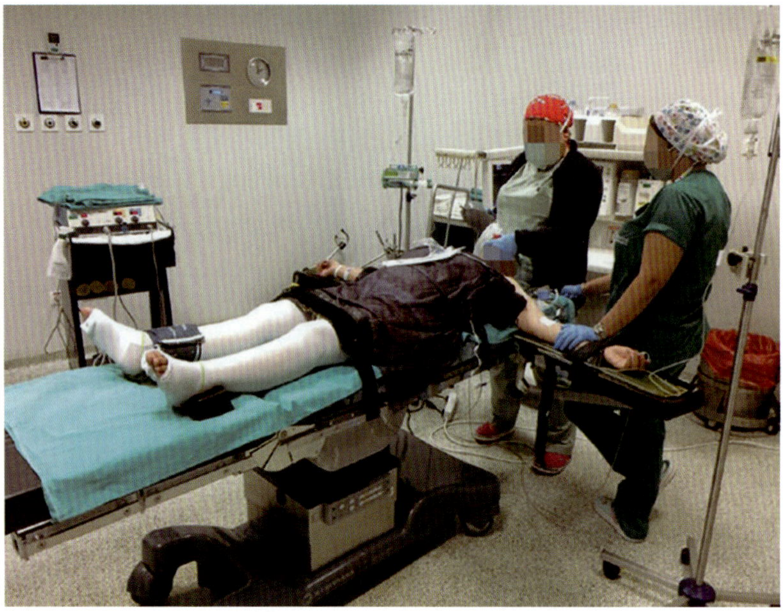

乳腺癌精要 外科观点
Breast Cancer Essentials:Perspectives for Surgeons

图 22.2　为了保证患者的安全，手术室内医生之间的有效合作非常重要

手术室，并在手术台上摆放适当体位，护理人员在操作时应非常小心（图 22.2）。

为了保证手术顺利进行，麻醉团队应为患者建立足够数量的血管通路。如果有必要，可在适当区域进行神经阻滞麻醉。如果术后患者需要止痛剂，可插入一根合适的导管。术中和术后采用物理方法和药物可以预防深静脉血栓形成。手术开始前应预防性使用抗生素，特别是对将要置入假体的患者。如果患者计划的手术时间较长，如行皮瓣重建时，则应放置导尿管。手术过程中适时擦拭出血部位，覆盖手术区域，以及对紧急情况的适当干预非常重要。在手术室团队成员中包含放射科医生和核医学专家，尤其是病理学专家，对手术的顺利完成非常重要。在上述过程中，团队成员之间有效的沟通和适当的合作非常重要。术前评估细节见表 22.1。手术室中常见问题见表 22.2。

乳房切除术切口属于清洁切口，因其远离存在污染可能的肠胃道系统、泌尿生殖系统和呼吸系统。然而，改良根治性乳房切除术（modified radical mastectomy，MRM）后的伤口感染率为 2%~15%，被分离出来的最常见细菌包括金黄色葡萄球菌和表皮葡萄球菌[21]，因此可酌情通过静脉给予具有抗葡萄球菌活性的头孢菌素或氨苄西林。考虑到医院感染菌群，应与感染科专家一起讨论预防性抗生素的应用方案，并且使用最合适的抗生素，这样有

表 22.1　术前评估阶段及细节

阶段	细节
介绍	• 团队成员自我介绍并提供工作信息
暂停	• 已证实患者身份 • 整个团队确认手术部位和手术计划相关信息
麻醉检查	• 评估患者的气道状况、过敏史、药物史和其他系统性疾病
手术检查	• 评估与手术方法相关的可能并发症和存在的困难 • 手术前应检查计划使用的手术器械 • 准备术中可能需要的血液或血液制品 • 由患者参与决定预防性抗生素的类型
护理检查	• 检查手术器械和患者的术前准备

表 22.2　手术室团队应提出的问题

- 团队成员的名称和任务是什么？
- 核对患者信息是否正确？
- 手术类型是否确定？
- 患者是否事先签署知情同意书？
- 右臂上是否有血管切口？
- 必要时是否预防性使用抗生素？
- 在手术中可能会出现哪些问题？
- 是否讨论可能出现的并发症？
- 患者是否需要药物预防深静脉血栓形成？
- 在手术过程中，是否需要一名核医学专家和一名放射科医生？
- 术前是否需要行使用超声检查？如果是，是否已在手术室中准备？
- 在手术过程中会使用伽马探头吗？

利于降低伤口延迟愈合和无法如期开始化疗的可能性[22]。

根据个体和肿瘤因素，如肿瘤部位、大小和肿瘤/乳腺比，实现保乳手术目标对外科医生来说往往是一项挑战，甚至无法采用该方法。在采用保乳手术（breast-conserving surgery，BCS）时，影响美容效果最重要的原因是乳房体积损失。已证明移除超过20%的乳房体积会产生不良的美容效果[23]。在同一象限中检测到距离小于3~4cm的多个癌灶被称为多灶性乳腺癌，多中心性乳腺癌是指在两个不同的象限（距离4cm）存在乳腺癌，对于这些病例，乳房肿瘤整形手术（oncoplastic breast surgery，OPS）已成功应用并被证明是有效的。乳房肿瘤整形手术融合了肿瘤切除和整形重建手术技术，是根据肿瘤学原理切除乳腺肿瘤，遗留的缺损区域根据乳房重建手术原则进行关闭，从而获得有效的治疗和美容效果。BCS后重建包括两种技术，即容积移位技术和容积置换技术[24-25]。容积移位技术是移动腺皮瓣填充缺损区域，该技术会导致乳房体积减少，因此同时行对侧乳房缩小成形术以达到对称是必要的。肿瘤切除可采用的技术包括腺体重塑、上蒂或下蒂技术、蝙蝠翼技术、桨状乳房成形术（paddle mammoplasty）、双环技术（又称圆形块技术）和垂直瘢痕技术。

容积置换技术是使用自体组织重建缺损区域，可以消除乳腺组织的体积缺失。虽然已描述了多种不同的技术，但是临床中普遍采用的是背阔肌肌皮瓣重建。对于不想要或不希望失去体积的中小型乳房患者，容积置换技术是首选，其通常更适用于不想接受对侧乳房手术的患者。而容积移位技术用于中大型乳房及下垂乳房的效果较好。

容积置换技术的并发症包括腺体坏死、乳头坏死和供区并发症。随着经验的增加，该技术的并发症发生率已经降低。对于采用OPS的患者，为了实现短期或长期的预期美学效果，以及可接受的肿瘤复发率和生存率，多学科协作必不可少。

OPS和BCS的基本目的有两个，一是手术切除肿瘤并保证切缘阴性保持手术切缘完整；二是获得可接受的美容效果。一般采用墨染法明确切缘阴性，无墨汁说明为阴性手术切缘。如果肿瘤靠近皮肤，则应将皮肤一起切除，此时切除肿瘤后的乳房外观一般可以被患者接受。20%~30%接受乳房肿瘤切除术的患者需要行二次肿瘤切除术[26]。在二次手术中，40%~70%的患者被发现有残留癌[27]。术中超声检查可提高切缘阴性的概率，并在必要时进行再次切除。用血管夹标记切除的乳房区域将有助于保乳手术后患者接受放射肿瘤学检查。

BCS和OPS禁用于局部晚期和T_4期肿瘤患者、乳腺钼靶检查结果提示弥漫性恶性微钙化患者以及炎性乳腺癌患者。行乳房切除术时，在准备上、下皮瓣的过程中，应将皮肤和皮下脂肪组织及供应血管保留约5mm。常用的皮瓣获取部位包括锁骨上方、腹直肌筋膜、胸骨内侧初始部分下方以及背阔肌外侧。乳房切除术后患者可能出现伤口感染、血清肿、出血、气胸、组织坏死和局部复发等并发症。当排出液的24h流速低于25~30mL时，可进行引流。一般来说，对于住院1d便出院的患者，出院时应就居家活动和营养补充情况给予其口头和书面信息。血清肿的发生与术后手臂水肿直接相关[29]，发生率为30%[28]。乳房切除术后患者的出血率为1%~4%[30]。接受双侧皮下保留乳头和（或）乳晕的预防性乳房切除术患者的乳腺癌风险平均降低85%~100%[31-32]。

在接受双侧预防性乳房切除术并同时切除乳头和乳晕的患者中，乳腺癌风险进一步降低。然而，即使预防性乳房切除术可使乳腺癌风险降低，但是仍然永远不能将乳腺癌风险降至零[33-34]。

乳房植入物必须采用惰性材料，并且不能致癌。近年来，已报道与乳腺植入物相关的间变性大细胞淋巴瘤（anaplastic large cell lymphomas，ALCL）病例，但两者之间无明确关联。硅胶植入物因不受组织液的物理作用成为植入物的重要选择，其不会随着时间的推移发生恶化和破裂。植入物应便于使用和消毒，并且能抵抗机械应力。接受乳房切除术的患者如果同时进行假体乳房重建手术，需要在手术室中放置合适尺寸和质量的植入物。

患者存在的慢性疾病和影响皮肤营养的不良因素都会对伤口愈合产生不利的影响，进而引起并发症，如植入物暴露、感染和丢失，尤其是有吸烟史、糖尿病史、皮肤质量差或自身免疫性疾病的老年患者。对于这些患者，将植入物放置在胸肌下并不影响其预后。放疗（radio therapy，RT）是重要的乳腺癌辅助治疗手段，但是术后放疗可导致植入物损失高达50%，而且由于皮肤被烧伤，感染和暴露的可能性增加。放疗后可能导致组织发生纤维化，影响美观和导致包膜挛缩率增加。在植入物重建过程中，外科医生的经验非常重要。在多学科团队中整形外科专家很重要，可能会因临床程序和医生经验的不同，结果有所不同。计划用植入物进行重建的外科医生应该熟悉乳腺癌手术和重建技术，并且应该在患者因素和潜在并发症的处理方面具有丰富的经验。植入物重建最重要的优点是手术时间更短，无需额外的组织。

行植入物重建时应始终保留患者使用自体组织重建的权利，因为这样不会增加患者的并发症发生率。辅助放疗并不被认为是植入物重建的禁忌证，因为使用先进的放疗设备，由经验丰富的放射肿瘤学专家操作，患者有可能达到预期结果。关于放疗相关问题咨询放射肿瘤学专家非常重要。乳房切除术后可行即刻一期植入物乳房重建，也可以使用组织扩张器行延迟二期植入物重建。医生和患者均满意的植入物重建结果是，对患者而言，通过植入物填充丢失的组织实现乳房对称很重要；对医生而言，乳房下皱褶对称且成形良好非常重要。

此外，重建后的乳房应具有合适的内侧和外侧丰满度，并达到适当的下垂度和体积对称。选择胸壁上合适的位置放置植入物可以获得整形手术的成功。与自体组织重建相比，植入物重建的优点是更容易进行，只需将手术时间从0.5h延长到1h。

行乳房重建时不需要做额外的切口，可以使用乳房切除术的切口。在植入物重建中，如果行自体组织重建就不会出现皮肤色素沉着，也不会延长住院时间，其发病率与乳房切除术相似，并且不会造成额外的瘢痕或组织变形。如果计划在胸肌下放置植入物以重建乳房，则在乳房切除术中应确定皮瓣的厚度和采用手术技术保留皮下血管丛，必须避免去除多余的皮肤，因为保留皮瓣的质量和张力很重要。还应保持胸肌的完整性和神经支配。

对于是否需要保留胸神经，目前存在两种观点。第一种观点认为，保留胸神经可以防止胸肌体积的损失和萎缩，这被认为对患者有益。第二种观点认为，保留胸神经后植入物会收缩，这会将其向侧面和上方推动，从而对美容效果产生不利影响。因此，外科医生必须根据患者的意愿和自己的经验决定是否保留胸神经。当创建胸肌下囊袋时，应注意保护乳房下沟，这对提供投影和下垂度很重要。如果患者没有足够的皮瓣，但是因希望拥有一个比现有乳房更大的乳房计划行二期重建，可以选择使用组织扩张器。先在6~8周内对组织扩张器完成充气后，6个月后再植入永久性植入物。在这个过程中，患者可以先完成辅助治疗。使用组织扩张器植入物重建的患者出现伤口愈合问题和伤口并发症的概率较高，并且需要更长的手术时间和额外的操作步骤。虽然使用该技术确保乳房对称可能很困难，投影也可能会受损，但是不影响后续的重建方法，也不会产生额外的切口瘢痕。

即刻自体组织乳房重建的供体部位有很多选择，包括腹部、背部、大腿或腰部等。

- 背部：背阔肌肌皮瓣；
- 腹部：横形腹直肌皮瓣；
- 腹部：腹壁下动脉穿支皮瓣；
- 腹部：腹壁浅动脉穿支皮瓣；
- 臀部：臀上动脉穿支皮瓣；
- 臀部：臀下动脉穿支皮瓣；
- 臀部：Rubens皮瓣；
- 大腿：股薄肌皮瓣。

在上述多种选择中，背阔肌肌皮瓣是一种较容易应用且并发症相对较少的皮瓣，可用于放疗患者，具有血管成形性好及皮瓣寿命理想等优点。虽然此类手术不需要使用显微外科技术，但当其他供体部位出现并发症时显微外科技术仍然有用。对于有中度或轻微乳房下垂患者，可首选此术式。背阔肌肌皮瓣可以与植入物联合使用应用于更大的乳房或需要更大体积的重建时，其与植入物的兼容性接近完美。无论患者的体形如何，从该部位进行皮瓣取材不会对肥胖或虚弱患者造成影响，其主要禁忌证是腋窝清扫过程中供养皮瓣的血管结构受损严重的患者。曾接受前胸廓切开术患者的血管神经束通常受到严重损伤。该技术不适用于不希望背部有额外切口或因"斑块效应"导致肤色不同的患者。

在前哨淋巴结活检（sentinel lymph node biopsy，SLNB）中，可以使用放射性物质、蓝色染料或两者结合，所使用的方法不同，例如药物选择、注射位置、闪烁时间、是否干预腋窝外淋巴结以及检查切除淋巴结后的腋窝入路等。无论原发肿瘤的大小和位置如何，SLNB 已被公认为所有临床淋巴结阴性乳腺癌病例的标准检测方法。对于临床 N_1 期病例，假设肿瘤细胞可以浸润淋巴管，则可抑制染料或放射性胶体进入淋巴管，这将导致真正的前哨淋巴结无法被检测，假阴性率增加。40% 的淋巴结阳性患者可以通过术前 USG 和穿刺活检得到确诊。当手术中触诊到可疑淋巴结时，也应将其切除，并与前哨淋巴结一起分别送病理科检查。经术中检查或石蜡检查发现前哨淋巴结（SLN）或非前哨淋巴结转移时，则可行腋窝淋巴结清扫。蓝色染料包括专利蓝、异硫蓝和亚甲基蓝，其中异硫蓝最常用，但其可引起过敏反应[35-36]。亚甲基蓝不与血浆蛋白结合，也不会引起过敏反应，但如果采用皮内注射，则会导致皮肤坏死。操作方法是在肿瘤周围（1cm，四个象限）、乳晕下以及手术期间外科医生切除的空洞边缘注射 2~5mL 染料，根据肿瘤到腋窝的距离，按摩腋窝 2~5min。然后通过发际线下方 2~3cm 的横向切口将染料注入腋窝。前哨淋巴结通常位于肋间神经穿过此静脉（腋窝第一组）的区域。首先看到被切开的导管，然后是腋窝区域和乳房。应将切除的区域连同脂肪组织一起送病理学检查。如果使用蓝色染料对淋巴结进行染色，应与病理学专家一起详细讨论是否要对切除的淋巴结进行染色。

如果发现其他淋巴结有异常，也应该告知病理学专家。应小心切除淋巴结，在对其不挤压的情况下尽可能将其与周围脂肪组织一起切除。当切除单个淋巴结时，假阴性率为 3%；当切除 3 个或以上淋巴结时，假阴性率降低到 1% 以下[37-38]。患者发生蓝色染料过敏的概率为 1%~3%[39]。活性染料可引起患者氧饱和度变化。妊娠患者不可使用蓝色染料，因为其具有潜在的致命影响[40]。

淋巴显像（lymphoscintigraphy）技术是通过淋巴液流动将注射的放射性药物运送到局部淋巴结，以用于淋巴结检测。这种方法可用于区域淋巴结定位，术前图像可确定 SLN 位于腋窝还是腋窝外。在手术过程中，通过伽马探针可发现 SLN。使用的放射性药物粒径大小在 SLN 检测中非常重要。放射性药物的颗粒分布是不均匀的，必须对其进行过滤以实现均匀化。直径小于 100nm 的颗粒可进入淋巴流，并流入淋巴结；直径 500~2 000nm 的颗粒不能进入淋巴流，而是留在注射部位；直径小于（4~5）nm 的微粒则逃逸到毛细血管流中，不会转移到淋巴结。使用小颗粒放射性药物可以在治疗后 2h 进行 SLNB。计划第 2 天早上手术的患者，其所使用的放射性药物中必须存在较大的颗粒。由于存在丰富的淋巴网，皮内注射可快速获得满意的效果[41]。为了在手术中进行准确计数，并尽量减少背景活动，应移除包含原注射部位在内的肿块。将伽马探针悬停在腋窝皮肤上，以确定活动计数的最高点，并在腋窝中做一个小切口。通过切口插入伽马探针，将活性最高的淋巴结连同周围脂肪组织一起切除。将切除的淋巴结分别进行反应性计数，确定为 SLN 后送病理检查。重新评估腋窝情况，如果仍然存在较高的计数，则切除其他前哨淋巴结，直到保持第一个前哨淋巴结的计数值小于 10%。在所有这些阶段中，请核医学专家会诊将有助于达成共识从而将错误率降至最低。

在定位不可触及的乳腺病变（non-palpable breast lesions，NPBL）时，可采用导丝定位、放射性核素隐匿病灶定位、皮肤投影标记、碳标记、蓝色染料标记和术中超声检查等技术。导丝定位是标记不可触及乳房病变最常用的技术（图 22.3）。

近年来，放射导向隐匿性病灶定位（radio-guided occult lesion localization，ROLL）技术已被广泛接受，因为采用该技术的过程中可以通过金属导丝做标记，所以应在手术当天放置导丝。为了给手术医生提供指导，应按图显示头尾侧和中外侧位置，并且显示导线的位置和到病变的距离（图 22.4）。

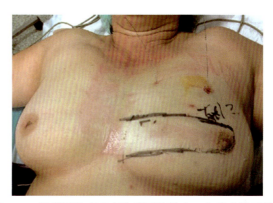

图 22.3 导管原位癌患者接受团队治疗，在手术当天放射科医生标记钙化灶边缘

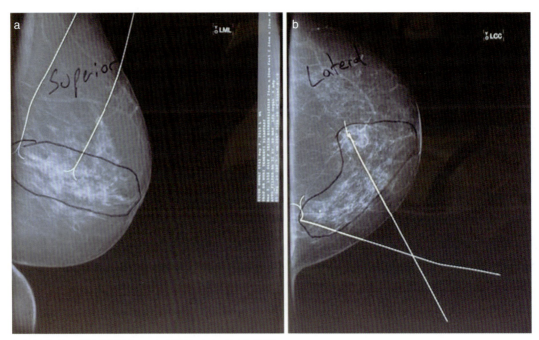

图 22.4 患者的乳腺 X 线摄影图像，通过导丝可显示钙化范围

在这个阶段中，术者应与放射科医生保持联系，如果条件允许，在手术过程中也应如此。

相互之间有效的沟通将增加成功切除的概率。切口到病变处的距离最长应为 1cm，以确保金属导丝标记成功。乳腺 X 线摄影发现的病变应行 X 线摄影检查；X 线摄影不可见的病变，术中应行病理检查。导丝定位也可能引起一些并发症，这些并发症可能由技术原因、导丝进入病变的位置、质硬乳腺组织患者定位困难、针滑脱或脱位以及缝针不适等引起，气胸很少发生[42-45]。ROLL 是一种利用影像学方法将 ^{99m}Tc 标记的血清白蛋白大聚集体注射到病变部位的方法。在手术过程中，用伽马探针去除病变。如果 ROLL 技术与 SLNB 结合使用，则称为 SNOLL。ROLL 技术可以在导丝定位前 1 天完成[46]。在导丝定位过程中，导丝钩与导丝入口的距离可能造成不必要的剥离。对于无法触及的乳腺病变的导丝定位，在上象限应首选平行于乳晕的切口，在下象限应首选平行于乳晕的放射状切口，应注意确保切口在计划的乳房切除术范围内。将病变的上缘用两条短线标记，将侧缘用两条长线标记，将前缘用一条短线和一条长线标记（图 22.5）。

用夹子标记标本边缘，以便在标本放射片上可以看到。

对于通过乳腺 X 线检查发现病变的患者，应

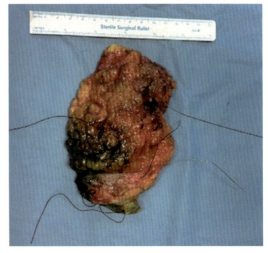

图 22.5 将标本用丝线标记为病理学专家标示的手术边缘，团队成员有效的沟通对手术成功非常重要

进行标本 X 线检查，并监测微钙化区域的范围。通过冷冻切片检查发现侵袭性病灶的患者，应行 SLNB。术前可在内象限的乳晕下瘤周和外象限的病变外侧注射蓝色染料，经术前病理检查确诊的患者，首先应切除 SLN，再送冷冻检查。在乳房标本 X 线检查结果上监测病变与切缘的距离，如果进行冷冻切片检查，则可镜下检查肿瘤细胞与切缘的距离。根据检查结果，对发现的病变可以再次进行切除。在上述所有过程中，术者应在手术前后与放射学专家、核医学专家和病理学专家一起对患者进行

全面评估。正确的沟通对于有效治疗至关重要。

虽然准确的评估可以保护患者免受不必要的乳房切除，但是不准确的评估也会导致治疗不彻底。最理想的情况是，治疗团队成员一起工作，一起在手术室中评估病情，这样也不会浪费时间。在这个过程中沟通至关重要，需要团队中的每个医生在每个阶段都参与团队合作。有效、充分、合理地按一定的等级顺序进行沟通可以防止潜在的冲突。Neily 等的研究表明，随着手术室工作人员接受更多的培训和交流频次的增加，患者的手术死亡率下降；研究结果也显示，在 74 家开展此类教育项目的医院中，患者的死亡率下降 18%，他们也对此提出了一些建议。

据此，卫生系统需要培养团队合作水平和技能熟练程度。在手术室中，临床医生应进行演示以增加交流。所有乳腺外科专家需要以一种互补的方式一起工作。有学者强调，团队合作的效力非常强，我们应在患者住院期间建立这种效力[47]。毋庸置疑，随着医疗机构的手术团队成员、患者数量和手术干预的复杂性不断增加，患者的死亡率和并发症发生率将会下降[48]。

22.5 总　结

如今，乳腺癌相关的生物学知识有所增加，利用这些知识确定细节有助于手术成功，但是这个过程变得越来越具有挑战性，单靠个人的努力是无法完成此项挑战的，需要团队成员的密切合作。不同的医学学科就同一学科的合作是最合理的解决方案，从不同的视角考虑问题对于患者获得最好的结果非常有用。因此，团队成员定期开会并一起评估问题非常有必要。正确的沟通关乎正确的决定。在这个过程中，团队成员之间有效和正确的沟通将提高彼此的合作能力，而专业人士之间的合作将使疾病管理达到患者和决策者所预期的水平。

提示与技巧

- 乳腺癌的成功诊断和治疗依赖于团队合作。
- 在团队合作中决定成功的最重要因素是沟通。
- 在提供有效沟通方案后，团队成员之间可以进行合作。
- 在所有阶段，团队成员都需要具备专业的精神。
- 尽管已制订各种预防措施，但仍应该使用安全核查表以消除一些可能发生的问题。
- 为了取得最好的结果，有必要建立一份所有医疗专业人员共同参与的检查清单。
- 随着诊断和治疗经验的增加，因这些特征导致的错误率将会下降。

（杨柳　译，罗静　审校）

参考文献

[1] Sacks GD, Shannon EM, Dawes AJ, et al. Teamwork, communication and safety climate: a systematic review of interventions to improve surgical culture. BMJ Qual Saf, 2015, 24(7): 458–467.

[2] Donabedian A. The quality of care. How can it be assessed? JAMA, 1988, 260(12): 1743–1748.

[3] Gawande AA, Zinner MJ, Studdert DM, et al. Analysis of errors reported by surgeons at three teaching hospitals. Surgery, 2003, 133(6): 614–621.

[4] Mills DH. Medical insurance feasibility study. A technical summary. West J Med, 1978, 128(4): 360–365.

[5] Brennan TA, Leape LL, Laird NM, et al. Incidence of adverse events and negligence in hospitalized patients. Results of the Harvard Medical Practice Study I. N Engl J Med, 1991, 324(6): 370–376.

[6] Leape LL, Brennan TA, Laird N, et al. The nature of adverse events in hospitalized patients. Results of the Harvard Medical Practice Study II. N Engl J Med, 1991, 324(6): 377–384.

[7] Barbeito A, Lau WT, Weitzel N, et al. FOCUS: the Society of Cardiovascular Anesthesiologists' initiative to improve quality and safety in the cardiovascular operating room. Anesth Analg, 2014, 119(4): 777–783.

[8] Kohn LT, Corrigan JM, Donaldson MS. To err is human: building a safer health system Washington, DC: Institute of Medicine (US) Committee on Quality of Health Care in America. National Academy Press, 2000.

[9] Makary MA, Daniel M. Medical error—the third leading cause of death in the US. Medical errors are fast becoming recognize as a significant cause of death and morbidity which is driving efforts to improve communication and team dynamics to prevent error. BMJ, 2016, 3(353): i2139.

[10] Department of Health. Manual for cancer services. London: Department of Health, 2004.

[11] Hong NJ, Wright FC, Gagliardi AR, et al. Examining the potential relationship between multidisciplinary cancer care and patient survival: an international literature review. J Surg Oncol, 2010, 102(2): 125–134.

[12] Kesson EM, Allardice GM, George WD, et al. Effects of

[13] Houssami N, Sainsbury R. Breast cancer: multidisciplinary care and clinical outcomes. Eur J Cancer, 2006, 42(15): 2480–2491.

[14] Selby P, Gillis C, Haward R. Benefits from specialised cancer care. Lancet, 1996, 348(9023): 313–318.

[15] Taylor C, Ramirez AJ. Multidisciplinary team members' views about MDT working: results from a survey commissioned by the National Cancer Action Team. London: National Cancer Action Team, 2009.

[16] Taylor C, Shewbridge A, Harris J, et al. Benefits of multidisciplinary teamwork in the management of breast cancer. Breast Cancer (Dove Med Press), 2013, 5: 79–85.

[17] Makary MA, Mukherjee A, Sexton JB, et al. Operating room briefings and wrong-site surgery. J Am Coll Surg, 2007, 204(2): 236–243.

[18] Neily J, Mills PD, Young-Xu Y, et al. Association between implementation of a medical team training program and surgical mortality. J Am Med Assoc, 2010, 304(15): 1693–1700.

[19] Lacassie HJ, Ferdinand C, Guzman S, et al. World Health Organization (WHO) surgical safety checklist implementation and its impact on perioperative morbidity and mortality in an academic medical center in Chile. Medicine (Baltimore), 2016, 95(23): e3844.

[20] Haynes AB, Weiser TG, Berry WR, et al. A surgical safety checklist to reduce morbidity and mortality in a global population. N Engl J Med, 2009, 360(5): 491–499.

[21] Bunn F, Jones DJ, Bell-Syer S. Prophylactic antibiotics to prevent surgical site infection after breast cancer surgery. Cochrane Database Syst Rev, 2012, 1: CD005360.

[22] Throckmorton AD, Boughey JC, Boostrom SY, et al. Postoperative prophylactic antibiotics and surgical site infection rates in breast surgery patients. Ann Surg Oncol, 2009, 16(9): 2464–2469.

[23] Bulstrode NW, Shrotria S. Prediction of cosmetic outcome following conservative breast surgery using breast volume measurements. Breast, 2001, 10(2): 124–126.

[24] Rubio IT. Role of oncoplastic surgery in breast conservative surgery in breast cancer patients. Rev Senologia, 2010, 23: 134–135.

[25] Association of Breast Surgery at BASO, BAPRAS and the Training Interface Group in Breast Surgery. Oncoplastic breast surgery—a guide to good practice. Eur J Surg Oncol, 2007, 33 Suppl 1: S1–23.

[26] Early Breast Cancer Trialists' Collaborative Group. Effects of radiotherapy and surgery in early breast cancer. An overview of the randomized trials. N Engl J Med, 1995, 333(22): 1444–1455.

[27] Arriagada R, Le MG, Rochard F, et al. Conservative treatment versus mastectomy in early breast cancer: patterns of failure with 15 years of follow-up data. Institut Gustave-Roussy Breast Cancer Group. J Clin Oncol, 1996, 14(5): 1558–1564.

[28] Kuroi K, Shimozuma K, Taguchi T, et al. Effect of mechanical closure of dead space on seroma formation after breast surgery. Breast Cancer, 2006, 13(3): 260–265.

[29] Tadych K, Donegan WL. Postmastectomy seromas and wound drainage. Surg Gynecol Obstet, 1987, 165(6): 483–487.

[30] Vitug AF, Newman LA. Complications in breast surgery. Surg Clin North Am, 2007, 87(2): 431–451.

[31] Hartmann LC, Sellers TA, Schaid DJ, et al. Efficacy of bilateral prophylactic mastectomy in BRCA1 and BRCA2 gene mutation carriers. J Natl Cancer Inst, 2001, 93(21): 1633–1637.

[32] Meijers-Heijboer H, Van Geel B, Van Putten WL, et al. Breast cancer after prophylactic bilateral mastectomy in women with a BRCA1 or BRCA2 mutation. N Engl J Med, 2001, 345(3): 159–164.

[33] Rebbeck TR, Friebel T, Lynch HT, et al. Bilateral prophylactic mastectomy reduces breast cancer risk in BRCA1 and BRCA2 mutation carriers: the PROSE Study Group. J Clin Oncol, 2004, 22(6): 1055–1062.

[34] Borgen PI, Hill AD, Tran KN, et al. Patient regrets after bilateral prophylactic mastectomy. Ann Surg Oncol, 1998, 5(7): 603–606.

[35] Wilke LG, Mccall LM, Posther KE, et al. Surgical complications associated with sentinel lymph node biopsy: results from a prospective international cooperative group trial. Ann Surg Oncol, 2006, 13(4): 491–500.

[36] Albo D, Wayne JD, Hunt KK, et al. Anaphylactic reactions to isosulfan blue dye during sentinel lymph node biopsy for breast cancer. Am J Surg, 2001, 182(4): 393–398.

[37] Goyal A, Newcombe RG, Mansel RE, et al. Clinical relevance of multiple sentinel nodes in patients with breast cancer. Br J Surg, 2005, 92(4): 438–442.

[38] Goyal A, Newcombe RG, Chhabra A, et al. Factors affecting failed localisation and false-negative rates of sentinel node biopsy in breast cancer-results of the ALMANAC validation phase. Breast Cancer Res Treat, 2006, 99(2): 203–208.

[39] Cheng G, Kurita S, Torigian DA, et al. Current status of sentinel lymph-node biopsy in patients with breast cancer. Eur J Nucl Med Mol Imaging, 2011, 38(3): 562–575.

[40] Raut CP, Hunt KK, Akins JS, et al. Incidence of anaphylactoid reactions to isosulfan blue dye during breast carcinoma lymphatic mapping in patients treated with preoperative prophylaxis: results of a surgical prospective clinical practice protocol. Cancer, 2005, 104(4): 692–699.

[41] Wilhelm AJ, Mijnhout GS, Franssen EJ. Radiopharmaceuticals in sentinel lymph-node detection-an overview. Eur J Nucl Med, 1999, 26(4 Suppl): S36–42.

[42] Vuorela AL, Kettunen S, Punto L. Preoperative hookwire localization of nonpalpable breast lesions by use of standard and stereotactic technique. Anticancer Res, 1993,

13(5C): 1873–1875.
- [43] Gray RJ, Salud C, Nguyen K, et al. Randomized prospective evaluation of a novel technique for biopsy or lumpectomy of nonpalpable breast lesions: radioactive seed versus wire localization. Ann Surg Oncol, 2001, 8(9): 711–715.
- [44] Marrujo G, Jolly PC, Hall MH. Nonpalpable breast cancer: needle-localized biopsy for diagnosis and considerations for treatment. Am J Surg, 1986, 151(5): 599–602.
- [45] Allen MJ, Thompson WD, Stuart RC, et al. Management of non-palpable breast lesions detected mammographically. Br J Surg, 1994, 81(4): 543–545.
- [46] Aydogan F, Ozben V, Celik V, et al. Radioguided occult lesion localization (ROLL) for non-palpable breast cancer: a comparison between day-before and same-day protocols. Breast, 2010, 19(3): 226–230.
- [47] Neily J, Mills PD, Young-Xu Y, et al. Association between implementation of a medical team training program and surgical mortality. JAMA, 2010, 304(15): 1693–1700.
- [48] Birkmeyer JD, Dimick JB. Understanding and reducing variation in surgical mortality. Annu Rev Med, 2009, 60: 405–415.

23 靶向乳房手术：乳腺癌的精准治疗

Mahdi Rezai, P. Kern

23.1 引　言

原发性乳腺癌可采用多模式治疗，包括手术、系统治疗和放疗。

系统治疗和放疗的靶向治疗标准相同即可实施细胞毒性药物治疗、抗体治疗和免疫治疗，并可联合增强放疗或术中针对原发肿瘤床的放疗，但是几乎没有证据表明手术也应该遵循同样的靶向治疗原则。

我们的研究小组提出了一种列线图，它根据乳腺癌的具体位置，对靶向乳房手术方法进行分类和系统化[1]。我们制订了肿瘤整形手术原则，这些原则有助于确保手术的肿瘤学安全性，又兼顾了美学效果。

如图 23.1 所示，根据个体的肿瘤部位和大小选择手术技术。

乳房下半球肿瘤通常选择垂直切口技术，如真皮腺体旋转乳房成形术、肿瘤适应性乳房固定术以及 L 形切口或倒 L 形切口，以避免仅采用乳晕周围入路或平行乳晕边缘切口的简单的腺体旋转乳房成形术时可能发生的"鸟嘴样"畸形。腺体旋转乳房成形术可以安全地应用于上象限肿瘤（占所有患者的 66%），这与在我们机构对接受肿瘤整形手术的 1 035 例原发性乳腺癌患者的队列研究结果相同[1]（图 23.2）。

我们的研究数据显示，肿瘤学安全性是所有手术技术的必要条件，在首次手术治疗时的乳腺癌标本阴性切缘率高达 90%，随访显示局部复发率很低[2]。接受新辅助化疗的患者获得阴性切缘会出现一些特殊困难，因为并非所有乳腺癌都会呈现同心性反应，更多时候是分散的肿瘤巢的指状反应（digital response），这给诊断人员确定切口位置带来了挑战。

国家指南建议在新辅助化疗后依据肿瘤缩小的"新边界"进行切除，但到目前为止，还没有影像学检查能够精确确定肿瘤新边界的位置。目前 MRI 检查在这方面的精准度最高。

23.2 靶向乳房手术

23.2.1 术前影像学检查

在进行靶向乳房手术前，准确了解肿瘤部位及其范围非常重要。乳腺 X 线和超声检查是最基本的术前检查，通常辅以 CT 或 MRI 检查，后者尤其适用于广泛的微钙化、多灶性或多中心性乳腺癌，以及组织活检结果提示小叶组织学病变的情况。

外科医生应了解术前影像学检查结果和组织核芯针穿刺活检的特殊病理学表现，因为当组织病理学结果为浸润性乳腺癌伴有 DCIS 和（或）小叶癌时，首次手术后标本的边缘通常不能清晰显示，这通常与更高的局部复发率有关[3]（图 23.3）。

M. Rezai
European Academia of Senology, Düsseldorf, Germany
e-mail: mahdi@rezai.org

P. Kern (✉)
University Hospital of Essen—West German Cancer Center - Women's Department, Essen, Germany
e-mail: peter.kern@uk-essen.de

© Springer Nature Switzerland AG 2021
M. Rezai et al. (eds.), *Breast Cancer Essentials*, https://doi.org/10.1007/978-3-030-73147-2_23

靶向乳房手术：乳腺癌的精准治疗

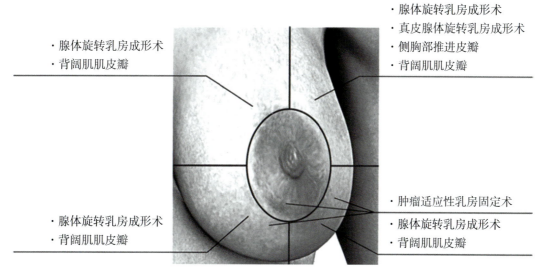

图 23.1　根据肿瘤位置和大小选择手术技术（获得 Jürgen Heger 许可使用）

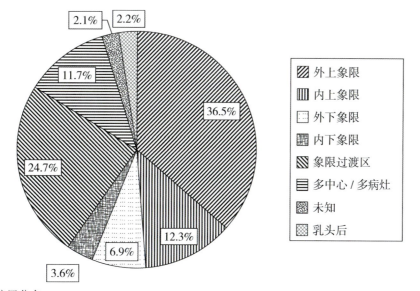

图 23.2　乳腺肿瘤位置分布

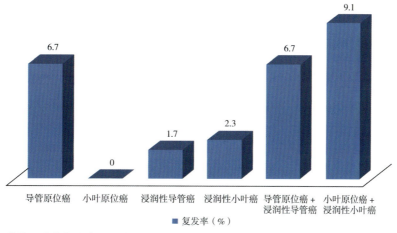

图 23.3　根据组织病理学分型确定复发率（原位癌和浸润性癌）

23.2.2 手术准备：尽可能精确地确定目标

对于无法触及的肿瘤，可使用金属导丝（"框架"）和夹子或线圈对必须切除的肿瘤范围进行标记，并且需要通过术中X线和超声检查进行定位。根据外科肿瘤学会的建议，切除时必须尽可能精确（有针对性）地切除肿瘤，且肿瘤切缘无墨染[4]。对于可触及的肿瘤，术前用笔在皮肤上进行标记（"肿瘤在体表的投影"）。通过术前超声检查测量肿瘤到皮肤的距离、肿瘤到胸肌筋膜的距离以及肿瘤的直径。

23.2.3 靶向肿瘤整形技术的选择

在确定肿瘤的大小和位置后，应选择合适的肿瘤整形技术。

我们的肿瘤学队列研究数据显示，乳腺癌主要发生在外上象限（36.5%），其次是象限过渡区（24.7%）和内上象限（12.3%）[3]。对于位于上象限及其象限过渡区的肿瘤（除了乳房下半球的象限过渡区），外科医生可以安全应用腺体乳房成形术。当切除体积过大时，需要使用自体皮瓣或细胞（脂肪填充），异体材料（植入物、扩张器联合植入物），或采用缩乳成形术使两侧乳房对称。在我们的队列研究中，约66%的乳腺癌患者可以通过腺体乳房成形术得到治疗，而不需要使用皮瓣或脂肪填充进行体积置换，此时所用的方法是体积置换而非体积移位。原发性乳腺癌的切除方法通常是节段性切除术，因为浸润性导管亚型的主要组织病理学增长更倾向于节段性扩散。小叶型乳腺癌则表现出一种独特的生长方式，不沿乳腺导管排列，通常表现为乳腺内弥漫性生长，根据我们的研究数据，这是导致切缘不清晰和需要二次切除以获得阴性切缘的危险因素[1]。

23.2.4 术中影像学及手术

由于乳腺癌通常沿着导管系统或末端腺体单位扩散，通过术前超声检查可确定肿瘤的具体位置和大小，并有助于在皮肤上标记肿瘤体表投影，靶向肿瘤整形手术可采用节段性切除术。

将切除的标本固定在KliniTray™设备上[5]，通过我们集团与一家公司合作开发的坐标系统（水平方向为A~P，垂直方向为1~16）对标本进行定位，这有助于外科医生和病理学专家之间进行准确沟通。如果显微镜检发现肿瘤细胞靠近切缘，应行二次手术，从而有针对性地获得阴性切缘（图23.4）。

23.2.5 术中对切除标本的评估：超声和X线检查

我们通过术中X线和（或）超声检查确定切除肿瘤的边缘。如果切缘与肿瘤距离较近，可以在一次手术中再次切除，之后将其固定在KliniTray™设备上，以便病理学专家更好地评估切缘状态（阴性或阳性）。

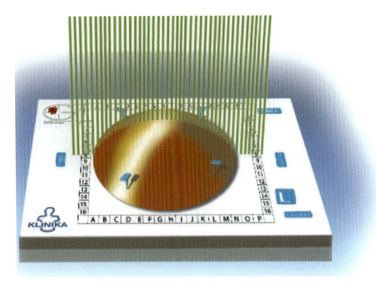
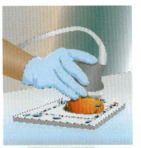
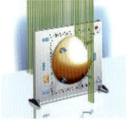

图23.4 术中将切除的肿瘤固定在KliniTray™设备上（获得Klinika-Medical GmbH公司许可使用）

23.2.6 靶向乳房手术的主要原则

我们开发了一种针对最常见部位乳腺癌的系统治疗方法，并且能够通过五种简单的手术技术处理所有大小和不同位置的肿瘤。

根据肿瘤定位、节段性切除术后缺损的大小、乳房大小以及保乳手术中是否行皮肤切除，总结出了靶向保乳手术的五个主要原则，包括保乳治疗（breast conservative therapy，BCT）- 腺体旋转、BCT- 真皮腺体旋转、BCT- 肿瘤适应性乳房缩小成形术、BCT- 侧胸壁推进术和 BCT- 胸腹部皮瓣重建。在 Düsseldorf 肿瘤整形研究中，我们分析了手术的可行性、肿瘤学结果和美学效果，并按照国际标准指南对患者行系统辅助治疗和放疗。

23.3 肿瘤整形技术

外科医生只需要掌握五种简单的肿瘤整形技术就可以应对几乎所有的乳房手术挑战，而不需要掌握过多的复杂手术技术。

23.3.1 腺体旋转乳房成形术（63.8%）

在行乳腺节段性切除术（不切除皮肤）的情况下，通过移动腺体皮瓣很容易接近腺体缺损。实施标准的乳腺节段性切除术时，直接切开待切除区域。对于乳房上半球病变，切口应遵循 Langer's 线。切开区域皮肤，将腺体与皮肤分离。只有在切除一节乳段并接近组织后，才能在皮肤收缩区进行下一步的皮肤操作，这可以最大限度地减少对术后长期复发监测的影响（内在美学方面）。在某些情况下，需要破坏乳房的中心部分，将乳头乳晕复合体与下部乳房组织分开。这样可以将乳房中央体积转移到缺损处，促进组织置换，防止乳头乳晕复合体向肿瘤床偏移。在用夹子标记肿瘤床后，将两侧腺体瓣靠近并缝合至缺损处。该方法适用于 63.8% 的乳腺癌患者，可应用于所有位置的乳腺肿瘤（图 23.5）。

23.3.2 真皮腺体旋转乳房成形术（6.7%）

在乳房内上或内下象限切除皮肤的局限性包括，如果在乳头上方或下方切除过多的皮肤，可能导致乳头乳晕复合体向上或向下移位。皮肤可采用放射状方法切除。为了避免出现"鸟嘴畸形"，其作为肿瘤的适应性乳房固定术可以选择真皮腺体旋转术，可以防止乳房内下象限和 6 点钟下方位置乳房变形（图 23.6）。

当乳房体积较大（B 罩杯或更大）时，可能需要另一种肿瘤整形技术重塑乳房。早期对于有乳房下极大肿瘤患者的保乳治疗是采用乳房成形术（上极带蒂乳房成形术），但是与上象限切除术相比，下极切除术会导致更多的变形，通过简单的单侧手

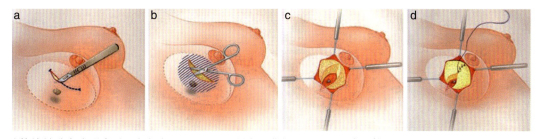

图 23.5 腺体旋转乳房成形术（© 版权归 Mahdi Rezai 所有，获得 Albert May 许可使用）

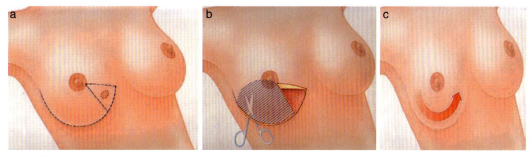

图 23.6 真皮腺体旋转乳房成形术（© 版权归 Mahdi Rezai 所有，获得 Albert May 许可使用）

术无法预防。一些患者可出现严重畸形,表现为典型的"鸟嘴样"外观,这是由下极皮肤收缩、乳头充盈不足和向下倾斜所致。真皮腺体旋转乳房成形术具有许多优点,但其主要缺点包括需要实现对侧对称,为了避免二次手术,对侧可以同时接受手术。

已经发表的文献中描述的大量乳房整形技术在长期的美容效果、瘢痕和蒂方面存在局限性。因此我们开发了一种通用的标准化下皮瓣技术,可以克服单一乳房成形术的局限性(图23.9)。

23.3.3 胸腹壁皮瓣及其他技术

肿瘤位于内下、外下象限的患者需要进行较大面积的皮肤切除,可以使用较小的胸腹部皮瓣充分重建切除处缺损。对于大多数患者,真皮腺体旋转是一种容积置换方法,可作为内下、外下象限肿瘤患者行保乳治疗的替代方案(图23.10)。

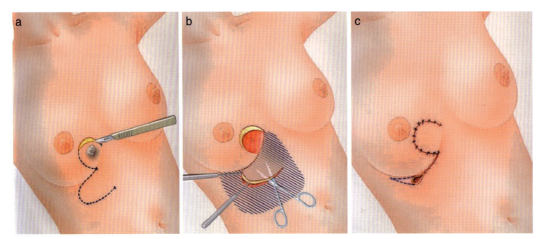

图 23.7　肿瘤适应性乳房缩小成形术(根据 Rezai 技术改进,© 版权归 Mahdi Rezai 所有,获得 Albert May 许可使用)

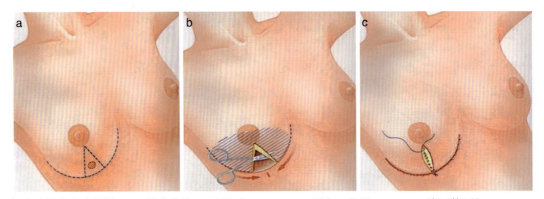

图 23.8　侧胸壁推进术(根据 Rezai 技术改进,© 版权归 Mahdi Rezai 所有,获得 Albert May 许可使用)

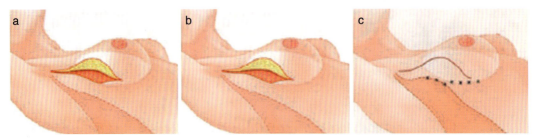

图 23.9　肿瘤适应性乳房缩小成形术(根据 Rezai 技术改进,© 版权归 Mahdi Rezai 所有,获得 Albert May 许可使用)

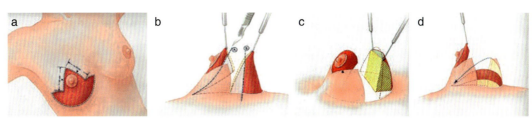

图 23.10　胸腹部皮瓣重建（© 版权归 Mahdi Rezai 所有，获得 Albert May 许可使用）

23.3.4 复发及靶向保乳手术

乳腺癌的复发风险取决于肿瘤体积、生物学特点以及局部和系统治疗效果。目前，已有多种局部肿瘤切除方法，通常采用扩大切除术联合皮瓣重建缺损。

除了精确切除肿瘤且明确切缘无墨染外，系统治疗对肿瘤的局部病程影响最大。Mannino 等指出，通过使用他莫昔芬和其他内分泌药物，乳腺癌的局部复发风险可降低一半[6]。

对于靶向乳房手术，可遵循以下五个简单的原则，无须掌握太多复杂的技术：

- 外上象限：腺体旋转乳房成形术，真皮腺体乳房成形术，外侧推进皮瓣，背阔肌肌皮瓣。
- 内上象限：腺体旋转乳房成形术，背阔肌肌皮瓣。
- 外下象限：肿瘤适应性乳房固定术，腺体旋转乳房成形术，背阔肌肌皮瓣，胸腹壁皮瓣。
- 内下象限：肿瘤适应性乳房固定术，腺体旋转乳房成形术，背阔肌肌皮瓣，胸腹壁皮瓣。

靶向乳房手术是一种与全身靶向治疗效果相当的外科技术，包括靶向成像和肿瘤的三维标记，目的是获得阴性切缘，并根据我们提出的列线图选择合适的肿瘤整形技术，从而最大限度地提高患者的满意度。

（杨柳　译，罗静　审校）

参考文献

[1] Rezai M, Knispel S, Kellersmann S, et al. Systematization of Oncoplastic Surgery: Selection of Surgical Techniques and Patient-Reported Outcome in a Cohort of 1 035 Patients. Ann Surg Oncol, 2015, 22(11): 3730–3737.

[2] Rezai M, Kraemer S, Kimmig R, et al. Breast conservative surgery and local recurrence. Breast, 2015, 24 Suppl 2: S100–107.

[3] Rezai M, Kellersmann S, Knispel S, et al. Translating the concept of intrinsic subtypes into an oncoplastic cohort of more than 1000 patients - predictors of recurrence and survival. Breast, 2015, 24(4): 384–390.

[4] Buchholz TA, Somerfield MR, Griggs JJ, et al. Margins for breast-conserving surgery with whole-breast irradiation in stage Ⅰ and Ⅱ invasive breast cancer: American Society of Clinical Oncology endorsement of the Society of Surgical Oncology/American Society for Radiation Oncology consensus guideline. J Clin Oncol, 2014, 32(14): 1502–1506.

[5] Klinitray TM. Klinika Medical GmbH, Am Dornbusch 29, Usingen, info@klinika-medical.de.

[6] Mannino M, Yarnold JR. Local relapse rates are falling after breast conserving surgery and systemic therapy for early breast cancer: can radiotherapy ever be safely withheld? Radiother Oncol, 2009, 90(1): 14–22.

24 Ⅰ级乳腺肿瘤整形手术

Gizem Oner, Ali Ilker Filiz, Abut Kebudi

24.1 引 言

乳腺肿瘤整形手术（又称为肿瘤特异性即刻乳房重建术或耦合手术）是一种相对较新但使用越来越多的手术，由 Audretsch 和 Rezai 等于 1998 年提出[1-2]。该手术结合了肿瘤学和整形外科技术的原则，目的是获得良好的肿瘤学结果和美容效果。该手术通常包括简单的乳房组织重塑和动员，更先进的乳房成形技术，允许切除高达 50% 的乳房体积，以及对侧乳房手术。因此，根据切除的乳腺组织体积和手术难度，可将肿瘤整形手术（oncoplastic surgery，OPS）分为Ⅰ级和Ⅱ级[3]。Ⅰ级 OPS 技术可由未接受过整形和重建手术培训的乳腺外科医生实施。

24.2 选择标准

首先应确定患者是否适合接受保乳手术（breast-conserving surgery，BCS）。对于可以接受 BCS 的患者，一些因素会影响 OPS 的成功。确定切缘阴性的肿瘤组织所产生的缺损大小以及将使用何种合适的技术重塑该缺损区域很重要。因此，手术前制订计划是最重要的环节。

24.3 肿瘤大小：切除体积

手术切除体积是影响手术效果的最重要因素。此时，肿瘤大小是决定是否能行 BCS 的重要因素。研究结果显示，BCS 可以安全地应用于直径为 4cm 的肿瘤[4]和直径为 5cm 的导管内癌[5-6]。影响手术成功的因素还包括患者的乳房大小。此外，新辅助治疗有助于缩小肿瘤。有研究表明，切除 20% 的乳房体积会导致明显的畸形风险[3,7]。通过 OPS 可以切除更多的乳腺组织，同时保留乳房的自然形状。目前已经证明，具有中到大型乳房的患者可采用 BCS 切除平均 200g，甚至 1 000g，或更多的乳腺组织，而不影响美容效果[8]。

冰冻切片对于评估手术切缘的阴性以及决定是否需要再次手术切除很重要。

24.4 肿瘤位置

乳腺肿瘤的位置可影响 BCS 的成功。当肿瘤位于外上象限时，可以进行较大体积的切除，仅造成较小的美容缺陷。而位于下极、中央区或内上象限的肿瘤行 BCS 后发生畸形的风险较高[3,9]。

24.5 腺体密度

另一个影响 OPS 成功的重要因素是乳腺腺体密度，手术前应对患者进行临床和放射学再评估。评估乳腺密度可以预测乳房的脂肪组成，并决定是否可以行 OPS 且不发生并发症，以及可以采用哪种类型的重建技术。乳腺影像报告和数据系统（Breast Imaging-Reporting and Data System, BI-RADS）可提供有关腺体密度的放射学信息。根据 BI-RADS，可将乳腺分为四类，即脂肪型（Ⅰ）、少量纤维腺体型（Ⅱ）、多量纤维腺体型（Ⅲ）和致密型（Ⅳ）乳腺[10]。

24.6 放 疗

放疗会影响手术的美容效果，患者术后是否需要放疗也会影响手术类型的选择。

24.7 其他因素

一些患者因素可能会影响最合适技术的选择。例如，有糖尿病、肥胖、吸烟、胶原蛋白疾病以及 70 岁以上的患者更容易出现术后美容效果不佳。除此之外，这些患者还可能发生更多的皮肤愈合并发症。大范围切除和乳头乳晕复合体（nippleareola complex，NAC）移位可能导致脂肪坏死和部分（或全部）NAC 损失。所有的肿瘤整形手术都从在麻醉诱导前患者取坐位进行术前标记时开始。

24.8 手术技术

24.8.1 患者选择

- 切除体积超过全部乳房体积的 5%~15%。
- 乳腺致密（BI-RADS Ⅲ~Ⅳ级），降低了术后发生脂肪坏死的风险。
- 无须行乳房成形术和皮肤切除进行重建的患者。

24.8.2 腺体重塑

腺体重塑是指在肿瘤切除引起的缺损周围重塑腺体皮瓣，目的是完全覆盖肿瘤切除后形成的空腔。

腺体重塑更适用于上象限肿瘤，因为即使有一个小的填充缺损，在此范围内也是不可见的。而乳房下象限肿瘤采用该技术会影响美学效果。小的下象限肿瘤可以行腺体重塑手术，但应以垂直或倾斜的方式进行。

24.8.3 皮肤切口

皮肤切口的选择取决于原发肿瘤的位置，切口应遵循乳房自然的"皮肤纹理"，并遵循 Langer's 线（平行于乳晕边缘的同心线）和 Kraissl's 纹（自然水平方向的皮肤纹理）采取曲线切口[11]。虽然乳晕周围切口具有良好的耐受性，但仅限于小范围切除，且远处肿瘤的切除受限（图 24.1）。

24.8.4 破坏皮肤

第一类肿瘤整形技术的特点之一是广泛的皮肤破坏，这有利于肿瘤切除和腺体皮瓣再分配（图 24.2）。

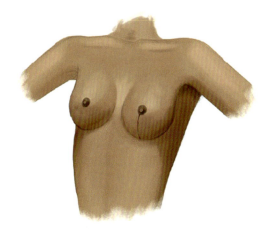

图 24.1 位于乳房下象限肿瘤的切口模式（获得 Mustafa Soydan 许可使用）

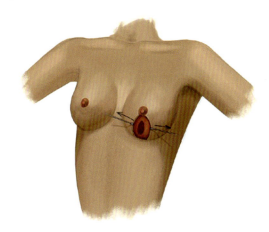

图 24.2 皮瓣的制备（获得 Mustafa Soydan 许可使用）

24.8.5 破坏 NAC

肿瘤切除可能导致 NAC 向切除区域偏移，因此，必须横切终末导管，并将 NAC 与下面的乳腺组织分离。分离 NAC 时，应使用手术刀或细剪刀处理，避免使用电灼。在分离 NAC 过程中，如果 NAC 厚度小于 0.5cm，则可发生坏死。因此，为了提供完整的血管供应，保持 0.5~1cm 的腺体组织厚度很重要。

24.9 切除肿瘤

手术切缘应无肿瘤细胞残留。切除标本的前缘应从皮下脂肪开始，后缘应为胸大肌。在腺体皮瓣复位前，应将金属夹放置在胸大肌和切除区域的外侧缘。在切除腔内至少放置 4~6 个夹子（图 24.3）。

24.10 腺体皮瓣

将乳腺组织从乳房剩余腺体的侧面部分或从乳房的中心部分移动，用可吸收缝线缝合腺体皮瓣以闭合缺损（图 24.4，图 24.5）。

24.11 NAC 复位

有时由于 NAC 移位，可能需要重新复位 NAC。在这种情况下，可以通过对乳晕边缘的新月形区域去表皮化重新复位 NAC。去表皮化区域应与切除后的缺损区域相对应。使用第一类肿瘤整形技术时去表皮化区域的宽度可达 6cm（图 24.6）。

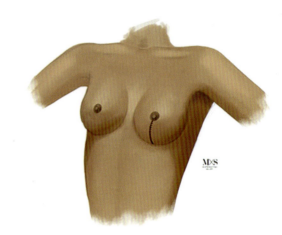

图 24.4　移动和靠近无瘤腺体组织（获得 Mustafa Soydan 许可使用）

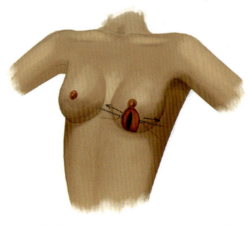

图 24.3　全层腺体切除术（获得 Mustafa Soydan 许可使用）

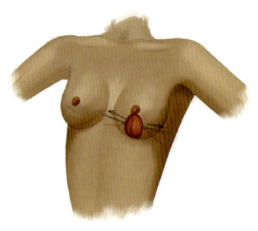

图 24.5　将皮下组织靠近并将皮肤闭合（获得 Mustafa Soydan 许可使用）

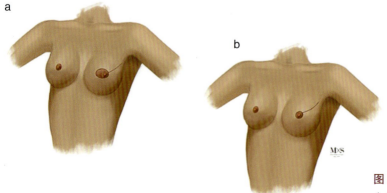

图 24.6　将乳头乳晕复合体（NAC）复位到中心位置（获得 Mustafa Soydan 许可使用）

24.12 并发症

（1）血肿、血清肿、感染、皮肤裂开。
（2）皮肤坏死，特别是有吸烟史的患者。
（3）乳房脂肪组织坏死。
（4）分离NAC期间，如果NAC厚度小于0.5cm，则可能发生NAC坏死。

24.13 总　结

肿瘤整形手术近年来已经得到广泛应用。随着患者的期望和需求的逐渐增加，手术获得更好的结果变得更加重要。判断哪一种肿瘤整形手术最合适是获得良好美容效果的关键。除此之外，还应遵循肿瘤整形原则，应用标准化选择方法（即切除体积、肿瘤位置和腺体密度等），也是预防术后不良并发症需要考虑的问题。

> **提示与技巧**
> - 肿瘤位置是影响手术效果和是否会发生畸形的预后因素之一。
> - 腺体密度是另一个重要的手术选择标准，应在术前进行临床或影像学评估。
> - 切除腺体后，必须使外侧和内侧的乳腺组织重新靠近，以关闭切除的空腔。
> - 皮瓣坏死也是一个重要的并发症。
> - 血肿的发生风险与皮肤切口的长度密切相关，因此术中应充分止血。

（杨柳 译，罗静 审校）

参考文献

[1] Rezai M, Nestle-Krämling C. Oncoplastic surgical techniques in breast-conserving therapy for carcinoma of the breast. Der Gynäkologe, 1999, 32(2): 83–90.
[2] Urban C, Rietjens M. Oncoplastic and reconstructive breast surgery. Milan: Springer, 2013: 26.
[3] Clough KB, Kaufman GJ, Nos C, et al. Improving breast cancer surgery: a classification and quadrant per quadrant atlas for oncoplastic surgery. Ann Surg Oncol, 2010, 17(5): 1375–1391.
[4] Fisher B, Anderson S, Redmond CK, et al. Reanalysis and results after 12 years of follow-up in a randomized clinical trial comparing total mastectomy with lumpectomy with or without irradiation in the treatment of breast cancer. N Engl J Med, 1995, 333(22): 1456–1461.
[5] Van Dongen JA, Voogd AC, Fentiman IS, et al. Long-term results of a randomized trial comparing breast-conserving therapy with mastectomy: European Organization for Research and Treatment of Cancer 10801 trial. J Natl Cancer Inst, 2000, 92(14): 1143–1150.
[6] Jacobson JA, Danforth DN, Cowan KH, et al. Ten-year results of a comparison of conservation with mastectomy in the treatment of stage I and II breast cancer. N Engl J Med, 1995, 332(14): 907–911.
[7] Bulstrode NW, Shrotria S. Prediction of cosmetic outcome following conservative breast surgery using breast volume measurements. Breast, 2001, 10(2): 124–126.
[8] Kaur N, Petit JY, Rietjens M, et al. Comparative study of surgical margins in oncoplastic surgery and quadrantectomy in breast cancer. Ann Surg Oncol, 2005, 12(7): 539–545.
[9] Clough KB, Soussaline M, Campana F, et al. [Mammoplasty combined with irradiation: conservative treatment of breast cancer localized in the lower quadrant]. Ann Chir Plast Esthet, 1990, 35(2): 117–122.
[10] American College of Radiology. Breast imaging reporting and data systems (BI-RADS). Reston: American College of Radiology, 2003.
[11] Kraissl CJ. The selection of appropriate lines for elective surgical incisions. Plast Reconstr Surg (1946), 1951, 8(1): 1–28.

25 Ⅱ级乳腺肿瘤整形手术：蝙蝠翼状（Ω）切口、双环法和球拍形切口

Dan Hershko, Maya Hershko

25.1 引 言

乳腺肿瘤整形手术是肿瘤切除和整形技术相结合的一类外科手术，这些手术在广泛切除肿瘤的同时既保证了肿瘤学安全性，又提高了保乳手术的美容效果[1]。自 Veronesi 及其同事报道保乳手术的开创性研究以来，已有大量研究结果证明，实施保乳手术时只要能完全切除肿瘤并保证手术切缘阴性，则可实现与乳房全切术相似的生存率，提高乳房美观度，改善患者的生活质量[2-4]。与接受保乳手术但术后外形不美观或接受乳房切除术联合重建的患者相比，保乳术后美容效果良好的患者在心理健康方面具有更多的优势[5-6]。对小肿瘤患者实施简单的保乳手术后患者可获得良好的长期美容效果，但是切除大的肿瘤可能会造成不佳的外观[7]。即使切除体积相同，因肿瘤位置及乳房大小不同也会导致不同的美容效果。例如，与外上象限肿瘤切除相比，切除内下象限同等体积的肿瘤会造成更差的美容效果。

肿瘤整形术已成为一种新的保乳治疗选择，可以进一步提升保乳手术后乳房的美容效果，也可以克服传统乳房切除术的适应证，特别是可用于传统的简单切除和关闭大量乳房组织会导致乳房美观度非常差的患者。按照具体手术方式，可将保乳整形手术分为容积移位和容积替代两种类型，又称为容积移位肿瘤整形手术和容积替代肿瘤整形手术[8-10]。容积移位是将乳腺组织进行转移以填补相应的缺损。当无法通过容积移位达到满意的效果时，可将邻近组织转移到乳腺进行部分乳房重建，包括筋膜组织肌瓣或远处肌皮瓣、组织皮瓣转移（如背阔肌肌皮瓣），这就是容积替代方式。两类手术方式均适用于计划切除的乳房体积大于 20%~30% 的患者。该类技术主要包含推进、旋转或转位皮瓣移植技术。当腺体切除体积小于乳房体积的 10% 时，可采用腺体重排技术填充切除区域；当乳房侧位切除体积高达 20% 时，也可采用腺体重排技术填充切除区域。Clough 等进一步细化了该手术分类，为保乳整形手术的合理应用提供了实用指南[11]。该指南认为，乳房组织预期切除体积小于 20% 的手术为 Ⅰ 级手术，超过 20% 的则为 Ⅱ 级手术。也可以根据所执行的操作对手术进行分类。通常根据是否需要专门的整形外科医生实施手术进行分类[10-12]。乳腺外科医生经过适当培训后也可掌握一些整形技术。以下我们将描述三种常见且有效的 Ⅱ 级肿瘤整形保乳手术，乳腺外科医生可以轻松掌握并进行临床实践。

D. Hershko (✉) · M. Hershko
Department of Surgery A, Emek Medical Center,
Afula, Israel

Technion—Israel Institute of Technology,
Haifa, Israel
e-mail: dan_he@clalit.org.il

© Springer Nature Switzerland AG 2021
M. Rezai et al. (eds.), *Breast Cancer Essentials*, https://doi.org/10.1007/978-3-030-73147-2_25

25.2 手术技术

普外科医生需要掌握的Ⅱ级肿瘤整形手术技术包括蝙蝠翼状切口（Omega 切口）乳房成形术、双环法乳房成形术及球拍形切口乳房成形术。不同手术的适应证取决于不同的因素，包括肿瘤大小和位置、乳房大小和形状以及乳腺腺体密度。下文我们将针对与这些手术相关的每个因素展开详细讨论。

25.2.1 蝙蝠翼状切口乳房成形术

25.2.1.1 概述

Omega 乳房成形术也被称为蝙蝠翼状切口乳房成形术（图 25.1a），适用于肿瘤位于乳房上方的患者，尤其适用于肿瘤位于内上方或中央区上方及邻近乳头乳晕复合体（NAC）的手术。如果对乳房内上象限肿瘤仅进行简单的保乳手术，通常会发生乳房畸形，而通过 Omega 切口可矫正可见的 décolleté 线从而恢复乳房外形[12]，通过这一方式还可以消除 NAC 回缩畸形与移位。这种手术方式最适用于中度下垂且大小适中的乳房，患者可获得长期的美学效果。因为这种手术方式对乳房组织的损伤较小，所以也适用于乳腺致密以及先前接受过放疗的乳房。其短期和长期并发症很少报道，患者的满意度也非常高[8-9,12-13]。而且，手术计划的制订比较简单，不会显著延长手术时间和患者住院时间，患者的术后恢复情况和并发症发生率与经典保乳手术无明显差异。

25.2.1.2 手术技巧

根据肿瘤位置在皮肤上标记计划的切口，并描绘以确保闭合整齐（图 25.1a）。首先描绘两条相互平行的半圆线，一条沿着乳晕边缘，另一条在乳晕上方并与其平行。两个类似的半圆形切口在乳晕两侧构成具有一定角度的"翅膀"且对称。在切除皮瓣时，可以移动切口边缘以确保再次闭合时不产生多余的皮肤褶皱。对位于乳晕内侧缘的肿瘤，也可在乳晕内侧缘做垂直切口，或可将切口水平延伸至乳房的一侧（称为半蝙蝠翼状切口），具体操作方法取决于肿瘤的位置。在大多数情况下，应沿绘制的切口线做切口，直至胸壁，随后将带皮肤的腺体从胸大肌上提起并切除（图 25.1b）。这种方法可以确保获得清晰的前后切缘。如果需要，可移动腺体和胸肌之间平面上的相邻腺体组织，在进行这一操作时，要小心识别并固定该平面内的血管，并从两侧闭合乳腺组织以填补切除区域。从最深部开始对乳腺组织进行水平间断缝合以预防皮下积液。不能将腺体组织固定在胸壁上，应该将腺体组织与胸壁相互固定。在愈合过程中，邻近的组织瓣能够找到自然的固定位置。然后以相同的方式对浅层组织进行缝合，并根据标记线使用可吸收缝线对表皮进行连续皮内缝合（图 25.1c）。

25.2.2 双环法乳腺肿瘤整形手术

25.2.2.1 概述

该技术最初由 Benelli 报道[14]，可用于肿瘤位于乳房上方的患者，适用于轻度下垂的中小型乳房。由于该手术方式没有额外的切口，且乳晕周围的瘢痕较小，因此美容效果较好。同样地，该手术方式也不会显著延长手术时间或住院时间，并且患者的术后恢复情况和术后并发症发生率与经典保乳手术相似，患者的满意度较高。

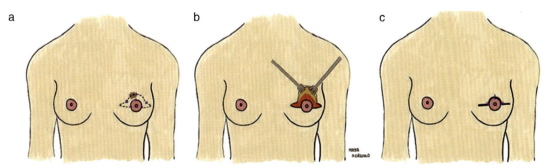

图 25.1 蝙蝠翼状切口乳腺肿瘤整形手术。（a）两个类似的半圆切口在乳晕两侧各有一个成角度的"翅膀"，一条线沿乳晕边缘，另一条线在乳晕上方并平行于乳晕边缘，应对其进行描绘和标记以确保闭合整齐。（b）广泛切除皮肤及其下层腺体组织直到胸肌筋膜为止。（c）通过间断缝合方法分层缝合腺体组织，然后连续缝合真皮内组织

25.2.2.2 手术技巧

首先画双环线，内环沿乳晕画线，外环经过肿瘤作椭圆线（图25.2a）。然后对双环线之间的皮肤去表皮化（图25.2b）。切开去表皮皮肤的外缘，并以类似全乳切除术的方式破坏皮肤包膜后提升皮瓣（图25.2b）。由于保留了腺体基底，因此NAC仍然具有充足的血供。随后从皮下层到胸肌筋膜广泛切除被肿瘤侵犯的腺体组织（如肿瘤紧邻皮肤，则需要切除部分皮肤）。分离胸肌的内外侧腺体组织，然后吻合皮瓣，并以与蝙蝠翼状切口乳房成形术相似的方式缝合切口。最后，通过皮内连续缝合关闭皮肤切口（图25.2c）。

25.2.3 球拍形切口肿瘤整形手术

25.2.3.1 概　述

该手术适用于肿瘤位于乳房外上象限的患者。虽然实施该手术时可能会切除大部分皮肤，但是不会导致NAC畸形、移位或回缩。该手术的关键在于切除NAC周围组织后再对NAC进行重新定位，通过横切乳晕后末端导管并将导管与下层腺体组织分离来游离NAC。在切除周围皮瓣时，应注意保留约1cm的NAC边缘腺体组织，以确保NAC有充足的血供，并避免发生静脉充血和坏死。然而，这种手术方式可能会导致乳头的敏感性受损，而且为了重新定位NAC，将在乳晕周围扩大切除部分皮肤（图25.3a）。虽然乳房的外侧瘢痕可能很长，但是术后美观度非常好。

25.2.3.2 手术技巧

首先分别画乳晕双环线，一条线环绕着乳晕，另一条线则是呈放射状，应将该切口线延伸到重新定位乳头的位置（图25.3a）。然后绘制两条径向线，一条从计划去表皮化区域的上缘开始，另一条从下缘开始。两条线的范围应包括肿瘤上方皮肤，并汇聚于腋窝。该切口指向腋窝，可用于前哨淋巴结活检或腋窝淋巴结清扫。沿环乳晕线做切口，对双环线之间的皮肤去表皮化（图25.3b）。之后在径向线上做切口，可拉开皮瓣以方便移动腺体。从皮肤开始直至胸肌筋膜，广泛切除被肿瘤侵犯的乳腺组织（图25.3b）。接下来，移动切除区周边腺体，并将这些腺体从深部到浅部分层缝合以填补切

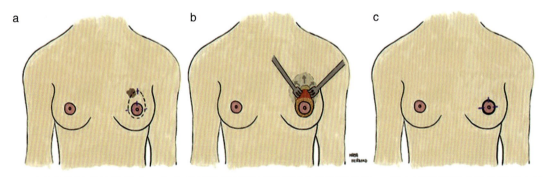

图25.2　双环法乳腺肿瘤整形手术。（a）经过肿瘤区域画两条同心的环乳晕线。（b）对双环线之间的皮肤去表皮化。切开去表皮皮肤的外缘，破坏皮肤包膜以提起皮瓣。从上缘开始进行广泛切除。（c）采用间断缝合方法分层缝合乳腺组织，然后行皮内连续缝合关闭皮肤切口

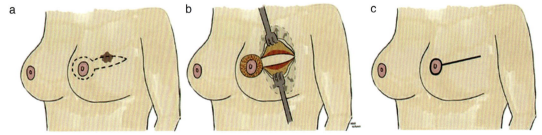

图25.3　球拍形切口乳腺肿瘤整形手术。（a）在环乳晕线和朝向腋窝的放射线处做切口。（b）对切口间的皮肤去表皮化，将皮瓣拉开以移动腺体，广泛切除被肿瘤侵犯的腺体组织直至胸肌筋膜。（c）采用间断缝合方法分层缝合乳腺组织，行皮内连续缝合关闭皮肤切口

除区域。腺体瓣与胸壁之间不进行缝合固定。如前文所述，内侧腺体瓣的分离可通过将 NAC 从腺体组织中分离来完成，这样做可增大中央腺体区的流动性以便重新分配乳房空间。填补切除区域后再重新定位 NAC，并采用可吸收缝线分层缝合皮肤（图25.3c）。

25.3 总　结

乳腺肿瘤整形手术是保乳手术的前沿技术。现代外科手术的目的是为患者提供治疗所需的损伤最小且有效的手术方式，因此乳腺外科医生必须掌握不同的肿瘤整形手术技术，从而减少对乳房全切术的需求。本章我们描述了乳腺外科医生能够轻松掌握的三种并不复杂的肿瘤整形手术。这些手术方式不会延长手术时间和患者的住院时间，且术后患者的恢复情况及并发症发生率与经典保乳手术类似，患者的满意度也较高。但在某些情况下，考虑到美学效果，可能需要对对侧乳房进行适当的调整。

> **提示与技巧**
> - 如果患者选择合适，这三种肿瘤整形手术技术在临床实践中会非常有用。
> - 对于可以通过最小范围的切除来治疗的小肿瘤不应常规应用这些技术，因此可以采用简单的肿瘤切除术来治疗。
> - 必要时，确定肿瘤的位置和大小、乳房大小和下垂程度非常重要。
> - 如果不适用，最好咨询该领域的整形外科医生，了解采用更复杂的修复或重建技术的可能性。
> - 如果相关因素适合采用这些技术，强烈建议采用。

（刘良权　译，刘锦平　审校）

参考文献

[1] Clough KB, Kroll SS, Audretsch W. An approach to the repair of partial mastectomy defects. Plast Reconstr Surg, 1999, 104:409–420.

[2] Veronesi U, Cascinelli N, Mariani L, et al. Twenty-year follow-up of a randomized study comparing breast-conserving surgery with radical mastectomy for early breast cancer. N Engl J Med, 2002, 347:1227–1232.

[3] Fisher B, Anderson S, Bryant J, et al. Twenty-year follow-up of a randomized trial comparing total mastectomy, lumpectomy, and lumpectomy plus irradiation for the treatment of invasive breast cancer. N Engl J Med, 2002, 347:1233–1241.

[4] Al-Ghazal SK, Fallowfield L, Blamey RW. Comparison of psychological aspects and patient satisfaction following breast conserving surgery, simple mastectomy and does cosmetic outcome from treatment of primary breast cancer influence psychosocial morbidity? Eur J Surg Oncol, 1999, 25:571–573.

[5] Al-Ghazal SK, Fallowfield L, Blamey RW. Comparison of psychological aspects and patient satisfaction following breast conserving surgery, simple mastectomy and breast reconstruction. Eur J Cancer, 2000, 36:1938–1943.

[6] Curran D, van Dongen JP, Aaronson NK, et al. Quality of life of early-stage breast cancer patients treated with radical mastectomy or breast-conserving procedures: results of EORTC Trial 10801. The European Organization for Research and Treatment of Cancer (EORTC), Breast Cancer Co-operative Group (BCCG). Eur J Cancer, 1998, 34:307–314.

[7] Hernanz F, Pérez-Cerdeira M, Sánchez S, et al. Cosmetic sequelae after breast-conserving treatment using conventional surgical techniques. Breast J, 2013, 19:342–343.

[8] Anderson BO, Masetti R, Silverstein MJ. Oncoplastic approaches to partial mastectomy: an overview of volume-displacement techniques. Lancet Oncol, 2005, 6:145–157.

[9] Clough KB, Lewis JS, Couturaud B, et al. Oncoplastic techniques allow extensive resections for breast-conserving therapy of breast carcinomas. Ann Surg, 2003, 237:26–34.

[10] Clough KB, Kaufman GJ, Nos C, et al. Improving breast cancer surgery: a classification and quadrant per quadrant atlas for oncoplastic surgery. Ann Surg Oncol, 2010, 17:1375–1391.

[11] Urban C, Lima R, Schunemann E, et al. Oncoplastic principles in breast conserving surgery. Breast, 2011, 20 Suppl 3:S92–95.

[12] Savalia NB, Silverstein MJ. Oncoplastic breast reconstruction: Patient selection and surgical techniques. J Surg Oncol, 2016, 113:875–882.

[13] Fitoussi AD, Berry MG, Famà F, et al. Oncoplastic breast surgery for cancer: analysis of 540 consecutive cases [outcomes article]. Plast Reconstr Surg, 2010, 125:454–462.

[14] Benelli L. A new periareolar mammaplasty: the "round block" technique. Aesthetic Plast Surg, 1990, 14:93–100.

26 下蒂法乳房成形术

Christopher Khoo

26.1 引 言

下蒂法乳房成形术首先由 Ribeiro[1] 提出，同一年由 Robbins[2]、Courtiss 和 Goldwyn[3] 独立描述，他们为极度巨乳症或乳房下垂患者行乳头游离移植提供了一种直接的替代方法。关于该手术技术的描述基本相同：提起真皮腺皮瓣，保留前穿支到实质的固有组织灌注，同时根据 Wise[4] 的描述，将覆盖的皮肤提起并使用锁孔状切除术进行裁剪。切除下面的乳房组织以实现所需的体积缩小，并将皮肤包膜以倒"T"形闭合。Georgiade 等[5] 强调了该技术的优点：根据术前标记可预测乳房形状；可直接看到所有部位，便于切除和止血；保留正常的乳头导管连接；不损害主观感觉；术后可保持充足的血液供应。随着技术的改进，相关文献不断增多，最近的文献描述的案例是联合乳晕周围皮肤和垂直皮肤切除的下蒂法乳房成形术，即"SPAIR 乳房成形术"（短瘢痕乳晕周围下蒂复位，Hammond[6]），它在减少皮肤瘢痕的同时保持了下蒂手术的安全性。Movassaghi 等[7] 已经描述了改进的 Robertson 技术，该技术可消除垂直瘢痕，仍然使用宽的下蒂部，但是采用低水平瘢痕乳房成形术。

26.2 适应证：目的和优点

所有乳房缩小术和乳房固定术的基本步骤几乎相同，包括缩小和重塑乳房实质体积，收紧皮肤包膜，使乳头乳晕复合体隆起，纠正乳房下垂和抵消重力的影响。众所周知，处理组织时应该保护乳房组织和皮肤的血液供应，尤其是乳头乳晕复合体的血液供应，并保持其感觉功能。

美容手术的目的是获得年轻的外形，通过矫正乳房下垂和重塑乳房实质获得突出的乳房，并使手术效果持久。外科医生可以对两侧乳房进行手术，如果有必要，还可以对每侧乳房单独制订干预措施，以确保最佳的对称性。

在重建手术中，通常对侧乳房行复位手术，目的是与重建后的患侧乳房达到最佳匹配，可以采用自体组织或植入物或者二者联合。虽然对侧手术与患侧手术的美学目标相同，但为了获得自然的外观，即对称的丰满度和体积，两个乳头位于同一水平（自然或重建），以及在解剖学上乳头正确定位在乳丘最凸点，通常复位时不需要达到与纯美容手术相同的隆起程度。长远来看，通过不同技术重塑的两个乳房在形状和对称性方面可能会有所不同。

26.3 解剖学基础：血管和神经

26.3.1 皮肤的血液供应

尽管皮下血管丛与乳房组织的穿支血管相通，但是封闭乳房组织的皮瓣受益于自身的血供，这与乳房实质的血供不同。

乳房外侧，上象限接受乳外动脉的供给，其发出 2~3 个分支后从前面绕行，终止于乳晕区；下

C. Khoo (✉)
Wexham Park Hospital, Berkshire, UK
e-mail: ctkkhoo@bakersbarn.net

© Springer Nature Switzerland AG 2021
M. Rezai et al. (eds.), *Breast Cancer Essentials*, https://doi.org/10.1007/978-3-030-73147-2_26

象限由肋间前外侧穿支血管供血。

乳房内侧，上象限在第 2 至第 5 肋间隙接受乳内动脉的供应，其下方由肋间前内侧穿支供应。乳头乳晕区由丰富的皮下血管丛供应，正是这一血管丛使得乳头和乳晕皮瓣得以形成并保持血供（图 26.1）。

在手术前了解血管和神经的血供非常有必要，可以确保组织存活和保留感觉能力。下蒂法的优点是真皮腺蒂和皮瓣的设计保留了足够的血供和感觉功能，尤其是乳头和乳晕。

26.3.2 乳房的血液供应

乳房组织由乳内动脉、乳外（胸外侧）动脉、胸上侧动脉和肋间动脉供应。一般认为，乳内动脉的一个分支是腺体的"主要动脉"，通常从第 2 或第 3 间隙发出，在乳房组织的内侧表面分成向上至内侧上部分，向下至乳头的分支。腺体表面则有更多的分支。

一条来自乳外动脉或腋动脉的固定血管供应乳腺的上外侧部分，发出升支和降支。因此，可以认为乳房组织有两个主要的蒂，即内侧蒂和外侧蒂。Taylor 和 Tempest 的注射研究证实了 Michel Salmon 的开创性工作（推动了 1936 年 The arteries of the skin 的出版）的准确性。该研究表明，乳房和覆盖在乳房上的皮肤都有丰富的血液供应，它们之间有丰富的交叉血管。当手术将覆盖的皮肤与乳房实质分开后，正是这些吻合血管使乳房及其覆盖的皮肤保持存活（图 26.2~ 图 26.4）。

26.3.3 乳房皮肤的神经分布

乳房皮肤的神经分布来自肋间神经，既有前内侧支，也有前外侧支。乳头乳晕和乳房中央区由 T_3~T_5 支配，乳头的感觉主要来自 T_4 的外侧皮支。乳房上部由来自颈丛的分支神经支配。来自颈丛下部的锁骨上神经也支配乳房上、外侧区域。

26.4 手术计划

当单纯出于美学原因进行双侧乳房缩小术时，手术目标是在矫正乳房下垂、行乳房固定术和将两个乳头乳晕复合体定位在矫正、隆起和对称的位置后，在胸壁上达到美观的比例，并保持乳房体积相等。制订手术计划时还需要考虑实现与患者的身体状况和年龄相适应的美学外观。例如，理想的乳房下垂程度和乳头位置将影响乳房固定术所需的隆起程度。患者本人的意愿极其重要，制订决策时还应

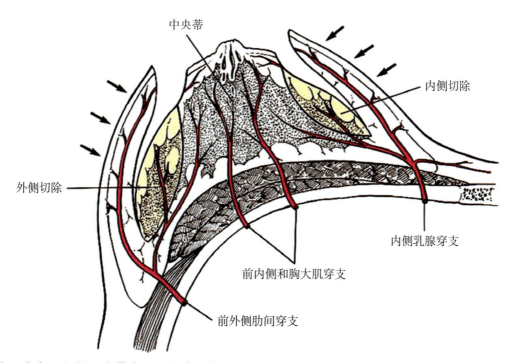

图 26.1 皮肤和乳房组织的血液供应。经允许引自 Jones G. Bostwick's Plastic and Reconstructive Breast Surgery. Vol 1, Germany: Thieme, 1990；351. ISBN-13: 978-1626236165

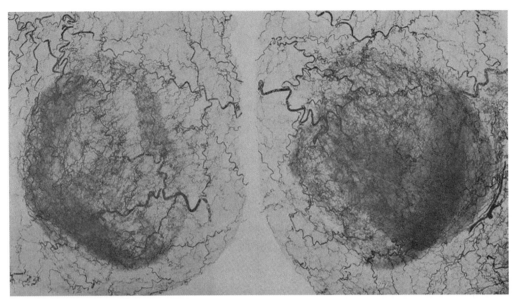

图 26.2 乳腺及其覆盖皮肤的血液供应。经允许引自 Michel Salmon. Arteries of the Skin. Taylor GI, Tempest M. Churchill Livingstone London, 1988. ISBN 0-443-03605-5

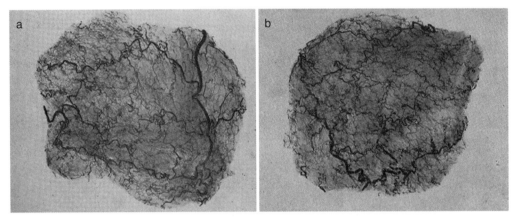

图 26.3 去除覆盖皮肤的同一乳房实质。经允许引自 Michel Salmon. Arteries of the Skin. Taylor GI, Tempest M. Churchill Livingstone London, 1988. ISBN 0-443-03605-5

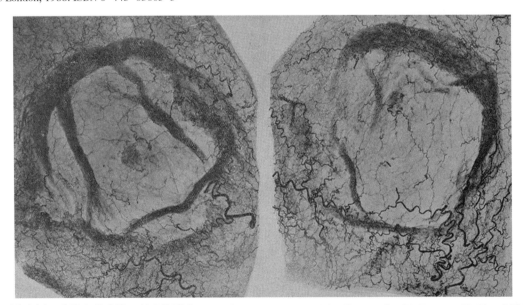

图 26.4 覆盖在同一乳腺上的皮肤。经允许引自 Michel Salmon. Arteries of the Skin. Taylor GI, Tempest M. Churchill Livingstone London, 1988. ISBN 0-443-03605-5

考虑所选技术的局限性、直接后果（如瘢痕形成的程度）以及该手术可能达到的长期效果。

在乳房重建过程中，外科医生将尝试重塑乳房以达到适当的体积和轮廓，如果选择延迟重建，可将乳头乳晕复合体定位在最佳位置，即最突出的位置。然后进行对侧乳房缩小术以尽可能获得与重建侧更好的对称性，同时应始终牢记，美学效果应与患者的年龄相匹配。然而，人们往往更关注的是如何获得与重建侧的最佳匹配效果，这在一定程度上取决于所采用的重建技术（例如，自体组织以及使用的植入物类型和形状）。

26.5 手术技术

26.5.1 术前标记和手术计划

在双侧乳房整形美容手术中，乳头的最佳位置是根据乳房下皱襞的水平和外部解剖标志来确定的。应在站立位和坐位给患者做标记。

乳房子午线（breast meridian，BM）是一条与锁骨中点相交的线，向下穿过乳头，延伸到乳房下表面，并穿过乳房下皱襞。用卷尺绕脖子一圈，并在乳头上方向下拉紧，就可以很容易地确定这条线，可用外科标记笔标记这条线（图26.5）。

在乳房重建后的对侧对称手术中，应将理想的乳头位置标记在重建乳房的乳丘上，并将待隆起侧的新乳头位置与此位置相匹配（如果已完成重建，则与重建后的乳头和乳晕位置相匹配），见图26.6。

在制订手术计划过程中，需要测量一些数据：身材和身高中等的患者，胸骨切迹到乳头的距离通常为18~20cm。可以画出胸骨中线（midsternal line，MSL），这是一条穿过胸骨切迹到剑突的垂直线。从胸骨中线到乳头 [位于乳房子午线（BM）上] 的距离约为10cm。皮肤标记"A"位于乳房子午线与新乳晕上部交会的位置（图26.7）。

可以对照乳房下皱襞的水平检查乳头的位置，从乳房后面触诊。

应采用锁孔模式切除皮肤，上方为圆形环乳晕瘢痕，下方为倒"V"型切除。内侧和外侧两支从"A"点向下延伸（图26.7）。然后将组织边缘合在一起，水平收紧乳房，切除下方多余组织，在乳房下皱襞上留下一条水平瘢痕。虽然可以使用标准图案进行标记，但是根据实际乳房进行个体化手工标记将获得最佳的效果（图26.8）。

内侧锁孔线的标志是将乳房向外移位，从A点向下延伸画一条线，与乳房子午线穿过乳房皱襞的位置相交。"B"点被标记在距"A"点7~10cm处（图26.9）。

以类似的方式标记侧方锁孔线，将乳房内侧移位，并从A点向下延伸画一条线，再次与乳房子午

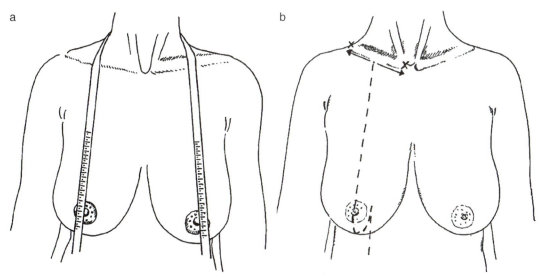

图26.5　在双侧乳房手术中使用卷尺（a）确定双侧乳房的子午线（b）。经允许引自 Khoo C. Step by step mark-up for an Inferior pedicle breast reduction and mastopexy. Royal College of Surgeons of England, 2000

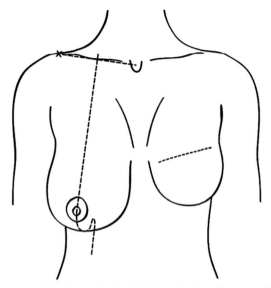

图 26.6 标记乳房子午线以进行对称性手术。经允许引自 Khoo C. Step by step mark-up for an Inferior pedicle breast reduction and mastopexy. Royal College of Surgeons of England, 2000

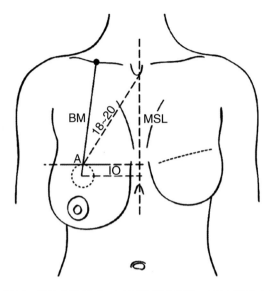

图 26.7 测量皮肤尺寸。BM: 乳房子午线；MSL: 胸骨中线。经允许引自 Khoo C. Step by step mark-up for an Inferior pedicle breast reduction and mastopexy. Royal College of Surgeons of England, 2000

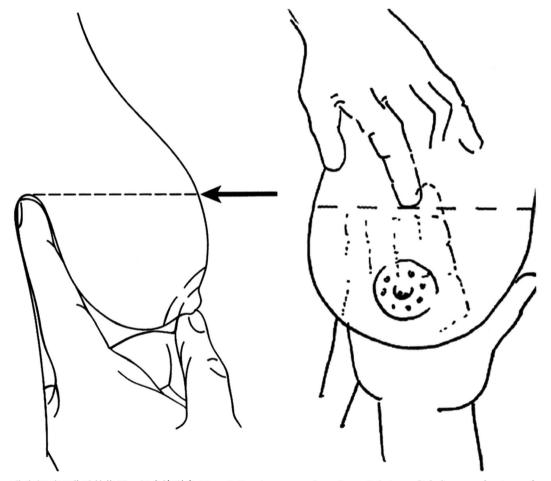

图 26.8 乳头相对于乳丘的位置。经允许引自 Khoo C. Step by step mark-up for an Inferior pedicle breast reduction and mastopexy. Royal College of Surgeons of England, 2000

线穿过乳房皱褶的位置相交。在距"A"点 7~10cm 处标出一个点,称为"B"点(图 26.10)。

较低的标记由"B"点向外侧和内侧的两个延伸部分组成。在内侧,"y"线向中线方向延伸,并与一条等长的"y"线相交,该线从乳房子午线(breast meridian, BM)与乳房皱褶的交叉点通过。在内侧,这两条线的长度应该相等。在侧面做同样的标记,以创建长度相同的上下"x"线。当倒置的 T 形瘢痕闭合时,图中标记为"B"的所有三个点将结合在一起(图 26.11)。

下蒂轮廓标记在先前标记的区域内,如图 26.12 阴影区域所示。基底部宽度应为 8cm 左右,保留中央实质附着物,使蒂既有下基部,又有中央基部。

位于瓣顶部的乳头和乳晕将被抬高到标记"A"点的位置。"A"点下面的阴影区域代表锁孔状切除的最上部,其与真皮腺蒂的最上部吻合,将乳头和乳晕放置在新的位置(图 26.13~图 26.14)。

将下蒂保留在标记内,并由阴影区域显示。切除的组织形状类似于锁孔,没有中央部分(代表蒂)。皮瓣表层(阴影)被去表皮化,保留真皮及

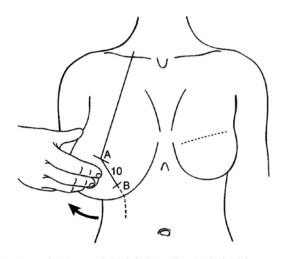

图 26-9 标记 A~B 点的内侧切口线。经允许引自 Khoo C. Step by step mark-up for an inferior pedicle breast reduction and mastopexy. Royal College of Surgeons of England, 2000

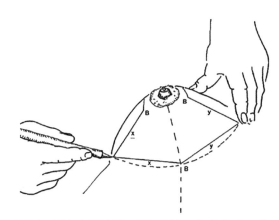

图 26.11 下方皮肤皱褶:下方的第三个"B"点,位于乳房子午线(BM)与乳房下皱襞的交叉处,其他"B"点将在此汇合(获得 Gault D 许可使用)

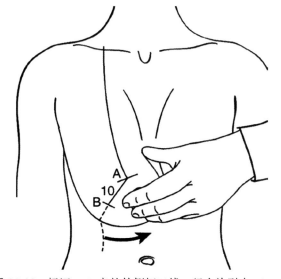

图 26.10 标记 A~B 点的外侧切口线。经允许引自 Khoo C. Step by step mark-up for an inferior pedicle breast reduction and mastopexy. Royal College of Surgeons of England, 2000

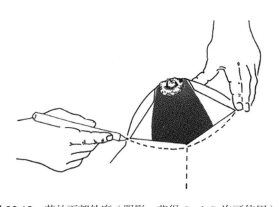

图 26.12 蒂的下部轮廓(阴影;获得 Gault D 许可使用)

其真皮下血管丛。

在去除锁孔形组织后，可将锁孔形组织分成几个部分，但当组合在一起时具有锁孔的粗略形状（图 26.15~图 26.16）。在乳丘上方有一个空间，蒂的上部可以移动到其中（直到图 26.7 和图 26.13 中的"A"点）。

蒂部周围皮瓣的闭合可使皮肤边缘聚集在一起，形成乳晕边缘周围的环乳晕瘢痕和垂直瘢痕（A 和 B 两条线在乳房中线相交）。在下方关闭两个外侧三角形空间（图 26.11 中的"xx"和"yy"线），形成新的乳房下皱襞（图 26.17）。

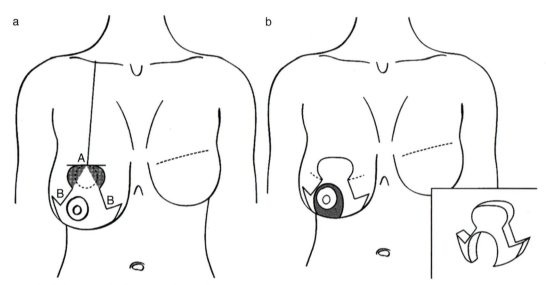

图 26.13　（a）乳头和乳晕新位置的皮肤标记。（b）切除蒂的周围形状如小方框所示。经允许引自 Khoo C. Step by step mark-up for an inferior pedicle breast reduction and mastopexy. Royal College of Surgeons of England, 2000

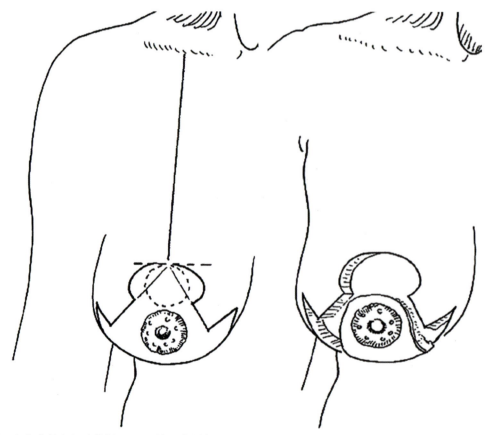

图 26.14　用于定位蒂的空间（获得 Gault D 许可使用）

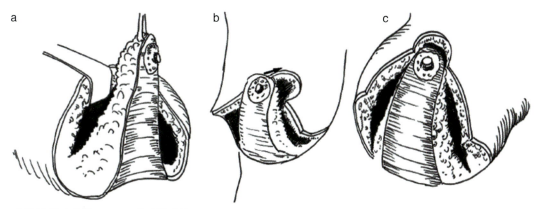

图 26.15 内置的蒂（获得 Gault D 许可使用）

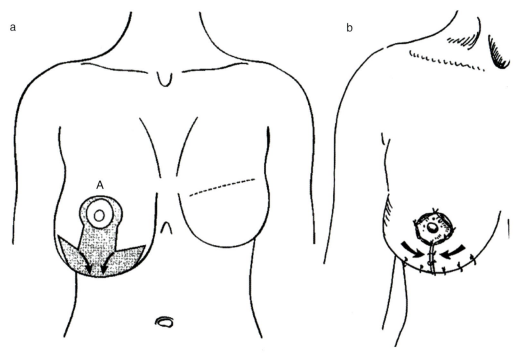

图 26.16 蒂上皮瓣闭合术（获得 Gault D 许可使用）

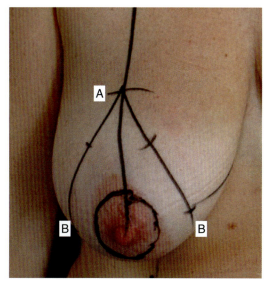

图 26.17 右侧乳房标记（前视图）

26.5.2 手术步骤

从右侧乳房的前面可显示标记的点"A"和两个点"B"。在乳晕边缘画一个直径 4.5cm 的圆（如果已经进行重建，则可与另一个乳晕相匹配；图 26.18）。

标记的"A"点和"B"点显示在乳房的外侧和内侧。根据患者的体型，"A"点和"B"点之间的距离通常为 7~10cm，但当进行对称性手术时，应该绘制与对侧重建后相匹配的比例（图 26.19）。

右乳切面（图 26.20）显示外侧锁孔切除标记和下方蒂标记。底面宽度通常为 8cm 左右。由于应保留通往腺体的肋间穿支，在蒂后方保持组织桥很重要，因此可以将其视为中央/下侧蒂。

切口（图26.21）穿过皮肤，沿着锁孔标记（请注意侧方线"x"和内侧线"y"）以及蒂顶部的周围（图26.11），然后切开乳晕周围（图26.22）。

使用稀释的局部麻醉药进行初步皮下浸润麻醉（例如，在500mL生理盐水中加入30mL 0.25%的丁哌卡因和肾上腺素），可使去表皮化过程变得更加容易。乳房可通过在其底部周围应用环状止血带或钳子进行挤压。如果有助手在场，可以让助手用手呈杯状挤压乳房来增强紧张度。继续进行剥离，尽管偶尔的穿孔不会危及患者的生存，但是仍需保留真皮深层（皮下血管丛）完好无损（图26.22）。

在完成去表皮化手术后，释放止血带，真皮

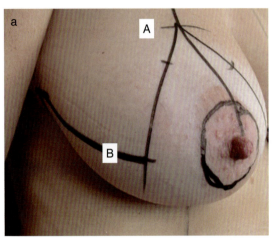
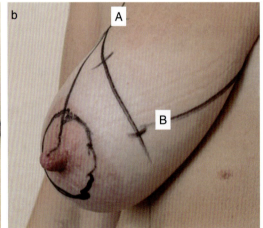

图26.18 右侧乳房标记（外侧和内侧观）

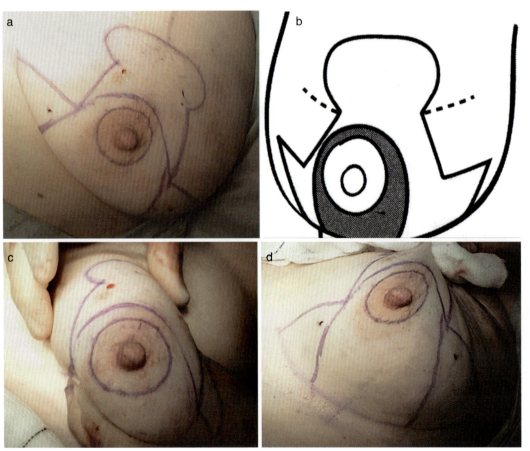

图26.19 下蒂部标记（右侧乳房）

中可见大量出血。请注意，在这个阶段只切开皮肤深层组织。如果切开腺体较深，乳房组织会因变得太松软而无法处理（图 26.23，图 26.24）。

在图 26.25 的左图中，皮瓣切开较深，应保持其下方连接。请注意，图 26.25 的右图中的白色箭头提示保留宽阔的后方组织桥以保存肋间穿支。皮瓣的颜色和出血表明保持了良好的血液供应（图 26.25）。

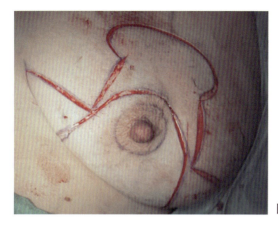

图 26.20　初始皮肤切开：锁孔状切口和皮瓣（右侧乳房）

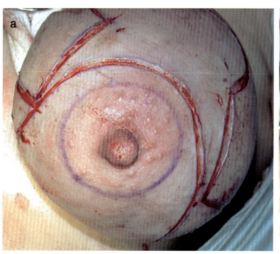 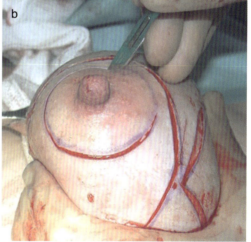

图 26.21　乳晕周围切口

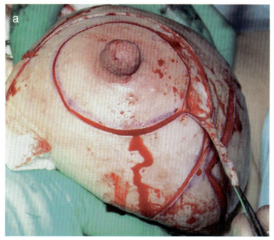 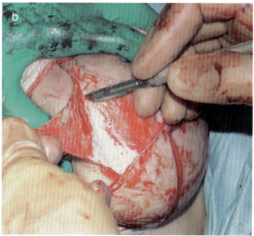

图 26.22　皮瓣表面去表皮化

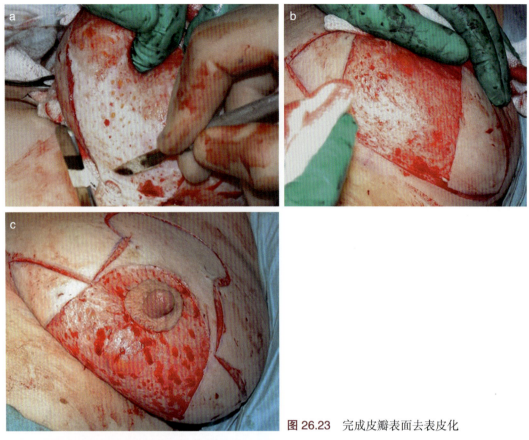

图 26.23 完成皮瓣表面去表皮化

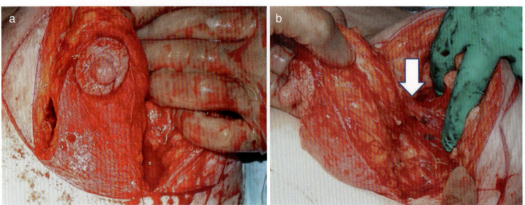

图 26.24 提起皮瓣，保留皮瓣血管

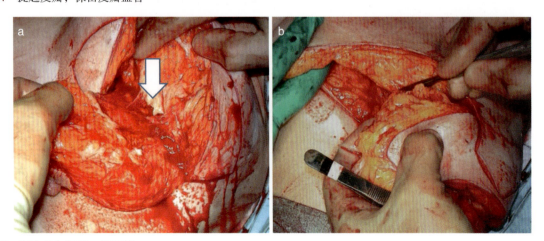

图 26.25 切除多余组织，保留蒂

26 下蒂法乳房成形术

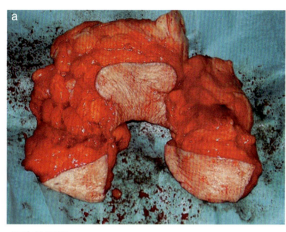
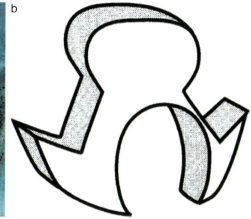

图 26.26　切除的组织

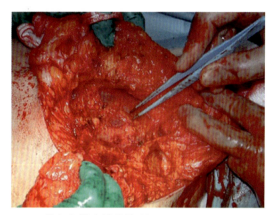

图 26.27　乳房上部皮瓣的处理

将由外侧三角构成以标记多余组织区域的切口线和锁孔上部向深处切开至筋膜，注意保留广泛的中央蒂和胸壁之间的连接（图 26.25）。

虽然采用锁孔状切口进行的切除不一定是整块切除，但是上半部分和两个外侧三角形已经结合在一起，展示了组织切除模式。

乳房的上半部分从筋膜深处显露出来，从而使其可以在胸壁上被抬起，侧柱可以聚集在一起。对筋膜处进行适当止血。整个过程应始终保护皮瓣的蒂（箭头），助手用手指轻柔握住使大部分蒂朝向前方（图 26.27）。

可以将皮瓣向上移动，将乳头和乳晕定位在胸壁上更高的位置，最终实现必要的隆起。外侧皮瓣在中线聚集在一起，边缘与真皮腺体瓣的前部去表皮化表面重叠（图 26.29）。

在关键部位插入结实的皮下缝线（如 3-0 可吸收单丝线）：在乳晕边缘的"12 点"和"6 点"位置收纳两个外侧皮瓣的上交点以及垂直缝合线的下端（"B"点），两个外侧皮瓣的下缘与新的乳房下皱襞相接。如果谨慎操作，确保上、下外侧瓣边缘"x"和"y"的长度与乳房下皱襞上的对应边缘相匹配，则不会出现比例失调或狗耳畸形（dog ears；图 26.29）。

使用 4-0 可吸收单丝线对皮下进行间断缝合。在最终闭合前，可以根据手术医生的选择放置真空引流管。

如果已经通过皮下缝合实现精确对位，可以轻松、快速地完成最终闭合。如图 36.30 所示，可以使用组织胶、缝合线或皮肤钉闭合皮肤，可在 5~7d 内取出并用黏性皮肤胶带代替，且不会留下瘢痕。

26.6 并发症

下蒂法乳房成形术可以提供了可靠的结果，极好地保存乳腺组织活力和感觉。2002 年的一项调查显示，56% 的外科医生首选下蒂法和倒 T 型技术[8]。然而，与所有的乳房缩小术和乳房固定术一样，下蒂法可能会出现并发症。

一项为期 10 年的回顾性研究[9]显示，总体并发症发生率为 11.4%，但是特殊并发症发生率较低（例如，血肿为 0.3%，乳头或蒂缺失为 0.8%，伤口裂开为 4.6%，感觉丧失为 1.3%，增生性瘢痕为 3.3%）。与较小体积的切除术相比，其对超过 1 000g 的大体积乳房缩小是有效的，不会增加并发症[10]。

手术后 72% 的怀孕患者能够分泌乳汁[9]，一项系统性综述发现，保持乳晕下乳房实质完整的技术提供了更大的母乳喂养成功的可能性[11]。然而，

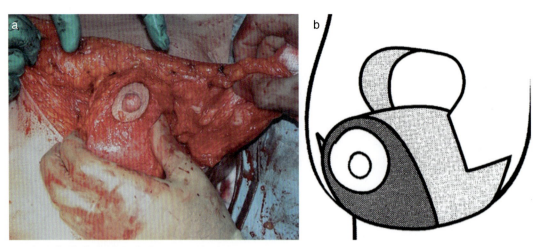

图 26.28 皮肤腺体带蒂皮瓣的定位。经允许引自 Khoo C. Step by step mark-up for an inferior pedicle breast reduction and mastopexy. Royal College of Surgeons of England, 2000

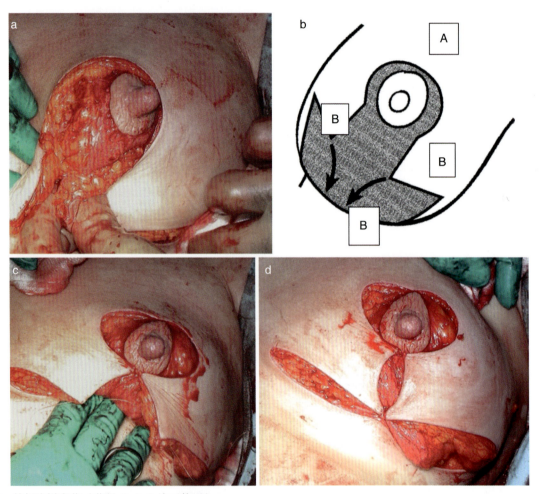

图 26.29 外侧皮瓣定位（获得 Gault D 许可使用）

并不是所有的研究都采用世界卫生组织对纯母乳喂养 6 个月的定义。

较小的并发症包括暂时性的循环不畅、延迟愈合、缝合处脓肿、切口感染和血肿。如果保留血管，可能避免发生脂肪坏死，仔细的术前测量和制订手术计划可避免狗耳畸形。

幸运的是，这种技术的严重并发症相对较少。对可能会发生的主要组织丢失、乳头坏死和感觉丧失，应该进行预期处理，使其自然恢复。

术前应使患者充分了解手术不能保证最终的

形状、体积或投影完全对称。尽管外科医生已尽最大努力，但仍可能需要二次手术矫正不对称、狗耳畸形或明显的瘢痕。然而，一个普遍存在的长期并发症是乳房下部"触底"，建议的解决方案包括使用皮肤悬吊带或合成材料，如生物合成网[12-13]。

26.7 总　结

下蒂法在乳房缩小术和乳房固定术中的流行与其可靠的血供和保留支配乳头的神经有关，这些血供和神经支配使患者保留了乳房的存活力和感觉，在很大程度上还可能保留哺乳功能。这项技术简单易学，操作简单，即使大体积切除结果也是可靠的。该技术适用于乳房切除重建后的对侧乳房缩小和对称性手术。熟悉基于下蒂 / 中央蒂的乳腺实质的血液和神经供应，有助于外科医生设计个体化的肿瘤切除手术，并可获得良好的美容效果（图26.30~图26.31）。

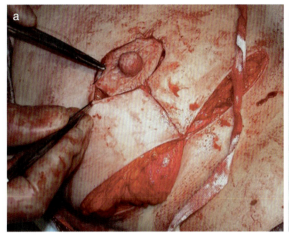
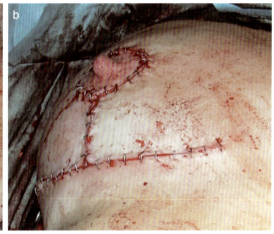

图 26.30　乳头和乳晕的嵌入及最终闭合

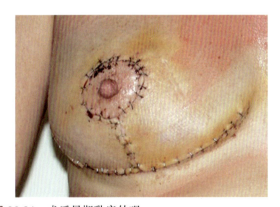

图 26.31　术后早期乳房外观

致谢　感谢英国皇家外科学院雷文教育部许可使用由英国整形外科医生协会和英国肿瘤外科医生协会赞助缩写的《下蒂法乳房缩小及上提术分步标记》（*Step-by-step mark up for an Inferior Pedicle breast reduction and mastopexy*）中的插图。

本文中的其他插图由英国皇家外科学院会员（FRCS）David Gault 专门绘制，在此对他表示感谢。所有照片的版权归作者本人所有。

（肖杰　译，钟林　校，罗静　审校）

🔑 提示与技巧

- 术前计划和标记没有必要依赖标准模式。本文描述的分步技术允许对每个乳房进行个体化手术，而不需要依赖标准模式。在患侧乳房重建后的对侧对称性手术中，乳头和乳晕复合体的预期位置应与重建侧乳头的最佳位置相匹配。

参考文献

[1] Ribeiro L. A new technique for reduction mamma-plasty. Plast Reconstr Surg, 1975, 55:330–334.

[2] Robbins TH. A reduction mammaplasty with the areola-nipple based on an inferior dermal pedicle. Plast Reconstr Surg, 1977, 59:64–67.

[3] Courtiss EH, Goldwyn RM. Reduction mammaplasty by the inferior pedicle technique. An alternative to free nipple and areola grafting for severe macromastia or extreme ptosis.

[4] Wise RJ. A preliminary report on a method of planning the mammaplasty. Plast Reconstr Surg, 1956, 17:367–375.

[5] Georgiade NG, Serafin D, Morris RW, et al. Reduction mammaplasty utilizing an inferior pedicle nipple- areolar flap. Ann Plast Surg, 1979, 3:211–218.

[6] Hammond DC. Short scar periareolar inferior pedicle reduction (SPAIR) mammaplasty. Plast Reconstr Surg, 1999, 103:890–901.

[7] Movassaghi K, Liao EC, Ting V, et al. Eliminating the vertical scar in breast reduction. Aesthet Surg J, 2006, 26:687–696.

[8] Rohrich RJ, Grossman AA, Brown SA, et al. Current preferences for breast reduction techniques: a sur-vey of board-certified plastic surgeons 2002. Plast Reconstr Surg, 2004, 114:1724–1733.

[9] Mandrakas AD, Zambakos GJ, Anastasopoulus A, et al. Reduction mammaplasty with the inferior pedicle technique: early and late complications in 371 patients. Br J Plast Surg, 1996, 49:442–446.

[10] O'Grady KF, Achilleas T, Dal Cin A. A comparison of complication rates in large and small inferior pedicle reduction mammaplasty. Plast Reconstr Surg, 2005, 115:736–742.

[11] Kraut RY, Brown E, Korownyk C, et al. The impact of breast reduction surgery on breastfeeding: systematic review of observational studies. PLoS One, 2017, 12:e0186591. https://doi.org/10.1371/journal. pone. 0186591.

[12] van Deventer PV, Graewe FR, Würinger E. Improving the longevity and results of mastopexy and breast reduction procedures: reconstructing an internal breast support system with biocompatible mesh to replace the supporting function of the ligamentous suspension. Aesthet Plast Surg, 2012, 36:578–589.

[13] Ding H, Wang B, Gu Y, et al. The combination of inferior pedicle method and dermal suspension sling technique: one new efficient method for breast reduction. Int J Clin Exp Med, 2015, 8(4):6613–6620.

延伸阅读

Hoffman S. Inferior pedicle technique. In: Spear SL, Wiley SC, Robb GL, et al, editors. Surgery of the breast: principles and art. 2nd ed. Philadelphia: Lippincott Williams and Wilkins, 2006:1119–1130.

Restifo RJ. The Robbins inferior pedicle reduction mammaplasty. In: Shiffman MA, editor. Mastopexy and breast reduction: principles & practice. Berlin Heidelberg: Springer, 2009:407–413.

上蒂法乳房成形术

27

Florian Fitzal

27.1 引 言

上蒂法乳房成形术是一项具有广泛适应证的技术，可以用于乳房任何部位的肿瘤，甚至中心型或乳房上部的肿瘤，在这种情况下，乳头乳晕复合体（NAC）蒂的厚度可能只有1cm，NAC将由来自乳房皮肤的真皮血管灌流（图27.1~图27.2）。NAC的主要供血血管通常来自沿着Cooper韧带并贯穿整个乳房的肋间血管。上蒂法缩乳成形术可与垂直（图27.1）或倒T型技术（图27.4）联合使用。

27.2 术前图示

27.2.1 新的NAC

手术前应在患者皮肤上做一个垂直切口。通常患者取坐位，手和手臂垂直放松，医生位于患者后方，从颈静脉和胸骨开始做标记（图27.3A），一直到肚脐。接下来画出从胸骨到腋窝内侧线的乳房下皱襞，以及从锁骨穿过NAC的锁骨内侧线（图27.3B）直到乳房下皱襞。交叉线（乳房下皱襞和锁骨内侧线）是乳晕到乳房下皱襞垂直瘢痕的中心（图27.4），然后标记新的乳头位置（图27.3C）。乳头位置应根据胸部大小而定，一般在

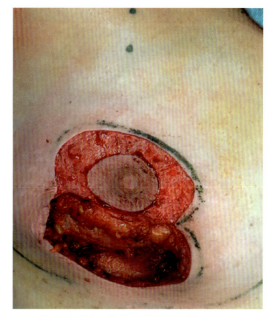

图27.1 从正面可见上蒂乳头乳晕复合体

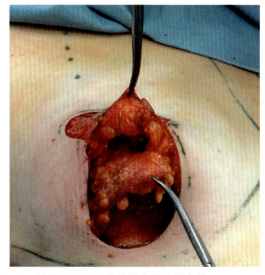

图27.2 尾部切面可见带蒂乳头乳晕复合体

F. Fitzal (✉)
Department of Surgery, Breast Health Center
Comprehensive Cancer Center, Medical University,
Vienna, Austria
e-mail: Florian.fitzal@meduniwien.ac.at

© Springer Nature Switzerland AG 2021
M. Rezai et al. (eds.), *Breast Cancer Essentials*, https://doi.org/10.1007/978-3-030-73147-2_27

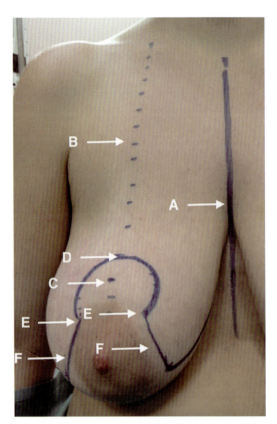

图 27.3 术前示意图（A：胸骨中线；B：锁骨内侧线；C：新乳头位置；D：新乳晕上极；E：新乳晕下位置点；F：垂直切口线长 6~7cm）。将这些重要的标记全部画在垂直的位置

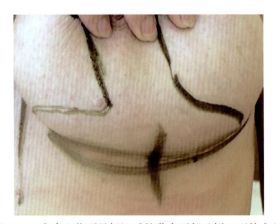

图 27.4 在直立位可见标记后的乳房下部（倒 T 型技术）

距离颈静脉 22~26cm 处，如果患者不想接受对侧对称性手术，那么设计的乳头位置应尽可能与对侧相似。标记出新乳头位置上方 2cm 处的乳晕上极（图 27.3D），以及从乳房上极往下 5cm 处，从这一点到每个边的 2.5cm 处（图 27.3E）。如图 27.3 所示，将这三个点连成一个圆。将乳房分成左右以标记新的垂直切口的侧边界（图 27.3F）。

27.2.2 垂直瘢痕技术

可以使用如图 27.1 和图 27.2 所示的简单垂直切口，这种方法最初是由 Lejour 描述。在这种情况下，垂直切口只需要使用几条缝线行荷包缝合，根据乳房大小的不同，将乳晕与乳房下皱襞的距离设计为 5~7cm（图 27.5）。荷包缝合会形成折叠瘢痕，约 4 周后会变平展（图 27.6）。一开始，我仅使用一条线行荷包缝合，现在我使用几条较短的线行荷

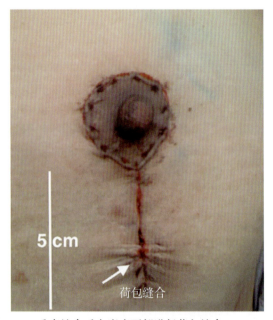

图 27.5 垂直缝合后在瘢痕下部进行荷包缝合

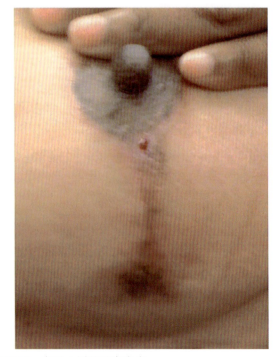

图 27.6 术后 4 周的垂直瘢痕

包缝合。垂直切口可用于非下垂或轻微下垂的乳房，无须将乳房抬得太高。垂直切口的末端位于乳房下皱襞上方2cm处（图27.1）。

27.2.3 倒T型切口

对于较大或下垂的乳房，可采用倒T型切口技术，可以将乳房向上抬高5cm以上。与垂直切口技术相比，该技术能减少切口裂开的概率。然而，由于皮肤张力的存在，在三角区应用倒T型技术更容易导致组织坏死（图27.7~图27.8）。

病例27.1　上蒂倒T型切口技术

患者的乳房罩杯为90D，3级（C级）下垂，被诊断为右侧乳房Luminal B型乳腺癌，位于NAC中央后方，靠近胸肌。因此，有可能保留2cm厚的NAC，但只能保留4cm长的蒂。在这种情况下，下蒂太长则无法保证NAC的血流灌注。

术前患者取直立坐位，做好标记线（图27.9）后，沿切口线切开皮肤，将蒂去表皮化（图27.10）。去表皮化后的乳房下部组织仍应留在原位，以便利用该组织进行缺损重建（图27.11）。切除肿瘤后可见肿瘤周围有1cm的游离组织，显微镜下显示切缘干净（未墨染；图27.12）。图27.13显示了NAC缺损处和2cm厚的蒂，以及留在原处的乳房下部组织。将下部组织旋转至缺损处，关闭皮肤（图27.14）。右侧乳房接受放疗1年后，为使双侧乳房对称，可使用相同的技术对左侧乳房行缩乳成形术（图27.15~图27.16）。

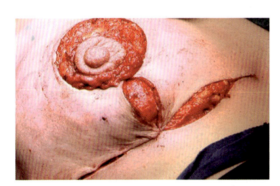

图27.7　倒T型切口示意图，切口下方张力很高

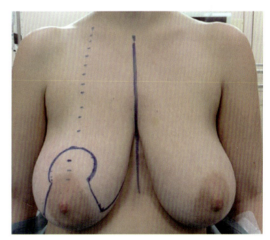

图27.9　使用倒T型切口技术的女性患者的正面观

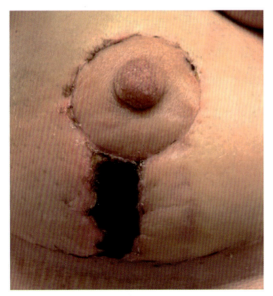

图27.8　图27.7中提到的高张力可导致切口纵轴处出现小块组织坏死

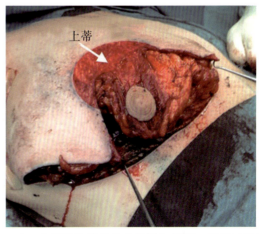

图27.10　上蒂乳头乳晕复合体瓣与倒置T型切口相结合的示意图

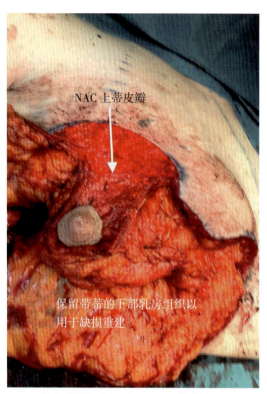

图 27.11 乳头乳晕复合体（NAC）上蒂皮瓣和倒 T 型切口技术，在乳房下部可见下蒂皮瓣（用于乳房上部缺损重建）

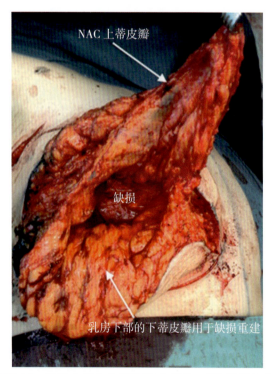

图 27.12 乳房中部和上部缺损示意图，可使用保留在乳房下部的组织矫正，乳房上部可见上蒂 NAC 皮瓣

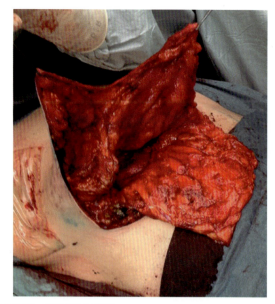

图 27.13 侧视图大体观

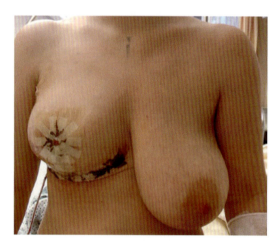

图 27.14 术后照片

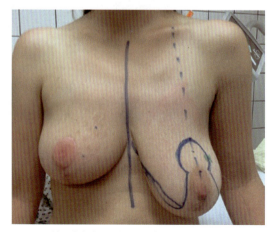

图 27.15 对侧乳房行对称性手术前的照片

27 上蒂法乳房成形术

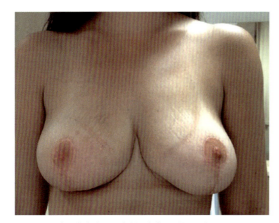

图 27.16 对侧乳房行对称性手术后的照片

病例 27.2　上蒂垂直切口技术治疗 6 点位乳腺癌

患者女性，已绝经，在贴近皮肤 6 点钟方向发现乳腺癌（图 27.17~图 27.18）。术前绘图后（图 27.19~图 27.20）患者不想接受对侧乳房对称性手术，因此并未常规设计将 NAC 抬高。手术开始后，先将 NAC 周围组织去表皮化（图 27.21）。我们通常使用直径 40mm 的圆锥体作为新 NAC 的筛选器。在图 27.21 中，癌灶已经被切除，使用 NAC 下部的乳腺组织覆盖缺损（图 27.22~图 27.23），关闭皮肤切口（图 27.24）。术后直立位的即刻效果如图 27.25 所示。虽然 NAC 并未抬高太多，但是两个乳房的差异仍然明显，在这种情况下建议行对称性手术以获得最佳的美容效果。

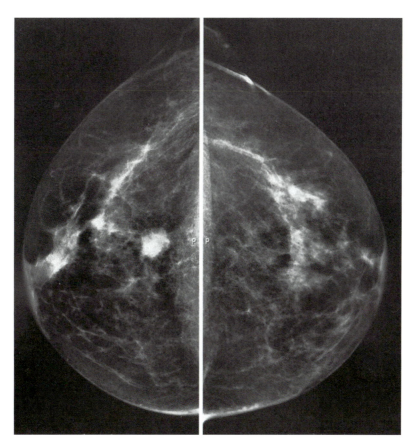

图 27.17　乳腺 X 线检查结果提示右侧乳房中央区乳腺癌

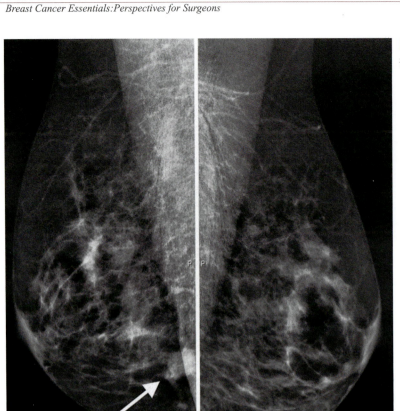

图 27.18　乳腺 X 线检查结果提示中央区下部乳腺癌

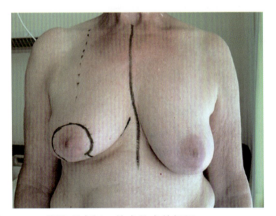

图 27.19　线性垂直切口技术的术前标记

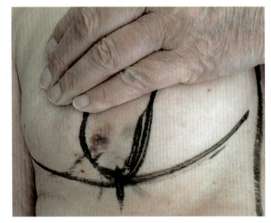

图 27.20　垂直切口在乳房下皱襞上方 2cm 处结束

27 上帝法乳房成形术

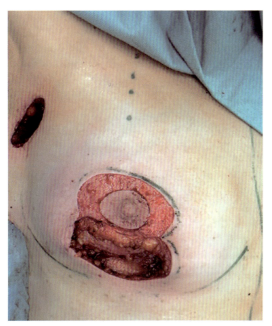

图 27.21　切除肿瘤，行前哨淋巴结活检，完成乳晕周围深静脉成形术

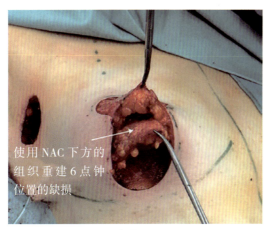

图 27.22　以乳头乳晕复合体（NAC）上方为基础，分离 NAC 下方的组织

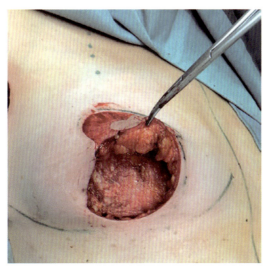

图 27.23　将游离后的组织转移到乳房下缺损处

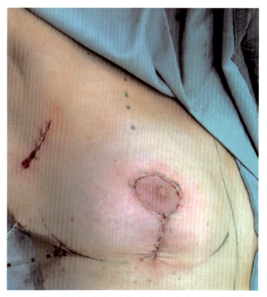

图 27.24　缺损被乳头乳晕复合体下方的中央带蒂组织填充后关闭皮肤

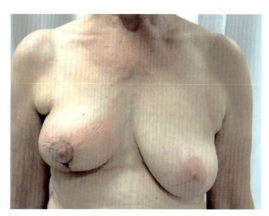

图 27.25　术后 2 周的手术效果

提示与技巧

- 上帝法乳房成形术是下象限肿瘤的理想选择。
- 对于较大和下垂的乳房，倒 T 型切口技术效果更好。
- 新的乳头位置应被标记在距离颈静脉 22~26cm 处。

（肖杰　译，钟林　校，罗静　审校）

延伸阅读

Clough KB, Kaufman GJ, Nos C, et al. Improving breast cancer surgery: a classification and quadrant per quadrant atlas for oncoplastic surgery. Ann Surg Oncol, 2010, 17(5):1375–1391.

Fitzal F, Mittlboeck M, Trischler H, et al. Breast-conserving therapy for centrally located breast cancer. Ann Surg, 2008, 247(3):470–476.

Fitzal F, Nehrer G, Deutinger M, et al. Novel strategies in oncoplastic surgery for breast cancer: immediate partial reconstruction of breast defects. Eur Surg, 2007, 39:330–339.

Fitzal F, Nehrer G, Hoch D, et al. An oncoplastic procedure for central and medio-cranial breast cancer. Eur J Surg Oncol, 2007, 33(10):1158–1163.

Schrenk P, et al. Tumor quadrantectomy combined with reduction mammaplasty for the treatment of breast cancer. Eur Surg, 2006, 38:424–432.

Kelemen P, Pukancsik D, Újhelyi M, et al. Evaluation of the central pedicled, modified wise-pattern technique as a standard level II oncoplastic breast-conserving surgery: a retrospective clinicopathological study of 190 breast cancer patients. Breast J, 2019, 25(5):922–926.

Kelemen P, Pukancsik D, Újhelyi M, et al. Comparison of clinicopathologic, cosmetic and quality of life outcomes in 700 oncoplastic and conventional breast-conserving surgery cases: a single-centre retrospective study. Eur J Surg Oncol, 2019, 45(2):118–124.

Niinikoski L, Leidenius MHK, Vaara P, et al. Resection margins and local recurrences in breast cancer: comparison between conventional and oncoplastic breast conserving surgery. Eur J Surg Oncol, 2019, 45(6):976–982.

Campbell EJ, Romics L. Oncological safety and cosmetic outcomes in oncoplastic breast conservation surgery, a review of the best level of evidence literature. Breast Cancer, 2017, 9:521–530.

Losken A, Dugal CS, Styblo TM, et al. A meta-analysis comparing breast conservation therapy alone to the oncoplastic technique. Ann Plast Surg, 2014, 72(2):145–149.

Eaton BR, Losken A, Okwan-Duodu D, et al. Local recurrence patterns in breast cancer patients treated with oncoplastic reduction mammaplasty and radiotherapy. Ann Surg Oncol, 2014, 21(1):93–99.

Chakravorty A, Shrestha AK, Sanmugalingam N, et al. How safe is oncoplastic breast conservation? Comparative analysis with standard breast conserving surgery. Eur J Surg Oncol, 2012, 38(5):395–398.

Weber WP, Morrow M, Boniface J, et al. Knowledge gaps in oncoplastic breast surgery. Lancet Oncol, 2020, 21(8):e375–385.

矩阵旋转皮瓣技术、垂直乳房固定术和 Grisotti 皮瓣技术

28

Omar Sherif Omar, Ayman Noaman, Mahmoud Abdelmoneim

28.1 引言

如何选择适当的肿瘤整形技术取决于多种因素，包括患者和肿瘤学因素，但外科医生的偏好仍然是决策中非常重要的因素。随着肿瘤整形外科医生经验的积累，他们越发倾向于采用更简单的技术达到最佳的肿瘤学和美容效果。本章我们将介绍三种针对三个不同位置乳腺肿瘤的简单技术。

28.2 矩阵旋转皮瓣技术

富有传奇色彩的乳腺外科医生 Werner Audretsch 曾说："对乳房内上象限肿瘤采用矩阵旋转是一项重要的技术，所有乳腺外科医生都应该掌握这项技术。"

28.2.1 上矩阵旋转皮瓣技术

非常具有挑战性的乳房象限之一是内上象限，因为这一象限的乳腺实质有限。位于这一象限的肿瘤通常非常接近上层皮肤和（或）下层胸肌筋膜。Werner Audretsch 教授最初将上矩阵旋转术描述为"用于治疗该有限乳腺实质象限内肿瘤的一种多功能模式"。Audretsch 将这种皮瓣手术描述为"所有乳腺外科医生应优先学习的皮瓣手术"[1]。

该技术是基于简单的倒三角形方式切除肿瘤，三角形的顶点指向乳头乳晕复合体（NAC），或接触 NAC，或远离 NAC；同时切除与腋窝尾部上覆皮肤形成的倒钻等底三角形。然后用一条水平线将这两个三角形的底部连接起来，该线穿过皮肤和乳腺实质，一直延伸到乳房筋膜。

如果要实施该技术，术前对三角形进行细致的绘制和测量非常重要，三角形必须具有相同的基底大小。每个三角形的两条边必须相同，但不一定与另一个三角形的边相等。两个三角形之间的连线长度必须至少是三角形底的长度（图 28.1）。

上层矩阵旋转可以完全切除肿瘤与上层皮肤和下层深筋膜以确保充分切除，并有极好的安全切缘（图 28.2）。

将侧边皮瓣从底层胸肌筋膜上剥离，直到确保容易旋转为止。适当抬高皮瓣后，将每个三角底部的两个角缝合在一起（图 28.3）。

该技术的优点是，尽管切除了大量乳腺组织，但没有明显的乳房体积变化；由于 NAC 是旋转的中心，没有变换位置，其始终保持在相同的位置，因此无须对对侧乳头进行重新定位以保持对称性（图 28.4）。

该技术的另一个优点是，无论是行前哨淋巴结活检还是清扫术，外科医生都可以很容易地进行

O. S. Omar (✉) · M. Abdelmoneim
Breast Surgery Unit, Department of Surgery, Kasr El Aini University Hospital, Cairo University, Giza, Egypt

A. Noaman
Plastic Surgery Unit, Department of Surgery, Kasr El Aini University Hospital, Cairo University, Giza, Egypt

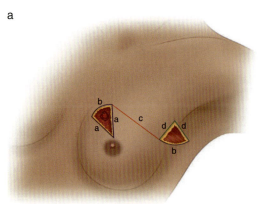 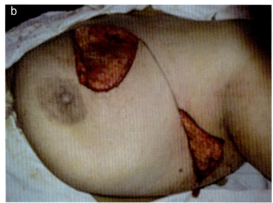

图 28.1　三角的测量值和它们之间的连线

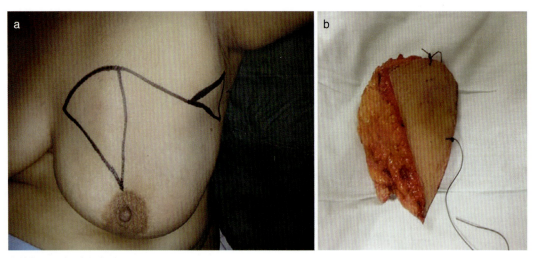

图 28.2　术前标记和切除的标本

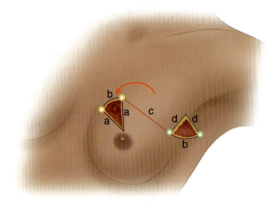

图 28.3　旋转皮瓣，同时将每个三角底部的两个角缝合在一起

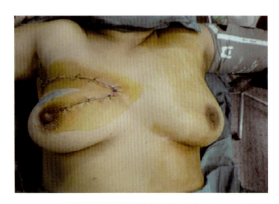

图 28.4　患者使用上矩阵旋转皮瓣手术后，双侧乳头乳晕复合体位于同一水平

28 矩阵旋转皮瓣技术、垂直乳房固定术和 Grisotti 皮瓣技术

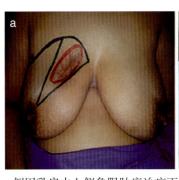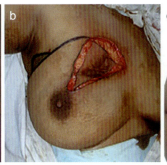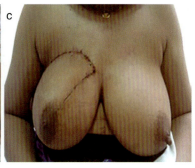

图 28.5 一例因乳房内上侧象限肿瘤治疗不当导致残留癌的患者，行上矩阵旋转皮瓣手术后，确保获得安全的切缘并保持相似的双侧乳房外观

腋窝淋巴结手术，因为可以"借用"三角所切除组织创造的大的腋窝通道进行手术。因此，上矩阵旋转手术是一种安全的肿瘤整形手术方式，适用于乳房内上象限肿瘤且手术切除不彻底、术后有明显临床和影像学残留癌灶的患者。需要对这些患者的所有手术床进行充分切除，包括先前的切口部位（图28.5）。

在实施这项技术时，应牢记需要考虑的一些特殊因素。在制订手术计划时，要注意两条重要的线，即赤道线和危险区线。赤道线是水平穿过乳房的线，而危险区线是与水平线成 30° 的线。

如图 28.6 所示，在赤道线和危险区线的交叉处，有两个非常重要的三角形。如果肿瘤位于三角形 A 区域，则不能进行上矩阵旋转手术，因为过度旋转很有可能导致皮瓣末端坏死。通常将皮瓣抬高至赤道线就足以确保容易旋转。对于某些患者，可以将皮瓣剥离安全地扩展到包括 B 三角区在内，但不跨越危险区线，否则可能会发生终端皮瓣坏死，换句话说，通过旋转或抬高皮瓣而下行至危险区线是有风险的。

上矩阵旋转皮瓣手术虽然非常安全，但必须正确选择患者才能确保满意的效果。像所有其他皮瓣手术一样，有糖尿病、吸烟等高并发症风险的患者在实施该手术时应给予特别关注。在过去几年接受该手术的 150 多例患者中，只有 1 例患者出现了远端皮瓣缺损，为了避免延误术后辅助治疗需要行乳房切除术，这是一例血糖控制不佳的糖尿病患者（图 28.7）。

28.2.2 下矩阵旋转皮瓣技术

乳房下垂患者的内下象限肿瘤有几种手术方式可以选择，如治疗性乳房缩小术，采用这种手术方式时患者需要接受即刻或延迟对侧对称性手术。下矩阵旋转皮瓣手术也是一种合理的选择，可以获得与治疗性乳房缩小术相同的效果，但不需要进行任何对侧对称性手术。

该技术比较简单，是基于三角形并以尖端朝向 NAC 的方式先切除肿瘤；然后切开乳房下皱褶直至筋膜，并将切口向腋下延伸；之后充分提高皮瓣，直到确保乳房下部实质可以充分旋转，以完全覆盖缺损，并达到肿瘤三角的内侧（图 28.8）。

下矩阵旋转皮瓣手术是一种简单安全的手术方式，可以确保充分切除肿瘤及覆盖其皮肤缺损直至筋膜。与上矩阵旋转皮瓣手术一样，该技术是以 NAC 为中心旋转，所以 NAC 的位置没有变化，且乳房体积也没有明显变化，因此，采用该技术时不需要行对侧对称性手术。

与上矩阵旋转手术类似，术前细致的绘图和测量是确保下矩阵旋转手术最佳效果的重要前提。

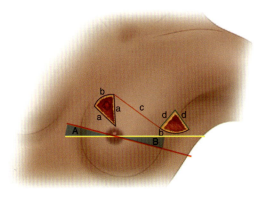

图 28.6 赤道线和危险区域

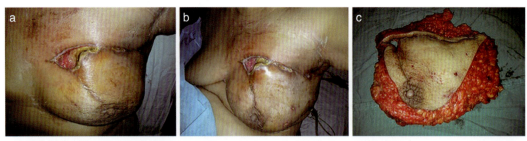

图 28.7　一例糖尿病患者因远端皮瓣缺损行乳房切除术

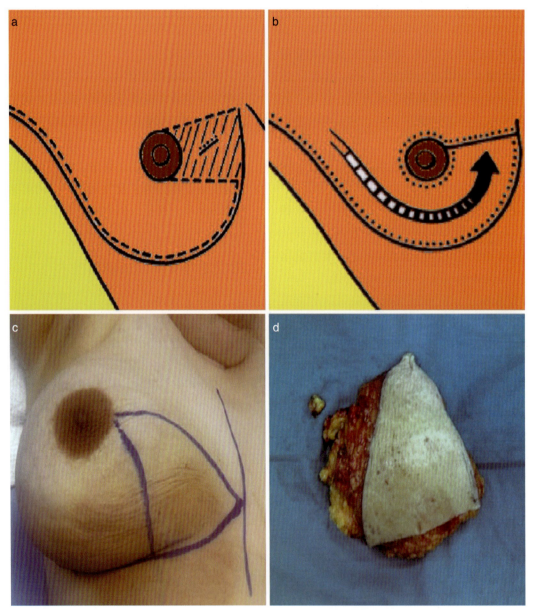

图 28.8　下矩阵旋转皮瓣技术

该技术是一种安全的手术方式,尤其是应用于二次手术时,与上矩阵旋转手术类似,它允许对腋窝的大面积暴露,乳房就像一本书一样被打开,从而使腋窝手术变得容易。与上矩阵旋转手术相比,该技术的优点是瘢痕不明显,因为大部分切口隐藏在乳房下皱褶中(图 28.9)。

28.3 垂直乳房固定术

28.3.1 简　介

所有垂直乳房整形技术都是垂直乳房缩小成形术的变体,都是采用乳晕周围切口并向乳房下皱褶处关闭。这些技术是基于下侧的乳腺实质支撑来缩小乳房,可以应用于各种程度下垂的患者(图28.10)。

Madeleine Lejour 通过修改 Lassus、Marchac、Arie 和 Pitanguy 的技术概念,发展出了垂直瘢痕技术。这种技术使用了可调整的标记,即乳晕的上行基底,必要时缩小中央基底,并进行下侧皮肤下移。Lejour 技术可以概括为以下三个原则:广泛的下侧皮肤下移以促进皮肤回缩,减少瘢痕数量,以及过度畸形矫正以促进更好的后期效果。Lejour 技术既可作为乳房缩小技术,也可作为乳房整形技术,因此适用于多种乳房大小和不同皮肤质量的患者[2-4]。

有人认为因上行线模式会横断第 4 肋间神经侧支,NAC 的感觉功能会受到影响。现在我们已经了解 NAC 的感觉分支在胸壁水平的深处走行,并通过乳腺实质的浅层穿孔到达 NAC。因此,在胸壁水平之上切除乳腺实质可以保留 NAC 的神经供应,从而保留其感觉。

这种乳腺实质切除模式没有得到广泛认可的一个原因是,有人认为在折叠乳房的腺体部分以将

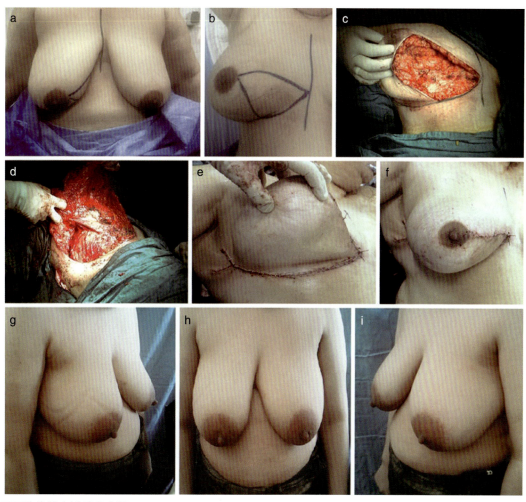

图 28.9　下矩阵旋转皮瓣手术步骤

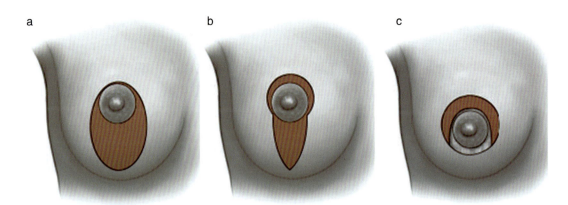

图 28.10　Laaaua（a）、Lejour（b）和 Hammond（c）垂直不能很切除技术

乳晕嵌入新的位置时，可能扭断或压迫血管梗。目前有证据支持的观点是，这种乳腺实质切除模式的结果是乳房可获得上皮层基底部的充分供应。这种切除模式保留了不易因重力下拉作用而进一步下垂的区域，并且保持了乳房上部的饱满度[5]。

28.3.2 手术技巧

- 在较大的乳房中进行脂肪抽吸以减少实质体积，并调动上层真皮－沟膜基质。
- 切除下层皮肤、脂肪和腺体。
- 进行广泛的下移，并将内侧和外侧的乳房支柱向下方关闭。
- 皮肤以一条垂直线闭合，多余的皮肤以细小的皱纹形式留在下端缝合处（图 28.11）。

28.3.3　该技术作为保乳手术方式在乳腺癌患者中的应用

- 这种技术主要用于中等大小、非倾斜性乳房的 5~7 点钟位置的肿瘤。
- 位于上极的肿瘤因需要修改 NAC 的蒂，所以不适合使用该技术。

28.3.4　术前标记

- 标记中线和乳房下皱襞。
- 在乳房的前方标记乳房下皱褶的移位位置以及乳房径线。然后用手将乳房向外侧和内侧拉开，

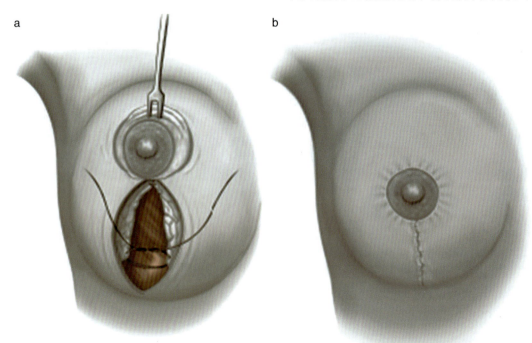

图 28.11　垂直乳房固定术且不进行深层分离。将下方的皮肤、脂肪和腺体整块切除，将乳头转移至计划的位置，随后对乳房内侧和外侧支柱进行垂直缝合（获得 Farab Found Thakeb 许可使用）

分别估计和标记内侧和外侧的垂直缘。

- 这些垂直缘的顶部范围将成为新乳晕的底部。通常情况下，可以人工使垂直缘靠拢来模拟乳晕。上面的弧线代表新乳晕的边界，长度通常为 12~14cm。

28.3.5 手术步骤

28.3.5.1 详细步骤

- 将 20~40mL 利多卡因和稀释的肾上腺素溶液注射至乳腺实质和切口线。去除环绕乳晕的基底表皮至乳晕下方 2~3cm 处。由于支柱可以为缩小的乳房提供长期支持，因此必须保持其完整性以便于缝合[6]。
- 切除乳房内侧、下侧和外侧部分，以及下侧弧形标记以下的皮肤。
- 沿乳房外侧标记做切口，在内侧、外侧和下侧进行广泛的皮肤下移，以类似于皮下乳房切除术的平面定位 IMF 水平。
- 在统一的深度进行浅层剥离，以利于术后皮肤缝合和回缩。如果在较深的平面进行剥离，可能导致乳房下部异常隆起。
- 在乳晕周围标记之外不进行下移。乳房的中央下部从 IMF 到腺体的上缘被抬离胸壁，形成一个 6~8cm 的中央通道。根据所需的缩小程度进行垂直切割，形成新的内侧和外侧支柱。
- 抬高 2~3cm 厚的上皮腺基底，完成中央下段的切除。用可吸收缝线将乳头抬高至新的位置。从基底深面的新乳晕水平开始缝合，并在胸壁剥离的最高水平缝合到胸肌筋膜和肌肉。重要的是，要将这一缝线固定在椎弓根的深面而不是真皮处，以允许 NAC 有一定程度的移动，便于最终移位、嵌入和关闭皮肤。
- 将蒂的内侧和外侧缝合到胸壁上，形成一个圆锥形的底层乳丘。虽然皮瓣看起来过多，但无需进一步切除。相反，应将皮瓣聚集起来并分两层闭合。进行这种垂直缝合时必须聚集足够的皮肤，以减少闭合长度至 6~7cm，因为更长的闭合长度可能导致最终瘢痕延伸到 IMF 以下，因此必须避免这种情况。
- 嵌入 NAC，用可吸收缝线接近支柱。用真皮和皮下缝线分两层缝合皮肤。尽管外科医生倾向于使用引流，但也可以不使用，因为目前的证据表明，有或无引流的乳房缩小术患者的血清肿和伤口并发症发生率相同（图 28.12）。

28.3.5.2 技术优势

- 在没有水平乳房下皱褶切口的情况下，实现了有限的垂直瘢痕。
- 下部实质闭合提供了额外的支持，可以限制复发性下垂。

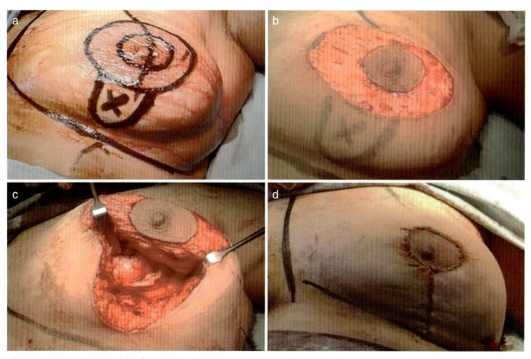

图 28.12 术中切除下极肿瘤同时创建一个用于提升乳头乳晕复合体的上方蒂，并保留内侧和外侧支柱用于缝合

28.3.5.3 技术不足

- 术后的即时效果往往显示出明显的上极饱满，并随着时间的推移逐渐稳定。
- 下部的皮肤冗余偶尔不会回缩，需要以后进行水平切除。

28.3.6 改良与缺陷

为了尽量减少下极皮肤冗余，可将垂直闭合处斜向带至侧面（创造一个 J 形），这可以消除过多的下端皮肤冗余并防止内侧水平瘢痕。

肿瘤不位于乳房内侧上极的巨乳症患者是使用垂直瘢痕内侧梗阻模式进行肿瘤整形乳房缩小术联合即时重建的候选人。这是一种多功能肿瘤整形技术，可对位于不同位置（下极、侧面和 NAC）的肿瘤进行乳腺组织重新排列，可以获得良好的肿瘤学结果和较高的患者满意度（图 28.13，图 28.14）[7]。

28.4 Grisotti 皮瓣技术

28.4.1 适应证和优点

肿瘤位于中心位置的乳腺癌患者占乳腺癌病例的 5%~20%，长期以来无法实施对这类患者的保乳手术（BCS），而是采用传统的乳房切除术进行治疗。

Grisotti 皮瓣技术允许对乳腺后肿瘤或佩吉特病进行保乳治疗，具有肿瘤学上的安全性和良好的美容效果。

对于肿瘤位于中心位置的乳腺癌患者，NAC 受累的发生率很高，需要切除乳头和乳晕，并同时在肿瘤周围保留足够的安全余地。一个简单的手术（Grisotti 皮瓣）就可以使患者获得可接受的美容效果和肿瘤学控制（图 28.15）[8]。

28.4.2 手术步骤

手术开始，对乳晕轮廓进行术前标记，在 NAC 下方画一个直径为 4cm 的圆，同时标记乳房下皱襞。绘制皮瓣的内侧和外侧边界，从乳晕的内侧和外侧边缘向下延伸至乳房下皱襞，并在远端汇合，形成逗号状外观（图 28.16）。对皮瓣（除新乳晕外）进行完全深层剥离（图 28.17）。完成 NAC 和肿瘤的中央四面体切除术，从皮下层到胸肌筋膜的组织柱（图 28.18）[9]。

使用以下任意一种技术完成皮瓣转移：

（1）将皮瓣的内侧边缘向下切至胸肌筋膜，

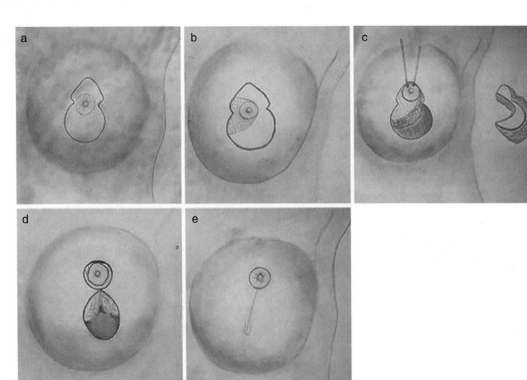

图 28.13　针对不同肿瘤位置的手术技术的上内侧改良（图片由 Ahmed Mustafa 博士提供）

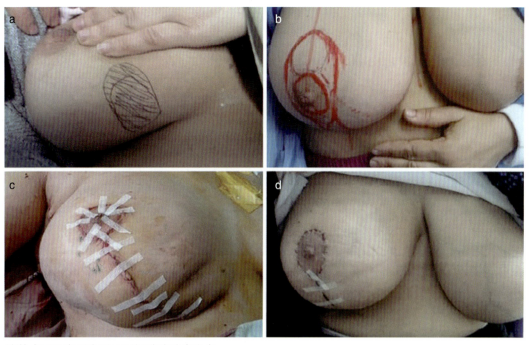

图 28.14 该技术可以广泛应用于下极乳腺肿瘤患者

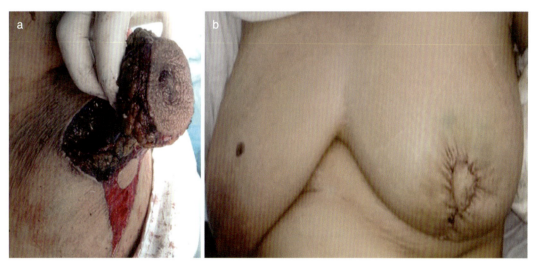

图 28.15 中央型肿瘤的 Grisotti 皮瓣的基本概念。（a）切除肿瘤和乳头乳晕复合体（NAC）。（b）包含新乳晕的最终乳房外观

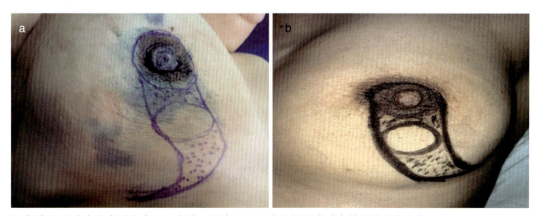

图 28.16 两例中央型肿瘤患者（患者 A，右乳；患者 B，左乳）行切除手术前的绘图与规划

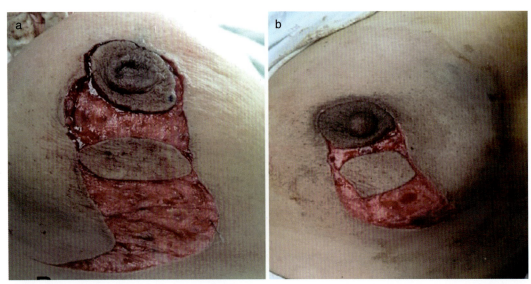

图 28.17　对同一患者（患者 A 和 B）进行去表皮操作

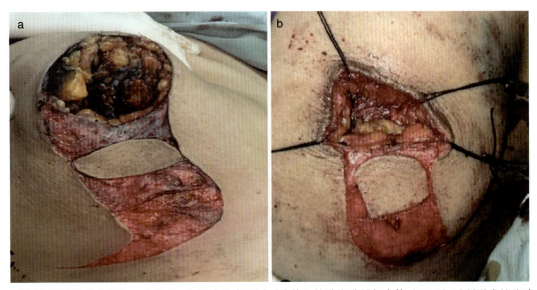

图 28.18　对上述两例患者（患者 A 和患者 B）切除肿瘤连同覆盖其上的乳头乳晕复合体（NAC）后所形成的腔隙

从胸肌筋膜广泛调动皮瓣，然后推进皮瓣并旋转以填充缺损。

（2）将皮瓣内侧和外侧边缘的真皮释放到所需的程度，但应保持其在胸肌筋膜上的基底完整性，以保持血液供应。这种技术使皮瓣有更好的活动性，没有逗号形的、变形的、新的乳晕舒适地停留在新的位置（图 28.19）。

28.5　带有"E/3"修饰的 Grisotti 皮瓣技术

在传统的 Grisotti 皮瓣中，新的乳晕皮肤盘最初被固定在 12 点钟位置，在移位真皮腺基底后保持正确方向。在 3 点钟和 9 点钟位置进一步缝合，以逐渐接近新的乳晕皮肤盘周围的乳房皮肤包膜。最后一次缝合必须在 6 点钟方向，即在乳晕与缝合线的垂直缘相遇的地方进行。组织的张力可能会导致伤口开裂和美容效果不佳。为了克服这个问题，可以在真皮腺体皮瓣的上内侧末端保留一个小的三角形皮肤。当手术在右侧进行时，这将导致内侧上部的皮肤边缘呈"3"字形，而在左侧则呈"E"字形轮廓。这种修改有助于减小最终皮肤闭合处的皮肤张力。可以根据需要对这个三角形的皮肤进行修剪，以提供最佳的位置和外观效果（图 28.20）[10]。

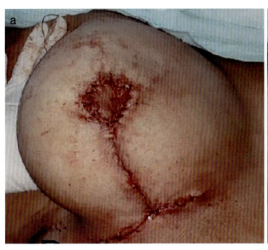
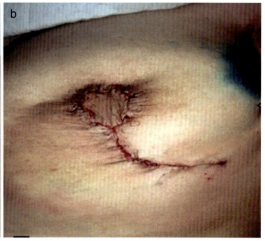

图 28.19　上述两例患者（患者 A 和患者 B）手术后的最终外观和重建的新乳晕

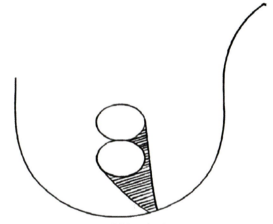

图 28.20　改良 Grisotti 皮瓣示意图

参考文献

[1] Audretsch W. Chapter 1. Partial breast reconstruction//Losken A, Hamdi M. Techniques in oncoplastic surgery,2009.

[2] Lejour M. Vertical mammaplasty and liposuction of the breast. Plast Reconstr Surg,1994,94:100–114.

[3] Lassus C. Breast reduction: evolution of a tech-nique. A single vertical scar. Aesthetic Plast Surg,1987,11:107.

[4] Lassus C. Update on vertical mammaplasty. Plast Reconstr Surg, 1999,104:2289.

[5] Lejour M. Vertical mammaplasty for breast hypertro- phy and ptosis. Oper Tech Plast Surg,1996,3:189.

[6] Kim P, Kim KK, Casas LA. Superior pedicle auto-augmentation mastopexy: a review of 34 consecutive patients. Aesthet Surg J,2010,30(2):201–210.

[7] Hall-Findlay EJ. A simplified vertical reduction mammaplasty: shortening the learning curve. Plast Reconstr Surg, 1999a,104:748–759.

[8] Pasta V, et al. Oncoplastic central quadrantectomies. Gland Surg, 2016,5(4):422–426.

[9] Horiguchi J, Koibuchi Y, Iijima K, et al. Local control by breast-conserving surgery with nipple resection. Anticancer Res, 2005,25:2957–2959.

[10] Della Rovere GQ, et al. Oncoplastic surgery for retroareolar breast cancer—a technical modification of the Grisotti flap. Indian J Surg, 2007,69(4):160–162.

提示与技巧

- 为每例患者仔细选择适当的技术仍然是患者管理中最重要和最具挑战性的步骤。为了达到最佳的肿瘤学和美容效果，术前应对患者和肿瘤进行详细的评估和制订细致的计划。

（谭怡清　译，罗静　审校）

29 L 型、J 型和 V 型乳房成形术

Hasan Karanlik, Sami Açar

29.1 引 言

乳房肿瘤成形术的手术技术结合了整形外科的重建手术和美容手术两个方面[1-2]。虽然切除肿瘤的主要目的是治疗，但美容效果对患者来说也很重要。目前，改进肿瘤整形技术的关键不仅在于努力治疗患者的肿瘤，而且特别关注在肿瘤学安全的前提下最大限度地提高美学效果。Wise 模式乳房重建术和有明显瘢痕的倒 T 型乳房重建术不再作为标准技术应用于每个患者[3-5]。此外，这些技术并不能减小乳房基部，其结果是锥体形状更宽、更平坦，并且投影效果差[2-6]。由于瘢痕张力的存在，采用圆形切除技术后仅可见单一但清晰的乳晕周围瘢痕。由于乳晕周围组织被提升，乳房形态变得扁平[3,7-9]。

乳房缩小成形术和乳房固定术的目标是在乳房形状、大小和隆起度方面获得令人满意的效果，并且使乳头乳晕复合体获得最佳的感觉功能和适当的血液供应。女性的乳房和胸部测量数据可用于指导和规划乳房整形手术类型[10]。尤其是近二十年来，美容效果改善和瘢痕减少已成为乳房缩小成形术新的发展方向[11-14]。垂直切口乳房整形术的发展最早由 Lötsch[15] 和 Dartigues[16] 提出，Arie[17] 将其重新引入乳房缩小成形术，然后由 Lassus[18] 进行修改，Lejour 等[11] 进一步推进。该技术缩减的重量较低，涉及蒂和腺体的准备及中央区切除，并提供了一个形态良好、易于重建的垂直瘢痕乳房缩小成形术。Lejour 对该技术进行了推广了，包括采用垂直切口对乳晕上蒂和中央区进行切除的乳房缩小术联合脂肪抽吸技术，并切除较宽的皮下组织。然而，这种方法不适用于切除体积较大的情况。而且长远来看，采用该技术行乳房缩小术后，随着垂直缝线的拉长，乳房下段的底部畸形增加。该技术的另一个缺点是，由于皮肤过多，垂直缝线的最大折叠造成愈合困难[3,8,11]。

在本章中，我们将 L 型成形术和 J 型成形术视为垂直乳房成形术的一种改进方法。此外，本章还介绍了位于内下象限肿瘤的 V 型乳房成形术。

29.2 患者选择

通过这些技术（L 型、J 型和 V 型乳房整形术）重建部分切除术后的缺损适用于所有患者，无论乳房大小。我们认为，乳房大小并非选择这些方法的限制因素。多余皮肤的量、表皮与肿瘤的关系，以及乳晕移动的距离，是远比乳房大小更重要的因素。肿瘤应位于乳房的下部。L 型和 J 型乳房整形术可用于中央下部、外部下部、后方或中央上部象限的肿瘤。V 型乳房整形术是治疗内下象限肿瘤的最佳方案之一。每一种技术都可用于所有下象限

H. Karanlik (✉)
Istanbul University Institute of Oncology Surgical Oncology Unit, Istanbul, Turkey

S. Açar
Department of General Surgery, Acibadem Taksim Hospital, Istanbul, Turkey

的肿瘤，特别是当肿瘤位于皮肤附近时，只需要稍加修改即可实施。

理想的患者是具有正常的皮肤弹性以及表皮与乳房底层组织的黏附性，同时乳房大小中等。相反，皮肤质量差、皮肤与乳房底层组织的黏附性差、极度下垂或乳房肥大的患者并非该技术的理想人选。L 型和 J 型乳房整形术特别适用于肿瘤较大的患者，因为其不仅缩短了垂直瘢痕，而且增加了一个可以很好隐藏的短的乳房下瘢痕。

糖尿病、吸烟或超重并非乳房整形术的绝对禁忌证，但是强烈建议患者至少暂时戒烟，并在接受预定的乳房整形术前进行内科咨询。我们将所有 L 型、J 型和 V 型乳房成形术的一般适应证和禁忌证总结如下。

29.2.1 适应证

- 有中等大小或增生性乳房下垂的女性，肿瘤位于以下部位：乳房中央下部象限，塔状外侧－下内侧象限，后外侧或中央上部象限。
- 中等大小、较大或下垂的乳房，乳房下皱襞到乳晕的距离至少为 6cm。
- 行经典的保乳手术并获得清晰的手术切缘。
- 采用标准手术后存在严重畸形风险的情况（切除超过 20% 的乳腺组织）。
- 巨大肿瘤。
- 乳腺导管原位癌（DCIS）覆盖面积大。
- 多病灶。
- 患者的偏好。

29.2.2 禁忌证

- 肿瘤体积大，不切除乳房无法获得阴性切缘。
- 位于中上、外上和内上象限的肿瘤接近皮肤时。
- 肿瘤位于乳房最上部。
- 不下垂的小乳房和（或）乳晕至乳房下皱襞的距离小于 6cm。
- 因乳腺组织不足，切除后不能接受重建手术。
- 多中心肿瘤。
- 大面积的恶性钙化灶。
- 炎性乳腺癌。
- 患者的意愿。

29.3 L 型乳房成形术

29.3.1 术前标记

患者取直立位进行术前标记。先在皮肤上勾勒出肿瘤位置，再从胸骨切迹到脐部画一条中线。从锁骨中点到乳头画一条垂直线，此线通过乳头延伸到乳房下皱襞和胸壁上。用食指在原乳房下皱襞水平标记乳头的新位置，该点投影于锁骨中线的前方。未来最靠近头侧的乳头位置是在距胸骨切迹 19~23cm 的轴线上确定的，这取决于乳房下皱襞的投影、前臂中点的水平和乳房体积。

从新乳晕顶部开始，在纵轴上向尾部测量 5cm，从这一点开始画两条水平线，每条线长 4cm。将颅骨和两条水平线连接成一个类似"清真寺（mosque）"的图形，将乳房向上旋转，向内侧和外侧推入，在乳房上标记内侧和外侧，并继续延续胸壁上的垂直轴线。将未来的垂直瘢痕固定在皮肤包膜的外侧，高度为 7cm。从这一点起，将未来 L 型切口的水平部分标记为侧面和尾部略微凹陷的曲线，向乳房下皱襞延伸。相应地，未来垂直瘢痕的内侧被固定在 9cm 处，增加 2cm 有利于皮瓣向外侧翻转并形成水平 L 型瘢痕。垂直线应交会于乳房下皱襞上方 2~3cm 处（图 29.1）。

为了获得更好的锥形投影，并避免皮下脂肪过多，接下来应将每个乳房向内侧和外侧旋转以固

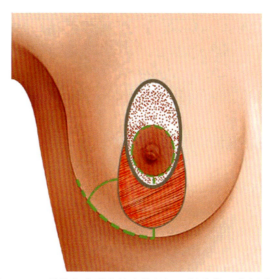

图 29.1 L 型乳房成形术的术前标记。肿瘤位于右侧乳房中央下象限。将新的乳头乳晕复合体（NAC）放置在此非肿瘤侧乳房 NAC 稍高的位置（获得 Hande Dalga 许可使用）

定垂直切除的边缘。从乳晕的内侧边界到胸骨的距离应至少为 9~11cm。

应将垂直线固定在乳房下皱襞上方 2cm 处。从这一点开始,未来 L 形瘢痕的水平部分被标记为略微凹陷的曲线,向乳房下皱襞的外侧尾部延伸。未来垂直瘢痕的内侧比外侧长 2cm。2cm 的差异并不影响瘢痕的质量,但有利于皮瓣向外侧翻转并形成水平瘢痕。

29.3.2 手术技术

所有的乳房成形手术都需要在全身麻醉下、患者取半坐位在手术台上完成。采用 L 型技术时,乳晕的大小通过使用直径 3.8~4.2cm 的中心乳晕环的压力标记来确定。完成术前标记后在皮肤上做切口,切除乳晕周围上皮。在保留一层薄薄的皮下组织的情况下,从侧面将皮肤下移至腋窝外侧腺体延伸的基部水平,从内侧将皮肤下移至胸骨附近的腺体基部。预设的下部边界在自然乳房下皱襞以外的尾部 1~2cm。囊袋的准备使原先的乳房下皱襞变薄,从而可以实现皮肤回缩,并支持通过乳房下皱襞重塑腺体的下象限。在下部腺体基部的中央区域,通过准备胸大肌筋膜,在头侧方向调整腺体直至第 2 肋骨水平。其余的外侧腺体支柱为新形成的腺体提供了额外支持。在准备头侧方向的乳头乳晕蒂时,应保留足够的厚度,将肿瘤和腺体组织在乳晕的中轴线上楔形整块切除至所需体积(图 29.2)。

将乳晕的最上极用单缝线固定在去表皮化的圆顶形切除的最靠近头侧的点。在乳房切除术中通常不进行缝合,而是将腺体连同其剩余腺体支柱通过 3~4 条腺体塑形缝线从头侧到尾侧进行建模。通过倒置的缝线将腺体支柱拉在一起来缩小基底部。到此步骤为止,该手术的主要步骤与 Lejour 技术一致(如蒂、皮肤下移和乳房成形缝合)。

在 Lejour 技术中,将表皮缝合成一个垂直瘢痕,我们首先使用订皮机将外侧(7cm)与内侧(9cm)暂时固定。由于聚集效应,侧向旋转剩余表皮更容易,可使内侧固定的长度比外侧长 2cm。然后将剩余表皮横向旋转,并沿乳腺下皱襞线缝合以形成 L 型瘢痕的水平部分。将皮肤囊袋的头侧边界通过缝合的弧形曲线固定在自然乳房下皱襞中,并相应切开;尾侧边界像狗耳畸形切除术一样被切割。可将垂直瘢痕和水平瘢痕分两层缝合(先用 3-0 可吸收缝线进行内翻真皮缝合,然后用 4-0 可吸收缝线行连续皮内缝合)。乳晕通过 4-0 或 5-0 可吸收缝线进行单层内翻真皮缝合,然后用 4-0 或 5-0 可吸收缝线进行连续皮内缝合(图 29.3~图 29.6)。

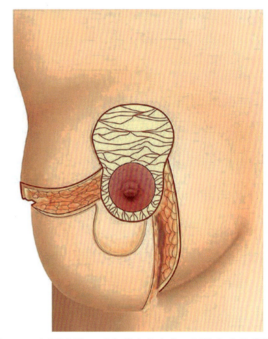

图 29.2 切开皮肤,对上蒂去表皮化。切除包含肿瘤的下蒂和胸大肌筋膜,切除的组织体积大小取决于乳房的大小。定向切除标本并行冷冻切片检查以明确切缘情况。切除后用夹子标注瘤床(获得 Hande Dalga 许可使用)

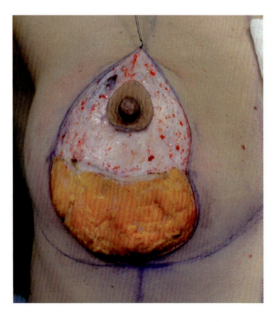

图 29.3 乳晕周围去表皮化。应在乳房下皱襞上方 2~3cm 处标注皮肤切除类型

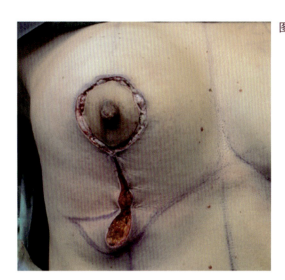

图 29.4 术中视图。为 L 型瘢痕形成设计的皮肤切口

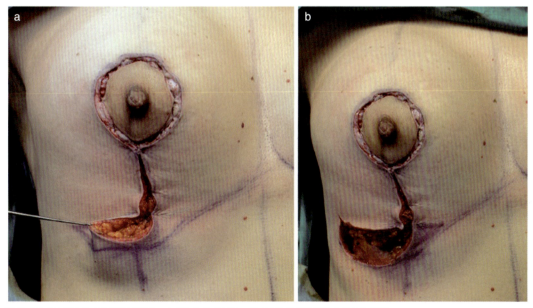

图 29.5 沿乳房下皱襞切开头侧外侧部。切除多余组织，避免下外侧部形成狗耳畸形

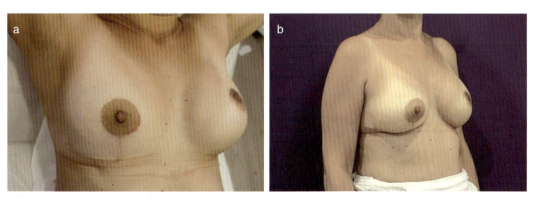

图 29.6 最终的 L 型瘢痕和乳房下皱襞图片

29.4 J 型乳房成形术

29.4.1 简 介

倒 T 型乳房成形术并不适合所有情况下的下外象限切除。避免乳房后期回缩和 NAC 偏移的最佳手术方式是 J 型乳房成形术[12,19]（图 29.7）。

29.4.2 手术技术

与所有的下侧切除术一样，NAC 形成于深层上皮的基底上。第一个切口从深层乳晕周围区域的内侧边缘开始，然后缓慢弯曲向下，呈凹陷状直至乳房下皱襞（图 29.8）。第二个切口从去表皮区的外侧边界开始，并遵循类似模式。然后按照字母"J"的形状切除乳腺实质（图 29.9）。应将内侧和外侧的腺体组织通过胸大肌转移至切除后缺损处，以实现剩余乳房体积的适当再分配（图 29.10~ 图 29.11）。将 NAC 重新集中在其最佳位置（图 29.12）。

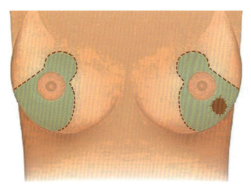

图 29.7 J 型乳房成形术，患者的术前标记（获得 Hande Dalga 许可使用）

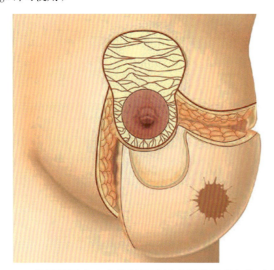

图 29.8 乳晕周围去表皮化以及连同皮肤的肿瘤切除（获得 Hande Dalga 许可使用）

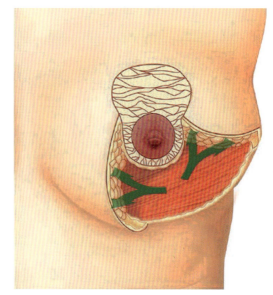

图 29.9 移动胸肌筋膜上腺体组织（获得 Hande Dalga 许可使用）

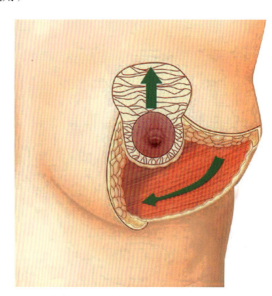

图 29.10 对乳房塑形和重新集中乳头乳晕复合体（NAC）（获得 Hande Dalga 许可使用）

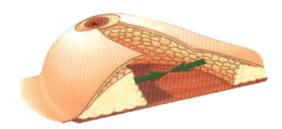

图 29.11 移动腺体组织（获得 Hande Dalga 许可使用）

如果通过组织转移不能充分覆盖缺损，或者乳房提升后不能获得令人满意的效果，则可将该区域的乳晕后组织从 NAC 中游离出来，使用这三个腺体皮瓣可获得更好的美容学外观。

为了关闭切除腔，应注意不要使乳房组织或皮瓣产生张力，将这些组织或皮瓣游离并相互聚合。应将钛夹放置在切除腔的底部和乳房组织上。切除腔被两个或三个已经游离和移动的腺体皮瓣封闭。完成此操作后，闭合皮肤，将 NAC 放置在最合适的位置（图 29.13~ 图 29.14）。

这种方法可以防止 NAC 偏离切除区。对患者一般情况的权衡或患者对另一侧乳房的要求取决于术后早期或晚期阶段情况。

29.5 V 型乳房成形术

29.5.1 简　介

在采用标准的保乳手术技术切除内下象限肿瘤后患者可能发生重大畸形。上蒂法乳房成形术可用于治疗位于 5~7 点钟方向的肿瘤。然而，对于位于更内侧的肿瘤，即 7~9 点钟的肿瘤，采用此手术方式可能比较困难。V 型乳房成形术也是一种肿瘤整形外科技术，可以安全地用于乳房内下象限肿瘤的治疗。V 型乳房成形术适用于内下象限肿瘤的切除，患者的特点包括基底部大、无下垂、中大尺寸乳房等，该技术可为此类患者提供可接受的美容效果[12, 20-22]。

29.5.2 手术技术

该手术过程包括切除腺体的椎体部分。椎体底部应位于乳房下皱襞内侧，顶部应位于乳晕内（图 29.15）。整体切除包括切除附着于腺体组织的皮肤，直到胸肌筋膜（图 29.16）。术后放疗时，应在肿瘤床放置钛夹，然后从切除部位到腋窝前线切开乳房下褶襞，必要时向外侧切开，以便将剩余腺体充分旋转到缺损处（图 29.17）。将乳房下端

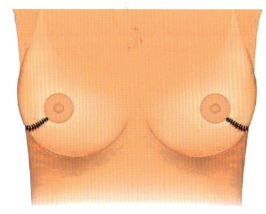

图 29.12　术后效果（获得 Hande Dalga 许可使用）

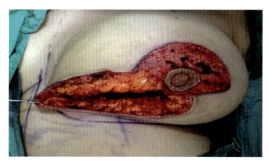

图 29.13　在垂直乳房下皱襞上方 2cm 处做皮肤切口和进行切除

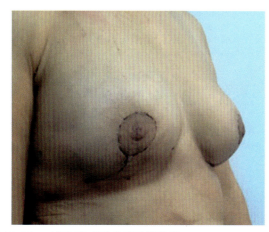

图 29.14　J 型乳房成形术后早期效果

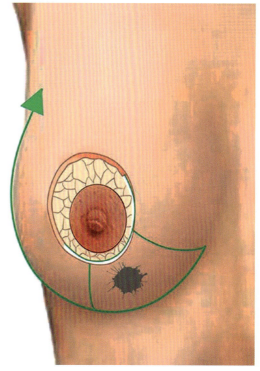

图 29.15　内下象限肿瘤 V 型乳房成形术的乳房轮廓、术前标记和切口（获得 Hande Dalga 许可使用）

从胸大肌上完全剥离,并向中间移动以填补缺损。接下来应规划 NAC 的位置(图 29.18),患者取坐位,评估乳房的对称性,并对 NAC 进行定位。将 NAC 放置在去表皮化的表外侧带上。这种乳房成形术会留下"V"型瘢痕,包括辐射状和乳房下切口(图 29.19~图 29.24)。可以对另一侧乳房进行一期或延期对称性手术(图 29.25~图 29.26),这应根据患者的意愿和一般情况决定。

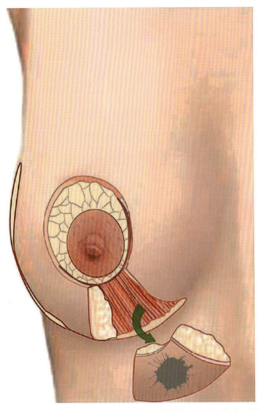

图 29.16 金字塔型全层切除内下象限组织和乳房下皱襞切口(获得 Hande Dalga 许可使用)

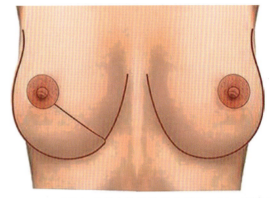

图 29.18 V 型乳房成形术的最终乳房形态、切口瘢痕和对侧乳房对称性手术效果(获得 Hande Dalga 许可使用)

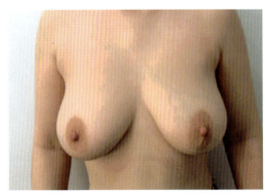

图 29.19 患者女性,35 岁,左侧乳房内下象限有一大小为 3cm 的肿瘤

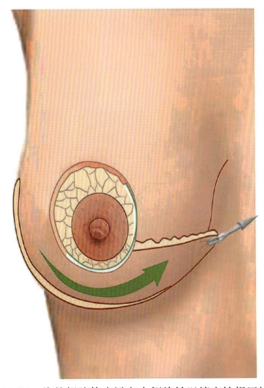

图 29.17 将外侧腺体皮瓣向内侧旋转以填充缺损区域并对乳房塑形(获得 Hande Dalga 许可使用)

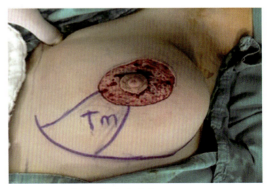

图 29.20 乳晕周围组织去表皮化

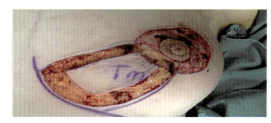

图 29.21 金字塔型切除包含肿瘤的内下象限组织

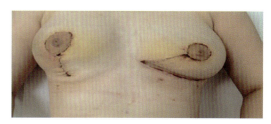

图 29.25 患侧 V 型乳房成形术和对侧垂直切口对称性手术

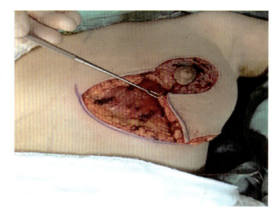

图 29.22 切除乳房下皱襞和移动腺体组织

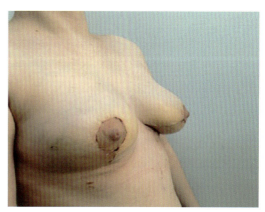

图 29.26 术后效果图

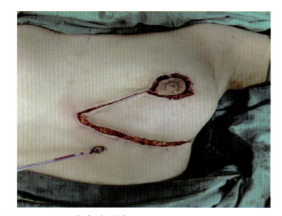

图 29.23 V 型乳房成形术

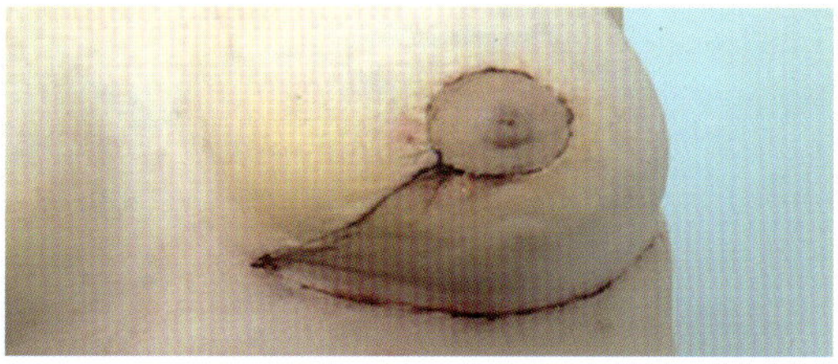

图 29.24 V 型乳房成形术的术后观

29.6 术后护理

用柔软的无菌硅涂层敷料覆盖切口。患者必须穿塑形带式敷料 7d，并且必须日夜穿戴运动型胸罩 3 个月。

术后第 1 天或第 2 天可以拔除引流管。我们倾向于使用可吸收缝线行皮内缝合，无须拆除缝线。如果外科医生倾向于使用不可吸收缝线进行皮下间断缝合，应在术后第 3 天至第 4 天拆除缝线，术后第 12 天至第 14 天拆除乳晕周围皮肤的连续缝线。垂直和水平缝线可保持在术后 18d 内。建议在术后 2 周或拆线后立即按摩瘢痕部，并可使用软膏和软硅片。手臂运动可以预防淋巴水肿，应与瘢痕按摩同时开始。手臂的活动不应受到限制，但是患者在术后 3 个月内不可从事重体力劳动，术后 2 周可以恢复较低强度的工作。

29.7 并发症

这些技术产生的并发症与其他肿瘤整形手术

类似，肿瘤学结果与传统的肿瘤切除术相似。报道显示，由于该技术的切除范围较大，肿瘤整形手术后切缘阴性率较高。虽然切除的体积很大，但是美容效果仍然不错[20-25]。我们可将该技术的并发症归纳为以下几点：①血肿；②切口感染；③切口分离；④畸形；⑤皮肤±皮瓣坏死；⑥NAC移位；⑦NAC坏死；⑧脂肪坏死；⑨感觉问题。

由于行乳房成形术患者的要求和期望越来越高，因此获得良好的手术效果变得非常重要。根据肿瘤位置选择最好的手术方法可以减少畸形和并发症风险。除了遵循肿瘤成形术的原则，避免术后出现不必要的并发症（如保持腺体皮瓣灌注和小心止血）外，外科医生还应注意切除的组织体积、肿瘤定位和乳腺组织密度。

29.8 总　结

L型、J型和V型乳房成形术均为简单的肿瘤成形技术，采用这些技术可以获得良好的长期美容效果。这三种技术不仅可以用于切除乳房内侧和外侧的肿瘤，而且可以使乳房上极获得可接受的丰满度，还可限制乳房形成处于最低点外观的趋势，这些均可使乳房更圆润、更完美，隆起度更好。这三种手术的并发症发生率与其他肿瘤整形手术相似或更低，在切除较大体积的组织后患者的并发症发生率并未增加。因此，应用这三种手术进行肿瘤整形重建和乳房缩小成形术是可靠的，即使切除较大体积的组织，这些技术也与其他技术一样安全。此外，这些技术不仅容易操作，而且有利于患者获得可接受的长期美学效果。

> **提示与技巧**
> - 我们倾向于对大乳房或中等大小的乳房以及病变位于乳房下象限的患者使用这些技术。
> - 最常见的并发症是伤口愈合延迟、乳头和皮肤感觉改变以及脂肪组织坏死。伤口愈合问题很少发生。对NAC应避免过度调动、破坏或施加过多的张力，这可能会影响NAC和切口边缘的血液供应。脂肪组织坏死可能类似于局部复发，此时需要进行活检或切除。
> - 从胸肌筋膜上广泛移动整个腺体和皮瓣，使皮瓣旋转，以获得更好的乳房形状。这种组织集合手法有助于实现理想的体积再分配（特别是在V型乳房成形术中）。
> - 术后可能会短期出现皱褶，因此最好在术前获得全面的患者信息后对其进行处理，通常皱褶会在几个月内消失，约5%的患者需要在术后1年后进行修复。术后皱褶很容易在局部麻醉下得到纠正。
> - 应将手术夹放置在肿瘤床和皮瓣下的乳腺组织中，这些皮瓣是指在乳房成形术中从原来的肿瘤床移到新位置的皮瓣。放置夹子可以使放疗计划更加精确，并有助于诊断局部复发。
> - 建议由同一名外科医生进行肿瘤切除术和缺损重建术。

（谭怡清　译，罗静　审校）

参考文献

[1] Schnur PL, Hoehn JG, Ilstrup DM, et al. Reduction mammaplasty: cosmetic or reconstructive procedure? Ann Plast Surg, 1991, 27(3):232–237.

[2] Pallua N, Demir E. L-wing superior pedicle vertical scar mammaplasty//Shiffman MA. Mastopexy and breast reduction. New York: Springer, 2009:121–127.

[3] Pallua N, Ermisch C. "I" becomes "L": modification of vertical mammaplasty. Plast Reconstr Surg, 2003, 111(6):1860–1870.

[4] Giovanoli P, Meuli-Simmen C, Meyer VE, et al. Which technique for which breast? A prospective study of different techniques of reduction mammaplasty. Br J Plast Surg, 1999, 52(1):52–59.

[5] Vrebos J, Dupuis C. From a single vertical scar to vertical mammaplasty. From Louis Dartigues (1869-1940) to Claude Lassus (1933). Ann Chir Plast Esthet, 2000, 45(1):62–68.

[6] de la Torre JI, Long JN, Vasconez LO. Superior -medial pedicle technique for large breast reduction//Shiffman MA. Mastopexy and breast reduction. New York: Springer, 2009: 388–394.

[7] Benelli L. A new periareolar mammaplasty. The round block technique. Aesthetic Plast Surg, 1990, 14:93.

[8] Frey M. A new technique of reduction mammaplasty: dermis suspension and elimination of medial scars. Br J Plast Surg, 1999, 52(1):45–51.

[9] Regnault P. Breast reduction and mastopexy, an old love story: B technique update. Aesthet Plast Surg, 1990, 14(2):101–106.

[10] Vandeput JJ, Nelissen M. Considerations on anthropometric measurements of the female breast. Aesthet Plast Surg, 2002, 26(5):348–355.

[11] Lejour M. Vertical mammaplasty and liposuction of the breast. Plast Reconstr Surg, 1994, 94(1): 100–114.
[12] Clough KB, Kaufman GJ, Nos C, et al. Improving breast cancer surgery: a classification and quadrant per quadrant atlas for oncoplastic surgery. Ann Surg Oncol, 2010, 17:1375–1391.
[13] Rezai M, Knispel S, Kellersmann S, et al. Systematization of oncoplastic surgery: selection of surgical techniques and patient-reported outcome in a cohort of 1 035 patients. Ann Surg Oncol, 2015, 22(11):3730–3737.
[14] Hammond DC. Short scar periareolar inferior pedicle reduction (SPAIR) mammaplasty. Plast Reconstr Surg, 1999, 103(3):890–902.
[15] Lötsch F. Uber Hangebrustplastik. Zentralbl Chir, 1923, 50:1241.
[16] Dartigues L. Traitement chirurgical du prolapsus mammaire. Med Intern. 1924;32:281.
[17] Arie G. Una nueva technica de mastoplasia. Rev Lat Am Cir Plast, 1957, 3:22.
[18] Lassus C. Breast reduction: evolution of a technique—a single vertical scar. Aesthet Plast Surg, 1987, 11(2):107–112.
[19] Gasperoni C, Salgarello M, Gasperoni P. A personal technique: mammaplasty with J scar. Ann Plast Surg, 2002, 48(2):124–130.
[20] Clough KB, Kroll S, Audretsch W. An approach to the repair of partial mastectomy defects. Plast Reconstr Surg, 1999, 104:409–420.
[21] Association of Breast Surgery at BASO. Oncolastic breast-surgery: a guide to good practice. Eur J Surg Oncol, 2007, 33:S1–23.
[22] Chatterjee A, Gass J, Patel K, et al. A consensus definition and classification system of oncoplastic surgery developed by the American Society of Breast Surgeons. Ann Surg Oncol, 2019, 26(11):3436–3444.
[23] Clough KB, Thomas S, Fitoussi A, et al. Reconstruction after conservative treatment for breast cancer. Cosmetic sequelae: classification revisited. Plast Reconstr Surg, 2004, 114:1743–1753.
[24] Rietjens M, Urban CA, Petit JY, et al. Long-term oncologic results of breast conservation treatment with oncoplastic surgery. Breast, 2007, 16:387–395.
[25] Kelemen P, Pukancsik D, Újhelyi M, et al. Comparison of clinicopathologic, cosmetic and quality of life outcomes in 700 oncoplastic and conventional breast-conserving surgery cases: a single-centre retrospective study. Eur J Surg Oncol, 2019, 45:118–124.

30 背阔肌肌皮瓣乳房重建术

Sue K. Down, Jerome H. Pereira

30.1 引　言

背阔肌（latissimus dorsi，LD）肌皮瓣最初由 Tansini 于 1896 年[1] 提出，用于乳房全切术后胸壁的重新修复。20 世纪 70 年代 Olivari 将其作为乳房重建的一种方式重新引入临床[2]。

背阔肌乳房重建的原则是重建中等体积且存在下垂的乳房，这可以通过单独使用大的背阔肌肌肉，扩大皮瓣获取范围 [包括周围的肩胛部和腰部脂肪区（背阔肌延伸部分）]，或者将肌肉全覆盖植入物来实现（图 30.1~ 图 30.2）。

当使用植入物进行乳房重建时，乳房肌肉被切除且周围无脂肪组织，因此可减少所需的解剖范围，降低供区并发症的概率。该手术方式是将自体组织重新引入乳房切除部位，适用于即刻重建和延迟重建患者。良好的体积重建可以避免随后对侧乳房的对称性手术。

背阔肌肌皮瓣手术自 20 世纪 80 年代和 90 年代开始流行，之后数量有所减少。原因可能是相对不太复杂的植入物重建日益流行。当植入物与脱细胞真皮基质（acellular dermal Matrix，ADM）或自体组织皮瓣联合使用时，与单纯植入物乳房重建相

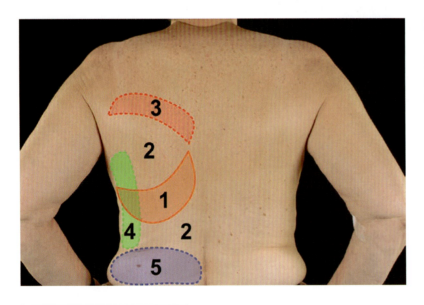

图 30.1　背阔肌周围的脂肪区，除了用于延长背阔肌肌皮瓣重建的肌肉外，还可以获得背阔肌。区域代表：（1）皮瓣下脂肪；（2）背阔肌与 Scarpa 筋膜之间的深层脂肪；（3）沿肌肉上缘的脂肪垫；（4）毗邻肌肉前缘的脂肪；（5）髂嵴上方的脂肪垫（"赘肉"）

S. K. Down · J. H. Pereira (✉)
Department of Breast Surgery, James Paget University Hospital, Great Yarmouth, UK
e-mail: Sue.down@jpaget.nhs.uk;
Jerome.pereira@jpaget.nhs.uk

© Springer Nature Switzerland AG 2021
M. Rezai et al. (eds.), *Breast Cancer Essentials*, https://doi.org/10.1007/978-3-030-73147-2_30

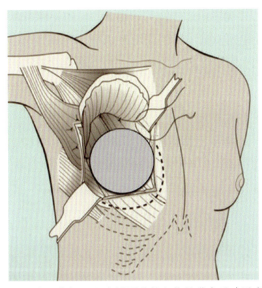

图 30.2 应用背阔肌肌皮瓣覆盖植入物的乳房重建示意图

比，可以完成体积更大、下垂度更高的乳房重建。

尽管如此，由于背阔肌肌皮瓣的稳定性已经经受了时间的考验，因此其在乳房重建中将继续发挥重要的作用。在所有自体皮瓣乳房重建中，背阔肌肌皮瓣重建的失败率最低，在初次重建和修复重建中该技术始终占有一席之地。英国国家乳房切除和乳房重建审计（UK National Mastectomy and Breast Reconstruction Audit，NMBRA）是迄今为止开展的规模最大的全球性乳房重建审计，显示背阔肌肌皮瓣联合硅胶植入物重建的患者总体满意率为84%，而单纯植入物重建的满意率为72%[3]。此外，NMBRA 的结果显示，与单纯自体背阔肌肌皮瓣重建相比，背阔肌肌皮瓣联合植入物重建的患者满意度更高，功能损伤更少，这可能是因为该技术减少了手术剥离。

在英国，乳腺外科医生已经接受了植入物联合带蒂皮瓣的即刻和延迟乳房重建技术培训。整形外科医生与乳腺外科医生可以联合完成乳腺癌更复杂的游离皮瓣重建。因此，大多数要求乳房重建的患者能够在当地医院接受适当的重建手术，而不需要转诊到上级专科医疗中心。这样不仅便于患者的癌症治疗，而且可减少潜在的治疗延误，并确保全国范围内的患者获得一致的乳房重建效果。英国国家指南鼓励地方单位对其手术和患者结果进行审计，以获取相关信息，从而保证手术质量[4]。在全球范围内，大多数乳房重建手术由乳腺外科医生和整形外科医生联合进行。

30.2 临床解剖

背阔肌（LD）是一块宽的皮瓣肌，起源于第6胸腰椎棘突的腱纤维、腰筋膜后层和髂嵴外缘的腱纤维，并有部分肉质指状突起起源于第3或第4肋骨下部。LD 穿过肩胛骨下角，并在大圆肌的下缘弯曲，最后形成长 7~8cm 的肌腱，插入肱二头肌肌丛。背阔肌的游离缘位于腋中线的外侧（深面与前锯肌相连），并从腋后线向上延伸至第6胸椎。

LD 由胸肩峰动脉的胸背动脉分支供应，该分支来自腋动脉（图 30.3）。胸背动脉和静脉在进入背阔肌的后侧为前锯肌提供分支。穿支直接供应覆盖肌肉的皮肤，在该区域皮岛的位置可使后续皮肤坏死的风险降至最低。

背阔肌的神经供应来自臂丛后束的胸背神经，该神经位于血管束内侧。在手术过程中保护这条神经将有助于维持肌肉的数量，同时可保留肌肉功能，这些也可能导致重建的乳房发生抽搐和运动["跳舞的乳房（dancing breast）"]。

30.3 手术技术

30.3.1 适应证和禁忌证

在正确的时间为正确的患者提供适当的手术

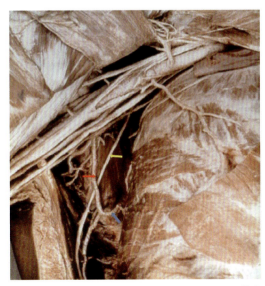

图 30.3 解剖标本，显示背阔肌的神经支配和血液供应（胸肌已被分离，腋窝内容物已被去除）。红色箭头表示胸背动脉，黄色箭头表示胸背神经，蓝色箭头表示胸背动脉至前锯肌的分支（本图由英国皇家外科学院外科解剖学教授 Vishy Mahadean 提供）

是取得成功的关键。在理想情况下，应该在肿瘤多学科会议上由相关专家讨论病历资料，包括肿瘤学专家、乳腺外科医生、整形外科医生、放射科医生和专科护士。讨论内容包括原发疾病的病理学特点、患者的特征和乳房照片的细节，并以此确定适合每个病例的重建方案。应为患者提供所选择方案的充分信息，必要时可让患者查看照片，留出足够的时间接受乳房护理专家的会诊，以便做出明智的决定。与接受过乳房重建手术的患者进行讨论可能对做出最终的决定有益。

背阔肌肌皮瓣乳房重建术后对患者生活方式的改变主要是对一些活动的限制，如滑雪、游泳、沐浴、举重或伸手提重物等。

患者应该保持良好的身体状态和积极主动的心态。理想的患者情况是不吸烟，$BMI < 30kg/m^2$，无糖尿病。对于 B 或 C 罩杯的乳房，使用单纯背阔肌肌皮瓣重建的效果最好；对于 D 罩杯的乳房，背阔肌肌皮瓣联合植入物重建的效果也很好。背阔肌肌皮瓣重建的禁忌证包括患侧行开胸术者，以及在手术或放疗期间胸背肌肉瓣存在分裂和损伤者。此时可以通过让患者用手臂从椅子上推起来进行功能评估，或通过多普勒超声检查进行影像学评估。

背阔肌肌皮瓣重建适用于不能接受其他重建方法的患者，例如，由于先前的腹部手术不适合接受植入物或游离皮瓣重建的患者。对于先前接受植入物或游离皮瓣重建失败的患者而言，该技术也是进行二次重建不错的选择。如果需要，可以在初次重建时完成对侧乳房对称性手术。

可以将患者加入支持小组，与其他接受过乳房重建手术的女性面谈，为其提供足够的信息和时间，并在手术前获取医学照片，目的是使患者做出关于乳房重建方案的明智的选择。

30.3.2 术前计划

30.3.2.1 乳房标记

准确的术前标记是手术取得成功的关键。标记时，患者取直立位，标记内容包括中线、乳房下皱襞、乳房底部、乳房上界和腋前线。

30.3.2.2 背部标记（图 30.4）

标记胸罩线，以便于在该区域内放置皮岛并掩盖供体部位的瘢痕。识别并标记肩胛骨尖端。对于即刻重建，在手臂外展的情况下使用一根绳子或卷尺作为假想的肌肉瓣，测量肱骨肌插入处与乳头之间的距离。将胶带向后摆动到肩胛骨尖端以下的位置，标记皮岛的位置，以取代切除的乳头乳晕复合体。

对于延迟重建，可以通过测量对侧原乳房来计算所需背阔肌皮岛的大小。

在理想的情况下，为了优化瘢痕愈合，减少不适感和瘢痕紧绷，可以沿着挤压皮肤和皮下组织的张力线绘制一个从上内侧到下外侧的椭圆，可以呈横向或倾斜（图 30.5~ 图 30.6）。椭圆形的最大宽度不得超过 12cm，即刻重建的切口通常仅为 7~8cm。如果前侧缺损区位于上方，椭圆形的供体应位于背部较低的位置。切取较大的椭圆形皮肤并进行去表皮化将增加背阔肌肌皮瓣的体积，但可能导致供体部位的并发症发生率增加或乳房轮廓改变。通常情况下，并不需要使用皮瓣下植入物。

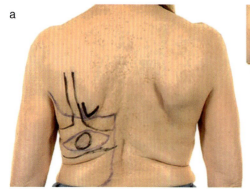
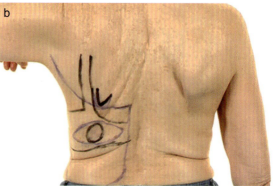

图 30.4 背阔肌肌皮瓣重建的术前标记。用紫色笔勾勒背阔肌的边界，将肩胛骨的尖端标记为黑色。标出胸罩带的位置，将皮瓣设计在此区域内（紫色椭圆），将新的乳头乳晕复合体位置标记在此区域中央（黑色圆圈）

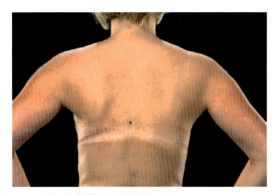

图 30.5　背阔肌供体瘢痕的横向对齐

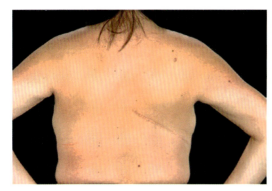

图 30.6　背阔肌供体瘢痕的斜位排列

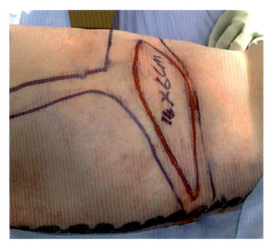

图 30.7　患者侧卧于手术台上，肩外展 90°。注意胸罩带标记内的椭圆形皮肤。注意皮瓣的横向方向和尺寸。患者头部偏向左侧

30.3.3 手术技巧

30.3.3.1 术前即刻准备

为了降低术中植入物感染的风险，建议在层流手术室进行手术，室内的工作人员不应过多。应保持患者体感温暖，定期监测体温。可根据患者可能出现的并发症静脉注射单剂量抗生素，特别是使用植入物时。

术前对患者行椎旁阻滞可提供良好的止痛效果，也可以在术中实施胸部神经阻滞（pectoral nerve block，PECS）[5]。可采用的手术方法有几种，一种方法是先在患者仰卧位时完成乳房切除术，然后将患者横向翻转以获取背阔肌肌皮瓣，之后再次翻转为仰卧位以植入皮瓣。另一种方法是患者取侧卧位行乳房切除术，并在此体位抬高背阔肌肌皮瓣，然后将患者置于仰卧位以植入皮瓣并完成重建。后一种方法更省时，但行乳房切除术时更具挑战性。

30.3.3.2 保留皮肤的乳房切除术

实施麻醉时，患者取侧卧位，手臂外展 90° 并固定在臂板上，避免肘部尺神经受到任何压力。

向乳房内注射肿胀麻醉溶液 [1 000mL 生理盐水，2mL 肾上腺素（1∶1 000）和 30mL 利多卡因（2%）混合液]。在乳房和背部皮下注射大量该溶液。

环乳晕切开乳头乳晕复合体周围的皮肤。如果需要，可将切口横向扩展以改善入口。用拉钩提起皮瓣，尽量减少对皮瓣的损伤。使用 10 号手术刀片，或者透热 / 双极剪刀，沿着乳房切除平面进行解剖。将乳房从胸壁上移开，保留胸肌筋膜，并对标本进行定位和称重，操作过程中应细致止血。

必要时可通过单独的腋下切口完成腋窝手术。

30.3.3.3 获取背阔肌肌皮瓣

在远离皮瓣的部位做一个呈 45° 角的斜形切口以获取更多的皮下组织。当需要获取延长的皮瓣时，可在 Scarpa 筋膜上方进行解剖以最大限度地扩大组织体积，包括位于肌肉侧面和深处的脂肪区。当切取一块皮瓣并将其用于植入和覆盖后，可继续通过 Scarpa 筋膜向下剥离至背阔肌表面，直至其完全暴露（图 30.7）。

可以很容易地在肩胛骨下端附近辨认出肌肉上端。将背侧皮瓣肌纤维与大圆肌锐性分离。继续向腋窝方向延伸解剖上缘，直到肌肉止点的上方可以插入一根手指。

确定需要与前锯肌纤维分离的前缘，沿着内侧缘向后分离，通过透热设备切开胸腰筋膜。松解肋骨下部深层肌肉附着，控制肋间和腰部动脉小穿支的出血。

接下来将肌肉下缘从肋骨下缘和髂嵴处分离出来,控制肌肉下缘的肌间出血。随后移动背阔肌肌皮瓣(图30.8)。

从腋窝(前入路)识别背阔肌的肌腱止点,进入肱二头肌沟,并将肌腱靠近骨骼切开。这有利于移动皮瓣直至乳房内侧缘。将肌腱分离时必须注意不要牵拉胸背皮瓣蒂。

在腋下上方创建一条通向乳房囊袋、宽大的皮下通道(宽度为4指),并将带蒂皮瓣旋转90°~120°,然后将背阔肌肌皮瓣转位至乳房囊袋中(图30.9)。

让麻醉医生将血压升高至最低收缩压100mmHg后,严格控制背部出血。使用PDS缝线在腔内留置两根引流管,将皮瓣覆盖在胸壁上,并逐层闭合切口,以尽量减少皮瓣的张力。对于高危患者(如吸烟或糖尿病患者),可考虑使用负压伤口敷料。

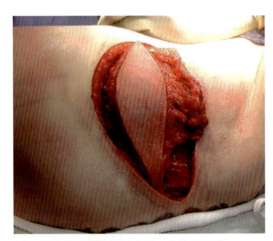

图30.8 将背侧皮瓣游离于内侧、上缘和下缘

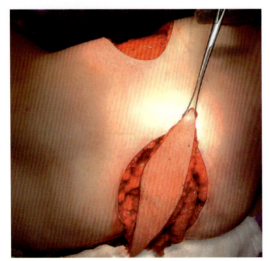

图30.9 将背阔肌肌皮瓣通过腋窝高位(患者前视,头偏向右侧)移位至乳房切除后囊袋内

30.3.3.4 植入背阔肌肌皮瓣

患者取仰卧位,双臂外展90°,方便在手术台上坐起。

调整乳房囊袋中背阔肌肌皮瓣的方向,确保蒂未打结或扭曲。保持皮瓣颜色正常,有活动性出血,无肿胀或变色。测量乳头乳晕复合体直径后切开皮瓣,并用皮瓣替换切除的皮肤。将皮瓣上剩余的皮肤去表皮化。

将皮瓣固定在乳房囊袋中,使用Vicryl缝线重建乳房基底部,并放置临时植入物尺寸器,以确定最终的植入物大小(如果需要)。患者取坐位,评估植入物的最佳大小和位置。可将任何多余的背阔肌肌肉折叠在皮瓣下,用于改善乳房的体积和投影。

将最终的植入物放置到位后,使用Vicryl缝线关闭肌肉囊袋。患者取坐位,评估对称性,同时应特别注意乳房下皱襞(IMF)的位置、乳房体积、投影和乳房宽度。

在胸肌囊袋中放入一个引流管。将新的乳头乳晕复合体-背阔肌肌皮瓣分两层缝合到乳房皮肤包膜上(采用单层皮下缝合)。一些外科医生可能会选择在此时完成乳头乳晕复合体重建。

30.3.3.5 延迟重建

如前所述,如果计划对患者行延迟重建,那么手术前确定背阔肌肌皮瓣血液供应的完整性非常重要。通常还需要采集较大的皮岛来替换切除的皮肤,皮岛的最大宽度应为12cm,以方便缝合并减少并发症的风险。

使用非常薄的皮瓣具有很高的坏死风险。在进行延迟重建之前,将脂肪转移到皮瓣上可以改善皮瓣的柔韧性和成活能力。与基于植入物的重建手术相比,背阔肌重建不存在这个问题。

在延迟重建中设计乳房囊袋时,应注意参照对侧乳房的痕迹,并重建乳房下皱襞和外侧缘。之后按照上述步骤抬高和植入背阔肌肌皮瓣和植入物。

30.3.4 术后管理

确保患者术后接受适当的抗凝治疗。对局部皮瓣进行监测,确保皮瓣保持温暖,并且灌流和引流充分。对患者充分止痛,阿片类药物的使用通常不应超过24h。24h后复查，如果患者情况良好，48h后可出院。在术后24h内或在术后第5天，当液体引流量少于30mL时，可以拔除引流管。

应指导患者进行适当的手臂运动和锻炼，并提供所有警示信号的有关信息，以及在发生紧急情况下的联系方式。

所有患者均应接受医学拍照并记录，按照要求完成与患者相关的结果测量（patient-related outcome measure，PROM），从而评估其对过程和结果的满意度（如对乳腺癌术后重建的乳房的满意度[6]）。外科医生应定期审核手术结果，包括并发症发生率和美容效果。

30.3.5 并发症

术后即刻并发症包括出血、部分或全部皮瓣坏死（高达5%）、血肿形成（尤其是供区）、术后疼痛和不适、感染以及延迟愈合。如果最后两种并发症未得到积极发现和处理，最终可能会导致植入物坏死。

后期并发症包括脂肪坏死、植入物移位和包膜挛缩，特别是放疗后（图30.10），其发生率低于单纯植入物重建。切断胸背神经可能会导致皮瓣体积丢失，需要进一步行扩大翻修术。保留完整神经的患者可能会出现肌肉抽搐，需要注射肉毒杆菌或通过手术分离神经解决。

特定的供区并发症包括张力导致的伤口愈合延迟和瘢痕形成不良（图30.11），使用背侧皮瓣缝合可以减少这种情况。患者也可能会抱怨背部瘢痕紧绷或疼痛，可以通过脂肪移植进行缓解。其他并发症包括手臂失去灵活性、肩部僵硬和肩部无力，最终导致功能障碍，包括难以举起或搬运重物，以及伸手取物困难。在需要将手臂举过头顶的活动（如穿衣服、做发型、投球、打网球和游泳）中，患者可能会遇到困难。建议所有接受背阔肌重建的患者术后进行手臂锻炼，以尽可能减少肩部并发症。

如果患者因意料之外的局部病变导致需要行进一步的腋窝手术，应该告知其胸背皮瓣蒂损伤的风险以及对随后重建的影响。

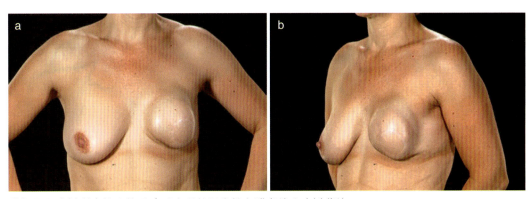

图30.10　背阔肌肌皮瓣联合植入物重建后出现的迟发性包膜挛缩和皮瓣萎缩

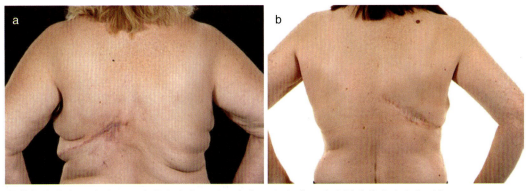

图30.11　供体部位瘢痕。（a）BMI高的患者出现延迟愈合。（b）伤口张力导致的瘢痕愈合不良

30.4 总　结

背阔肌肌皮瓣重建是一种稳定、可靠的乳房重建方法，既适用于即时重建，也适用于延迟重建。无论是单独使用，还是与植入物联合使用，都可以提供良好的乳房体积和下垂度，以及最大限度地降低并发症发生率，并在即刻和延迟重建情况下尽可能提高患者的满意度（图 30.12~ 图 30.15）。因此，所有乳腺外科和整形外科医生都应掌握这种手术方式。

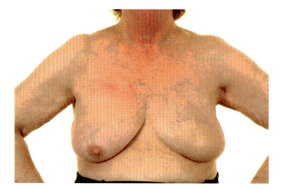

图 30.15　采用自体背阔肌肌皮瓣进行左侧乳房延迟重建的结果

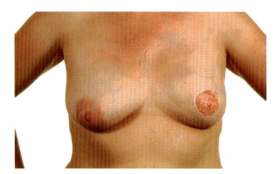

图 30.12　采用背阔肌肌皮瓣联合植入物进行左侧乳房即时重建的最终结果

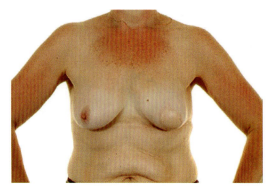

图 30.13　采用背阔肌肌皮瓣联合植入物进行右侧乳房即刻重建的最终结果

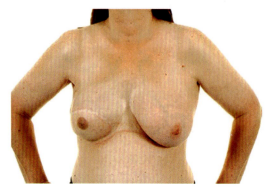

图 30.14　采用背阔肌肌皮瓣联合植入物进行右侧乳房延迟重建的结果

> **提示与技巧**
> - 仔细的患者选择和术前咨询是获得良好的结果和患者满意度的关键。应获取患者乳房的手术前和手术后照片并进行与手术相关的结果测量。
> - 应妥善规划供区瘢痕以减少切口张力和术后并发症。对供区进行缝合可减少血肿形成，早期活动肩关节可促进恢复。
> - 避免损坏皮瓣蒂，特别是在将皮瓣移位到乳房囊袋中时。
> - 在植入背阔肌肌皮瓣时，应注意仔细重塑乳房痕迹以优化美学效果。

（肖杰　译，钟林　校，罗静　审校）

参考文献

[1] Tansini I. Nuovo processo di amputazione della mammilla per cancro. Riforma Medica, 1896:3–5.

[2] Olivari N. The latissimus flap. Br J Plast Surg, 1976, 29: 126–128.

[3] National mastectomy and breast reconstruction audit. In: 4th Annual Report, 2011. NHS Digital. https://files.digital.nhs.uk/publicationimport/pub02xxx/pub02731/clin audi. supp- prog- mast- brea- reco- 2011- rep1.pdf. Accessed 9 Mar 2019.

[4] Oncoplastic breast reconstruction; Guidelines for good practice 2012. http://www.bapras.org.uk/docs/default-source/commissioning- and- policy/final- oncoplastic-guidelines % 2D % 2D-healthcare-professionals.pdf?sfvrsn=0. Accessed 9 Mar 2019.

[5] Shah SB, et al. Recent trends in anaesthesia and analgesia for breast cancer surgery. Trends Anaesth Crit Care, 2018, 20:11–20.

[6] The Breast-Q Version 2.0. http://qportfolio.org/breast-q/. Accessed 29 Mar 2019.

改良根治性乳房切除术

31

Nuh Zafer Canturk, Turgay Şimşek, Sertaç Ata Güler

31.1 历 史

19世纪末，Halsted和Meyer独立描述了乳房切除术[1-2]，这种技术被称为"根治性乳房切除术"。最初的描述内容包括切除整个乳房连同可能存在肿瘤细胞的胸肌和腋窝组织。当切除大块乳房皮肤时，建议构建一个游离皮瓣以确保切口部位被完全覆盖。Halstedian假说认为，乳腺癌是一种局部疾病，切除乳房和局部淋巴结即可治愈。当时，乳腺癌手术后的局部区域复发率和3年生存率分别为50%和20%，但是Halsted在1907年报道的结果显示，其局部复发率和生存率分别为6%和40%[3]。使用Halsted技术获得的如此高的成功率导致根治性乳房切除术作为乳腺癌的首选手术持续了近一个世纪。然而，这种手术方式可能出现许多并发症，而放射治疗进一步加剧了这些并发症。

现在，根治性乳房切除术已经不再像之前一样受到患者的青睐和广泛使用，相反，改良根治性乳房切除术（modified radical Mast-ectomy，MRM）和保乳手术已经代替根治性乳房切除术成为乳腺癌首选的治疗方法。MRM是在20世纪中叶发展起来的，目的是保护胸大肌、胸长肌和胸背肌。1948年Patey和Dayson首先描述了一种保留胸大肌但切除小而全的腋窝的外科技术[4]。1970年Auchincloss开发了一种新技术，即MRM，这是目前使用最多的技术。该技术不仅保护了胸大肌和胸小肌，还将腋窝淋巴结切除限制在Ⅰ水平和Ⅱ水平，目前认为乳腺癌患者接受这种手术干预完全可以控制肿瘤[5]。

31.2 简 介

改良根治性乳房切除术的主要适应证包括：肿瘤大于5cm；临床可检测到腋窝淋巴结受累；前哨淋巴结（sentinel lymph node，SLN）活检结果为阳性，但无法获得阴性切缘；存在多中心肿瘤或炎性乳腺癌。如果没有必要进行腋窝淋巴结清扫，则可首选单纯乳房切除术。MRM手术包括乳房切除术、胸大肌切除术和腋窝清扫术。尽管部分外科医生倾向于切除胸小肌，但是大多数医生只是将其牵开以便进行腋窝评估[6]。对于大于4cm的导管原位癌（ductal carcinoma in situ，DCIS），首选单纯乳房切除术。皮瓣的制备方法与MRM手术相似，只需要一个小的皮肤切口。

31.2.1 适应证

根据美国国立综合癌症网络（National Comprehensive Cancer Network，NCCN）指南[7]，MRM的适应证包括：

N. Z. Canturk (✉)
Department of Surgery, Kocaeli University School of Medicine, Kocaeli, Turkey
e-mail: canturkz@kocaeli.edu.tr

T. Şimşek
General Surgery Department, Kocaeli University, School of Medicine, Kocaeli, Turkey

S. A. Guler
General Surgery Department and Medical Visual Documentation Unit, Kocaeli University School of Medicine, Kocaeli, Turkey

© Springer Nature Switzerland AG 2021
M. Rezai et al. (eds.), *Breast Cancer Essentials*, https://doi.org/10.1007/978-3-030-73147-2_31

- 因怀孕等原因不能使用放疗，或放疗可能造成不适当伤害或因先前胸壁放疗导致不宜再次接受放疗的患者。
- 患者的意愿。
- 多中心肿瘤或浸润性癌合并广泛 DCIS 的患者。
- 再次切除后病理检查切缘为阳性，美容效果不佳。
- 炎性乳腺癌。
- 肿瘤与乳房体积的比例不当，或肿瘤直径大于 5cm。
- 既往接受保乳手术后复发的患者。

单纯乳房切除术的适应证是既往接受手术后局部复发，恶性叶状肿瘤，以及旨在降低乳腺癌风险的乳房切除术[8-9]。

31.2.2 禁忌证

- 乳房切除术是转移性乳腺癌患者的非标准手术方法。
- 无法接受全身麻醉的患者。
- 愿意并适合接受保乳手术的患者[10]。

31.3 术前规划

乳腺不仅是一个器官，还具有显著的社会意义，除了手术和任何辅助治疗如放疗造成的身体创伤外，失去乳房也可对患者造成重大的心理创伤。关注乳腺癌患者的心理是任何乳腺手术中心最重要的任务之一。为患者规划乳房切除术时必须采用多学科的方法。多学科团队成员应包括乳腺外科医生、放射科医生、病理学专家、内科肿瘤学专家、放射肿瘤学专家、整形外科医生、精神科医生和乳腺专科护士[11-12]。乳房切除术是一个不可逆转的过程，因此手术前外科医生必须审核来自其他医疗中心的活检结果。多数患者来到手术室时已被确诊为乳腺癌。而一些女性在接受乳房切除术前可能需要根据冰冻切片结果确认疾病诊断，此时必须计划进行切开活检，以便将来进行乳房切除术。

31.4 手术技术

31.4.1 患者定位

患者在手术台上呈仰卧位，同侧手臂伸展。应将患者放置在手术台的边缘，便于术者采用简单的手术入路进行手术而不会损伤肌肉和神经。患者的骨盆和肩部肌肉必须与手术野处于同一水平。在背阔肌后方纵向放置一个小的滚轮，在手臂下放置一条卷好的毛巾或毯子，确保肩膀处于中间位置并且可以充分旋转和移动，也可以保护因肩部后缩而受牵连的臂丛神经。将患者的手臂 90° 外展绑在手臂板上，或者使用 Stockinette 敷料准备手臂并遮盖，这样手臂就可以自由活动。使用标准的聚维酮碘溶液为同侧乳房、上腹部、颈部和半胸、腋窝、肩部和手臂做术前准备。手术野的准备应跨过中线并延伸至对侧。用上述消毒液对手臂和手周围进行消毒。如果手术中需要接近腋窝上部，且有必要使手臂屈曲时，手臂保持无菌非常重要，此时可将手臂放置在梅奥（Mayo）设备中并置于患者上侧。为了获得较大范围的手术部位，可使用无菌敷料覆盖手术部位，并将其暂时固定在皮肤上。可用无菌笔在皮肤上画切口线。第一个助手的位置应靠近同侧乳房的头部，以便于手臂回缩和移动，同时避免对臂丛神经的伸展和牵引。对患者行麻醉诱导后，调整患者定位，并做好术前准备[13-17]。

31.4.2 皮肤切口

乳腺癌的治疗是一个多学科的问题，整形外科医生必须参与讨论手术切口和术后美容效果。必须根据肿瘤的位置选择皮肤切口位置和设计皮瓣，以确保有足够的切缘和伤口成功愈合。与最初用于根治性乳房切除术的 5cm 皮肤切缘相比，如今认为肿瘤周围 1cm 或 2cm 的皮肤切缘已经足够。如果患者没有重建计划，那么切缘可能超过 2cm。如果患者希望行乳房重建，就必须使用皮肤保护技术。

乳房切除术首选标准的椭圆形切口，被称为 Stewart 切口（图 31.1）。水平切口有利于术后获得良好的美容学美观，避免可见的切口瘢痕。虽然对于位于 3 点钟或 9 点钟位置的肿瘤首选水平切口，但是切除乳房上部或下部的肿瘤时可能需要采用不同方式的切口。最好的方法是先做一个圆环形切口（内含肿瘤和活检切口），直径约为 3cm，必须包含乳晕，这两个目标可以通过水平切口来实现。如果将水平切口略微倾斜一定的角度，则称为改良 Stewart 切口（图 31.2）。乳房切除术中一般都会保留皮肤，以备之后的重建需要。

其他不太常用的切口是 Orr 或改良 Orr 切口，这两种切口相对垂直（图 31.3~图 31.4）。对于位于乳房不同象限的肿瘤，有许多不同的手术切口可选择，此由不同的外科医生决定（图 31.5）。

最常见的美容效果方面的失误是在乳房切除术切口处出现狗耳畸形。患者可能会将其视为肿瘤残留物，导致焦虑增加。这些狗耳畸形可以通过三角形切口进行修复[13-14]。

31.4.3 皮瓣准备

乳房切除术的切口必须包括肿瘤和活检切口以及乳晕。如果不需要制作皮瓣，可以先做椭圆形切口。标记切口位置后，用手术刀切开皮肤（图 31.6）。应垂直于皮下平面做皮肤切口，电灼凝固出血点（图 31.7）。用皮肤拉钩固定皮瓣下部被切

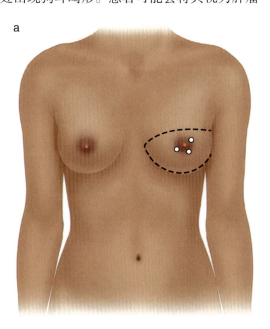
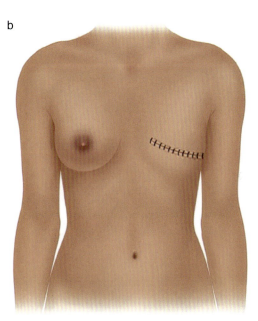

图 31.1　经典的 Stewart 切口治疗乳晕中心及乳晕下肿瘤（获得 Deniz Torun 博士许可使用）

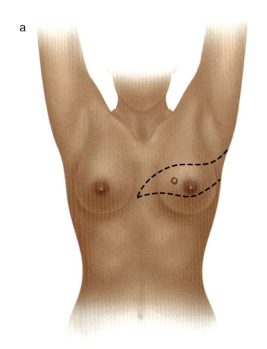
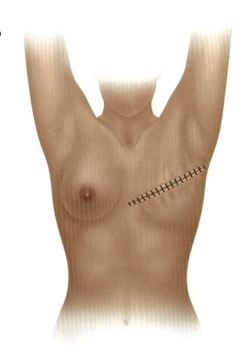

图 31.2　经改良 Stewart 切口治疗乳房内象限肿瘤（获得 Deniz Torun 博士许可使用）

开的皮肤壁，从而使皮肤边缘适当抬高和回缩。助手将拉钩收回到前侧，并在隆起的皮肤边缘周围保持恒定的张力，与胸壁成直角。对于助手的牵引，可通过反牵引压低乳房，这样做有助于获得一致的皮瓣厚度。接下来将连接乳房组织和皮下组织的 Cooper 韧带用电凝设备在切割模式下切开。理想的皮瓣厚度因患者的身体状况而异，一般为 7~8mm。外科医生获取皮瓣时必须小心，不要在皮瓣上留下任何腺体组织。如果出现严重出血，可电凝止血。

获取下部皮瓣时手术操作范围一直持续到乳房组织的末端。乳房组织延伸至与腹直肌相邻的胸大肌下缘（图 31.8），夹层内侧缘终止于胸骨边界（图 31.9），该皮瓣的外侧缘位于背阔肌的前缘。在获取这部分皮瓣的过程中，首先应暴露背阔肌，并用无菌湿纱布覆盖手术区域（图 31.10）[13-17]。

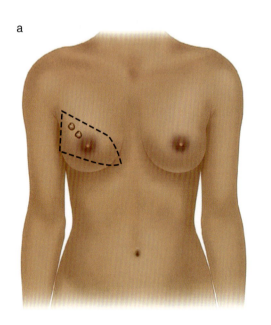
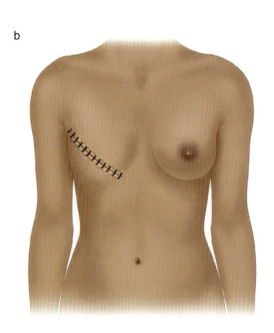

图 31.3　经典的 Orr 手术治疗乳房外象限肿瘤（获得 Deniz Torun 博士许可使用）

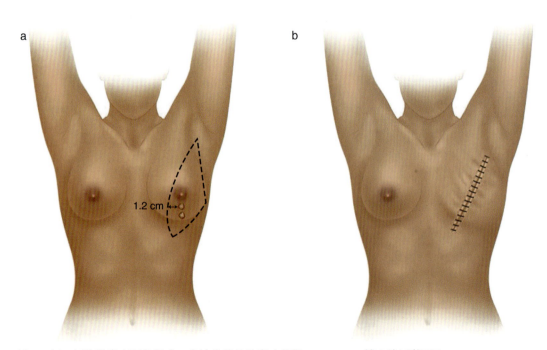

图 31.4　经 Orr 切口切除乳房内下象限或 6 点钟位置的肿瘤（获得 Deniz Torun 博士许可使用）

31 改良根治性乳房切除术

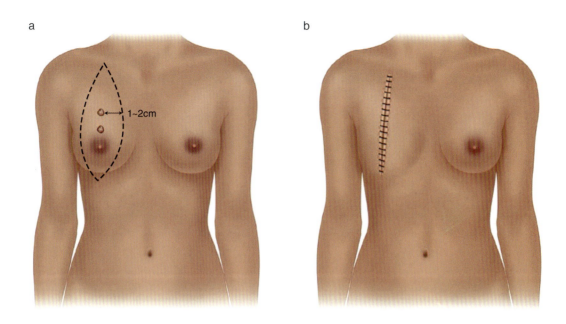

图 31.5　病变位于乳房上部的手术切口，如定位在锁骨下或与胸大肌相连的病变（获得 Deniz Torun 博士许可使用）

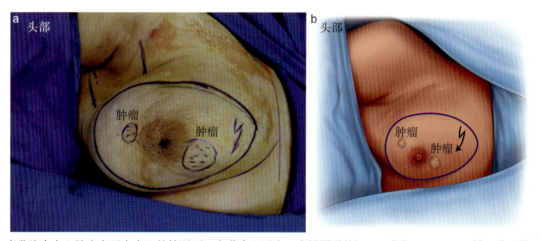

图 31.6　当乳腺多中心肿瘤有两个中心的情况下，在乳房上画出一个椭圆形的切口（获得 Deniz Torun 博士许可使用）

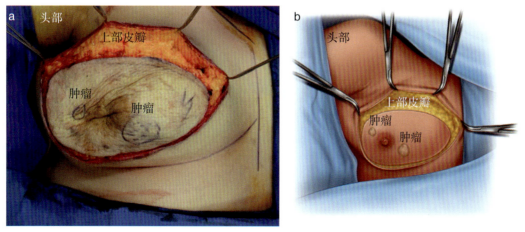

图 31.7　在皮肤上做切口，下面的脂肪组织隆起但未被切开（获得 Deniz Torun 博士许可使用）

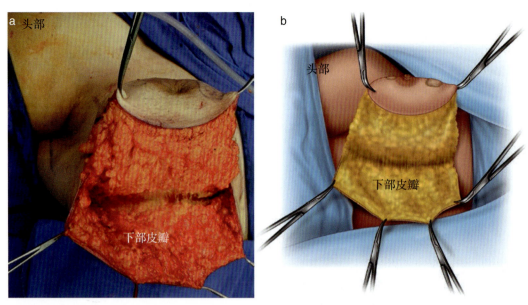

图 31.8　下部皮瓣上残留的皮下脂肪约为 5mm 或更少。术者应将手放在皮瓣后面进行监测（获得 Deniz Torun 博士许可使用）

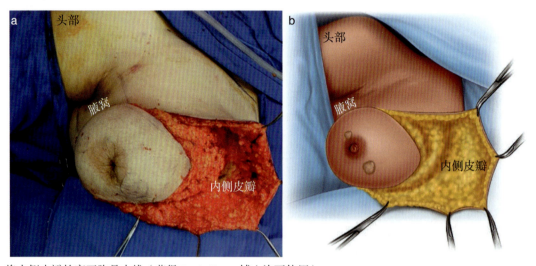

图 31.9　将内侧皮瓣抬高至胸骨中线（获得 Deniz Torun 博士许可使用）

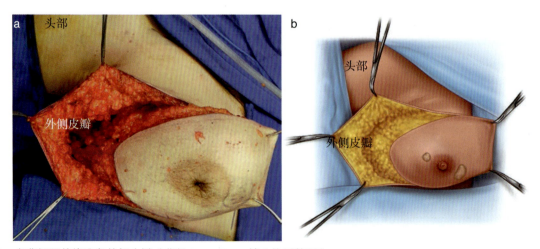

图 31.10　在背阔肌前缘准备外侧皮瓣（获得 Deniz Torun 博士许可使用）

改良根治性乳房切除术

上部皮瓣的准备方式与下部皮瓣相似（图31.11）。上部皮瓣形成于皮肤和乳腺组织之间相对无血管组织的平面上，深约7mm。将上部皮瓣切开至锁骨下3cm处。每一种切口都应该能清晰地显示腋窝区域，从锁骨到腋窝静脉穿过背阔肌的位置。在这个过程结束时，通过锐性分离并清除背阔肌前面的脂肪组织可以暴露外侧边缘。止血后，用手术刀切开胸大肌筋膜。从内侧缘开始进行筋膜剥离。使用电凝设备或手术刀从胸骨至胸大肌外侧缘切除筋膜。同时，第一助手应做好乳房动脉分支出血的预防，并对已发生的出血进行止血。如果通过电凝或夹闭不能有效止血，则可以采用简单的缝合止血。在胸大肌侧缘结束分离时，可以通过钝性和锐性分离的方法分离胸大肌。如果只计划进行单纯乳房切除术，手术将以切除Spence腋尾结束。用Richardson牵引器牵引胸大肌后可以暴露胸小肌。胸内侧神经的一个分支位于胸小肌起始部的外侧区域，胸小肌起源于内侧区域并在下方穿行。在此过程中，必须注意小心避免损伤胸外侧神经的主要分支，这些神经受损伤会导致肌肉萎缩和收缩。用手术刀通过肱肌前缘分离脂肪组织和筋膜，在肱肌前缘下部可见臂丛和腋下血管（图31.12~图31.13）[13-15]。

31.4.4 腋窝解剖

通过向后牵拉胸大肌可以显示胸小肌。在胸小肌起始处，可辨认出胸内侧神经的分支，这些神经受损伤不会产生严重后果，但必须注意保护胸外侧神经的主要分支。该神经起源于胸小肌内侧，并在胸大肌下方穿行，这些神经受损伤会导致肌肉萎缩和收缩。必须小心处理胸大肌下的臂丛和腋下血管以防止发生严重并发症。如果不需要探查和

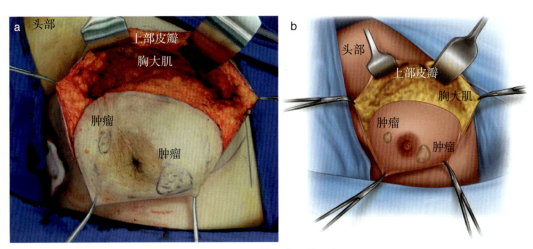

图31.11 准备上部皮瓣，直至锁骨下缘（获得Deniz Torun博士许可使用）

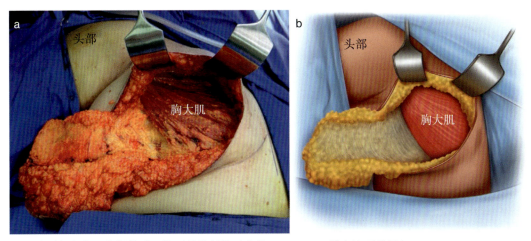

图31.12 提起并剥离胸大肌的深筋膜，接近其外侧缘（获得Deniz Torun博士许可使用）

清扫Ⅲ级腋窝淋巴结，就不需要切断胸小肌。使用 Richardson 牵引器牵拉胸大肌，就可以很容易地识别腋窝静脉。轻柔、钝性分离这块肌肉下面的脂肪组织，并将其回缩到手术野上部。用 Metzenbaum 剪刀剪断腋窝静脉前缘。夹住、结扎和切断穿过腋窝静脉前方的胸前外侧静脉、动脉和神经的几个分支，这一操作的目的是切除腋窝静脉下的所有淋巴结。没有必要分离臂丛上的所有脂肪组织，因为这种操作可能与患者的终生疼痛有关。除肩胛下静脉外，可切断腋窝静脉发出的所有分支，然后可见腋窝区的尖端和侧缘。在锁骨与腋窝静脉交会处用电凝设备分离脂肪组织。如果腋窝静脉上方存在任何可疑的淋巴结，取样即可，不必分离。必须从内侧到外侧分离淋巴组织和脂肪组织。在解剖过程中可能会遇到 1~2 条肋间臂神经，这些神经为手臂内侧提供感觉，有必要将其切断。从上到下将肩胛骨下脂肪结缔组织进行钝性分离，可辨认出沿前锯肌的腋窝前线垂直走行的胸外侧神经，随后可看到胸背束，其向外走行并向下至背阔肌。当进行淋巴结切除时，如果这些组织与转移的淋巴结有任何接触，就应该对其进行保护。必须切除腋窝静脉与背阔肌交会点的淋巴组织，但为了保护胸背束，必须将腋窝内组织重新定位到内侧区域，然后在胸长神经内侧区域的前锯肌上用电凝设备进行切割（图 31.14），再将整个乳房和腋窝标本从胸壁上分离（图 31.15）。

用热水冲洗伤口，去除血管化的脂肪组织。如果存在肿瘤细胞，将其切除或通过冲洗使之渗透性溶解，然后用温热的手术巾包扎伤口。加热可以通过促进凝血以促进止血，应注意确保用于冲洗的水的温度不要太热，以避免发生热损伤。必须检查视野内是否存在出血点，撕裂的血管必须用夹子或扎带结扎。电灼也会对较大的静脉和神经造成热损伤。因此建议使用夹子或电凝时应避免靠近神经，以防止可能发生的神经影响或纤维化[13-17]。

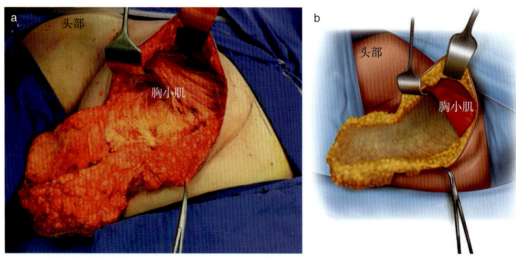

图 31.13 将乳房从胸大肌外侧缘逐渐剥离，暴露胸小肌和腋静脉（获得 Deniz Torun 博士许可使用）

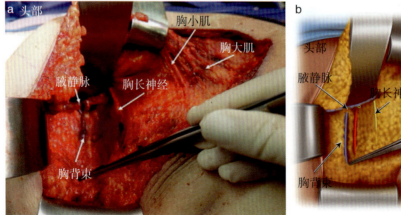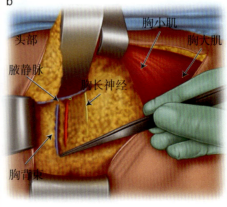

图 31.14 将腋窝内容物从胸背束中分离，识别胸长神经（获得 Deniz Torun 博士许可使用）

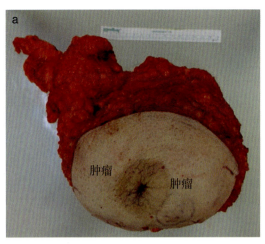 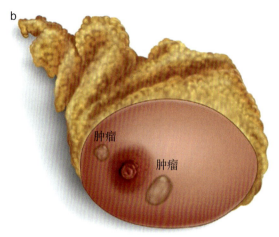

图 31.15 将乳房和腋窝内容物整体剥离，完成改良根治性乳房切除术（获得 Deniz Torun 博士许可使用）

31.4.5 关闭切口

从靠近腋前线的下部皮瓣处插入一根封闭的硅橡胶引流管，该导管位于背阔肌腹面上，恰好位于腋静脉下方，足以引流腋间隙。第二根引流管比第一根长，穿过切口床的内侧和下方，位于皮瓣和胸壁之间，可以从这个空间引流血液和血清。将这两根导管通过适当的不可吸收缝线固定在皮肤上，然后用 2-0 可吸收缝线将皮瓣行皮下缝合连接起来，最后用可吸收的 4-0 缝线皮下闭合皮肤。在负压下将引流管连接到储液器上。

31.4.6 术后护理

如果患者术后出现并发症，建议至少住院一晚或更长时间，以给予药物控制和缓解疼痛，在此期间患者可以进食和饮水。医护人员可利用这段住院时间告知患者如何注意引流管和伤口敷料。如果患者有合并症或已接受重建，可能需要更长的时间才能恢复。术后应排除任何潜在的问题，切口填塞物应保持原样，术后 72h 内不得触动。当引流液完全呈浆液性，无血液感染的证据，且引流量减少到 30~40mL 以下时，可拔除引流管，这个过程通常需要 5~7d。为了防止感染，放置引流管的时间不应超过 10d。

鼓励早期活动患侧手臂，但在术后最初几天应避免手臂做外展动作，因为在此期间手臂外展将导致附着在胸壁上的皮瓣移动，并可能导致血肿。患者只要做到术后早期避免手臂外展，之后手臂就可以进行日常活动。使用标准化练习方法并循序渐进对患者恢复非常有用。物理治疗对一些患者也可能有益。术后应对所有患者实施标准化的身心康复流程。术后 10d 内不得拆线。如果皮瓣下血肿形成且体积太大，可以使用无菌注射器抽吸。

所有患者必须接受辅助化疗和（或）临床随访。根据公认的指南（如 ASCO 指南，NCCN 指南）或外科医生所在机构的患者特点，术后由内科或外科肿瘤学专家随访患者的局部区域复发和对侧乳腺癌情况[7]。

31.5 术后并发症

31.5.1 皮瓣缺血

皮瓣缺血是一种严重但部分可预防的并发症。如果在剥离过程中皮下组织未得到足够的保护，进行大范围剥离的乳房切除术将导致皮肤坏死。与不吸烟者相比，吸烟者的皮瓣坏死率更高[18]。此外，难以控制的血肿和感染也可能引起组织坏死。如果坏死范围较局限，通常可以通过切口护理和清创防止病情恶化。乳房切除术后皮瓣严重坏死、局部晚期乳腺癌化疗无效、胸壁复发或因巨大乳腺肉瘤行乳房切除术的患者，可能需要接受乳房重建或者游离或带蒂皮瓣移植。

31.5.2 切口感染

在无皮瓣坏死的情况下，切口感染是一种罕见的并发症。文献显示的乳房切除术后切口感染率为

1%~20%[19]。感染通常与引流次数和引流时间有关，因为引流液会破坏皮肤屏障，并且开放的切口会增加皮肤微生物感染的风险[20]。皮肤蜂窝织炎通常可以给予抗生素治疗。如果出现皮肤脓肿，必须尽早引流、冲洗和去除坏死组织。在某些情况下，必须用封闭式引流管引流脓肿。如果细菌培养结果呈阳性，我们建议给予患者适当的抗生素。最常见的致病微生物是金黄色葡萄球菌和表皮葡萄球菌。吸烟会影响皮肤的灌注，吸烟者的切口感染率是不吸烟者的4倍[18]。合并症（如糖尿病和贫血）以及手术技术不佳也会增加切口感染率[19-20]。即便如此，对乳腺癌术后患者，预防性使用抗生素仍然存在争议。我们的经验是对乳腺癌手术后患者给予单剂量针对葡萄球菌的抗生素预防感染。

31.5.3 血清肿

血清肿是手术部位浆液性液体积聚导致。血清肿会增加切口感染率，使切口愈合延迟，并导致手术部位疼痛和肿胀。这些并发症将导致更长的住院时间，并可能使化疗延迟。乳房切除术中切除组织后皮下间隙和间隙内的液体积聚可导致引流量略高[19-20]。大范围的解剖可能破坏淋巴管、血管结构和脂肪组织，导致腔隙内淋巴血管液体积聚。采用合适的手术技术和维持皮瓣血运可以减少血清肿发生率。Archana等[21]报道称，与使用电凝设备相比，使用超声刀可将术后早期血清肿发生率从34.3%降至21.7%。在过去的40年中，封闭负压引流系统的使用降低了血清肿及其并发症发生率。手术技术不佳、体重指数高、术后体力活动增加以及引流效率低都是血清肿发生率增加的危险因素[22-23]。Van Bastelaar等[22]的回顾性研究显示，与术后仅采用引流方法相比，如果也采用缝线或纤维蛋白密封剂固定皮瓣，可以减少抽吸血清肿的必要性。Shamley等[23]认为，推迟体力活动开始时间可降低血清肿发生率。一项研究报道，引流量与患者的体重没有关系，但是大体重与淋巴水肿的形成有关。谨慎的手术操作和良好的手术止血通常可以有效预防血清肿，此外还有两种方法可降低血清肿的发生风险，一是对皮瓣施加外压，二是用可吸收缝线将皮瓣固定在胸壁上[19-20]。

31.5.4 出　血

使用封闭式可吸收引流系统可以早期发现出血，从而减少血肿的发生。据报道，乳房切除术后出血的发生率为2%~10%[19,24]。当术后早期发现出血时，可通过激活引流管或在切口上方使用加压敷料进行止血。无论切口出现轻微出血还是严重出血，都需要重新切开，用生理盐水冲洗，并检查和结扎所有出血点。严重出血通常起源于胸肩峰血管分支或胸廓内动脉穿孔。我们建议使用单极或双极电凝器、激光凝血器、超声或微波等能量装置，并用纤维蛋白胶制备皮瓣，以降低术后出血的风险。谨慎的手术操作，术中良好的止血，术后仔细的随访，都可以有效预防术后出血和血肿形成。

31.5.5 术后幻肢痛与慢性疼痛

术后幻肢痛或慢性疼痛的病因主要是神经病理变化。这些症状可能在手术后数月甚至数年后出现。但目前针对这个问题还未得到广泛研究，但小规模的综述表明行乳房切除术的患者中这些症状的发生率为20%~30%[19]。

31.5.6 淋巴水肿

乳房切除术伴完全腋窝清扫可增加淋巴水肿的发生风险，也会增加腋窝麻木、过敏或慢性疼痛的发生风险[25]。众所周知，前哨淋巴结活检是早期乳腺癌的诊断金标准。如果计划用蓝色染料进行前哨淋巴结活检，则可能存在过敏的风险。为了妥善处理这一并发症，麻醉医生必须了解计划实施的前哨淋巴结活检的程序[26]。

31.6 研究结果

许多回顾性和前瞻性研究已经比较了改良根治性乳房切除术、根治性乳房切除术和保乳手术。有回顾性研究表明，患者的生存率随着肿瘤体积的增加和淋巴结转移的出现而降低。Madden等评估了完全腋窝清扫的必要性，其报道的局部复发率接近10%，接受改良根治性乳房切除术患者的绝对5年生存率为81.6%[27]。有非随机回顾性研究表明，完全腋窝清扫（包括Ⅲ级）[27-29]并不能使患者获得额外的生存益处。一些回顾性研究结果显示，根治性乳房切除术和改良根治性乳房切除术的患者生存率相似。两种术式的腋窝淋巴结恢复结果相同[30-32]。

Crowe等[33]报道了近16年来采用改良根治性乳房切除术治疗可手术乳腺癌的经验，报道显示肿瘤大小、淋巴结受累程度及无病生存期的长短，都会影响发生转移的可能性。他们比较了淋巴结阳性和阴性病例，有淋巴结转移的患者的胸壁和腋窝的复发率均高于无转移的患者。Baker等在一项回顾性研究中比较了改良根治性乳房切除术和根治性乳房切除术的差异，结果显示Ⅰ期和Ⅱ期乳腺癌患者采用两种手术方案的结果无统计学差异，建议对早期乳腺癌患者行改良根治性乳房切除术[34]。而且，这些研究与其他回顾性分析研究的结果均显示，改良根治性乳房切除术在患者生存率方面优于根治性乳房切除术。

20世纪70年代，两项独立的前瞻性随机研究比较了根治性乳房切除术和改良根治性乳房切除术的结果[35-36]，其中一项研究显示，在5年的随访中两组患者的无病生存率（disease-free survival，DFS）、总生存期和局部区域复发率没有显著差异[35]。另一项研究结果显示，两组患者的5年生存率没有显著差异，但根治性乳房切除术组的局部区域复发率显著低于改良根治性乳房切除术组[36]。Morimoto等的研究显示，两种技术在5年生存率、总生存率和局部区域复发率方面无显著差异[37]。Staunton等报道，Ⅰ期乳腺癌患者的5年、10年和15年生存率分别为90%、79%和74%，Ⅱ期乳腺癌患者的5年、10年和15年生存率分别为81%、64%和60%，作者认为，改良根治性乳房切除术是可手术乳腺癌患者可以接受的一种选择[38]。

一项对22项研究的meta分析结果显示，行改良根治性乳房切除术后切缘阳性率为2.5%，近切缘率为8%，胸大肌筋膜或肌肉受累率为7.2%。在可接受的近切缘方面，各研究之间存在差异，从1mm到2mm不等，有些研究为4~10mm。术后局部复发率在4%~30%之间浮动。由于局部复发的最重要危险因素是近切缘情况，因此行改良根治术后患者有必要接受放疗以防止局部复发[39]。

乳房切除术后局部区域复发还取决于腋窝受累情况、阳性淋巴结的数量、包膜外侵犯率、肿瘤的组织学分级、肿瘤大小、淋巴管侵犯率、患者的年轻程度和是否绝经[39]。影响局部区域复发的另一个重要因素是外科医生的经验。如果外科医生的手术频率低于欧盟推荐的标准，皮瓣下可能会遗留更多的残余组织，这也会导致局部复发率增加[40]。

许多回顾性研究结果表明，接受单纯乳房切除术联合或不联合放疗患者的5年生存率无显著差异，但是放疗后10年生存率有改善的趋势。这些回顾性研究中并未详细讨论局部区域复发情况，实际上，无论是否接受放疗，行单纯乳房切除术与根治性乳房切除术的患者生存率相当[41-43]。

一项前瞻性研究比较了单纯乳房切除术和根治性乳房切除术联合或不联合放疗的疗效，试验最终由于单纯乳房切除术组患者的复发率较高被终止。根据这项研究结果，不建议实施不进行放疗的单纯乳房切除术[44]。另一项研究评估了单纯乳房切除术不联合放疗对Ⅰ期和Ⅱ期乳腺癌患者的影响，结果显示手术野的复发率较高，对这些病例联合放疗后，手术野的复发率从27.6%降至10.8%[45]，研究继续进行，结果表明，两组的5年、10年和25年的总生存率相同[46]。

与以往的研究相比，爱丁堡试验结果显示，根治性乳房切除术的12年生存率和腋窝复发率优于单纯乳房切除术联合放疗[47]。爱丁堡皇家医院开展的Cardiff试验结果显示，与单纯乳房切除术相比，接受根治性乳房切除术的淋巴结阴性和未明确淋巴结转移患者的腋窝复发率更高，该试验还显示，与根治性乳房切除术联合放疗相比，单纯乳房切除术联合腋窝放疗的胸壁肿瘤复发率较高[48]。英国曼彻斯特地区乳腺研究（Manchester Regional Breast Study）比较了单纯乳房切除术（有或无放疗）和根治性乳房切除术（有或无放疗）的疗效，结果表明单纯乳房切除术（有或无放疗）的腋窝和胸壁复发率存在统计学差异；根治性乳房切除术与单纯乳房切除术联合放疗相比，复发率无显著差异[49]。NSABP-B-04试验显示，在临床淋巴结阴性患者中，乳房全切术（有或无腋窝放疗）组与根治性乳房切除术组之间的无病生存率无统计学差异；在临床淋巴结阳性患者中，单纯乳房切除术（有或无腋窝放疗）组与根治性乳房切除术组的无病生存率无统计学差异[50]；在临床淋巴结阴性患者中，单纯乳房切除术联合放疗组的复发率最低；在临床淋巴结阳性患者中，无论是根治性乳房切除术还是单纯乳房切除术联合放疗，患者的远处和局部复发率均相似[51]。

提示与技巧

- 改良根治性乳房切除术的定义是切除乳房、胸大肌筋膜和腋窝淋巴结。
- 对于即刻或将来的重建，必须使用合适的切口。
- 保护胸背神经和胸长神经对维持手臂和肩部功能非常重要。
- 为防止皮肤坏死，必须仔细解剖皮下组织。
- 合适的手术技术可以降低血清肿的发生率。

致谢 感谢以英语为母语的研究者 Jeremy Jones 对本文进行的编辑，感谢 Deniz Torun 为本文提供插图。

（肖杰 译，钟林 校，罗静 审校）

参考文献

[1] Halsted WS. The results of operations for the cure of cancer of the breast performed at the Johns Hopkins Hospital from June 1889 to January 1894. Arch Surg, 1894, 20:497–555.

[2] Meyer W. An improved method for the radical operation for carcinoma of the breast. Med Rec N Y, 1984, 46:746–749.

[3] Halsted WS. The results of radical operations for the cure of cancer of the breast. Tr Am SA, 1907, 25:61.

[4] Patey DH, Dayson WH. The prognosis of carcinoma of the breast in relation to the type of mastectomy performed. Br J Cancer, 1948, 2:7–13.

[5] Auchincloss H. Modified radical mastectomy: why not? Am J Surg, 1970, 119:506–509.

[6] Scott-Conner CEH, Chassin JL. Modified radical mastectomy, simple (total) mastectomy. In: Scott-Conner CEH, editor. Chassin's operative strategy in general surgery. 4th ed. New York: Springer, 2014:1003–1015.

[7] http://www.nccn.org/professionals/physician_gls/f_guidelines.asp#site.

[8] Pitsinis V, Moussa O, Hogg F, et al. Reconstructive and oncoplastic surgery for giant phylloides tumors: a single center's experience. World J Plast Surg, 2017, 6:233–237.

[9] Bedrosian I, Hu CY, Chang GJ. Population-based study of contralateral prophylactic mastectomy and survival outcomes of breast cancer patients. J Natl Cancer Inst, 2010, 102:401–409.

[10] Boughey JC, Grovanchi F, Parris RN, et al. Improved postoperative pain control using thoracic paravertebral block for breast operations. Breast J, 2009, 15(5):483–488.

[11] Guler A, Canturk NZ. Multidisciplinary breast cancer teams and proposed standards. Ulus Cerrahi Derg, 2014, 31(1):39–41.

[12] Remick J, Amin NP. Radiation therapy, breast cancer, postmastectomy. StatPearls. 2018. https://www.ncbi.nlm.nih.gov/books/NBK519034/.

[13] Klimberg SV. Simple extended and modified radical mastectomy//Klimberg SV, Townsend CM, Evers BM, editors. Atlas of breast surgical techniques. Philadelphia: Saunders Elsevier, 2010:202–226.

[14] Bland K. Modified radical mastectomy and total (simple) mastectomy//Bland KI, Klimberg VS, editors. Master techniques in general surgery: breast surgery. Baltimore: Wolters Kluwer/Lippincott Williams & Wilkins, 2011:285–308.

[15] Rao R, Leitch AM. Modified radical mastectomy and techniques for avoiding skin necrosis//Kuerer HM, editor. Kuerer's breast surgical oncology. New York: McGraw Hill Medical Co., 2010:693–698.

[16] Bland KI, Chang HR, Prati R, et al. Modified radical mastectomy and total (simple) mastectomy//Bland KI, Copeland EM, editors. The breast: Comprehensive management of benign and malignant diseases. 4th ed. Philadelphia: Saunders Elsevier, 2009:803–821.

[17] Golshan M. Mastectomy//Harris JR, Lippman ME, Morrow M, Osborne CK, editors. Diseases of the breast. 4th ed. Baltimore: Wolters Kluwer/Lippincott Williams & Wilkins, 2011:501–505.

[18] Chang DW, Reece GP, Wang B, et al. Effect of smoking on complications in patients undergoing free TRAM flap breast reconstruction. Plast Reconstr Surg, 2000, 105(7):2374–2380.

[19] Newman LA. Complications of breast surgery//Mulholland MW, Doherty GM, editors. Complications in surgery. New York: Lippincott Williams & Wilkins, 2006:603–618.

[20] Vitug AF, Newman LA. Complications in breast surgery. Surg Clin North Am, 2007, 87(2):431–451.

[21] Archana A, Sureshkumar S, Vijauakumar C, et al. Comparing the harmonic scalpel with electrocautery in reducing postoperative flap necrosis and seroma formation after modified radical mastectomy in carcinoma breast patients: a double-blind prospective randomized control trial. Cureus, 2018, 10(4):e2476.

[22] van Bastelaar J, Theunissen LLB, Soneijs MGJ, et al. Flap fixation using tissue glue or sutures appears to reduce seroma aspiration after mastectomy for breast cancer. Clin Breast Cancer, 2017, 17(4):316–321.

[23] Shamley DR, Barker K, Simonite V, et al. Delayed versus immediate exercises following surgery for breast cancer: a systemic review. Breast Cancer Res Treat, 2005, 90:263–271.

[24] Peterson ML, Nathanson SD, Havstad S. Hematomas following excisional breast biopsies for invasive breast carcinoma: the influence of deep suture approximation of breast parenchyma. Am Surg, 1994, 60:845–848.

[25] Zou L, Liu FH, Shen PP, et al. The incidence and risk factors of related lymphedema for breast cancer survivors

post-operation: a 2-year follow up prospective cohort study. Breast Cancer, 2018, 25(3):309–314.
[26] Albo D, Wayne JD, Hunt KK, et al. Anaphylactic reactions to isosulfan blue dye during sentinel lymph node biopsy for breast cancer. Am J Surg, 2001, 182(4):393–398.
[27] Madden JL, Kandalaft S, Bourque RA. Modified radical mastectomy. Ann Surg, 1972, 175:625–634.
[28] Auchincloss H. Significance of location and number of axillary metastases in carcinoma of the breast. Ann Surg, 1963, 158:37–46.
[29] Crile GJ Jr. Results of simple mastectomy without irradiation in the treatment of operative stage I cancer of the breast. Ann Surg, 1968, 168:330–336.
[30] Handley RS. The conservative radical mastectomy of Patey: 10 year results in 425 patients' breasts. Dis Breast, 1976, 2:16–19.
[31] Herrmann RE, Steiger E. Modified radical mastectomy. Surg Clin North Am, 1978, 58:743–754.
[32] Nemoto T, Dao TL. Is modified mastectomy adequate for axillary lymph node dissection? Ann Surg, 1975, 182:722–723.
[33] Crowe JP, Gordon NH, Antunez AR, et al. Local regional breast cancer recurrence following mastectomy. Arch Surg, 1991, 126:429–432.
[34] Baker RR, Montague ACW, Childs JN. A comparison of modified radical mastectomy to radical mastectomy in the treatment of operable breast cancer. Ann Surg, 1979, 189:553–559.
[35] Turner L, Swindell R, Bell WG, et al. Radical vs modified radical mastectomy for breast cancer. Ann R Coll Surg Engl, 1981, 63:239–243.
[36] Moddox WA, Carpenter JT Jr, Laws HL, et al. Does radical mastectomy still have a place in the treatment of primary operable breast cancer? Arch Surg, 1987, 122:1317–1320.
[37] Morimoto T, Monden Y, Takashima S, et al. Five year results of a randomized trial comparing modified radical mastectomy and extended radical mastectomy for stage Ⅱ breast cancer. Surg Today, 1994, 24:210–214.
[38] Staunton MD, Melville DM, Monterrosa A, et al. A 25-year prospective study of modified radical mastectomy (Patey) in 192 patients. J R Soc Med, 1993, 86:381–384.
[39] Rowell NP. Are mastectomy resection margins of clinical relevance? A systemic review. Breast, 2010, 19:14–22.
[40] European guidelines for quality assurance of breast cancer screening, diagnosis and treatment. 4th ed, 2006. http://ec.europa.eu/health/ph_projects/2002/cancer/fp.pdf.
[41] Meyer AC, Smith SS, Potte M. Carcinoma of the breast. A clinical study. Arch Surg, 1978, 113:364–367.
[42] Hermann RE, et al. Results of conservative operations for breast cancer. Arch Surg, 1985, 120:446–451.
[43] Management of early cancer of the breast: report on an international multicenter trial supported by the Cancer Research campaign. Br Med J, 1976, 1:1035–1038.
[44] Helman P, Bennet MB, Louw JH, et al. Interim report on trial of treatment for operable breast cancer. S Afr Med J, 1972, 46:1374–1375.
[45] Turnbull AR, Turner DT, Chant AD, et al. Treatment of early breast cancer. Lancet, 1978, 2:7–9.
[46] Johansen H, Kaae S, Schiodt T. Simple mastectomy with postoperative irradiation versus extended radical mastectomy in breast cancer: a twenty-five-year follow-up of a randomized trial. Acta Oncol, 1990, 29:709–716.
[47] Langlands AO, Prescott RJ, Hamilton T. A clinical trial in the management of operable cancer of the breast. Br J Surg, 1980, 67:170.
[48] Forrest AP, Everington D, McDonald CC, et al. The Edinburgh randomized trial of axillary sampling or clearance after mastectomy. Br J Surg, 1995, 82:1504–1508.
[49] Lythgoe JP, Palmer MK. Manchester regional breast study: 5 and 10 years results. Br J Surg, 1982, 69:693–696.
[50] Fisher B, Redmond C, Fisher ER, et al. Ten year results of a randomized clinical trial comparing radical mastectomy and total mastectomy with or without radiation. N Engl J Med, 1985, 312:674–681.
[51] Berstock DA, Haughton J, Haybittle J, et al. The role of radiotherapy following total mastectomy for patients with early breast cancer. World J Surg, 1985, 9:667–670.

32 保留皮肤和保留乳头乳晕复合体的乳房切除术

Yoav Barnea, Or Friedman

32.1 引　言

传统的乳房切除术包括切除乳房组织、乳头乳晕复合体（NAC）以及多余的乳房皮肤，只留下足以覆盖胸壁的皮肤。1962年，Freeman[1]率先采用皮下乳房切除术治疗原发性乳腺癌，并通过仅切除乳房组织但保留皮肤和NAC来降低风险。由于病例选择标准不明确、美容效果不佳、并发症发生率高，以及对肿瘤学安全性和有效性的重重顾虑，这种方法最终被舍弃，乳腺外科医生又恢复了传统的乳房切除术。

20世纪90年代，人们对即刻乳房重建的兴趣日益浓厚[2]。这种保留乳房皮肤包膜以适应可能的重建（异体或自体）的手术方式被称为保留皮肤的乳房切除术（skin-sparing mastectomy，SSM）。因存在诸多优点，将保留皮肤和进行重建在一次手术中进行的理念已广受欢迎。这项技术在一个阶段完成了大部分的手术治疗，无须进行额外的手术，使患者不需要再忍受传统乳房切除术造成的畸形，从而减少了情感创伤，并有助于塑造更积极的身体形象[3]。此外，与延迟重建相比，SSM在以下几个方面改善了重建的美容效果：保留乳房下皱襞和原生皮肤包膜，对乳房囊袋的操作最少，以及可保留与对侧乳房的良好对称性[3]。

一项长期研究结果表明，保留皮肤的乳房切除术并即刻重建不会增加局部或区域复发的风险，也不会延迟适当选择患者的辅助治疗[4]。随着多学科乳腺癌治疗团队的建立，SSM联合即刻重建已经成为许多医疗中心的标准手术方式（图32.1~图32.3）[5]。在乳房浅筋膜水平将乳房组织与皮下脂肪分离的过程中，细致的技术和轻柔的操作可降低皮肤坏死和伤口裂开的发生率[6]。

虽然乳头是乳腺癌发展相对少见的部位，但是在SSM术式中NAC仍然被切除[7]。2000年初，关于SSM术中保留NAC的文献开始出现，这种技术被称为保留乳头乳晕复合体的乳房切除术（nipple-sparing mastectomy，NSM），其包括保留NAC和保留皮肤的乳房切除术。在适应证和手术技术方面，NSM与之前描述的皮下乳房切除术不同[8]。从SSM到NSM是乳腺癌治疗模式转变的结果，Umberto Veronesi将其概括为"从最大可耐受治疗到最小有效治疗"[9]。

与传统乳房切除术相比，SSM和NSM都具有更好的美学结局和更高的患者满意度[3]。而且患者

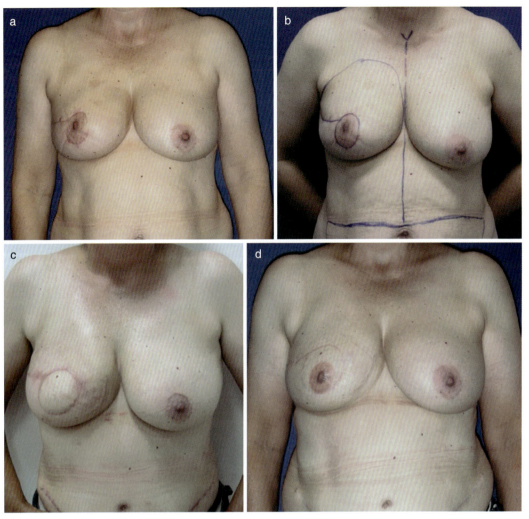

图 32.1 右侧乳腺癌患者行右侧乳房切除术后切缘呈阳性（a）。患者接受右侧保留皮肤的乳房切除术并行上腹壁下动脉穿支（DIEP）皮瓣即刻乳房重建（b、c），随后接受右侧乳头乳晕复合体重建（d）

对保留乳头的满意度普遍高于重建乳头[3]，与 SSM 相比，接受 NSM 患者的社会心理健康和性健康评分更高[3]。随着人们对乳房重建美容效果的期望越来越高，NSM 在患者和外科医生中更受欢迎也顺理成章（图 32.4~图 32.5）。

然而，保留乳头引起了关于肿瘤学和重建方面的诸多关注[10]。肿瘤学方面的考虑包括靠近 NAC 的肿瘤病灶切缘、NAC 周围残留的乳腺组织以及远离切口的其他区域。NSM 手术入路最常见的切口位于乳房下皱襞，形成通往乳房上极的长轴，限制了通向 Spence 腋尾部的通道。重建方面的考虑包括乳头位置和乳房下垂程度。乳头位置过低是 NSM 技术面临的一个具有挑战性的问题，其限制了未来乳头重新定位的选择，并且乳头的最终位置通常是不可预测的[11]。

32.2 乳房全切术联合即刻重建

随着脱细胞真皮基质（acellular dermal matrix, ADM）的引入和自体脂肪移植的日益普及，NSM 和 SSM 联合即刻重建的美容效果得到了显著改善。这些方法已经可以用于乳房切除术后接受放疗的病例[12]。ADM 彻底改变了基于植入物的乳房重建，增加了对植入物的支撑，允许在即刻重建中放置永久性植入物[12]。据报道，在接受放疗的女性中，使用 ADM 可显著降低与异物反应相关的包膜挛缩和炎症发生率[13]。在传统方式中，植入物在上极用胸肌覆盖，在下极用 ADM 以双平面方式覆盖。目前出现了一种新的方法，是将植入物从双平面移位到胸肌前，使用 ADM 或合成补片覆盖植入物的前表面或全部表面[14]。但是采用这项技术时，需

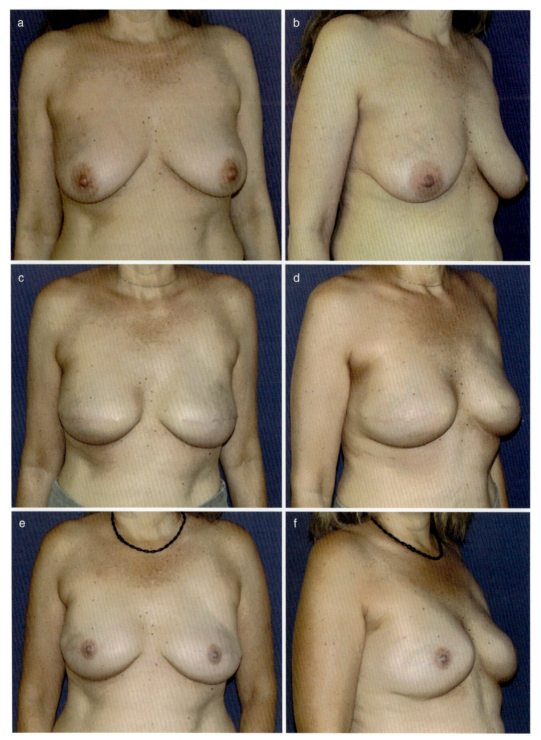

图 32.2 （a、b）BRCA 突变患者行双侧降低风险的乳房切除术。（c、d）患者接受双侧保留皮肤的乳房切除术后行植入物和生物补片即刻乳房重建。（e、f）患者接受双侧乳头乳晕复合体重建

要非常谨慎地选择患者，并细致进行手术。

乳房切除术的适应证主要有两种：一种是为了降低高危患者（BRCA 基因突变携带者）的风险，即降低风险的乳房切除术（risk-reducing mastectomy，RRM）；另一种是针对多灶性或扩散区的乳腺癌患者、有放疗禁忌的患者以及自愿选择该术式的患者。符合这两种情况的患者可采用假体或自体组织进行即刻乳房重建，而且可以选择保留皮肤的乳房切除术，但不一定能选择保留 NAC 的乳房切除术。

32 保留皮肤和保留乳头乳晕复合体的乳房切除术

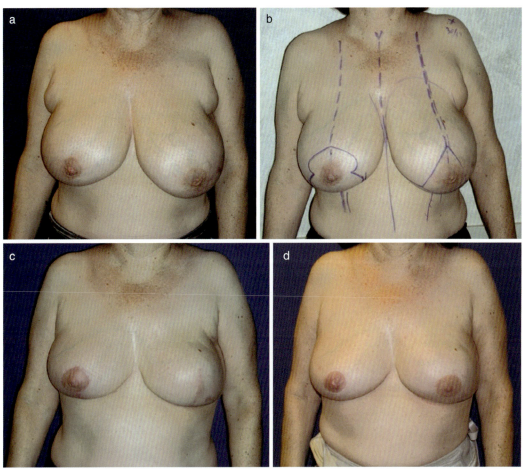

图 32.3 （a）左侧多灶性乳腺癌患者。（b、c）接受左侧保留皮肤的 Wise 型乳房切除术后行植入物即刻重建和右侧乳房缩小成形术。（d）患者接受左侧乳头重建

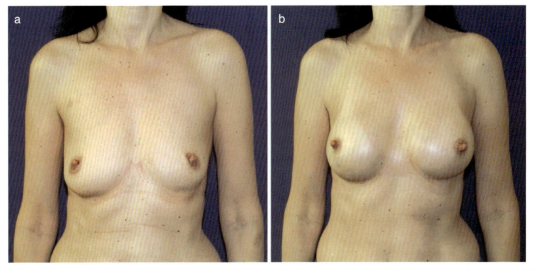

图 32.4 （a）一例 *BRCA* 突变患者接受双侧降低风险的乳房切除术。（b）患者接受采用乳房下皱襞切口的双侧保留乳头乳晕复合体的乳房切除术，并行植入物和生物补片即刻乳房重建

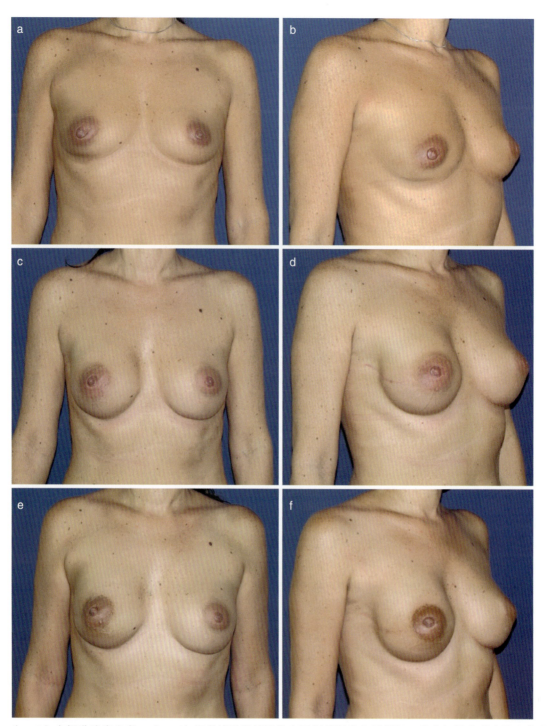

图 32.5 （a、b）右侧乳腺癌患者。（c、d）患者接受新辅助化疗后行保留乳头的侧切口乳房切除术联合植入物和生物补片即刻重建以及左侧隆乳手术。（e、f）术后患者的右侧乳房接受放疗，放疗后 1 年的乳房外观

32.3 降低风险的乳房切除术

保留皮肤的乳房切除术（SSM）一直是降低风险的乳房切除术（RRM）和即刻重建病例的主要手术方式[15]。该技术的优点包括手术期间良好的暴露，在植入物/皮瓣上仅需进行简单的皮肤调整，以及相对较短的学习曲线。自 1999 年 Hartmann 等在《新英格兰医学杂志》（*New England Journal of Medicine*）上发表开创性报告以来，NSM 一直持续获得人们的青睐[16]。一项对 639 例女性的研究数据表明，RRM（最初被称为"预防性乳房切除术"）对有乳腺癌风险的女性确实具有保护作

用，将高危和中危人群的乳腺癌发病风险降低了81%~94%，在这项系列研究中，90%的乳房切除术采用NSM。而且，接受RRM后7例女性罹患乳腺癌，其中6例患者在诊断时可见病灶局限于胸壁，并且明确不在NAC区域内。高危组中1例患者出现乳腺癌骨髓转移，但无乳腺癌的迹象。Lanitis等的观察研究认为，切除或保留乳头的RRM在预防癌症方面没有统计学差异[17]。

Yao等[18]的研究纳入了201例携带*BRCA*1/2突变且接受NSM以预防或治疗乳腺癌的患者，评估了相关癌症、并发症和局部复发率。研究中的大部分患者接受了双侧乳房切除术，中位随访32.6个月，结果显示乳头乳晕区域无癌症发生或复发。此研究还对*BRCA*基因突变携带者行NSM的文献进行了回顾性分析，发现NSM与并发症发生率和局部区域复发率低有关，这一结果与非*BRCA*基因突变携带者相似。该研究的作者认为还需要更长的随访时间来验证这个结论。Manning等[19]回顾分析了2000—2013年的413例共接受728次NSM手术的患者，其中269例为乳腺癌患者，459例为预防性切除，177例（24.3%）为已知携带*BRCA*1/2基因突变或其他不确定意义的遗传变异患者，对这些患者中位随访2.15年后未发现新发乳腺癌[19]。作者得出结论，因为短期内没有证据表明*BRCA*基因突变患者采用NSM会获得不良肿瘤学结果，所以NSM是*BRCA*基因突变患者可以选择的手术方式。此外，并发症发生率是可以接受的，后续很少需要修复NAC。

32.4 乳腺癌的乳房切除术

采用SSM手术时，无论肿瘤位置如何，均可保留皮肤而不保留乳头，原因在于乳头是所有乳腺导管的汇集处，乳腺导管是大多数乳腺肿瘤（导管癌）的起源部位。许多研究证明，与传统的乳房切除术相比，SSM的长期肿瘤学安全性更高。Lanitis等发表了一篇包含3 739例患者的9项研究的系统评价，结果显示SSM组与非SSM组的局部复发率没有统计学差异，SSM组的远处复发率低于非SSM组[17]。2015年，一篇系统评价纳入了20项研究，包含5 594例精心挑选的早期乳腺癌女性，

调查了SSM组患者与传统乳房切除术不联合重建组患者的总生存率、无病生存率和局部复发率，结果显示两组的肿瘤学结局无统计学差异。

随着在RRM中采用NSM的肿瘤学安全性得到证实，人们开始关注乳腺癌病例是否可采用保留NAC的乳房切除术。原发性乳头癌是很罕见的[7]。最常见的乳头瘤变是乳腺Paget病（乳头表皮内肿瘤细胞），这是一种罕见的乳腺恶性肿瘤，占所有乳腺肿瘤的1%~3%[20]。乳头累及也可能与导管原位癌（DCIS）或乳腺实质浸润性癌有关。随着更多关于乳腺癌患者行NSM的预后研究的发表，美国国家综合癌症网络（NCCN）于2016年发布了NSM的建议标准[21]，这些标准包括早期乳腺癌（无皮肤或肌肉侵犯），生物学上可行，浸润性乳腺癌或距离乳头至少2cm的DCIS，肿瘤大小小于3cm，影像学结果提示无乳头受累，乳头边缘清晰，无乳头溢液，无Paget病[21]。随着更多关于乳腺癌患者采用NSM的长期安全性的数据的出现，人们开始寻找该方法更广泛的适应证。Santoro等报道了肿瘤距离乳头乳晕复合体小于2cm且接受NSM手术的病例[22]。Frey等报道了肿瘤初始直径大于3cm、接受新辅助化疗后行NSM手术的患者[23]。虽然这些病例的随访时间较短，并发症较多，但是总体效果令人满意[23]。

32.5 手术技术

SSM/NSM联合即刻乳房重建后获得良好结局的关键是乳房切除术。外科医生在手术中保护皮肤血管的同时，必须熟练地切除乳腺组织。正确的解剖平面应在Cooper韧带水平，位于腺体和皮下脂肪之间的浅筋膜内。这个解剖平面一般无血管，如果解剖过程中出血过多可能表明选择了错误的解剖平面。保留皮下脂肪对维持皮肤血管供应和获得良好的美学效果至关重要。每个病例的皮瓣厚度可能会存在很大的差异，这取决于患者的年龄、乳房的解剖结构和体重情况。术前可通过数字乳腺X线摄影确定皮瓣厚度[24]，这也有助于确定合适的解剖平面。除皮瓣厚度外，在乳房切除术中皮肤损伤（包括电灼伤、皮肤拉伸导致的损伤和牵引器挤压伤）可能导致皮肤血管受损，受损伤部位主要是切

口周缘和切口线对面的乳房边缘。在NSM手术中，应谨慎切除乳晕后组织，如果乳腺肿瘤与NAC相邻，应将乳晕后方的组织送病理检查，当结果为阳性时，应考虑切除NAC。

所选择的皮肤切口取决于乳房切除术的类型、乳房的大小和形状、肿瘤的位置、乳头的位置以及外科医生的偏好。SSM手术可选择四种皮肤切除类型，从仅切除NAC（1型，图32.1）到按缩乳术式切除皮肤（4型，图32.3）。2型和3型包括切除先前的瘢痕或浅表肿瘤表面的皮肤，与NAC分离（2型）或与NAC连续（3型）[25]。NSM手术也有各种可以选择的切口，有些靠近NAC，有些远离NAC（图32.4~图32.5）[8]。NSM手术最初用于体积小且无下垂的乳房。随着技术的进步和经验的增加，更大和下垂的乳房也可以考虑NSM。近期有文献报道了下垂及大乳房患者采用一步法或多步法行NSM的经验，所选择的患者中包括存在皮肤包膜挛缩的患者[8]。

NSM的术前绘图包括前正中线、乳房下皱襞和切口线（即是否保留或切除NAC）。相对于垂直或Wise模式不保留皮肤的乳房切除术，NSM手术前绘制皮肤切口图时较保守，范围比乳房固定术或乳房缩小术小。此外，为了缩小蒂的长度，NAC的新位置应规划得相对低些。

目前有多种技术有助于安全进行乳房切除术，包括保留皮肤和乳头的乳房切除术。作者所用的技术是在皮肤和腺体之间的表层注射肿胀溶液（1L生理盐水、1mg肾上腺素和400mg利多卡因）。注射后等待10~15min，之后使用整容手术剪将乳腺上的皮肤剥离，然后将乳腺从胸肌上剥离，进行乳房切除术。剥离时注意使用皮肤拉钩或手指牵开以减少皮肤回缩。完成乳房切除术后应评估皮瓣和NAC的活力，可以采用临床诊断方法或者吲哚菁绿技术来评估[26]。

32.6 并发症

SSM和NSM联合即刻乳房重建的并发症包括切口裂开、感染、植入物移位、两侧不对称和包膜挛缩，这些并发症在非传统乳房切除术中很常见[27-28]。NSM特有的潜在并发症是部分或完全乳头缺失、乳头异位及乳头癌。据报道，NSM的皮瓣坏死率高于SSM[11]，这可能是由于NSM手术的入口选择有限。Headon等[10]对12 358例接受NSM的病例进行了汇总分析并评估了并发症和肿瘤学安全性。结果显示，总体并发症发生率为22.3%，乳头坏死率为5.9%。重要的是，研究发现并发症（包括乳头坏死）发生率随着外科医生开展该手术的时间延长而降低，他们将此归因于外科医生手术技术的提高。乳头坏死的危险因素包括乳房体积大、乳房下垂、吸烟史、既往放疗和乳晕周围切口。欧洲肿瘤研究所（European Institute of Oncology）的一项研究[29]发现，合并症、吸烟、切口类型、皮瓣厚度和重建类型都会影响NSM术后NAC的坏死率。尽管美学结局存在差异，但是保留乳头时患者的满意度往往非常高。术前仔细地规划乳房切除术的切口以及轻柔的术中皮瓣操作可以预防这些潜在的严重并发症。

32.7 总　结

保留皮肤和乳头乳晕复合体的乳房切除术联合即刻重建不仅保留了乳房的外观，还提供了乳房修复的机会，提升了女性的外在美。该技术有一个学习曲线，当由经验丰富的外科医生进行手术时，并发症发生率在可以接受的范围内。仔细的患者选择和细致的手术技术可以提高肿瘤学安全性，同时获得良好的美学结局和较低的并发症发生率。随着更多NSM手术长期随访数据的出现，其适应证会变得更加广泛，更多患者将有资格接受这种手术，从而降低乳腺癌的风险和治疗相关并发症。

> **提示与技巧**
>
> - 在保留皮肤和乳头乳晕复合术的乳房切除术中，皮瓣严重收缩会显著增加即刻乳房重建后皮肤坏死和伤口裂开的发生率。

（李一　译，刘锦平　审校）

参考文献

[1] Sacchini V. Nipple-sparing mastectomy for breast cancer and risk reduction: oncologic or technical problem? J Am Coll Surg, 2006, 203:704–714.

[2] Elliott LF, Hartrampf CR Jr. Breast reconstruction: progress

in the past decade. World J Surg, 1990,14(6):763–775. Review.

[3] Wei CH, Scott AM, Price AN, et al. Psychosocial and sexual well-being following nipple-sparing mastectomy and reconstruction. Breast J, 2016, 22(1):10–17.

[4] Wang M, Chen H, Wu K, et al. Post-mastectomy immediate breast reconstruction is oncologically safe in well-selected T4 locally advanced breast cancer: a large population-based study and matched case-control analysis. Breast Cancer Res Treat, 2019, 176(2):337–347.

[5] Angarita FA, Dossa F, Zuckerman J, et al. Is immediate breast reconstruction safe in women over 70? An analysis of the National Surgical Quality Improvement Program (NSQIP) database. Breast Cancer Res Treat, 2019, 177(1):215–224.

[6] Riggio E, Toffoli E, Tartaglione C, et al. Local safety of immediate reconstruction during primary treatment of breast cancer. Direct-to-implant versus expander-based surgery. J Plast Reconstr Aesthet Surg, 2019, 72(2):232–242.

[7] Chen C, Sun L, Anderson B. Paget disease of the breast: changing patterns of incidence, clinical presentation, and treatment in the US. Cancer, 2006, 107:1448–1458.

[8] Corso G, De Lorenzi F, Vicini E, et al. Nipple-sparing mastectomy with different approaches: surgical incisions, complications, and cosmetic results. Preliminary results of 100 consecutive patients at a single center. J Plast Reconstr Aesthet Surg, 2018, 71(12):1751–1760.

[9] Veronesi U, Stafyla V, Luini A, et al. Breast cancer: from "maximum tolerable" to "minimum effective" treatment. Front Oncol, 2012, 2:125.

[10] Headon HL, Kasem A, Mokbel K. The oncological safety of nipple-sparing mastectomy: a systematic review of the literature with a pooled analysis of 12 358 procedures. Arch Plast Surg, 2016, 43(4):328–338.

[11] Choi M, Frey JD, Salibian AA, et al. Nipple-areola complex malposition in nipple-sparing mastectomy: a review of risk factors and corrective techniques from greater than 1000 reconstructions. Plast Reconstr Surg, 2017, 140(2):247e–257e.

[12] Potter S, Conroy EJ, Cutress RI, et al. iBRA Steering Group; Breast Reconstruction Research Collaborative. Short-term safety outcomes of mastectomy and immediate implant-based breast reconstruction with and without mesh (iBRA): a multicentre, prospective cohort study. Lancet Oncol, 2019, 20(2):254–266.

[13] Chung AM, Stein MJ, Ghumman A, et al. The effect of post mastectomy radiation therapy on breast reconstruction with and without acellular dermal matrix: a systematic review and meta-analysis protocol. Syst Rev, 2019, 8(1):58.

[14] Antony AK, Robinson EC. An algorithmic approach to prepectoral direct-to-implant breast reconstruction: version 2.0. Plast Reconstr Surg, 2019, 143(5):1311–1319.

[15] Spear S, Carter ME, Schwarz K. Prophylactic mastectomy: indications, options, and reconstructive alternatives. Plast Reconstr Surg, 2005, 115:891–909.

[16] Hartmann LC, Schaid DJ, Woods JE, et al. Efficacy of bilateral prophylactic mastectomy in women with a family history of breast cancer. N Engl J Med, 1999, 340:77–84.

[17] Lanitis S, Tekkis PP, Sgourakis G, et al. Comparison of skin-sparing mastectomy versus non-skin-sparing mastectomy for breast cancer: a meta-analysis of observational studies. Ann Surg, 2010, 251(4):632–639.

[18] Yao K, Liederbach E, Tang R, et al. Nipple-sparing mastectomy in BRCA1/2 mutation carriers: an interim analysis and review of the literature. Ann Surg Oncol, 2015, 22(2):370–376.

[19] Manning AT, Wood C, Eaton A, et al. Nipple-sparing mastectomy in patients with BRCA1/2 mutations and variants of uncertain significance. Br J Surg, 2015, 102(11):1354–1359.

[20] Caliskan M, Gatti G, Rotmensz N, et al. Paget's disease of the breast: the experience of the European Institute of Oncology and review of the literature. Breast Cancer Res Treat, 2008, 112(3):513–521.

[21] NCCN. NCCN clinical practice guidelines in oncology: breast cancer, version 1.2016. 2016. https:// www.nccn.org/professionals/physician_gls/f_guidelines.asp.

[22] Santoro S, Loreti A, Cavaliere F, et al. Neo-adjuvant chemotherapy is not a contraindication for nipple sparing mastectomy. Breast, 2015, 24(5):661–666.

[23] Frey JD, Choi M, Karp NS. The effect of neoadjuvant chemotherapy compared to adjuvant chemotherapy in healing after nipple-sparing mastectomy. Plast Reconstr Surg, 2017, 139(1):10e–19e.

[24] Rancati AO, Angrigiani CH, Hammond DC, et al. Direct to implant reconstruction in nipple sparing mastectomy: patient selection by preoperative digital mammogram. Plast Reconstr Surg Glob Open, 2017, 5(6):e1369.

[25] Toth BA, Lappert P. Modified skin incisions for mastectomy: the need for plastic surgical input in preoperative planning. Plast Reconstr Surg, 1991, 87(6):1048–1053.

[26] Jeon FHK, Varghese J, Griffin M, et al. Systematic review of methodologies used to assess mastectomy flap viability. BJS Open, 2018, 2(4):175–184.

[27] Carlson GW. Risk of recurrence after treatment of early breast cancer with skin-sparing mastectomy: two editorial perspectives. Ann Surg Oncol, 1998, 5(2):101–102.

[28] Lipshy KA, Neifeld JP, Boyle RM, et al. Complications of mastectomy and their relationship to biopsy technique. J Surg Oncol, 1996, 3(3):290–294.

[29] Lohsiriwat V, Rotmensz N, Botteri E, et al. Do clinicopathological features of the cancer patient relate with nipple areolar complex necrosis in nipple-sparing mastectomy? Ann Surg Oncol, 2013, 20(3):990–996.

33 植入物乳房重建术

Lorna Jane Cook, Michael Douek

33.1 引　言

植入物重建术是全球范围内乳房重建的主要方法[1-2]。来自美国全国住院病人样本数据库（American Nationwide Inpatient Sample Datsabase）的数据表明，患者的接受率每年上升11%，英国也出现了类似情况[2-3]。这种普及程度增加的部分原因可能是植入物设计的进步、外科新技术的出现和补片的使用，这些有助于实现良好的美学效果。与自体组织重建相比，植入物重建的创伤更小，患者住院时间更短且整体恢复更快。本章将着重介绍合适的患者选择，目前使用的主要植入物重建技术，相关的风险和并发症及其管理。

33.2 患者选择以及适应证和禁忌证

当行乳房切除术的患者因各种因素导致不能接受自体组织重建时（如缺乏供体部位、合并症或不良生活方式），大多数可以接受植入物重建。重要的是，大部分乳腺癌患者为老年妇女，她们因有多种合并症无法承受长时间的侵入性手术（如游离皮瓣重建），植入物重建则为她们提供了一种更加微创的选择。虽然放疗史或乳房切除术后可能需要放疗并不是植入物重建的绝对禁忌证，但是应告知患者放疗会导致并发症和不良美学效果的风险升高。同样地，BMI高的患者和吸烟者的并发症风险也会增加[4-5]。

33.3 术前计划

33.3.1 术前咨询

术前咨询中需要重点强调的是，应妥善引导患者的期望，以避免因希望越大，失望越大。尤其应提前告知患者术后可能出现身体感觉减弱、重建的乳房"手感不自然"、乳房活动度降低、外观随时间变化以及后续可能需要修复手术等。外科医生可以使用医学摄影展示不同的重建结果，这有助于确保患者的期望符合实际情况。

传统认为的植入物乳房重建的"理想"候选者为有轻微下垂的小到中等大小乳房的患者。随着技术的发展，大多数接受保留乳头或皮肤的乳房切除术的女性目前也可以进行植入物重建。术前乳房较大或乳腺组织切除较多可能带来较高的皮肤坏死风险，通常采用去皮技术减少乳房尺寸和（或）下垂[6]。如果有巨大乳房的女性想要保持术前的乳房尺寸，应告知其术后皮肤坏死的风险较高，且一般建议进行两阶段手术或同时进行同侧乳房缩小手术。接受单侧手术的患者，无论乳房大小，都应告知其未来可能需要接受对侧对称性手术或修复手术，该比例可高达50%[7]。由于体重增加、衰老、怀孕和乳房包膜挛缩等因素的影响，重建侧乳房和对侧乳房之

L. J. Cook
Guy's and St. Thomas Hospital-London Lavant, West Sussex, UK

M. Douek (✉)
Nuffeld Department of Surgical Sciences, University of Oxford, Oxford, UK
e-mail: Michael.douek@nds.ox.ac.uk

© Springer Nature Switzerland AG 2021
M. Rezai et al. (eds.), *Breast Cancer Essentials*, https://doi.org/10.1007/978-3-030-73147-2_33

间可能会出现差异，因此需要进行二次对称性手术，如隆乳手术、缩小成形术和乳房上提术。

术前应与患者充分讨论手术的潜在风险和并发症。具有危险因素的患者（如吸烟、肥胖、已经接受或术后可能接受放疗的患者）应接受术前咨询，并与其讨论可替代的选择。应告知患者有重建失败的可能性，以及条件允许时可以使用皮瓣重建作为补救性手术。

33.3.2 患者评估

术前患者评估应包括全面的病史和体格检查，重点关注以下几个方面：

33.3.2.1 病　史

- 患者的愿望和期望；
- 既往乳房手术，瘢痕长度；
- 既往放疗史；
- 肿瘤的位置和大小，与乳头的距离，皮肤受累情况（用于瘢痕规划和决定是否采用保留乳头的乳房切除术）；
- 存在的合并症，药物使用情况；
- 遗传易感性/家族史（患者可能需要接受预防性乳房切除术而后行双侧重建）；
- 术前胸罩尺寸和期望的胸罩尺寸。

33.3.2.2 检查内容

- 体重指数（BMI）；
- 皮肤质量、厚度和弹性；
- 瘢痕和皮肤状况；
- 乳房大小或双侧形状的差异；
- 测量指标包括胸骨切迹到乳头的距离，乳头到乳房下皱襞的距离，乳房基底宽度、高度和凸度；
- 下垂程度；
- 预估乳房体积。

33.3.3 技术选择

基于植入物的重建技术在很大程度上可以根据手术次数（一步法或两步法）和手术时机（即刻、延迟或延迟-即刻）进行分类。

33.3.3.1 一步法或两步法重建

两步法重建包括：第一步，乳房切除术后初始放置扩张器，随后进行皮肤扩张直至达到所需的尺寸；然后开始"第二步"，使用硅胶假体替换。在即刻重建中，乳房较大、乳房切除皮瓣过薄或手术时皮肤血流灌注可能不足的患者，可能更适合用两步法[8]。该技术还允许有机会重新评估皮肤扩张和辅助治疗后重建，从而选择最合适的植入物。此外，如果患者有增大乳房体积的意愿，通过两步法逐渐扩张皮肤可以实现更多乳房体积的增加，使用一步法只能实现乳房体积的适度增加。

一步法（即直接放假体）技术被认为更具有经济效益，因为无须进行第二次手术和因使用皮肤扩张器定期门诊就诊。一些证据表明，与两步法相比，一步法的并发症风险略高[9]，所以当有多风险因素的患者选择一步法时应与其进行恰当的沟通。双腔可扩张植入物是一些女性可以选择的两步法手术替代方案。

33.3.3.2 手术时机

手术时机可以是"即刻"，即乳房切除术后同时进行重建；也可以是"延迟"，即先进行乳房切除术，然后择期再进行重建，通常是在辅助治疗结束以后重建。即刻重建通常可使患者获得术后初始更好的美容结局和心理社会结果的改善[10]，接受该方法的患者需要进行保留乳头或皮肤的乳房切除术，以保留皮肤包膜。即刻重建可采用一步法或两步法技术。

如果对患者的皮瓣存活能力存在严重担忧，或者肿瘤与皮肤包膜有粘连，或者为了尽量减少高危患者的并发症，意味着即刻重建将导致不可接受的失败风险或延迟辅助治疗时间，此时可以考虑延迟重建。一般来说，通过自体重建可以获得更好的效果，特别是在接受过治疗的情况下。如果患者自身不愿意或者不适合接受自体重建，可以行延迟植入物重建。因为皮肤过于紧缩而无法容纳固定体积的植入物，所以通常使用两步（组织扩张器/植入物）法进行植入物重建。目前确切的延迟重建时间还没有强有力的证据支持，一般在辅助放疗后至少间隔6个月以上再进行延迟乳房重建。

对于乳房切除术后需要接受放疗的高风险患者，也可采用另一种策略，即"延迟-即刻"方法。这种乳房重建方法最早由 Kronowitz 及其同事于2002年首次提出，目的是无论患者最终是否需要放疗，都应实现最佳的重建效果[11]。这个方法的第一步是进行标准的保留皮肤的乳房切除术，同时插入一个完全填充的扩张器。如果复查组织学结果后认为不需要放疗，则患者在第一次手术后2周内再接受第二步的最终重建（使用自体皮瓣、自体皮瓣联合植入物或单纯植入物重建）。如果患者确定需要放疗，则在开始放疗前将组织扩张器放气；在放疗完成后2周重新扩张，并在3个月左右进行自体组织重建。据报道，这种技术的并发症发生率在可接受的范围内，同时具有良好的美学结局。

33.3.3.3 植入物选择

植入物通常可分为两种类型，即可扩张植入物和固定体积植入物。可扩张植入物有两种主要类型，永久性可扩张植入物由硅胶外腔与内部可调节的生理盐水填充腔的"双腔"组合而成。乳房切除术后通过注射器将无菌生理盐水注入植入物中，注射器与植入物通过一条塑料管连通，通过这种方法扩张植入物直至达到所需的尺寸。一些永久性可扩张植入物可以在放水到所需尺寸之前先"过度膨胀"一段时间以拉伸乳房皮肤，并为重建的乳房提供一定程度的下垂。这种永久性扩张器可以留在原位，完全扩张，并在局部麻醉下移除注射器或管道，且无须更换植入物。仅含生理盐水的组织扩张器也被称为"临时"扩张器，作为两步法重建的第一步，然后再更换为最终的硅胶植入物。固定体积的植入物是在硅胶外壳内填充了硅胶或生理盐水。目前开发出的高黏性硅凝胶固定体积植入物可以阻止乳房上极塌陷，并保持乳房形状。永久性可扩张植入物和固定体积植入物都可以根据其形状进一步分为圆形和解剖型植入物。

33.4 手术技术

33.4.1 一般原则

美国乳腺外科协会（Association of Breast Surgery）和英国整形与重建外科医生协会（British Association of Plastic and Reconstructive Surgeons）的联合指南推荐内容如下[12]：

- 所有患者应接受耐甲氧西林金黄色葡萄球菌（Methicillin Resistant Staphylococcus Aureus, MRSA）检测。如果MRSA检测呈阳性，应制订合适的根除方案，例如术前5d使用鼻腔软膏和氯己定溶液；如果患者计划接受延迟乳房重建，应在手术前确认已根除MRSA。
- 应对所有患者进行血栓栓塞风险评估，并采取适当的血栓预防措施。
- 术前患者采用站立位或坐位进行标记。至少应标记乳房的覆盖区、中线、乳房下皱襞和肿瘤部位（如果可触及）。
- 目前指南建议在麻醉诱导时使用单剂量抗生素静脉注射，如果出现大量失血或手术持续时间超过4h，则应考虑使用第二剂量。使用的抗生素的抗菌谱应涵盖革兰氏阳性菌和革兰氏阴性菌，并确保涵盖金黄色葡萄球菌。在实践中，抗生素预防用药的差异很大，且取决于外科医生的选择。
- 应使用具有"层流"或"超净通风"系统的手术室。如果条件达不到，应尽量减少手术室人员的数量以及人员进出房间的频次。
- 最好使用2%氯己定溶液和70%异丙醇进行皮肤准备，并使其干燥以获得最大的抗菌效果。
- 应冲洗植入腔以清除任何潜在的坏死碎片。
- 应在使用前才打开植入物包装，以减少污染的风险。
- 在保留乳头的乳房切除术中应采用非封闭性敷料覆盖乳头。
- 应使用闭式负压吸引管并使其走行形成隧道，确保引流管出口远离植入物囊袋。

33.4.2 即刻乳房重建

四种常用的即刻乳房重建技术包括：①胸肌后放置植入物（全或部分胸肌后）；②胸肌后植入和下极蒂悬吊技术；③胸肌后植入和真皮蒂；④胸肌前放置植入物。以下所有技术都可以采用一步法或两步法进行。

胸肌后技术

胸肌后植入物覆盖可能是"完全覆盖"（胸肌后和前锯肌后腔隙形成，并连接在一起，以提供完整的植入物覆盖）或者"部分覆盖"（仅形成胸肌后腔隙，因此植入物的下极应位于皮下）[13-14]。

完全胸肌后覆盖技术

- 完成乳房切除术后，将胸大肌从外侧缘抬高，将胸肌后腔隙从内侧剥离至胸骨边缘。继续行胸肌下解剖，并向上延伸至第 2 肋骨周围新乳房乳沟的理想位置。重要的是，不要将腔隙向上方延伸得太远，因为这将导致植入物位置过高。
- 将胸大肌从第 5 肋骨的止点处抬高，为确保完全的肌肉覆盖，有时可能需要同时抬高部分腹直肌前鞘。
- 抬高前锯肌。肌肉腔隙的下限向下延伸至乳房下皱襞（IMF）水平以下约 2cm，以防止植入物在肌肉后方的位置过高。
- 然后将植入物插入胸肌下腔隙中，通过缝合胸肌外侧缘和前锯肌完成全胸肌覆盖。
- 如果使用扩张器，此时将扩张器扩张至既能使无效腔最小化，又不会对乳房切除术的切口或肌瓣造成张力的状态，随后放置引流管，在肌肉上方关闭皮肤，完成手术。

部分胸肌后覆盖技术

- 如前所述抬高胸大肌，但是对胸壁其他肌肉不进行额外的解剖操作。将植入物放到胸肌后腔隙中，当乳房切除术后关闭皮瓣时，植入物的下极仍然在皮下。

一般来说，当使用全胸肌后覆盖技术或部分胸肌后覆盖技术时，需要采用两步法，除非患者的乳房非常小，因为可创建的植入物腔隙大小受到可用皮肤和肌肉的限制。采用这两种技术时都可能出现在扩张过程中对乳房下皱襞的位置控制不足，从而难以实现自然下垂的乳房外观。

33.4.2.2 胸肌后和下极蒂悬吊技术

该技术是通过在胸大肌下缘至乳房下皱襞下方缝一块生物补片或合成补片来扩大植入物囊袋的尺寸（图 33.1）。尽管目前市场上有许多不同的生物补片或合成补片可供选择，但是该技术首次被描述采用的是脱细胞真皮基质（acellular dermal matrices，ADM）——从人体或动物组织中提取的无菌、脱细胞的生物材料片（通常是皮肤），即将真皮剥离细胞成分，留下细胞外基质[15-16]。

表 33.1 描述了在植入物乳房重建中使用 ADM 的预期益处。

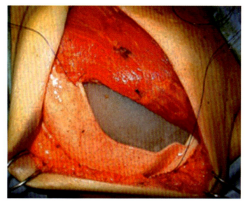

图 33.1 使用脱细胞真皮基质（ADM）进行下极悬吊的患者。将组织扩张器放置在由胸肌和 ADM 组成的腔隙中

表 33.1 植入物乳房重建中使用脱细胞真皮基质（ADM）的预期益处

预期益处	原理	证据
改善美容效果	ADM 有助于确定植入物囊袋的外侧和内侧以及乳房下皱襞的边界，从而使植入物放置得更可靠。允许一定程度的乳房下垂，防止下极变平	一些研究报道称，与基于术后照片的美容专家评估的标准胸肌后植入物重建比较，基于 ADM 的重建具有更好的美容结局，但是随访时间相对较短[17-18]
疼痛更轻	抬高肌肉和神经时破坏程度降低	仅为日常记录。一项试验将在两家美国医院接受乳房切除术的患者随机分成两组，分别接受有或无 ADM 的两步法即刻乳房重建，但是无法证明两个队列在术后或扩张阶段中的疼痛评分存在显著差异[19]
增加初始填充量和加快膨胀阶段（两步法术）	允许创建一个大的植入物囊袋，这样初始填充量可以更大，达到完全膨胀的时间更快，且不受下极上肌肉层的限制	有一篇比较性回顾性队列研究的文献中存在相互矛盾的数据，即同时支持和反驳这一观点[20]。造成这种差异的因素包括患者因素（不同患者耐受的填充量不同，患者的身体特征），以及外科医生对扩张频率和扩张体积的偏好
减少包膜挛缩	减少导致包膜形成的炎症反应	来自动物模型和人体包膜组织学研究的证据表明，当使用 ADM 时，炎症反应率较低。队列研究显示，即使是在放疗的情况下，包膜挛缩的累积发生率也较低[21-22]

手术步骤

- 乳房切除术后,将胸大肌从其起点向下分离,然后向内侧剥离至 3/4(左)或 9/10 点钟(右)位置,然后将这块肌肉与胸小肌和胸壁分开。

- 根据制造商的说明准备 ADM 或补片。将 ADM 的下缘和乳房下皱襞用可吸收缝线间断缝合。将植入物放置到胸肌或 ADM 囊袋中,之后将 ADM 的上缘缝合到肌肉的下缘。可能需要在外侧进行额外的缝合,之后将 ADM 固定到前锯肌上方的筋膜上,以限定侧面边界并防止植入物向侧面移位。

- 如果使用乳房下皱襞入路,先将 ADM 缝合到胸大肌下缘,随后将植入物放入囊袋中,再将 ADM 下缘缝合到胸壁,这个操作比较容易。

33.4.2.3 胸肌后植入和真皮蒂技术

对于乳房体积大的女性,如果采用保留皮肤并缩小皮肤面积的乳房切除术,补片的替代方法是使用"真皮吊带"。该技术的原理与 ADM 提供的下极支撑相似,但是使用了乳房下极去表皮化的多余皮肤,为植入物的下极提供了完全自体、血运良好的组织覆盖[23-24]。

手术步骤

- 术前按照标准的 Wise 模式标记皮瓣,然后将垂直分支之间及以下的乳房切除术皮瓣去表皮化,再进行乳房切除术,保留与乳房下皱襞保持连续性的去表皮化的皮瓣。

- 如前所述将胸大肌从其下缘抬起。如果需要,可以继续将胸肌下腔隙向外侧延伸,在水平线上继续向外侧分离胸大肌起点,通过前锯肌的筋膜和肋骨附着处,直到达到所需的腔隙宽度。然后将前锯肌下腔隙向上扩展,直至其与胸大肌下剥离区域相连。

- 将植入物放置在抬起的肌肉和真皮吊带下方,用可吸收缝线将真皮吊带的上缘间断缝合到胸大肌下缘(图 33.2)。

33.4.2.4 胸肌前植入

由于在解剖学上,乳腺位于胸肌前间隙中,胸肌前入路就变得很有吸引力。尽管缺乏强有力的证据将其与胸肌后入路进行比较,但是它仍然得到了越来越多的使用。然而,胸肌前植入可能会增加并发症(因缺乏肌肉覆盖)或二次手术的概率,包

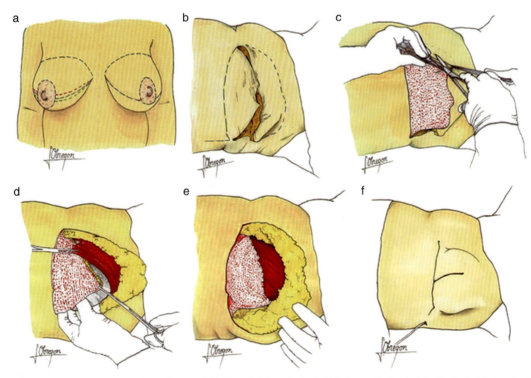

图 33.2 使用下极真皮吊带为植入物提供下极支撑的示意图。(a)术前标记。(b)乳房切除术后皮瓣。(c)对下部乳房切除术皮瓣去表皮化。(d)将植入物放置在胸大肌和自体真皮瓣下方。(e)嵌入自体真皮瓣后。(f)修整乳房切除术后皮瓣的最终手术效果。经允许引自 McFadden EM, Lopez-Obregon B, Stone JP, et al. Direct-to-implant Breast Reconstruction with Autoderm. Plast Reconstr Surg Glob Open, 2018, 6(12):e2027.

括脂肪填充和转为延迟自体组织重建。

使用补片代替软组织提供胸壁肌肉覆盖，意味着胸肌前植入物重建越来越受欢迎。理想的候选患者应具有足够的皮下组织，不吸烟，无肥胖，既往未接受放疗，BMI 范围为 20~35kg/m²。满足条件的患者可以采用一步法或两步法进行胸肌前植入物重建[25]。

补片的位置有多种选择，可以用于：①覆盖整个植入物；②覆盖前面，后面少量覆盖；③仅覆盖前面。补片位置的选择在很大程度上取决于乳房切除术切口的位置，因此也取决于乳房切除术后缺损在胸壁上、下极的可触及程度。

完全植入物覆盖技术

使用这种技术时，在使用植入物填充乳房切除术后缺损之前，先将植入物在体外用 ADM 或补片覆盖。这可以通过以下两种方式实现：①将预成型补片在多个边缘开放，以便在手术时将其缝合在一起以适配所选的植入物；②用一张或几张补片包裹整个植入物，并用缝线固定所有边缘（图 33.3）。制作好后将包裹好的植入物插入乳房切除后腔隙内，通过 ADM 在补片边缘的三个基点（12 点、3 点和 9 点）间断缝合，直接将其与胸壁固定在适当位置，或者使用标签式扩张器（tabbed expander），在植入之前将标签取出并缝合在胸壁上[26-27]。

前悬吊技术

可以使用大的单片或两片 ADM 或补片缝合在一起的方法来完全覆盖扩张器/植入物。然后将其缝合成一个囊袋，将 ADM 的上边缘在乳房切除术皮瓣和胸壁之间的交界处缝合到胸壁，使用可吸收缝线在胸壁内侧间断缝合（图 33.4）。将植入物或

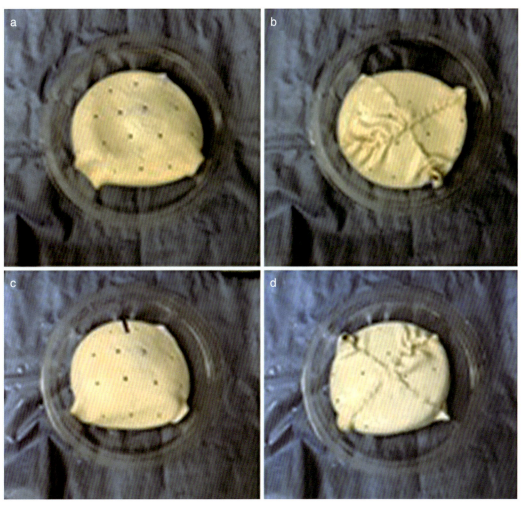

图 33.3 脱细胞真皮基质（ADM）完全覆盖示例（用 ADM 在体外包裹组织扩张器）。(a) 右侧乳房 ADM 复合体前表面。(b) 右侧乳房 ADM 复合体后表面。(c) 左侧乳房 ADM 复合体前表面。(d) 左侧乳房 ADM 复合体后表面。经允许引自 Liliav B, Patel P, Jacobson AK. Prepectoral Breast Reconstruction: A Technical Algorithm. Plast Recon Surg Glob Open, 2010, 7(2):e2107

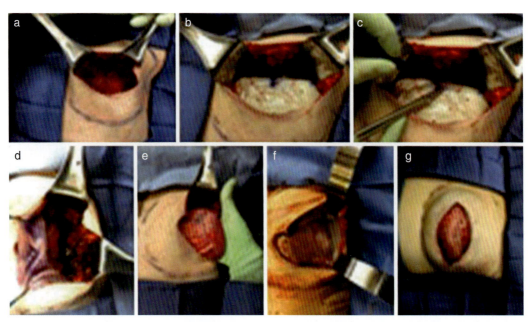

图 33.4 胸肌前脱细胞真皮基质（ADM）覆盖的示例——在左侧乳房保留皮肤的乳房切除术中使用连续缝合技术。（a）乳房切除术后的即刻乳房腔隙。（b）在 ADM 上标记 12 点钟位置并将其植入乳房腔隙中。（c）从 12 点钟位置开始缝合。（d）拉开 ADM 形成外侧开口。（e）通过外侧开口放置组织扩张器（TE）。（f）将未充气的 TE 经外侧开口放置在胸大肌上方和前侧 ADM 下方。（g）关闭 ADM 外侧边缘后对 TE 进行充气。经允许引自 Liliav B, Patel P, Jacobson AK. Prepectoral Breast Reconstruction: A Technical Algorithm. Plast Recon Surg Glob Open, 2010, 7(2):e2107.

扩张器放置在制作好的囊袋中，将补片向外侧缝合到胸壁，向下方缝合至乳房下皱襞[28]。

下袖套技术

在这种术式变化中，将 ADM 先缝合到胸壁上，距计划的乳房下皱襞位置上方约 3cm 处。然后将其下拉，并在乳房下皱襞处折叠，此处设置第二道缝线，穿过折叠的两层 ADM 并缝至胸壁。再将植入物放入腔隙内，将 ADM 覆盖在植入物前表面并固定在胸壁上方、外侧和内侧边界。设计下极袖套的目的是为下极提供更强的软组织支撑，降低未来植入物下移的可能性[29]。

延迟乳房重建

延迟植入物重建通常采用两步法，即组织扩张器和植入物方法，因为乳房切除术后皮肤通常会过度收缩，这可能导致无法容纳固定体积的植入物。应该仔细评估乳房切除术部位的皮肤质量和厚度，如果患者曾接受放疗，重建前应考虑使用脂肪填充以改善皮肤质量[30]。

切除原有的乳房切除术瘢痕，将皮瓣轻微掀起，只需达到能看到胸大肌、使其外侧缘从胸壁上抬起的程度。然后在皮下平面或肌肉下进一步解剖，进一步拓展腔隙以容纳乳房下极。尽管术中填充量通常由于皮肤收缩而受到限制，但是将扩张器放置在适当位置后，可以使下极发生最大程度的扩张，并形成更自然的乳房形状和膨胀度。如果乳房切除术后的皮瓣特别厚实且健康，可以考虑胸前放置扩张器。

33.5 术后管理

33.5.1 抗生素

没有证据支持在麻醉诱导期给予推荐的单剂量静脉注射抗生素后需要继续预防性给予抗生素。如果怀疑发生感染，应在使用抗生素前采集咽拭子。经验性抗感染治疗所使用的抗生素的抗菌谱应覆盖金黄色葡萄球菌，这应与之前用于预防的药物不同。如果进行了保留乳头的乳房切除术，经验性使用抗生素时其抗菌谱还应覆盖厌氧菌[12]。

33.5.2 敷 料

在临床指征允许的情况下，应尽可能长时间保留初始敷料。如果术后敷料渗液，应将其取出并采用无菌操作进行更换，因为这可能会导致切口污染[12]。在术后第 1 个月内应穿戴有支撑力、柔软且无钢圈的胸罩。

33.5.3 引流管留置时间

目前没有基于循证医学的指南来建议何时应拔除引流管[31]，一般的做法是权衡感染风险和严重血清肿形成的风险，并在 24h 内（通常在术后 5~10d）引流量减少至 10~30mL 时拔除引流管。对于无症状血清肿，应在门诊复查，只有在担心出现症状或感染时，才在严格无菌条件下进行抽吸。

33.5.4 住院时间

患者术后住院时间取决于当地政策、患者的需求和外科医生的判断，但应权衡相关风险以降低因长期住院而引发医院感染的风险。没有证据表明，带着引流管提早出院会增加感染风险。一般术后住院时间为 1~3d。

33.5.5 随　访

术后最初几周的密切随访对于早期识别和处理任何并发症至关重要。患者出院时应为其制订随访计划，提供乳房护理团队的联系方式，并在非工作时间对其进行护理和引流管处理的相关安排。

33.5.6 组织扩张

组织扩张通常在术后 2~3 周开始，每隔 1~4 周重复一次。目标是在 2 个月内达到所需的全部容量，因为随着时间的推移瘢痕组织的形成可能会阻碍扩张。常见的做法是采用扩张器进行"过度扩张"，这样当替换为最终植入物时，乳房可以呈现出一定程度的更自然的下垂形态[8]。

33.6 并发症

与植入物乳房重建相关的主要并发症包括血肿、皮肤坏死、血清肿、感染、植入物外露、重建失败和包膜挛缩。

大多数关于植入物重建手术结局的研究是单中心回顾性研究，目前有一些更大规模的前瞻性队列研究提供了关于并发症发生率更全面的信息。美国乳房切除术重建结果联盟研究（US-based Mastectomy Reconstruction Outcomes Consortium Study，MROC）是一项纵向、多中心、前瞻性队列研究，在 11 个研究地点开展。作者评估了 2012—2015 年使用植入物和自体组织技术的所有接受即刻和延迟乳房重建手术患者的结局[32]。接受"直接植入"或扩张器/植入物重建的 1 615 例患者的并发症发生率为：总体并发症发生率为 24.7%；严重并发症发生率为 18%，重建失败率为 5.9%。随访 1 年时的各项具体并发症发生率为：血肿 3.5%，切口裂开 1.6%，切口感染 10%，皮瓣坏死 6%，血清肿 2.9%，包膜挛缩 0.8%。最近英国的一项前瞻性多中心队列研究——植入物乳房重建评估研究（Implant Breast Reconstruction Evaluation，iBRA）[33]为手术结果提供了更多证据。本研究同样评估了所有患者使用所有技术（使用或不使用补片）进行即刻植入物重建的结果。在对 2 081 例患者随访 3 个月后，结果显示植入物丢失率为 9%，感染率为 25%，因并发症再次入院率为 18%，再次手术率为 18%。该研究还发现，较高的 BMI 和当前吸烟与植入物丢失、感染、再次入院和再次手术的风险增加有关，且有迹象表明既往放疗可能与术后感染风险增加有关，但未发现任何特定重建技术类型与并发症风险之间存在关联。

植入物丢失的最常见原因是感染和皮肤坏死。植入物乳房重建后感染通常与金黄色葡萄球菌有关。其他常见的致病菌是凝固酶阴性葡萄球菌、铜绿假单胞菌和革兰氏阴性杆菌[34]。与感染相关的风险因素包括吸烟、肥胖、糖尿病、皮肤坏死和引流管放置时间过长。临床表现通常包括皮肤红斑和皮温升高，疼痛，肿胀或术后血清肿，切口分泌物，发热。大多数感染性并发症发生在术后早期，但也有几篇文献报告了植入物植入数年后发生晚期感染的情况。

目前还没有处理感染的乳房植入物明确的指南，但初步处理步骤应包括在获得用于微生物分析的标本后给予系统性广谱抗生素；对于没有明显切口感染或脓性分泌物的患者，应进行超声引导下植入物周围液体抽吸，以获取标本并指导抗生素治疗。据报道，挽救性技术（如对腔隙进行严格冲洗及清除任何坏死物后移除植入物，并更换为扩张器）已获得一定程度的成功[35]。

33.6.1 植入物特异性并发症

植入物破裂可能与多种医源性因素（包括外

伤，道路交通事故中安全带压迫，扩张过程中过度填充，植入操作时手术器械造成的损伤）或植入物正常老化有关。植入物破裂可分为囊内破裂和囊外破裂。囊内破裂是指植入物外表面的完整性受损，溢出的凝胶或盐水被包膜限制在手术形成的囊袋内。硅胶植入物破裂后在囊袋中不会引发任何不良反应；盐水填充的植入物破裂后液体可迅速被吸收。相反，当发生囊外破裂时，植入物外表面和周围包膜的完整性被破坏，凝胶会进入乳房组织间隙，并可能沿着腹部和手臂的组织间隙进一步移动，最终进入淋巴结。释放的硅胶还可能导致肉芽肿（硅胶瘤）形成，这虽然会导致外观上的局部畸形，但不会产生重大的健康风险[36]。因此如果发现植入物破裂，建议将其移除，以防止硅胶持续渗漏引发更多问题。重建手术后植入物破裂的真实发生率难以确定。在 Allergan 开展的核心研究（一项评估植入物破裂率的前瞻性、多中心、单臂、观察性队列研究）中，采用 Kaplan-Meier 分析得出 10 年时植入物总体破裂率为 13%，而在接受 MRI 检查的患者中，所有植入物的 10 年破裂率为 7.7%[37]。

33.6.2 乳房植入物相关间变性大细胞淋巴瘤（Breast Implant Associated: Anaplastic Large Cell Lymphoma，BIA-ALCL）

间变性大细胞淋巴瘤是一种罕见的非霍奇金 T 细胞淋巴瘤。在乳房切除术后接受重建和行乳房整形手术时放置植入物的女性中发现了一种罕见的亚型。2011 年，美国食品药品监督管理局（Food and Drug Agency，FDA）证实了 ALCL 和乳房植入物之间的关联性，毛面植入物发生 ALCL 的风险似乎更高。截至 2019 年 7 月，美国 FDA 共收到 573 份美国和全球范围内与 BIA-ALCL 相关的医疗器械报告，其中包括 33 例死亡患者[38]。BIA-ALCL 最常见的临床表现是迟发性（>1 年）血清肿，也可能表现为向植入物内或向软组织外突出的肿块。可以通过血清肿抽吸和 CD30+ 大非典型细胞检测进行诊断，如果存在肿块可以进行核心活检明确诊断。对于任何可疑患者，应将标本送检并进行组织学评估，同时样本应明确标记怀疑为 BIA-ALCL[39]。如果疾病局限于血清肿腔，应先移除植入物；如果存在肿块，则应进行广泛切除和完整的囊袋切除术，

预后通常良好。如果发现包膜侵犯，则必须对患者进行化疗。发生全身扩散的患者即使采用化疗，预后也很差[40]。

目前，不推荐植入后筛查和预防性移除植入物。关于早期诊断的建议包括，所有迟发性血清肿均应在超声引导下进行抽吸，并务必进行细胞学检查和 CD30+ 免疫组化检测。业界普遍的共识是，在患者签署手术知情同意书后、放置植入物前必须向所有患者告知 BIA-ALCL 的风险，并且应将所有确诊病例上报国家前瞻性登记系统[41]。

33.7 总　结

目前基于植入物的乳房重建手术越来越受欢迎。与自体组织乳房重建相比，植入物重建技术和相关材料的进步，使得我们可以实现良好的美容效果，缩短住院时间和恢复周期。未来面临的挑战包括加深对患者选择和风险因素的认知，以改善最近大规模研究中报告的较高的并发症发生率，并最大程度地提高患者的满意度。这些最好应用于随机对照试验中，而且在未来的乳房重建研究中我们应该更加注重循证医学实践。

（李一　译，刘锦平　审校）

参考文献

[1] Jeevan R, et al. National trends and regional variation in immediate breast reconstruction rates. Br J Surg, 2016, 103(9): 1147–1156.

[2] Albornoz CR, et al. A paradigm shift in U.S. Breast reconstruction: increasing implant rates. Plast Reconstr Surg, 2013, 131(1): 15–23.

[3] Mennie JC, et al. National trends in immediate and delayed post-mastectomy reconstruction procedures in England: A seven-year population-based cohort study. Eur J Surg Oncol, 2016, 43(1): 52–61.

[4] Nahabedian MY. Implant-based breast reconstruction: Strategies to achieve optimal outcomes and minimize complications. J Surg Oncol, 2016, 113(8): 895–905.

[5] Fischer JP, et al. Complications and morbidity following breast reconstruction-a review of 16 063 cases from the 2005-2010 NSQIP datasets. J Plast Surg Hand Surg, 2014, 48(2): 104–114.

[6] Hammond DC, et al. Use of a skin-sparing reduction pattern to create a combination skin-muscle flap pocket in immediate breast reconstruction. Plast Reconstr Surg, 2002, 110(1): 206–211.

[7] Maxwell GP, et al. Ten-year results from the Natrelle 410 anatomical form-stable silicone breast implant core study. Aesthet Surg J, 2015, 35(2): 145–155.

[8] Nahabedian MY. Implant-based breast reconstruction following conservative mastectomy: one-stage vs. two-stage approach. Gland Surg, 2016, 5(1): 47–54.

[9] Davila AA, et al. Immediate two-stage tissue expander breast reconstruction compared with one-stage permanent implant breast reconstruction: a multi-institutional comparison of short-term complications. J Plast Surg Hand Surg, 2013, 47(5): 344–349.

[10] Al-Ghazal SK, et al. The psychological impact of immediate rather than delayed breast reconstruction. Eur J Surg Oncol, 2000, 26(1): 17–19.

[11] Kronowitz SJ, et al. Delayed-immediate breast reconstruction. Plast Reconstr Surg, 2004, 113(6): 1617–1628.

[12] Rainsbury D, Willett A. Oncoplastic breast reconstruction: guidelines for best practice: ABS and BAPRAS. http://www.bapras.org.uk/docs/default-source/commissioning-and-policy/final-oncoplastic- guidelines %2D%2D-healthcare-professionals. pdf?sfvrsn=0.

[13] Cordeiro PG, Jazayeri L. Two-Stage Implant-Based Breast Reconstruction: An Evolution of the Conceptual and Technical Approach over a Two-Decade Period. Plast Reconstr Surg, 2016, 138(1): 1–11.

[14] Gruber RP, et al. Breast reconstruction following mastectomy: a comparison of submuscular and subcutaneous techniques. Plast Reconstr Surg, 1981, 67(3): 312–317.

[15] Cabalag MS, et al. Alloplastic adjuncts in breast reconstruction. Gland Surg, 2016, 5(2): 158–173.

[16] Badylak SF, Freytes DO, Gilbert TW. Extracellular matrix as a biological scaffold material: Structure and function. Acta Biomater, 2009, 5(1): 1–13.

[17] Forsberg CG, et al. Aesthetic outcomes of acellular dermal matrix in tissue expander/implant-based breast reconstruction. Ann Plast Surg, 2014, 72(6): S116–120.

[18] Ibrahim AM, et al. Does acellular dermal matrix really improve aesthetic outcome in tissue expander/implant-based breast reconstruction? Aesthetic Plast Surg, 2015, 39(3): 359–368.

[19] McCarthy CM, et al. The use of acellular dermal matrices in two-stage expander/implant reconstruction: a multicenter, blinded, randomized controlled trial. Plast Reconstr Surg, 2012, 130(5 Suppl 2): 57s–66s.

[20] Lee KT, Mun GH. Updated Evidence of Acellular Dermal Matrix Use for Implant-Based Breast Reconstruction: A Meta-analysis. Ann Surg Oncol, 2016, 23(2): 600–610.

[21] Scheflan M, Colwell AS. Tissue Reinforcement in Implant-based Breast Reconstruction. Plast Reconstr Surg Glob Open, 2014, 2(8): e192.

[22] Basu CB, Jeffers L. The role of acellular dermal matrices in capsular contracture: a review of the evidence. Plast Reconstr Surg, 2012, 130(5 Suppl 2): 118s–124s.

[23] Nava MB, et al. Skin-reducing mastectomy. Plast Reconstr Surg, 2006, 118(3): 603-610; discussion 611–613.

[24] Bostwick J 3rd. Breast reconstruction after mastectomy. Recent advances. Cancer, 1990, 66(6 Suppl): 1402–1411.

[25] Vidya R, et al. Prepectoral implant-based breast reconstruction: a joint consensus guide from UK, European and USA breast and plastic reconstructive surgeons. Ecancermedicalscience, 2019, 13: 927.

[26] Berna G, et al. Evaluation of a novel breast reconstruction technique using the Braxon® acellular dermal matrix: a new muscle-sparing breast reconstruction. ANZ J Surg, 2017, 87(6): 493–498.

[27] Reitsamer R, Peintinger F. Prepectoral implant placement and complete coverage with porcine acellular dermal matrix: a new technique for direct-to-implant breast reconstruction after nipple-sparing mastectomy. J Plast Reconstr Aesthet Surg, 2015, 68(2): 162–167.

[28] Liliav B, Patel P, Jacobson AK. Prepectoral Breast Reconstruction: A Technical Algorithm. Plast Reconstr Surg Glob Open, 2019, 7(2): e2107.

[29] Sbitany H, Piper M, Lentz R. Prepectoral Breast Reconstruction: A Safe Alternative to Submuscular Prosthetic Reconstruction following Nipple-Sparing Mastectomy. Plast Reconstr Surg, 2017, 140(3): 432–443.

[30] Borrelli MR, et al. Fat Chance: The Rejuvenation of Irradiated Skin. Plast Reconstr Surg Glob Open, 2019, 7(2): e2092.

[31] Chim JH, Borsting EA, Thaller SR. Urban Myths in Plastic Surgery: Postoperative Management of Surgical Drains. Wounds, 2016, 28(2): 35–39.

[32] Wilkins EG, et al. Complications in Postmastectomy Breast Reconstruction: One-year Outcomes of the Mastectomy Reconstruction Outcomes Consortium (MROC) Study. Ann Surg, 2018, 267(1): 164–170.

[33] Potter S, et al. Short-term safety outcomes of mastectomy and immediate implant-based breast reconstruction with and without mesh (iBRA): a multicentre, prospective cohort study. Lancet Oncol, 2019, 20(2): 254–266.

[34] Seng P, et al. The microbial epidemiology of breast implant infections in a regional referral centre for plastic and reconstructive surgery in the south of France. Int J Infect Dis, 2015, 35: 62–66.

[35] Bennett SP, et al. Management of exposed, infected implant-based breast reconstruction and strategies for salvage. J Plast Reconstr Aesthet Surg, 2011, 64(10): 1270–1277.

[36] Hillard C, et al. Silicone breast implant rupture: a review. Gland Surg, 2017, 6(2): 163–168.

[37] Spear SL, Murphy DK. Natrelle round silicone breast implants: Core Study results at 10 years. Plast Reconstr Surg, 2014, 133(6): 1354–1361.

[38] Medical device reports of breast implant-associated anaplastic large cell lymphoma. https://www.fda.gov/medical-devices/breast-implants/medical-device-reports-breast-implant-associated-anaplastic-large- cell-lymphoma (Content correct as of 7/24/19).

[39] Johnson L, et al. Breast implant associated anaplastic large cell lymphoma: The UK experience. Recommendations on its management and implications for informed consent. Eur J Surg Oncol, 2017, 43(8): 1393–1401.

[40] Gidengil CA, et al. Breast implant-associated anaplastic large cell lymphoma: a systematic review. Plast Reconstr Surg, 2015, 135(3): 713–720.

[41] Guidelines: ALCL risk from breast implants. https://www.bapras.org.uk/professionals/clinical-guidance/ alcl-risk-from-breast-implants.

自体组织乳房重建术

34

Maurice Y. Nahabedian

34.1 引 言

自体组织乳房重建术被许多人认为是评估长期结局的金标准。目前，大多数自体组织重建采用穿支皮瓣，该皮瓣可以来自多个供体部位，包括腹部、臀部、胸背部和大腿。最常见的是腹壁下动脉穿支（DIEP）皮瓣，其具有多功能性，易于获取，成功率和患者满意度较高。本章将回顾性分析乳房切除术后自体组织乳房重建的各种皮瓣选择。

乳房切除术后使用自体组织进行乳房重建被许多整形外科医生认为是金标准。这主要是因为自体组织乳房重建的效果不仅可永久持续，而且随着时间的推移可以改善。来自不同供体部位的各种各样的皮瓣都可以为女性患者带来优质的美学效果和高质量的生活。皮瓣的供体部位有很多，最常见的是腹部，包括横行腹直肌（transverse rectus abdominis musculocutaneous，TRAM）皮瓣、腹壁下深动脉穿支（deep inferior epigastric perforator，DIEP）皮瓣和腹壁下浅动脉穿支（superficial inferior epigastric artery，SIEA）皮瓣。其他供体部位包括后胸部，即背阔肌肌皮瓣和胸背动脉穿支（thoracodorsal artery perforator，TDAP）皮瓣。臀部包括臀下动脉穿支（inferior gluteal artery perforator，IGAP）皮瓣和臀上动脉穿支（superior gluteal artery perforator，SGAP）皮瓣。大腿部包括横向股薄肌（transverse upper gracilis，TUG）皮瓣和股深动脉穿支（profunda artery perforator，PAP）皮瓣。

传统的自体组织乳房重建方法采用带蒂皮瓣，包括背阔肌肌皮瓣和 TRAM 皮瓣，将这些包含皮肤、脂肪和肌肉的皮瓣移植到血管蒂上。肌肉的作用是连接动脉和静脉的管道，为皮瓣的脂肪皮肤部分提供血液供应和补充皮瓣容量。随着乳房重建中游离组织移植技术的发展，研究者意识到保留供区肌肉也许可以提供多种选择，这使得乳房重建进入了穿支皮瓣的时代。穿支皮瓣可来源于人体多个部位，不仅可提供良好的血液供应，也可以减少供区发病率。

本章将回顾分析目前采用的自体组织乳房重建方法，重点介绍带蒂及游离皮瓣移植技术，详细阐述患者选择，适应证和禁忌证，术前计划，手术技巧和注意事项，以及术后管理和并发症。

34.2 患者选择

正确的患者选择是手术成功的关键因素。并非所有在乳房切除术后愿意进行乳房重建的女性都是自体重建的候选人，她们可能会因合并症、极端的身体状况、缺乏兴趣或希望接受快速而简单的手术等原因被排除。在评估女性是否适合行自体组织乳房重建时，需要考虑与患者和其乳房的具体特征有关的几个因素，包括乳房的体积和轮廓、患者的体型、供体部位的情况、合并症、肿瘤特征、患者的偏好以及可能需要接受的辅助治疗方法。腹部一

M. Y. Nahabedian (✉)
VCU College of Medicine—Inova Branch, National Center for Plastic Surgery, McLean, VA, USA

© Springer Nature Switzerland AG 2021
M. Rezai et al. (eds.), *Breast Cancer Essentials*, https://doi.org/10.1007/978-3-030-73147-2_34

直是大多数女性选择的供体部位，也是最常见的首选供体部位。对于自体组织乳房重建最重要的也许是，只要可以获得足够数量的皮肤和脂肪满足重建所需的乳房体积，就不用考虑供体部位的选择。即使女性患者身材苗条且缺乏脂肪，如果她对乳房体积的要求较低，仍然可能是自体重建的候选者。超重或肥胖的女性也可以接受皮瓣移植，但在剪裁皮瓣时应注意维持血流灌注，尽量减少脂肪坏死的发生。如果其供体部位先前进行过手术，应避免使用该部位的皮瓣，因为血管小体或源血管存在受损的风险。

在进行自体组织重建之前，应评估患者的合并症。自体组织重建手术可能需要持续几个小时，患者必须能够耐受手术时长和术后康复时间。可能阻碍患者选择即刻自体组织重建的因素包括主动吸烟、控制不良的糖尿病、肥胖症、心脏病和高凝状态。建议患者术前4周和术后2周停止吸烟。糖尿病患者应严格控制血糖，将糖化血红蛋白维持在7%以下，避免影响切口愈合。建议肥胖症患者减轻体重，以减少不良事件的发生率。术前应确认患者是否处于高凝状态，以避免可能导致微血管衰竭的血栓事件。

术前应与所有女性患者讨论和回顾并发症。常见的皮瓣并发症包括全皮瓣失败、部分皮瓣失败和脂肪坏死。全皮瓣失败率一般小于2%；脂肪坏死发生率为0%~10%；感染和血肿的发生率一般较低，为0%~3%。其他常见的并发症多为供体部位的特定疾病。根据肌肉损伤程度，腹部皮瓣相对比较薄弱，可能发生膨出或疝，发生率为0~10%；背阔肌肌皮瓣容易出现血清肿，发生率为5%~25%；臀部皮瓣可能出现血清肿、轮廓不规则和疼痛；大腿皮瓣可能出现复杂的瘢痕或淋巴水肿。

34.3 皮瓣选择

皮瓣的选择最终取决于新乳房的体积要求和供体部位的可用性。腹部是最常用的供体部位，有多种供区，包括带蒂TRAM、游离TRAM、DIEP和SIEA皮瓣。当腹部不适合作为供区时，次选的供体部位一般为后胸、臀部和大腿区域。接下来我们将对各种皮瓣的情况进行回顾。

34.4 腹部皮瓣

理解腹部皮瓣的本质是了解皮瓣所带起的肌肉量。皮瓣分类基于保留在腹壁上的腹直肌量（表34.1）。腹直肌可以分为三个纵向部分：内侧、外侧和中央。MS-0皮瓣（不保留肌肉）带起全部宽度的肌肉；MS-1皮瓣保留肌肉内侧或外侧段；MS-2皮瓣带起肌肉内侧及外侧段；MS-3皮瓣保留三个段的所有肌肉。

表 34.1 TRAM 和 DIEP 皮瓣的肌肉保留分类

肌肉保留技术	定义（腹直肌）
MS-0	全宽，部分长度
MS-1	保留外侧段
MS-2	保留外侧段和内侧段
MS-3（DIEP）	保留整块肌肉

34.4.1 TRAM 皮瓣

带蒂TRAM皮瓣是一种常用的自体组织皮瓣，可用于单侧或双侧即刻和延迟手术。在4种腹部皮瓣中，带蒂TRAM皮瓣是唯一一种不需要采用微血管技术获取的皮瓣。带蒂TRAM皮瓣一般适用于轻度至中度腹壁脂肪营养不良的患者，有时也可用于肥胖患者。对于体重指数大于$30kg/m^2$或有吸烟史的女性，可以考虑采用延迟手术以优化皮瓣灌注，从而减少脂肪坏死、部分皮瓣丢失并降低延迟愈合的发生率。

与其他腹部皮瓣相比，带蒂TRAM皮瓣的解剖结构有所不同，其主要血供来自上腹部动脉和静脉。腹直肌的主要作用是作为这些血管的载体，其并非重要的乳房体积来源，除非那些身材苗条且对乳房体积要求不高的女性。虽然腹直肌供区的大小是可变的，但是手术过程中需要完整的长度和可调整的宽度。许多外科医生使用整个宽度（MS-0）的原因在于其获取过程简单。当需要保留肌肉时，腹直肌的外侧段（MS-1），有时是外侧段和内侧段（MS-2）及其基于外侧的神经支配被保留。带蒂TRAM皮瓣的优点是技术上更容易实施，在没有助手的情况下也可以开展手术，不需要使用显微镜或高倍放大镜。完成手术通常需要2~4h，包括皮瓣提起、植入和关闭。采用带蒂TRAM皮瓣也存在多个缺点，这与其灌注功能有关，因为上腹壁动脉和静脉通常不如腹壁下动脉和静脉富有活力，如果肌肉供区范围较大可能导致腹壁无力，腹壁因失去表面肌肉支持可能出现轮廓异常。

单侧乳房重建通常采用同侧或对侧 TRAM 皮瓣，而双侧乳房重建通常采用同侧皮瓣。术前标记包括双侧髂前上棘和皮瓣轮廓。可以采用多普勒超声识别穿支的位置。在腹部和乳房切除区之间形成胸腹腔隧道。切取带蒂 TRAM 皮瓣时应进行到一个包含适量穿支血管的筋膜岛的位置。使用多普勒超声确定腹壁上动脉沿腹直肌的走行，并通过触诊帮助决定应进行全宽度还是部分宽度的手术。当筋膜岛下的主供血血管和外侧肌量充足时，可在保留外侧肌段的情况下取肌内侧的 2/3。分离皮瓣后，将 TRAM 皮瓣通过胸腹腔隧道进入乳房切除区并嵌入。闭合腹部时偶尔需要使用假体补片作为额外的支撑，目的是将膨出或疝的风险降至最低。

34.5 基于腹部的游离组织移植

腹部游离皮瓣有三种，分别为游离的 TRAM、DIEP 和 SIEA 皮瓣。这些皮瓣各自具有独特的特征，相互可以区分。在特定情况下，这些皮瓣具有不同的作用，并且能够带来不错的美学效果。表 34.2 提供了一种选择不同皮瓣的基本算法。

表 34.2　根据体型、穿支和乳房体积需求选择游离 TRAM、DIEP 和 SIEA 皮瓣的算法

考虑因素	游离 TRAM 皮瓣	游离 DIEP 皮瓣	游离 SIEA 皮瓣
乳房体积需求			
< 800g	+	++	+
> 800g	++	+	否
腹部脂肪			
轻度至中度	+	++	+
重度	++	+	否
穿支 > 1.5mm			
0	+	否	
> 1	+	++	
双侧	+	++	+

TRAM：横行腹直肌；DIEP：腹壁下深动脉穿支；SIEP：腹壁下浅动脉穿支

34.5.1 游离 TRAM

游离 TRAM 皮瓣与带蒂 TRAM 皮瓣的相似之处在于利用相同的腹部皮肤区域，其与带蒂 TRAM 的不同点在于游离 TRAM 皮瓣是基于腹壁下动脉和静脉。游离 TRAM 皮瓣在获取肌肉的程度上也有所不同，通常包括小段腹直肌，分为 MS-0、MS-1 或 MS-2。游离 TRAM 皮瓣需要采用微血管手术获取，因此需要一个受体血管，通常是内乳动脉和静脉。与 DIEP 皮瓣相比，游离 TRAM 皮瓣的优点是其包含多个穿支，可以将脂肪坏死和静脉充血的发生率降至最低。当穿支质量较差（直径 < 1.5mm）或需要的皮瓣体积较大时，可考虑采用游离 TRAM 皮瓣。

游离 TRAM 皮瓣的术前标记包括髂前上棘（ASIS）的轮廓以及拟设的上下横向切口。在做初始切口之后，将左右皮瓣从外侧提升至内侧。只要看到穿支网络，就可勾勒出腹直肌前鞘以包围穿支。切开筋膜，形成一个穿支血管岛。然后剖开肌肉，可见或可触及腹壁下动脉。当穿支位于中心位置时，可采用 MS-2 模式游离 TRAM；当穿支位于内侧或外侧时，可采用 MS-1 模式游离 TRAM。保持侧肋间运动神经支配对维持腹直肌功能至关重要。获取皮瓣后，可采用缝合技术或连接装置将受体血管与供体血管吻合。吻合完成后，可植入皮瓣，形成新的乳丘。关闭腹部切口时应重塑腹直肌前鞘，可联合或不联合补片，然后分层缝合皮肤。图 34.1~图 34.4 为行 TRAM 皮瓣重建患者的图片。

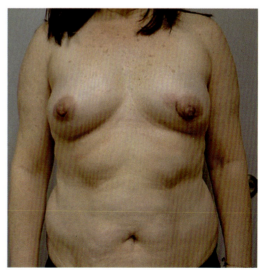

图 34.1　接受游离横行腹直肌（TRAM）皮瓣乳房重建患者的术前照片

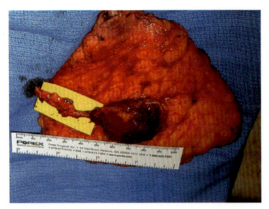

图 34.2 获取的保留肌肉（MS-2）的横行腹直肌（TRAM）皮瓣

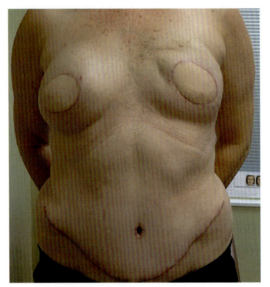

图 34.3 行双侧保留皮肤的乳房切除术及 MS-2 游离横行腹直肌（TRAM）皮瓣乳房重建术后患者的照片，显示双侧乳房不对称和轮廓不规则

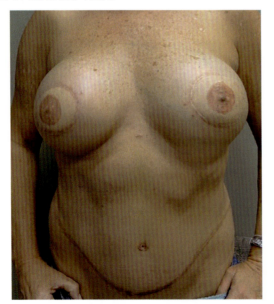

图 34.4 采用 250mL 假体联合自体脂肪移植乳房重建后患者的照片

34.5.2 DIEP 皮瓣

DIEP 皮瓣是一种不切除任何肌肉的真正的穿支皮瓣，但是需要进行肌切开术以将腹壁下动脉和静脉与腹直肌分开。是否采用 MS-2 模式游离 TRAM 皮瓣或 DIEP 皮瓣，最终取决于腹壁穿支血管的存在和其质量（表 34.2）。可在术前或术中评估这些穿支。术前评估时最好采用 CT 或 MRI 检查充分确定穿支血管的位置和最大径。术中评估也有助于有效识别腹壁穿支。大多数穿支血管位于脐周区域。如果未发现来自深层系统的优势穿支，可能是因为腹壁下浅表系统的穿支更占优势。在这种情况下，医生可以考虑采用 SIEA 皮瓣。

与 DIEP 皮瓣相关的技术细节与其他腹部皮瓣不同。术前勾勒的皮瓣轮廓与游离 TRAM 皮瓣相同。所选择的穿支最好位于皮瓣中心附近，以便获得等距灌注。当多个穿支可用时，可以采用顺序夹闭的方法确定最佳的穿支。当多个穿支串联排列或紧密排列时，可以考虑选择多个穿支。当皮瓣包括对侧组织时，首选内侧穿支。在解剖过程中重要的是要保留外侧肋间神经以保留肌肉功能。一旦选择优势穿支，即可继续进行肌肉内解剖，直至穿支或腹壁下血管变成肌下血管。此时，从肌肉的外侧边缘向髂血管进行解剖。一旦获得合适的蒂长度，即可摘取皮瓣，并完成与受体血管的微血管吻合。然后植入皮瓣，分层闭合腹壁。除非患者存在筋膜松弛或脆弱的情况，否则通常不需要使用补片。图 34.5~ 图 34.11 为接受 DIEP 皮瓣乳房重建后患者的图片。

34.5.3 SIEA 皮瓣

SIEA 皮瓣是一些女性可以选择的替代方法。该皮瓣基于浅表的腹壁下动脉和静脉，血管口径合适即可。与其他腹部皮瓣相比，该皮瓣的优点是不需要行筋膜切开术或肌肉切开术，因此腹壁的完整性未被破坏。在技术上 SIEA 皮瓣比 DIEP 或保留肌肉的 TRAM 皮瓣更容易获取，因为其本质是一个由直接穿支灌注的脂肪皮瓣。SIEA 皮瓣的局限性是血管小体通常局限于同侧皮瓣，因此 SIEA 皮瓣非常适用于仅采用半侧皮瓣进行单侧或双侧乳房重建的女性。

腹壁下浅动脉和静脉穿过腹股沟韧带的距离

约为从耻骨到髂前上棘（ASIS）距离的 1/3。在观察血管后，应谨慎地解剖深层系统穿支，并确保浅表系统具有足够的灌注。在分离穿支后，应依次闭塞，以确保浅动脉和浅静脉有足够的灌注。与其他腹部游离皮瓣相比，植入 SIEA 皮瓣时需要特别注意，因为蒂在皮瓣边缘而非从下表面进入。皮瓣下缘沿蒂去表皮化将有利于皮瓣植入且不影响血流灌注。

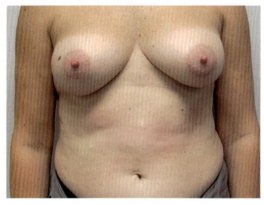

图 34.5 双侧保留乳头乳晕复合体的乳房切除术和腹壁下深动脉穿支（DIEP）皮瓣乳房重建前 *BRCA* 基因突变携带者的术前照片

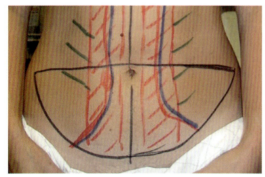

图 34.6 腹壁下深动脉穿支（DIEP）和游离横行腹直肌（TRAM）皮瓣的术前标记，显示皮瓣边界和腹壁下深部血管的位置

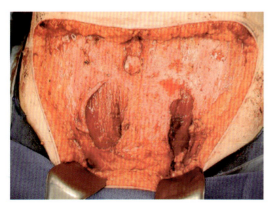

图 34.7 制作 MS-3 腹壁下深动脉穿支（DIEP）皮瓣后的腹部供区

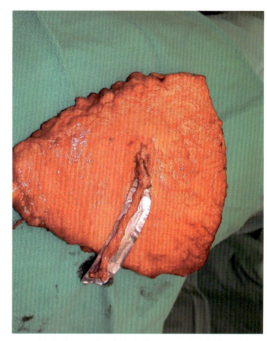

图 34.8 单个腹壁下深动脉穿支（DIEP）皮瓣示意图

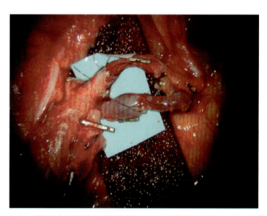

图 34.9 获取任意微血管皮瓣后将动脉和静脉吻合的图片

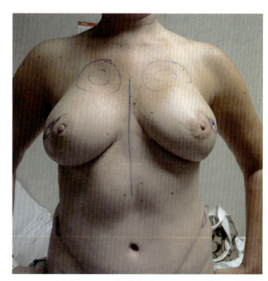

图 34.10 双侧腹壁下深动脉穿支（DIPE）皮瓣乳房重建后，遗留一小块皮肤切口用于术后皮瓣监测。计划为该患者实施皮岛切除术和自体脂肪移植

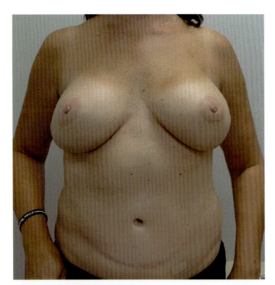

图 34.11 行双侧腹壁下深动脉穿支（DIEP）皮瓣乳房重建和修整手术后患者的最终照片

34.6 后胸部皮瓣

34.6.1 背阔肌肌皮瓣重建

背阔肌（latissimus dorsi，LD）皮瓣是全乳房重建的一种选择。通常使用带蒂 LD 皮瓣，不需要行微血管手术。胸背动脉和静脉构成皮瓣的主要血供来源。LD 皮瓣可提供轻度至中度的体积填充，因此通常与假体装置（组织扩张器或植入物）联合使用。LD 皮瓣可用于即刻或延迟乳房重建，当用于即刻重建时，通常同时放置组织扩张器和植入物。LD 皮瓣也适用于移除先前的植入物后或腹部皮瓣重建失败后的延迟重建，尤其是当患者有放疗史或感染的情况下。LD 皮瓣的缺点包括供区瘢痕、不对称，此时经常需要联合使用植入物和（或）组织扩张器。背阔肌有时会随着时间的推移而萎缩，造成重建的乳房体积不足，以及可见或可触及植入物。自体脂肪移植是一种增加软组织厚度的方法，其最常见的并发症是血清肿形成，肌肉获取部位的血清肿发生率为 15%~25%，其他并发症包括血肿、感染、脂肪坏死以及部分或全皮瓣丢失。

游离背阔肌肌皮瓣技术相对简单。患者取站立位进行术前标记，根据静息状态下皮肤的张力线绘制皮肤切口区域。进入手术室后，患者通常采取侧卧位。可以通过切除整个背阔肌或部分背阔肌获得皮瓣。胸背动脉和静脉有一个降支和一个横支，可用于皮瓣灌注。背阔肌的附着点位于肩峰处，有时

会脱离，也可能完好无损。通常保留胸背神经以减少肌肉萎缩，但该神经受损也有可能导致肌肉颤动。提起皮瓣，穿过高位腋窝隧道，进入乳房囊袋内并将其植入。可将假体放置在皮瓣下或胸大肌下。为获得最佳的塑形效果，植入时应将患者头部抬高约 30°。沿皮瓣放置一个闭式引流管，在供区放置两个引流管。逐层闭合皮瓣区和供区。图 34.12~图 34.14 为背阔肌肌皮瓣乳房重建患者的图片。

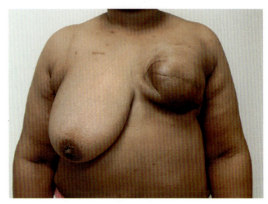

图 34.12 行左侧乳房切除术、假体重建联合放疗的女性患者的术前照片。计划对该患者行背阔肌皮瓣重建

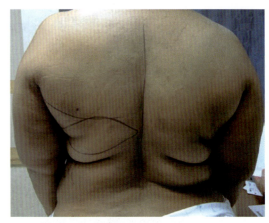

图 34.13 背阔肌肌皮瓣乳房重建的术前标记

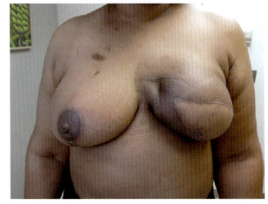

图 34.14 左侧背阔肌肌皮瓣和右侧对称性乳房缩小成形术后的患者照片

34.6.2 胸背动脉穿支皮瓣

胸背动脉穿支（thoracodorsal artery perforator，TDAP）皮瓣也是乳房重建的一种选择，但是更常用于肿瘤整形手术后的部分乳房重建，通常是小容积皮瓣，作为带蒂皮瓣修复外侧缺损。邻近的脂肪组织可用于增加皮瓣体积，从而可以扩展皮瓣。理论上该皮瓣可用于全乳房重建，因其不需要额外的手术来获得足够的体积。

34.6.3 臀肌皮瓣

臀肌皮瓣是采用显微外科手术获取过程最复杂的皮瓣之一。一般情况下，当腹部不能作为合适的供体部位，并且患者对假体重建不感兴趣时，可考虑使用该皮瓣。无论是否有臀大肌，臀肌皮瓣均可以被提起。在这一区域有两个穿支皮瓣，包括臀上动脉穿支（superior gluteal artery perforator，SGAP）皮瓣和臀下动脉穿支（inferior gluteal artery perforator，IGAP）皮瓣。每个皮瓣的具体位置包括用于SGAP的上臀部（梨状肌上方）和用于IGAP的臀沟区（梨状肌下方）。臀肌皮瓣非常适合中等体型的女性进行乳房重建，通常不建议用于肥胖女性。

34.6.3.1 SGAP 皮瓣

掌握臀肌皮瓣获取技术和熟悉其解剖标志非常必要，解剖标志包括外侧的大转子、上方的髂后上棘和下方的尾骨。确定穿支位置的最佳方法是患者取俯卧位，采用手持多普勒探头明确位置。与采用中心穿支的 DIEP 皮瓣相比，在制作 SGAP 皮瓣时更倾向于采用周围穿支，以利于显微外科吻合和皮瓣植入。与 DIEP 皮瓣相比，肌切开长度最短，与 SGAP 皮瓣相比，肌切开长度则最长。在穿透深层纤维筋膜前，继续解剖直至臀大肌和臀中肌。穿透深层纤维筋膜后，在选择最终穿支前必须仔细解剖和分离多个静脉分支。完成这些步骤即可获取皮瓣。受体血管通常包括位于胸大肌水平的内乳血管穿支或从内乳血管发出的穿支。完成吻合后植入皮瓣，关闭供区并放置闭式引流管。图 34.15~ 图 34.19 为接受 SGAP 皮瓣乳房重建患者的图片。

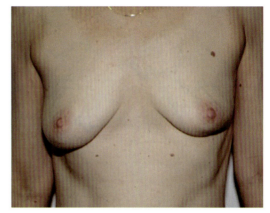

图 34.15　计划行臀上动脉穿支（SGAP）皮瓣乳房重建患者的术前照片

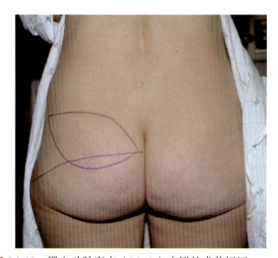

图 34.16　臀上动脉穿支（SGAP）皮瓣的术前标记

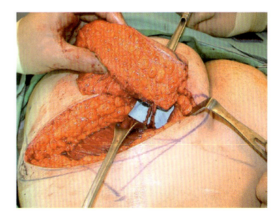

图 34.17　内乳血管穿支和臀上动脉穿支（SGAP）皮瓣的术中照片

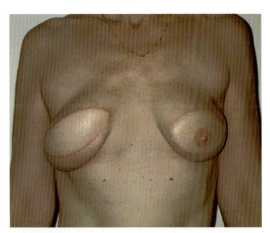

图 34.18 接受双侧臀上动脉穿支（SGAP）皮瓣乳房重建患者的术后效果

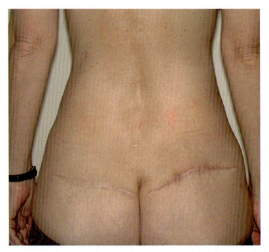

图 34.19 双侧臀上动脉穿支（SGAP）皮瓣乳房重建术后双侧臀肌供区的远期效果

34.6.3.2 IGAP 皮瓣

IGAP 皮瓣凸起的标志与 SGAP 皮瓣相同。该皮瓣的皮肤区域可以沿着臀下皱褶定位。一般情况下，该皮瓣的脂肪成分比 SGAP 略少。其他需要注意的是，在获取此皮瓣的解剖过程中坐骨神经经常暴露在外，可能导致术后出现不适。由于切口位于坐骨区，术后几天内患者可能会出现坐位受限，尤其是在切口裂开的情况下。

34.6.4 大腿皮瓣

大腿内侧和后侧已成为自体组织乳房重建的理想供区。目前临床上使用的皮瓣包括横行上股薄肌（transverse upper gracilis，TUG）、横行股薄肌肌（transverse musculocutaneous gracilis，TMG）皮瓣和股深动脉穿支（profunda artery perforator，PAP）皮瓣。

34.6.4.1 TUG 和 TMG 皮瓣

适合采用大腿内侧皮瓣（TMG 和 TUG）的患者包括腹部平坦、有（或无）瘢痕的女性，但患者的大腿内侧必须有多余的皮肤和脂肪。其他适应证包括双侧乳房重建，其中乳房切除的体积应接近大腿内侧体积或符合患者预期。

制备这些皮瓣时需要特别谨慎。患者取站立位，通过夹捏大腿内侧区来评估，以确定皮瓣的最佳高度。根据乳房切除缺损的大小可确定皮瓣的前后边界。皮岛可以横向或以鸢尾花（Fleur-de-lis）图案描绘。患者取截石位，切开皮肤区域并剥离至肌筋膜水平，切断皮瓣内浅表神经。如有必要，将大隐静脉纳入皮瓣中以进行额外的静脉引流。通常情况下，股薄肌动脉与静脉丛相连。可见股薄肌，将其起点和远端肌腱附着处分开。将皮瓣转移至胸壁后进行微血管吻合。选择理想的受体血管时应匹配最佳的尺寸。通常使用内乳血管或其穿支。

34.6.4.2 PAP 皮瓣

PAP 皮瓣正成为许多外科医生行乳房重建手术的第二选择。该皮瓣以股深动脉和静脉为基础，在大腿后部有几个穿支。该皮瓣通常被认为是腹部皮瓣的替代选择，非常适合大腿后部脂肪营养不良的中小型乳房患者，皮瓣的重量为 250~700g。与臀肌皮瓣和大腿内侧皮瓣比较，PAP 皮瓣的优点包括淋巴水肿的风险最小、蒂长度增加以及臀部轮廓不受影响。

34.7 总　结

为了改善患者的临床治疗效果，微血管外科医生正在努力扩展用于自体组织乳房重建的设备。乳房重建手术目前已经成为一种美容手术，其目标是创建一个具有自然外形、体积、轮廓和对称性的乳房。患者对乳房切除和重建后的期望越来越高，作为乳房重建整形外科医生，我们应该持续不断地追求更加卓越的效果。

> **提示与技巧**
>
> - 对于体型较瘦且缺乏脂肪的女性，如果她对乳房体积的要求较低，仍可能是自体组织重

- 建的候选者。
- 与DIEP皮瓣相比，游离TRAM皮瓣的优点包括存在多个穿支，可以将脂肪坏死和静脉淤血的发生率降至最低。
- 在获取穿支皮瓣前，采用CT或磁共振血管造影（magnetic resonance angiography，MRA）可以确定穿支血管的位置和口径。
- 在解剖DIEP皮瓣时，应保留外侧肋间神经以保持肌肉功能，这一点非常重要。
- 腹部皮瓣的替代方法包括GAP、TUG和PAP皮瓣，但是这些皮瓣的体积通常较小。

（李一 译，罗静 审校）

延伸阅读

Ahmadzadeh R, Bergeron L, Tang M, et al. The superior and inferior gluteal artery perforator flaps. Plast Reconstr Surg, 2007, 120:1551–1556.

Allen RJ, Levine JL, Granzow JW. The in-the-crease inferior gluteal artery perforator flap for breast recon- struction. Plast Reconstr Surg, 2006, 118:333–339.

Allen RJ, Haddock NT, Ahn CY, et al. Breast reconstruction with the profunda artery perforator flap. Plast Reconstr Surg, 2012, 129:16e.

Alonso-Burgos A, Garcia-Totor E, Bastarrika G, et al. Preoperative planning of deep inferior epigastric artery perforator flap reconstruction with multislice-CT angiography: imaging findings and initial experience. J Plast Reconstr Aesthet Surg, 2006, 59:585–593.

Angrigiani C, Rancati A, Escudero E, et al. Extended thoracodorsal artery perforator flap for breast reconstruction. Gland Surg, 2015, 4(6):519–527.

Chevray PM. Brest reconstruction with superficial inferior epigastric artery flaps: a prospective comparison with TRAM and DIEP flaps. Plast Reconstr Surg, 2004, 114:1077–1083.

Dayan E, Smith ML, Sultan M, et al. The Diagonal Upper Gracilis (DUG) flap: a safe and improved alternative to the TUG flap. Plast Reconstr Surg, 2013, 132(4s–1):33–34.

Guerra AB, Metzinger SE, Bidros RS, et al. Breast reconstruction with gluteal artery perforator flaps: a critical analysis of 142 flaps. Ann Plast Surg, 2004, 52:118–124.

Heitmann C, Guerra A, Metzinger SW, et al. The thoracodorsal artery perforator flap: anatomic basis and clinical applications. Ann Plast Surg, 2003, 51:23–29.

Holm C, Mayr M, Hofter E, et al. The versatil- ity of the SIEA flap: a clinical assessment of the vascu- lar territory of the superficial epigastric inferior artery. J Plast Reconstr Aesthet Surg, 2007, 60:946–951.

Nahabedian MY, Momen B, Galdino G, et al. Breast reconstruction with the free TRAM or DIEP flap: patient selection, choice of flap, and outcome. Plast Reconstr Surg, 2002, 110:466–475.

Nahabedian MY. Secondary operations of the anterior abdominal wall following microvascular breast reconstruction with the TRAM and DIEP flaps. Plast Reconstr Surg, 2007, 120:365–372.

Nahabedian MY. Breast reconstruction: a review and rationale for patient selection. Plast Reconstr Surg, 2009, 124:55–62.

Nahabedian MY, Dooley W, Singh N, et al. Contour abnormalities of the abdomen follow- ing breast reconstruction with abdominal flaps: the role of muscle preservation. Plast Reconstr Surg, 2002, 109:91–101.

Nahabedian MY, Manson PN. Contour abnormalities of the abdomen following TRAM flap breast recon-struction: a multifactorial analysis. Plast Reconstr Surg, 2002, 109:81–87.

Nahabedian MY, Momen B, Tsangaris T. Breast reconstruction with the muscle-sparing (MS-2) free TRAM and the DIEP flap: is there a difference? Plast Reconstr Surg, 2005, 115:436–444.

Schoeller T, Huemer GM, Wechselberger G. The Transverse musculocutaneous gracilis flap for breast reconstruction: guidelines for flap and patient selection. Plast Reconstr Surg, 2008, 122:29–38.

Tan BK, Loethy J, Ong YS, et al. Preferred use of the ipsilateral pedicled TRAM flap for immediate breast reconstruction: an illustrated approach. Aesthetic Plast Surg, 2012, 36(1):128–133.

Vega SJ, Sandeen SN, Bossert RP, et al. Gracilis myocutaneous free flap in autologous breast reconstruction. Plast Reconstr Surg, 2009, 124:1400–1409.

Zhi L, Mohan AT, Vijayasekaran A, et al. Maximizing the volume of latissimus dorsi flap in autologous breast reconstruction with simultaneous multisite fat grafting. Aesthet Surg J, 2016, 36(2):169–178.

35 局部区域皮瓣部分乳房重建术

Andrii Zhygulin

35.1 引言

现代乳房肿瘤整形手术建立在两个基本目标上，即达到最安全的肿瘤学目的和最佳的美学效果，要求首先彻底切除肿瘤并保证切缘阴性，然后修补肿瘤切除后的缺损。避免术后乳房变形对于长期保持稳定、美观的乳房外观至关重要。我们知道，辅助放疗往往会导致组织纤维化，进而引起后期乳房大小和形状的改变。

局部区域皮瓣（locoregional flap）是指源自乳房之外组织[如腋区、背外侧和乳房下皱襞（IMF）下方的腹壁上部]的筋膜皮瓣。"局部区域皮瓣"也可包含乳腺实质。由于乳房周围区域的血供通常良好，其皮肤特性与乳房相似，且这些区域的皮瓣靠近乳房，因此是皮瓣移植的合适选择。容积替代技术涵盖了局部区域皮瓣乳房重建的不同方法。

"局部皮瓣（local flap）"是指源自乳房实质的腺体瓣，通常用于容积移位技术（治疗性乳房成形术）。

上述技术虽然不能涵盖全部乳房重建技术，却是我们认为目前可用的最可靠的技术。我们在日常实践中完成过几乎所有的乳房重建技术，完成这些手术并不需要特殊的设备或专长，只需要医生愿意并接受训练。每个熟练且富有经验的外科医生都能完成这些手术。

局部区域皮瓣为带蒂皮瓣，根据血供情况可分为轴型和随机型。带蒂皮瓣可能包含带血管（即旋转、菱形或改良的皮瓣）的软组织（如皮肤、筋膜、脂肪），也可以是轴型穿支血管的岛状皮瓣[外侧肋间动脉穿支（lateral intercostal arterial perforator，LICAP）皮瓣、胸外侧动脉穿支（lateral thoracic arterial perforator，LTAP）皮瓣和胸背动脉穿支（thoracodorsal arterial perforator，TDAP）皮瓣]。重要的是应根据"angiosome"理念和穿支血管解剖设计皮瓣[1-3]。超声检查有助于在术前计划中发现重要的穿支血管[4]。手持式多普勒探头的使用使术中操作血管更简单。本章将讨论以下皮瓣技术。

- 具有宽皮肤基部的筋膜皮瓣：
  - 侧胸部皮瓣（具有上、中或下基部）；
  - 旋转推进皮瓣；
  - 胸腹壁皮瓣（旋转或推进）。
- 具有轴形穿支血管的岛状皮瓣：
  - LICAP 和 LTAP 皮瓣；
  - 腹壁动脉穿支皮瓣[腹壁上动脉穿支（superior epigastric arterial perforator，SEAP）]。

不同类型的背阔肌（LD）皮瓣称为区域皮瓣（regional flap），将在另一章节中介绍。还会介绍作为区域皮瓣的 TDAP 皮瓣[5-7]，以及其他外源性皮瓣如乳房共享技术[8-9]与大网膜瓣[10]（又称为远处带蒂皮瓣）。

宽皮肤基部的筋膜皮瓣是一种比较简单、可靠的手术选择，特别是对于年轻的外科医生。作为初学者，他们在学习过程中可以熟悉更复杂的岛状穿支皮瓣的制作。岛状皮瓣的基础是穿支血管的充足血供和皮瓣的移动性。软组织皮肤蒂的交叉使这些皮瓣在修复缺损时活动度更大，也更为便捷。因此，通过岛状皮瓣可以获得更好的美学效果，因为

A. Zhygulin (✉)
Breast Unit of LISOD Hospital of Israeli Oncology, Kyiv, Ukraine
e-mail: zhygulin@lisod.ua

© Springer Nature Switzerland AG 2021
M. Rezai et al. (eds.), *Breast Cancer Essentials*, https://doi.org/10.1007/978-3-030-73147-2_35

仅有血管蒂的皮瓣最大限度地减少了周围组织的移位，从而引起最小的腺体畸形。

通过容积替代技术可以完全填充切除乳腺组织后的缺损。对于肿瘤位于乳房外侧或下部的患者，当治疗性乳房成形术在技术上不可行时（如小乳房），或患者不愿改变乳房形状和体积以避免对称性手术（symmetrization procedure）时，容积替代技术是最佳选择。

35.2 皮瓣类型

35.2.1 侧胸部皮瓣

35.2.1.1 适应证

对于乳房较大、腋窝脂肪皱襞明显的患者，当肿瘤位于腺体外侧时，最适合使用侧胸部皮瓣重建。可以利用腋窝的脂肪皱襞形成皮瓣用于修补肿瘤切除后的缺损。非肥胖患者也可以使用这类皮瓣，但是需要对其进行改良。

35.2.1.2 术前计划和手术技巧

胸侧（或腋下）皮瓣是腋下具有宽皮肤基部的筋膜皮瓣[11-12]，可以是菱形（Limberg）皮瓣的转位和旋转改良[13]。这些皮瓣根据基部不同有几种变体，即上基部、中基部和下基部（图35.1）。

首先在患者站立位画出基本标记，即正中线、双侧乳房下皱襞（延续至腺体外侧缘和乳房下皱襞在中线的投影）和双乳子午线（延续至上腹壁）。还要标记肿瘤的边界，并测量胸骨上切迹到乳头的距离，以及乳房子午线和正中线的距离。做这些标

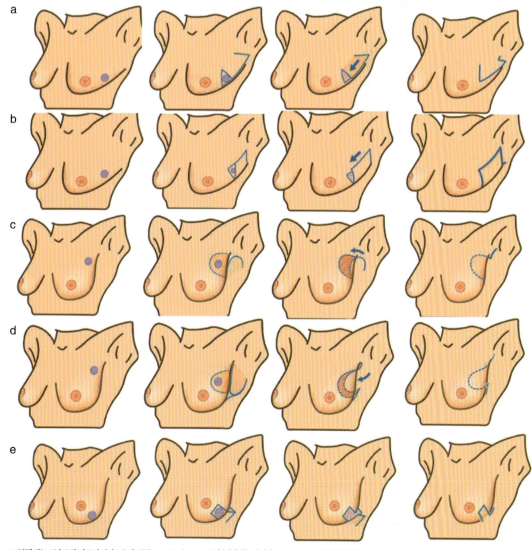

图 35.1 不同类型侧胸部皮瓣示意图。（a）上基部转位皮瓣。（b）下基部转位皮瓣。（c）中下基部旋转皮瓣。（d）中上基部旋转皮瓣。（e）下基部菱形皮瓣

记的目的是记录乳房的初始外观和位置。在标记前（已标记肿瘤）、标记后以及手术后3个月、6个月、12个月、24个月、36个月至少在4个标准位置为患者拍照（图35.2），这有助于分析术后效果并改进技术。

在进行标准标记后，根据肿瘤位置，腋区皮肤和脂肪的量与活动性，以及旋转弧度来设计皮瓣边界。第一类是上基部皮瓣（图35.2）。重要的是，要考虑到上基部皮瓣必须向前移动而不改变腺体的外侧轮廓。切除肿瘤后，根据术前标记准备皮瓣。移动皮瓣时应小心，注意保留腋区的所有穿支血管。

结扎限制皮瓣活动的血管至关重要。尽可能多地保留血管，此有助于提供更好的血液供应，从而加快切口愈合并改善辅助放疗后腺体状态。

在游离及转移皮瓣的过程中，应根据切口的形状进行修整，然后找到最佳固定点和去表皮化（deepithelization）的边界（图35.3）。患者最好取坐位进行手术，否则很难避免出现畸形。手术结束，逐层闭合切口。首先用皮肤吻合器固定皮肤，找到重建乳房所要求达到的最佳外观。然后将筋膜和皮肤逐层缝合，找到切口边缘的最佳对合位置，以避免畸形。尽量减少切口残腔，并以最佳方式对合切口边缘。通常不需要切除肿瘤表面的皮肤，可以沿肿瘤外侧缘切开皮肤，在皮肤下切除肿瘤，并将皮瓣部分置于皮肤下以填充缺损。这样做的目的

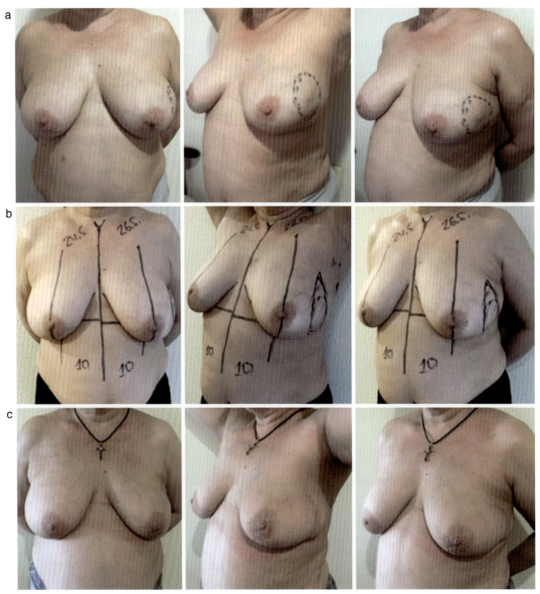

图35.2 上基部侧胸部皮瓣乳房重建的术前、手术标记及术后6个月的患者照片，标本重量为146g

局部区域皮瓣部分乳房重建术 35

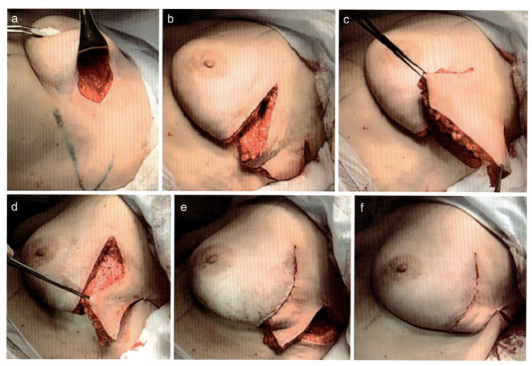

图 35.3 上基部侧胸部皮瓣的游离和准备（与图 35.2 为同一患者）

是尽量减少瘢痕。

另一种侧胸部皮瓣是下基部皮瓣，可以将其设计成长转位皮瓣（图 35.4）或者经典的菱形（Lemberg）皮瓣（图 35.5）。在乳房较大且肿瘤靠近乳房下皱襞外侧的患者中，这种皮瓣的效果很好。

侧胸部皮瓣还可采用上中或下中基部旋转皮瓣。这种改良皮瓣对于皮下脂肪不多和乳房外侧轮廓不明显的患者非常有用（图 35.6）。

在设计和游离皮瓣的过程中，皮瓣的前缘必须与乳房的外侧缘相结合。为了使这类皮瓣和腺体组织实现最佳对合，在设计皮瓣时需要保证切口的外侧和内侧部分的端点（A 和 D）呈 45°角（图 35.7）。皮瓣的宽度和长度应与肿瘤切除后缺损的宽度与长度相对应（DC=AC，EB=EG）。将皮瓣转移到肿瘤床上后，皮瓣的外侧边界成为腺体的外侧边界（图 35.8）。这种类型的皮瓣是经典旋转皮瓣的改良。

有时必须切除肿瘤表面的一些皮肤，并用皮瓣的皮肤代替（图 35.9）。注意要在患者取坐位时闭合切口，并额外延长腋区切口，以保证无张力和无畸形的切缘对合（图 35.10）。

35.2.2 旋转推进皮瓣

35.2.2.1 适应证

旋转推进皮瓣是两个概念的结合，即使用腺体外组织恢复容积，使用合适的旋转点并根据自然边界旋转以避免畸形。该技术结合了侧胸部和乳腺实质旋转皮瓣，适用于乳房外上象限肿瘤伴轻度下垂或无下垂的患者。对于肿瘤位于乳房外下象限的患者，也可以采用这种皮瓣。

35.2.2.2 术前计划和手术技巧

术前规划从标准标记和肿瘤标记开始，然后标记乳晕和乳房外侧缘。之后标记切口的外侧和内侧放射状切缘，从乳晕开始，穿过肿瘤边缘到达腋窝区域，在肿瘤上方平滑连接（AC 和 BC，图 35.11），继续连线并延伸至腋窝区（CE），确定腺体的新外侧缘（DE）。乳房的实际外侧缘与新外侧缘之间的组织（DCE）必须能够修补肿瘤切除区域（ABC）。一个创新的思路是通过围绕自然旋转点（乳头和乳晕）移动（图 35.12）来重建乳房的自然边界（乳晕、乳房下缘和乳房外侧皱襞）。该技术以 Blomqvist 和 Munhoz[15-17] 的研究为基础，由 Zhygulin 等[14] 提出。

299

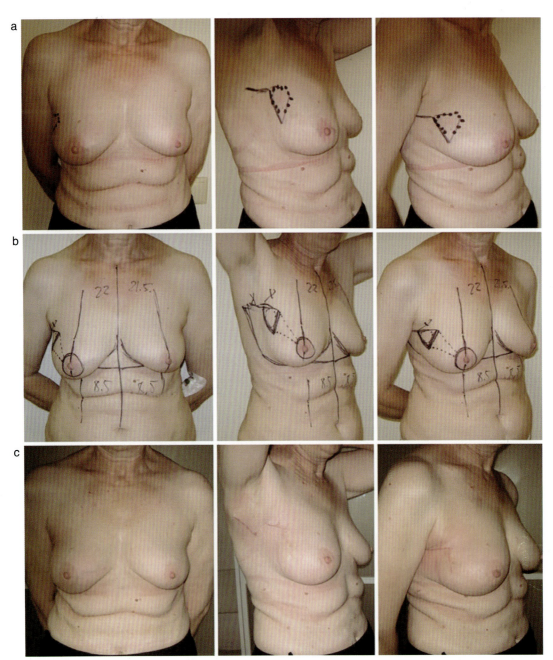

图 35.4　下基部侧胸部皮瓣（转位皮瓣）乳房重建的术前、手术标记及术后 1.5 个月的患者照片，标本重量为 52g（获得 Annals of Breast Surgery Journal 编辑委员会许可使用[14]）

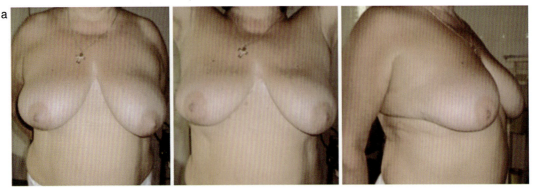

图 35.5　下基部侧胸部皮瓣（菱形皮瓣）乳房重建术前、手术标记及术后 64 个月的患者照片，标本重量为 90g

局部区域皮瓣部分乳房重建术 35

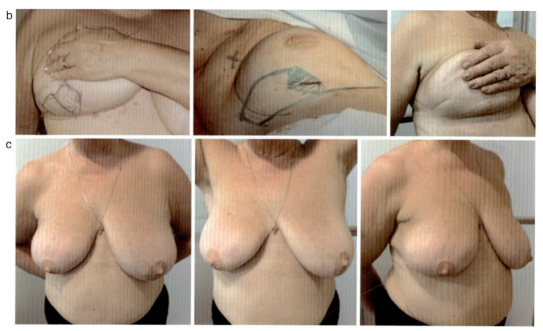

图 35.5（续）

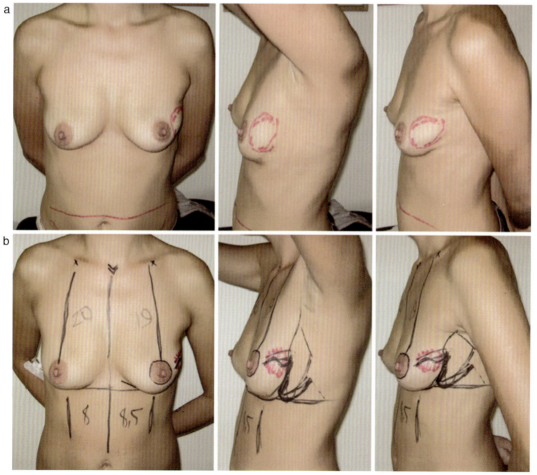

图 35.6 中上基部侧胸部皮瓣乳房重建的术前、手术标记及术后 8 个月的患者照片，标本重量为 32g

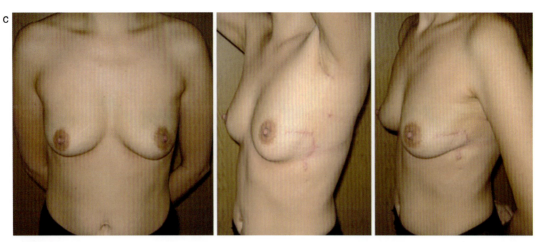

图 35.6（续）

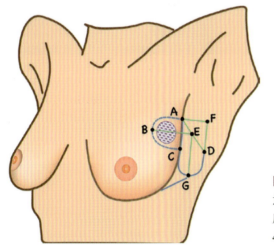

图 35.7 中上基部侧胸部皮瓣的标记方案。请注意，皮瓣的宽度和长度（DC 和 EG）必须等于瘤床的宽度和长度（AC 和 EB）。∠CAD 必须接近 45°

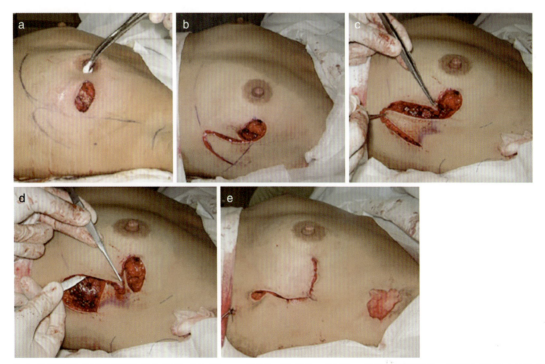

图 35.8 中上基部侧胸部皮瓣的游离和准备（与图 35.6 为同一患者）。注意，在这种情况下，无须在肿瘤表面切开，可以沿着腺体的外侧边缘切开，在皮肤下方切除肿瘤，然后将皮瓣置于完整的乳房皮肤下的肿瘤床上

35 局部区域皮瓣部分乳房重建术

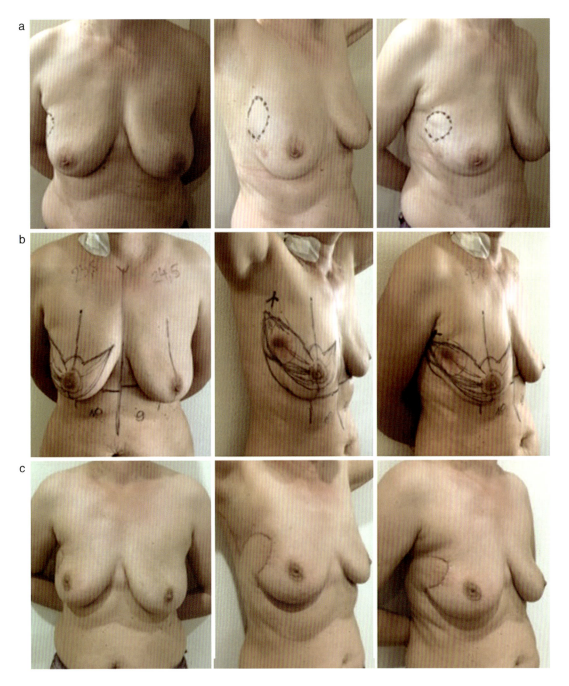

图 35.9 中下基部侧胸部皮瓣（旋转皮瓣）乳房重建的术前、手术标记及术后 1.5 个月的患者照片，标本重量为 178g。请注意，该患者最初计划行水平乳房成形术，但在手术过程中改变了计划

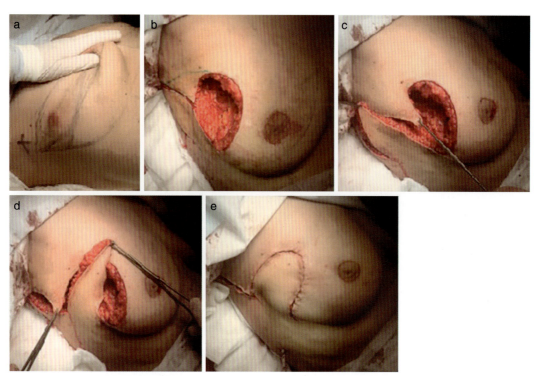

图 35.10 中下基部侧胸部皮瓣的游离和准备（与图 35.9 为同一患者）。将皮瓣的浅筋膜沿腺体的外侧缘固定在胸壁上，使乳房外观更自然

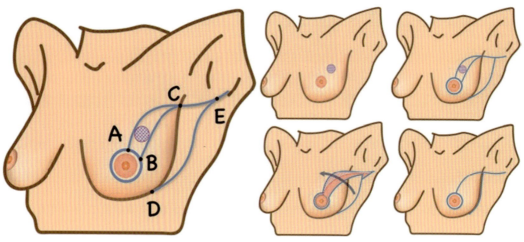

图 35.11 旋转推进皮瓣的术前标记及手术方案。切除的肿瘤区域（ABC）必须由腋窝组织（DCE）补充，为此需准备皮瓣（BCED），并将其旋转到乳头周围的缺损处

35

局部区域皮瓣部分乳房重建术

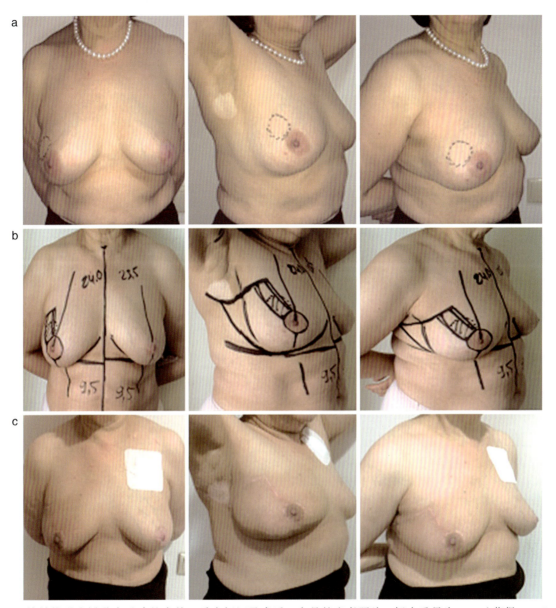

图 35.12　旋转推进皮瓣乳房重建的术前、手术标记及术后 9 个月的患者照片，标本重量为 198g（获得 Annals of Breast Surgery Journal 编辑委员会许可使用[14]）

手术采用环乳晕切口，对乳晕进行标记的目的是保证乳晕的最佳形状。垂直胸壁切除肿瘤及表面皮肤，切除范围的下缘是乳晕边缘。切除带有肿块的乳腺组织（ABC）后，应检查切缘确保无肿瘤残留。然后从乳房和部分腋窝组织外侧旋转推进皮瓣（BCED）。

必须游离乳晕，围绕乳头移动（旋转）皮瓣以闭合缺损，重建乳房的外侧部分，并修复乳房外侧皱褶。游离乳晕可防止其在旋转过程中扭曲和变形（图 35.13）。

为了恢复乳房的外侧轮廓，需要沿着腺体的真正外侧边界将外侧皮瓣的边缘固定在胸壁上。如果肿瘤位于乳房外下象限，可以使用下部（倒置）旋转推进皮瓣。切除的肿瘤区域（ABC）必须由来自腋区的组织（CDE）修补，同时准备旋转皮瓣（BCED；图 35.14）。

除了对乳房下部的操作外，其余操作步骤与前文几乎相同（图 35.15）。在这项技术中，乳房下皱襞和乳房外侧皱褶被用于皮瓣的设计和成型。设计切口时将这些界线考虑在内有助于重建乳房获得最佳的外观和容积，并将瘢痕隐藏在乳房下皱襞中（图 35.16）。

在游离皮瓣的过程中，应找到并保留所有从胸壁进入皮瓣的穿支血管，这将有助于确保良好的

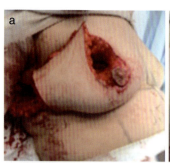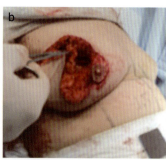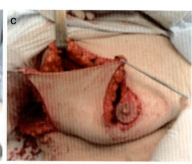

图 35.13 旋转推进皮瓣的术中图片——皮瓣的游离和准备（与图 35.12 为同一患者），重要的是要游离乳晕并围绕乳头旋转皮瓣，以避免乳晕扭曲（图片获得 Annals of Breast Surgery Journal 编辑委员会许可使用[14]）

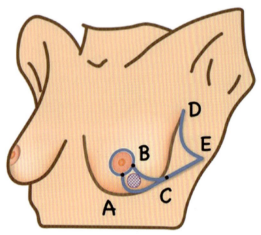

图 35.14 下部（倒置）旋转推进皮瓣的术前标记。切除的肿瘤区域（ABC）必须由腋窝组织（CDE）进行补偿。为了实现这一点，需要准备好皮瓣（BCED），并将其旋转到乳头周围的缺损中

切口愈合，并尽量减少放疗后外形改变。闭合切口后，必须修整腋窝外侧部分，以避免出现狗耳畸形。同样重要的是，应逐层缝合切口以避免出现残腔。为了将畸形风险降至最低，最好让患者取坐位以进行此步骤。

熟练掌握这项技术有助于成功过渡到岛状带蒂穿支皮瓣的制备，如 LICAP 或 LTAP 皮瓣，尤其是对于年轻外科医生，因为它提供了所有必要的技能来获取更复杂类型的区域皮瓣，同时由于软组织蒂较宽，因此也是一种相当安全的方法。

35.2.3 胸腹壁皮瓣

35.2.3.1 适应证

胸腹壁皮瓣起源于腺体下方和外侧，主要适用于乳房下部肿瘤，可用于保留或不保留皮肤的肿瘤切除术后重建。这种技术适用于乳房较小或中等大小且下垂程度较轻的患者，尤其是在常规乳房成形术难以实施的情况下。

35.2.3.2 术前计划和手术技巧

胸腹壁皮瓣可以进行旋转或推进改良。根据我们的经验，这些改良方法很难在一期达到理想的美学效果，有时患者需要延期行修整手术。因此，当患者（老年或晚期肿瘤患者）和外科医生不优先考虑美学效果时，可以采用这些技术。术前规划从标准标记开始，然后根据超声探查到的穿支血管位置来标记皮瓣，虽然采用这种方法获得的结果并不完全准确，但会让手术更简单、更快、更安全。内侧皮瓣可以基于腹壁动脉穿支，中央和外侧皮瓣可以基于肋间穿支[18-23]。显然，旋转皮瓣更适合内侧和外侧肿瘤，推进皮瓣更适合中央区肿瘤（图 35.17）。

旋转皮瓣的设计原则与侧胸部皮瓣相同，皮瓣的内侧基底宽度必须与肿瘤直径相同，切口的端点角度应为 45°（图 35.18）。

将推进皮瓣设计为舌形（FACE；图 35.19）。可以切除皮瓣中央部分（舌；AGF 和 CDE）的外侧和内侧三角，也可保留以增加组织量从而防止出现大的缺损（图 35.20）。

手术从广泛切开乳房下皱襞开始，游离肿瘤表面皮肤并切除肿瘤，确保切缘阴性，然后准备皮瓣。必须切至肌层并沿着该层游离筋膜皮瓣。根据术前标记找到和分离穿孔血管，这一点至关重要。游离范围应该足够大以允许所有活动组织自由移动到乳房下皱襞的位置。游离皮瓣后，需将其固定在新的位置，即术前标记的乳房下皱襞水平上（图 35.21）。将患者置于坐位，评估新的皮瓣位置和乳房外观，并修整切口周围组织。

乳房下方的推进皮瓣可以改良。Ogawa 等提出了基于肋间穿支的使用脂肪和腹直肌前鞘的乳房下部皮下脂肪筋膜舌状皮瓣[24]。从乳房下皱襞切口开始制作皮瓣，向下移动，并在乳房下部转入瘤床。很显然，这类皮瓣主要适用于靠近乳房下皱襞的小肿瘤。

为了避免出现腺体变形（组织凹陷，双气泡效应（double-bubble effect））和切口狗耳畸形，需要切开和游离整个乳房下皱襞（图 35.22），也可以通过游离乳房后层的乳房实质来处理。腺体下

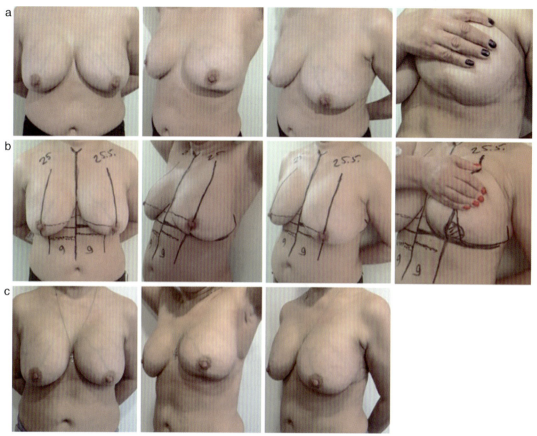

图 35.15　曾行隆乳手术的患者行下部（倒置）旋转推进皮瓣乳房重建的术前、手术标记和术后 12 个月的照片，标本重量为 30g

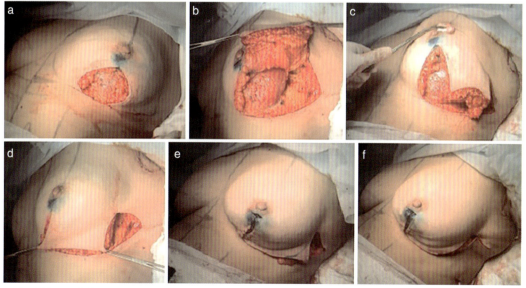

图 35.16　下部（倒置）旋转推进皮瓣的术中图片——皮瓣的游离和准备（与图 35.15 为同一患者），沿乳房下皱襞（IMF）切开并重建腺体外侧缘

降后可改善切口组织的匹配度。当达到组织的最佳位置和匹配度时,应通过不可吸收缝线沿乳房下皱襞将皮瓣固定在乳房下皱襞水平(图 35.23)。在这个过程中,患者应采取坐位。

在进行肿瘤切除术时,通常不需要切除肿瘤表面的皮肤。如果需要切除皮肤,也可以用这种皮瓣代替切除的皮肤。

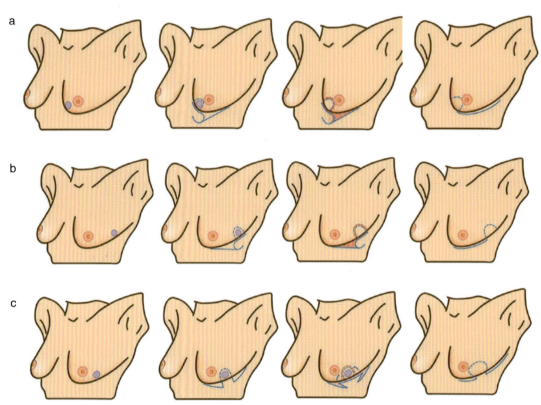

图 35.17 不同类型的胸腹壁皮瓣方案。(a)内侧旋转皮瓣。(b)外侧旋转皮瓣。(c)转位皮瓣

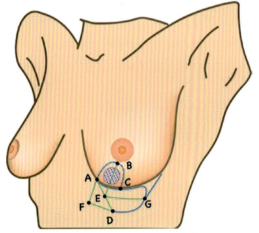

图 35.18 内侧胸腹壁皮瓣的标记方案。请注意,皮瓣的宽度和长度(DC 和 EG)必须等于瘤床的宽度和长度(AC 和 BE)。∠CAD 必须接近 45°。皮瓣的基底必须包含穿支血管

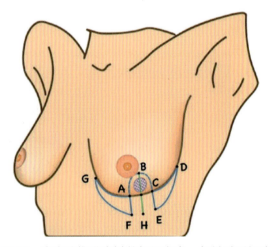

图 35.19 胸腹壁推进皮瓣的标记方案。如果需要切除肿瘤表面的皮肤(ABC),可以用皮瓣(FACE)的皮肤来代替,否则在皮肤下方切除肿瘤,瘤床被去表皮的皮瓣(FACE)封闭。IMF 下方的三角形(△AGF 和 △CDE)可以根据切口的大小选择切除或保留。乳房下皱襞(IMF)的重建是通过将 GFED 线移动到 GACD 的位置并使用不可吸收缝线固定来完成的

35

局部区域皮瓣部分乳房重建术

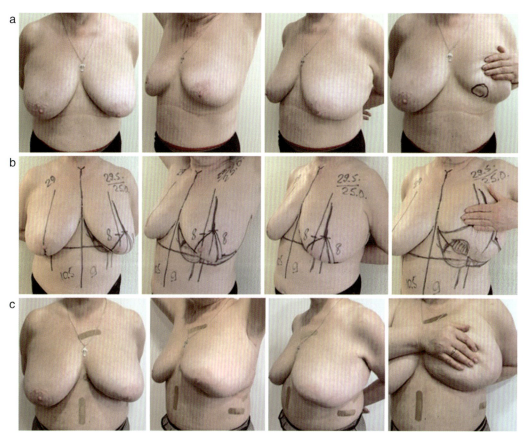

图 35.20　胸腹壁推进皮瓣乳房重建的术前、手术标记和术后 1 个月的患者照片，标本重量为 40g

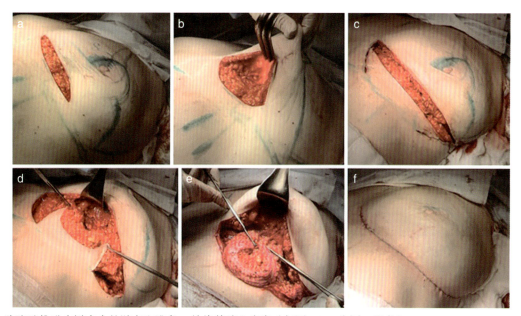

图 35.21　胸腹壁推进皮瓣术中的游离和准备，并将其移入瘤床（与图 35.20 为同一患者）

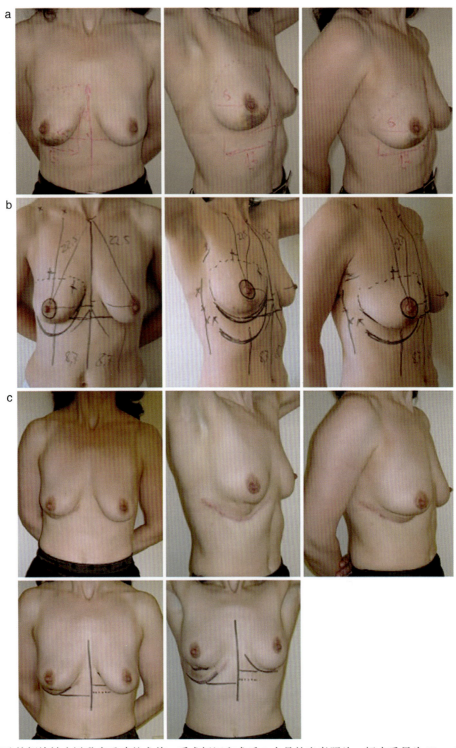

图 35.22 胸腹壁外侧旋转皮瓣乳房重建的术前、手术标记和术后 9 个月的患者照片。标本重量为 50g。注意乳房下部的变形和双气泡效应。这是由两个错误造成的，即在俯卧位缝合伤口，未充分评估和纠正坐位时乳房下皱襞（IMF）和周围组织的位置，而且应使用可吸收缝线固定 IMF

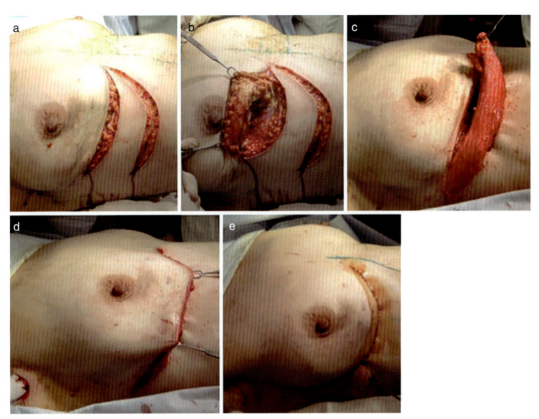

图 35.23 胸腹壁外侧旋转皮瓣的术中图片：皮瓣的游离、准备和将其移入瘤床（与图 35.22 为同一患者）

35.2.4 外侧肋间动脉穿支和胸外侧动脉穿支皮瓣

35.2.4.1 适应证

Hamdi 等和 McCulley 等[22,25-27]提出并描述了外侧肋间动脉穿支（LICAP）皮瓣和胸外侧动脉穿支（LTAP）皮瓣。对于小或中型无下垂乳房且肿瘤位于外侧的患者，这类皮瓣是最好的选择之一，可以使用腋区组织恢复乳房容积和形状。

35.2.4.2 术前计划和手术技巧

首先对乳房进行标准标记并标记肿瘤位置，然后通过超声检查找到腋区血管。大多数肋间动脉穿支位于第 5 至第 8 肋间隙[22]。通常也可以找到胸外侧动脉，该动脉起自胸大肌外侧的腋动脉。标记血管后，根据血管位置用两条曲线绘制皮瓣边缘（图 35.24），这将使得关闭供区更容易，并且术后切口几乎是隐形的。

手术选择乳房外侧缘入路，这种入路方式可以将切口安全地向上或下扩展。切开皮肤和浅筋膜后，细心游离组织以找到血管并保留。通常情

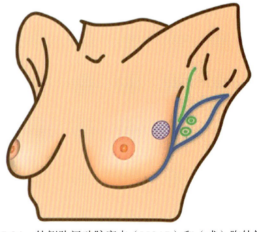

图 35.24 外侧肋间动脉穿支（LICAP）和（或）胸外侧动脉穿支（LTAP）皮瓣的术前标记。手术入路沿着乳房外侧边界（蓝色线），标记胸外侧动脉和肋间穿支（绿色线和圆点）皮瓣的边界（蓝色线）

况下，应充分游离乳房外侧的肿瘤表面皮肤，接着取合适切缘切除肿瘤，对切缘进行可靠评估很重要。我们使用染料标记标本，并在手术室与病理学家密切沟通。当确定切除的肿瘤范围足够时，再评估缺损并准备皮瓣（图 35.25）。游离皮瓣的入路与此相同。

外科医生在肌肉上方层面发现穿支血管时，应根据术前标记仔细解剖，通常很容易找到 2~3 支肋间动脉穿支，尤其是在第 5 肋间下方[26]。可使用 8MHz 手持超声探头识别和评估血管。应沿着胸大肌外侧缘寻找靠近肌肉平面的胸外侧动脉和静脉分支，这一点非常重要（图 35.26）。

如果这些血管很粗大，可以将其作为皮瓣的唯一血供来源，这有助于皮瓣保持良好的活动度，

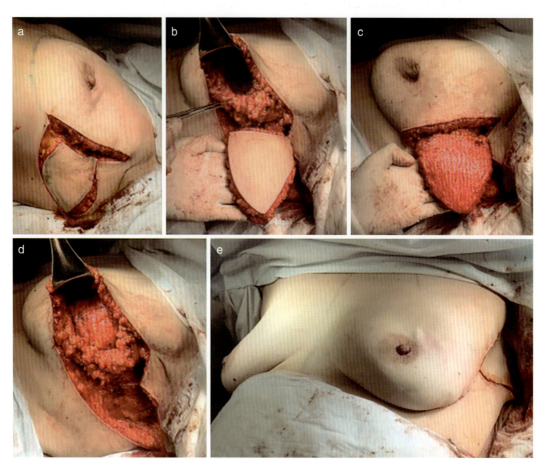

图 35.25　胸外侧动脉穿支（LTAP）皮瓣的游离和准备，并将其移入瘤床（与图 35.27 为同一患者）

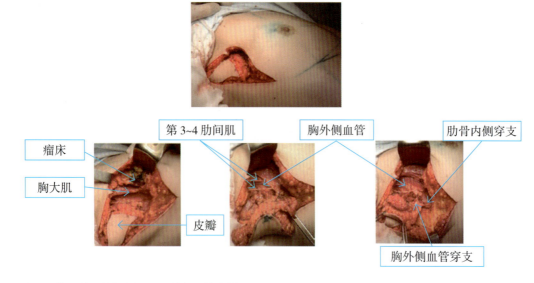

图 35.26　腋区血管和神经的解剖，用于游离区域皮瓣

并将受体部位组织的张力和变形降至最低。这种方法对于肿瘤位于乳房内侧或下部的患者尤其重要，可避免对自然下垂的破坏。如果患者有必要行腋窝清扫或前哨淋巴结活检，可以在皮瓣游离前进行，可以从皮瓣上缘进入腋窝。在腋窝手术中，外科医生必须分离并保留由腋动脉和腋静脉发出到皮瓣的所有血管。在某些情况下，皮瓣可能仅由胸部血管或肋间穿支供血。显然，两种血供来源的组合使皮瓣更可靠、更安全，但也会影响皮瓣的移动性。这就是为什么确定主要的血供来源很重要。主要穿支的最好临床征象是动脉搏动。

当明确皮瓣区域的血供后，游离皮瓣后缘和下缘。皮瓣的后部（角部）位于背阔肌外侧缘上方，可以大胆游离。必须小心游离背阔肌前方，因为该区域有许多血管，有时没有必要将所有血管与脂肪分离。皮瓣必须具有足够的活动性和良好的血供。最后的皮肤切开必须在确定血供区域后根据血管位置决定。

游离并准备好皮瓣后，将其移到瘤床上。它可以像螺旋桨一样旋转180°，或者像书页一样移动，这取决于血管的位置、皮瓣的形状和瘤床的情况。必须找到皮瓣的最佳位置，同时避免皮瓣蒂部张力过大和乳房变形。有时最好通过胸大肌外侧的"窗口"将皮瓣移至瘤床，然后对皮瓣皮肤进行去表皮化。在此阶段，可以通过出血量估计皮瓣的血供，出血量应足够多。如果无出血，必须检查患者的血压，并用血管修复皮瓣蒂部。

游离胸大肌上方和皮肤下方瘤床周围的乳腺实质将有利于手术的实施。有时有必要移动乳头乳晕复合体（NAC）以避免变形。在最终准备好皮瓣后，须将其移到瘤床上。根据我们的实践，最好在皮瓣和乳房实质之间缝一些缝线，以尽量减少残腔。患者应取坐位进行操作，游离腋下切口边缘，逐层闭合筋膜、真皮和皮下组织。如果肿瘤的位置和术前规划适当，术后效果将令人惊喜（图35.27~图35.28）。

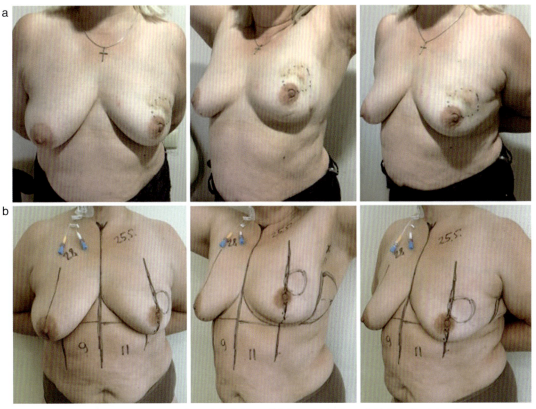

图35.27　胸外侧动脉穿支（LTAP）皮瓣乳房重建的术前、手术标记和术后13个月的患者照片，标本重量为94g

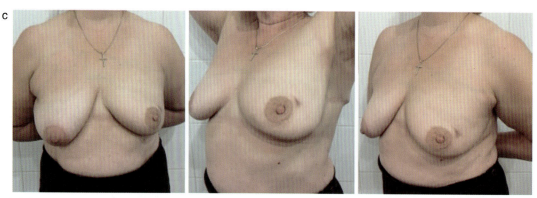

图 35.27（续）

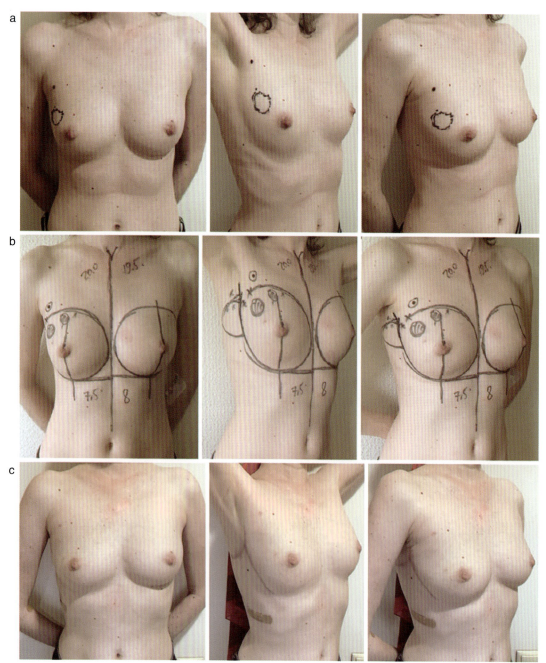

图 35.28 外侧肋间动脉穿支（LICAP）皮瓣乳房重建的术前、手术标记和术后 6 个月的患者照片，标本重量为 32g

35.2.5 腹壁动脉穿支皮瓣：腹壁上动脉穿支皮瓣

35.2.5.1 适应证

腹壁上动脉穿支（SEAP）皮瓣以腹壁上动脉或肋间动脉的穿支为基础[18,22-23,28]，适用于中小型乳房且肿瘤位于乳房下部的患者，尤其是肿瘤位于下内侧象限且靠近乳房下皱襞的患者。

35.2.5.2 术前计划和手术技巧

术前规划从标记肿瘤边界和在患者站立位进行标准标记开始。然后在超声辅助下对乳房下部区域的穿支血管进行标记。皮瓣的尺寸应与肿瘤大小相匹配，且边缘合适（图 35.29）。手术采用乳房下皱襞入路，游离乳房下半部的皮肤至肿瘤上方，并在保留足够切缘的同时切除肿瘤。

从乳房下皱襞开始准备皮瓣，范围必须深达肌层，并根据术前标记开始游离筋膜皮瓣，同时仔细保留血管。当确定皮瓣具有充足的血供时，再测量瘤床和皮瓣的边界，然后沿皮瓣边界切开、去表皮化，并将皮瓣移到瘤床上（图 35.30）。

在乳房后间隙游离乳房实质有助于向下移动乳房组织，封闭腺体和皮瓣之间的残腔。通过反向腹壁成形术闭合供区，可最大限度地保留穿支。注意要用不可吸收缝线将乳房下皱襞固定在胸壁的合适水平。在手术过程中，患者须取坐位。

35.3 术后管理

如果采用了最佳的手术方案和技术，就不需要对切口进行任何特殊护理。采用低过敏敷贴覆盖切口可以尽量减少瘢痕的形成，如果切口干燥且愈合理想，则每周更换一次敷贴并持续 4 周。在切口内里放置引流管，当每日引流量不超过 20~30mL 时移除引流管。手术后第 2 天，物理治疗师开始与患者合作制订个性化康复计划，包括患侧手臂的放置、紧身服的选择（袖套和胸罩）、体育锻炼以及行为模式等。我们通常建议患者穿紧身衣物并帮助其选择合适的紧身服，接受腋窝淋巴结清扫的患者可以穿戴袖套，它将有助于患者在术后早期保持更舒适

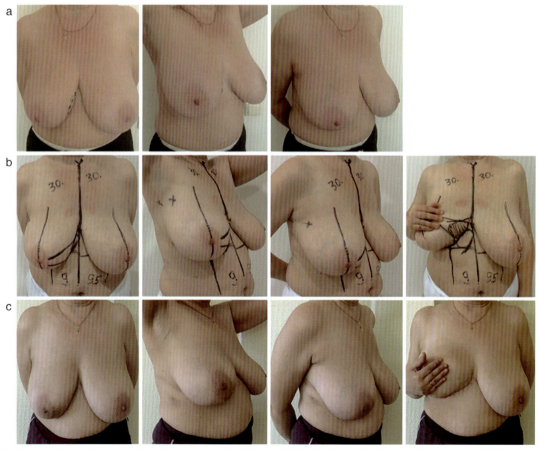

图 35.29 腹壁上动脉穿支（SEAP）皮瓣乳房重建的术前、手术标记和术后 3 个月的患者照片，标本重量为 91g

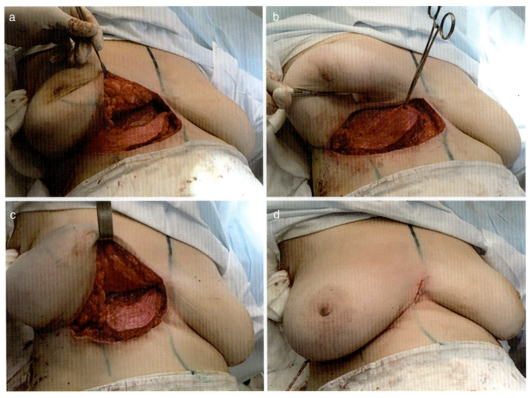

图 35.30 腹壁上动脉穿支（SEAP）皮瓣的游离和准备，并将其移入瘤床（与图 35.24 为同一患者）

的状态，并最大限度地减少切口残腔。通常患者术后 2~3d 可出院，并在术后 10~14d 返回医院复查。患者必须在术后 4~5 周内，即下一阶段治疗（化疗或放疗）前接受外科医生的检查。对于采用带蒂穿支皮瓣的患者，术后数天可通过超声检查皮瓣的血供。如果怀疑切口出现血清肿，也可进行超声检查。要求患者在术后 3 个月、6 个月、12 个月和 24 个月配合随访，以评估患者自身和手术区域的状态，并在标准姿势下拍照。在临床实践中，我们建议患者术后 3 周内常规使用止痛药。

35.4 并发症

手术并发症可分为早期（手术后 30d）和迟发性（超过 30d）并发症。保乳手术可引起一些典型的早期并发症：

- 出血。
- 缺血（出现在切口边缘）。
- 切口血清肿。
- 感染。

出血通常发生在术后前两天。如果血肿明显可见，必须进行手术。为了预防出血，可使用氨甲环酸溶液（500mg 氨甲环酸加入 15mL 生理盐水中）对切口进行局部冲洗，在手术结束时再静脉注射 500mg 氨甲环酸溶液[29]。

局部缺血可发生在切口边缘，完全缺血可发生在带蒂穿支皮瓣血流受阻的情况下。大多数情况下，局部边缘缺血会自发愈合。如果边缘坏死，可在 7~9d 后界限清晰时进行清创。当发生切口裂开时，必须进行二次缝合。如果皮瓣完全坏死，应将其移除并再次重建，幸运的是，这种并发症很少见。

移除引流管后，只有在出现肉眼可见或患者感到不适的症状时才进行血清肿抽吸，并在超声引导下完成。使用氨甲环酸对减少血清肿的形成非常有效[29]。

感染是一种非常罕见的并发症，症状是为红、肿、热、痛，通常与切口持续引流或组织坏死有关。如果引流管仍未拔除，需要进行引流物培养，用必妥碘（betadine，水碘溶液）清洗引流管和空腔，并在每日引流量减少至 40~50mL 时将其移除。此外还需要立即开始抗菌和消炎治疗。通常我们选择半合成青霉素和非甾体抗炎药（NSAID）进行治疗，因为几乎所有的炎症都是由革兰氏阳性葡萄球菌和链球菌引起。几天后可获得细菌培养结果，据此调整治疗方案。如果已经移除引流管，必须对手术区域进行超声检查，以找到液体聚集区，并收集液体样本进行培养。如果无液体，应对患者进行密切随访，直至症状消失。一般情况下，区域皮瓣重建后早期手术并发症很少见。

迟发性并发症通常表现为畸形（如乳房变形、乳房缩小、乳晕错位、瘢痕形成、不对称），这与外科医生的手术技术、早期并发症和放疗有关。

35.5 总 结

采用合适的局部区域皮瓣技术进行肿瘤整形保乳手术可以获得良好的效果，有助于在乳腺肿瘤切除术后保留最佳的乳房外观，这对患者的生活质量很重要。局部区域皮瓣是一种有效的乳房重建技术，尤其是对于小尺寸的非下垂乳房或希望避免对称性手术的患者。必须基于腋窝和腹壁穿支血管的解剖进行皮瓣设计。而且，本章所描述的技术可由经过培训的普外科医生和肿瘤外科医生实施，通常不需要使用特殊的设备。

> **提示与技巧**
> - 根据乳房的自然边界（乳晕、乳房外侧和下边缘、腋窝外侧脂肪皱襞）进行标记。
> - 如果条件允许，最好沿着乳房轮廓进行手术，并在皮下切除肿瘤。
> - 设计的皮瓣大小应略大于瘤床。
> - 需要对皮瓣进行设计，使其能够自由移动到缺损区域，并在无张力的情况下固定。
> - 术前和术中采用超声检查穿支血管可以简化手术过程。
> - 沿着与胸壁垂直的皮瓣边界切开组织。
> - 皮瓣边界要适应穿支血管的位置。
> - 仔细游离皮瓣，精心保护血管。
> - 无须过多地从周围组织中游离和剥脱血管，只要辨认血管并确保皮瓣具有足够的活动性即可。
> - 围绕自然旋转点旋转（乳头）。
> - 为了避免乳晕变形，有时需游离乳晕，可通过切开乳晕边缘或游离乳晕皮肤下的实质实现。
> - 为了使实质和皮瓣之间达到最佳匹配，可以在乳腺后间隙游离乳腺实质，使腺体更易移动。
> - 在手术结束后、切口闭合前应确定去表皮化的边界。
> - 皮瓣位置的选择和最终切口的闭合应在患者取坐位下进行，以避免畸形。
> - 将皮瓣固定在瘤床的实质上有助于避免残腔。尽量减少切口中出现无效腔也很重要。
> - 沿着腺体边缘固定皮瓣时必须重建乳房的自然外观。
> - 在患者取坐位时使用皮肤吻合器并对切口进行最终的修整有助于获得最佳的切口闭合效果，可以避免实质和轮廓变形、乳晕错位以及狗耳畸形。

（王琨 译，罗静 审校）

参考文献

[1] Taylor GI, Palmer JH. The vascular territories (angiosomes) of the body: experimental study and clinical applications. Br J Plast Surg, 1987, 40(2):113–141.

[2] Taylor GI, Corlett RJ, Dhar SC, et al. The anatomical (angiosome) and clinical territories of cutaneous perforating arteries: development of the concept and designing safe flaps. Plast Reconstr Surg, 2011, 127(4):1447–1459.

[3] Taylor GI, Pan WR. Angiosomes of the leg: anatomic study and clinical implications. Plast Reconstr Surg, 1998, 102(3):599.

[4] Ibrahim RM, Gunnarsson GL, Akram J, et al. Color Doppler ultrasonography targeted reconstruction using pedicled perforator flaps-a systematic review and meta-analysis. Eur J Plast Surg, 2018, 41(5):495–504.

[5] Angrigiani C, Grilli D, Siebert J. Latissimus dorsi musculocutaneous flap without muscle. Plast Reconstr Surg, 1995, 96(7):1608–1614.

[6] Angrigiani C, Rancati A, Escudero E, et al. Propeller thoracodorsal artery perforator flap for breast reconstruction. Gland Surg, 2014, 3(3):174–180.

[7] Thomsen JB, Gunnarsson GL. The evolving breast reconstruction: from latissimus dorsi musculocutaneous flap to a propeller thoracodorsal fasciocutaneous flap. Gland Surg, 2014, 3(3):151–154.

[8] Marshall DR. The contralateral breast flap in reconstruction of the breast and chest wall. Ann Plast Surg, 1993, 31(6):508–513.

[9] Novo-Torres A, Fakih I, Aparicio-Alcazar JJ, et al. Breast sharing: New perspectives on an old method. Journal of plastic, reconstructive & aesthetic surgery. J Plast Reconstr Aesthet Surg, 2015, 68(12):1727–1732.

[10] Zaha H, Abe N, Sagawa N, et al. Oncoplastic surgery with omental flap reconstruction: a study of 200 cases. Breast Cancer Res Treat, 2017, 162(2):267–274.

[11] Kroll SS, Singletary SE. Repair of partial mastectomy defects. Clin Plast Surg, 1998, 25(2):303–310.

[12] Chaturvedi S. Subaxillary dermocutaneous fat flap for reconstruction of the upper outer quadrant of the breast following conservation surgery. Br J Surg, 2004, 91(1):69–71.

[13] Thorne CH, et al. Grabb and Smith's plastic surgery. 6th. Lippincott Williams & Wilkins, A Wolters Kluwer Business, 2007.

[14] Zhygulin A, Palytsia V, Unukovych D. Rotation advancement flap—a novel technique for breast conserving surgery in tumors of the upper lateral breast quadrant. Annals of Breast Surgery, 2018, 2(2):4.

[15] Blomqvist L, Malm M. Clinical experience with the lateral thoracodorsal flap in breast reconstruction. Ann Plast Surg, 1999, 43(1):7–13.

[16] Blomqvist L, Malm M, Holmstrom H, et al. The lateral thoracodorsal flap in breast reconstruction: a comparison between two plastic surgical centres. Scand J Plast Reconstr Surg Hand Surg, 2000, 34(4):327–330.

[17] Munhoz AM, Montag E, Arruda EG, et al. The role of the lateral thoracodorsal fasciocutaneous flap in immediate conservative breast surgery reconstruction. Plast Reconstr Surg, 2006, 117(6):1699–1710.

[18] Hamdi M, Van Landuyt K, Ulens S, et al. Clinical applications of the superior epigastric artery perforator (SEAP) flap: anatomical studies and preoperative perforator mapping with multidetector CT. J Plast Reconstr Aesthet Surg, 2009, 62(9):1127–1134.

[19] Yang JD, Lee JW, Cho YK, et al. Surgical techniques for personalized oncoplastic surgery in breast cancer patients with small- to moderate-sized breasts (part 2): volume replacement. J Breast Cancer, 2012, 15(1):7–14.

[20] Lee J, Bae Y, Audretsch W. Combination of two local flaps for large defects after breast conserving surgery. Breast, 2012, 21(2):194–198.

[21] Acea Nebril B, Builes Ramírez S, García Novoa A, et al. Rotational flaps in oncologic breast surgery. Anatomical and technical considerations. Cir Esp, 2016, 94(7):372–378.

[22] Hamdi M, Van Landuyt K, de Frene B, et al. The versatility of the inter-costal artery perforator (ICAP) flaps. J Plast Reconstr Aesthet Surg, 2006, 59(6):644–652.

[23] Elzawawy EM, Kelada MN, Al Karmouty AF. New Possible Surgical Approaches for the Submammary Adipofascial Flap Based on Its Arterial Supply. Anat Res Int, 2016, 2016:7696010.

[24] Ogawa T, Hanamura N, Yamashita M, et al. Usefulness of breast-volume replacement using an inframammary adipofascial flap after breast-conservation therapy. Am J Surg, 2007, 193(4):514–518.

[25] Hamdi M, Van Landuyt K, Monstrey S, et al. Pedicled perforator flaps in breast reconstruction: a new concept. Br J Plast Surg, 2004, 57(6):531–539.

[26] Hamdi M, Spano A, Landuyt KV, et al. The lateral intercostal artery perforators: anatomical study and clinical application in breast surgery. Plast Reconstr Surg, 2008, 121(2):389–396.

[27] McCulley SJ, Schaverien MV, Tan VK, et al. Lateral thoracic artery perforator (LTAP) flap in partial breast reconstruction. J Plast Reconstr Aesthet Surg, 2015, 68(5):686–691.

[28] Baghaki S, Diyarbakirlioglu M, Sahin U, et al. Extended locoregional use of intercostal artery perforator propeller flaps. Microsurgery, 2017, 37(4):293–299.

[29] Ausen K, Fossmark R, Spigset O, et al. Randomized clinical trial of topical tranexamic acid after reduction mammoplasty. Br J Surg, 2015, 102(11):1348–1353.

乳房重建中的对称性手术：隆乳手术

Mehmet Bayramiçli, Zeynep Akdeniz Doğan

36.1 引　言

乳腺癌是女性最常见的癌症，乳房重建手术是乳腺癌治疗中非常重要的手段。自 1998 年以来乳房重建率增加了 20%[1]，重建需求的上升与双侧预防性乳房切除术的增加相关，患者行双侧预防性乳房切除术后选择重建的概率更大[2]。

目前已证实，乳房重建手术能改善乳腺癌患者的社会心理幸福感，减少与乳腺癌手术相关的应激反应[3-4]。保留皮肤和乳头的乳房切除术联合即刻重建和重建技术的改善，使得患者对乳腺癌治疗的期望从幸存转变为获得令人满意的美学结果。任何乳房重建技术的首要目的都是重建最具对称性的接近自然的乳房。目前已有许多研究描述了可接受的乳房比例和形状以及乳房重建的美学概念[5-10]。

乳房位于第 2 肋骨到第 6 肋骨之间的胸大肌表面，呈泪滴状，由乳腺实质、复杂的筋膜层和构成乳房下皱襞的附件组成。

乳腺实质由腺体和脂肪组织组成，决定了乳房的结构，而实质的变化将决定乳房的下垂状态。乳房形态随年龄的增加发生动态变化，因此无论选择何种重建方式，如自体组织重建还是假体重建，都必须解决这些问题。对称性手术方式的选择主要取决于患侧乳房重建的方式，随着患侧乳房体积的调整，对侧乳房通过乳房固定术、缩乳手术或隆乳手术达到平衡。

当计划对患者进行乳房重建时，需要考虑许多因素。从整形外科医生的角度来看，有几个变量决定了重建的方式，但这些变量中抗肿瘤治疗是决定重建的首要因素。

36.2 乳房重建计划中的变量

36.2.1 考虑因素

乳房切除术和保乳手术是切除患侧乳房的两种主要手术方式。乳腺外科医生或整形外科医生需要与患者共同商议这两种方式。在决策时需要考虑几个因素，如肿瘤大小与乳房的比例，放疗的指征，病灶的位置和中心位置，以及患者进行对侧对称性手术的意愿。

36.2.2 乳房重建的基本要素

乳房肿瘤切除术后重建一般包含两个步骤，一是替换或恢复体积，二是改善乳房亚单位。重建时间和方式由几个因素决定，而重建计划主要由肿瘤治疗计划决定。

肿瘤治疗包括手术切除和辅助治疗，特别是既往有放疗史和乳房切除术后计划放疗是选择重建方式的决定性因素。放疗可对重建效果造成不良影响，并可能导致术后并发症增加。如果患者计划接受辅助放疗，可能需要调整重建计划和实施时间，以避免与放疗相关的并发症。

肿瘤切除范围，切除单侧或双侧乳房，以及乳房的原始大小是选择最佳重建方式的主要决定因素。报道显示，选择双侧重建的患者，无论使用假体或自体组织重建，由于对称性的改善，患者对结果的满意度更高[11]。因此，双侧重建比单侧重建在对称性方面效果更好。

乳房大小也是选择重建方式的另一个主要决定因素，因为乳房大的患者更有可能伴随肥胖，这会增加并发症的发生风险，特别是假体重建。此外，对大型乳房行单侧重建也是一项挑战，因为保持重建乳房与对侧乳房长期匹配和对称非常困难。因此，乳房大小也是制订重建计划时需要考虑的一个重要因素[12]。

了解乳房的亚单位对于改善乳房重建或美容整形效果至关重要[13-14]。将切口位置与乳房各亚单位相匹配以隐藏不美观的瘢痕，对取得良好的美容效果至关重要。从重建的角度来看，在切除手术中未受影响的乳腺亚单位或标志点对于重建一个外观自然的乳丘很有价值（图 36.1）。

原始乳房组织是重建具有自然外观的乳房的最佳材料。只有保乳手术才可能在肿瘤切除后保留足够数量的原始乳房组织。在保留乳头或皮肤的乳房切除术中，有或无乳头乳晕复合体（NAC）的原始乳房皮肤也可以作为一个完美的包膜，有助于重建后获得良好的美学效果。在上述情况下进行重建要容易得多，因为容易获得精确的轮廓和原始乳房的踪迹，然后填充合适的材料进行体积替换。这种手术方式在保留皮肤或乳头的乳房切除术中很常见，包括双侧乳房预防性切除病例。在一期手术中使用组织扩张器也可以在两步法重建中保留这些有价值的亚单位和标志点（图 36.2）。然而，对于术后晚期重建病例，由于这些亚单位和标志点缺失，重建将变得困难。

36.3 乳房重建中的对称性

如前所述，双侧重建和单侧重建面临的美学挑战明显不同。当对患者在同一时间采用相同的方

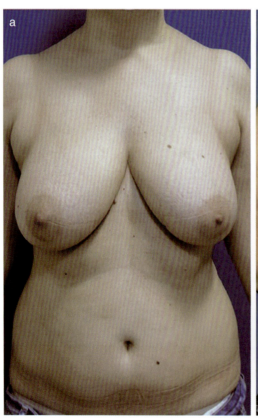
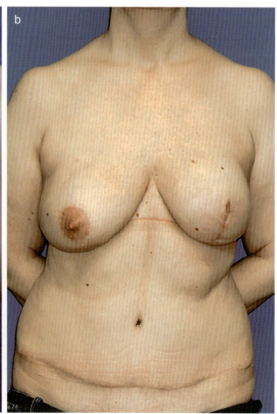

图 36.1　在乳房切除术中，保留未受影响的乳房亚单位和标志点，如保留乳头（左乳）或保留皮肤（右乳）的乳房切除术，有利于重建具有自然外观的乳丘。图中为一例 36 岁的女性患者接受双侧 DIEP 皮瓣即刻乳房重建。（a）术前患者的照片。（b）术后 8 个月的患者照片。虽然两侧乳房体积略缩小，但在双侧重建中实现体积对称的自然外观更加重要

36 乳房重建中的对称性手术：隆乳手术

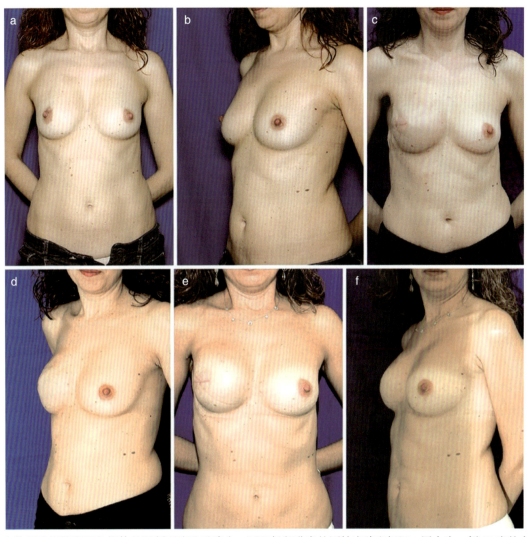

图 36.2 在使用组织扩张器和假体的即刻两步法重建中，可以保留乳房的原始皮肤和标记。图中为一例 39 岁的女性患者，接受了右侧乳房切除术后即刻两步法扩张器和假体重建。（a、b）术前患者图片。（c、d）在放疗过程中过度扩张后部分泄压的组织扩张器。（e、f）用带纹理的解剖型硅胶假体替换组织扩张器后的患者图片

法进行双侧重建，可以更容易地获得对称的结果。因此，当患者选择单侧乳房重建时需要制订更严密的计划以达到持久、对称的效果，因为对侧乳房的形状、结构和老化模式在选择重建方案时起着重要作用。

如果选择双侧重建时患侧乳房不对称或选择单侧重建时对侧乳房偏大，可通过乳房固定术或缩乳手术实现对称和平衡的效果。如果患者对对侧乳房的大小和形态满意，那么主要重建目标是进行足够的体积替换以获得对称效果。

临床上主要有三种方法用于乳房肿瘤切除术后缺失体积的替换：

（1）自体组织重建；

（2）假体重建；

（3）自体组织和假体联合重建。

本书其他章节的作者已对采用这三种方法进行初步乳房重建的利弊进行了论述。然而，切口愈合是一个动态过程，重建后的乳房几乎不可能与重建手术中塑造的形状完全一致。而自体组织（如皮瓣或脂肪移植）是创造自然一致和自然衰老的新乳房的最佳材料。由于乳房形态容易随时间发生改变，因此通常需要实施对称性手术。由于假体包膜的刚性结构会长期阻碍乳房自然下垂，因此对于无明显下垂的小乳房患者仍可采用假体重建（图 36.3），如果患者行对称性手术，可双侧均使用假体填充[15]。

目前关于修整手术的最佳实施时间没有定论，一般认为任何修整手术都应该根据患者的个体化情

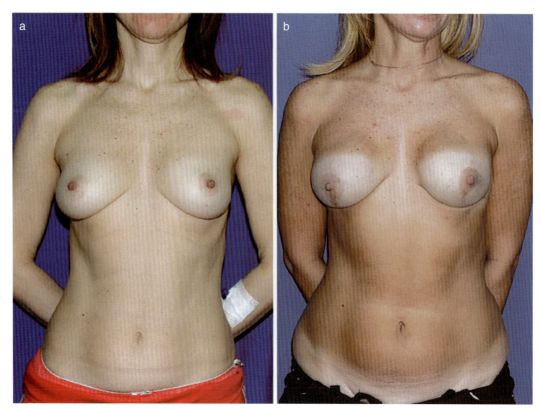

图36.3 乳房较小且无明显下垂的患者是初次行双侧假体重建的良好候选者。图中为一例34岁的女性患者,接受了即刻一期假体重建,使用硅胶假体行双侧保留乳头乳晕复合体的乳房切除术。(a)术前患者照片。(b)术后1年的患者照片

况而定。如果患者术后已接受放疗,那么修整手术至少应延迟到放疗完成后3~6个月。如果患者术后接受化疗,因切口愈合不均匀,至少应等待化疗完成后4~6周。总而言之,术后辅助治疗完成后应对患者进行体格检查以确定二次手术的最佳时间。我们需要解决乳房切除术后相关的皮肤上方淋巴水肿和皮瓣肿胀问题,待重建乳房变得完全柔软后才能进行二次手术。

36.4 对称性隆乳手术

增大重建乳房体积最简单的方法是植入假体,手术方法类似于美容隆乳手术,选择乳房切除术的瘢痕作为切口。可以将假体放置在胸肌前方或胸肌下方,具体取决于软组织覆盖的厚度。

如果患者的乳房软组织接受过放疗或皮肤包膜不足,就不适合用假体进行隆乳。此时,可以采用包含皮肤的皮瓣进行体积替换和支撑软组织,特别是二次手术,肌肉或肌皮瓣为假体提供了持久的覆盖,并为隆乳手术提供了足够的体积。

采用脂肪填充或脂肪注射进行隆乳手术在肿瘤学安全性方面一直存在争议。脂肪移植物坏死后形成的肿块可能类似于肿瘤复发。除此之外,有体外证据表明脂肪移植物具有促进残留癌组织或刺激癌细胞生长的作用[16]。然而,另一方面,越来越多的临床研究显示了脂肪填充的安全性和有效性[17-18]。在后续章节中,我们将详细讨论脂肪填充在乳房重建中的应用(图36.4)。

除了使用少量脂肪注射进行微小轮廓矫正外,在多个阶段进行大量脂肪移植以增加软组织对植入物的覆盖范围也得到了广泛应用。脂肪注射技术的改进可以实现双侧乳房的自然一致性和持久的软组织覆盖(图36.5)。

36.4.1 患侧隆乳手术

重建方式的选择取决于几个不同的因素,包括患者的身体习惯、是否需要辅助放疗、患者的偏好等。体型偏瘦但乳房相对较大的患者可能缺乏足够的自体组织来满足重建体积的需求。术前胸围中等至大(即C罩杯或更大)且体形较瘦的患者是

隆乳手术的适合人群，由于这些患者在接受双侧乳房切除术后无足够的自体组织用于双侧重建，因此可以使用单纯皮瓣或皮瓣联合假体进行隆乳手术。相对于延迟重建，即刻乳房重建能为患者带来更显著的心理益处。乳房下皱襞作为一个重要的解剖标志如果可以保留，可使患者获得更好的美容效果。

腹部游离皮瓣通常可提供充分的组织体积来代替必需的乳房体积缺损，且很少需要在皮瓣下植入假体。背阔肌（LD）皮瓣或肌皮瓣的脂肪覆盖范围很大，但提供的软组织体积有限。因此，在初步乳房重建中一般将LD皮瓣与假体联合使用，此时乳房的形态和体积更多取决于假体，因为肌肉会随着时间的推移发生萎缩。在这种情况下，通过改变假体大小或采用脂肪注射可以轻松完成二次体积调整，因为血供良好的LD皮瓣为脂肪移植提供了一个适宜的位置。

Kronowitz等的研究显示，与背阔肌联合假体重建相比，横向腹直肌（transverse rectus abdominis muscle flap，TRAM）肌皮瓣联合假体重建的美学效果更好[19]。他们在报告中指出，与延迟重建相比，在即刻TRAM皮瓣联合假体重建的并发症风险更高，如假体周围积液。Figus等报道了即刻和延迟腹壁下深动脉穿支（DIEP）皮瓣联合假体重建的

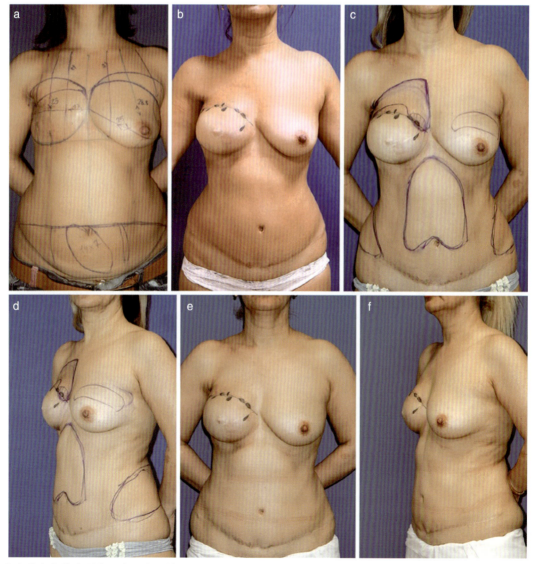

图36.4 越来越多的临床研究证实了脂肪填充矫正乳房重建后轮廓畸形的安全性和有效性。（a）一例47岁的女性患者，曾接受右侧乳房切除术和术后放疗。（b）右侧乳房腹壁下深动脉穿支（DIEP）皮瓣重建后18个月的随访结果。（c、d）吸脂和注射脂肪以纠正轻微的轮廓畸形。（e、f）注射130mL脂肪矫正右侧乳房上极畸形7个月后的患者照片

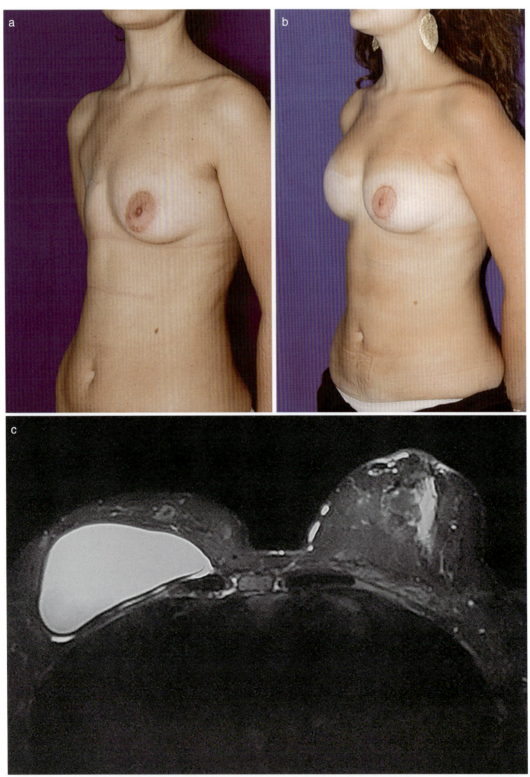

图 36.5 一例 38 岁的女性患者,在植入物上方分别注射两次脂肪提供了厚而持久的软组织覆盖。(a)术前患者照片。(b)术后 2 年的患者照片。(c)脂肪注射后的放射学图像

结果[20]，未描述即刻植入DIEP皮瓣的明显并发症，但指出这项技术有助于更好地对乳房塑形并且可避免对皮瓣蒂部的无意损伤。他们还强调了腹部组织在决定乳房形状和体积方面的重要性。

对于不愿植入假体的患者，可以通过叠加腹壁下深动脉穿支皮瓣（DIEP）、深动脉穿支皮瓣（profunda artery perforator flaps，PAP）或DIEP和PAP皮瓣的组合来增加体积。这些技术通常要求较高，需要第二套受体血管。目前这种重建方法最常用的第二套受体血管是逆行内乳血管。

由于多项研究结果提示，保乳手术（BCS）与乳房切除术的患者生存率相似，因此这种手术方式越来越受到人们的欢迎[21-22]。保乳手术过程包括切除边缘清晰的肿瘤组织，然后进行辅助放疗，目的是在保留健康乳房组织的同时实现无癌切缘，以获得更好的美容效果。这种治疗方法的效果已经得到了公认，特别是对于非多中心、早期癌症患者。但是保乳治疗应注意选择合适的患者，对于肿瘤较大、乳房相对较小的患者，保乳手术并不是理想的方式。肿瘤整形技术不仅克服了传统保乳手术的缺点，也允许更广泛地切除肿瘤并保留更安全的边缘。为防止大面积切除乳房后美容效果不佳，可将乳房组织缩小以实现体积的重新分配，或者对希望保持原有乳房体积的患者，可将带蒂皮瓣置入缺损处。

根据缺损的部位，在保乳手术中有几种体积替换方法可供选择（图36.6）。Hamdi对带蒂穿支皮瓣及其适应证进行了分类。胸背动脉穿支（thoracodorsal artery perforator，TDAP）皮瓣可用于外侧、中央、上象限缺损，而肋间动脉穿支（lateral intercostal artery flap，LICAP）皮瓣由于蒂较短，通常用于外侧象限缺损[23]。以前锯肌分支为基础的穿支皮瓣也可到达外侧和中央象限。内侧象限缺损的重建难度较大，但肋间前动脉（anterior intercostal artery，AICAP）穿支皮瓣可到达下象限和中下象限。

另一种隆乳方法是背阔肌肌皮瓣或假体重建联合脂肪移植。假体周围包膜形成和血管化良好的肌肉组织为脂肪移植部位提供了良好的血管基础。移植的脂肪不仅可以增加乳房体积，而且可以隐藏假体边缘和皮肤皱褶。脂肪移植使过渡区和假体重建后的外观变得平整[24]。

36.4.2 对侧隆乳手术

对侧乳房最常使用的对称性手术是缩乳手术、乳房固定术和隆乳手术。患侧乳房重建的时机和方式也决定了对侧乳房可能采取的手术方式。目前对侧预防性乳房切除术概率呈上升趋势。

与基于假体的乳房重建相比，自体组织和脂肪移植重建更容易获得与对侧乳房相匹配的效果，这主要是因为皮肤或脂肪组织的固有性质提供了更自然的乳房形状和下垂度。文献显示，与选择自体

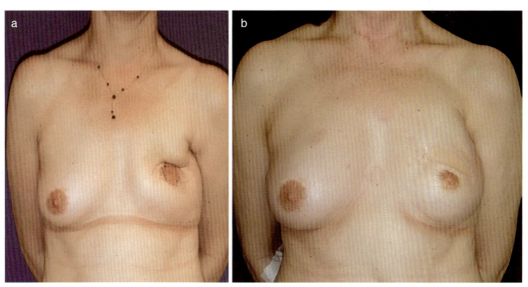

图36.6　（a）一例54岁的女性患者接受保乳手术（BCC）和放疗后出现乳房畸形。（b）用腹壁下深动脉穿支（DIEP）皮瓣替换皮肤和软组织后的效果

组织重建的患者相比,选择假体重建的患者行对侧对称性手术的数量更多[25-26]。如果采用延迟重建,无论是自体组织重建还是假体重建,都要更注重对侧的对称性手术。假体重建后患者会获得更加圆润和预先设计的乳房外形,因此对侧乳房通常需要接受二次手术才能与之相匹配。也有文献显示,接受假体重建的患者更有可能使用假体进行对侧隆乳手术。Nahabediyan等的研究发现,与假体重建相比,自体组织重建后二次手术概率更高[27],主要是因为相比于对侧,同侧进行了更多的自体组织修复手术,如脂肪和皮肤切除。

当对侧乳房较小、下垂,或患者对乳房大小不满意时,可考虑行隆乳手术(图 36.7)。术前确定手术范围至关重要。基于假体的隆乳手术可能需要对对侧乳房进行缩小、修整或重建。如果选择假体植入作为对侧乳房的隆乳方法,那么最好在重建乳房下方放置另一个假体(甚至是一个小假体)以使两侧体积对称并呈现出类似的衰老模式。是否进行对侧手术取决于患者的意愿。如果患者不满意重建乳房的形状和大小,即使行修整手术也很难取得

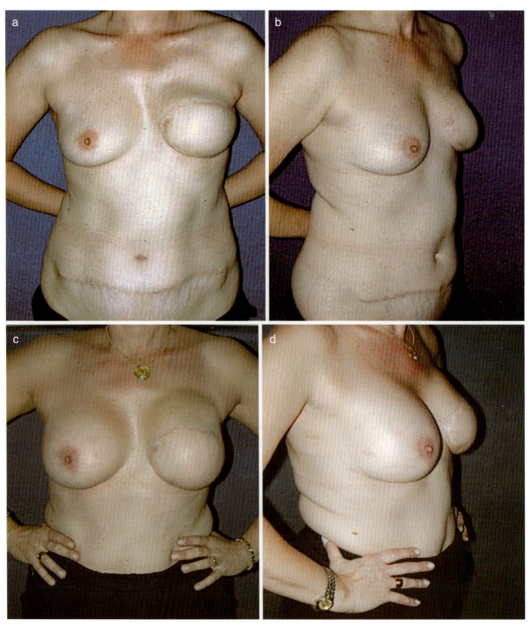

图 36.7 一例 41 岁的女性患者使用 225mL 硅胶假体进行双侧隆乳手术。(a、b)既往行横行腹直肌(TRAM)皮瓣重建患者的术前照片。(c、d)术后 1 年的患者照片

理想的效果。一般采用假体进行对侧隆乳手术。Ulusal 等发表了基于自体组织乳房重建同时行对侧隆乳手术的经验[28]。对于希望获得更大尺寸乳房的患者，同时行对侧隆乳手术可以为调整自体组织的形状和体积提供模板。对侧隆乳手术通常采用的假体包括：①定制的标准体积硅胶或生理盐水假体；②定制的半充气型假体（Becker）；③生理盐水充注型假体。Becker 假体兼具假体形态稳定和体积可调整的优点。

假体的大小和形状可根据患者和外科医生的偏好选择，手术应遵循标准隆乳手术流程。假体可放置在胸大肌平面或胸大肌下平面。随着影像学技术的进步，乳房植入物对肿瘤筛查引发的担忧已大幅减少[29]。

对侧乳房接受手术的最佳时机存在争议。手术干预的支持者建议将矫正后的对侧乳房作为重建乳房的参照，这样可以缩短患者的恢复时间和不适感的持续时间，且手术费用更低。而且，这种方法还提供了对侧乳腺探查和送标本行组织学检查的机会，以便排查对侧乳房的隐匿性病变。患者完成辅助治疗后行延迟手术可能更有利于实现双侧乳房的对称性。

36.5 总　结

乳房重建一直是乳腺癌手术治疗的重要方法。替换或恢复乳房体积和改善乳腺亚单位是重建手术的基本步骤。当在同一时间采用相同方法进行双侧乳房重建时，可以更容易地实现对称性。由于衰老是一个动态的过程，因此实施单侧乳房重建时需要制订更详细的计划，以获得持久且对称的效果。了解乳房的亚单位对于改善乳房重建或美容整形手术的效果至关重要。在乳房切除术中，被忽略的原始乳腺组织是重建的最佳材料。原始乳腺包膜可为乳房切除术后重建提供极佳的指导。

重建方式的选择取决于几个不同的因素，包括患者的身体习惯，是否需要辅助放疗，以及患者的偏好等。自体组织或假体可用于患侧乳房的初次隆乳手术，脂肪移植是二次修复手术的重要技术。患者完成辅助治疗后进行延迟隆乳手术可能更有利于实现双侧乳房的对称性。

提示与技巧

- 双侧乳房重建的重点是使两侧乳房对称和外观自然，因此改变原始乳房大小是次要的。
- 脂肪移植不仅可以作为体积替代材料，而且可以改善放疗后受损组织的质量，这是由于脂肪组织中前（体）脂肪细胞或干细胞具有血管生成能力。
- 在胸肌下放置乳房假体时，由于其包膜挛缩的风险较低，采用完全或部分肌肉覆盖的安全性均较高，因此受到人们的青睐。然而，手术的复杂性、不良的美容效果以及胸大肌收缩时畸形是其严重的缺点。一种较新的技术，即在胸肌前置入假体而不分离胸大肌可以解决这些问题。还有一种方法可以选择，即将用形态稳定的硅凝胶包裹脱细胞真皮基质（ADM）的乳房假体置于胸肌前空间，可以达到更自然的乳房外观。

声明　本章作者与文中提到的产品或技术不存在任何利益冲突。

（陈杰　译，刘锦平　审校）

参考文献

[1] Jagsi R, Jiang J, Momoh AO, et al. Trends and variation in use of breast reconstruction in patients with breast cancer undergoing mastectomy in the United States. Journal of clinical oncology: official journal of the American Society of Clinical Oncology, 2014, 32(9):919–926.

[2] Liede A, Cai M, Crouter TF, et al. Risk-reducing mastectomy rates in the US: a closer examination of the Angelina Jolie effect. Breast Cancer Research and Treatment, 2018, 171(2):435–442.

[3] Atisha D, Alderman AK, Lowery JC, et al. Prospective Analysis of Long-term Psychosocial Outcomes in Breast Reconstruction: Two-year Postoperative Results From the Michigan Breast Reconstruction Outcomes Study. Annals of Surgery, 2008, 247(6).

[4] Rowland JH, Desmond KA, Meyerowitz BE, et al. Role of Breast Reconstructive Surgery in Physical and Emotional Outcomes Among Breast Cancer Survivors. JNCI: Journal of the National Cancer Institute, 2000, 92(17):1422–1429.

[5] Atiye B, Chahine F. Metrics of the Aesthetically Perfect Breast. Aesthetic Plastic Surgery, 2018, 42(5):1187–1194.

[6] Hsia HC, Thomson JG. Differences in breast shape preferences

between plastic surgeons and patients seeking breast augmentation. Plast Reconstr Surg, 2003, 112:312–320.

[7] Hennigs A, Biehl H, Rauch G, et al. Change of Patient-Reported Aesthetic Outcome Over Time and Identification of Factors Characterizing Poor Aesthetic Outcome After Breast-Conserving Therapy: Long-Term Results of a Prospective Cohort Study. Annals of Surgical Oncology, 2016, 23(5):1744–1751.

[8] Corica T, Nowak AK, Christobel M, et al. Cosmetic outcome as rated by patients, doctors, nurses and BCCT. Core software assessed over 5 years in a subset of patients in the TARGIT-A Trial. Radiat Oncol, 2018, 13:68–77.

[9] Skraastad BK, Knudsen C, Jackson C, et al. Quality of life, patient satisfaction and cosmetic outcome after delayed breast reconstruction using DIEP flap: a 10 years' follow-up survey. Journal of Plastic Surgery and Hand Surgery, 2019, 53(2):119–124.

[10] Guyomard V, Leinster S, Wilkinson M. Systematic review of studies of patient satisfaction with breast reconstruction after mastectomy. Breast, 2007, 16:547–567.

[11] Sinno S, Salvino MJ, Vandevender D. Comparing Patient Satisfaction in Bilateral and Unilateral Breast Reconstruction. Plastic and Aesthetic Nursing, 2014, 34:141–145.

[12] Duggal CS, Grudziak J, Metcalfe DB, et al. The Effects of Breast Size in Unilateral Postmastectomy Breast Reconstruction. Annals of Plastic Surgery, 2013, 70:506–512.

[13] Spear SL, Davison SP. Aesthetic subunits of the breast. Plast Reconstr Surg, 2003, 112(2):440–447.

[14] Bailey SH, Saint-Cyr M, Oni G, et al. Aesthetic Subunit of the Breast: An Analysis of Women's Preference and Clinical Implications. Annals of Plastic Surgery, 2012, 68(3):240–245.

[15] Leone MS, Priano V, Franchelli S, et al. Factors Affecting Symmetrization of the Contralateral Breast: A 7-Year Unilateral Postmastectomy Breast Reconstruction Experience. Aesthetic Plastic Surgery, 2011, 35(4):446–451.

[16] Massa M, Gasparini S, Baldelli I, et al. Interaction Between Breast Cancer Cells and Adipose Tissue Cells Derived from Fat Grafting. Aesthetic Surgery Journal, 2016, 36(3):358–363.

[17] Silva-Vergara C, Fontdevila J, Descarrega J, et al. Oncological outcomes of lipofilling breast reconstruction: 195 consecutive cases and literature review. Journal of Plastic, Reconstructive & Aesthetic Surgery, 2016, 69(4):475–481.

[18] Wazir U, El Hage Chehade H, Headon H, et al. Oncological Safety of Lipofilling in Patients with Breast Cancer: A Meta-analysis and Update on Clinical Practice. Anticancer Research, 2016, 36(9):4521–4528.

[19] Kronowitz SJ, Robb GL, Youssef A, et al. Optimizing Autologous Breast Reconstruction in Thin Patients. Plastic and Reconstructive Surgery, 2003, 112(7):1768–1778.

[20] Figus A, Canu V, Iwuagwu FC, et al. DIEP flap with implant: a further option in optimising breast reconstruction. Journal of Plastic, Reconstructive & Aesthetic Surgery, 2009, 62(9):1118–1126.

[21] Early Breast Cancer Trialists' Collaborative Group (EBCTCG). Effect of Radiotherapy After Breast-Conserving Surgery on 10-Year Recurrence and 15-Year Breast Cancer Death: Meta-Analysis of Individual Patient Data for 10,801 Women in 17 Randomized Trials. Lancet, 2011, 378:1707–1716.

[22] Fisher B, Anderson J, Bryant S, et al. Twenty-year follow-up of a randomized trial comparing total mastectomy, lumpectomy, and lumpectomy plus irradiation for the treatment of invasive breast cancer. N Engl J Med, 2002, 347(16):1233–1241.

[23] Hamdi M. Oncoplastic and reconstructive surgery of the breast. The Breast, 2013, 22:S100–S105.

[24] Demiri EC, Dionyssiou DD, Tsimponis A, et al. Outcomes of Fat-Augmented Latissimus Dorsi (FALD) Flap Versus Implant-Based Latissimus Dorsi Flap for Delayed Post-radiation Breast Reconstruction. Aesthetic Plastic Surgery, 2018, 42(3):692–701.

[25] Giacalone PL, Bricout N, Dantas MJ, et al. Achieving symmetry in unilateral breast reconstruction: 17 years experience with 683 patients. Aesthetic plastic surgery, 2002, 26(4):299–302.

[26] Losken A, Carlson GW, Bostwick J, et al. Trends in unilateral breast reconstruction and management of the contralateral breast: the Emory experience. Plast Reconstr Surg, 2002, 110(1):89–97.

[27] Nahabedian MY. Implant-based breast reconstruction: Strategies to achieve optimal outcomes and minimize complications. J Surg Oncol, 2016, 113(8):895–905.

[28] Ulusal Gozel B, Cheng MH, Wei FC. Simultaneous Endoscope-Assisted Contralateral Breast Augmentation with Implants in Patients Undergoing Postmastectomy Breast Reconstruction with Abdominal Flaps. Plastic and Reconstructive Surgery, 2006, 118(6):1293–1302.

[29] Kam K, Lee E, Pairawan S, et al. The Effect of Breast Implants on Mammogram Outcomes. The American Surgeon, 2015, 81(10):1053–1056.

延伸阅读

Farhangkhoee H, Matros E, Disa J. Trends and concepts in post-mastectomy breast reconstruction. J Surg Oncol, 2016, 113(8):891–894.

Kronowitz SJ. State of the art and science in postmastectomy breast reconstruction. Plast Reconstr Surg, 2015, 135(4): 755e–771e.

乳房重建中的对侧对称性手术：乳房固定术 37

Kavitha Kanesalingam, Elisabeth Elder

37.1 引　言

目前，乳房肿瘤整形手术后实现完全的乳房对称性对外科医生来说仍然是一项挑战。随着肿瘤整形技术的进步，外科医生可以拓展保乳手术和重建手术的范围，获得良好的美学效果。将患侧复制对侧乳房，实现双侧乳房形态和大小的完全一致仍然具有挑战性，也许并不具有技术可行性或并非患者的选择。因此，经常需要实施对侧对称性手术以达到与患侧重建乳房相匹配的效果。

手术时机和手术方式的选择取决于多种因素，包括患侧乳房的手术方式、辅助治疗、技术考虑、患者因素和选择，以及经济原因。

37.2 手术时机

实施对侧乳房固定术的最佳手术时机尚存在争议，因为即刻手术和延期手术各有优劣，应该在手术过程中与患者提前和早期商议。目前选择即刻对称性手术的患者日益增多。

不同研究报道的即刻对侧乳房固定术的手术率不同，最高可达61%[1]。即刻对侧乳房固定术的显著优点是患者不需要再次接受全身麻醉，也避免出现术后不对称。然而，许多外科医生仍倾向于延迟进行对称性手术。在最近的前瞻性队列报告中，即刻对侧乳房固定术的手术率低至32.3%[2]。该研究未探讨即刻对侧对称性手术实施率低的原因，可能与外科医生的偏好或当地的资金问题有关。英国一项对乳腺肿瘤整形医生的全国性调查显示，只有20%的受访者总是在初次手术时对患者提出对侧对称性手术，13%的受访者绝不会主动提及这种手术。实施延迟性对侧乳房固定术的根本原因是术后并发症发生率的增加、术后辅助治疗结果不确定以及资源和资金受限。随着等待手术名单上患者数量的增加，外科医生可能由于缺乏资源和资金而无法同时为患者提供对侧手术。

此外，由于放疗对患侧乳房形态和大小的影响的不可预测性，导致许多外科医生无法对对侧乳房进行即刻对称性手术。而且许多外科医生对术后风险持谨慎态度，因为许多患者必须继续接受癌症治疗，任何并发症都可能延缓这一进程。有研究结果表明，即刻对侧对称性手术几乎不增加术后并发症发生率，特别是无明显合并症的患者[3-4]。

37.3 术前计划

在行对侧乳房固定术前，外科医生需要先考虑患者和疾病相关因素，进而评估对侧乳房是否适合行固定术。

37.3.1 病　史

患侧乳房的手术方式对对侧乳房手术具有很大的影响。在制订手术计划时，考虑患者的期望和意愿非常重要。

- 吸烟史：患者术前应至少停止吸烟6周。
- 手术史：有明显合并症的患者具有更大的并发症风险，应该给予适当建议。

37.3.2 体格检查

（1）乳房健康情况。确保在6个月内已检查对侧乳房，以减少发现隐匿性或偶发性癌的风险。

（2）皮肤质量。在规划乳房固定术的切口类型和方式时应评估皮肤质量。

（3）乳房大小和形态。在评估乳房大小时，应测量患者当前的胸围，评估乳房下垂程度。

（4）术前测量和标记。记录术前测量数据非常重要（图37.1）！

在规划乳房固定术时应考虑腺体密度，并对其进行合理评估，可以采用乳腺影像学检查获得更准确的评估结果。最常用的影像学检查方式是乳腺X线，超声和MRI也可以显示乳腺组织的特征[5]。术前进行乳腺密度评估有助于外科医生估算乳腺的脂肪成分，从而预测皮肤破坏、双平面运用和整形的可行性，而且不会增加并发症的风险。含脂肪成分较多的乳腺组织（低密度乳腺）发生脂肪坏死的风险更高，可能导致术后愈合困难[6]，对于这些患者，外科医生应采用更保守的方法进行组织切除和利用。

（5）影像学检查。可以使用有助于体积评估和手术规划的辅助检查，如3D摄影。术前确定胸壁及乳房已经存在的不对称，以及其他需要考虑并可通过手术矫正的畸形也很重要。

37.4 手术方式

手术方式的选择往往取决于三个因素：皮肤包膜和瘢痕位置、乳头蒂以及乳腺实质的体积。

37.4.1 皮肤包膜和瘢痕位置

对于皮肤包膜中等大小的患者，可以选择垂直或环形乳房成形术；对于乳房下垂明显且皮肤面积更大的患者，可能需要通过Wise模式切口来控制皮肤包膜的大小。

37.4.1.1 环形乳房成形术

此术式适用于中小尺寸乳房伴轻度下垂的患者，由Benelli等于1990年首次提出，并且已成为乳房固定术中抬高乳晕或增大乳晕的常用方法[7-8]。许多乳腺肿瘤整形医生已经认可并开展了这种术式，其不仅适用于对侧对称性手术，也适用于乳腺癌治疗中的保乳手术（图37.2）[9]。

术前标记

（1）沿乳晕外缘（有色素和无色素皮肤的边界）做两个同心圆弧形切口（图37.3a）或偏心圆弧形切口（图37.3b）。必要时可以缩小乳头乳晕复合体（NAC）的尺寸。如果需要抬高NAC且限制皮肤切除量以减少术后乳晕的张力，可以做偏心切口。建议将原始和新的乳晕标记点之间的距离保持在1~1.5cm；如果需要明显缩小皮肤包膜，则可以增加这个距离，但是需要注意，乳晕张力的增加可能导致巨大乳晕、瘢痕疙瘩和瘢痕增宽。

（2）将两个环形切口之间的皮肤去表皮化。

（3）一般建议腺体重排应与皮肤包膜减少相对应。

（4）通常采用荷包缝合法闭合切口。有些外科医生为了降低巨大乳晕的发生风险，会采用不可吸收缝线闭合切口，但是目前缺乏该方法有效性的证据。

环形乳房成形术的主要优点是瘢痕不明显，但是往往以牺牲良好外观和长期稳定性为代价。

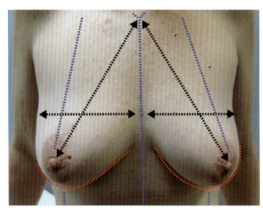

图37.1 术前标记和测量。患者取坐位，标记乳房径线、中线（蓝色点状线）和乳房下皱襞（红色点状线）。测量从胸骨切迹到乳头的距离（黑色箭头），了解乳房下垂程度，并根据提升乳头所需的术式进行规划。在乳房固定术中通常不需要确定乳房宽度（黑色箭头），这在假体重建中更有用

乳房重建中的对侧对称性手术：乳房固定术

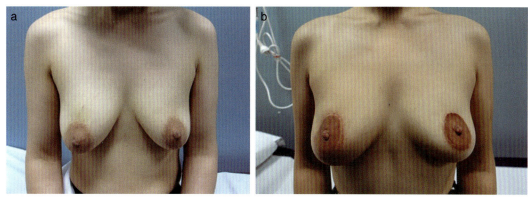

图 37.2　一例右侧乳腺癌患者行乳房切除术联合对侧对称性手术的术前（a）和术后 6 个月（b）的照片。该患者接受了广泛局部肿瘤切除术联合环形乳房成形术，同时行即刻对称性手术

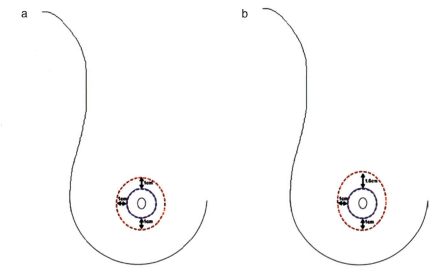

图 37.3　（a）同心圆弧形切口。（b）偏心圆弧形切口

37.4.1.2 垂直乳房固定术

垂直乳房固定术可用于中等大小的乳房伴轻到中度下垂患者的对侧对称性手术。

术前标记时患者取直立位或坐位。

（1）自胸骨切迹至脐部画出中线。

（2）标记乳房下皱襞和乳房径线。

（3）标记计划的新乳头位置。

（4）假设乳晕直径约为 4cm，在新乳头上方 2cm 处标记新乳晕上缘。手绘一个长约 14cm 的圆顶形作为新乳晕的上界，其直径随乳房大小而变化。

（5）轻轻向内侧和外侧移动乳房，标记出与乳房径线有关的内侧和外侧边缘。然后将这些线条与圆顶形连接成上标志线和下标志线。将最下方标志线标记在之前乳房下皱襞上方 1~2cm 处，以避免在乳房皱襞中出现水平切口。对于已经接受缩小手术、重建手术或放疗的对侧乳房，实现两侧乳头对称和类似的高度很困难。在标记新的乳晕边界和边界长度时，必须考虑对侧乳房的测量数据。内侧和外侧边缘的长度应与对侧乳房下皱襞至乳晕的距离一致（图 37.4）。在确定圆顶形的宽度时，应考虑中线到乳晕的距离。

（6）如果垂直瘢痕的尾端较长，形成狗耳畸形，可考虑保留短的倒 T 型瘢痕，这样做可以改善乳房下皱襞的轮廓，是值得付出的代价。

（7）采用此技术时，通常在蒂上侧、上内侧或内侧抬高 NAC。Hall-Findlay E 将内侧蒂垂直切除联合乳房固定术描述为一种简单的方法。她认为，这种方法能改善短期和长期的瘢痕和形状[10]。

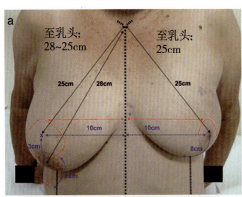
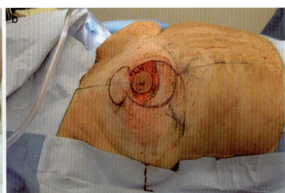
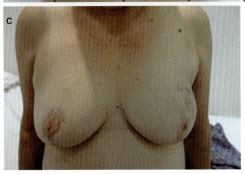

图 37.4 既往行左侧乳房保乳手术及全乳放疗的乳腺癌患者，因对称性不佳行对侧垂直乳房固定术。（a）术前照片。沿乳房径线标记新乳头高度。为匹配对侧乳房（以蓝色标记），用左侧乳房的乳头至乳房下皱襞（IMF）的距离（8cm）标记右侧乳房固定术的内侧和外侧边缘长度。这可以通过确保从乳头（蓝色箭头）和乳晕边缘（红色箭头）到双乳中线的距离相似来证实。（b）术中照片。乳头乳晕复合体（NAC）在内侧蒂上凸起。照片展示了最下面的标志线如何在原始乳房下皱襞上方 1~2cm 处交会，以避免皱襞出现水平切口。（c）术后照片。术后 3 个月，乳房对称性良好，乳头高度相似

（8）对于需要乳头离断手术的患者，可采用类似的原则进行对侧对称性手术以获得良好的美学效果（图 37.5）。

37.4.1.3 Wise 模式乳房固定术

Wise 模式乳房固定术通常用于有中到大尺寸乳房的女性，是作为乳房缩小术中的一个步骤。对于需要大范围切除且乳房大的乳腺癌女性患者来说，这是一种比较常见的手术方式。

患者取直立坐位进行术前标记：

（1）从胸骨切迹至脐部的中线。

（2）乳房下皱襞及乳房径线。

（3）预计的新乳头位置。

（4）通过轻轻向内侧和外侧移动乳房，标记与乳房径线有关的内侧和外侧边缘，并与新乳头相连。边缘长度一般为 7~12cm，这取决于计划的最终体积和需要切除的体积，特别是在延迟对侧缩乳手术中，患侧乳房下皱襞与乳头的距离可用于确定内侧和外侧边缘的长度。然后将标志线与乳房下切口的内侧和外侧相连接（图 37.6）。

37.4.2 乳头蒂

乳头乳晕复合体（NAC）通常在上蒂、内上侧蒂、外上侧蒂或下蒂上移动。

当需要较小幅度地抬高 NAC 时，上蒂可满足要求。当需要更大幅度地抬高 NAC 时，内上侧蒂和外上侧蒂更容易旋转，可以移动这些蒂以防止乳头回缩，这种情况一般出现在上蒂发生自我重叠时。

当 NAC 靠近乳房下缘时应选择下蒂。下蒂存在"触底"的潜在风险。但因下蒂比上蒂短得多，因此"触底"的风险最小。在处理短的下蒂时，皮瓣的血供优于长的上蒂，这也是它的优点之一。

37.4.3 乳腺实质

在乳房固定术中，通常需要对腺体组织进行重排。

对于乳房较小的女性患者，并不总是需要进行组织切除，但是通常需要对腺体组织进行收紧处理以匹配皮肤包膜的减少和（或）改善外形。这样也可降低瘢痕张力，并提高了美容效果。

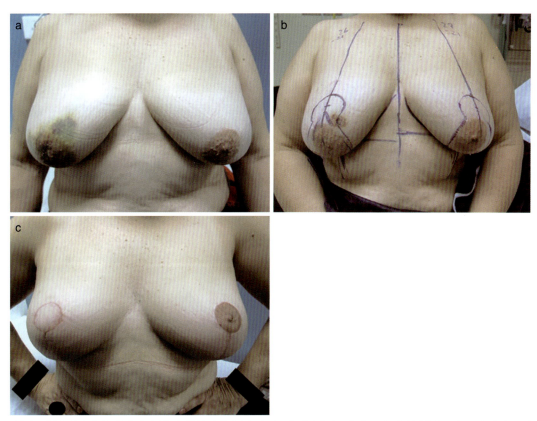

图 37.5 因右侧乳晕后病变行乳头离断术患者的术前照片（a）及手术标记（b）。根据计划采用的垂直乳房固定术进行标准标记，在乳晕下方保留一个皮肤盘，以替代右侧乳头乳晕复合体（NAC）。伴随对称性改变，该患者的左侧乳头位置已得到矫正并外侧化。术后结果（c）显示美学效果良好

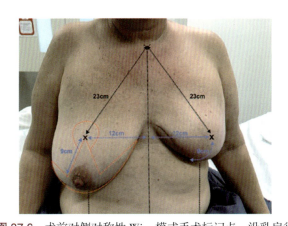

图 37.6 术前对侧对称性 Wise 模式手术标记点。沿乳房径线标记新"设定"的乳头高度。为匹配对侧乳房（以蓝色标记），通过左侧乳房乳头与乳房下皱襞（IMF）的距离（9cm）标记右侧乳房的内侧和外侧边缘长度。这可以通过确保两侧乳房从乳头（蓝色箭头）到中线或胸骨切迹到乳头（黑色箭头）的距离相似来证实

对于乳房较大的女性，通常需要同时切除乳腺实质和皮肤，特别是在切除肿瘤后，目的是使患侧乳房对称。

虽然切除的乳腺实质通常与所使用的皮肤切口类型和凸起的 NAC 蒂相对应，但是可有效反映患侧乳房中切除的组织。

37.5 陷阱与挑战

37.5.1 渐进性不对称和乳头不一致

尽管外科医生为实现重建乳房的对称性已付出了最大的努力，但是对侧对称性手术仍然是他们所面临的最大挑战之一。

由于患者因素如年龄等的影响，对侧乳房的形态可持续改变。对患侧乳房行假体重建的患者，对称性缺失会更加明显。此外，如果将对重建乳房进行乳房切除术后放疗（post mastectomy radiation therapy，PMRT），假体植入后可能存在很高的包膜挛缩风险，这会导致美容效果变差，并加剧不对称性。

接受保乳手术及术后放疗的患者也存在乳房畸形和对称性欠佳的风险。

保乳手术后放疗可导致乳房松弛、皮肤毛细血管扩张和乳房回缩，可能导致很差的美容效果。这些变化可能随时间的推移呈渐进性，因此即使实施对侧对称性手术，乳房不对称也难以避免[11]。

37.5.2 乳头坏死

尽管手术中会尽力维持乳头的血供，但是这些手术都存在乳头坏死的风险，即使风险很小，但是可对患者造成巨大的影响。吸烟和血管疾病等因素可增加乳头坏死的风险，所有患者都应该知晓并接受这种潜在的并发症。

37.5.3 切口问题

乳房固定术后切口延迟愈合并不少见。细致的术后切口管理和使用合适的敷料可以减少切口裂开的风险，并加快愈合。Wise模式的T型切口存在特殊的风险，无张力闭合切口对于减少坏死和裂开至关重要。如果出现了切口裂开或坏死，对切口清创和放置负压敷料可加快恢复。

37.5.4 瘢 痕

患者在接受乳房固定术后可能出现瘢痕增宽、肥厚或瘢痕疙瘩形成。应告知患者这种可能性并提供咨询，特别是相关风险较高的患者。

环形乳房成形术后即使使用不可吸收缝线闭合切口，患者仍然可能出现巨大乳晕。图37.2展示了双侧环形乳房成形术后的瘢痕肥厚。

37.5.5 脂肪坏死

乳腺组织中脂肪较多的患者有发生脂肪坏死的风险，乳腺X线和超声检查中经常发现这种坏死。尽管有研究认为，乳腺X线检查的准确性、敏感度和特异度不受对侧乳房固定术的影响，但是术后改变可能导致影像学结果解读困难。这不仅导致需要召回行进一步的影像学检查和组织取样的病例越来越多，而且会造成患者更加焦虑和苦恼[12]。因此，应使放射科医生了解患者既往的乳腺手术史，并由有经验的乳腺放射科医生评估和报告影像学结果，以避免患者继续接受不必要的检查。

37.5 总 结

对行乳房切除术的乳腺癌患者应提早规划对侧乳房手术，同时预先考虑辅助治疗对患侧乳房形状和大小的影响。应告知患者手术相关风险和潜在的并发症，并考虑患者的选择。尽管乳腺癌手术可对患侧乳房产生较大的影响，但是为了实现对称性，外科医生可以选择多种不同的方法进行对侧乳房手术，不需要相互照搬同一种方法。总而言之，对侧乳房固定术是一种风险相对低、安全的手术方式，可显著改善乳腺癌患者的生活质量。因此，如果条件允许，建议患者选择对侧对称性手术。

> **提示与技巧**
>
> - 对侧对称性手术方式的选择主要取决于患侧的手术方式、辅助治疗方法、乳房下垂程度以及乳房的大小。
> - 在做环形乳房成形术的标记时，两个圆形切口之间的距离应与缩小的量相对应。外圈偏心会导致乳头位置偏移。
> - 仔细测量相关尺寸是匹配对侧乳房、达到术后对称性的关键。应确保不要将对侧新乳头定位过高，因为使用垂直切口方式时乳头乳晕复合体（NAC）的位置可能高于预期。
> - NAC蒂的选择取决于实际乳头与新乳头的距离。内上侧蒂或外上侧蒂之间需要足够的距离才能将其轻松旋转。

（潘琴文 译，晋旭初 校，刘锦平 审校）

参考文献

[1] Romics L, Macaskill EJ, Fernandez T, et al. A population-based audit of surgical practice and outcomes of oncoplastic breast conservations in Scotland–An analysis of 589 patients. European Journal of Surgical Oncology, 2018, 44(7):939–944.

[2] Chang JM, Kosiorek HE, Wasif N, et al. The success of sentinel lymph node biopsy after neoadjuvant therapy: A single institution review. The American Journal of Surgery, 2017, 214(6):1096–1101.

[3] Cooney CM, Sebai ME, Ogbuagu O, et al. Matching Procedures at the Time of Immediate Breast Reconstruction: An American College of Surgeons National Surgical Quality Improvement Program Study of 24 191 Patients. Plastic and Reconstructive Surgery, 2016, 138(6):959e–968e.

[4] O'Connell RL, Baker E, Trickey A, et al. Current practice and short-term outcomes of therapeutic mammaplasty in the international TeaM multicentre prospective cohort study. British Journal of Surgery, 2018, 105(13):1778–1792.

[5] D'Orsi CJ, Sickles EA, Mendelson EB, et al. ACR BI-RADS Atlas, breast imaging reporting and data system. American College of Radiology, 2013, Reston,VA,2013.

[6] Clough KB, Lewis JS, Couturaud B, et al. Oncoplastic techniques allow extensive resections for breast-conserving therapy of breast carcinomas. Annals of surgery, 2003, 237(1):26–34.

[7] Benelli L. A new periareolar mammaplasty: The "round block" technique. Aesthetic Plastic Surgery, 1990, 14(1):93–100.

[8] Hammond DC. Atlas of Aesthetic Breast Surgery. Elsevier Health Sciences, 2009.

[9] Bramhall RJ, Lee J, Concepcion M, et al. Central round block repair of large breast resection defects: oncologic and aesthetic outcomes. Gland surgery, 2017, 6(6):689–697.

[10] Hall-Findlay EJ. Vertical Breast Reduction. Semin Plast Surg, 2004, 18(3):211–224.

[11] Johansen J, Overgaard J, Rose C, et al. Cosmetic outcome and breast morbidity in breast-conserving treatment—results from the Danish DBCG-82TM national randomized trial in breast cancer. Acta Oncol, 2002, 41(4):369–380.

[12] Nava MB, Rocco N, Catanuto G, et al. Impact of contralateral breast reshaping on mammographic surveillance in women undergoing breast reconstruction following mastectomy for breast cancer. The Breast, 2015, 24(4):434–439.

38 乳房重建中的对侧对称性手术：乳房缩小成形术

Ozlem Silistreli, Mehmet Ali Kocdor

38.1 引言

根据乳房切除术的适应证，大多数乳腺癌患者只进行单侧治疗，当切除乳房体积≥20%（2级）时会造成明显的不对称，此时通常需要实施对侧对称性手术。患者接受对称性手术的主要动机是在裸体或穿衣时保持乳房外观正常，避免不良的美容效果破坏其生活质量。

在对称性手术的规划阶段，除了考虑患者的需求外，还需要考虑许多因素，如切除术前的乳房外观，切除/切口的预计形状，对侧乳房是否存在良性或癌前病变，同侧乳房是否需要放疗，以及经济情况等。

无论是否罹患乳腺癌，许多女性都存在双侧乳房体积不对称[1-3]。而且，即使从两侧乳房切除同等体积的组织，切除组织中的腺体和脂肪的比例也可能不同。乳房重建导致的组织损伤、腋窝淋巴结清扫术后淋巴阻塞可导致进一步的体积差异，更重要的是，辅助放疗后两侧乳房的体积差异会进一步增加[4-6]。

在乳腺癌幸存者中，乳腺其他部位发生癌的风险为1%~20%。在因美观或功能原因接受乳房重建的患者中有0%~1.2%检出乳腺癌。据报道，在乳腺癌手术患者的对侧对称性手术中发现的乳腺癌概率为1.12%~4.5%。在常规X线检查中，尤其是乳腺组织致密的女性中可检测出隐匿性癌。因此，

我们可以认为，对侧乳房对称性手术对患者来说可能是一种有益的肿瘤干预措施[7-12]。

38.2 手术时机

是术后即刻还是合理时间内对对侧乳房进行缩小成形术目前仍存在争议，两种选择各有优缺点。与患侧手术同期进行对侧乳房对称性手术，患者只需要接受一次手术，从经济角度考虑，即刻手术比延迟手术花费更少，且并发症发生率最低。此外，同期对侧乳房手术的早期美学效果虽然会影响患者的满意度，但能够使他们很容易地适应下一步的治疗过程[4,13-14]。与延迟乳房成形术相比，同期手术需要更少的修复。据报道，延迟乳房成形术比同期手术需要修复手术的概率增加了4倍[14]。

延迟对侧乳房对称性手术具有一定的美学和肿瘤学优势。例如，接受保乳手术的患者几乎都要接受放疗，导致乳房形态发生明显变化，在几个月内出现体积丢失。换句话说，同期手术即使早期实现了对称性，放疗后患者双侧乳房可能再次出现不对称。而且，部分行保乳手术的患者因切缘阳性或显微镜检查发现增生性病变可能需要再次手术甚至行乳房切除术，这无疑会对美容效果产生不利影响。此外，与对侧对称性手术相关的并发症可能会延迟辅助治疗时间[15]。

38.3 手术规划

在规划对称性手术时需要参考一些客观指标。
（1）测量乳房大小和固定解剖标志的分界，

包括胸骨切迹的位置、距胸骨切迹 7cm 处的锁骨中点、乳头、乳房下皱襞及乳房的内外侧边缘。应测量如下两个标志点之间的距离（图 38.1）：

- 胸骨切迹与乳头之间的距离；
- 锁骨中点与乳头之间的距离；
- 乳头和乳房下皱襞之间的距离；
- 乳头与胸骨中线之间的距离；
- 乳房的外侧至内侧的直径。

（2）乳腺体积评估对于美学效果和重建手术的规划至关重要。在引入水置换法后，许多技术（如热塑性成型、人体测量、二维成像，或通过 CT 和 MRI 检查进行体积评估）可用于测量乳房体积，但是大多数这些技术在临床上并不常用。三维表面成像是一种简便、快速、有价值的评估工具[16]。

（3）腺体组织在各象限上的分布（上极饱满度、下垂分级）。

38.4 二级肿瘤整形手术后的对称性手术

38.4.1 基本原则与要素

患者接受二级和三级肿瘤整形手术后，行对侧对称性手术比较常见。在一级肿瘤整形手术中，切除 < 20% 的乳房体积且不切除皮肤，由此产生的缺损较小，术后乳房未出现明显畸形，无须行对称性手术。在二级肿瘤整形手术中，切除 20%~50% 的乳腺组织，并且需要根据肿瘤位置进行多种整形干预，包括乳房固定术。三级肿瘤整形手术后对称性手术不在本章的讨论范围内。

38.4.1.1 基本原则

实施对称性手术时，应遵循一些基本原则和目标：

（1）接受对称性手术的乳房应与对侧乳房具有相同的形状和体积，甚至是相同程度的乳房下垂程度。

（2）不是接受肿瘤外科手术的乳房接受对称性手术，而是健康侧的乳房。

（3）术前应对即将行对称性手术的乳房进行细致的放射学检查，以发现同时存在的小的或隐匿性癌或癌前病变。

（4）如果对侧乳房发现癌前病变或增生性病变，应对其实施后续放疗，并在对称性手术中将其切除。应根据病变部位规划对称性手术。

患者接受二级肿瘤整形手术后，大多会选择乳房缩小成形术使对侧乳房对称，很少需要进行对侧隆乳手术。关于对称性手术切口还没有具体的标准，患侧乳房的切口模式也适用于对侧乳房。任何方式的乳房缩小成形术都可以使 NAC 达到与患侧乳房对称的位置，并实现两侧乳房的体积相等。除了达到 NAC 对称外，还应保留 NAC 的血液供应和神经支配，避免乳腺组织中出现空化现象，并且应将瘢痕设计在可接受的区域以避免影响美容效果。

38.4.1.2 基本要素

无论采用何种乳房缩小术，都应遵循以下四个基本要素：

（1）设计蒂时应保留 NAC 的血管和神经支配。
（2）应从设计蒂部的适当区域取出乳腺组织。
（3）应达到与剩余乳房体积相适应的最小瘢痕。
（4）应实现美观的乳房外形。

38.4.1.3 临床检查和标记

无论采用何种方法进行乳房缩小术，当患者站立且双臂垂于两侧时，应标明下列标志点并测量距离（图 38.1）：

- 胸骨切迹（sternal notch，SN）；
- 肚脐（U）；

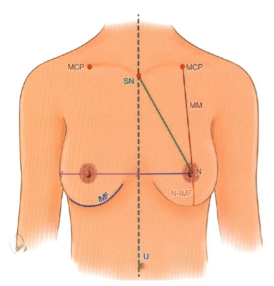

图 38.1 乳房解剖标志点及测量（图片获得经 Gökçe Taniyan 许可使用）。MCP：锁骨中点；SN：胸骨切迹；IMF：乳房下皱襞；MM：锁骨中点到乳头的连线；N：乳头；N-IMF：乳头到乳房下皱襞的连线；U：肚脐

- 锁骨中点，通常位于距胸骨切迹外侧 7cm（midclavicular point，MCP）；
- 乳头（N）；
- 乳房与胸壁外侧交界处（乳房外侧边缘）；
- 从胸骨切迹延伸至脐部的中线；
- 乳房下线（inframammary fold，IMF）；
- 胸骨切迹与乳头的连线（SN-N）；
- 从锁骨中点到乳头，从乳头到乳房下沟的连线（乳房子午线，MM）；
- 乳头与乳房下皱襞的距离（N-IMF；乳头到乳房下皱襞的距离在乳房经线上）；
- Pitanguy 点（是乳房下皱襞在乳房经线上的投影，决定了新 NAC 的位置）；
- 乳房宽度（乳房外侧和内侧边缘之间的距离）；
- 乳房高度（乳房下皱襞与乳房上缘的距离）。

38.4.2 手术技术

在确定对侧乳房缩小成形术适宜的手术方式时，主要考虑的因素是乳房体积和乳房下垂程度。在各种不同的乳房下垂分级系统中，Regnault 分级是最常用的一种[17]。1 级下垂，乳头位于乳房下皱襞或其上方 1cm 处；2 级下垂，乳头位于乳房下皱襞下方 1~3cm 处；3 级下垂，乳头位于乳房下皱襞下方大于 3cm 处。"假性下垂"是指乳头位于乳房下皱襞上，但腺体位于此线下方。

毫无疑问，对侧对称性手术可使用与患侧肿瘤整形手术相同的方式，但是，手术团队应该在常用的对侧对称性手术方面具有丰富的经验。根据瘢痕形成的特点，将这些手术方式分类如下。

38.4.2.1 乳晕缘缩小乳房成形术

术前计划

乳晕缘缩小乳房成形术又称为 Benelli 环形手术[18]，可以通过隐藏在乳晕边缘的切口进行乳房缩小术，其优点包括保留 NAC 的血供和神经支配，以及保持乳腺导管的完整性。然而，在轻微下垂乳房中应用这项技术存在一些缺点，例如，随着时间的推移，乳晕逐渐扩大，形成低质量的瘢痕组织，最终导致乳房肥大[18-21]。在术前计划阶段，患者站立位时应标记出中线和乳房径线。在乳房最突出的前部画一个圆形，利用四个解剖点可完成该手术（图 38.2）：

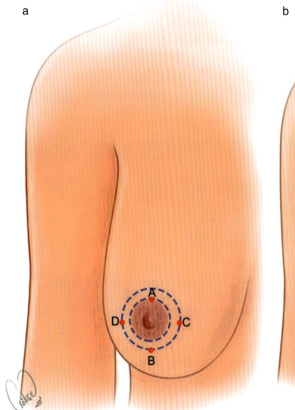
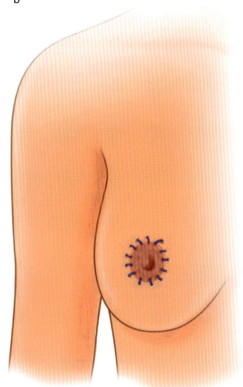

图 38.2　乳晕缘缩小乳房成形术

38 乳房重建中的对侧对称性手术：乳房缩小成形术

- A 点（上级）：Pitanguy 点可用于确定乳头的新位置；
- B 点（下级）：在乳房径线上，位于乳房下皱襞上方 7~8cm；
- C 点（内缘）：当向外侧轻轻牵拉乳房时，乳房径线被移位的点；
- D 点（外缘）：当向内侧轻轻牵拉乳房时，乳房径线被移位的点。

将这四个点连接成一个圆形。但是连接这些点的线应该位于 A 点上方 2cm，以形成一个椭圆形的分界。

手术技巧

患者仰卧于手术台，双臂向两侧张开，角度小于 90°。用无菌金属模具拉伸乳腺组织，在新乳头周围绘制直径为 4cm 的 NAC 形状。将新的和原始 NAC 之间的区域去表皮化，然后根据需要使用的蒂类型加深切口，抬高皮瓣。当采用下蒂时，将内侧、上方和外侧的皮瓣抬高。最初这些皮瓣很薄（1cm），但是当它们靠近胸壁时，厚度增加（3~4cm）。将下蒂裸化以动员 NAC，切除内、外侧及上方。使用中央蒂时，将腺体组织分成四个象限。将去表皮化的乳晕周围环形皮瓣推进到合适位置后，固定在胸肌筋膜上。然后对皮瓣的真皮层进行荷包缝合，并与新的 NAC 的直径相适应（4cm）。在此处，为了防止缝线暴露，必须将缝线置于适当深度。将外层皮瓣缝合于内层皮瓣上，这样缝线就不会出现波动。

38.4.2.2 垂直切口乳房成形术

垂直切口乳房成形术通常用于中小型乳房，适用于任何形状[22-26]。对较大的乳房或皮肤弹性较差的乳房进行手术时，更宜采用切除较大范围皮肤的方法。在这类手术中，应在水平和垂直平面上同时切除皮肤。如有必要，可在行垂直切口时扩大皮肤切口，额外增加较小的长度，这样做可使皮肤弹性较好的患者获得更好的美学效果。

术前准备（图 38.3）

患者取坐位或站立位，标记胸壁正中线、乳房下皱襞和乳房径线。确定"A 点"，即"Pitanguy 点"。B 点为皮肤切口的下边界，标记在乳房下皱褶上方 2~4cm 处（视乳房体积而定）。在行小体积切除时，这个距离应该更短；在行大量切除时，这个距离应该更长。当使用垂直切口时，将乳房下皱褶向上抬起。因此，第一种切口方式是在乳房下皱褶下方做

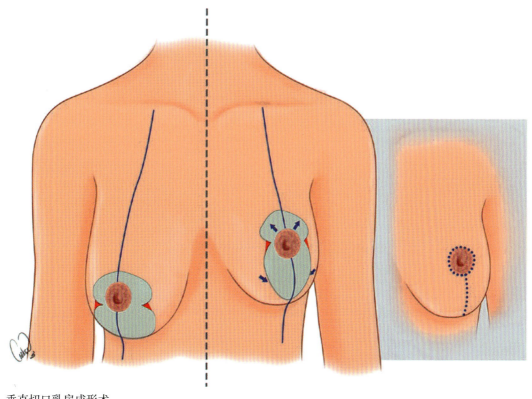

图 38.3　垂直切口乳房成形术

切口，该切口止于乳房下皱褶的上方，以防止瘢痕延伸到乳房下皱褶以外[27]。Lejour 描述的穹顶形图案是通过绘制从 A 点延伸到 C 点和 D 点的曲线来确定 NAC 的新位置。当 C 点和 D 点相连时，将形成一个圆。从 C 点和 D 点到 B 点绘制的椭圆线表示切口的边缘[26]。

手术技巧

用适当的金属模具标记 NAC 的新位置，将乳头置于中心点。如果 NAC 的新位置在 A 点到 C 点和 D 点的划线所划定的区域内，则意味着 NAC 的位置将更高，可以选择使用上蒂。如果 NAC 的新位置低于所划定的边缘，可优先使用内上蒂。蒂在 NAC 周围应有 2.5cm 的组织，将蒂内、NAC 区域外残留的组织去表皮化。在蒂部以外区域进行整块切除，包括皮肤、脂肪和腺体组织，根据标记直到胸壁。在外侧及上方位置进行切除，保持内侧完整，这有助于使乳房内侧达到饱满。必须将蒂预留至少 2.5cm 的厚度，切除后形成的乳房皮瓣应具有相同的厚度。减少切除下缘与乳房下皱襞之间的组织厚度有助于避免出现狗耳畸形。必要时可在腋窝插入 4mm 套管进行抽脂。完成切除后，闭合切口的两个平面，靠近内、外侧支柱。缝线的位置对于预防假性下垂和反弹畸形也很重要。假性下垂是利用下蒂行乳房缩小成形术时最常见的并发症之一，由于该方法是从下方切除乳腺组织，所以该并发症并不常见。据报道，由于不需要准备全层的蒂，因此可以通过此方法切除蒂下的乳腺组织[27]。

38.4.2.3 Wise 模式（倒 T 型切口）乳房成形术

手术技巧

Wise 模式乳房缩小成形术是多年来最常用的中大型乳房缩小技术。1956 年 Robert Wise 将初始的 Wise 模式描述为一种整形模具，将其折叠时呈圆锥形[28-30]（图 38.4）。这种模具为切除底部皮肤提供了图案。到目前为止，初始的 Wise 模式已经得到改良，但是始终形成倒 T 型瘢痕图案（由两个瘢痕相交形成倒 T 型瘢痕，其中一条线在乳房径线上从乳晕下缘延伸至 IMF，另一条线是 IMF 上方的横线）。可将皮瓣设计成多种不同的形状，垂直线长度、两者之间的夹角、切除程度、IMF 切口长度可以发生变化。McKissock 发明的关键模式非常有助于绘制图案，允许根据外科医生的经验和水平进行修改[31]，可以根据选定的参数绘制不同的形状，包括乳房大小、基底宽度和预计达到的体积。

在 Wise 模式手术中，最常用的是下蒂，也可使用其他移植技术，包括上蒂、内上蒂、中央蒂和游离乳头（图 38.5）。Wise 模式乳房缩小成形术的关键不是切除组织的数量，而是保留在乳房象限内组织的数量。如果采用皮瓣进行乳房重建，随着时间的推移，腺体组织可能出现明显畸形（即触底反弹）、瘢痕消退差，甚至由于张力导致皮肤坏死。为达到美学效果，应重建腺体组织，并且在不产生任何张力的情况下用皮肤覆盖腺体组织。

术前准备

绘制胸壁正中线、乳房径线、乳房下皱襞（IMF），然后确定 NAC 的新位置（Pitanguy 点）。若要使用模具，考虑到新的 NAC 位置，应将其放置在乳房径线上方，然后绘制垂直线。此时可以根据计划的乳房大小调整垂直线的长度和它们之间的夹角，然后绘制从垂直线的下端延伸出的外侧曲线和内侧曲线，连接至 IMF。

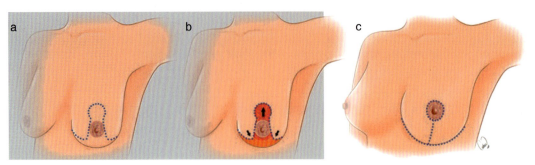

图 38.4　倒 T 型切口乳房成形术

38 乳房重建中的对侧对称性手术：乳房缩小成形术

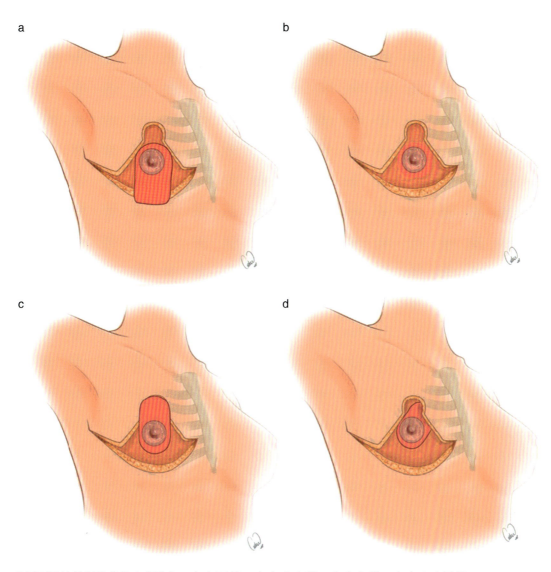

图 38.5 采用不同的蒂行乳房缩小成形术。（a）下蒂。（b）中央蒂。（c）上蒂。（d）上内侧蒂

38.5 总　结

在乳腺癌患者中，切除的乳房体积 ≥ 20% 通常会造成明显的乳房不对称，需要对对侧乳房进行缩小术，可以选择的术式有几种，为了达到满意的对称性，必须注意蒂的选择、切除的组织量和瘢痕形态。

> **提示与技巧**
> - 在手术计划阶段，测量乳房大小、腺体组织在各象限的体积分布以及 NAC 的位置具有至关重要的意义。
> - 详细的临床检查和全面的手术标记对于开展对称性手术非常重要。

（潘琴文　译，晋旭初　校，刘锦平　审校）

参考文献

[1] Greydanus DE, Parks DS, Farrell EG. Breast disorders in children and adolescents. Pediatr Clin N Am, 1989, 36:601–606.

[2] Arca MJ, Caniano DA. Breast disorders in the adolescent patient. Adolescent medicine clinics, 2004, 15(3):473–485.

[3] De Vita R, Buccheri EM, Villanucci A, et al. Breast Asymmetry, Classification, and Algorithm of Treatment: Our Experience. Aesthetic Plastic Surgery, 2019, 43(6):1439–1450.

[4] Losken A, Carlson GW, Bostwick J, et al. Trends in unilateral breast reconstruction and management of the contralateral breast: the Emory experience. Plastic and reconstructive surgery, 2002, 110(1):89–97.

[5] Hudson DA. Factors Determining Shape and Symmetry in Immediate Breast Reconstruction. Annals of Plastic Surgery, 2004, 52(1):15–21.

[6] De Biasio F, Zingaretti N, De Lorenzi F, et al. Reduction

[7] Schrenk P, Wölfl S, Bogner S, et al. Symmetrization reduction mammoplasty combined with sentinel node biopsy in patients operated for contralateral breast cancer. J Surg Oncol, 2006, 94(1):9–15.

[8] Kheirelseid EA, Jumustafa H, Miller N, et al. Bilateral breast cancer: analysis of incidence, outcome, survival and disease characteristics. Breast Cancer Res Treat, 2011, 126:131–140.

[9] Sorin T, Fyad JP, Pujo J, et al. Incidence of occult contralateral carcinomas of the breast following mastoplasty aimed at symmetrization. Ann Chir Plast Esthet, 2014, 59(2):21–28.

[10] Ozmen S, Yavuzer R, Latifoglu O, et al. Coincidental breast carcinoma detection in reduction mammoplasty specimens. Plast Reconstr Surg, 2000, 106:1219–1220.

[11] Keleher AJ, Langstein HN, Ames FC, et al. Breast cancer in reduction mammoplasty specimens: case reports and guidelines. Breast J, 2003, 9:120–125.

[12] Colwell AS, Kukreja J, Breuing KH, et al. Occult breast carcinoma in reduction mammoplasty specimens: 14-year experience. Plast Reconstr Surg, 2004, 113:1984–1988.

[13] Rizki H, Nkonde C, Ching RC, et al. Plastic surgical management of the contralateral breast in post-mastectomy breast reconstruction. Int J Surg, 2013, 11(9):767–772.

[14] Wade RG, Marongiu F, Sassoon EM, et al. Contralateral breast symmetrisation in unilateral DIEP flap breast reconstruction. J Plast Reconstr Aesthet Surg, 2016, 69(10):1363–1373.

[15] Kaviani A, Safavi A, Mirsharifi R. Immediate and delayed contralateral symmetrization in oncoplastic breast reduction: patient' choices and technique formulation. Plast Reconstr Surg Glob Open, 2015, 3(1):e286.

[16] Chae MP, Rozen WM, Spychal RT, et al. Breast volumetric analysis for aesthetic planning in breast reconstruction: a literature review of techniques. Gland Surg, 2016, 5(2):212–226.

[17] Regnault P. Breast ptosis: definition and treatment. Clin Plast Surg, 1976, 3:193–203.

[18] Benelli L. A new periareolar mammoplasty: the "round block" technique. Aesthet Plast Surg, 1990, 14:93–100.

[19] Felicio Y. Periareolar reduction mammoplasty. Plast Reconstr Surg, 1991, 88:789–798.

[20] Goes JC. Periareolar mammoplasty: double skin technique with application of polyglactine or mixed mesh. Plast Reconstr Surg, 1996, 97:959–968.

[21] Fayman MS, Potgieter E, Becker PJ. Outcome study: periareolar mammoplasty patients' perspective. Plast Reconstr Surg, 2003, 111:676–684.

[22] Dartigues L. Traitement chirurgical du prolapses mammaire. Arch Franco Belg Chir, 1925, 28:313.

[23] Arie G. Una nueva tecnica de mastoplastia. Rev Latinoam Cir Plast, 1957, 3:23.

[24] Lassus C. Possibilite's et limites de la chirurgie plastique de la silhouette fe'minine. Hopital, 1969, 801:575.

[25] Lassus C. A technique for breast reduction. Int Surg, 1970, 53:69.

[26] Lejour M. Vertical mammoplasty and liposuction of the breast. Plast Reconstr Surg, 1994, 94:100.

[27] Lista F, Ahmad J. Vertical scar reduction mammoplasty: a 15-year experience including a review of 250 consecutivecases. Plast Reconstr Surg, 2006, 117(7):2152–2165.

[28] Wise RJ. A preliminary report on a method of planning the mammoplasty. Plast Reconstr Surg, 1956, 17:367–375.

[29] Wise RJ, Gannon JP, Hill JR. Further experience with reduction mammoplasty. Plast Reconstr Surg, 1963, 32:12–20.

[30] Wise J. Treatment of breast hypertrophy. Clin Plast Surg, 1976, 3(2):289–300.

[31] McKissock PK. Reduction mammoplasty with a vertical dermal flap. Plast Reconstr Surg, 1972, 49(3):245–252.

脂肪移植乳房重建术

39

Matteo Vigo

39.1 引　言

脂肪移植或自体脂肪转移的概念最初于19世纪由 Neuber 和 Czerny 基于整形手术实践提出。然而，经过一段时间后脂肪移植几乎被抛弃，它重新受到关注是因为吸脂术的出现，该技术提供了一种简单、可靠的方法来获取脂肪。脂肪移植技术是从身体不需要的部位获取脂肪组织，再注射到所需部位。该技术成功率升高主要是由于审美因素和一些特殊技术的出现，这些技术可以使脂肪移植获得持久、可靠的结果[1]。本章重点介绍乳房重建手术方式以及脂肪移植在乳房重建手术中的作用。

39.2 乳房重建手术

乳腺癌患者接受乳房切除术或其他侵入性手术（乳房肿瘤切除术或象限切除术）后可进行乳房重建手术。直到几年前，临床上还只能通过假体、自体组织（皮瓣）或者两者结合完成乳房重建[2]。进行自体组织重建可采用不同的皮瓣，此取决于皮瓣的供体部位，也可使用脂肪移植技术。常用的皮瓣包括横行腹直肌（TRAM）皮瓣、腹壁下深动脉穿支（DIEP）皮瓣、腹壁浅动脉（SIEA）皮瓣和背阔肌（LD）皮瓣。脂肪移植作为一种新的乳房重建技术，可作为其他重建技术的辅助手段，在某些特定情况下也可单独用于重建。脂肪移植有其自身的优缺点，正逐渐成为重要的乳房重建手术方式[3]。

39.2.1 乳房重建手术技术的演变

1896年，外科学教授 Iginio Tansini 首先描述了背阔肌肌皮瓣乳房重建手术[4-5]。1958年，Brown 和 McDowell 在手术中引入了动力皮肤治疗仪，允许实施大范围的皮肤移植，可以网状扩展以覆盖大的表面积。这一开创性的举措使外科医生意识到可以切除受损皮肤，并且随着辅助放疗的引入，局部控制率得到增强[6]。1982年，Hartramph 及其同事首次描述了腹部肌皮瓣，即带蒂 TRAM 皮瓣[7]，至此，已被放弃54年（1920—1974年）的 Tansini 手术才被重新用于即刻乳房重建。表39.1列出了一些常用的乳房重建技术及其优缺点[8]。

39.2.2 脂肪移植在乳房重建手术中应用的历史

由于脂肪具有容易获得，体内含量丰富，且免疫原性和过敏反应低等特性，早已被用作软组织缺损的填充物，是理想的填充材料。表39.2列出了脂肪移植的历史和技术进步，以及20世纪80年代美国 FDA 的禁令。这个表格还展示了早在20世纪80年代脂肪移植就已经用于乳房重建手术。该技术在1987年被禁止，原因是美国整形和重建外科医生协会（American Society of Plastic and Reconstructive Surgeons）的立场文件预测脂肪移植可能会影响癌症检测[9]。

M. Vigo (✉)
Amwaj Polyclinic, Dubai, UAE

© Springer Nature Switzerland AG 2021
M. Rezai et al. (eds.), *Breast Cancer Essentials*, https://doi.org/10.1007/978-3-030-73147-2_39

表 39.1　常用乳房重建技术及其优缺点

技术	时机	手术时间	优点	缺点
植入物	即刻	1h	没有额外的切口，一次手术即可完成重建，手术时间短	乳房的对称性不自然，难以进行个性化设计，10~20年后需要更换假体
TRAM 皮瓣	即刻或延迟	3~8h	更接近自然的乳房，可个性化设计	有额外的切口，手术时间及术后恢复时间较长，可能延迟放、化疗时间，可能出现腹壁无力，计划妊娠的女性禁忌使用该手术
DIEP 皮瓣	即刻或延迟	5~8h	同 TRAM 皮瓣类似，且不会出现腹部肌肉无力	有额外的切口，手术时间及术后恢复时间较长，可能延迟放、化疗时间
LD 皮瓣	即刻或延迟	3~6h	更接近自然的乳房，适用于计划妊娠或有腹部手术史的女性	恢复时间较长，可能出现脂肪坏死，只能行一次手术，可能延迟放、化疗时间

TRAM：横行腹直肌；DIEP：腹壁下深动脉穿支；LD：背阔肌

表 39.2　脂肪移植的历史

年份	作者/研究	报告/出版物
1893	Gustav, A. Neuber	首次报道了脂肪移植应用于整形外科
1895	Vincenz, Czerny	通过将脂肪瘤从臀部转移到乳房进行第一次乳房重建手术
1910	Eugene, Hollander	首次报道了脂肪注射
1919	Erich Lexer	出版《自由移植》（*Free Transplantations*），这是一本包含两卷的教科书，专门介绍脂肪移植在隆乳手术和乳房重建中的临床应用
1920	Alessandro, Pennisi	出版《外科脂肪移植》（*Fat Grafts in Surgery*），这是一本专门介绍脂肪移植的书
1926	Charles, Conrad, Miller	介绍了一种改良的脂肪移植技术，并使用空心金属套管代替皮下注射石蜡和凡士林
1950	Lyndon Peer	首次对脂肪移植存活的生物学基础进行了科学研究
1987	Mel Bircoll	发表了使用抽脂法隆乳的经验。不幸的是，他的研究结果并不令人印象深刻，当时的放射技术无法明确区分脂肪坏死的钙化灶与癌灶。这项研究发表后，美国整形外科医生协会发布了一份前所未有的立场声明，禁止对乳房进行脂肪移植
1987	美国整形外科医生协会	美国整形外科医生协会在20年的时间内"冻结"了将脂肪移植应用于乳房手术的任何尝试，使得植入物成为隆乳手术的唯一选择。20世纪80年代美国FDA发布了这项禁令

39.3 脂肪移植乳房重建手术研究回顾

近年来，自体脂肪移植已成为一种简单、可重复和风险低的乳房重建技术。2008—2012年，欧洲的4个医疗中心开展的一项大型研究得出结论——脂肪移植是其他标准乳房重建手术很好的替代方法。患者在两年内可能需要4~6次脂肪移植，接受放疗的患者疗程数略多，约为3年内8个疗程[10]。对于一些特定的病例，采用BEAULI™方法进行脂肪移植已被证明是一种高效、安全的植入物或皮瓣重建的替代方法。

脂肪移植可以用于多种情况，例如：

（1）胸壁和皮瓣之间变形；

（2）有先天畸形，如脂肪坏死；

（3）重建后需要对植入物进行重塑；

（4）外源性畸形，如辐射或瘢痕挛缩。

对于乳房体积不足的乳房重建，脂肪移植可以增加乳房体积，这使得有少量软组织的患者也可以进行自体组织重建。在一项对行自体组织重建患者的回顾性研究中，虽然半数患者需要进行不止一次手术，且约6%的患者发生了并发症但脂肪移植显著改善了美学效果[11]。

脂肪移植作为一种乳房重建手术技术，可用于乳腺癌患者的乳房肿瘤切除术、象限切除术和全乳切除术[12]，也可用于以美容为目的的隆乳手术[13]。

39.4 脂肪的组织病理学特征

39.4.1 脂肪细胞及其前体

脂肪细胞是储存多余能量的细胞，在能量平衡和脂质稳态中起着重要作用[14]。脂肪组织的独特之处在于可以在成年期扩张并保持其增殖能力。脂肪组织的发育早在产前晚期和出生后早期就开始了，并在成年后继续通过增殖和增生变得肥大[15]。Spalding等的研究显示，每年约10%的人体脂肪细胞再生[16]。为了调节成年期脂肪的动态和脂肪组织的扩张，增生性脂肪细胞前体细胞必须处于休眠状态，并响应代谢需求[17]。

脂肪组织由基质细胞、成熟脂肪细胞和巨噬细胞组成，并由毛细血管周围的结缔组织支持。基质或干细胞在体外分离时具有自我更新能力，可恢复组织血管化和器官功能（软骨、骨骼、肌肉和脂肪组织），被称为前脂肪细胞和多能脂肪源性干细胞（adipose-derived stem cells，ASCs）[18]。这些细胞存在于成熟脂肪细胞和成人脂肪组织小血管周围的细胞外基质之间（图39.1a）。人乳腺脂肪组织透射电镜（transmission electron microscopy，TEM）显示，ASCs排列在小血管内皮细胞周围（图39.1b），这有力地支持了其血管周围起源[18]。

ASCs是一种成体干细胞，于2000年左右被发现，已被科学家和医生广泛研究了10多年。这项科学研究成果非常重要，ASCs作为再生医学的核心要素已确立[19-21]。在临床中ASCs已被用于脂肪移植，从而使新方法"细胞辅助脂肪移植"得以引入[22-23]。富血小板血浆（platelet-rich plasma，PRP）也可用于改善移植脂肪的存活率。众所周知，PRP在脂肪移植中与ASCs具有协同作用[24-25]。手术技术的改进提高了移植脂肪的存活率，减少了脂肪坏死等副作用。将足够数量的培养ASCs与脂肪混合后进行移植，即可完成细胞辅助脂肪移植，提高脂肪移植存活率[21]。

39.4.2 间质血管分离（stromal vascular fraction，SVF）

通过对脂肪组织进行酶解或非酶解，然后进行离心，可分离出ASCs[25-26]。离心分离法有助于分离分化的脂肪细胞（浮在水层上）。所获得的异质混合物包括内皮细胞、红细胞、成纤维细胞、平滑

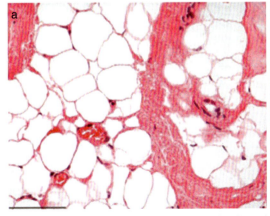
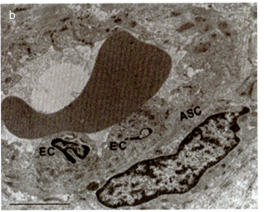

图39.1 乳腺脂肪组织的显微描述。（a）经苏木精–伊红染色后的正常乳腺脂肪组织。比例尺：100μm。（b）人乳腺脂肪组织的透射电镜图像显示，血管周围脂肪源性干细胞（ASC）围绕着内皮细胞（EC）的小血管。比例尺：10μm

肌细胞、周细胞、肥大细胞和前脂肪细胞。ASCs可以分化为成熟的脂肪细胞，胰岛素和血小板衍生生长因子的联合治疗可以促进这一过程，这有助于脂肪移植物的长期留存[27]。SVF的自体脂肪移植主要用于再生外科手术（如创伤后下肢溃疡的治疗），并具有良好的效果[28]。SVF还可促进血管化和胶原合成活性。使用SVF/ASC富集和生长因子可以在乳房重建中发挥重要作用，并避免发生脂肪移植并发症[29]。

39.4.3 干细胞生态位理论

干细胞生态位理论由Schofield提出，干细胞在特殊微环境中可被储存约30年。这是一个新的细胞生物学领域，还有许多未知，有研究正在定义一个共同的干细胞生态位范式[30]。

最著名的体细胞干细胞生态位之一是造血干细胞（haematopoietic stem cells，HSCs），但是其作用尚不清楚[31]。目前我们已经了解Wnt家族成员转导的信号参与造血干细胞的稳态和其他机制[32]。ASCs所涉及的通路与其他成体和胚胎干细胞群体稳态所涉及的通路相似[33]。

根据Zannettino等的说法。ASCs存在于血管周围的生态位中，这引起了人们的猜测。血管周围结构（细胞和细胞外基质）可能提供信号，该信号可调节无分化状态下ASCs的维持和分化能力[34]。最近有研究表明，体外培养和扩增可显著改变ASCs的转录表型。新鲜分离的SVF促使造血标志物（CD34）在培养几天内消失[35]。

术语"非典型异位生态位"可以作为干细胞治疗的共同范例。它建立在"旁观者"机制的方法上，即干细胞异位移植到一般病变（放射性病变、脑卒中、心肌梗死等）并不通过直接分化替代组织特异性细胞，但是在局部形成非典型干细胞生态位，抑制炎症并促进新血管生成。它还通过释放生长因子、促血管生成分子和细胞因子等营养因子，促进内源性干细胞前体的激活[36]。

39.5 手术技术

39.5.1 术前准备

根据手术计划，手术前就要开始脂肪移植的准备工作。如果患者使用抗血小板药物，应专门给予指导。应特别注意脂肪移植手术的一些重要禁忌证，例如，存在血液学异常和使用抗凝药物（如阿司匹林或氯吡格雷）。对糖尿病、心脏病和慢性肝病患者来说，手术前检查非常必要[37]。

39.5.2 供区选择

有些研究不偏爱任何供体部位，因为不同部位脂肪组织的生存能力相同[38]，然而经过处理的脂肪细胞或脂肪源性干细胞（ASCs）浓度存在差异[39]，与其他部位相比，大腿内侧和下腹部脂肪浓度较高。因此这些部位是脂肪移植的首选。在获取脂肪过程中，外科医生还会根据重建的需要确定需要切除的脂肪量。

39.5.3 脂肪采集方法

脂肪的采集取决于所用套管的直径和孔的大小。根据Erdim等的研究，与较小的套管相比，通过较大套管（6mm）获取的脂肪具有更好的生存能力。但是，考虑到要进行细胞分离和使用血细胞计计数脂肪细胞的参数，当测定细胞活力时小尺寸套管是理想选择，此外，其对供体部位的伤害更小，有助于切除小的脂肪小叶。一个包含6~8个直径为2mm×1mm侧孔的12号套管可以提取大量脂肪。在<700mmHg负压下吸脂也能获得良好的效果，并且对周围组织的损伤最小（图39.2）[40-41]。

脂肪细胞的大小在脂肪收集中也起着重要作用[42]。

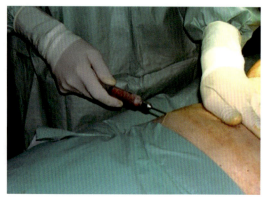

图39.2　从腹部采集脂肪

39.5.4 脂肪处理方法

脂肪处理方法主要有三种：

（1）重力沉降；
（2）过滤技术；
（3）离心分离。

在这三种方法中，离心分离法对脂肪细胞的影响最大，通常可以清除大部分血液残留物中的脂肪，在加工过程中可得到最高浓度的干细胞。干细胞的生存能力在移植物的生存和离心中起着重要作用，采用 3 000r/min（约 1 289g）的速度，持续 3min 是处理脂肪的最佳方法[43]。离心后，可见注射器内的脂吸物分为两层，即黄色上清液和下方的血液（图 39.3）。

脂吸物被分为三层[45-46]：
（1）上层油层；
（2）中层密集的脂肪层；
（3）下层水层，包含血液、渗透物和洗涤剂。

39.5.5 移植物放置方法

对受体部位进行局部神经阻滞。移植脂肪时，注射套管应遵循与脂肪采集方法相同的原理。使用小尺寸套管可以减少出血、血肿和移植排斥反应的风险（图 39.4）。

一个重要的考虑因素是，注射套管的孔大小应与抽吸套管的孔大小紧密匹配。通过注射套管抽吸脂肪小叶时，应没有任何干扰（如堵塞）。目前使用的抽吸脂肪技术有两种，即映射技术和反向吸脂技术（表 39.3）。通过成像方法测量这两种技术在移植后 6 个月时产生的乳房体积平均为 250mL[47]。

39.5.6 受体部位在脂肪移植中的作用

在脂肪移植过程中，通过负压可以吸出更多液体，形成类似水肿的状态，通过增加血管的大小和口径有助于形成乳腺实质的内部扩张，这进一步有助于为脂肪移植产生更大的空间，减少对脂肪细胞扩张的需求，增加张力，使乳房形状更容易可见，

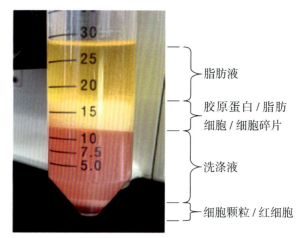

图 39.3　离心后可见黄色上清液脂肪成分和微带血液的液体

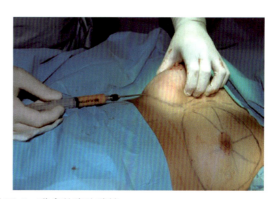

图 39.4　乳房的脂肪移植

表 39.3　脂肪移植技术的分类[47]

	映射技术 / 注射器法	反向吸脂术 / 机械方法
抽吸套管	12 号 Luer-Lok	符合人体工程学的 3mm 手柄
压力吸引	手持式注射器	机器辅助
操作员容易使用	弹簧加载	真空装置
空气暴露	最小到无	轻度至中度
负压	常数	常数
集气室	100mL 静脉注射袋	1 200mL 刚性罐
晶体分离	低重力离心机	低重力离心机
注射套管	16 号钝曲面	16 号钝直面
注射压力	3mL 注射器（高）	60mL 注射器（低）

也无需严格进行脂肪处理，并且好的移植物具有血管生成效应，可能增加受体部位的氧供应[47-48]。

在乳房重建中，脂肪移植具有可用性广泛、与抽脂相关的并发症率低及易于收集等优点，因此应用越来越广泛。也有越来越多的文献报道脂肪移植在乳腺癌切除术后乳房重建中的应用[49]。

39.6 适应证

脂肪移植在乳房重建中的应用有几种不同的方法。

（1）脂肪移植用于保乳手术（乳房肿瘤切除术和象限切除术）以纠正小的畸形。在这种情况下，可以在乳房表面的凹陷处注射脂肪以改善皮肤质量，减少体积损失。

（2）放疗后组织的脂肪移植。在这种情况下，脂肪移植的作用是再生，因为 ASCs 可以很容易地恢复因化疗造成的损伤。

（3）种植体和（或）皮瓣重建后的脂肪移植。在这些患者中，脂肪移植的作用是重新定义乳房的轮廓，使乳房之间达到良好的对称。

（4）包膜挛缩后的脂肪移植。ASCs 的再生能力可以降低或纠正一些低级别包膜挛缩（Baker 分级 1、2、3 级）。

（5）脂肪移植用于即刻乳房重建。在小乳房患者中，乳房切除术后只能行脂肪重建。

（6）假体移除后全脂肪移植重建。先前接受假体重建的患者，移除假体后脂肪可以取代假体的体积，并提供稳定的结果。

（7）脂肪移植用于侧位隆乳手术，可以达到对称目的。

39.7 术后并发症

与自体脂肪移植相关的并发症包括钙化风险、多发性囊肿和硬化。脂肪移植过程并不简单，需要由熟练的外科医生来完成。在脂肪移植乳房重建术后，患者应接受长期的临床随访和影像学随访（如乳腺 X 线、超声、CT 和 MRI），以排除癌或其他异常。

39.8 脂肪移植手术注意事项

Pearl 等的研究提到关于将脂肪移植到先前有恶变区域的担忧，当移植间充质干细胞时，可观察到生长模式的调节较少，这可能导致乳腺癌复发。Wang 等的研究强调了脂肪组织（脂肪因子信号）在乳腺癌进展和转移中的作用。人们担心，AFG 可能导致乳腺钼靶检查摄影混淆，显示随后出现簇状微钙化[49]。

来自欧洲肿瘤研究所（European Institute of Oncology，IEO）乳腺癌数据库的一项研究结果显示，1997—2010 年患者的局部上皮内瘤变事件显著增加，该研究发现，脂肪移植与上皮内瘤变之间存在显著相关性（$P=0.02$）。患者组中更容易发展为上皮内瘤变的高危因素包括年龄 < 50 岁、高级别瘤变、Ki67 ≥ 14 及行乳房象限切除术。由于这为短期随访结果，因此需要更大规模的研究和长期随访来证实或反驳这种联系。但与此同时，应对存在高危因素的人群持谨慎态度。

隆乳体积与注射脂肪的总量有直接关系。如果患者没有足够的脂肪组织可供采集，脂肪移植量 < 150mL，则乳房体积的增加效果不明显。因此，这种方式不适用于体型非常瘦且脂肪储备不足的女性，尽管随后可能由于移植物血管化增加而出现体积增加的改善结果。

与移植物存活相关的长期影响也存在争议。脂肪移植患者的移植成活率在一定程度上取决于移植技术。有研究比较了离心和血清洗涤脂肪的移植存活率，结果表明，未离心的脂肪组织具有更活跃的前脂肪细胞，可以提高移植物的存活率。然而另一项研究表明洗涤脂肪和离心脂肪的移植物存活率没有显著差异。

理想情况下，在将脂肪移植到乳房前，应该考虑最小损伤和更少的缺血时间之间的平衡。当温度高于 4℃时，保存在抽吸液中的脂肪细胞会受到严重损伤，应尽快进行脂肪转移。

注射器的大小对整个手术时间也有重要影响。理想情况下，20mL 注射器最适合用于脂肪收集并缩短手术时间。小的注射器（如 10mL 注射器）因为它们不能产生足够的负压以收集脂肪，所以更耗时。

由于营养不足和血管生成，大量脂肪移植会出现中央坏死。在注射过程中，少量脂肪移植会使移植物和受体组织之间的接触面积最大化。Coleman 技术是解决这种问题的常用方法。

39.9 近期研究进展

最新的脂肪移植技术借助商业脂肪处理系统（酶促或非酶促降解）可以在封闭系统中同时洗涤和过滤抽吸的脂肪（例如，Puregraft™，Cytori Therapeutics, Inc., San Diego，CA）。在这些系统中，加工过的脂肪组织是经过机械力而非酶分解。Celution®800/CRS 和 820/CRS（Cytori Therapeutics, Inc., USA）是一种商业可用酶（使用胶原酶为基础进行消化）脂肪组织来源的细胞分离系统。与传统方法相比，在这些系统的帮助下可以保留更多的脂肪。Zhu 等的研究表明，与沉淀法或 Coleman 离心法制备的脂肪移植物相比，Puregraft™（Cytori Therapeutics）系统制备的脂肪移植物的血细胞和游离脂质含量显著降低，脂肪组织活力显著提高[42,45]。

在再生医学中，需要更好的技术来输送、保留、生长和分化干细胞。近年来，基于透明质酸（hyaluronanacid，HA）的合成细胞外基质（synthetic extracellular matrix，sECM）在伤口修复、药物评价、干细胞生态位工程和再生医学等领域受到广泛关注。

脂肪移植技术可以通过基质血管分数（stromal vascular fraction，SVF）、血小板衍生生长因子和胰岛素进行富集。这些额外的因素提高了脂肪源性干细胞（ASCs）的生存能力，并改善了患者的预后。更多关于确定 ASC 在体内行为的研究正在开展，这种情况目前较罕见，这些研究可以确认这些新因素的安全性和长期结果。

39.10 总　结

最近的研究表明，脂肪移植是一种安全的乳房重建技术，可用于纠正和修复乳房畸形以及以美容为目的的隆乳手术，且没有任何严重的并发症。根据最近的研究和获得的良好结果，现在是时候修正 1987 年美国整形和重建外科医生协会立场文件中对该技术的歧视了。脂肪移植手术应该得到与其他乳房重建手术一样的认可。

更多的脂肪滞留因素包括使用低离心力、放置小脂肪包、使用低剪切应力等。该技术还存在脂肪坏死的严重风险，手术前应告知患者可能的并发症，并在有经验的专业人员的监督下进行。此外，在手术前后一个训练有素的脂肪移植乳房重建团队的参与很重要，应安排一个有经验的医疗团队对患者进行持续而严密的监测，直到其康复。

外科医生在手术过程中应该了解，脂肪采集后应立即移植，并维持温度，这是增加受体部位组织存活率的条件。为使移植手术成功，应关注所有促进移植物吸收的因素。在后续研究中，应进一步优化移植条件并对技术进行微调，以在安全的前提下获得最佳效果。

39.11 临床病例展示

病例展示详见图 39.5~ 图 39.7。

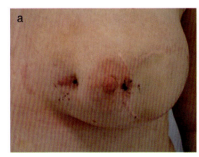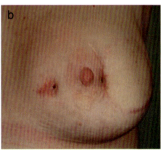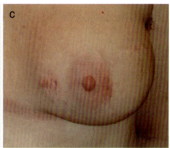

图 39.5　横行腹直肌（TRAM）皮瓣乳房重建后发生瘘的患者。对患者进行连续两次脂肪移植后手术部位完全愈合，且瘢痕极小

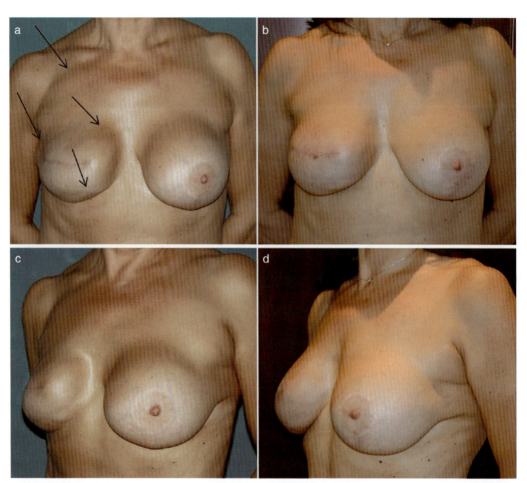

图 39.6　右侧乳房切除术联合放疗后皮肤变薄且不对称的患者，进行 2 次脂肪移植前后以及左侧乳房提升伴假体置换后的照片

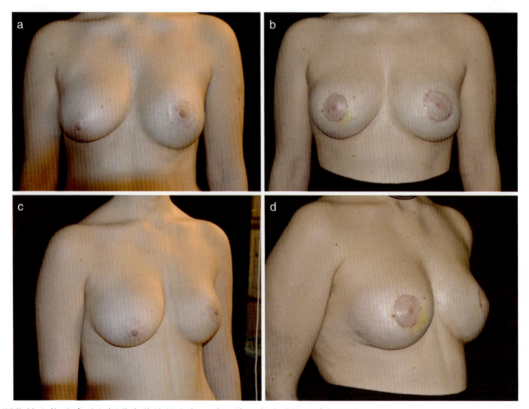

图 39.7　既往植入物重建后左侧乳房萎缩的患者，采用单纯脂肪移植重建的照片

提示与技巧

- 脂肪移植可用于保乳手术（乳房肿瘤切除术或象限切除术）中小畸形的矫正。
- 脂肪移植可用于放疗后组织。在这种情况下，脂肪移植的作用完全是为了实现再生，因为ASCs可以很容易地恢复放疗引起的损伤。
- 脂肪移植可用于植入物和（或）皮瓣重建后患者，可以重新定义乳房的轮廓，使乳房达到良好的对称。
- 脂肪移植可用于包膜挛缩患者。ASCs的再生能力可减少和纠正部分低级别包膜挛缩（Baker 1/2/3级）。
- 脂肪移植可用于即刻乳房重建。小乳房患者在乳房切除术后只能采用脂肪重建患侧乳房。
- 假体移除后可进行全脂肪重建。脂肪能够代替假体的体积，并获得稳定的效果。
- 可采用脂肪移植进行对侧隆乳手术，实现双侧乳房对称。

（张晓 译，刘锦平 审校）

参考文献

[1] Vecchio DD, Fichadia H. Autologous fat transplantation—a paradigm shift in breast reconstruction. http://cdn.intechopen.com/pdfs-wm/27951.pdf. Accessed 3 Jan 2016.

[2] Types of breast reconstruction. http://www.breastcancer.org/treatment/surgery/reconstruction/types. Accessed 3 Jan 2016.

[3] Types of breast reconstruction. http://www.cancer.org/cancer/breastcancer/moreinformation/breastreconstructionaftermastectomy/breast-reconstructionafter-mastectomy-types-of-br-recon. Accessed 3 Jan 2016.

[4] Tansini I. Reforma Medica. 1896, 12:3.

[5] Tansini I. Reforma Medica. 1906, 12:757.

[6] Brown JB, McDowell F. Skin grafting. 3rd ed. Philadelphia: Lippincott, 1958.

[7] Hartamf CR, et al. Breast reconstruction with a transverse island flap. Plast Reconstr Surg, 1982, 69:216–225.

[8] Reconstruction option: a comparison chart. http://www.breastcancer.org/treatment/surgery/reconstruction/types/comparison-chart. Accessed 3 Jan 2016.

[9] Pereira LH, Nicaretta B, Illouz YZ. Clinical applications of autologous fat transplantation//Illouz YZ, Sterdious A. Adipose stem cells and regenerative medicine. Berlin: Springer, 2011: p.57–65.

[10] D H, et al. Breast reconstruction de novo by waterjet assisted autologous fat grafting—a retrospective study. Ger Med Sci, 2013, 11:Doc17.

[11] Voineskos SH, et al. Breast reconstruction following conservative mastectomies: predictors of complications and outcomes. Gland Surg, 2015, 4(6):484–496.

[12] Doren EL, Parikh RP, Laronga C, et al. Sequelae of fat grafting postmastectomy: an algorithm for management of fat necrosis. Eplasty, 2012, 12:444–455.

[13] Fa-Cheng L, et al. Breast augmentation with autologous fat injection. Ann Plast Surg, 2014, 73(Suppl 1):S37–42.

[14] Spiegelman BM, Flier JS. Obesity and the regulation of energy balance. Cell, 2001, 104:531–543.

[15] Hirsch J, Batchelor B. Adipose tissue cellularity in human obesity. Clin Endocrinol Metab, 1976, 5:299–311.

[16] Spalding KL, et al. Dynamics of fat cell turnover in humans. Nature, 2008, 453(7196):783–787.

[17] Park KW, et al. Before they were fat: adipocyte progenitors. Cell Metab, 2008, 8(6):454–457.

[18] Bielli A, et al. Adult adipose-derived stem cells and breast cancer: a controversial relationship. Springerplus, 2014, 3:345.

[19] Jeong JH. Chondrogenic differentiation of human adipose-derived precursor cells. J Korean Soc Plast Reconstr Surg, 2000, 27:136–142.

[20] Zuk PA, et al. Multilineage cells from human adipose tissue: implications for cell-based therapies. Tissue Eng, 2001, 7:211–228.

[21] Rigotti G, Marchi A, Galiè M, et al. Clinical treatment of radiotherapy tissue damage by lipoaspirate transplant: a healing process mediated by adipose-derived adult stem cells. Plast Reconstr Surg, 2007, 119(5):1409–1424.

[22] Matsumoto D, et al. Cell-assisted lipotransfer: supportive use of human adipose-derived cells for soft tissue augmentation with lipoinjection. Tissue Eng, 2006, 12:3375–3382.

[23] Yoshimura K, et al. Cell-assisted lipotransfer for facial lipoatrophy: efficacy of clinical use of adiposederived stem cells. Dermatol Surg, 2008, 34:1178–1185.

[24] Cervelli V, et al. Autologous platelet-rich plasma mixed with purified fat graft in aesthetic plastic surgery. Aesthetic Plast Surg, 2009, 33:716–721.

[25] Cervelli V, et al. Application of platelet-rich plasma in plastic surgery: clinical and in vitro evaluation. Tissue Eng Part C Methods, 2009, 15:625–634.

[26] Gimble JM, et al. Adipose-derived stem cells for regenerative medicine. Circ Res, 2007, 100:1249–1260.

[27] Cervelli V, et al. Platelet-rich plasma greatly potentiates insulin-induced adipogenic differentiation of human adipose-derived stem cells through a serine/threonine kinase Akt-dependent mechanism and promotes clinical fat graft maintenance. Stem Cells Transl Med, 2012, 1:206–220.

[28] Cervelli V, et al. Application of enhanced stromal vascular fraction and fat grafting mixed with PRP in post-traumatic lower extremity ulcers. Stem Cell Res, 2011, 6:103–111.

[29] Gutowski KA, et al. Current applications and safety of autologous fat grafts: a report of the ASPS fat graft task

force. Plast Reconstr Surg, 2009, 124:272–280.
[30] Schofield R. The relationship between the spleen colony forming cell and the haemopoietic stem cell. Blood Cells, 1978, 4:7–25.
[31] Calvi LM, et al. Osteoblastic cells regulate the haematopoietic stem cell niche. Nature, 2003, 425:841–846.
[32] Haegel H, et al. Lack of beta-catenin affects mouse development at gastrulation. Development, 1995, 121:3529–3237.
[33] Gesta S, et al. Developmental origin of fat: tracking obesity to its source. Cell, 2007, 131:242–256.
[34] Zannettino AC, et al. Multipotential human adiposederived stromal stem cells exhibit a perivascular phenotype in vitro and in vivo. J Cell Physiol, 2008, 214:413–421.
[35] Miranville A, et al. Improvement of postnatal neovascularization by human adipose tissue-derived stem cells. Circulation, 2004, 110:349–355.
[36] Mazzola RF, et al. Autologous fat injection to face and neck: from soft tissue augmentation to regenerative medicine. Acta Otorhinolaryngol Ital, 2011, 31:59–69.
[37] Sherman R. Autologous fat transfer for HIV lipodystrophy. Cosmet Dermatol, 2003, 16:34–46.
[38] Ullmann Y, et al. Searching for the favorable donor site for fat injection: in vivo study using the nude mice model. Dermatol Surg, 2005, 31:1304–1307.
[39] Zhu M, Zhou Z, Chen Y, et al. Supplementation of fat grafts with adipose-derived regenerative cells improves longterm graft retention. Ann Plast Surg, 2010, 64:222–228.
[40] Hamza A, Lohsiriwat V, Rietjens M. Lipofilling in breast cancer surgery. Gland Surg, 2013, 2(1):7–14.
[41] Erdim M, Tezel E, Numanoglu A, et al. The effects of the size of liposuction cannula on adipocyte survival and the optimum temperature for fat graft storage: an experimental study. J Plast Reconstr Aesthet Surg, 2009, 62:1210–1214.
[42] Gabriel A, Champaneria MC, Maxwell GP. Fat grafting and breast reconstruction: tips for ensuring predictability. Gland Surg, 2015, 4(3):232–243.
[43] Kurita M, et al. Influences of centrifugation on cells and tissues in liposuction aspirates: optimized centrifugation for lipotransfer and cell isolation. Plast Reconstr Surg, 2008, 121:1033–1041.
[44] Condé-Green A, de Amorim NF, Pitanguy I. Influence of decantation, washing and centrifugation on adipocyte and mesenchymal stem cell content of aspirated adipose tissue: a comparative study. J Plast Reconstr Aesthet Surg, 2010, 63:1375–1381.
[45] Modarressi A. Platelet rich plasma (PRP) improves fat grafting outcomes. World J Plast Surg, 2013, 2(1):6–13.
[46] Serra-Renom JM, Serra-Mestre JM, D'Andrea F. Fat grafting in breast reconstruction with expanders and prostheses in patients who have received radiotherapy. 2013, Chapter 5:81–97.
[47] Nahai F. The art of aesthetic surgery: principles and techniques. Chapter 64: Breast augmentation with external expansion and fat grafting. QMP (Quality Medical Publishing Inc- St Louis Missouri). 2011.
[48] Saxena V, Orgill D, Kohane I. A set of genes previously implicated in the hypoxia response might be an important modulator in the rat ear tissue response to mechanical stretch. BMC Genomics, 2007, 8:430.
[49] Agha RA, Goodacre T, Orgill DP. Use of autologous fat grafting for reconstruction postmastectomy and breast conserving surgery: a systematic review protocol. BMJ Open, 2013, 3:e003709.

乳头乳晕复合体重建术

Atakan Sezer

40.1 引 言

癌症被称为"20 世纪的瘟疫",是继心血管疾病后人类的第二大死因。目前的数据显示,2015 年新诊断出的 2 200 万癌症患者中有 25% 被诊断为乳腺癌[1-3]。乳腺癌是女性最常见的恶性肿瘤,也是最常见的死亡原因之一。由于寿命延长、生活方式改变、肥胖和口服避孕药等多因素的影响,乳腺癌的发病率仍在上升,特别是在发达国家,每 10 万名女性中有乳腺癌患者 89.7 例[3]。

在过去的 20 年中,肿瘤内科和乳腺外科治疗乳腺癌的方式发生了巨大的变化。虽然保乳手术和前哨淋巴结活检取代了乳房切除术和腋窝淋巴结清扫术,但在年轻和受过教育的女性中,改良根治性乳房切除术或降低风险的预防性乳房切除术的比例仍在上升[4-6]。Albornoz 等[7]比较了 1998—2005 年和 2005—2011 年的乳房切除术率变化,报道称,乳房切除术的概率在第一期下降了 9%,但在第二期增加 4%。基因检测的严格使用以及患者的想法和恐惧心理为乳房切除术率增加的证据,但是乳房切除术的临床肿瘤学益处尚未得到证实[8]。除降低风险外,对肿瘤大、多中心病变、严重钙化、放疗禁忌等情况也会行乳房切除术[6]。一些作者讨论了乳房切除术对女性心理的影响。Jabłoński 等[9]发表的一项临床试验表明,与接受保乳手术或乳房重建的患者相比,行乳房切除术患者的身体接受度、女性化表现、亲密体验等参数在统计学上更差。还有临床医生建议对乳腺癌患者行保留皮肤或乳头的乳房切除术(skin-sparing mastectomy,SSM)或将其作为降低风险的手术方式,在肿瘤学安全性方面与乳房切除术进行比较,并讨论了生存获益、局部复发或其他肿瘤参数,结果显示,与乳房切除术相比,选择合适的患者行保留皮肤包膜的乳房切除术是一种安全的选择[10-11]。距离乳头小于 2cm 的肿瘤、癌变累及乳头(如 Paget 病)、MRI 检查提示乳头附着是乳房切除候选患者行保留皮肤的乳房切除术的常见适应证[12]。在乳腺癌手术中,身体的完整性和美容效果不仅意味着需要乳房重建,也意味着乳头乳晕复合体(NAC)存在。与保留皮肤的乳房切除术(SSM)相比,保留乳头乳晕复合体的乳房切除术(nipple-sparing mastectomy,NSM)具有更好的美学效果。作者认为,与 SSM 相比,NSM 具有优越的乳头乳晕复合体美容结果和肿瘤结局,包括局部复发率、无病生存率和死亡率[13-14]。虽然 NSM 具有比 SSM 更多的优点,但其 NAC 复发率(15%)较高。在 SSM、NSM 或任何类型的乳房切除术联合重建后,NAC 的缺损或缺失需要行 NAC 重建[14]。关于 NAC 重建和乳房重建后患者满意度的数据仍然存在矛盾。文献中很少讨论 NAC 重建对患者的心理、社会和性健康的影响。Bykowski 等[15]和 Jabor 等[16]回顾了乳房切除术后患者接受 NAC 重建后的心理、社会和性健康的变化,并报道患者在接受 NAC 重建时具有显著的统计学积极效果。

A. Sezer (✉)
Faculty of Medicine, Department of General Surgery,
Trakya University, Edirne, Turkey

40.2 术前计划

乳腺癌手术及重建的术前规划一般基于乳房大小、肿瘤大小、肿瘤定位、乳房下垂程度和乳头乳晕复合体（NAC）位置。每一个参数都可能改变乳房重建技术的决策，而 NAC 是乳房重建术中最重要的因素之一，它也决定了乳丘的位置、形状和外观。图 40.1 显示了不同大小、下垂程度和 NAC 的定位，外科医生或患者首先应注意到 NAC 的位置。

外科医生重建 NAC 的目的应该是获得对称的 NAC。在单侧和双侧 NAC 重建中，NAC 的定位、投影、色素沉着和大小应与对侧 NAC 相似，根据肿瘤整形原则，NAC 应与解剖标志相关。

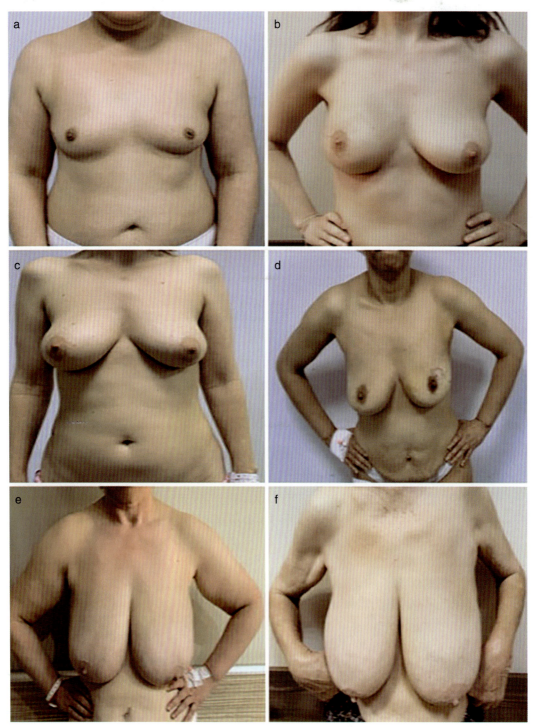

图 40.1　乳房和乳头乳晕复合体的不同形状、大小、下垂程度和定位

乳房手术后 NAC 重建的时机存在争议。一些作者支持即刻重建，也有学者建议延迟 3~5 个月后重建。延迟重建的支持者认为，隆起的乳房需要等待一段时间才能稳定在最终的下垂位置，并且水肿消退[17-18]。

40.3 手术技术

NAC 重建有不同的程序可供选择。手术技术主要包含三个要点，包括移植、乳头乳晕复合体重建、有或无假体材料的局部皮瓣皮肤去表皮化。

40.3.1 移 植

移植采用的供体部位包括对侧 NAC、口腔黏膜、大阴唇和小阴唇、肛周黏膜和皮肤、耻骨上或下腹部皮肤。从身体其他部位移植皮肤或黏膜可能有导致额外瘢痕或供体部位并发症的风险，因此现在外科医生放弃了采用移植技术进行 NAC 重建[19]。

NAC 的储存或保留的概念最早于 20 世纪 70 年代被提出，旨在使用自体材料重构 NAC。NAC 储存的一般原则是在乳房切除术中取出 NAC 并将其植入身体其他部位以维持其活性，一般植入腹部、腹股沟或臀部（图 40.2）。然而，出于肿瘤学方面的考虑以及色素沉着缺失和投影丧失等问题，保留天然 NAC 的想法实施起来困难重重[20]。

NAC 共享是重建手术中另一种常用的技术，适用于不想对健康乳头进行额外干预的患者。此类手术的首选患者是乳头乳晕复合体直径大于 5cm 的患者。主要技术是解剖对侧乳头的 40%~50%，并将其转移到需要重建且具有去表皮化区域的乳丘上，以重新定位 NAC（图 40.3）。

40.3.2 NAC 重建技术

目前，临床上首选的 NAC 重建方法是局部皮瓣技术。该技术经过多年的发展，目前已有 30 多种局部皮瓣技术[21]。然而，没有一种技术适合所有患者，原因是不同患者的乳丘、既往乳房重建手术类型、皮下和皮肤成分以及乳房投影等各种参数不同，导致所选择的皮瓣技术也不同。对侧 NAC 重建的原理应与患侧 NAC 相似且对称。

皮瓣的血液供应来自真皮下神经丛蒂或中央

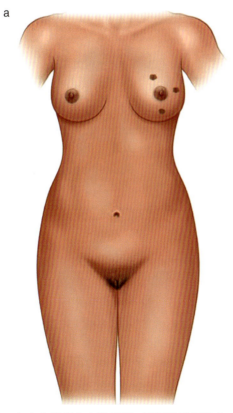
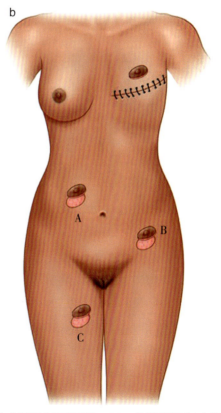

图 40.2 （a）左侧多中心乳腺癌，需行乳房切除术。（b）在乳房切除术过程中剥离原生 NAC，并转移到（A）腹部、（B）腹股沟和（C）臀部以建立生存能力，直至再植。用于植入和保存 NAC 的皮肤区域用红点表示

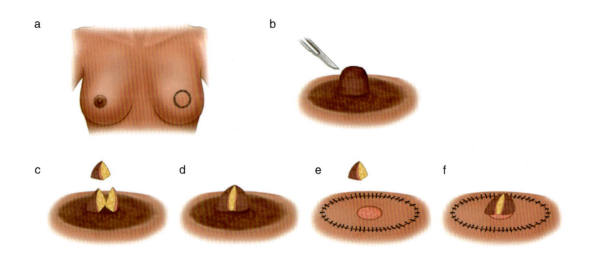

图 40.3　保留乳头手术步骤。（a）保留皮肤的乳房切除术联合乳房重建。（b）标记供体乳头并剥离。（c）剥离供体乳头。（d）供体乳头缝合和重塑。（e）皮肤去表皮化和植入新乳头。（f）新乳头缝合和重塑

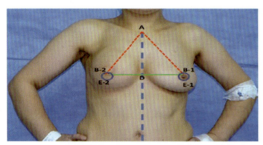

图 40.4　新定位的乳头乳晕复合体（NAC），在蓝圈内（E-2）。B-2 为新 NAC 的顶层。A 至 B-2 的长度为 19~21cm，B-2 至 D 的长度为 9~11cm

皮下组织。皮瓣的组成部分包括表皮、真皮和皮下组织。使用皮瓣的主要问题之一是失去投影，无论是由皮下组织或假体材料支持。多达 30%~75% 的乳头突出会消失，因此应首先设计 NAC 的尺寸[22]。

NAC 重建的第一步是确定新 NAC 在乳丘上的定位。新的 NAC 应与对侧原生 NAC 相似且对称。图 40.4 显示了单侧 NAC 重建的术前标记。新的 NAC 应规划在乳房子午线上，从乳房最突出的点穿过，距离胸骨中线 9~11cm。对此公认的规则是，设计一个直径为 4~5cm 的乳晕，乳晕的 30% 为乳头直径（1~1.3cm），1~1.2cm 为投影[23]。

如前所述，所有类型的皮瓣都失去了自身质量 75% 的投影和体积。与皮下皮瓣相比，中心蒂皮瓣具有更大的收缩力，其中血液供应来自底层组织。三角形或十字形皮瓣被设计用于这些手术。中心蒂皮瓣的缺点是由于周围皮肤的离心收缩而失去投影。图 40.5 显示了中心蒂皮瓣的细节。

与中心蒂皮瓣比较，真皮下皮瓣的设计是为了消除离心收缩和投影的损失。这些皮瓣被设计成单或双真皮下蒂，从真皮下丛接受血液供应。

图 40.6~ 图 40.8 显示了单真皮下皮瓣的细节。通过全层剥离皮下皮肤制备单真皮下带蒂皮瓣，皮瓣下有大部分可用的脂肪组织。术前先绘制乳头体和乳头顶部的几何形状。解剖带脂肪组织的标记皮肤，破坏皮肤缺损边缘，松解初步闭合的皮肤。待将皮肤缺损松弛后，皮肤边缘近似，实现初步闭合。在手术后 2~3 周通过文身矫正乳晕。

双真皮下带蒂皮瓣用于乳房切除术后两侧瘢痕的修复。乳头位于中心，由下方的脂肪组织形成血管。新的乳晕瓣取自外侧皮肤。双真皮下带蒂皮瓣的缺点是侧向力增大，使乳头两侧挛缩，容易失去突出。根据双真皮下带蒂皮瓣的设计，其操作步骤与单真皮下带蒂皮瓣相似。根据首选的技术，制订皮瓣切除、皮肤缺损闭合和潜行分离的计划。图 40.9 显示了双真皮下带蒂皮瓣手术。

40.3.3 应用辅助材料或技术

在新的重建技术发展过程中，为了保持乳头的突出和体积，可多次尝试使用假体或自体材料。在单真皮下或双真皮下带蒂皮瓣手术中，可采用肋

软骨、耳软骨和耳廓软骨移植作为自体移植物,采用丙烯或牛心包网作为假体材料[19,24-25]。

几位作者的研究表明,患者对NAC重建后医学文身的满意度很高[26]。为重塑一个与对侧NAC在形状、颜色和大小上相似的NAC,在术前、术中或术后均可通过文身轻松、快速地实现。文身是将二氧化钛、氧化铁、炭黑、偶氮染料、吖啶、喹诺酮、酞菁、萘酚或碳基材料等通过专用的刺青针注射到表皮或真皮上[26-28]。在较薄的皮肤下,可能会引起植入物穿孔,因此需要谨慎考虑文身。

随着时间的推移,乳房切除术后乳头乳晕复合体重建技术获得了一些改进。手术后出现的主要美容问题是投影和颜色丧失。

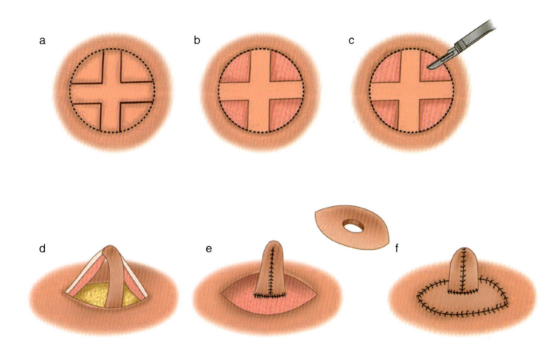

图40.5 中心蒂皮瓣。(a)交叉样手术的术前标记。(b)皮肤去表皮化(红点)。(c)破坏皮瓣。(d)接近皮瓣。(e)从腹部或臀部转移皮岛以形成乳晕。(f)缝合乳头和乳晕皮瓣

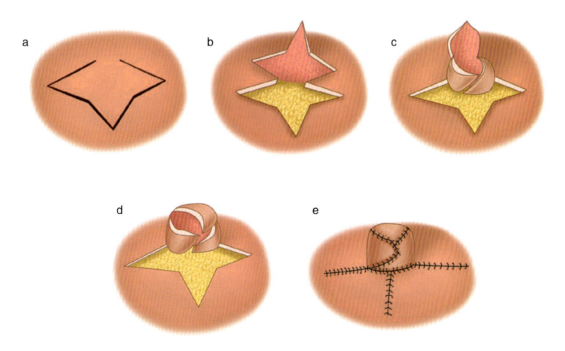

图40.6 单真皮下带蒂皮瓣:星状皮瓣

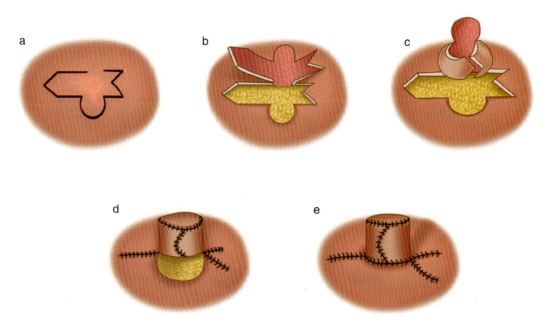

图 40.7　单真皮下带蒂皮瓣：箭头皮瓣

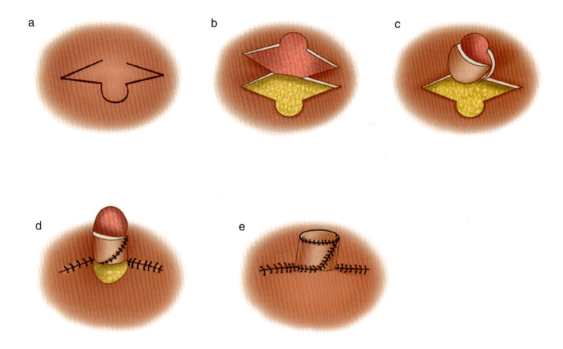

图 40.8　单真皮下带蒂皮瓣：C-V 皮瓣

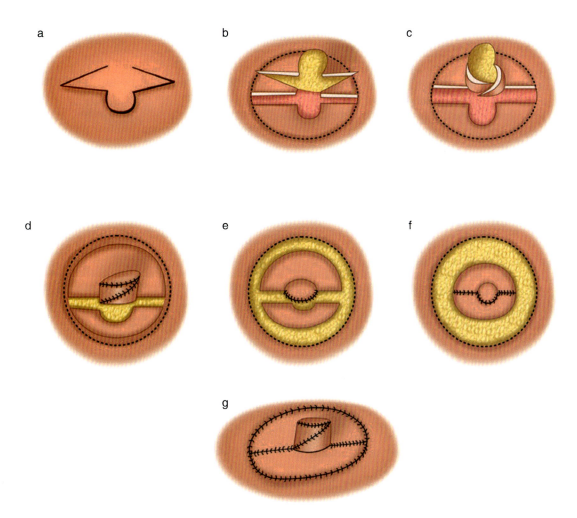

图 40.9 单真皮下带蒂皮瓣：反向皮瓣

40.4 并发症

脂肪和皮肤坏死、感染、血肿和供体部位并发症的发病率也取决于手术技术和患者状况。目前，尚无比较手术技术、手术结果、并发症以及由自体或异体植入物组成的重建材料的随机研究数据和高水平证据。Winocour 等[29] 回顾性分析了 3 336 篇文献，最终纳入包含 1 431 例乳头重建患者的 31 篇文献，并对使用假体材料的手术技术和结果进行了 meta 分析。作者声明，这些数据呈不均一化，无可用的高水平证据。低质量的评论可能集中在合成材料的高并发症发生率方面。

40.5 总　结

在各种类型的乳房切除术后，乳头乳晕复合体重建可使患者获得较高的满意度。没有一种技术适合所有患者。在选择重建方法时应考虑到诸多因素，如患者年龄、乳丘、乳大小、下垂程度、对侧 NAC 的形状、大小/颜色、皮肤厚度、既往乳房手术的类型以及重建情况。

> **提示与技巧**
> - 与患者及多学科团队共同决定乳头乳晕复合体的重建时间。
> - 与患者讨论手术技术和选择。
> - 告知患者相应的并发症。
> - 术前对患者进行三维拍照。
> - 拍摄对侧乳头乳晕复合体的彩照。
> - 在模拟模型上至少绘制两种技术操作图示。
> - 确定重建乳房的乳头乳晕复合体位置。
> - 调整皮瓣，切勿忘记皮瓣会出现体积损失。

（夏羽　译，罗静　审校）

参考文献

[1] Ghonchech M, Pournamdar Z, Salehiniya H. Incidence and mortality and epidemiology of breast cancer in the world. Asian Pac J Cancer Prev, 2016, 17(S3):43–46.

[2] Breast cancer: prevention and control [Online]. WHO. http://www.who.int/cancer/detection/breastcancer/en/index1.html#4/1/2015.

[3] Ferlay J, Soerjomataram I, Dikshit R, et al. Cancer incidence and mortality worldwide: sources, methods and major patterns in GLOBOCAN 2012. Int J Cancer, 2015, 136:E359–E386.

[4] Veronesi U, Cascinelli N, Mariani L, et al. Twenty-year follow-up of a randomized study comparing breast-conserving surgery with radical mastectomy for early breast cancer. N Engl J Med, 2002, 347:1227–1232.

[5] Darby S, McGale P, Correa C, et al. Effect of radio-therapy after breast-conserving surgery on 10-year recurrence and 15-year breast cancer death: meta-analysis of individual patient data for 10 801 women in 17 randomised trials. Lancet, 2011, 378:1707–1716.

[6] Mamtani A, Morrow M. Why are there so many mastectomies in the United States? Annu Rev Med, 2017, 68:229–241.

[7] Lbornoz CR, Matros E, Lee CN, et al. Bilateral mastectomy versus breast-conserving surgery for early-stage breast cancer: the role of breast reconstruction. Plast Reconstr Surg, 2015, 135:1518–1526.

[8] Cemal Y, Albornoz CR, Disa JJ, et al. A paradigm shift in U.S. breast reconstruction: part 2. The influence of changing mastectomy patterns on reconstructive rate and method. Plast Reconstr Surg, 2013, 131:320e–326e.

[9] Jabłoński MJ, Streb J, Mirucka B, et al. The relationship between surgical treatment (mastectomy vs. breast conserving treatment) and body acceptance, manifesting femininity and experiencing an intimate relation with a partner in breast cancer patients. Psychiatr Pol, 2018, 52(5):859–872.

[10] Willey SC, Spear SL, Hammond DC, et al. Surgery of the breast: principles and art-two-volume set. Lippincott Williams & Wilkins, 2011.

[11] Warren Peled A, Foster RD, Stover AC, et al. Outcomes after total skin-sparing mastectomy and immediate reconstruction in 657 breasts. Ann Surg Oncol, 2012, 19:3402–3409.

[12] Headon HL, Kasem A, Mokbel K. The oncological safety of nipple-sparing mastectomy: a systematic review of the literature with a pooled analysis of 12 358 procedures. Arch Plast Surg, 2016, 43(4):328–338. https://doi.org/10.5999/aps.2016.43.4.328.

[13] Didier F, Radice D, Gandini S, et al. Does nipple preservation in mastectomy improve satisfaction with cosmetic results, psychological adjustment, body image and sexuality? Breast Cancer Res Treat, 2009, 118(3):623–633.

[14] Agha RA, Al Omran Y, Wellstead G, et al. Systematic review of therapeutic nipple-sparing versus skin-sparing mastectomy. BJS Open, 2018, 3(2):135–145.

[15] Bykowski MR, Emelife PI, Emelife NN, et al. Nipple-areola complex reconstruction improves psychosocial and sexual well-being in women treated for breast cancer. J Plast Reconstr Aesthet Surg, 2017, 70(2):209–214.

[16] Jabor MA, Shayani P, Collins DR Jr, et al. Nipple-areola reconstruction: satisfaction and clinical determinants. Plast Reconstr Surg, 2002, 110(2):457–463.

[17] Nahabedian MY. Nipple reconstruction. Clin Plast Surg, 2007, 34(1):131–137.

[18] Nimboriboonporn A, Chuthapisith S. Nipple-areola complex reconstruction. Gland Surg, 2014, 3(1):35–42.

[19] Farhadi J, Maksvytyte GK, Schaefer DJ, et al. Reconstruction of the nipple-areola complex: an update. J Plast Reconstr Aesthet Surg, 2006, 59(1):40–53.

[20] Millard DR Jr, Devine J Jr, Warren WD. Breast reconstruction: a plea for saving the uninvolved nipple. Am J Surg, 1971, 122(6):763–764.

[21] Sisti A, Grimaldi L, Tassinari J, et al. Nipple-areola complex reconstruction techniques: a literature review. Eur J Surg Oncol, 2016, 42(4):441–465.

[22] Garramone CE, Lam B. Use of AlloDerm in primary nipple reconstruction to improve long-term nipple projection. Plast Reconstr Surg, 2007, 119:1663–1668.

[23] Sanuki J, Fukuma E, Uchida Y. Morphologic study of nipple-areola complex in 600 breasts. Aesthet Plast Surg, 2009, 33:295–297.

[24] Guerra AB, Khoobehi K, Metzinger SE, et al. New technique for nipple areola reconstruction: arrow flap and rib cartilage graft for long-lasting nipple projection. Ann Plast Surg, 2003, 50:31–37.

[25] Kroll SS, et al. Comparison of nipple projection with the modified double-opposing tab and star flaps. Plast Reconstr Surg, 1997, 99:1602–1605.

[26] Becker H. The use of intradermal tattoo to enhance the final result of nipple-areola reconstruction. Plast Reconstr Surg, 1986, 77(4):673–676.

[27] Yumiko S, Hajime M. Modified medical tattooing techniques in nipple-areola complex reconstruction. Plast Reconstr Surg Glob Open, 2018, 6(9):e1926.

[28] Murphy AD, Conroy FJ, Potter SM, et al. Patient satisfaction following nipple-areola complex reconstruction and dermal tattooing as an adjunct to autogenous breast reconstruction. Eur J Plast Surg, 2010, 33(1):29–33.

[29] Winocour S, Saksena A, Oh C, et al. A systematic review of comparison of autologous, allogeneic, and synthetic augmentation grafts in nipple reconstruction. Plast Reconstr Surg, 2016, 137:14e–23e.

41 视频内镜辅助保乳手术

Fatih Levent Balci

41.1 引言

保乳手术（breast-conserving surgery，BCS）如今已经是早期乳腺癌患者最常用的手术方式[1,2]。接受了保乳手术的患者对肿瘤学结果和伤口美观程度的满意度对于其术后生活质量有重要影响。经腋窝或乳晕旁切口的视频内镜辅助保乳手术（video-endoscopic BCS，VE-BCS）最早是为隆乳手术而开发的[3,4]。不过，内镜辅助保乳手术如今正逐步用于切除乳腺良性肿瘤[5-7]或乳腺癌，以及前哨淋巴结定位活检[8,9]。尽管传统保乳手术是一种安全有效的乳腺癌治疗方式，但该手术的美容效果可能不理想，例如较大的瘢痕或因切除腺体导致的乳房塌陷。

20世纪90年代改善乳房手术后美容效果的内镜手术方式第一次被报道[3]，随后在多个国家得以应用[10-13]。然而，支持内镜手术的证据并不充足，一方面是因为随机试验很难进行，另一方面是因为该手术需要特殊的手术工具以及专业化的手术技能[14]。而且，日本癌症学会（Japanese Breast Cancer Society）的临床实践指南中内镜辅助乳腺癌手术的推荐等级仅为C1级[15]。因此，非常有必要开发乳腺癌内镜手术技术并扩展其用途，以达到术后良好的美容效果。

F. L. Balci (✉)
Department of General Surgery, Breast Surgery Unit,
Memorial Sisli Hospital, Istanbul, Turkey

© Springer Nature Switzerland AG 2021
M. Rezai et al. (eds.), *Breast Cancer Essentials*, https://doi.org/10.1007/978-3-030-73147-2_41

41.2 适应证

内镜辅助保乳手术适用于早期（T_1或者T_2）乳腺癌。该术式的绝对禁忌证包括侵及皮肤、胸肌、胸壁的肿瘤以及多病灶肿瘤[12,16]；相对禁忌证包括有靠近皮肤的肿瘤、胸廓变形、出血倾向、年老体弱以及患者不愿意选择该术式[17]。传统保乳手术的禁忌证也适用于内镜辅助保乳手术。一些研究将临床腋窝淋巴结阳性作为一种禁忌证[9,12,16-20]，也有研究将该术式限制用于切除体积占乳房总体积的20%以下的病例[9,12,16-21]。如果切除体积占乳房总体积的20%~40%，容积替代可能比容积移位更加合适[16,22,23]。

A、B罩杯的乳房非常适合行内镜辅助保乳手术。位于乳房深部或底部的肿瘤行一期重建需要采用经由乳晕周围和腋窝切口的容积移位技术[9,12,16-21]。当乳房密度较低的老年患者经历了长切口手术并进行乳房腺体移位时，经常会出现脂肪坏死[13,16,21,24]。

41.3 手术技术

41.3.1 术前标记

术前在超声引导下完成乳腺癌手术的体表标记（图41.1）。手术切缘应距离肿瘤边缘约2.0cm[9,16,17,20-22,25]。手术开始需要对手术切缘进行全面的染料定位[16,18,21,24]（图41.2），由于常使用蓝色染料标记前哨淋巴结，因此进行内镜保乳手术标

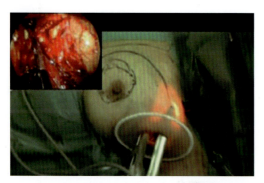

图41.1 为了防止腋窝手术中损伤皮肤及皮下组织，可以在腋窝切口放置一个包裹保护膜。识别胸大肌外缘后，在内镜下使用双极剪刀沿肌肉纹理方向剥脱其筋膜[27]。经允许引自 Dr. Eusike Fukuma, Kameda Medical Center, Chiba, Japan

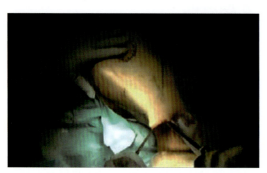

图41.2 在使用双极剪刀制作皮瓣的同时，使用带顶灯的肌肉拉钩来确保术中视野明亮[27]。经允许引自 Dr. Eusike Fukuma, Kameda Medical Center, Chiba, Japan

记时应选择另一种不会与蓝色相混合的染料。文献中可使用的染料有龙胆紫罗兰（gentiana violet）[18,25]、吲哚菁绿（diagnogreen）[26]、靛蓝胭脂红（indigo carmine）[9,17]及甲基紫（pyoctanin）[21,27]。此外，应将这些染料与凝胶（1%利多卡因凝胶或西洛卡因凝胶）按1:1的比例混合，以防止注射的染料被吸收或扩散。

41.3.2 切口及解剖

视频内镜辅助保乳手术一般采用两个皮肤切口，即腋窝切口（2~7cm）和乳晕切口（应当小于乳晕周长的1/2）。可以在腋窝切口放置一个包裹保护膜（wrap protector），以确保前哨淋巴结标记活检或腋窝淋巴结清扫的视野清晰。之后识别胸大肌外侧缘，并沿肌肉纹理方向剥脱其筋膜，内镜下使用具有喙形尖端的静脉牵引器完成剥脱。对较为精细的部位进行剥脱时，可以使用双极剪刀在分离组织的同时止血（图41.1）[27]。

完成胸大肌与筋膜组织的分离后，应在手术区域皮下注射极稀释的肾上腺素（1:400 000）以为皮瓣做准备。随后剥离乳晕的边缘，并放置一个包裹保护膜以便在制作皮瓣的过程中保护乳晕和乳头。

在使用双极剪刀制作皮瓣的同时，可使用带顶灯的肌肉拉钩来确保术中视野明亮（图41.2）。接下来使用吲哚菁绿和利多卡因（西洛卡因）凝胶混合物标记切缘，乳房部分切除术的切缘应当距离肿瘤边缘1.5~2.5cm（图41.3，图41.4）[27]。

病灶被切除后，将其进行冰冻切片快速活检可确认创腔周围是否有残留的肿瘤细胞，应将切除了组织的区域尽可能多地缝合周围的乳腺组织，以减少术后乳房凹陷。外科医生根据取出的组织体积来决定是否放置引流管。使用4.0~6.0单乔可吸收缝线间断缝合乳晕切口[27]。

据报道，内镜乳房手术花费的时间更长[24]，而手术时长与外科医生对重建技术的熟练度息息相关。在练习之初，内镜手术时间可能要比开放手术长30~40min[11,13,24,25]。然而，所花时间与学习曲线相关。据报道，外科医生完成学习过程后，其内镜手术时间与开放手术时间相当。

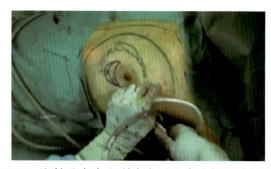

图41.3 注射吡青素和利多卡因混合液标记计划的切缘（Xylocaine Jelly）[27]。经允许引自 Dr. Eusike Fukuma, Kameda Medical Center, Chiba, Japan

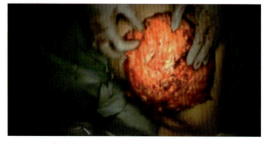

图41.4 经乳晕周围切口切除的乳腺肿瘤标本，手术切缘宽度为1.5~2.0cm[27]。经允许引自 Dr.Eusike Fukuma, Kameda Medical Center, Chiba, Japan

手术所使用的材料增加了成本，包括一次性设备，而可重复使用的设备可以减少平均成本。有研究表明，内镜手术系统必要的准备成本就比开放手术高了 10 000 美元 [17]。

在另一项粗略估计成本的研究中，内镜下肿瘤切除术的费用为 1 150 美元，开放性肿瘤切除术的费用为 500 美元 [11,24]。

41.3.3 乳房切除术后一期重建

乳腺肿瘤切除术的标本一般经由乳晕周围切口取出。一些外科医生通过"内镜网兜"来获取标本 [9,16]。用钛夹标记创腔 [16,18,21]。所有用于重建手术的肿瘤技术都可以用于此，最常用的技术包括容积移位、容积替代和空隙填充。

41.3.3.1 容积移位

容积移位是填充空隙最常用的技术。肿瘤切除后产生的空腔必须被自体乳房腺体组织所填充。如果容积移位后发生皮肤皱缩，那么应在更大的范围内移植皮肤 [12,16–18,20,21,28]。

41.3.3.2 容积替代

如果切除的组织占整个乳房的 30% 或以上，或容积移位后出现创腔不能闭合，可以经腋窝切口通过内镜将背阔肌或胸外侧脂肪组织带入创腔 [16,22]。

41.3.3.3 空隙填充

没有证据显示使用新的合成材料填充并替代被切除的乳房组织的技术获得了成功。已被测试过的材料包括包裹在黏合屏障中的补片（Vicryl Mesh）[9,18,26,29]，一项研究表明，几乎所有采用这种技术的病例都会出现大量液体积聚，感染概率为 11%。而且这种方法不适用于胶原蛋白病患者或使用类固醇的患者 [26]。另外，应对用于包裹填充创腔的补片的"氧化纤维素"也进行测试 [16,19, 25, 26, 29]，因为补片会引发肉芽组织增生、反应性液体积聚，以及组织纤维化，但"氧化纤维素"可以防止补片与皮肤粘连 [29]。

41.4 结果与随访

41.4.1 美容效果

一些研究表明，相比于标准保乳手术，内镜辅助保乳手术的结果更好 [12,16,21,26,27]。尤其是术后瘢痕方面，二者之间有着显著的差距 [16,21,27]。为了对术后美容效果进行全面、客观的评估，应对患者进行四分制美学评估和生活质量量表评分。常用的评分方式包括来自 EORTC（European Organization for Research and Treatment，欧洲癌症治疗研究组织）的"乳腺癌专业生活质量问卷（Breast Cancer-Specific Quality of Life Questionnaire，EORTC-QLQ-BR23）"或"患者满意度问卷（Patient Satisfaction Rate，FACT-B）" [16,27]。

在美容评估系统常用的"五项标准"中，重要的评估参数包括：不对称性、乳房形状、乳头形状、皮肤状况和伤口瘢痕。评分使用四分制评分系统（优秀 =3 分，良好 =2 分，中等 =1 分，差 = 0 分）。总得分达到 11 分或以上即认为是良好或优秀的乳房美学效果 [9,16,19,21]。

另一方面，日本乳腺癌协会采用的是八项分类法。使用的主题包括乳房大小、乳房形状、乳房瘢痕、乳房硬度、乳头和乳晕大小、乳头和乳晕形状、乳头和乳晕颜色、乳头和乳晕位置，以及乳房下皱襞（inframammary groove）状况。每个主题采用三分制评分（好 =2 分，中 =1 分，差 =0 分）。总的来说，11~12 分属于美容效果极佳，8~10 分属于美容效果较好，5~7 分属于美容效果一般，0~4 分属于美容效果差 [16,21]。通常内镜下乳房手术往往有着最小的瘢痕和良好的美容结果。在一项比较开放手术与内镜手术的研究中，Kitamura 报道内镜手术的良好效果达到了 85%，而开放手术为 60%。至于与患者满意度相关的问卷研究，显而易见，大多数接受内镜辅助保乳治疗的患者对结果感到满意。

41.4.2 并发症

乳房内镜手术的并发症类型以及发生频率与开放手术基本相同。Fan 等报道了内镜技术和开放技术的并发症发生率相同，且因为手术技术和重建类型的不同而不同 [13,24]。最常见的并发症是血肿形成[30]。由于对皮肤的保护不足，表浅或深层皮肤的烧伤和瘀斑也经常发生[9,13,22,24]。伤口感染率为1%~9%，并不高于开放手术[24,31]。乳房切除术和植入物手术的感染率较高。在使用假体的病例中，有约10%的患者由于感染需要移除假体[30]。当使用充气技术来建立术野时，乳房和周围组织中经常出现皮下气肿[11,24]。

此外，由于重建的技术和过程不同，可能导致乳房和乳头不对称、畸形以及皮肤皱缩。暂无比较内镜和开放保乳手术的术后疼痛和镇痛药使用的研究[24]。脂肪坏死在使用内镜进行广泛的活动和容积移位时较为常见，尤其是在老年患者和乳腺腺体密度低的患者中[13,16,21]。内镜辅助保乳手术的平均并发症发生率约为10%。皮肤和乳头坏死在内镜辅助保乳手术中相当罕见。

41.4.3 肿瘤学结果

据报道，在局部复发、远处转移和总生存期方面，内镜辅助保乳手术的发生率与开放手术相同，一些研究报告了内镜辅助保乳手术更好的肿瘤学结果，但是这些结果并没有显示平均随访时间为12~40个月的Ⅰ级证据，因此，这项研究对肿瘤结果做出明确的决定所用的时间非常短[9,16-18,20-22]。

41.4.4 局部复发

6项研究评估了内镜辅助保乳手术后的局部复发率。局部复发率为0%~4%的研究的平均随访时间为12~38个月[9,16-18,20-22]。肿瘤大小被认定为内镜辅助保乳手术局部复发的危险因素，在该系列中，T_1期肿瘤的局部复发率为3.7%，T_2期肿瘤的局部复发率为5.1%[16,22,24]。到目前为止，没有任何报道显示行内镜辅助保乳手术的患者，其乳晕周围或腋窝切口出现局部复发。

41.4.5 远处转移

已有3项研究报道了内镜辅助保乳手术患者发生远处转移的情况[16,18,21,22]，在平均随访40个月的研究中，远处转移率与肿瘤直径相关[16,22]。在一项对244例患者的研究中，行内镜辅助保乳手术和开放手术的患者的远处转移率未发现差异[32]。一项研究报道显示，转移率为10%，远处转移归因于高腋窝受累率（41%）和高肿瘤负荷[22,24]。

41.4.6 总生存期

已有5项与内镜辅助保乳手术住院患者总生存率相关的研究被报道。这些研究虽然随访期很短，但是结果相当出色[16-18]。一项引用肿瘤直径排序数据的研究报告显示，T_1期肿瘤患者的总生存率为97.3%，T_2期肿瘤患者的总生存率为95.7%[16,22]。另一项研究表明，接受内镜辅助保乳手术的Ⅰ期和Ⅱ期患者的生存率没有差异[32]（表41.1~表41.7）。

表 41.1 内镜辅助保乳手术的系列研究和患者特征[16]

作者	出版年份	肿瘤大小限值	病例数	平均肿瘤大小（cm;范围±标准差）	临床T分期:占比	术前标记使用的影像学工具	术前治疗:占比
Tamaki 等[10]	2001	<2cm	6	1.6（1.3~2.2）	T_1: 6（100%）	US 等	无数据
Owaki 等[8]	2005	≤1.5cm（侵袭性肿瘤）	6	侵袭性损伤:0.6;非侵袭性损伤:0.27（通过病理诊断）	T_{is}: 1（17%）;T_1: 5（83%）	无数据	无数据
Lee 等[12]	2006	<3cm	20	2.2（0.2~4.0）	T_{is}: 4（20%）;T_1: 8（40%）;T_2: 8（40%）	MMG, US, MRI	无数据
Yamashita, Shimizu[9]	2008	6.5cm	20	2.2	T_1: 13（65%）;T_2: 7（35%）	MRI 等	无数据
Nakajima 等[22]	2009	4（5ª）cm	551	T_{is}: 2.5±1.9;T_1: 1.5±0.5;T_2: 3.6±0.7	T_{is}: 47（8.5%）;T_1: 190（34.5%）;T_2: 314（57.0%）	US, MRI 等	T_1: 2（1.1%）;T_2: 46（14.7%）;总共: 48（8.7%）
Saimura 等[17]	2013	<2cm	61	1.4（0.6~20）	T_{is}: 4（6.6%）;T_1: 56（91.8%）;T_2: 1（1.6%）	MMG, US, MRI	无数据

a：根据患者的意愿。US：超声；MMG：乳腺X线摄影；MRI：磁共振成像

表 41.2 内镜辅助保乳手术的队列研究和患者特征[16]

作者	出版年份	肿瘤大小限制(cm)	病例数 EBCS	病例数 CBCS	平均肿瘤大小(cm; 范围±标准差) EBCS	平均肿瘤大小(cm; 范围±标准差) CBCS	P值	临床分期: 占比 EBCS	临床分期: 占比 CBCS	P值	术前标记使用的影像学工具	术前治疗: 占比 EBCS	术前治疗: 占比 CBCS	P值
Yamashita, Shimizu[9]	2006	无数据	82[a]	34	1.8 (0.1~6.5)	1.7 (1.5~4.0)	0.737	0期:5 (6%); I期:46(56%); IA期:21(26%); IIB期:10 (12%)	0期:1 (3%); I期:15 (44%); IA期:13(38%); IIB期:5 (15%)	0.468	无数据	无数据	无数据	无数据
Park 等[18]	2011	<5	40	681	1.5±0.7	1.5±0.7	0.94	T_{is}:1 (2.5%); T_1:30 (75.0%); T_2:9 (22.5%)	T_{is}:131 (19.3%); T_1:442 (65.2%); T_2:107 (15.7%)	0.02	无数据	0	0	无数据
Takemoto 等[26]	2012	3	60	51	无数据	无数据	无数据	T_{is}:5 (9.8%); T_1:40 (78.4%); T_2:6 (11.8%)	T_{is}:5 (8.3%); T_1:45 (75.0%); T_2:10 (16.7%)	0.753	US 等	无数据	无数据	无数据
Ozaki 等[21]	2013	<3	73	90	无数据	无数据	无数据	T_{is}:14 (19.2%); T_1:44 (60.3%); T_2:15 (20.5%)	T_{is}:11 (12.2%); T_1:60 (66.7%); T_2:19 (21.1%)	0.614	MMG, MRI, "第二眼" US	II期: 19(12.3%) PR: 17%; CR: 2%	I期: 10 (11.1%); PR: 5%; CR: 5%	0.03

a: 2 例转为乳房切除术

EBCS: 内镜辅助保乳手术; CBCS: 常规保乳手术; MMG: 乳腺 X 线摄影; US: 超声; MRI: 磁共振成像; PR: 部分缓解; CR: 完全缓解

表 41.3 内镜辅助保乳手术的系列病例报道、手术方法和结果[16]

作者	手术切缘设计	用于标记手术切缘所注射的有色染料	切口位置	切口保护装置	后部解剖	皮下注射	平均操作时间（min；范围）	重建手术
Tamaki 等[10]	2cm	龙胆紫液（pyoktanin）	乳晕周围	硅环	牵引器和双极剪刀	双极剪刀	乳房全切术：241（190~315）；部分切除术：84（69~113）	组织转移
Owaki 等[8]	≤ 2cm	无数据	腋窝皱褶 5cm 和乳晕周围切口为深处病灶	无数据	电刀	双牵引丝和电刀	165（45~260）	组织转移
Lee 等[12]	无数据	亚甲蓝染料	腋窝皱褶 2.5cm 和乳晕周围	无数据	静脉采集和双极剪刀	隧道法和双极剪刀	163（115~205）	组织转移
Yamashita, Shimizu[9]	2cm	龙胆紫液	腋窝皱褶 2.5cm	切口保护套	Ultra 牵开器或静脉牵引器	隧道法和超声刀	比 CBCS 长 45	组织转移，LTF 乳房成型，可吸收纤维网，或纤维素棉
Nakajima 等[22]	2cm	含胶蓝色染料	腋窝或乳晕周围	无数据	Hirotech 牵开器	隧道法和双极剪刀	T_{is}:238 ± 47；T_1:223 ± 39；T_2 : 239 ± 52	乳房切除率（<30%）：乳房切除率（≥30%）：外侧软组织 LDMF；T_{is} 为 19.1%，转移率为 25.5%，LTF 为 19.1%，LDMF 为 55.3%；T_1：组织转移率为 60.0%，LTF 为 19.5%，LDMF 为 20.5%；T_2：组织转移率为 42.0%，LTF 为 19.4%，LDMF 为 38.5%
Saimura 等[17]	2cm	靛蓝胭脂红和利多卡因凝胶	腋窝皱褶 3cm 和乳晕周围	无数据	静脉牵引器和双极剪刀	电刀	乳房全切术：167（105~260）	组织转移

LTF：外侧软组织皮瓣；LDMF：背阔肌肌皮瓣

表 41.4 内镜辅助保乳手术的队列研究、手术方法和结果[16]

作者	EBCS手术切缘的设计	用于标记手术切缘所注射的有色染料	切口位置	切口保护	后部解剖	皮下注射	平均操作时间（min；范围±标准差）	P值	重建手术
Yamashita, Shimizu[9]	2cm	龙胆紫液	腋窝皱褶2.5cm和乳晕切口	切口保护套	Ultra牵开器或静脉牵引器	隧道法和超声刀	173±45	0.131	组织转移，外侧软组织皮瓣（LTF）乳房成型，可吸收纤维网
Park et al[18]	1cm	龙胆紫液	腋窝皱褶3cm和乳晕切口	无数据	Endosector LE	电刀	BCS+SNB: 102.1±22.9; BCS+Ax: 139.5±30.3	BCS+SNB: 102.38±28.8; BCS+Ax: 122.49±40.5	0.96; 0.24	组织转移
Takemoto等[26]	无数据	吲哚菁绿	腋窝和乳晕切口	无数据	腹膜前扩张球囊	隧道法和双极剪刀	69（55~104）	93（77~106）	93	可吸收纤维网
Ozaki等[21]	1.5~2cm	靛蓝胭脂红和利多卡因凝胶	腋窝皱褶2.5cm和乳晕周围或侧乳线切口	切口保护套	静脉牵引器和双极剪刀	肿胀技术（tumescent technique）	BCS: 130.5±32.4; BCS+SNB: 148.1±42.7; BCS+Ax: 189.7±40.0	BCS: 80.4±21.8; BCS+SNB: 118.3±46.4; BCS+Ax: 145.2±48.1	<0.01; 0.029; 0.020	组织转移

EBCS：内镜辅助保乳手术；BCS：保乳手术；SNB：前哨淋巴结活检；Ax：腋窝淋巴结扫术

表 41.5 内镜辅助保乳手术的系列病例报道及手术结果、美容效果、患者满意度和肿瘤学结果[16]

作者	术后引流	术中出血量（mL 或 g）	并发症 [n（%）]	美容结果 [n（%）]	患者满意度	平均随访时间（月）	切缘阳性 [n（%）]	局部复发 [n（%）]	远处转移 [n（%）]	总生存率
Tamaki 等[10]	仅在腋窝清淋巴结扫描例中	192（60~290）	0	无数据	所有患者都很满意	无数据	1（16.6%）	0	无数据	无数据
Owaki 等[8]	无数据	150 ± 96.9mL	无数据	无数据	所有患者都很满意	无数据	无数据	无数据	无数据	无数据
Lee 等[12]	（+）	184 ± 130mL	0	四分评价系统： 优秀 =7（36.9%）； 良好 =10（52.6%）； 一般 =2（10.5%）； 较差 =0	89.5% 的患者很满意	无数据	1（5%）	无数据	ALN（+）：2（10%）	无数据
Yamashita, Shimizu[9]	无数据	无数据	无数据	ABNSW：所有病例得分均＞14 分（良好或优秀）满分：15 分	无数据	无数据	0	无数据	无数据	无数据
Nakajima 等[22]	无数据	T_{is}：116 ± 23； T_1：107 ± 27； T_2：141 ± 34	皮肤坏死：22（4.0%）； 脂肪和（或）肌肉坏死：17（3.1%）	无数据	整体程度： 良好 =366（76.1%）； 一般 =66（13.7%）； 差 =49（10.2%） 手术瘢痕： 良好 =401（83.4%）； 一般 =43（8.9%）； 差 =37（7.7%） 乳房形状： 良好 =347（72.1%）； 一般 =62（12.9%）； 差 =72（15.0%）	T_{is}：29.1（5~73）； T_1：40（5~96）； T_2：39.5（5~95）	T_{is}：16（34.0%）； T_1：35（18.4%）； T_2：62（19.5%）； 总计 :113（20.5%）	T_{is}：0； T_1：7（3.7%）； T_2：18（5.7%）； 总计 = 25（4.5%）	T_{is}→ALN（+）：2（4.3%），距离：0； T_1→ALN（+）：24（12.6%），距离：7（3.7%）； T_2→ALN（+）：97（30.9%），距离：16（5.1%）	T_{is}：100%； T_1：97.3%； T_2：95.7%
Saimura 等[17]	仅在腋窝清淋巴结扫描例中	27（5~80）	皮肤烧伤：3（1.6%）	四分评价系统： 优秀 =21（36.8%）； 良好 =26（45.6%）； 一般 =4（7.0%）； 差 =6（10.5%） JBCS 分类评分系统：平均分为 9.1 分	无数据	无数据	0	0	ALN（+）：7（11.5%）	100%

ABNSW 评分系统由 5 个项目组成：不对称（A），乳房形状（B），乳头形状（N），皮肤状况（S）和切口瘢痕（W）。JBCS 分类评分系统由 8 个项目组成：乳房大小、乳房形状、乳房瘢痕、硬度、乳头/乳晕大小和形状、乳头/乳晕颜色、乳头位置及乳房下线[16]

ALN：腋窝淋巴结

表 41.6 内镜辅助保乳手术的队列研究以及手术结果、美容效果、患者满意度和肿瘤学结果[16]

作者	术后引流	术中出血量 (mL 或 g)		P值	并发症 [n (%)]		美容效果或患者满意度 [n (%)]		P值
		EBCS	CBCS		EBCS	CBCS	EBCS	CBCS	
Yamashita, Shimizu[9]	(+)	174 ± 118	147 ± 118	0.909	出血: 7 (8.8); 血肿: 2 (2.5)	无数据	ABNSW: 在所有病例中, 11分以上(良好或优秀)占 90%(满分: 15分)。几乎所有患者都满意	无数据	无数据
Park 等[18]	(+)	无数据	无数据	无数据	血清肿: 2 (5); 蜂窝织炎: 1 (2.5); 出血或血肿: 1 (2.5); 伤口坏死: 1 (2.5)	血清肿: 7 (1.0); 蜂窝织炎: 6 (0.8); 出血或血肿: 8 (1.1); 伤口坏死: 8 (1.1)	无数据	无数据	无数据
Takemoto 等[26]	(−)	45 (10~80)	100 (58~150)	< 0.001	间隙感染: 7 (11.7)	无数据	患者满意度: 内上象限, 10 (76.9%); 内下象限, 7 (70%); 外上象限, 22 (78.6%); 外下象限, 4 (44.4%)	患者满意度: 内上象限, 7 (70%); 内下象限, 1 (12.5%); 外上象限, 17 (68%); 外下象限, 2 (25.0%)	1.000; 0.025; 0.384; 0.402
Ozaki 等[21]	(+)	BCS: 51.6 ± 35.9; BCS+Ax: 106.0 ± 50.4	BCS: 35.3 ± 29.7; BCS+Ax: 89.5 ± 48.4	0.054, 0.424	部分伤口坏死: 4 (5.4); 部分皮瓣坏死: 2 (2.7); 术后出血: 1 (1.4)	无数据	四分评价系统: 优秀 =39 (53.4); 良好 =21 (28.8); 一般 =10 (13.7); 差 =3 (4.1)。JBCS 分类评分系统: 平均为10.14±1.61	四分评价系统: 优秀 =13 (14.4); 良好 =27 (30.0); 一般 =46 (51.1); 差 =4 (4.4)。JBCS 分类评分系统: 平均总分 =8.27±2.03	<0.01; <0.01

ABNSW 评分系统包括 5 个项目: 不对称 (A)、乳房形状 (B)、乳头形状 (N)、皮肤状况 (S) 和切口瘢痕 (W)。JBCS 分类评分系统包括 8 个项目: 乳房大小、乳房形状、乳房瘢痕、硬度、乳头 / 乳晕大小和形状、乳头 / 乳晕颜色、乳头位置及乳房下线

EBCS: 内镜辅助保乳手术; CBCS: 常规保乳手术

乳腺癌精要 外科观点

表 41.7 内镜辅助保乳手术的队列研究及其手术结果和肿瘤学结果[16]

作者	平均随访时间（月）		手术切缘阳性 [n（%）]		P值	局部复发 [n（%）]		远处转移 [n（%）]		P值	总生存率（%）	
	EBCS	CBCS	EBCS	CBCS		EBCS	CBCS	EBCS	CBCS		EBCS	CBCS
Yamashita, Shimizu[9]	25（达到50）	无数据	0	无数据	无数据	0	无数据	无数据	无数据	无数据	100%	无数据
Park 等[18]	12	12	2（5.0%）	11（1.6%）	0.2	0	无数据	0	无数据	无数据	100%	无数据
Takemot 等[26]	无数据	无数据	17（28.3%）	13（25.5%）	无数据	无数据	无数据	ALN(+):7(13.7%)	ALN(+):10(11.7%)	0.745	无数据	无数据
Ozaki 等[21]	18.1±5.6（12~30）	43.7±22.9（14~70）	1（1.4%）	17（18.9%）	<0.01	0	1（1.1%）	ALN(+):15(21%) 远处转移:0	ALN(+):26(29%)	无数据	100%	100%

EBCS：内镜辅助保乳手术；CBCS：常规保乳手术；ALN：腋窝淋巴结

41.5 总　结

研究表明，乳腺癌的内镜辅助保乳手术治疗方式与开放手术具有同等水平的侵入性，但其比开放手术有更好的美容效果。内镜辅助保乳手术的主要优点包括瘢痕少，美容效果好，患者满意度高。缺点是术野受限，术者需要接受更多的培训和患者需要支付额外的费用。因此，内镜辅助保乳手术是一种有潜力的乳腺癌手术治疗方法，但是关于其安全性和美容效果的长期结果还需要进一步的评估。

> **提示与技巧**
> - 在手术训练期间，应选择外上象限乳腺癌患者行内镜辅助保乳手术，以便于内镜操作。在手术室中，将患侧手臂放置于仰卧位，此时患者不应活动，以便有足够的空间移动内镜。除可以选择腋窝切口外，也可以选择位于肿瘤所在象限的乳晕周围切口。在游离皮瓣过程中，为了保证最好的效果，应使用极稀释的肾上腺素进行初始水解剖。

（罗一凡　译，刘锦平　审校）

参考文献

[1] Veronesi U, Cascinelli N, Mariani L, et al. Twenty-year follow-up of a randomized study comparing breast-conserving surgery with radical mastectomy for early breast cancer. N Engl J Med, 2002,347(16):1227–1232. https://doi.org/10.1056/NEJMoa020989.

[2] Fisher B, Anderson S, Bryant J, et al. Twenty-year follow-up of a randomized trial comparing total mastectomy, lumpectomy, and lumpectomy plus irradiation for the treatment of invasive breast cancer. N Engl J Med, 2002,347(16):1233–1241. https://doi.org/10.1056/NEJMoa022152.

[3] Eaves FF 3rd, Bostwick J 3rd, Nahai F, et al. Endoscopic techniques in aesthetic breast surgery. Augmentation, mastectomy, biopsy, capsulotomy, capsulorrhaphy, reduction, mastopexy, and reconstructive techniques. Clin Plast Surg,1995,22(4):683–695.https://doi.org/10.1007/BF00227396.

[4] Ulusal BG, Cheng MH, Wei FC. Simultaneous endoscope-assisted contralateral breast augmentation with implants in patients undergoing postmastectomy breast reconstruction with abdominal faps. Plast Reconstr Surg,2006,118(6):1293–1302.https://doi.org/10.1097/01.prs.0000239460.94909.4d.

[5] Fukuma E. Endoscopic breast surgery for breast cancer. Nihon Geka Gakkai Zasshi, 2006,107(2):64–68.

[6] Agarwal B, Agarwal S, Gupta M, et al. Transaxillary endoscopic excision of benign breast lumps: a new technique. Surg Endosc Other Interv Tech, 2008,22(2):407–410. https://doi.org/10.1007/s00464-007-9435-1.

[7] Liu H, Huang CK, Yu PC, et al. Retromammary approach for endoscopic resection of benign breast lesions. World J Surg, 2009,33(12):2572–2578. https://doi.org/10.1007/s00268-009-0225-x.

[8] Owaki T, Yoshinaka H, Ehi K, et al. Endoscopic quadrantectomy for breast cancer with sentinel lymph node navigation via a small axillary incision. Breast, 2005,14:57e60. https://doi.org/10.1016/j.breast.2004.05.002.

[9] Yamashita K, Shimizu K. Endoscopic video-assisted breast surgery: procedures and short-term results. J Nippon Med Sch, 2006,73(4):193–202. https://doi.org/10.1272/jnms.73.193. (PMID: 16936445).

[10] Tamaki Y, Nakano Y, Sekimoto M, et al. Transaxillary endoscopic partial mastectomy for comparatively early-stage breast cancer. An early experience. Surg Laparosc Endosc, 1998,8:308–312.

[11] Kitamura K, Inoue H, Ishida M, et al. Endoscopic extirpation of benign breast tumors using an extramammary approach. Am J Surg, 2001,181:211–214.

[12] Lee EK, Kook SH, Park YL, et al. Endoscopyassisted breast-conserving surgery for early breast cancer. World J Surg, 2006,30(6):957–964.

[13] Fan LJ, Jiang J, Yang XH, et al. A prospective study comparing endoscopic subcutaneous mastectomy plus immediate reconstruction with implants and breast conserving surgery for breast cancer. Chin Med J (Engl), 2009,122(24):2945–2950.

[14] Keshtgar MR, Fukuma E. Endoscopic mastectomy: what does the future hold? Women's Health (Lond Engl), 2009,5:107–109.

[15] https://www.jbcsguideline.jp/category/cq/index/cqid/202001. Accessed 10 July 2013.

[16] Ozaki S, Ohara M. Endoscopy-assisted breastconserving surgery for breast cancer patients. Gland Surg, 2014,3:94–108. (PMID: 25083503).

[17] Saimura M, Mitsuyama D, Anan K, et al. Endoscopy assisted breast conserving surgery for early breast cancer. Asian J Endosc Surg,2013,6:203–208. (PMID: 23368666).

[18] Park HS, Lee JS, Lee JS, et al. The feasibility of endoscopic-assisted breast conservation surgery for patients with early breast cancer. J Breast Cancer, 2011,11:52–57.

[19] Hong YI, Shin H. Endoscopy-assisted breast conserving surgery for breast cancer: a preliminary clinical experience. J Breast Cancer, 2010,13:138–146.

[20] Tamaki Y, Sakita I, Miyoshi Y, et al. Transareolar endoscopy-assisted partial mastectomy: a preliminary report of six cases. Surg Laparosc Endosc Percutan Tech, 2001,11:356–362. (PMID: 11822858).

[21] Ozaki S, Ohara M, Shigematsu H, et al. Technical feasibility and cosmetic advantage of hybrid endoscopy assisted breast conserving surgery for breast cancer

patients. J Laparoendosc Adv Surg Tech A,2013,23:91–99. (PMID: 23272727).

[22] Nakajima H, Fujiwara I, Mizuta N, et al. Video assisted skin-sparing breast-conserving surgery for breast cancer and immediate reconstruction with autologous tissue. Ann Surg, 2009,249:91–96. (PMID: 19106682).

[23] Serra-Renom JM, Serra-Mestre JM, Martinez L, et al. Endoscopic reconstruction of partial mastectomy defects using latissimus dorsi muscle flap without causing scars on the back. Aesthetic Plast Surg, 2013,37:941–949. (PMID: 23877754).

[24] Leff DR, Vashist R, Yongue G, et al. Endoscopic breast surgery: where are we now and what might the future hold for video-assisted breast surgery? Breast Cancer Res Treat, 2011,125:607–625. (PMID: 21128113).

[25] Yamashita K, Shimizu K. Transaxillary retromammary route approach of video-assisted breast surgery for breast conserving surgery. Am J Surg, 2008,196:578–581. (PMID: 18809067).

[26] Takemoto N, Koyanagi A, Yamamoto H. Comparison between endoscope assisted partial mastectomy with filling of dead space using absorbable mesh and conventional method on cosmetic outcome in patients with stage I or II breast cancer. Surg Laparosc Endosc Percutan Tech, 2012,22:68–72. (PMID: 22318064).

[27] Takahashi H, Fujii T, Nakagawa D, et al. Usefulness of endoscopic breast conserving surgery for breast cancer. Surg Today, 2014,44:2037–2044. (PMID: 25519936).

[28] Ho WS, Ying SY, Chan ACW. Endoscopic assisted subcutaneous mastectomy and axillary dissection with immediate mammary prosthesis reconstruction for early breast cancer. Surg Endosc, 2002,16:302–306. (PMID: 11967683).

[29] Sanuki J, Fukuma E, Wadamori K, et al. Volume replacement with polyglycolic acid mesh for correcting breast deformity after endoscopic conservative surgery. Clin Breast Cancer, 2005,6:175.

[30] Ito KI, Kanai T, Gomi K, Watanabe T, et al. Endoscopic assisted skin sparing mastectomy combined with sentinel node biopsy. ANZ J Surg, 2008,78:894–898.

[31] Sakamoto N, Fukuma E, Higa K, et al. Early results of an endoscopic nipple sparing mastectomy for breast cancer. Ann Surg Oncol, 2009,16:3406–3413.

[32] Nakajima H, Fujiwara I, Mizuta N, et al. Video-assisted skin sparing breast conserving surgery for breast cancer and immediate reconstruction with autologous tissue: clinical outcomes. Ann Surg Oncol, 2009,16:1982–1989.

Ⅰ~Ⅱ水平和Ⅲ水平腋窝淋巴结清扫术对比

Can Atalay, Hakan Mersin, Osman Kurukahvecioglu

42.1 引 言

以腋窝为靶点的手术治疗乳腺癌已经有一个多世纪的历史。然而，在过去的几十年中，它已经从更激进的手术如完全腋窝淋巴结清扫，转变为适当情况下的前哨淋巴结活检[1]。长期以来，腋窝淋巴结清扫术（axillary lymph node dissection，ALND）之所以被认为具有治疗价值，是因为它可以切除腋窝转移的淋巴结，可能降低区域复发率。然而，随着人们在最初诊断时接受乳腺癌是一种全身性疾病的概念，腋窝手术的治疗价值受到了质疑。最近人们认为腋窝淋巴结状况是决定乳腺癌辅助治疗方式的一个强有力的预后工具[2]。转移淋巴结的数量、转移淋巴结与清扫淋巴结的比率以及腋窝转移的水平可以预测乳腺癌患者的存活率。因此，获取乳腺癌患者的腋窝淋巴结状况是腋窝手术的主要目的，避免了广泛和不必要的手术。出于这个原因，前哨淋巴结活检最近已经取代了腋窝淋巴结临床阴性患者的腋窝清扫。对于淋巴结组织病理学阳性的病例，腋窝清扫水平也将受到限制，以降低因清扫引起的并发症发生率。腋窝手术方式应根据患者的临床病理特点进行个体化选择[3]。

42.2 腋窝淋巴结清扫术

42.2.1 适应证

以前腋窝清扫是所有乳腺癌患者的标准程序。然而，随着前哨淋巴结活检技术的发展，临床上越来越少使用腋窝清扫。临床可触及或放射学可检测到腋窝淋巴结的乳腺癌患者可以行腋窝清扫。术前超声引导下细针抽吸或针穿活检可以用来证实腋窝淋巴结转移的存在。在证实有转移性淋巴结的情况下需要进行腋窝清扫。

此外，当前哨淋巴结活检证实有转移性病变时，也可以进行腋窝清扫。然而，最近的研究表明，在腋窝淋巴结有孤立的肿瘤细胞或微转移的情况下，可以避免腋窝清扫。甚至在接受保乳手术和全乳房辅助放疗的 $T_{1-2}N_0$ 期患者中，腋窝淋巴结有1~2个转移者的腋窝清扫效果也是有争议的。当前哨淋巴结活检结果阳性时，无论是进行腋窝放疗还是不进行进一步的腋窝手术，都可以作为腋窝清扫的替代治疗方法。

另一方面，由于蓝色染料或放射性同位素标记无效或前哨淋巴结活检基础设施不可用等技术原因而未能进行前哨淋巴结活检的患者，则有必要进行腋窝清扫。在前哨淋巴结活检过程中，如果肉眼观察到的淋巴结与转移淋巴结无法区分,这可能是腋窝清扫的另一个原因,尽管术中评估认为反之亦然。此外,前哨淋巴结活检后孤立的局部复发和炎性乳腺癌也是腋窝清扫的指征。

42.2.2 腋窝淋巴结的解剖

乳腺癌的扩散可通过三种途径,即血源性、淋巴性和直接侵袭。肿瘤的淋巴扩散将主要(占75%)扩散到腋窝淋巴结。此外,根据乳腺癌的部位和分期,内乳淋巴结和锁骨上淋巴结可能是其他受影响的淋巴区域。腋静脉下方的腋窝淋巴结因胸小肌的位置不同分为三组,腋窝淋巴结的这种分类可指导外科医生进行腋窝清扫:Ⅰ水平淋巴结位于胸小肌外侧缘外侧,包括胸肌群、肩胛下群和肱群淋巴结;Ⅱ水平淋巴结位于胸小肌后方,包括中央淋巴结,位于胸大肌和胸小肌之间的胸肌间(Rotter)淋巴结也包括在Ⅱ水平淋巴结中,术中区分Ⅰ、Ⅱ水平淋巴结相当困难;Ⅲ水平淋巴结位于胸小肌内侧缘内侧,由腋静脉、第1肋骨和胸小肌之间的顶端淋巴结组成。乳腺癌的腋窝淋巴结转移被认为遵循从Ⅰ水平到Ⅲ水平淋巴结的顺序模式。因此,在乳腺癌的治疗中,有必要对包括Ⅰ水平和Ⅱ水平在内的淋巴结进行有限的解剖。然而,如果Ⅰ水平淋巴结受累,Ⅱ水平和Ⅲ水平的转移率分别增加到25%和10%。当Ⅰ水平和Ⅱ水平转移淋巴结被检测到时,Ⅲ水平的转移率增加到50%。另一方面,孤立的Ⅲ水平淋巴结转移率小于5%。

42.2.3 手术技术

腋窝淋巴结清扫的目的是切除腋窝边界内的淋巴组织。腋窝位于腋静脉上方、胸壁和前锯肌内侧以及腋侧皮肤之间。背阔肌、大圆肌和肩胛下肌构成腋窝的后缘和侧缘,而胸大肌和胸小肌则位于腋窝的前方。腋窝清扫通常是在全身麻醉下进行的,然而,对于患有严重并存疾病的患者,可以选择局部麻醉加镇静。对于乳腺癌患者,腋窝淋巴结清扫可以作为一种标准化的分级外科手术进行。

42.2.3.1 患者体位

患者仰卧在手术台上,用聚维酮碘等消毒溶液处理患者的上胸部、肩部和同侧手臂,在对侧手臂建立静脉通路。将患者的同侧手臂从身体外展90°,放在臂板上。术前准备好患者的手臂,并用无菌敷料包裹。在腋窝清扫过程中,手臂的这种放置方式提供了最佳的暴露,使外科医生能够在手术过程中轻松地控制手臂。在腋窝清扫过程中,如果有必要,可外展患者的手臂,并在肘部弯曲90°,通过放松胸肌来促进Ⅱ组和Ⅲ组淋巴区域的显露。在整个手术过程中应避免手臂过度伸展,以防止臂丛神经损伤。

42.2.3.2 切口选择

最佳的腋窝清扫切口,既要保证可以提供良好暴露的、足够大的腋窝通道,又要获得患者可以接受的美容效果。理想的切口应能在手术过程中提供更好的视野,并且术后当手臂靠近患者身体时,切口应不可见。常用的切口是在腋毛下部预先存在的皮肤皱褶中进行的横向切口,也可首选S形切口。切口应位于腋窝前部和后部之间,这种类型的切口在手术中提供了最佳的视野,术后畸形发生率最小。此外,还可以采用U形切口或放射状切口。U形切口可以在解剖时提供腋窝的良好视野,并防止腋毛区域形成瘢痕。然而,与用于腋窝清扫的其他类型的切口相比,这个切口会更长。当采用放射状切口时,切口下端不应超出腋毛下缘,这种类型的切口不但形成瘢痕的概率更大,而且可能导致乳房外上象限畸形。如果腋窝清扫术与乳房切除术或乳房外上象限保乳手术联合进行,两种手术可以使用一个切口。然而,为了获得更好的美容效果,腋窝清扫应首选单独的切口。

42.2.3.3 手术步骤

切开腋窝后,在腋窝筋膜平面上、下两个方向上抬起皮瓣,暴露出腋窝内容物。将皮瓣上提至腋窝皱褶,下至乳房下皱褶外侧(图42.1)。在清扫过程中,可以使用皮钩、Allis钳或耙式牵引器来保持皮瓣的张力。为了达到更好的止血效果,通常首选电灼术,也可用手术刀进行锋利的剥离。腋窝清扫可以从内侧向外侧进行,反之亦可,这取决于外科医生的选择。准备好皮瓣后,腋窝清扫通常从可以看见的腋窝前褶皱下胸大肌外侧缘开始,继续清扫直到位于胸大肌下方的胸小肌出现在腋窝内侧。然后在腋窝外侧进行清扫,直到清楚地识别背阔肌及其"白色肌腱"。在背阔肌与前锯肌的交界处，从外侧和内侧向下继续清扫。腋窝内、外侧清扫完成后，腋静脉于"白色肌腱"上方可见。如果外科医生不能区分腋静脉的颜色或形状，可以暂停手术，依靠患者的手臂来控制腋静脉的位置。双支腋静脉比较常见，外科医生应该对此有所了解。将覆盖腋静脉的脂肪和淋巴组织向下轻轻剥离，露出腋静脉的所有部分（图42.2）。

暴露胸大肌内侧后，在胸肌间隙继续清扫。切除胸肌间（Rotter）淋巴结，尽可能保留胸内侧神经和胸肩峰血管分支。应保护支配胸大肌和胸小肌的胸内侧神经，避免术后胸肌萎缩。为了更好地覆盖假体和获得最佳的美容效果，这一手法对于乳房切除术后有假体置换计划的患者尤其重要。

为了进入Ⅱ水平和Ⅲ水平淋巴结，需切开胸小肌后方筋膜，并将胸小肌向内和向前收缩（Auchincloss手术）。在腋尖暴露相对困难的情况下，也可以在肌腱附近分开（Scanlon手术）或完全切除（Patey手术）胸小肌。然后继续从腋窝顶端开始清扫，并侧面暴露腋静脉。确定腋静脉分支后，将其结扎或剪裁。继续剥离腋静脉，可见第2肋间神经和第3肋间神经感觉支在腋静脉下方1~2cm处从内侧向外侧横穿腋窝。如果未受淋巴结侵犯，可以保留这些神经，以防止术后上臂内侧感觉丧失。另一支很重要的神经是支配前锯肌的胸长神经，位于腋窝内侧和后侧，靠近胸壁（图42.3），在清扫过程中，应将该神经沿其全长分离并保留，直到其在第4肋骨或第5肋骨水平进入前锯肌。当胸长神经因肿瘤直接侵犯而在清扫过程中被损伤时，术后会出现肩胛翼部畸形（翼状肩）。虽然可以结扎腋静脉的所有分支，但可以将腋静脉深后部的胸背血管和支配背阔肌的神经与腋静脉的其他解剖组织隔离，从而保护腋静脉深后部的胸背血管和神经（图42.3）。保护胸背神经很重要，特别是乳房切除术后需要背阔肌肌皮瓣重建的患者，胸背神经血管束位于腋静脉前胸支后方，压迫胸背神经会导致背阔肌收缩。最后切除肩胛下肌上剩余组织，完成腋窝清扫（图42.4，图42.5）。最后用缝线标记剥离的组织尖端，以帮助病理学家正确定位标本。

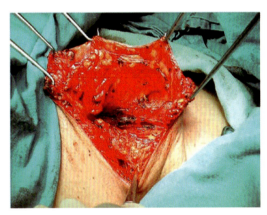

图42.1 皮瓣的制备

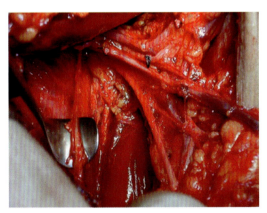

图42.3 保留腋窝的主要结构：腋静脉（上部），胸背神经和血管（腋窝深部），胸长神经（左侧）

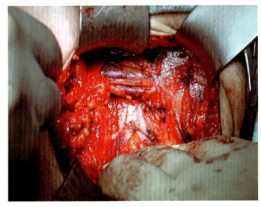

图42.2 腋静脉显露（上半部分）

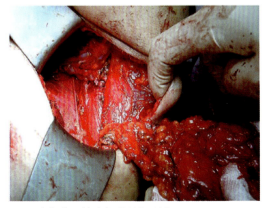

图42.4 腋窝淋巴结清扫的组织剥离

42.2.3.4 关闭切口

使用生理盐水充分冲洗创口并细致止血后,在腋窝放置一个闭式吸引管(图42.6),引流管尖端应远离腋静脉。通过靠近主切口的较低皮瓣上的单独切口引出引流管,并用不可吸收缝线将其固定。通常分两层缝合皮肤,皮下组织用可吸收(聚乳酸)缝线缝合,皮肤缝合首选不可吸收(聚丙烯)缝线。切口覆盖无菌敷料。

42.2.4 术后管理

腋窝引流管每天排出液体一次,当每日引流液量为30~50mL时,可以选择拔除引流管。如果引流量持续 > 50mL超过1周,可以考虑拔除引流管以避免伤口感染。拔除引流管后可采用针吸引流以防止浆液性肿块形成,每日可在门诊操作。

腋窝淋巴结清扫后的患者应避免限制手臂和肩部的活动。术后第3天患者应逐步开始锻炼,几周后肩部应进行全方位活动。尽早开始肩部锻炼有助于预防腋窝清扫术的晚期并发症,并在术后放疗时提供更好的体位。辅助化疗和放疗应在腋窝清扫术后2周开始。

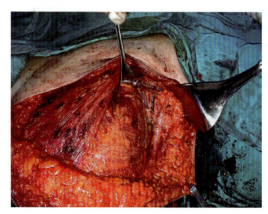

图42.5　完成Ⅰ~Ⅲ组腋窝淋巴结清扫的最终视图

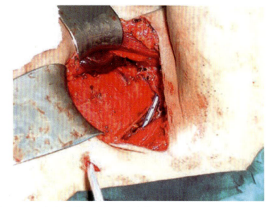

图42.6　腋窝内放置抽吸引流管

42.2.5 并发症

腋窝清扫术的早期并发症包括浆液性囊肿和血肿形成,伤口感染,手臂和肩部疼痛,腋网综合征,以及同侧手臂感觉改变。对行腋窝清扫术的患者是否预防性使用抗生素值得商榷。先前的开放手术活检或新辅助化疗会增加伤口感染的风险,因此,一方面,肿块切除和腋窝清扫等局部手术可能不会使用抗生素;另一方面,腋窝清扫联合乳房切除和(或)假体置换才可能需要使用抗生素来预防伤口感染。革兰氏阳性广谱抗生素适用于预防感染,如头孢菌素。如果发生血肿,应首先选择保守治疗方法,如压迫和随访,也可以直接穿刺或超声引导下穿刺;如果出血继续,血肿扩大,应在全身麻醉下切开伤口,清除血肿。另一种早期并发症——腋网综合征,是一种术后早期限制肩部活动的疼痛性疾病,一般发生在术后7~10d,通过触诊可以感觉到从腋窝到手臂的皮肤下有2~3条坚硬的条纹,这种情况通常是自限性的,但一些患者可能需要使用非甾体类抗炎药并做一些伸展运动来缓解。晚期并发症包括淋巴水肿、肩部活动受限、肩部和手臂疼痛及感觉丧失。术后放疗更易出现晚期并发症。淋巴水肿是腋窝清扫术最重要的并发症,发生于10%~20%的患者,对此预防比治疗更容易。所有接受腋窝清扫术的患者应避免外伤、感染、搬运重物、重复运动和患臂收缩,以减少淋巴水肿的发生机会。

42.2.6 Ⅰ~Ⅱ水平与Ⅲ水平腋窝淋巴结清扫术

近几十年来,随着腋窝清扫次数的减少,腋窝清扫的最佳范围也受到了质疑。许多乳腺癌中心将Ⅰ水平和Ⅱ水平腋窝清扫作为标准程序。然而,关于最佳腋窝清扫范围的高质量研究数量有限,仍需要高质量的研究调查腋窝完全清扫(Ⅲ水平)对局部复发和总生存率的影响。不同腋窝清扫水平之间比较的另一个因素是腋窝淋巴结清扫的数量。腋窝转移淋巴结的确切数量对于决定乳腺癌患者的辅助治疗非常重要。尽管主要依赖回顾性研究数据,但最近关于这一问题的研究数据还是相当有说服力的。

近年来两项随机对照研究比较了不同腋窝淋巴

结清扫水平对乳腺癌患者生存率的影响。Tominaga 等比较了接受乳房切除术患者的 Ⅰ～Ⅱ 水平腋窝清扫术和 Ⅲ 水平腋窝清扫术[4]，研究将 1 209 例 Ⅱ 期乳腺癌患者随机分为两组，调查无病生存率、总生存率和发病率。中位随访 7.2 年，Ⅰ～Ⅱ 水平和 Ⅲ 水平腋窝淋巴结清扫患者的无病生存率（10 年，73.3% vs. 77.8%）和总生存率（10 年，86.6% vs. 85.7%）相似。Ⅲ 腋窝清扫组患者的手术时间较长，术中出血量较多；在长期随访中，两组患者在手臂运动功能、疼痛、胸大肌萎缩和社会功能方面没有显著差异。

KoDama 等比较了原发性乳腺癌的 Ⅰ 水平腋窝淋巴结清扫术和 Ⅲ 水平腋窝淋巴结清扫术[5]。研究包含 514 例患者，调查了无病生存率、总生存率和发病率。中位随访 9.3 年，Ⅰ 水平和 Ⅲ 水平腋窝清扫患者的无病生存率（10 年，74.1% vs. 76.6%）和总生存率（10 年，87.8% vs. 89.6%）无显著差异；与以往研究相似，Ⅲ 水平腋窝清扫患者的手术时间较长，术中出血量较大；作为腋窝清扫术并发症的手臂水肿和肩部不适的发生率在两组之间没有显著差异。

不同腋窝淋巴结清扫水平之间比较的另一个因素是清扫淋巴结的数量。正如预期，完全腋窝淋巴结清扫（Ⅲ 水平）将发现更多的转移淋巴结，腋窝淋巴结清扫的准确性也将随着清扫范围的增加而提高。最近关于这一主题的回顾性、描述性研究已有报道[6-9]，这些研究包括行三组腋窝清扫术的患者，比较了每种腋窝清扫水平下检测到的转移淋巴结数量。结果显示，随着淋巴结清扫数目或腋窝清扫范围的增加，检测到的转移性淋巴结数目也随之增加。因此，行大面积腋窝清扫术患者的乳腺癌分期升高。随着腋窝清扫范围的增加，分期的准确性提高，患者接受了更适合的辅助治疗。

42.3 总　结

随机对照试验结果显示，患者的腋窝淋巴结清扫水平不同，其无病生存率或总生存率没有显著差异。虽然手术期间并发症发生率可能会增加，但在行不同水平的腋窝清扫后，与腋窝清扫相关的长期手臂和肩部并发症发生率相似，而且，腋窝清扫范围对腋窝分期的准确性起着重要作用。行腋窝完全清扫患者的乳腺癌发病率相似，外科医生可以根据经验选择，但是对于手术中发现的可能有淋巴结转移的患者，外科医生可以很容易地选择腋窝清扫范围。

（陈杰　译，刘锦平　审校）

参考文献

[1] Chua B, Owen UNG, Taylor R, et al. Is there a role for axillary dissection for patients with operable breast cancer in this era of conservatism? ANZ J Surg, 2002,72,786–792.

[2] Axelsson CK, Rank F, Blichert-Toft M, et al. Impact of axillary dissection on staging and regional control in breast tumors < or = 10 mm—the DBCG experience. The Danish Breast Cancer Cooperative Group (DBCG), Rigshisoutalet, Copenhagen, Denmark. Acta Oncol, 2000,39,283–289.

[3] Schaapveld M, Otter R, de Vries EG, et al. V ariability in axillary lymph node dissection for breast cancer. J Surg Oncol, 2004,87,4–12.

[4] Tominaga T, Takashima S, Danno M. Randomized clinical trial comparing level II and level III axillary node dissection in addition to mastectomy for breast cancer. Br J Surg, 2004,91,38–43.

[5] Kodama H, Nio Y, Iguchi C, et al. Ten-year follow-up results of a randomised controlled study comparing level-I vs level-III axillary lymph node dissection for primary breast cancer. Br J Cancer, 2006,95,811–816.

[6] Iyer RV, Hanlon A, Fowble B, et al. Accuracy of the extent of axillary nodal positivity related to primary tumor size, number of involved nodes, and number of nodes examined. Int J Radiat Oncol Biol Phys, 2000,47,1177–1183.

[7] Kuru B, Bozgul M. The impact of axillary lymph nodes removed in staging of node-positive breast carcinoma. Int J Radiat Oncol Biol Phys, 2006,66,1328–1334.

[8] Saha S, Farrar WB, Y oung DC, et al. V ariation in axillary node dissection influences the degree of nodal involvement in breast cancer patients. J Surg Oncol, 2000,73,134–137.

[9] Somner JE, Dixon JM, Thomas JS. Node retrieval in axillary lymph node dissections: recommendations for minimum numbers to be confident about node negative status. J Clin Pathol, 2004,57,845–848.

43 前哨淋巴结活检技术

Alexandru Blidaru, Cristian Ioan Bordea, Mihaela Radu, Aniela Noditi, Ioana Iordache

43.1 引 言

腋窝手术是乳腺癌治疗的重要组成部分,具有诊断和治疗的作用。相关的发病率尤其表现为手臂的淋巴水肿,在保守治疗的情况下,乳房的淋巴水肿也是如此。由于在早期乳腺癌中淋巴结受累并不常见,因此可以通过前哨淋巴结活检(sentinel lymph node biopsy,SLNB)来避免不必要的腋窝淋巴结清扫。前哨淋巴结是乳房原发肿瘤侵犯的第一个淋巴结,也是肿瘤转移的第一个危险部位,可以预测区域节点的状态。如果前哨淋巴结没有被侵犯,很可能没有其他淋巴结被侵犯,患者也不需要额外的腋窝手术。如果前哨淋巴结被侵犯,其他淋巴结也可能被侵犯,患者就需要进行腋窝清扫,但越来越多的人怀疑这种情况是否有必要进行腋窝清扫(NSABP B-04, AMAROS, ACOSOG Z0011)[1-3]。行前哨淋巴结活检时可以选择性地进行腋窝清扫,这可能是早期乳腺癌患者所行的唯一的腋窝手术。1977 年 Cabanas 为阴茎肿瘤提出了前哨淋巴结的概念,1992 年 Jim Morton 提出了治疗皮肤恶性黑色素瘤的想法,1994 年 Giuliano 和 Krag 对早期进展期乳腺癌提出了该想法,并进一步使用了这种方法。前哨淋巴结的识别、切除活检、组织病理学和免疫组织化学检查可以评估区域淋巴结的状况,并建立区域淋巴结清扫指征。前哨淋巴结活检被推荐用于早期浸润性乳腺癌(T_1、T_2、N_0、M_0)、行乳房切除术的导管原位癌(DCIS)以及接受新辅助疗的患者;其禁忌证是局部晚期乳腺癌(T_3、T_4、N_1、N_2、N_3)和炎性乳腺癌患者。

43.2 前哨淋巴结活检技术

临床上常用的前哨淋巴结活检技术有 4 种:
(1)蓝染前哨淋巴结识别与活检技术。
(2)使用放射性标记胶体的前哨淋巴结识别与活检技术。
(3)近红外荧光技术。
(4)顺磁技术。

43.2.1 蓝染前哨淋巴结识别与活检技术

43.2.1.1 概 述

第一种鉴定前哨淋巴结的方法使用了染料[4]。最常用的蓝色染料为异硫氰蓝、专利蓝 V 和亚甲蓝。异硫氰蓝是一种可以皮下注射的溶液,用于显示引流注射区域的淋巴管轮廓[5]。专利蓝 V 属于三芳基甲烷染料家族,是临床上最常用的染料之一,主要用于识别淋巴管和前哨淋巴结[6]。亚甲蓝是一种医学合成物质,用于不同的治疗和诊断程序,包括识别前哨淋巴结[7]。

43.2.1.2 历　史

在 Cabanas 表达了前哨淋巴结活检的想法后，Morton 等发表了术中检测技术，该技术使用蓝色染料（专利蓝 V 或异硫氰蓝）选择性识别和切除原发肿瘤（黑色素瘤）直接引流淋巴通道上的淋巴结。1994 年 Giuliano 等首次描述了乳腺癌患者使用异硫氰蓝染料进行前哨淋巴结检测的情况[8]，其参考了 Morton 的技术和患者选择，并改善了前哨淋巴结活检的结果。前哨淋巴结检测的确诊率见表 43.1。

43.2.1.3 方　法

首先对患者进行麻醉，在做手术切口前将 3~5mL 1% 蓝色染料注入皮下、瘤周或乳晕下神经丛，如果患者接受过切除活检，则注入瘢痕附近（图 43.1）。为了避免染料溢入周围皮肤，可以使用黏性塑料薄膜[9]。注射完染料后应按摩注射部位，以方便染料移位。蓝色染料会与白蛋白结合形成一种复合体，被淋巴管吸收并进入前哨淋巴结[10]。在腋下皮肤皱褶处做切口，分割筋膜后探查腋窝是否有蓝色淋巴结（S）。理想的情况是可以看到通向前哨淋巴结的染色淋巴管。将切除后的前哨淋巴结送往病理科。须切除其他蓝染或增大的淋巴结（图 43.2）。缝合腋窝切口后通常无须引流。

43.2.1.4 优点和缺点

优　点

操作简单，无需核医学系或多学科团队，可以在手术前就地完成。除了可以节省成本外，还可以及时获得，不使患者暴露于辐射，不需要使用医疗设备帮助寻找前哨淋巴结，并且具有高准确率和低假阴性率，Hrishiekesh 等的研究表明，识别率为 89%，假阴性率为 6.67%[11]。

缺　点

蓝色染料可能会对皮下组织和皮肤造成污染，并在皮肤上留下永久性蓝色纹身。术前不能确定前哨淋巴结的准确位置。外科医生不能确定蓝色染料是否已经流入乳房内淋巴链。染料的染色速度很快，必须在注射后 30~45min 后进行鉴定，因为蓝色染料也会进入第二梯队淋巴结。

术中由于组织被染色，外科医生可能很难找到手术入路。如果蓝染的淋巴结位置深，可能导致解剖费力，延长解剖时间[12]。此外，受污染的组织可能会给解剖病理学家带来问题。所有的蓝色染料都会进入血液循环，可能会干扰脉搏血氧饱和度测量，也会导致尿液变色。

43.2.1.5 副作用和安全问题

蓝色染料可能导致轻微甚至危及生命的副作用。专利蓝 V 可能引起轻微的荨麻疹或者全身过敏反应。手术前皮肤点刺试验并不可靠，与皮内注射相比，皮肤点刺试验的假阴性结果概率高，因此，临床上通常不采用皮肤点刺试验筛查过敏反应[13]。

异硫氰蓝的副作用主要是过敏反应，因危及生命需要进行心肺复苏的过敏反应概率为 0.7%~1.1%。一些研究使用了预防性治疗，即使用 100mg 氢化可的松（或 20mg 甲基强的松龙或 4mg 地塞米松）+50mg 苯海拉明 +20mg 法莫替丁在麻醉前或麻醉开始时静脉注射。结果显示，预防性治疗虽然减少了过敏反应严重程度，但是没有减少过敏反应数量[14]。据报道，在使用预防性措施的患者中，感染并发症和伤口裂开的发生率也有所增加。

亚甲蓝会引起非常危险的不良反应，几位作者建议不应将亚甲蓝染色作为乳腺癌前哨淋巴结活检（SLNB）的标准程序[14]。亚甲蓝会导致注射部位皮肤、脂肪和实质坏死[13]，硬结，红斑，以及疼痛，因此临床上较少使用亚甲蓝作为前哨淋巴结活检的染料。病例报道还显示亚甲蓝导致了肺水肿[14]。Zakaria 等建议，使用稀释后的亚甲蓝（1:7，1.25mg/mL）可以使这些副作用最小化[15]。亚甲蓝染色的有效性并不好，其化学结构缺乏磺酸基团和较低的分子质量，不能与淋巴蛋白结合并持续到毛细血管，导致不能准确切除前哨淋巴结[16]。此外，对接受通过大脑 5- 羟色胺系统起作用的精神药物治疗的患者使用亚甲蓝也会引起中枢神经系统反应[14]。

43.2.1.6 结　论

使用蓝色染料的前哨淋巴结活检操作很简单，但会产生相应的不良反应。尽管过敏反应风险很小，但引发了人们对使用蓝色染料检测前哨淋巴结优势的质疑。

表 43.1 前哨淋巴结活检（SLNB）技术的阳性淋巴结识别率

蓝色染料	放射性胶体	蓝色染料+放射性胶体	吲哚菁绿（ICG）	顺磁技术	研究
75%	88%	93%	—	—	Brian J O'Hea 等（1998）
98%	—	—	—	—	Kenneth Akern 等（1999）
89.9%	94.2%	—	—	—	V. Suzanne Klimberg（1999）
—	—	87%	—	—	Lorraine Tafra 等（2001）
—	—	98.4%	—	—	Kenneth A Kern 等（2002）
—	—	98%	—	—	Todd M. Tuttle 等（2002）
—	—	95.5%	—	—	Rache Simmons 等（2003）
92.7%	97.6%	98.4%	—	—	Hamed Kargozaran 等（2007）
96.5%	—	98.7%	—	—	Varghese P 等（2007）
90%	—	—	—	—	Bühler HS 等（2008）
83%~93%	—	—	99%	—	Sugie 等（2010）
92.9%	100%	—	99.3%	—	Hojo 等（2010）
—	—	95%	—	94.4%	Douek 等（2014）
—	98%	—	89%	—	Grischke 等（2015）
—	—	94.2%	—	96.7%	Rubio 等（2015）
—	—	98.3%	—	97.8%	Pineiro 等（2015）
—	—	95.4%	—	97.2%	Hopeau 等（2016）
—	—	97.1%	—	97.6%	Nordic study（2016）
94.1%	—	—	—	—	Nighat Bakhtiar 等（2016）
91.7%	—	—	—	—	Brahma B 等（2017）
88.3%	100%	—	—	—	Liu 等（2017）
91%	—	—	—	—	Jiyu Li 等（meta 分析）（2018）
100%	—	—	—	—	Navin Sookar 等（2018）
75%	88%	93%	—	—	Brian J O'Hea 等（1998）
98%	—	—	—	—	Kenneth Akern 等（1999）
89.9%	94.2%	—	—	—	V. Suzanne Klimberg（1999）
—	—	87%	—	—	Lorraine Tafra 等（2001）
—	—	98.4%	—	—	Kenneth A Kern 等（2002）
—	—	98%	—	—	Todd M. Tuttle 等（2002）
—	—	95.5%	—	—	Rache Simmons 等（2003）
92.7%	97.6%	98.4%	—	—	Hamed Kargozaran 等（2007）
96.5%	—	98.7%	—	—	Varghese P 等（2007）
90%	—	—	—	—	Bühler HS 等（2008）
83%~93%	—	—	99%	—	Sugie 等（2010）
92.9%	100%	—	99.3%	—	Hojo 等（2010）
—	—	95%	—	94.4%	Douek 等（2014）
—	98%	—	89%	—	Grischke 等（2015）
—	—	94.2%	—	96.7%	Rubio 等（2015）
—	—	98.3%	—	97.8%	Pineiro 等（2015）
—	—	95.4%	—	97.2%	Hopeau 等（2016）
—	—	97.1%	—	97.6%	Nordic study（2016）
94.1%	—	—	—	—	Nighat Bakhtiar 等（2016）
91.7%	—	—	—	—	Brahma B 等（2017）
88.3%	100%	—	—	—	Liu 等（2017）
91%	—	—	—	—	Jiyu Li 等（meta 分析）（2018）
100%	—	—	—	—	Navin Sookar 等（2018）

43.2.2 使用放射性标记胶体的前哨淋巴结识别与活检技术

使用放射性示踪剂的前哨淋巴结活检是一种多学科方法。手术医生需要接受专门的技术培训，在学习曲线完全完成后才能成功实施前哨淋巴结活检。前哨淋巴结的放射性示踪识别和活检技术包括：①注射放射性标记胶体；②术前淋巴显像；③术中前哨淋巴结的识别、切除活检和病理检查；④确定安全性。

43.2.2.1 放射性标记胶体注射剂

注射的放射性标记胶体是放射性同位素和生物惰性试剂的融合，能够被淋巴系统迅速吸收，运输到第一个淋巴结，并在那里保留足够长的时间，以便被检测到。因此，放射性示踪剂覆盖了任何可能的肿瘤细胞转移路线。过程中需要伽马检测仪器（伽马相机或手持伽马探头）来定位迁移到淋巴结中的示踪剂。

自20世纪60年代Powell Richards倡议后，^{99}Tc就成为核医学中使用最多的同位素，其特点是半衰期为6h，具有较小的污染风险并可快速消除，可以充分释放能量以确保正确标记和准确检测。放射性胶体发出高穿透性纯能量伽马辐射（140keV），可应用于不同的组织深度、密度和颜色中。科学家还测试了其他同位素（^{125}I、^{131}I、^{57}Co、^{67}Ga等），但没有在临床实践中得到证明。附着在同位素上的载体是一种生物惰性试剂，通常是人胶体白蛋白，直径 < 80nm，大小可变。临床上常使用以50~80nm的硫化物为基础的纳米颗粒与^{99}Tc结合，这确保了示踪剂在注射水平上3/4以及前哨淋巴结水平的淋巴扩散，在可预测的16~36h内保持可检测到。^{99}Tc的剂量通常为5 000~15 000mCi，体积为0.5mL胶体悬浮液。

一般认为，大小、形状和颗粒电荷是影响^{99}Tc胶体注射后向前哨淋巴结迁移过程的最相关特征[17]。

决定胶体行为最重要的因素是分子大小。胶体注射后必须穿过间质进入淋巴管，并自由地向被巨噬细胞吞噬的第一个淋巴结处聚集。小于几纳米的胶体颗粒会穿透血管，而大于100nm的胶体颗粒通常会被困在间质中[18,19]。^{99}Tc硫磺胶体是首个

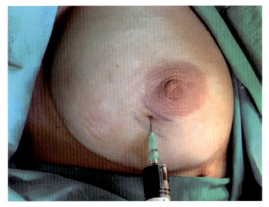

图43.1　注入蓝色染料

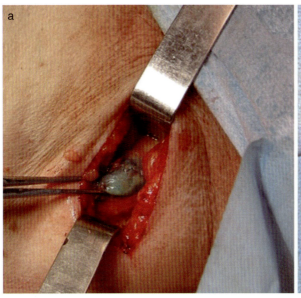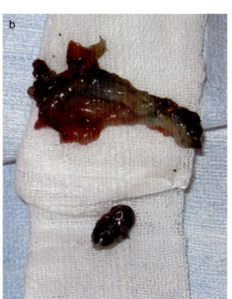

图43.2　注入蓝色染料后的腋窝前哨淋巴结和淋巴通道

被美国食品和药品监督管理局（FDA）批准用于前哨淋巴结手术的试剂。在欧洲最常用的试剂是白蛋白胶体，在澳大利亚首选的示踪剂是 ^{99m}Tc 标记的硫代硫酸锑。在日本最常用的试剂是 ^{99m}Tc 植酸钙[20,21]。此外，形状也是决定巨噬细胞吞噬颗粒能力的重要因素。微球形状可获得最高程度的吞噬，针状分子几乎没有内化。粒子电荷可以影响巨噬细胞在间质中的转运，而不是被巨噬细胞摄取。具有固定负电荷的分子具有明显较高的间隙排斥率。

手术前 4~24h 可以用 25 号针进行放射性标记胶体注射，最常见的是瘤周注射，也可以皮内注射、乳晕内注射或瘤内注射。注射后建议患者轻柔按摩乳房几分钟，以促进和加速淋巴引流。肿瘤周围注射 ^{99m}Tc 放射性标记的纳米白蛋白是在触诊、超声或X线引导下进行，这是最被广泛接受的给药方法。淋巴液从乳房深层实质向上流向真皮下淋巴系统，然后流向乳晕下神经丛，最后流向腋窝。在乳腺肿瘤的皮肤定位点进行表面注射可以快速、准确地识别腋窝淋巴结，但是由于该水平的淋巴网络，很少引流到内乳淋巴结（1%~2%）。对于内乳前哨淋巴结的鉴别，推荐瘤周深部注射[22]。乳晕周围注射示踪剂是不可触及的病变、多中心/多灶性疾病或患者既往有切除活检时最简单的方法。

43.2.2.2 术前淋巴核素扫描

通常使用配备平行孔、低能量、高分辨率准直器的伽马相机进行术前淋巴核素扫描。患者取仰卧位，双臂外展（与术中位置相同），将准直器尽可能放置在靠近腋窝区域（图 43.3），也可以实施动态采集，在注射放射性胶体后立即开始，通常由每组几分钟的连续采集组成。

在术前淋巴核素扫描时发现前哨淋巴结对前哨淋巴结检测的成功率有很高的预测性（图 43.4）。

通常在手术前 4~24h 进行淋巴核素扫描，以帮助外科医生了解淋巴引流区（98%~99% 的患者为腋窝淋巴结，1%~2% 的患者为内乳淋巴结）以及 1 或多个前哨淋巴结的存在。然后标记前哨淋巴结的皮肤定位点，以帮助外科医生制订最佳入路计划。

43.2.2.3 前哨淋巴结的术中定位、切除活检和病理检查

术中检测前哨淋巴结的基础是检测散布在该节段的放射性胶体，即使用便携式伽马探头检测所谓的"热点（hot node 或 hot spot）"，以及随后的术中组织病理检查（图 43.5，图 43.6）。

手术中使用手持伽马探头扫描腋窝，以重新确定前哨淋巴结的准确位置。探头不产生任何图像，但它通过其与最高目标/背景比成正比的声音信号来计算热点。根据热点的位置并考虑到美学原因进行皮肤切开后，外科医生进行术中前哨淋巴结探查，通过向不同方向移动探头精确定位淋巴结（S）。然后对淋巴结进行个体化、仔细地解剖和切除。取出前哨淋巴结后必须进行体外计数，并明确其为前哨淋巴结。再次观察手术视野，寻找额外的放射性淋巴结，确保采集到其他肉眼可见的可疑淋巴结。必须在切除的前哨淋巴结上清楚地贴上标签，并送

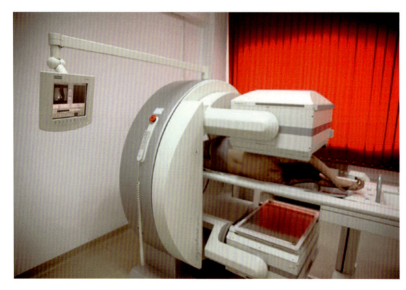

图 43.3 核素淋巴显像的患者体位

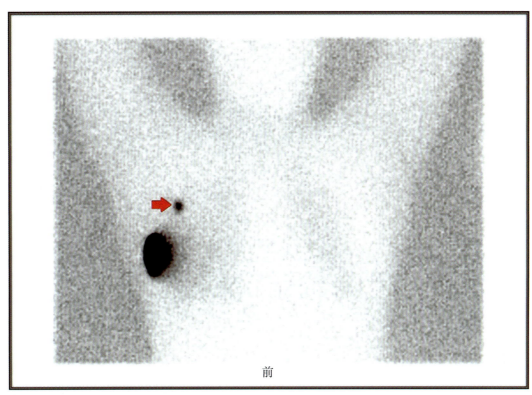

图 43.4　术前淋巴核素扫描

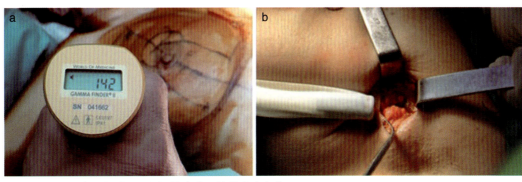

图 43.5　（a）伽马探头。（b）前哨淋巴结的术中定位

往病理科。有不同的前哨淋巴结病理检查方法，包括术中切片或石蜡切片。如果只关注 1 个或几个淋巴结（S），应结合整个淋巴结的完整切片和染色，而不是每个淋巴结都只做 2~3 个切片，这样可以进行更准确的组织病理学分析。应对前哨淋巴结进行石蜡包埋切片和免疫组织化学检查，可以采用印迹细胞学和聚合酶链式反应（PCR）方法。

如果病理检查显示前哨淋巴结无转移，提示同一淋巴链上的所有淋巴结均无转移，无须行额外的腋窝清扫术。只有当发现前哨淋巴结转移时，才考虑行腋窝淋巴结清扫，但是即使在这种情况下，越来越多的人开始质疑广泛的腋窝手术的必要性。

需要对实施这项技术的外科医生和多学科团队进行专门的培训，待他们完全完成学习曲线后才

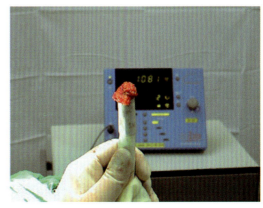

图 43.6　切除前哨淋巴结进行放射性测量

能成功实施前哨淋巴结活检。在将前哨淋巴结活检作为唯一的腋窝治疗方式之前,外科医生必须首先通过前哨淋巴结手术和腋窝清扫来确定他们个人的前哨淋巴结识别率和假阴性率[23]。目前放射性胶体的识别率约为99%(范围为88%~100%),见表43.1。放射性胶体和蓝色染料组合的识别率为98%(范围为98%~98%)。假阴性率(即腋窝肿瘤复发,根据前哨淋巴结被归类为转移阴性)不应高于3%~5%[24]。

43.2.2.4 安全性

在使用 ^{99}Tc 进行乳腺前哨淋巴结活检期间,手术室人员、病理科医生和手术设备受到的辐射是最小的。在超过职业安全和健康管理限制之前,初级外科医生每年可以进行2 190h的程序性工作,擦洗护士为33 333h,病理科医生为14 705h,且无须对手术器械、病理切片和低温恒温机进行特殊处理。应保存所有肿块切除标本以供去污,直到剂量率(dose rate)等于本底水平(back-ground level)。术中剂量率监测允许对结节标本、垃圾容器和吸气罐选择性去污,从而减少处置时间和成本[25]。

在11项研究中,总计344次手术,行前哨淋巴结活检的外科医生的腹部和拇指的暴露剂量在国际辐射防护委员会(International Committee on Radiation Protection,ICRP)制定的最高建议暴露限值1mSv内[26]。

放射性胶体示踪剂的优点是可有效捕获前哨淋巴结中的胶体,术中容易识别,这是一种可重复性技术,具有非常好的识别率,优于单独使用蓝色染料。

43.2.3 近红外荧光技术

43.2.3.1 概　述

荧光是指吸收一个波长的辐射后立即再辐射,通常是由不同波长的辐射引起的发光。术中近红外(NIR)荧光成像提供了手术过程中的实时图像指导。为了获得更深的组织渗透,且较少被血红蛋白和水吸收,近红外光谱中的光的波长为650~900nm[27]。吲哚菁绿(ICG)在静脉注射后可与人血清白蛋白(human serum albumin,HSA)形成复合物(70kDa),因为它在HSA上具有中等亲和力的结合部位[28]。由于ICG-HSA通常停留在血管中,它可以用作非特异性血液示踪剂。ICG荧光检测被评价为一种新的前哨淋巴结活检方法,既能经皮显示淋巴管,又能在术中识别前哨淋巴结。

荧光素或ICG染料被广泛用于脉络膜视网膜荧光血管造影术,1999年Motomura等首次描述了用于乳腺癌前哨淋巴结检测的ICG[29]。前哨淋巴结的识别率与肿瘤的位置、大小、组织类型以及手术方式无关。如果有腋窝淋巴结受累或肿瘤有血管或淋巴侵犯,则前哨淋巴结的识别率就会较低。

43.2.3.2 性能和技术

Kitai等将25mg ICG注射在乳晕附近[30],但是之后Sevick-Muraca等的研究结果显示,微量ICG(<100μg)就足够完成乳腺癌的淋巴显示和前哨淋巴结定位[31]。

由于肉眼无法看到荧光,术中需要专门的近红外荧光摄像机或便携式近红外成像设备进行检测。

ICG的分子量为774.96Da,溶于水,不溶于盐水,干燥状态在室温下是稳定的。ICG被激发时产生的单线态氧立即与ICG的分解产物结合。由于ICG与血浆蛋白的快速结合,术中可以重复使用ICG。ICG是通过胆汁排泄,目前还未发现其代谢物。谷胱甘肽S转移酶负责ICG的转运。

在荧光显微镜中,可见光图像和激发荧光图像作为一个图像同时显示。需要一个分束器作为二向色镜,将光束分成两部分,一部分用于可见光相机,另一部分用于近红外相机。

摄像头前面使用滤光片以阻止不需要的波长进入传感器,这样就避免了荧光信号与激发光混合,这对于激发光不包含荧光波长非常重要。如果光源的光谱很窄,比如激光,就无须使用激发光滤光片。相机端的互补闪烁是强制性的,相机传感器最重要的参数是分辨率、信噪比(signal-to-noise ratio,SNR)和量子效率[32],见图43.7。

每个荧光团都有自己的特征光谱波长,因此可以同时检测多个淋巴管。可以在术中尽可能地识别和保存复杂的人类淋巴系统,以减少术后淋巴水肿的风险。如果前哨淋巴结的淋巴管对上臂淋巴引流很重要,可以使用淋巴静脉吻合将其保存。大量的医疗设备可用于获得荧光成像,而且这些设备正变得更小、更轻,且可视化手术区域的效果更好。

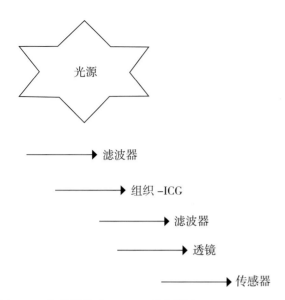

图 43.7 红外线技术。ICG：吲哚菁绿

43.2.3.3 副作用和安全问题

ICG 注射后仅观察到有限的轻至中度副作用，与皮内注射 ICG 无关。使用 ICG 不会产生任何治疗后果，包括永久性皮肤纹身或局部皮肤变化，如过敏反应。皮内注射 ICG 和静脉注射 ICG 的安全性无差异[33]。ICG 荧光是一种安全的技术，研究表明，其检测率高于使用蓝色染料（表43.1），但与使用放射性示踪剂相比，结果仍有不同[33-36]。其他研究显示，使用 ICG 时发现了比使用放射性胶体更多的前哨淋巴结，假阴性率为0，低于4.8%[37]。

43.2.3.4 结 论

近红外荧光成像具有空间分辨率高、实时成像、便携、无辐射等特点，是 ICG 染料法广泛应用于前哨淋巴结活检的原因。

43.2.4 顺磁技术

43.2.4.1 概 述

前哨淋巴结活检是目前临床和影像学上对腋窝阴性乳腺癌患者进行分期和判断预后的标准技术[38]。使用蓝色染料和放射性同位素组合技术通常是前哨淋巴结活检的金标准[39]。这两种技术的缺点，如患者和医护人员暴露在辐射中，必须有核医学部门参与，有过敏反应风险，以及术中注射的蓝色染料会遮蔽手术野等，促使一种新的、侵入性较小的前哨淋巴结识别技术成为迫切的需求。

43.2.4.2 技 术

磁性技术既提供颜色变化（棕色或黑色），也提供由手持磁性探头（磁强计）检测的超顺磁性氧化铁纳米颗粒（superparamagnetic iron oxide nanoparticle，SPION）产生的磁性特征。在使用 SPION 时，有两种方法可以产生磁场，一种是使用电磁线圈产生交变磁场，另一种是使用永久磁铁产生直接磁场[40,41]。

该技术需要一种深棕色悬浮液，内含直径60nm（包括有机涂层）、有机涂层包覆的氧化铁颗粒，非常适合行前哨淋巴结活检，类似于标准放射性同位素示踪颗粒的大小[42]。SPION 被批准用于间质注射，并且已经有一些关于皮内注射引起炎症和过敏反应的报道[43]。当皮下注射时，结节被经皮识别，示踪剂进入淋巴系统，并在几分钟内进入前哨淋巴结。迁移时间可能随着患者的年龄、体重或乳房大小而增加，但迁移时间很快，因此可以在注射后20min 开始定位。如果信号不充分，可以在皮肤切开前10min 在乳晕边缘组织间补充注射。皮肤切开是根据磁强计检测到的磁信号进行的，但也要考虑美学原则。由于磁场的作用，在手术室，外科医生不得不使用特殊的工具。将摘除的前哨淋巴结送往病理科。可以在体外发现铁积聚，主要见于鼻窦和巨噬细胞。在淋巴结受累的情况下，示踪剂只能沉积在淋巴结非受累区域，不能主动附着在肿瘤细胞上[44]。

43.2.4.3 毒性考虑

电子显微镜显示巨噬细胞和网状内皮系统的细胞局部摄取 SPIONs。在涂层被消化后，高水平、裸露的 Fe_2O_3 纳米颗粒会在目标部位产生，并可能导致体内失衡，在系统水平上可能会改变细胞的反应，导致 DNA 损伤（增强细胞周期的 G2/M 期）。炎症反应、氧化应激和基因改变可能是 SPIONs 代谢后的结果[45]。

43.2.4.4 研究结果

用磁性示踪剂与标准技术进行前哨淋巴结活检的对比研究表明，标准技术的识别率为95%，磁性技术的识别率为94.4%。标准技术组每例患者的淋巴结回收率为1.9个，磁性技术组每例患者为2.0个淋巴结[42]。其他相关比较研究见表43.1。

43.2.4.5 结 论

磁性技术是一种可行的前哨淋巴结活检方法，其识别率与标准技术相当。顺磁技术有许多优点，包括快速、使用方便、避免辐射、提供定量检测、允许双重识别（颜色变化和磁性检测），而且所有过程都可由外科医生控制。缺点是需要使用特殊的手术器械，注射SPIONs后皮肤变色，以及迁移时间可变。该方法的禁忌证包括铁过敏、血色病、怀孕或哺乳期患者，不能用于体内有金属装置（如起搏器）的患者。

43.3 总 结

乳腺癌的前哨淋巴结活检可以评估腋窝淋巴结状况，有助于制订有针对性、优化的微创手术治疗方案，以提高患者的生活质量和获得更好的美容效果。

（徐美仪 译，罗静 审校）

参考文献

[1] Fisher B, Montague E, Redmond C, et al. Comparison of radical mastectomy with alternative treatments for primary breast cancer. A first report of results from a prospective randimized trial. Cancer, 1977,39:2827–2839.

[2] Donker M, van Tienhoven G, Straver ME, et al. Radiotherapy or surgery of the axilla after a positive sentinel node in breast cancer (EORTC 10981-22023 AMAROS): a randomised, multicentre, open-label, phase 3 noninferiority trial. Lancet Oncol, 2014,15(12):1303–1310.

[3] Giuliano AE, Hunt KK, Ballman KV, et al. Axillary dissection vs no axillary dissection in women with invasive breast cancer and sentinel node metastasis: a randomized clinical trial. J Am Med Assoc,2011,305(6):569–575.

[4] Narui K, et al. Observational study of blue dyeassisted four-node sampling for axillary staging in early breast cancer. Eur J Surg Oncol, 2010,36:731–736.

[5] https://www.rxlist.com/lymphazurin-drug.htm.

[6] https://www.drugbank.ca/drugs/DB13967.

[7] Methylene Blue, IARC Monographs on the evaluation of carcinogenic risk to humans, Some Drugs and herbal products,2016,108:155–179.

[8] Tanis PJ, Nieweg OE, Valdés Olmos RA, et al. History of sentinel node and validation of the technique. 5. Breast Cancer Res, 2001,3(2):109–112.

[9] Johnson S, Arora S, Babu E. Injecting patent blue dye V for sentinel lymph node biopsy without skin staining. Ann R Coll Surg Engl,2012,94(4):277–278.

[10] Fattahi AS, Tavassoli A, Rohbakhshfar O, et al. Can methylene blue dye be used as an alternative to patent blue dye to find the sentinel lymph node in breast cancer surgery. J Res Med Sci,2014,19(10):918–922.

[11] Deka H, Bhosale SJ, Kumar K, et al. A study of sentinel lymph node biopsy with methylene blue dye in early carcinoma of breast. J Evol Med Dent Sci, 2017, 6(21): 1701–1704.

[12] Garbay J-R, Skalli-Chrisostome D, Leymarie N, et al. The role of blue dye in sentinel node detection for breast cancer: a retrospective study of 203 patients. Breast Care,2016,11:128–132.

[13] The Association of Breast Surgery in UK, Summary Statement, Use of blue dye for SLNB.

[14] Harlow SP, Weaver DL. Sentinel lymph node biopsy in breast cancer: techniques. Breast Dis, 2001,12(1):43–55.

[15] Zakaria S, Hoskin TL, Degnim AC. Safety and technical success of methylene blue dye for lymphatic mapping in breast cancer. Am J Surg, 2008,196:228.

[16] Tsopelas C, Sutton R. Why certain dyes are useful for localizing the sentinel lymph node. J Nucl Med,2002,43:1377–1382.

[17] Tsopelas C. Particle size analysis of ^{99m}Tc-labeled and unlabeled antimony trisulfide and rhenium sulfide colloids intended for lymphoscintigraphic application. J Nucl Med,2001,42:460–466.

[18] Gommans GM, et al. Further optimisation of 99mTcNanocoll sentinel node localisation in carcinoma of the breast by improved labeling. Eur J Nucl Med Mol Imaging,2001,28:1450–1455.

[19] Jimenez IR, et al. Particle sizes of colloids to be used in sentinel lymph node radiolocalization. Nucl Med Commun,2008,29:166–172.

[20] Hung JC, et al. Filtered technetium-99m-sulfur colloid evaluated for lymphoscintigraphy. J Nucl Med,1995, 36:1895–1901.

[21] Higashi H, et al. Particle size of tin and phytate colloid in sentinel node identification. J Surg Res,2004,121:1–4.

[22] Mansel RE, et al. Internal mammary node drainage and its role in sentinel lymph node biopsy: the initial ALMANAC experience. Clin Breast Cancer,2004,5(4):279–284.

[23] Niebling MG, et al. A systematic review and metaanalyses of sentinel lymph node identification in breast cancer and melanoma, a plea for tracer mapping. Eur J Surg Oncol,2016,42:466–473.

[24] Pesek S, et al. The false-negative rate of sentinel node biopsy in patients with breast cancer: a meta-analysis. World J Surg,2012,36(9):2239–2251.

[25] Radiopharmaceuticals for sentinel lymph node detection: status and trends. Vol.6. Vienna: International Atomic Energy Agency,2015: 2077–6462.

[26] Saha S, et al. Safety of radioactive sentinel node biopsy for breast cancer and the pregnant surgeon—a review. Int J Surg,2016,36:298–304.

[27] Kosaka N, Ogawa M, Choyke PL, et al. Clinical implications of near-infrared fluorescence imaging in cancer. Future Oncol,2009,5(9):1501–1511.

[28] Ohnishi S, Lomnes SJ, Laurence RG, et al. Organic alternatives to quantum dots for intraoperative near-infrared fluorescent sentinel lymph node mapping. Mol Imaging, 2005, 4(3):172–181.

[29] Motomura K, Inaji H, Komoike Y, et al. Sentinel node biopsy guided by indocyanine green dye in breast cancer patients. Jpn J Clin Oncol, 1999, 29(12):604–607.

[30] Kitai T, Inomoto T, Miwa M, et al. Fluorescence navigation with indocyanine green for detecting sentinel lymph nodes in breast cancer. Breast Cancer, 2005, 12(3):211–215.

[31] Sevick-Muraca EM, Sharma R, Rasmussen JC, et al. Imaging of lymph fow in breast cancer patients after microdose administration of a nearinfrared fluorophore: feasibility study. Radiology, 2008, 246(3):734–741.

[32] Alander JT, Kaartinen I, Laakso A, et al. A review of indocyanine green fluorescent imaging in surgery. Int J Biomed Imaging, 2012, 2012:940585.

[33] Grischke E-M, Röhm C, Hahn M, et al. ICG fluorescence technique for the detection of sentinel lymph nodes in breast cancer: results of a prospective openlabel clinical trial. Geburtshilfe Frauenheilkd, 2015, 75(9):935–940.

[34] Hojo T, Nagao T, Kikuyama M, et al. Evaluation of sentinel node biopsy by combined fluorescent and dye method and lymph fow for breast cancer. Breast, 2010, 19(3):210–213.

[35] Sugie T, Kassim KA, Takeuchi M, et al. A novel method for sentinel lymph node biopsy by indocyanine green fluorescence technique in breast cancer. Cancers (Basel), 2010, 2(2):713–720.

[36] Liu J, Huang L, Wang N, et al. Indocyanine green detects sentinel lymph nodes in early breast cancer. J Int Med Res, 2017, 45(2):514–524.

[37] Papathemelis T, Jablonski E, Scharl A, et al. Sentinel lymph node biopsy in breast cancer patients by means of indocyanine green using the Karl Storz VITOM® fuorescence camera. BioMed Res Int, 2018, 2018:6251468.

[38] Ferlay J, Autier P, Boniol M, et al. Estimates of the cancer incidence and mortality in Europe in 2006. Ann Oncol, 2007, 18(3):581–592.

[39] Lyman GH, Giuliano AE, Somerfeld MR, et al. American Society of Clinical Oncology guideline recommendations for sentinel lymph node biopsy in early-stage breast cancer. J Clin Oncol, 2005, 23:770–720.

[40] Rubio IT, et al. The superparamagnetic iron oxide is equivalent to the Tc99 radiotracer method for identifying the sentinel lymph node in breast cancer. Eur J Surg Oncol, 2015, 41:46–51.

[41] Shiozawa M, et al. Sentinel lymph node biopsy in patients with breast cancer using superparamagnetic iron oxide and a magnetometer. Breast Cancer, 2013, 20:223–229.

[42] Douek M, et al. Sentinel node biopsy using a magnetic tracer vs. standard technique: the Sentimag Multicentre Trial. Ann Surg Oncol, 2014, 21(4):1237–1245.

[43] Endomagnetics Sienna+®—Instruction for use. SIE-006, Issue 18, Multi-Language, 05/10/15.

[44] Johnson L, Pinder SE, Douek M. Deposition of superparamagnetic iron-oxide nanoparticles in axillary sentinel lymph nodes following subcutaneous injection. Histopathology, 2013, 62:481–486.

[45] Schlachter EK, Widmer HR, Bregy A, et al. Metabolic pathway and distribution of superparamagnetic iron oxide nanoparticles: in vivo study. Int J Nanomed, 2011; 6:1793–1800.

44 前哨淋巴结活检的当前理念

Petros Charalampoudis, Christos Markopoulos

44.1 引 言

在原发性乳腺癌中，同侧腋窝淋巴结状态（无论是否涉及乳腺癌细胞通过腺体和皮下淋巴管的区域扩散）仍然是重要的预后指标，并且会影响局部和系统治疗计划。前哨淋巴结活检（SLNB）已成为明确腋窝淋巴结分期的金标准，并且对于在临床和影像学上腋窝淋巴结阴性的患者，SLNB 很大程度上取代了腋窝淋巴结清扫（ALND）[1]。SLNB 的假阴性率小于 10%（适用于全身治疗前进行的SLNB），可准确反映同侧腋窝淋巴结状态，也降低了与 ALND 相关的广泛腋窝淋巴结清扫导致的并发症风险，其中最主要的是患肢淋巴水肿、感觉不良以及患肢运动障碍[2]。

自 SLNB 这个概念被提出后，其临床价值、可行性和安全性已在多项高质量的随机试验中得到了很好的证明[3-5]。当患者的 SLNB 结果阴性时就无须进一步行腋窝淋巴结清扫。与 ALND 相比，SLNB 不仅提供了充分的预后信息，而且微创，还减少了患肢并发症（淋巴水肿、运动缺陷、感觉障碍）的发生率。重要的是，SLNB 结果阴性患者省略 ALND 并不会增加腋窝复发的风险，也不会对生存期产生负面影响[5]。需要重申的是，上述结果适用于因淋巴结阴性接受 SLNB 作为前期手术处理的患者，即在全身治疗之前进行。

本章内容旨在总结关于 SLNB 的最新数据，根据最近具有里程碑意义的试验详细阐述 SLNB 已经拓展的现代适应证，回顾了浸润性乳腺癌患者完全省略 SLNB 的假设，并概述了 SLNB 在特定亚组患者（如 DCIS 患者和接受初次化疗的患者）中具有争议的应用。

44.2 前哨淋巴结活检的当前理念

44.2.1 超声引导下腋窝手术前分期

在活检证实为浸润性乳腺癌或乳腺原位癌患者的三重评估中，越来越多地使用超声评估腋窝淋巴引流区（专用腋窝超声，AUS）以对腋窝进行分期。AUS 的目的是指导腋窝手术范围，在患者被证明有阳性淋巴结后，通常需要 ALND 进行局部控制，可能省略不必要的 SLNB。累积数据支持 AUS 的临床应用[6]。对 AUS 发现异常淋巴结的患者是否进行 AUS 引导下细针抽吸细胞学检查（FNAC）或核心活检（core biopsy），取决于医疗单位的治疗程序和淋巴结接近腋窝血管的情况。活检证实腋窝淋巴结阳性的患者通常行 ALND，且既往未行 SLNB，这被认为是放射学上的淋巴结阳性。术前活检是一种确定腋窝状况有效、可行和经济的方法。Meta 分析数据显示，AUS–活检的阳性预测值（PPV）为 100%，灵敏度为 50%，假阴性

P. Charalampoudis · C. Markopoulos (✉)
Breast Unit, University College London Hospitals,
London, UK

Breast Unit, Athens University School of Medicine,
Athens, Greece
e-mail: cmarkop@med.uoa.gr

© Springer Nature Switzerland AG 2021
M. Rezai et al. (eds.), *Breast Cancer Essentials*, https://doi.org/10.1007/978-3-030-73147-2_44

率（FNR）为25%。当AUS不确定腋窝淋巴结是否受累时，仍可使用前哨淋巴结活检作为治疗的标准[7]。众所周知，由于腋窝的临床检查与高假阴性和假阳性率相关，因此AUS就成为非常重要的工具，这种方法比较简单，有助于为患者制订合适的腋窝手术计划。

Z11试验结果极大地改变了前哨淋巴结有限转移患者的治疗方案，并要求在三重评估中回顾AUS的作用[8]。在后Z11时代，对AUS活检阳性患者进行ALND以达到局部控制，AUS具有量化腋窝淋巴结负担的能力，从而确定Z11合格或不合格。与SLNB阳性患者相比，AUS活检淋巴结阳性患者的腋窝阳性淋巴结负担明显更高。Farrel的研究显示，AUS活检中1个淋巴结转移与完成ALND[9]时平均5个阳性淋巴结相关。Hieken的研究提示约2/3的AUS-活检淋巴结阳性且AUS见多发异常淋巴结的患者在完成腋窝手术后出现2个以上的阳性淋巴结，这提示AUS-活检腋窝阳性不在Z11标准之内[10]。然而，在一项针对AUS-活检阳性与阴性患者腋窝淋巴结负担的6项研究的meta分析中，近一半的AUS-活检阳性患者在ALND后的最终组织病理学检查中发现腋窝阳性淋巴结少于2个，因此认为，"Z11合格"的腋窝由于AUS活检阳性而被过度治疗[11]。到目前为止，还没有理想的诊断方法来限制因AUS对腋窝淋巴结检出有限而产生的过度治疗。

44.2.2 早期乳腺癌 SLNB 缺失

早期试验，特别是King's/Cambridge和NSABP B-04试验，对Halstedian的强制离心、局部到区域到全身扩散的概念提出了挑战，表明尽管通过减少腋窝复发改善了局部区域控制，但原发性乳腺癌的腋窝延迟治疗并没有对死亡率产生负面影响[12]。最近，Z11和IBCSG 23-01试验证实有少量前哨淋巴结转移的患者有非劣等预后[8,13]。在试验数据的指导下，结合系统治疗和局部放疗的进展，我们越来越多地观察到腋窝手术数量的下降。然而，腋窝手术仍会与浸润性乳腺癌的乳房手术相结合使用。在SOUND试验中，微浸润乳腺癌（≤2cm）患者的淋巴结阴性，以及接受保乳手术的患者在术前将接受AUS +/-AUS引导下腋窝活检以进一步评估。术前评估无腋窝疾病证据的患者将被随机分为SLNB组和无腋窝手术组。这是一项非劣效性试验，旨在招募1 560名女性（每组780名），主要研究终点为无病生存率[14]。INSEMA试验旨在观察缩小腋窝手术范围的早期乳腺癌患者在无病生存方面是否不比标准组差。首先将所有患者随机分为无腋窝手术和SLNB两组。有前哨淋巴结转移的患者将再次被随机分为两组，一组未行进一步的腋窝手术，另一组累及淋巴结数目少于4个（最多3个宏转移）的ALND患者。有4个或以上前哨淋巴结转移的患者将接受ALND[15]。

44.2.3 前哨淋巴结阳性及进一步处理措施

当SLNB证实淋巴结阴性后，省略ALND对于患者的生存和复发没有影响，重要的是，手术臂的发病率显著降低。随着组织病理学和免疫学研究的进展，对前哨淋巴结的微小转移灶检出增加。目前，腋窝淋巴结沉积物被称为"孤立的肿瘤细胞"（ITC，<0.2mm），微转移（<2mm但>0.2mm），或者宏转移（>2mm）。越来越多的证据表明，基于上述沉积物大小的腋窝淋巴结负担反映了不同的临床意义，并可适当指导辅助治疗。孤立的肿瘤细胞通常在深层免疫组化（IHC）水平上被检测到，但通常不支持常规使用IHC寻找ITCs[16]。仅有ITC的患者在病理学上被认为是腋窝淋巴结阴性，省略ALND是安全的，因为手术切除剩余的淋巴结组织并无临床益处。然而，与真正的pN_0患者（即在显微镜下完全没有任何淋巴结受累）相比，ITC阳性患者的预后较差，因此可以从全身治疗中获益。IBCSG 23-01试验研究了ALND在前哨淋巴结微转移患者中的作用。前哨淋巴结微转移的患者被随机分为进一步ALND或不行腋窝手术，无论其乳房手术范围如何（乳房切除术或保乳手术）。该研究的结论是，省略ALND的患者在总生存或无病生存方面与行ALND的患者相比没有显著差异。在研究设计中，研究者不会认为腋窝淋巴结靶向放疗是可选择的[13]。Sola独立证实了IBCSG 23-01试验的结果，尽管患者数较少[17]。

Z11试验在接受保乳治疗且前哨淋巴结阳性患者的管理方面实现了突破性的实践转变，虽然该试验因纳入的ER阳性、HER2阴性患者的占比较大受到了严肃批评,而且放疗区域的设计也引起了广泛的争议,但是该试验挑战了 SLNB 结果为阳性后进一步行 ALND 的原则,强调了 SLNB 范围是一种适当的局部控制手段,同时强调了 SLNB 的分期特性。Z11 仍然是"前哨淋巴结时代"的里程碑式试验,目前已被西方国家的现代多学科乳腺癌团队广泛采用[8]。在 Z11 试验中,将存在微小浸润性乳腺癌、腋窝淋巴结临床阴性以及 1~2 个前哨淋巴结宏转移接受保乳手术并配合全乳腺放疗和适当的全身治疗的患者,随机分为完成 ALND 或不再行腋窝手术组。同样地,在本试验中不选择腋窝淋巴结局部放疗患者。同样重要的是,该试验没有采用 AUS 对腋窝淋巴结进行术前分期,因此招募的患者确实只是临床淋巴结阴性,而不是放射学上的淋巴结阴性。在 10 年的研究随访中,与完成 ALND 组相比,省略 ALND 组在腋窝复发率、总生存率和无病生存率方面无显著差异。本试验结果适用于接受保乳治疗(乳腺肿瘤切除 + 全乳放疗)的患者,而不适用于接受乳房切除术、未接受全乳放疗以及未接受推荐的全身治疗的患者。随后对 Z11 试验的亚组分析解决了许多争议,特别是有关激素受体、患者年龄以及放疗区域设计的问题。

与 Z11 试验的研究范围相似而设计不同的 AMAROS 和 OTOASOR 试验研究了将前哨淋巴结活检阳性患者特定的腋窝局部放疗作为腋窝淋巴结清扫术的替代方案的作用[18,19]。该试验的人群与 Z11 试验人群非常相似,但将患者在接受标准的全乳放疗的基础上随机分为接受 ALND 和接受靶向腋窝淋巴结放疗两组,两组具有相似的结果,但接受腋窝淋巴结放疗侧的手臂淋巴水肿发生率显著降低。

乳房局部放疗作为一种全乳房放疗的替代方法已经得到了研究,因其潜在的侵袭性、病死率较低,可以减少乳腺肿瘤切除术后的局部复发。目前仍然缺乏乳房局部放疗安全性的长期研究数据。Z11 和 AMAROS 试验的结果不应外推到接受乳房局部放疗的患者,因为试验人群中不包含这些患者。同样地,Z11 或 AMAROS 试验中也未包含接受乳房切除术的患者。有趣的是,IBCSG 23-01 试验的非计划亚组(unplanned subgroup)分析表明,在接受乳房切除术的微小浸润性乳腺癌(minimally invasive breast cancer)患者中省略 ALND 是可以接受的[13]。值得注意的是,接受 IBCSG 治疗的患者中约有 20% 接受的是乳房局部放疗,而非全乳放疗。POSNOC 试验旨在扩展接受乳房切除术的患者安全省略 ALND 的假设。在这项仍在积极招募的试验中,无论患者的乳房手术范围如何都可能入组,因此 POSNOC 试验将尝试独立证实 Z11 试验的结论,并可能将 Z11 试验结果的适用性扩展到接受乳房切除术的患者中[20]。

44.2.4 新辅助化疗后的腋窝降期手术

新辅助(原发性)化疗(NAC)正越来越多地应用于可治愈的乳腺癌患者。传统上,NAC 的目的是缩小肿瘤体积,以达保留乳房的目的,或将主要进行乳房切除术的患者转变为保乳治疗。尽管存在很多争议,但尚无有力的证据表明 NAC 后降期乳腺手术与较高的局部复发率有关[21]。局部晚期、炎症性、不能手术的乳腺癌患者通常被推荐使用 NAC,从而达到可手术的目的。到目前为止,对于可治愈的乳腺癌患者,手术前后改变化疗顺序并没有显示出对生存有利或不利的结果。

在接受了 NAC 的患者中,通过 SLNB 进行腋窝淋巴结分期的观点历来不被接受,主要是因为 NAC 可以改变或扭曲区域淋巴结构的假设,因此,如果在化疗结束时进行 SLNB 会降低准确性。事实上,早期对 cN_0 患者行 NAC 后 SLNB 的研究产生了难以接受的假阴性率。然而,这些研究包括不同的临床阶段,也包括治疗完成后仍存在 NAC 难治性大结节的患者。后续对 cN_0 患者在 NAC 后行 SLNB 的细化研究表明,与 NAC 前行 SLNB 相比,SLNB 技术可行,FNR 较低[22]。MD 安德森癌症中心的一项大型研究观察了 3 171 例在 NAC 前行 SLNB 治疗的 cN_0 患者和 575 例在 NAC 后行 SLNB 治疗的 cN_0 患者。试验证实两组的检出率和 FNR 无显著差异(分别为 99% vs. 97%,4% vs. 6%)[23]。对 NAC 后行 SLNB 的患者的 meta 分析数据发现检出率为 90%~94%,FNR 为 7%~12%。目前,临床上和影像学上腋窝淋巴结阴性的患者完成 NAC 后行 SLNB 是标准的做法,行 ALND 则是不合理的[24]。

随着紫杉烷类多药化疗和双抗 HER2 阻断药物的出现,接受 NAC 治疗的 cN+ 患者获得了更高的病理学完全缓解率(pCR),这可能是与未获得

pCR 的患者相比，更好的无病生存率替代标志。这些发现最近促使研究者们研究了 SLNB 在基线为 cN+ 的患者中的作用，这些患者在完成 NAC 后获得了完全的临床和影像学反应。在 SENTINA 试验中，592 例 NAC 后转化为 cN_0 的患者接受 SLNB 治疗，检出率为 80%，FNR 为 14%。计划的亚组分析显示，切除 3 个或以上前哨淋巴结的患者的 FNR 下降到 7%，低于预先定义的可接受的 SLNB 的 10%[25]。Z1071 试验观察的是 cN+ 患者在 NAC 后行 SLNB。该试验的非计划探索性分析表明，当切除 3 个或更多的前哨淋巴结时，FNR 为 9%[26]。最后，SN-FNAC 试验研究的是接受 NAC 治疗的 cN+ 患者，随后用 SLNB 代替 ALND 进行手术，其与 SENTINA 和 Z1071 试验的不同是，采用常规 IHC 对前哨淋巴结的病理检查是强制性的。如果 NAC 后仅伴有 ITC 的患者被认为是淋巴结阳性，则 SLNB 组的 FNR 为 8%[27]。

上述所有研究都是非随机的，主要以 SLNB 的 FNR 为研究终点。在此方向上，无论前哨淋巴结状态如何，所有患者在行 SLNB 后都接受备用的 ALND 治疗（back-up completion ALND），这符合目前的治疗标准。此外，与标准的 SLNB 相比，这些试验未进行腋窝随机抽样。

目前正在研究在 NAC 前 AUS 期，联合 SLNB 与选择性切除（或碘标记的）受累淋巴结，是否可进一步降低 NAC 后转化为 cN_0 患者的腋窝分期 FNR[28]。在 ILINA 试验中，35 例患者行 SLNB，同时术中在超声引导下切除所标记的淋巴结并行备用的 ALND（back-up ALND）。在 27 例（77%）患者中 SLNB 与标记的前哨淋巴结相匹配。ILINA 方案的 FNR 为 4.1%[29]。

迄今为止还未对 cN+ 患者接受初级内分泌治疗而不是化疗的腋窝手术降期率开展研究，因此对这些病例行 ALND 仍是推荐的标准方案。相反，尽管缺乏 NAC 后转变为 pN_0 (sn) 的患者省略了行 ALND 的数据，但经过仔细的多学科讨论后，该亚组患者越来越多地采用 SLNB。Alliance 011202 是一项Ⅲ期随机试验，旨在评估 ALND +/- 腋窝淋巴结放疗在 NAC 后前哨淋巴结转移的 cN+ 患者中的作用[30]。

44.2.5 SLNB 的特殊考虑

44.2.5.1 已行 SLNB 或腋窝取样后重复 SLNB

目前尚缺乏关于乳腺肿瘤切除术或乳房切除术后局部复发和既往行腋窝手术患者的最佳腋窝处理方法的数据。Kothari 研究了 327 例接受 SLNB 的患者，其中 60% 的患者既往已行 SLNB 或局限性腋窝分期[31]。重复前哨淋巴结检出率为 70%。在一项系统回顾和 meta 分析中，Maaskant-Brant 研究了重复 SLNB 治疗同侧乳腺癌局部复发。有 692 例患者既往已行 SLNB，或既往行 ALND 或未行腋窝手术。在所有 692 例患者中，平均检出率为 65%，但是与既往行 ALND 的患者相比，既往行 SLNB 患者的前哨淋巴结检出率更高[32]。Ugras 研究了局部复发的浸润性乳腺癌患者重复 SLNB 是否影响预后或治疗。在 1 527 例首次手术时 SLNB 阴性的患者中，83 例出现同侧乳房或胸壁复发，且腋窝淋巴结临床阴性。47 例患者行腋窝手术，36 例患者不行腋窝手术。腋窝手术组的所有患者和 94% 的非腋窝手术组患者进行了局部复发的手术切除，两组的后续放疗和系统治疗方法相似。局部复发后的中位随访时间为 4.2 年，两组间的腋窝复发率、远处转移率和死亡率均较低，且无显著差异[33]。

44.2.5.2 SLNB 在 T_3 期肿瘤和局部晚期乳腺癌中的作用

大多数确定将 SLNB 作为金标准分期模式的试验中的患者多为小体积的早期乳腺癌（T_1 和 T_2 期肿瘤）。对于 T_3 期、非局部晚期癌症患者行 SLNB 的建议仍然没有被广泛接受。然而，大量的非随机数据支持临床和影像学上腋窝淋巴结阴性的 T_3 期肿瘤患者使用 SLNB[34]。局部晚期乳腺癌（LABC）和炎性乳腺癌（IBC）是 SLNB 的禁忌证。通常在治疗计划的早期对 LABC 或 IBC 患者行 NAC 以降低局部疾病的临床分期，并采用全身治疗。在迄今为止最大规模的系统回顾和 meta 分析中，Mocellin 研究了局部晚期乳腺癌患者接受 NAC 后的 SLNB 疗效的证据，有趣的两个结果分别为前哨淋巴结检出率和假阴性率（FNR）。该分析纳入了 7 451 例患者，前哨淋巴结检出率为 89.6%，与最近一系列早期乳腺癌研究的 95% 的前哨淋巴结检出率相比较差；FNR 为 14.2%，明显高于常规的、可接受的 10%。研究结果强调了 SLNB 在局部晚期乳腺癌患者中应用的局限性，SLNB 对此类患者生存期的影响尚不明确[35]。

44.2.5.3 妊娠期 SLNB

目前我们还缺乏妊娠相关早期乳腺癌患者行 SLNB 的高水平证据。与标准 ALND 相比，对腋窝 SLNB 分期的建议仍然未被广泛接受。然而，非随机数据表明，只使用放射性同位素（即不使用任何蓝色染料）的 SLNB 是安全的，结果也准确。有人担心孕妇使用示踪剂的安全性。虽然蓝色染料的过敏反应发生率低，但危害严重，因此禁用于孕妇。而 ^{99}Tc 纳米胶体的系统扩散可以忽略，其代谢比较迅速，当注射量为 20MBq 时，胎儿吸收的放射性同位素剂量小于 20μGy[36]。

44.2.5.4 导管原位癌的 SLNB

在西方国家，由于乳腺癌筛查技术的进步和常规乳腺 X 线摄影技术的高依从性，导管原位癌（DCIS）的诊断率越来越高。根据定义，DCIS 不会局部或全身扩散，因此不推荐对 DCIS 患者进行常规腋窝手术分期。然而，在术前活检中，高达 20% 的 DCIS 患者的组织学升级为微小浸润性或浸润性乳腺癌，在此情况下，对患者进行同侧腋窝分期时将面临挑战。DCIS 患者的腋窝复发率非常低，早在 NSABP B-17 和 B-24 试验中就证明了这一点。Meta 分析数据表明，在术前活检诊断为 DCIS 的患者中约有 7% 检测到前哨淋巴结转移。在最终的术后病理（约 3.5%）证实为单纯 DCIS 的患者中，该概率下降到一半[37]。SLNB 在乳腺导管原位癌行乳房切除术的患者和可以保乳治疗但选择乳房切除术的患者中的应用仍然存在很大的争议。相反，在广泛 DCIS 患者中，未经活检证实的患者的浸润性癌风险很大，而 SLNB 作为乳房切除术后的独立手术，准确性较低，技术难度较大，示踪剂失败的发生率高，而且随后的随机腋窝取样可能导致更频繁的手臂并发症。对于这一亚组患者，"高危"DCIS（大型或大量肿块，高级别 DCIS）患者在行乳房切除术时通常考虑 SLNB。对广泛 DCIS 且无浸润性癌证据的患者检测前哨淋巴结转移的临床意义尚不明确[38]。

44.2.5.5 多病灶（多灶或多中心性）乳腺癌的 SLNB

对于多病灶乳腺癌，SLNB 最初并不被接受，因为从同一乳房不同原发灶引流，理论上可能会影响对前哨淋巴结的识别，从而导致腋窝分期不理想。多病灶乳腺癌的 SLNB 数据仅可从观察性研究中获得。在腋窝复发或生存率方面，没有证据支持与单灶性乳腺癌患者相比，多病灶乳腺癌患者行 SLNB 的治疗效果较差[39]。在 ALMANAC 试验中的一项非计划亚组分析中，与单灶性乳腺癌患者相比，行 SLNB 的多病灶乳腺癌患者并没有出现较低的 FNR 或检出率[5]。在 AMAROS 试验中，96% 的多病灶乳腺癌患者成功检出前哨淋巴结，而单灶性乳腺癌患者的前哨淋巴结识别率为 98%[18]。Moody 评估了 SLNB 在多病灶乳腺癌患者中的可行性和准确性，对 932 例多灶性、多中心乳腺癌患者行 SLNB 活检和 ALND，总检出率为 96%，FNR 为 7.7%。在 37 例假阴性患者的组织活检中，7 例患者对 SLNB 有额外的相对禁忌证，排除后的准确率为 96.7%，FNR 为 6.3%[40]。

44.3 总　结

前哨淋巴结活检是一个不断发展的概念，并仍然是早期乳腺癌患者腋窝分期的金标准。目前前哨淋巴结活检技术已经标准化和细化，所有乳腺外科医生都应该接受适当的 SLNB 技术培训。由于蓝色染料或核医学技术的应用，临床上已不再对腋窝淋巴结阴性的乳腺癌患者行 ALND 以进行分期。新型示踪剂如磁性示踪剂的出现有望进一步改进检测技术，并最终消除我们对闪烁图（scintigrams）和核医学服务的需求。新辅助化疗不是 SLNB 的禁忌证，可以安全地应用于淋巴结阴性患者。乳腺外科医生应及时了解诊断为淋巴结阳性的患者新辅助化疗（NACT）后行 SLNB 的新数据，并对反应良好的患者[最少取出 3 个淋巴结和（或）行靶向腋窝清扫]采用风险适应手术（risk-adapted surgery）的概念。对这些病例开展专科之间的密切合作和完整的多学科治疗（MDT）至关重要，并应在保证腋窝安全的同时进行较少的手术。关于早期淋巴结阴性浸润性乳腺癌患者完全省略 SLNB 的观点，还有待更多的数据支持。

提示与技巧

- 双示踪SLNB（同位素和蓝色染料）仍然是腋窝手术分期的金标准。然而，在同位素信号非常强的患者中可以安全地忽略蓝色染料，因为仅使用同位素进行前哨淋巴结定位就可以获得可接受的识别率。考虑省略蓝色染料，以减轻蓝色染料引起的过敏反应和皮肤染色的风险。
- 在新辅助化疗后接受SLNB的患者中，考虑在所有病例中采用双重技术，因为NACT可以改变淋巴结的解剖结构，并影响单示踪剂的识别率。
- 在没有核医学的医疗中心，可以考虑用蓝色染料和I级腋窝采样作为替代方法。在这种情况下，可以将新的磁示踪剂作为同位素的替代品。
- 当使用蓝色染料时，按摩淋巴5min显示出更好的淋巴渗透并有助于更好地识别病变，目前这种方法已经得到英国皇家外科学会(Royal College of Surgeons)的认可。

（刘知雨 译，罗静 审校）

参考文献

[1] Samphao S, Eremin JM, El-Sheemy M, et al. Management of the axilla in women with breast cancer: current clinical practice and a new selective targeted approach. Ann Surg Oncol, 2008,15(5):1282–1296.

[2] Canavese G, Bruzzi P, Catturich A, et al. Sentinel lymph node biopsy versus axillary dissection in node-negative early-stage breast cancer: 15-year follow-up update of a randomized clinical trial. Ann Surg Oncol, 2016, 23(8): 2494–2500.

[3] Veronesi U, Paganelli G, Viale G, et al. A randomized comparison of sentinel-node biopsy with routine axillary dissection in breast cancer. N Engl J Med, 2003, 349(6): 546–553.

[4] Krag DN, Anderson SJ, Julian TB, et al. Sentinel-lymph-node resection compared with conventional axillary-lymph-node dissection in clinically node-negative patients with breast cancer: overall survival findings from the NSABP B-32 randomised phase 3 trial. Lancet Oncol, 2010,11(10): 927–933.

[5] Mansel RE, Fallowfield L, Kissin M, et al. Randomized multicenter trial of sentinel node biopsy versus standard axillary treatment in operable breast cancer: the ALMANAC Trial. J Natl Cancer Inst, 2006, 98(9): 599–609.

[6] Houssami N, Turner RM. Staging the axilla in women with breast cancer: the utility of preoperative ultrasound-guided needle biopsy. Cancer Biol Med, 2014,11(2):69–77.

[7] Houssami N, Diepstraten SCE, Cody HS, et al. Clinical utility of ultrasound-needle biopsy for preoperative staging of the axilla in invasive breast cancer. Anticancer Res, 2014,34(3):1087–1097.

[8] Giuliano AE, Hunt KK, Ballman KV, et al. Axillary dissection vs no axillary dissection in women with invasive breast cancer and sentinel node metastasis: a randomized clinical trial. JAMA, 2011,305(6):569–575.

[9] Farrell TPJ, Adams NC, Stenson M, et al. The Z0011 Trial: is this the end of axillary ultrasound in the preoperative assessment of breast cancer patients? Eur Radiol, 2015, 25(9):2682–2687.

[10] Hieken TJ, Trull BC, Boughey JC, et al. Preoperative axillary imaging with percutaneous lymph node biopsy is valuable in the contemporary management of patients with breast cancer. Surgery, 2013,154(4):831–838; discussion 838–840.

[11] Ahmed M, Jozsa F, Baker R, et al. Meta-analysis of tumour burden in preoperative axillary ultrasound positive and negative breast cancer patients. Breast Cancer Res Treat, 2017,166(2):329–336.

[12] Fisher B, Jeong J-H, Bryant J, et al. Treatment of lymph-node-negative, oestrogen-receptor-positive breast cancer: long-term findings from National Surgical Adjuvant Breast and Bowel Project randomised clinical trials. Lancet, 2004,364(9437):858–868.

[13] Galimberti V, Cole BF, Viale G, Veronesi P, et al. Axillary dissection versus no axillary dissection in patients with breast cancer and sentinel-node micrometastases (IBCSG 23-01): 10-year follow-up of a randomised, controlled phase 3 trial. Lancet Oncol,2018,19(10):1385–1393.

[14] Gentilini O, Veronesi U. Abandoning sentinel lymph node biopsy in early breast cancer? A new trial in progress at the European Institute of Oncology of Milan (SOUND: Sentinel node vs Observation after axillary UltraSouND). Breast, 2012,21(5):678–681.

[15] Reimer T, Stachs A, Nekljudova V, et al. Restricted axillary staging in clinically and sonographically node-negative early invasive breast cancer (c/iT1-2) in the context of breast conserving therapy: first results following commencement of the intergroup-sentinel-mamma (INSEMA) trial. Geburtshilfe Frauenheilkd, 2017,77(2): 149–157.

[16] de Boer M, van Dijck JAAM, Bult P, et al. Breast cancer prognosis and occult lymph node metastases, isolated tumor cells, and micrometastases. J Natl Cancer Inst, 2010,102(6):410–425.

[17] Solá M, Alberro JA, Fraile M, et al. Complete axillary lymph node dissection versus clinical follow-up in breast cancer patients with sentinel node micrometastasis: final results from the multicenter clinical trial AATRM 048/13/2000. Ann Surg Oncol,2013,20(1):120–127.

[18] Donker M, van Tienhoven G, Straver ME, et al. Radiotherapy or surgery of the axilla after a positive sentinel node in breast cancer (EORTC 10981-22023

[19] Sávolt Á, Péley G, Polgár C, et al. Eight-year follow up result of the OTOASOR trial: the optimal treatment of the axilla— surgery or radiotherapy after positive sentinel lymph node biopsy in early-stage breast cancer: a randomized, single centre, phase III, non-inferiority trial. Eur J Surg Oncol, 2017,43(4):672–679.

[20] Goyal A, Dodwell D. POSNOC: a randomised trial looking at axillary treatment in women with one or two sentinel nodes with macrometastases. Clin Oncol (R Coll Radiol), 2015,27(12):692–695.

[21] Charalampoudis P, Karakatsanis A. Neoadjuvant chemotherapy for early breast cancer. Lancet Oncol, 2018,19(3):e128.

[22] Xing Y, Foy M, Cox DD, et al. Meta-analysis of sentinel lymph node biopsy after preoperative chemotherapy in patients with breast cancer. Br J Surg, 2006,93(5):539–546.

[23] Hunt KK, Yi M, Mittendorf EA, et al. Sentinel lymph node surgery after neoadjuvant chemotherapy is accurate and reduces the need for axillary dissection in breast cancer patients. Ann Surg, 2009,250(4):558–566.

[24] Tan VKM, Goh BKP, Fook-Chong S, et al. The feasibility and accuracy of sentinel lymph node biopsy in clinically node- negative patients after neoadjuvant chemotherapy for breast cancer—a systematic review and meta- analysis. J Surg Oncol, 2011,104(1):97–103.

[25] Kuehn T, Bauerfeind I, Fehm T, et al. Sentinel-lymph-node biopsy in patients with breast cancer before and after neoadjuvant chemotherapy (SENTINA): a prospective, multicentre cohort study. Lancet Oncol, 2013,14(7):609–618.

[26] Boughey JC, Ballman KV, McCall LM, et al. Tumor biology and response to chemotherapy impact breast cancer-specific survival in node-positive breast cancer patients treated with neoadjuvant chemotherapy: long-term follow-up from ACOSOG Z1071 (Alliance). Ann Surg, 2017,266(4):667–676.

[27] Boileau J-F, Poirier B, Basik M, et al. Sentinel node biopsy after neoadjuvant chemotherapy in biopsy-proven node-positive breast cancer: the SN FNAC study. J Clin Oncol, 2015,33(3):258–264.

[28] Caudle AS, Yang WT, Krishnamurthy S, et al. Improved axillary evaluation following neoadjuvant therapy for patients with node-positive breast cancer using selective evaluation of clipped nodes: implementation of targeted axillary dissection. J Clin Oncol, 2016,34(10):1072–1078.

[29] Siso C, de Torres J, Esgueva-Colmenarejo A, et al. Intraoperative ultrasound-guided excision of axillary clip in patients with node-positive breast cancer treated with neoad- juvant therapy (ILINA Trial): a new tool to guide the excision of the clipped node after neoadjuvant treatment. Ann Surg Oncol, 2018,25(3):784–791.

[30] Chapman CH, Jagsi R. Postmastectomy radiotherapy after neoadjuvant chemotherapy: a review of the evidence. Oncology (Williston Park), 2015,29(9):657–666.

[31] Kothari MS, Rusby JE, Agusti AA, et al. Sentinel lymph node biopsy after previous axillary surgery: a review. Eur J Surg Oncol, 2012,38(1):8–15.

[32] Maaskant-Braat AJG, Voogd AC, Roumen RMH, et al. Repeat sentinel node biopsy in patients with locally recurrent breast cancer: a systematic review and meta-analysis of the literature. Breast Cancer Res Treat, 2013,138(1):13–20.

[33] Ugras S, Matsen C, Eaton A, et al. Reoperative sentinel lymph node biopsy is feasible for locally recurrent breast cancer, but is it worthwhile? Ann Surg Oncol, 2016,23(3): 744–748.

[34] Chung MH, Ye W, Giuliano AE. Role for sentinel lymph node dissection in the management of large (> or = 5 cm) invasive breast cancer. Ann Surg Oncol,2001,8(9): 688–692.

[35] Mocellin S, Goldin E, Marchet A, et al. Sentinel node biopsy performance after neoadjuvant chemotherapy in locally advanced breast cancer: a systematic review and meta-analysis. Int J Cancer, 2016,138(2):472–480.

[36] Loibl S, Schmidt A, Gentilini O, et al. Breast cancer diagnosed during pregnancy: adapting recent advances in breast cancer care for pregnant patients. JAMA Oncol, 2015,1(8):1145–1153.

[37] Ansari B, Ogston SA, Purdie CA, et al. Meta-analysis of sentinel node biopsy in ductal carcinoma in situ of the breast. Br J Surg, 2008,95(5):547–554.

[38] Heymans C, van Bastelaar J, Visschers RGJ, et al. Sentinel node procedure obsolete in lumpectomy for ductal carcinoma in situ. Clin Breast Cancer,2017,17(3):e87–93.

[39] Meretoja TJ, Leidenius MH, Heikkilä PS, et al. Sentinel node biopsy in breast cancer patients with large or multifocal tumors. Ann Surg Oncol,2009,16(5):1148–1155.

[40] Moody LC, Wen X, McKnight T, et al. Indications for sentinel lymph node biopsy in multifocal and multicentric breast cancer. Surgery, 2012,152(3):389–396.

淋巴静脉吻合术（旁路手术）与淋巴组织移植术

Cemile Nurdan Ozturk, Graham Schwarz, Raffi Gurunian

45.1 引言

对乳腺癌患者危害最大的并发症之一是上肢淋巴水肿。尽管腋窝手术有减少的趋势，但随着乳腺癌生存率的提高和多模式治疗的使用，患者仍然面临着这种长期并发症的风险。乳腺癌相关淋巴水肿是由于腋窝手术时上肢淋巴回流中断引起的，估计每5例乳腺癌患者中就有1人发生[1, 2]。然而，不同的研究证明其发生率是可变的[3]，一项研究显示了发病率范围为15%~54%[4]。与前哨淋巴结活检（SLNB）相比，淋巴水肿更常见于腋窝淋巴结清扫术（ALND）后[5, 6]。与淋巴水肿发生相关的危险因素包括放疗、伤口感染或淋巴管炎、高BMI、腋窝引流时间以及新辅助化疗后残留疾病[7, 8]。

淋巴水肿在初始阶段表现为富含蛋白质的淋巴液在间质间隙内聚积，典型的表现是随之而来的脂肪和纤维化组织沉积增多。患者抱怨手臂肿大，重量增加，有时伴有皮肤萎缩和蜂窝织炎[9]。这种并发症的发生率很高，并导致日常生活质量急剧降低。早期开始使用减轻充血的物理治疗，如穿压力衣、锻炼、机械治疗和手法引流是预防疾病进展的关键[10]。晚期慢性淋巴功能障碍一般不能单独使用保守疗法。单独或联合使用减瘤术、淋巴静脉吻合术（lymphovenous anastomoses，LVA）和血管化淋巴结移植术（vascularized lymph node transfer，VLNT；又称淋巴组织移植术）可改善既有的淋巴水肿[11, 12]。

在过去的十年中，为了防止淋巴水肿的发生，手术方式也在不断改善。Pronin等首先提出了在乳腺癌切除术时进行预防性淋巴静脉吻合[13]。淋巴静脉吻合在远离淋巴中断部位的前臂区域进行。腋窝反向淋巴作图（axillary reverse mapping，ARM）是指在腋窝淋巴结清扫术前，在风险肢体的某个部位注射示踪剂（蓝色染料、放射性核素或荧光染料），是在腋窝手术时识别并保护上肢淋巴管的一种技术[14-16]。如果因乳房常见引流方式而不能保留淋巴管，则可通过手臂淋巴管与腋静脉分支之间的淋巴静脉吻合恢复淋巴管[17]。这种在腋窝直接重建淋巴管的方法也被称为"淋巴显微外科预防愈合方法（lymphatic microsurgical preventing healing approach，LYMPHA）"，外科医生越来越多地将此方法应用于乳腺癌相关淋巴水肿的初级预防[18, 19]。

客观诊断淋巴水肿可以通过获取肢体周径和（或）体积的测量值后计算淋巴水肿指数，并与对侧肢体比较进行诊断[20]。水置换是体积测量的金标准，但也可以使用测压法和CT/MRI体积测量法。淋巴流动功能测试包括生物电阻抗（L-DEX比值）、CT/MRI淋巴管造影术、淋巴显像和吲哚菁绿（ICG）淋巴管造影术。尽管存在多种诊断方式，但淋巴水肿的量化和分期仍存在争议，且各研究差异较大。

以上所列技术也用于报告改善措施的结局指标测量。术后扫描观察到真皮层反流减少，新淋巴管形成，瘀滞减少，放射性标记示踪剂清除率增加，可以证明淋巴功能得到改善。患者报告的结局（生活质量调查）、停止或减少保守治疗的能力以及减少感染发作的频率（即手臂蜂窝织炎）也是常用的结局指标。

45.2 淋巴静脉吻合术（旁路手术）

淋巴静脉吻合术（LVA）是一种绕过淋巴阻塞的生理学手术，除了在淋巴切除术后的即刻淋巴重建中使用外，还可以在淋巴水肿的确诊病例中实现症状缓解（治疗性LVA或二次淋巴重建）。在这两种情况下，该手术的目的是恢复最大的生理淋巴引流量。重要的是要辨别出疾病的阶段和目标淋巴管旁路的可用性，因为成功的LVA手术需要完整的和有功能的淋巴管系统。淋巴静脉吻合术在技术上可能具有挑战性，因为淋巴管直径小于1mm，需要超显微外科手术。学习曲线是陡峭的，结果很大程度上取决于外科医生掌握的专业知识程度。实施LVA的先决条件是提供高分辨率和高倍率显微镜，以及一套超显微外科器械和11/0~12/0显微缝线。

45.2.1 手术技术：预防性淋巴静脉吻合术

通常采用腋窝切口，如果首选乳房切除术切口，可向上方和侧方扩展以提高可视化并避免长时间的牵引。在即刻乳房重建的情况下，应先进行淋巴手术[21]。

手术从腋窝反向淋巴作图（ARM）开始，在腋窝清扫前进行。在上肢内侧臂注入示踪染料，绘制上肢（upper extremity，UE）淋巴管图（图45.1）。腋窝清扫时切除Ⅰ级和Ⅱ级腋窝淋巴结。避免将腋静脉骨架化，因为一般情况下大量UE淋巴管位于静脉下方或环绕静脉分布。乳腺外科医生在完成淋巴结清扫的同时，应注意在腋窝外侧清扫边界处切断横断、蓝染的输入淋巴管，同时保留未参与肿瘤切除的蓝色淋巴通道。应尽量少使用烧灼方法，并在条件允许时保存和锐性横断小静脉分支。接下来对腋静脉、胸背静脉或侧胸静脉的分支中回流最小的静脉作为受体静脉进行选择和评估。

若大小匹配良好，则以最小张力进行端端吻合（图45.2），否则可以使用肠套叠（望远镜）技术，这就需要将1个或多个淋巴管通过一个初始的腔内"U型缝合"放置到静脉腔内，然后再通过几个环向缝合将静脉的管腔边缘固定到淋巴管外膜或脂肪。这种方式可以利用一个静脉受体进行多个淋巴吻合。应使用ICG淋巴管造影术和（或）蓝色染料（图45.2）立即进行通畅性检查，然后仔细进行定位引流和关闭。

45.2.2 手术技术：治疗性淋巴静脉吻合术

Koshima及其同事描述了使用ICG淋巴管造影对继发性淋巴水肿的分类，并展示了一个与临床分期相关的严重程度分期系统[22]，这项研究可用于检查淋巴管是否适合吻合。任何具有收缩性而无瘢痕化或钙化的淋巴管均可用于LVA。将ICG皮内注射到所涉及UE的手的网孔中，识别出可用于LVA的淋巴管，并沿着UE的长度标记在皮肤上。如果可用，红外静脉探测器将增强识别和标记与所选

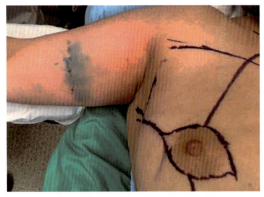

图45.1 将蓝色染料注射到上臂内侧，用于指导腋窝淋巴结的可视化，以尽量减少腋窝淋巴结清扫术中的损伤

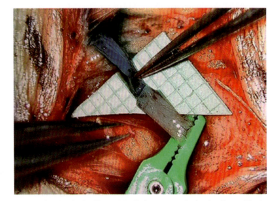

图45.2 完成腋窝淋巴结清扫后，腋窝内淋巴管（左）与选定的匹配静脉（右）之间进行预防性淋巴静脉吻合术（LVA）

淋巴管相邻的合格静脉/微静脉（图 45.3）。在表面注射含有血管收缩剂的局部麻醉剂后，沿着 UE 的长度，在选定的血管的多个点上做小的、表浅的皮肤切口。通过细致的解剖来完成目标静脉和淋巴管的准备。可在皮肤切口的远端和近端几厘米处皮内注射蓝色染料和（或）荧光基团，如 ICG 或荧光素，以方便解剖。在常用的端端吻合术中，将淋巴管远端横断残端与静脉近端残端吻合，完成 LVA（图 45.4，图 45.5）。LVA 的多种构型可能包括端到端、单个或多个淋巴管端到侧、侧到侧或淋巴管侧到端。这些可供选择的结构可能具有一个优点，以接近阻塞的水平，最大限度地增加传入和传出淋巴管集合器的淋巴引流。当在表浅行 LVA 时，淋巴管和微静脉的微小尺寸促进形成一个良好的淋巴管静脉压力梯度，这个压力梯度可促进通过吻合口的顺行淋巴流动。然而，应该指出的是，ICG 仅显示了真皮下淋巴管，并没有提供对浅表或深层淋巴途径的完整调查，而这对于正确评估 UE 淋巴循环至关重要。浅臂和深臂淋巴管造影提供了一个对筋膜上和筋膜下淋巴管通路的精确功能评估，可以帮助正确规划治疗淋巴管阻塞的生理过程。

45.2.3 并发症

淋巴静脉吻合术的并发症很少报告，目前已观察到的并发症包括对各种示踪染料的过敏反应和注射部位长时间的手臂染色。应注意避免中断贯穿整个 UE 范围的连续性淋巴管，并避免染料通过腋窝或肩部区域的辅助通路排出。

45.2.4 预 后

有Ⅲ~Ⅳ级证据显示淋巴静脉吻合术后患者的预后良好，特别是早期淋巴水肿[23-28]。近期文献分析了 LYMPHA 对淋巴水肿的影响，发现行 ALND 的患者的淋巴水肿累积发生率为 14.1%，而行 LYMPHA 和 ALND 患者的淋巴水肿累积发生率为 2.1%[29]。多项研究表明，显微外科手术方法有效减少了早期淋巴水肿中多余的淋巴液[30]。对压迫的需求减少、蜂窝织炎的发作次数减少、重量等主观症状改善以及患者报告的生活质量（quality of Life，QOL）改善结果均有报道。治疗性 LVA 获得成功时，一般在手术后几天到几个月内可发现改善。然而，数据往往受到淋巴水肿诊断标准和分期的多变性、评估技术不规范以及缺乏长期随访等因素的限制。

45.3 淋巴组织移植术（血管化淋巴结移植术）

另一种具有潜力、旨在改变淋巴水肿肢体的淋巴生理的生理学手术是血管化淋巴结移植术（VLNT）。这种手术方法需要将一个包含皮瓣的、带或不带皮肤的复合微血管淋巴结自体移植到受影

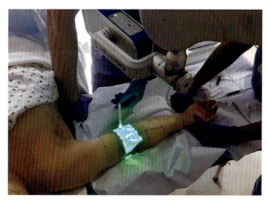

图 45.3 在静脉探测器引导下，标记淋巴管相邻的静脉或微静脉

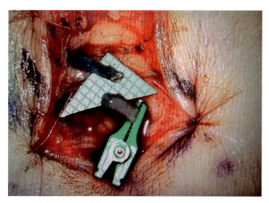

图 45.4 前臂的治疗性淋巴静脉吻合术（LVA）：皮下淋巴管的远端残端（左）准备与微静脉的近端残端（右）行 LVA

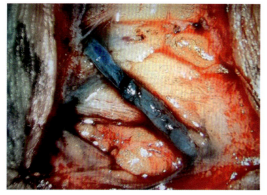

图 45.5 治疗性淋巴静脉吻合术（LVA）。用皮内蓝染和（或）ICG 进行通畅性检查

响的受区。当血管化时，淋巴结保留其生理和免疫功能。它们与某个调和的受体位点的相互作用还不太清楚。关于 VLNT 为何能改善淋巴水肿的临床症状和体征已有多种学说。一种理论是分泌生长因子如 VEGF-C 可促进淋巴管生成，并且允许功能性传入和传出淋巴管之间的间隙桥接。另一种理论是血管化淋巴结作为泵，通过皮瓣组织固有淋巴静脉连接将淋巴液转移至静脉循环[31-33]。此外，还假定移植一个有活性的免疫中心，可减少反复感染患者的蜂窝织炎发生率。

在淋巴管已硬化并具有明显液体成分的淋巴水肿病例中，LVA 可能不适用，而 VLNT 可能是唯一可用的生理过程。与上节所述的淋巴静脉吻合术不同，这种术式不需要超显微血管吻合。此外，这种术式方便将游离自体乳房重建和根治腋窝瘢痕释放的机会结合起来。可以将淋巴结移植到腋窝，或者根据临床表现和患肢淋巴水肿严重程度的区域变化选择远端受区（肘、腕）。

45.3.1 手术技术

第一步是选择适当的供体部位。供体部位可能多种多样，包括腹股沟、颏下、侧胸、锁骨上和颈部淋巴结（图 45.6）。目前已尝试了大网膜、胃网膜以及小肠肠系膜的 VLNT[34,35]。腹股沟区作为供区具有瘢痕隐蔽良好、淋巴结定位表浅、解剖一致等优点，但有导致供区的淋巴水肿发展的风险。锁骨上区和颏下区发生医源性淋巴水肿的风险较小，但由于血供的解剖变异、可见的瘢痕和有限的软组织而不常使用[35,36]。网膜 / 胃网膜瓣和肠系膜淋巴结瓣的切除可通过开放或腹腔镜方式进行。虽然实际上没有发生医源性淋巴水肿的风险，但可能对腹腔内脏器造成损伤，并且有发生胰腺炎、胃排空减慢、肠梗阻等情况的报道[37-39]。目前，腹股沟区仍然是 VLNT 的常见供区，随后将进一步介绍其方法。

腹股沟有浅层和深层淋巴结流域，有明显的筋膜边界分隔。浅表淋巴结是淋巴结移植的靶点，位于旋髂浅静脉和腹壁下浅静脉之间。在髂嵴上方的下腹部外侧区皮内注射示踪剂染料后，可以识别出这些淋巴结。椭圆形岛状皮瓣（如腹股沟皮瓣）通常与淋巴结一起采集，用于监测，但仅有淋巴结移

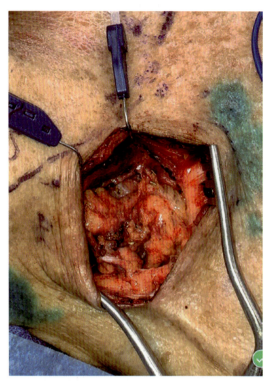

图 45.6　右侧锁骨上区：切取前，位于颈横动脉和静脉的锁骨上血管化淋巴组织

植也是可行的。识别浅静脉系统后，将经染料积聚证实的淋巴组织与周围软组织一起解剖。注意不要将淋巴结骨架化。以旋髂浅血管为淋巴结移植的蒂，一直延伸至其起源。在此过程中，可通过反向淋巴作图进一步减轻淋巴水肿的风险，使用双重示踪方法区分引流腹部和主要负责引流下肢的浅表淋巴结[40,41]。如果该手术是自体乳房重建的一部分，则将淋巴组织保留在腹部皮瓣上，按照常规进行乳房重建。腋窝瘢痕松解是淋巴结皮瓣植入过程中至关重要的手术步骤。如果计划实施远处移植，切除受区的堆积脂肪和纤维组织有助于其容纳皮瓣体积。该手术可能需要植皮，然后采用合适的受体血管进行显微外科吻合。根据外科医生的偏好进行皮瓣监测，并限制活动范围，直到初步愈合。在淋巴水肿治疗专家的指导下，一般在术后 4~6 周恢复压迫。

45.3.2 并发症

淋巴结移植术的并发症很少，包括伤口延迟愈合、血清肿 / 血肿、感染和皮瓣脱落。供区医源性淋巴水肿是一种罕见但可怕的并发症，在获取淋巴结时保护深部淋巴系统可避免其发生[33]。

45.3.3 预　后

文献中的Ⅱ~Ⅳ级证据显示，VLNT术后客观预后（肢体测量、淋巴显像）和主观预后均有改善[33-36,42]。有证据支持在纤维化改变明显之前早期进行手术[32]。存在严重或长期（固相）淋巴水肿的情况下，单独使用VLNT改善引流或减少总体积几乎没有效果。这些患者更有可能从联合方法中受益（脂肪抽吸术或直接切除术）[32,43]。

45.4 总　结

淋巴水肿手术领域与先进的显微外科技术正在迅速同步发展。作为一个新兴的领域，淋巴显微手术后的预后数据仍有差异。尽管LVA是一种相对安全的手术方式，但此时的适应证仅限于有可用的淋巴血管系统的早期淋巴水肿患者。VLNT已成为中晚期淋巴水肿的一种很有前景的治疗方法，但需要额外的恢复时间，以及一个单独的供区位点，该位点同时有发病风险。由于淋巴水肿仍然无法治愈，预防可能是最好的策略。随着人们对功能性淋巴引流过程越来越感兴趣，需要建立标准化淋巴水肿评估和分期技术，以及统一的预后指标。长期研究和关注患者报告预后的研究将确保淋巴外科手术的有效性。

提示与技巧

- 早期开始使用减轻充血的物理治疗，如穿压力衣、锻炼、机械治疗和手法引流是预防疾病进展的关键。晚期慢性淋巴功能障碍不太可能单独用保守疗法。单独或联合使用减瘤术、淋巴静脉吻合术（LVA）和血管化淋巴结移植术（VLNT）可改善既有的淋巴水肿。
- 水置换是体积测量的金标准，但也可以使用测压法和CT/MRI体积测量法。淋巴流动功能测试包括生物电阻抗（L-DEX比值）、CT/MRI淋巴管造影术、淋巴显像和吲哚菁绿（ICG）淋巴管造影术。
- 成功的LVA手术需要完整和有功能的淋巴管系统。学习曲线是陡峭的，结果很大程度上取决于外科医生所具备的专业知识。LVA的先决条件是提供高分辨率和高倍率显微镜，以及一套超显微外科器械和11/0~12/0显微缝线。
- 应用ICG血管造影有助于判断淋巴管是否适用于吻合。任何具有收缩性而无瘢痕化或钙化的淋巴管均可用于LVA。
- ICG仅显示了真皮下淋巴管，并没有提供对浅表或深层淋巴途径的完整调查，而这对于正确评估UE淋巴循环至关重要。浅臂和深臂淋巴管造影提供了一个对筋膜上和筋膜下淋巴管通路的精确功能评估，可以正确规划治疗淋巴管阻塞的生理过程。
- VLNT需要将一个包含皮瓣、带或不带皮肤的复合微血管淋巴结自体移植到受影响的受区，目前腹股沟区仍然是VLNT的常见供区。注意不要将淋巴结骨架化。

（潘琴文　译，晋旭初　校，刘锦平　审校）

参考文献

[1] Miller KD, Siegel RL, Lin CC, et al. Cancer treatment and survivorship statistics, 2016. CA Cancer J Clin, 2016, 66(4): 271–289.

[2] DiSipio T, Rye S, Newman B, et al. Incidence of unilateral arm lymphoedema after breast cancer: a systematic review and meta-analysis. The Lancet Oncology, 2013, 14(6): 500–515.

[3] Armer JM, Ballman KV, McCall L, et al. Lymphedema symptoms and limb measurement changes in breast cancer survivors treated with neoadjuvant chemotherapy and axillary dissection: results of American College of Surgeons Oncology Group (ACOSOG) Z1071 (Alliance) substudy. Support Care Cancer, 2019, 27(2): 495–503.

[4] Norman SA, Localio AR, Potashnik SL, et al. Lymphedema in breast cancer survivors: incidence, degree, time course, treatment, and symptoms. J Clin Oncol, 2009, 27(3): 390–397.

[5] Ahmed M, Rubio IT, Kovacs T, et al. Systematic review of axillary reverse mapping in breast cancer. Br J Surg, 2016, 103(3): 170–178.

[6] Lucci A, McCall LM, Beitsch PD, et al. Surgical complications associated with sentinel lymph node dissection (SLND) plus axillary lymph node dissection compared with SLND alone in the American College of Surgeons Oncology Group Trial Z0011. J Clin Oncol, 2007, 25(24): 3657–3663.

[7] Ikeda K, Ogawa Y, Kajino C, et al. The influence of axillary reverse mapping related factors on lymphedema in breast cancer patients. Eur J Surg Oncol, 2014, 40(7): 818–823.

[8] Ugur S, Arici C, Yaprak M, et al. Risk factors of breast cancer-related lymphedema. Lymphat Res Biol, 2013, 11(2):

72–75.
- [9] Morgan PA, Franks PJ, Moffatt CJ. Health-related quality of life with lymphoedema: a review of the literature. International Wound Journal, 2005, 2(1): 47–62.
- [10] Oremus M, Dayes I, Walker K, et al. Systematic review: conservative treatments for secondary lymphedema. BMC cancer, 2012, 12: 6.
- [11] Sapountzis S, Ciudad P, Lim SY, et al. Modified Charles procedure and lymph node flap transfer for advanced lower extremity lymphedema. Microsurgery, 2014, 34(6): 439–447.
- [12] Masia J, Pons G, Nardulli ML.Combined Surgical Treatment in Breast Cancer-Related Lymphedema. J Reconstr Microsurg, 2016, 32(1): 16–27.
- [13] Pronin, VI, Adamian AA, Zolotarevskiĭ V, et al. [Lymphovenous anastomoses in the prevention of post-mastectomy edema of the arm]. Sovetskaia meditsina, 1989, 4: 32–35.
- [14] Noguchi M. Z-11 trial and rethinking axillary reverse mapping. Breast Cancer, 2015, 22(2): 99–100.
- [15] Shao X, Sun B, Shen Y. Axillary reverse mapping (ARM): where to go. Breast Cancer, 2019, 26(1): 1–10.
- [16] Thompson M, Korourian S, Henry-Tillman R, et al. Axillary Reverse Mapping(ARM): A New Concept to Identify and Enhance Lymphatic Preservation. Annals of Surgical Oncology, 2007, 14(6): 1890.
- [17] Boccardo F, Casabona F, De Cian F, et al. Lymphedema Microsurgical Preventive Healing Approach: A New Technique for Primary Prevention of Arm Lymphedema After Mastectomy. Annals of Surgical Oncology, 2009, 16(3): 703.
- [18] Campisi CC, Ryan M, Boccardo F, et al. LyMPHA and the Prevention of Lymphatic Injuries: A Rationale for Early Microsurgical Intervention. J Reconstr Microsurg, 2014, 30(1): 71–72.
- [19] Feldman S, Bansil H, Ascherman J, et al. Single Institution Experience with Lymphatic Microsurgical Preventive Healing Approach(LYMPHA) for the Primary Prevention of Lymphedema. Annals of Surgical Oncology, 2015, 22(10): 3296–3301.
- [20] Yamamoto T, Yamamoto N, Hara H, et al. Upper Extremity Lymphedema Index: A Simple Method for Severity Evaluation of Upper Extremity Lymphedema. Annals of Plastic Surgery, 2013, 70(1): 47–49.
- [21] Schwarz G, Djohan R, Bernard S, et al. Abstract: reverse axillary mapping and lymphaticovenous bypass for lymphedema prevention in breast cancer: optimizing lymphatic visualization and restoration of flow. plastic and Reconstructive Surgery.Global open, 2018, 6(9): 75–76.
- [22] Yamamoto T, Yamamoto N, Doi K, et al. Indocyanine Green–Enhanced Lymphography for Upper Extremity Lymphedema: A Novel Severity Staging System Using Dermal Backflow Patterns. Plastic and Reconstructive Surgery, 2011, 128(4): 941–947.
- [23] Chang DW, Suami H, Skoracki R. A Prospective Analysis of 100 Consecutive Lymphovenous Bypass Cases for Treatment of Extremity Lymphedema. Plastic and Reconstructive Surgery, 2013, 132(5): 1305–1314.
- [24] Smile TD, Tendulkar R, Schwarz G, et al. A Review of Treatment for Breast Cancer-Related Lymphedema: Paradigms for Clinical Practice. American Journal of Clinical Oncology, 2018, 41(2): 178–190.
- [25] Basta MN, Gao LL, Wu LC. Operative Treatment of Peripheral Lymphedema: A Systematic Meta-Analysis of the Efficacy and Safety of Lymphovenous Microsurgery and Tissue Transplantation. Plastic and Reconstructive Surgery, 2014, 133(4): 905–913.
- [26] Salgarello M, Mangialardi ML, Pino V, et al. A Prospective Evaluation of Health-Related Quality of Life following Lymphaticovenular Anastomosis for Upper and Lower Extremities Lymphedema. J Reconstr Microsurg, 2018, 34(9): 701–707.
- [27] Jørgensen MG, Toyserkani NM, Sørensen JA. The effect of prophylactic lymphovenous anastomosis and shunts for preventing cancer-related lymphedema: a systematic review and meta-analysis. Microsurgery, 2018, 38(5): 576–585.
- [28] Cornelissen AJM, Beugels J, Ewalds L, et al. Effect of Lymphaticovenous Anastomosis in Breast Cancer-Related Lymphedema: A Review of the Literature. Lymphatic Research and Biology, 2018, 16(5): 426–434.
- [29] Johnson AR, Kimball S, Epstein S, et al. Lymphedema Incidence After Axillary Lymph Node Dissection: Quantifying the Impact of Radiation and the Lymphatic Microsurgical Preventive Healing Approach. Annals of Plastic Surgery, 2019, 82(4S): S234–S241.
- [30] McLaughlin SA, DeSnyder SM, Klimberg S, et al. Considerations for Clinicians in the Diagnosis, Prevention, and Treatment of Breast Cancer-Related Lymphedema, Recommendations from an Expert Panel: Part 2: Preventive and Therapeutic Options. Annals of Surgical Oncology, 2017, 24(10): 2827–2835.
- [31] Becker C, Vasile JV, Levine JL, et al. Microlymphatic Surgery for the Treatment of Iatrogenic Lymphedema. Clinics in Plastic Surgery, 2012, 39(4): 385–398.
- [32] Lin CH, Ali R, Chen SC, et al. Vascularized Groin Lymph Node Transfer Using the Wrist as a Recipient Site for Management of Postmastectomy Upper Extremity Lymphedema. Plastic and Reconstructive Surgery, 2009, 123(4): 1265–1275.
- [33] Ito R, Suami H. Overview of Lymph Node Transfer for Lymphedema Treatment. Plastic and Reconstructive Surgery, 2014, 134(3): 548–556.
- [34] Ozturk CN, Ozturk C, Glasgow M, et al. Free vascularized lymph node transfer for treatment of lymphedema: A systematic evidence based review. Journal of Plastic, Reconstructive & Aesthetic Surgery, 2016, 69(9): 1234–1247.
- [35] Scaglioni MF, Arvanitakis M, Chen YC, et al. Comprehensive review of vascularized lymph node transfers for lymphedema: Outcomes and complications. Microsurgery, 2018, 38(2): 222–229.
- [36] Raju A, Chang DW. Vascularized Lymph Node Transfer for Treatment of Lymphedema: A Comprehensive Literature

Review. Annals of Surgery, 2015, 261(5): 1013–1023.

[37] Coriddi M, Wee C, Meyerson J, et al. Vascularized Jejunal Mesenteric Lymph Node Transfer: A Novel Surgical Treatment for Extremity Lymphedema. Journal of the American College of Surgeons, 2017, 225(5): 650–657.

[38] Nguyen AT, Suami, Hanasono MM, et al. Long-term outcomes of the minimally invasive free vascularized omental lymphatic flap for the treatment of lymphedema. Journal of Surgical Oncology, 2017, 115(1): 84–89.

[39] Kenworthy EO, Nelson JA, Verma R, et al. Double vascularized omentum lymphatic transplant (VOLT) for the treatment of lymphedema. Journal of surgical oncology, 2018, 117(7): 1413–1419.

[40] Aliotta RE, Schwarz GS. Reverse lymphatic mapping without radioisotope in the surgical treatment of lymphedema. Journal of Plastic, Reconstructive & Aesthetic Surgery, 2018, 71(5): 766.

[41] Dayan JH, Dayan E, Smith ML. Reverse Lymphatic Mapping: A New Technique for Maximizing Safety in Vascularized Lymph Node Transfer. Plastic and Reconstructive Surgery, 2015, 135(1): 277–285.

[42] Penha TRL, Ijsbrandy C, Hendrix NAM, et al. Microsurgical Techniques for the Treatment of Breast Cancer—related Lymphedema: a Systematic Review. J Reconstr Microsurg, 2013, 29(2): 99–106.

[43] Granzow JW, Soderberg JM, Kaji AH, et al. An Effective System of Surgical Treatment of Lymphedema. Annals of Surgical Oncology, 2014, 21(4): 1189–1194.

46 术中问题处理

Camelia Chifu, Piero Delle Femmine

46.1 引 言

乳腺手术的并发症风险相对较低，特别是在没有同时进行乳房重建的情况下。术中并发症的发生可能与手术体位、术中管理或手术操作有关。

46.2 手术体位和术中管理

术中并发症可由术中的"不良"体位或患者管理引起。大部分时间患者为仰卧位，支撑物置于病变同侧的外展手臂下。为了预防术后并发症（如肩关节囊损伤和臂丛神经延长），应避免患者上臂过度外展或过度旋转（限制在不超过90°~95°）。当体位为侧卧位时（如背阔肌肌皮瓣），应注意手臂和肩的位置（手臂外展90°，轻微内旋并放置在支撑物上），以避免臂丛神经损伤。此外，要确认下肢的位置避免任何压迫（如腘外侧神经）[1]。在进行腋窝清扫时，还应避免对同侧手臂输液和测量血压[1]。

46.3 手术技术

46.3.1 乳腺肿瘤整形手术

46.3.1.1 手术前

保乳手术过程中可能会发生出血、筋膜和肌肉损伤、乳头乳晕复合体（nipple-areola complex, NAC）缺血和位置变化，其中最常见的是在分离过程中损伤血管引起的出血，这可以通过确切的止血来解决。将腺体从皮肤分离时，沿浅筋膜游离皮瓣可能会产生薄皮瓣（在瘦者中厚度可为2~3mm）或更明显的皮瓣（在胖者中厚度可为5~10mm）[1]。无论是很薄或很厚的皮瓣，我们都要注意，前者要考虑到皮肤坏死的风险，后者可导致腺体残留。如果肿瘤没有侵犯筋膜或肌肉，行象限切除术时不需要切除胸大肌筋膜。当切除范围靠近胸大肌筋膜时，应特别小心，避免损伤筋膜或肌肉，肌肉一旦受损伤可能需要止血或缝合。当象限切除靠近NAC时，可能会破坏其血供，导致坏死。保留乳头后方5mm的组织可以确保肿瘤的根治和NAC的活力[2-4]。靠近乳头的切口可能会改变NAC的位置（图46.1）。为了保证乳房位置和双乳对称，一些学者建议皮肤切口与乳晕的距离大于（0.5~1）cm[2]或者使用双环切口或行乳房缩小术。

切除不可触及的乳腺病变时需要先定位，以便进行精准的手术并减少切除体积。一种方法是在乳腺超声或X线引导下使用钩针定位，一些医疗中

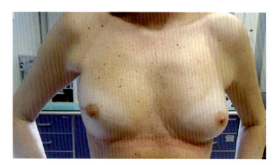

图 46.1 右侧乳房外象限切除术后乳头位置不对称

心还使用 MRI 引导的钩针来定位病变位置。一般在手术前 48h 内放置钩针以避免移位[5,6]。如果钩针放置在较深的病变处，在术前或术中发生移动可能引起罕见的气胸[5,7]。手术过程中也可能发生钩针断裂，金属段残留在腺体中，发生这种情况时可能需要进一步的切除处理[5]。在不可触及的病变附近使用术前皮肤标记或染料注射的方法因采样错误率高已被弃用[8]。使用放射性标记示踪剂来识别病变（放射性引导隐匿性病变定位技术，radioguided occult lesion localization，ROLL）广泛应用于多个乳腺中心，这种方法不仅病变识别率较高，还具有在切除时保留更多组织从而确保良好美容效果的优势。然而，所有这些方法都存在至少 5% 的错误识别率[5,6]。

为了确认病变的存在，可以对样本进行 X 线摄影或肉眼评估。如果我们在术中发现取样错误，就很难重新定位标本。如果病变在超声下可见，可以尝试术中超声来寻找病变。术者不能进行多次盲目活检，这种方法的成功率很低且可能导致不良的美容效果。应告知患者手术失败的情况，并在术后 2~4 周再次行影像定位[8]。

46.3.1.2 手术中

当进行乳房切除术时，腺体的分离在浅筋膜后方进行。切开肋间穿支时必须小心，以避免出血和血管回缩至胸腔。当肿瘤未侵犯胸大肌筋膜时，乳房切除术必须保留胸大肌筋膜，以便于进行良好的植入物即刻重建。如果肿瘤位置很深且侵及筋膜和（或）胸大肌，胸大肌的切除就是必要的，切除时必须保证切缘阴性。肿瘤外科医生必须保留皮下组织和乳房下皱襞之间的连接，以便进行良好的即刻重建。如果不能保留，则必须重建乳房下皱襞。保留乳头乳晕复合体（NAC）须遵守肿瘤根治性原则——乳晕后方组织无癌残留[1,2]。通过在乳头后方保留 5~10mm 厚的组织，并在皮肤切口和乳晕之间保持 5~10mm 的距离，可以保留 NAC 的位置和活力[2]（图 46.2）。

乳房切除术的皮瓣既要够薄以避免残留腺体组织，又要够厚以确保皮瓣的活力。乳房切除术最常见的并发症之一是因血供不良导致的皮瓣坏死（图 46.3）。乳房切除术后皮瓣坏死的发生率约为 15%[9]，危险因素主要有吸烟、肥胖、即刻重建和在真皮基质下放置组织扩张器。

电刀是引起皮瓣坏死的一个不太为人知的因素，可对真皮下神经丛造成热损伤，使血液和淋巴微循环部分凝固，导致皮瓣坏死率增加。大多数早期并发症可能与微循环或大循环的灌注不足有关。术中电刀接触皮肤的失误也是小面积烧伤的原因，尤其是在皮肤切口边缘。

一般使用术中临床评估确认足够的组织灌注，早期切除烧伤皮肤是避免瘢痕、开裂或坏死的金标

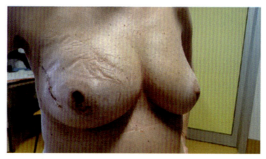

图 46.2 保留乳头乳晕复合体（NAC）的乳房切除术后乳头乳晕坏死

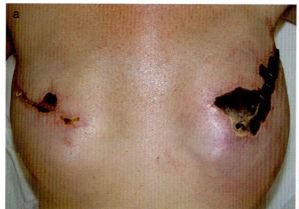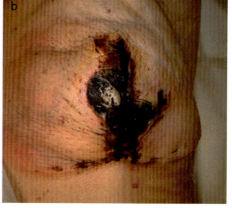

图 46.3 双侧乳房全切并重建后的皮肤坏死（a）和单侧皮肤缩减乳房切除重建后的皮肤坏死（b）

准。评估皮肤灌注和避免坏死在使用假体重建中极其重要。

美国食品药品监督管理局（FDA）批准吲哚菁绿术成像用于确定软组织血管分布和灌注。吲哚菁绿与血浆蛋白结合，当用低能量激光以806nm照射时会发出荧光，这种荧光可以在摄像机上实时获取。在整形外科中它被用于各种手术，包括评估游离皮瓣和穿支皮瓣的血供。

Komorowska Timek 和 Gurtner 使用术中绿色吲哚菁绿血管造影（IGA）来评估乳房切除术后皮肤和用于即刻重建皮瓣的血供[9]。通过术中成像，外科医生能够对乳房皮肤的灌注进行即时评估，这有助于识别和去除缺血组织。结果，Komorowska Timek 和 Gurtner 通过使用IGA将保留皮肤的乳房切除术后皮肤坏死的发生率从15.1%降低到4.0%[9]。

术前切口设计失误或皮肤缝合缺陷会导致切口外侧多余皮肤的形成，通常称为"狗耳（dog ear）"畸形（图46.4）。由于病理性新生物形成以及麻醉的原因，切除"狗耳"常会加重患者的心理压力。已经出现了多种外科技术可用于防止或消除"狗耳"问题，其中最简单的技术是切除多余的外侧皮肤，但这会使瘢痕延长到腋窝区域，带来更大的挛缩风险和运动不适。2016年，Lim等[10]对目前文献中描述的这些技术进行了系统比较并得出结论："鱼形切口（fish-shaped incision）"[11]或"Y形闭合（Y closure）"[12]可被视为最常用技术中最安全的技术。

46.3.2 腋窝分期手术

46.3.2.1 手术前

当进行腋窝淋巴结清扫时，应避免腋柱的皮肤切口，因为这会导致瘢痕挛缩。许多外科医生倾向于在胸大肌的外侧缘切开以获得更好的腋窝视野，有些人考虑到美学因素和避免挛缩，更推荐沿腋窝皱襞的切口[1]。

在腋窝清扫（从腋窝中切除脂肪和淋巴结）过程中，要保留一些血管和神经成分。必须识别腋静脉、腋动脉和臂丛，以避免将其损伤。外科医生要意识到解剖变异的可能，如出现两支腋静脉和腋弓的情况[13]。腋弓是背阔肌向胸大肌延伸的异常部分（图46.5）。腋窝清扫必须包括该肌肉外侧的腋窝组织，以避免残留淋巴结[6]。血管损伤可以用不可吸收材料（如丙烯醛）缝合或放置血管夹来解决。腋窝血管的识别和结扎可避免意外损伤和出血。

臂丛神经损伤可表现为虚弱或麻木，感觉丧失，运动功能丧失（瘫痪），肩部、手臂或手掌疼痛。如果损伤较轻，可自行缓解；如果损伤严重，则可能需要手术修复。

胸背血管蒂的识别和保留有助于在乳房重建中获取背阔肌肌皮瓣（图46.6），其意外损伤可能导致背阔肌失去神经支配或血液供应。如果保留此血管蒂后不能进行淋巴结清扫，考虑到肿瘤学因素，也可将其牺牲[1,6,8]。

胸长神经（Bell神经）在臂丛、腋动脉和静脉的后方下行，停留在前锯肌的外表面上。它位于前

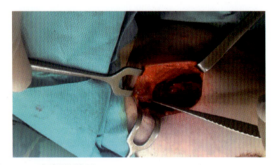

图46.5 离断的腋弓

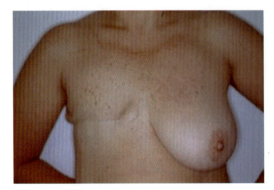

图46.4 乳房切除术后的"狗耳"畸形表现

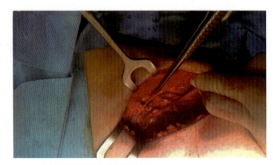

图46.6 胸廓椎弓根与胸长神经

锯肌下缘的胸部侧面，为其每束前锯肌提供神经支配。此神经受损害时患者可只表现出轻微症状，可能出现后肩或肩胛骨烧灼样疼痛[1,6,8]。

Bell 神经损伤会导致前锯肌瘫痪，患者出现"翼状肩"，当患者将手臂向前抬起或将伸展的手臂靠在墙上时，这种情况最明显。然而，最初甚至连这种表现也可能不明显，直到几周后斜方肌伸展到足以显示其损伤才有明显表现[1,6,8]。

Bell 神经损伤可以通过早期识别和避免过于锋利的解剖来预防。在神经附近使用凝固设备可能会导致神经的热损伤。

解剖腋窝时可能会损伤肋间臂神经。患者可能出现腋窝、上臂内侧和（或）肩部疼痛，或者这些区域失去感觉。如果肿瘤没有侵犯此神经，可以将其保留以避免这些症状[1,6,8]。

46.3.2.2 手术中

使用前哨淋巴结活检进行腋窝分期可出现与腋窝清扫术相同的并发症。此外，前哨淋巴结的识别可能有些困难。使用蓝染料（异硫蓝或专利蓝染料）时患者可能出现过敏反应、组织持续蓝染或组织坏死。使用两种方法（蓝染料或放射性示踪剂）识别前哨淋巴结可能比较困难，特别是患者曾行腋窝处理或者乳房整形手术，其淋巴引流已经改变的情况下。当使用 ^{99}Tc 示踪剂进行腋窝标记时，尤其是当示踪剂是在术前 24h 以上注射时，前哨淋巴结可能被错误识别。我们可以通过皮下注射蓝染料或专利蓝染料来寻找前哨淋巴结。如果这种方法不成功，我们还可以进行一级腋窝淋巴结清扫来进行腋窝分期。相反，如果蓝染料或示踪剂固定在 1 个以上的淋巴结上，则必须切除所有染色的淋巴结或具有更大放射性的淋巴结。

46.3.3 乳房重建手术

乳房切除术后重建已经成为原发性乳腺癌治疗的一个组成部分。即刻或延期重建仍然是最常用的技术。

46.3.3.1 手术技术

乳房切除术后基于植入物的重建需要在胸大肌下建立一个植入物囊袋以覆盖植入物。常发生的情况是，在乳房切除术结束时患者的胸大肌筋膜上会有几个洞或者肌肉严重受损或者厚度太薄，这给重建和乳房假体的放置带来困难。

外科医生可以观察到的另一个问题是胸大肌的解剖变异，文献中常见的变异是其完全缺陷，可能是孤立的异常，也可能与先天性综合征（如波兰综合征）相关。除此之外，不同程度的胸大肌发育不良也有报道[14]。术前很少能通过诊断性影像学检查发现肌肉变异，因此，了解这些变异情况可以使外科医生对手术结果有更清晰的认识。

近年来，基质（合成的、生物合成的或来自人或动物尸体的脱细胞真皮基质）的可用性有所增加[15]。使用这些材料进行组织加固为整形外科医生改善乳房重建美学效果提供了重要的帮助，并进一步减少了手术损伤（图 46.7）。沿胸大肌下缘将其从胸壁抬起，将该材料缝合到胸大肌下缘，内侧到达胸骨止点，外侧到达前锯肌，下方到达腹直肌筋膜。

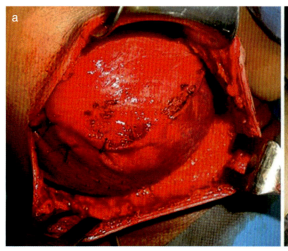
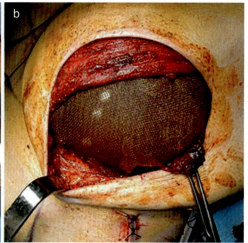

图 46.7　在即刻乳房重建中使用脱细胞真皮基质（a）和网片（b）

由于技术的改进,针对许多女性的预防性乳房切除术的效果已经大大提高,从而导致了乳房假体重建的回归[16]。

46.3.3.2 并发症

气胸是乳房重建术中一种罕见的并发症,虽然发生率不足1%,却是最严重的并发症[17]。

气胸有多种医源性因素:

(1)与麻醉相关的因素。最常见是在局部麻醉过程中针穿透了肺实质[18]。

(2)与手术有关的因素。胸壁的主要手术过程,如肋骨移植物获取、背阔肌和胸大肌皮瓣获取和胸壁重建,都可能并发气胸。在重建过程中肋间筋膜和胸膜也可能受到损伤,与胸腔形成连接导致气胸[19]。

手术时医生必须能够识别气胸发作并尽快采取行动。任何拖延都可能是致命的,因为患者可能很快出现血流动力学不稳定。

Schenider等提出了一种算法,用于在用组织扩张器进行即刻乳房重建时处理可疑的长期损伤[20]。

如果筋膜或肋间肌出现损伤,需要咨询胸外科:

- 如果存在肺损伤的风险,患者必须将胸管放置在远离胸膜切开和组织扩张器的位置。只有在确定患者的血液动力学稳定后,才可以安全地放置组织扩张器。

- 如果肺部病变不明显,在仔细分析后,必须直接缝合或用真皮基质缝合缺损。在缺损修复后,可以安全地放置组织扩张器。

46.3.3.3 结果评估

目前,由于对美学方面的期望和放疗的影响,使得人们对显微外科乳房重建的要求更高。尽管我们已经积累了50年的经验,但是游离皮瓣坏死的发生率仍然很高。动脉或静脉并发症是游离皮瓣坏死的主要原因,它们可能由一系列因素引起,既有技术性因素,也有与患者相关的因素。

评价微血管吻合术的效果和结果一直是外科医生面临的挑战。2004年,Mothes等证明了吲哚菁绿血管造影(IGA)在术中评估游离皮瓣血管化的有效性[21]。2013年,Khansa等发现术中妥协比术后妥协,患者具有明显更好的预后,证实了IGA

在确定是否存在血栓引起的部分梗阻方面的有效性。他们还制定了一个用于皮瓣缺血的原因诊断及治疗的算法[22]。

46.4 总　结

术中问题可能发生在外科医生的整个职业生涯中,但在开始时可能发生率更高。随着经验的积累和适当的技术技巧可以减少并发症,并可以明确解决方案和纠正错误。本章旨在为乳腺外科医生识别和处理术中事件提供指导,尤其是对年轻的医生。

> **提示与技巧**
>
> - 不可触及的病变可以通过乳腺X线摄影或肉眼评估来证实。
> - 乳头后保持5~10mm厚的组织,皮肤切口和乳晕之间保持5~10mm的距离,对于保留乳头乳晕复合体(NAC)更好的位置和存活能力是必要的。
> - 处理"狗耳"畸形的简单技术是切除多余的外侧皮肤,但这会导致瘢痕延长至腋窝,具有更大的挛缩风险和运动不适。Lim等发现,"鱼形切口"和"Y形闭合"是最安全的切口方式。
> - 使用基质(包括合成的、生物合成的或来自人或动物尸体的脱细胞真皮基质)进行组织强化可提供更好的乳房重建美学效果。
> - 如果患者存在肺损伤的风险,必须将胸管放置在远离胸膜切开和组织扩张器的位置。
> - 评估微血管吻合术的效果和结果是外科医生一直面临的挑战。2004年,Mothes等证明了吲哚菁绿血管造影(IGA)在术中评估游离皮瓣血供的有效性。

(王琨 译,罗静 审校)

参考文献

[1] Terapia chirurgica//FONCAM. I tumori della mammella: Linee guida sulla diagnosi, il trattamento e la riabilitazione, 2003: 39–56.

[2] Petit JY, Martella S, Rey P. Mastectomia Nipple-sparing: ulteriore evoluzione della radioterapia intraoperatoriacon

elettroni//Rietjens M, Urban CA, editors. Chirurgia della mammella plastica e ricostruttiva.Padova: Piccin Nuova libreria Spa, 2009: 358–367.

[3] Petit JY, Veronesi U, Orecchia R, et al. The nipple-sparing mastectomy: early results of a feasibility study of a new application of perioperative radiotherapy (ELIOT) in the treatment of breast cancer when mastectomy is indicated. Tumori, 2003, 89(3): 288–291.

[4] Petit JY, Veronesi U, Orecchia R, et al. Nipple-sparing mastectomy in association with intraoperative radiotherapy (ELIOT): A new type of mastectomy for breast cancer treatment. Breast Cancer Res Treat, 2006, 96(1): 47–51.

[5] Reperimento ed exeresi delle lesioni no palpabili//FONCAM. I tumori della mammella: Linee guida sulla diagnosi, il trattamento e la riabilitazione, 2003: 57–60.

[6] Newman LA, Sondak VK. Complications in breast surgery//Hakim NS, Papalois VE, editors. Surgical complication diagnosis and treatment. London: Hammersmith Hospital, Imperial College Press, 2007: 169–204.

[7] Rovera F, Chiappa C, Fachinetti A, et al. Trattamento conservativo e localizzazione intraoperatoria di lesioni non palpabili//Rovera F, Bonifacio A, Panizza P, et al, editors. Senologia Diagnosi, terapia e gestione. Edra Spa, 2017: 99–107.

[8] Vitug AF, Newman LA. Complications in breast surgery. Surg Clin North Am, 2007, 87(2): 431–451, x.

[9] Komorowska-Timek E, Gurtner GC. Intraoperative perfusion mapping with laser-assisted indocyanine green imaging can predict and prevent complications in immediate breast reconstruction. Plast Reconstr Surg, 2010, 125(4): 1065–1073.

[10] Lim GH, Tan HF. Surgical techniques to avoid lateral dog ear of the mastectomy scar: A systematic review. Int J Surg, 2016, 26: 73–78.

[11] Nowacki MP, Towpik E. A fish shaped incision for mastectomy. Surg Gynecol Obstet, 1988, 167(3): 251–252.

[12] Farrar WB, Fanning WJ. Eliminating the dog-ear in modified radical mastectomy. Am J Surg, 1988, 156(5): 401–402.

[13] Yang HJ, Gil YC, Jin JD, et al. Novel findings of the anatomy and variations of the axillary vein and its tributaries. Clin Anat, 2012, 25(7): 893–902.

[14] Huber KM, Boyd TG, Quillo AR, et al. Implications of anomalous pectoralis muscle in reconstructive breast surgery: the oblique pectoralis anterior. Eplasty, 2012, 12: e44.

[15] Scheflan M, Colwell AS. Tissue Reinforcement in Implant-based Breast Reconstruction. Plast Reconstr Surg Glob Open, 2014, 2(8): e192.

[16] Rebowe RE, Allred LJ, Nahabedian MY. The Evolution from Subcutaneous to Prepectoral Prosthetic Breast Reconstruction. Plast Reconstr Surg Glob Open, 2018, 6(6): e1797.

[17] Halperin B. Patient safety in plastic surgery. In: Neligan PC, Gurtner GC, editors. Plastic surgery: principles. 3rd ed. Elsevier, 2013: 132.

[18] Stromberg BV. Complications in plastic surgical anesthesia. Clin Plast Surg, 1985, 12(1): 91–95.

[19] Osborn JM, Stevenson TR. Pneumothorax as a complication of breast augmentation. Plast Reconstr Surg, 2005, 116(4): 1122–1126; discussion 1127–1128.

[20] Schneider LF, Albornoz CR, Huang J, et al. Incidence of pneumothorax during tissue expander-implant reconstruction and algorithm for intraoperative management. Ann Plast Surg, 2014, 73(3): 279–281.

[21] Mothes H, Dönicke T, Friedel R, et al. Indocyanine-green fluorescence video angiography used clinically to evaluate tissue perfusion in microsurgery. J Trauma, 2004, 57(5): 1018–1024.

[22] Khansa I, Chao AH, Taghizadeh M, et al. A systematic approach to emergent breast free flap takeback: Clinical outcomes, algorithm, and review of the literature. Microsurgery, 2013, 33(7): 505–513.

第 4 部分

手术后管理

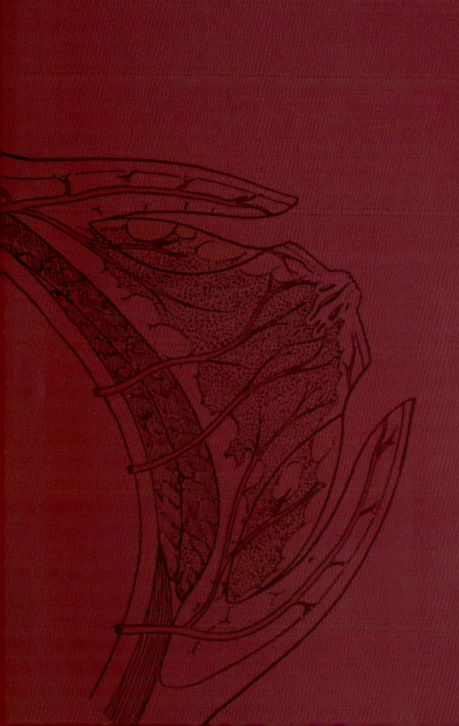

术后即刻患者护理 47

Özgül Karayurt

47.1 引言

手术治疗前后的护理干预对于预防和及时发现并发症以及提高患者的生活质量有着重要的作用。

47.2 术前护理

乳腺癌患者的护理需要医生、护士、物理治疗师和心理学家等多学科团队的协作[1,2]。女性在疑似或确诊乳腺癌的手术前会面临巨大的压力，会感到恐惧和焦虑。由于患者及其家属的生活也会受到影响，因此她们需要机会讨论自己对手术的感受。手术前的诊断非常重要，应该了解患者对这个问题的认知和经验，这不仅可以防止造成误解或理解不全，而且可以帮助制订适当的教育计划。护士应该与医生合作，对医生提供的信息给予支持[1]。为了帮助患者减少焦虑，并为患者的问题提供解决方案，护士应该在术前和术后对患者进行必要的教育：向患者说明手术（包括乳腺手术、前哨淋巴结活检和腋窝淋巴结清扫术）的目的和风险，并告知患者切口的类型和位置、引流和术后运动的注意事项；教导并鼓励患者练习床上翻身和坐起、抬高手臂、肩部和手臂的运动、咳嗽和深呼吸；尊重患者对失去乳房的感受，并且安排其与其他乳腺手术患者交谈，以提高治疗信心[3]。

由于在前哨淋巴结活检（SLNB）期间注射的异磺蓝和亚甲蓝有90%是通过胆汁和尿液排出体外，因此活检后24h内患者的尿液和粪便会变成蓝色或绿色。异磺蓝可能引起过敏反应，如颈部和手掌出现皮疹，或者罕见的低血压。护士应该告知患者这些反应，并监测她们的血压和皮疹状况。

为了帮助患者学习和记忆，护士应该给患者提供一些书面和视频资料，如小册子。应检查患者是否理解了提供的信息，纠正她们对信息错误的理解，并补足缺失的信息。必要时对患者提出的问题给出通俗易懂地回答，避免使用专业医学术语。临床上常见的术前护理包括：

- 患者缺乏关于乳腺癌及其治疗的信息。
- 由于乳腺癌的诊断而产生的焦虑情绪。
- 由于可能出现身体形象改变而产生的恐惧心理。
- 面临乳腺癌治疗时应对能力不足的风险。

47.3 术后护理

乳房手术后的护理目的是保证患者身体舒适、良好的营养和预防并发症[2,4]。手术后，患者应保持半仰卧位。开始时，每15min测量一次生命体征，然后逐渐延长至每30min一次，最后每4h一次。注意敷料是否有渗血现象。将患者的手臂放在枕头上、抬高，观察手臂的血液循环情况，并记录手指的力量、感觉或上臂肿胀等变化[1,4]。

Ö. Karayurt (✉)
Faculty of Health Science, Department of Nursing,
İzmir University of Economics, İzmir, Turkey
e-mail: ozgul.karayurt@ieu.edu.tr

47.3.1 术后切口和引流管的护理

术后 24~48h 内应用无菌敷料覆盖切口。更换敷料时要注意手卫生和无菌操作,防止切口感染。改良根治性乳房切除术后,外科医生会放置 Jackson-Pratt 引流管或血液真空引流管,将皮瓣下的液体引流出来,以利于切口愈合。引流液的颜色由血性逐渐变为浆液性。护士应检查和记录引流液的量和颜色[4,5]。患者出院时保留引流管,护士应教会患者如何护理引流管,包括如何测量和排出引流液,如何维持引流系统的负压,以及如何按照医嘱清洁引流部位,此外还要注意引流液的变化,以及引流管堵塞和感染等并发症的征兆,并及时联系医生。当 24h 内引流液的量少于 25~30mL 时,医生会在术后 5~7d 拔除引流管[1,4,6]。

一项随机对照研究发现,用局部消毒剂清洗引流管可以减少细菌定植和感染的风险。与每天两次用酒精清洗组相比,每天两次用氯已定片和次氯酸钠(达金溶液)清洗的组中,引流液中的细菌数量明显减少[7]。

47.3.2 术后疼痛和不适

术后疼痛是组织损伤后释放的炎症介质和神经损伤等因素所致。一般而言,保乳手术(BCS)和前哨淋巴结活检(SLNB)后患者的疼痛较轻,而改良根治性乳房切除术(modified radical mastectomy,MRM)伴重建手术后患者的疼痛较重[1,4,5]。

有效的疼痛管理是术后护理的重要内容。临床常用多模式镇痛方案,包括阿片类药物、非甾体抗炎药(NSAIDs)、对乙酰氨基酚和扑热息痛等。使用这些药物时要注意监测其副作用,如呕吐、镇静、呼吸抑制、出血、胃肠道损伤和肾毒性等[1,4]。

一项准实验研究表明,对患者进行术后镇痛药物教育可以降低其疼痛程度和提高其活动能力。接受教育的患者在手术后 6h 内活动的比例高于未接受教育的患者[8]。

- 护理干预:护士应使用量表评估患者的疼痛强度、部位和持续时间,并根据评估结果给予适当剂量和时间间隔的镇痛药。同时,应采用非药物方法如音乐和按摩等缓解患者的疼痛和肌肉紧张[1,2,5]。
- 乳房切除术后疼痛综合征:乳房切除术后疼痛综合征是由于手术导致的组织和神经损伤所引起,可能发生于乳房切除术和腋窝淋巴结清扫术后。这种综合征的发生率为 20%~68%。患者常出现的症状有胸部和上臂疼痛,手臂麻刺感,以及乏力和隐痛,这些症状可能持续 3 个月左右。这些症状可以用非甾体抗炎药(NSAIDs)、抗抑郁药和含有利多卡因的贴片来缓解[9,10]。

一项前瞻性、纵向研究将乳房手术后肩部和手臂有持续性疼痛的患者与无疼痛的患者进行了比较,分析了持续性疼痛的危险因素和患者亚群。结果发现,中度疼痛的患者年龄较轻,体重指数较高,术前受累手臂有疼痛和肿胀表现。这些患者中有相当一部分有焦虑、抑郁和睡眠障碍[11]。另一项研究表明,乳房切除术后疼痛综合征会影响患者的情绪状态、日常活动和社会关系,并带来很大的经济负担[10]。

47.3.3 术后感觉管理

由于乳房手术过程中皮肤和腋窝区域的神经受到损伤,患者可能出现各种不适感,如胸部、腋窝和上臂内侧柔软、疼痛、麻木、紧张、收缩、压力、灼烧感和隐痛等。一些患者还有幻肢痛,即她们感觉自己还有乳房或乳头,并有疼痛、烧灼感和瘙痒感[2,3]。2010 年 Baron 等指出,接受前哨淋巴结活检(SLNB)的女性比接受腋窝淋巴结清扫术(ALND)的女性的不适感发生率更低且不适感程度更轻微;SLNB 后持续 2 年的柔软感和隐痛较为常见,ALND 后持续 2 年的麻木感和紧张感较为常见。而且,在乳房全切术中,幻肢痛的发生较为频繁。护士应该了解患者手术后的感觉情况,并向其解释这些情况的发生原因[5]。

47.3.4 预防、随访和潜在并发症的处理

乳房手术后,患者可能出现以下并发症:暂时性水肿,血肿,血清肿,手术部位感染,肩部和手臂活动受限(冻结肩/挛缩),淋巴水肿,身体形象受损,性功能障碍,以及心理问题等。应对患者进行如何预防和处理这些并发症方面的指导[5,12]。

47.3.4.1 暂时性水肿

在腋窝淋巴结清扫术(ALND)后,淋巴循环由侧支循环代替。在侧支循环建立之前,可以通过

将手臂抬高到心脏以上的位置、握紧和放松拳头来激活肌肉泵，以减轻暂时性水肿[13,14]。

47.3.4.2 血肿

血肿是指手术部位出现血液积聚，可能在乳房切除术和乳腺癌手术后的12h内发生。小的血肿可以自然吸收，但大的血肿需要用敷料加压或抽吸处理[13,14]。

- 护理干预：应观察手术部位是否有血肿的迹象，如肿胀、紧张、疼痛和瘀斑。如果引流系统中有大量血性分泌物或手术部位明显肿胀，应及时通知外科医生[2,3]。

47.3.4.3 血清肿

血清肿是指在乳房切除术或保乳手术后，切口下方或腋窝区域体液积聚。这种情况在10%~52%的病例中出现[2]。研究者对65项研究进行系统回顾后发现，血清肿的危险因素包括体重过大、行改良根治性乳房切除术（modified radical mastectomy，MRM）或手术后前3d引流量过多。而前哨淋巴结活检（SLNB）则可以降低血清肿的发生率[15]。血清肿的症状有切口下方或腋窝区域肿胀、疼痛、沉重感和不适感，以及皮肤下有液体感。护士应监测这些症状，并向患者解释。减轻血清肿最有效的方法是闭合引流，也可以用穿刺抽吸法治疗[16-18]。

47.3.4.4 手术部位感染

乳房切除术后手术部位感染的发生率为3%~15%，可能导致皮肤坏死和淋巴水肿[14,16,19]。患者如果体重过大、术前血清白蛋白水平低或有糖尿病等情况，都会增加手术部位感染的风险。最常见的致病菌是金黄色葡萄球菌和表皮葡萄球菌，但也可能有其他需氧或厌氧微生物引起的感染[14]。建议在手术前1h给予常规抗生素预防[20]。

护理干预

应观察切口部位是否有感染的征兆，如红肿、局部温度升高、紧张、引流系统有异味和体温升高，并向患者说明其意义[5]。

47.3.4.5 肩部和手臂活动受限

30%~40%接受腋窝淋巴结清扫术的患者会出现肩部和手臂活动受限问题[21]。手术切口越大，越靠近腋窝，就越容易导致血清肿、创面坏死和瘢痕组织形成，从而影响肩关节的活动。腋窝区域的放疗、腋窝淋巴结清扫术和淋巴水肿也可能导致冻结肩的发生[12]。

护理干预

向患者教授手臂-肩部运动方法，并告知其目的[1,12]。手臂-肩部运动的目的是促进淋巴引流和静脉回流，增强肌肉力量，预防关节僵硬和挛缩，恢复关节活动度。对24项随机对照研究的系统回顾发现术后早期开始运动比术后晚期开始运动更有利于提高上臂活动度[22]，但是在对这一系统回顾的评价中也指出，术后早期运动虽然能增加肩部活动度，但也会增加引流液的量和持续时间[23]。根据这些证据，建议在手术后第一天开始适当的运动，以减少引流液和血清肿的发生，在手术后第3天开始进行手腕活动，在手术后5~7d拆线和拔除引流管后、在外科医生同意的情况下开始做肘关节伸屈和主动手臂-肩部运动[5,12]。

鼓励患者按照推荐的方法进行手臂-肩部运动，并逐步增加运动次数和种类。建议每天做3次运动，每次20min，直到所有关节恢复正常活动度。如果患者能够规律运动，一般在4~6周内就可以恢复正常活动度，这个过程也可能需要6个月到1年的时间。应让患者参与日常护理活动，让他们在梳头、吃饭、刷牙等日常生活中使用受累手臂[5,12]。一项研究比较了乳房手术后早期做主动运动与做手法淋巴引流（manual lymphatic drainage，MLD）对术后创面愈合并发症、肩关节活动范围（range of motion，ROM）和上臂周长（用周长仪测量）的影响。结果发现两种方法的效果没有显著差异。建议可以向患者教授主动运动或MLD[11]。

47.3.4.6 淋巴水肿

淋巴水肿是乳腺癌治疗中最常见的并发症之一，可能影响到乳房、躯干、肩部、手臂和手部。它是由于淋巴引流受阻导致含有大量蛋白质的液体在组织间隙积聚造成的慢性、进行性肿胀，是一种严重的并发症，每4个接受乳腺癌治疗的女性中就有1个（25%）会出现淋巴水肿，其发生率为8%~56%[24,25]。对72项研究的meta分析发现乳腺癌治疗后2年内淋巴水肿的发生率为16.60%，还发现接受腋窝淋巴结清扫术（ALND）患者的淋巴水肿发生率为28.20%，而接受前哨淋巴结活检（SLNB）患者的淋巴水肿发生率为5.60%[26]。在手术和放疗作用于腋窝后，患者终生都有淋巴水肿的发生风险。淋巴水肿的发生率在早期乳腺癌患者中较低，但在Ⅳ期乳腺癌患者中较高[12]。

危险因素

淋巴水肿发生的危险因素可以分为三类：

（1）与患者相关的因素：年龄（＞55岁），肥胖（体重指数＞25kg/m²），患侧为常用手臂侧，治疗前没有了解淋巴水肿的信息，不做预防和缓解淋巴水肿的运动和个人护理活动，手臂有感染史，高血压，以及工作。

（2）与疾病相关的因素：癌症晚期，肿瘤直径大，以及腋窝区域有转移。

（3）与治疗相关的因素：切口大，ALND中切除淋巴结多，以及放疗作用于腋窝区域[12,27,28]。

淋巴水肿的征兆和症状见表47.1[5,12,29,30]。

表47.1 淋巴水肿的征兆和症状

- 受累部位（乳房、躯干、手臂和肩部）出现肿胀
- 受累部位感觉沉重、紧张、僵硬、无力、麻木或刺痛
- 受累的手臂疼痛或不适
- 受累部位皮肤发红、发冷或发热
- 受累的手臂活动范围受限
- 受累的手臂毛发脱落或手指甲变形
- 受累部位皮肤出现压痛、紧张、光亮、增厚、破损或溃疡等变化
- 常穿的衣服和首饰变得过紧
- 晚期和严重的征兆包括受累部位不对称、解剖结构改变、局部温度升高和红斑等
- 心理状态发生变化

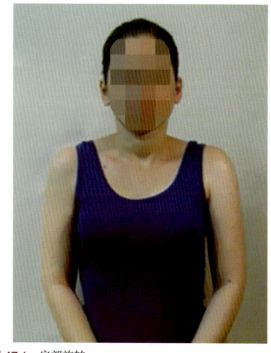

图47.1 肩部旋转

预 防

预防是治疗淋巴水肿是最有效的方法，需要多学科团队合作。应在手术前评估患者的双侧上肢功能，并测量双侧手臂周长，以便与术后结果进行比较[24]。应教育患者注意受累区域感染的征兆和症状，并及时就医。文献证据表明，规律运动和控制体重可以预防淋巴水肿。护士应通过示范和指导患者做运动来教授其如何预防和处理淋巴水肿（图47.1~图47.6）。术后第一周患者应做轻度运动，拔除引流管后应开始主动运动[24]。2011年Kwan等在系统回顾中指出，逐渐增加的运动计划不会导致淋巴水肿发生或加重，并且在专业人员的监督下可以安全地进行。他们强调，有氧运动结合阻力运动对患者来说应该是安全的，但需要更多的研究来

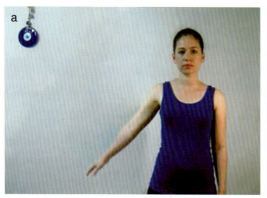

图47.2 手臂画圈

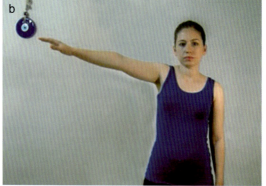

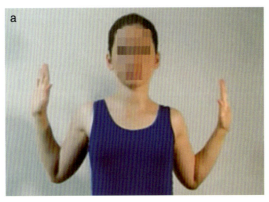
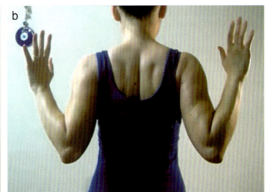

图 47.3　W 型运动

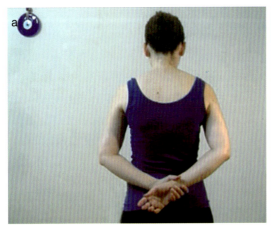
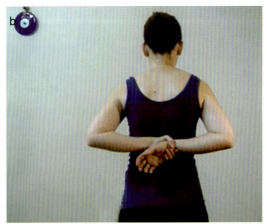

图 47.4　背部攀爬

证实[31]。由专门的护士主导淋巴水肿的治疗是肿瘤科的重要组成部分，这是一种有效但劳动密集型护理方式[5,12]。关于如何预防淋巴水肿的患者教育见表 47.2[5,32]。

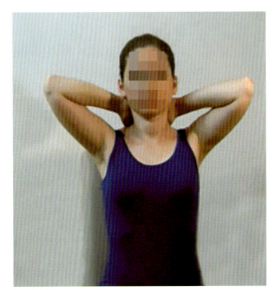

图 47.5　手放在脖子后面

淋巴水肿会导致身体形象受损，引起患者焦虑、抑郁、身体不适和功能障碍。在一些定量和定性研究中都显示了患者在生理、社会和心理方面遇到了困难。这些研究中的患者表示，她们希望护士能提供关于淋巴水肿的预防、治疗和护理的信息，并希望在治疗过程中得到护士的询问[33,34]。Danyang 等的一项研究中，接受个性化护理的患者比接受常规护理的患者有更高的依从性和满意度，以及更低的焦虑和抑郁水平[35]。

47.3.4.7　身体形象受损

乳房切除术后会导致患者的身体形象受损，严重影响其生活质量[5,12,36]，27%~88% 的乳房切除术后患者会出现身体形象问题[36,37]。除了失去乳房外，身体形象还可能受到体重变化、脱发、更年期症状和淋巴水肿等因素的影响[36]。许多女性对自己的身体形象不满意，觉得自己不再有吸引力，很难直视自己赤裸的身体[38,39]。有几项研究表明，接受乳房切除术的女性比接受改良根治性乳房切除术

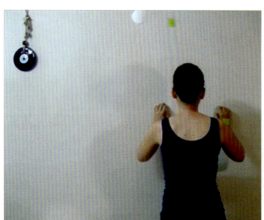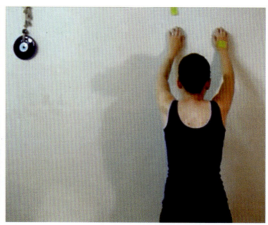

图 47.6　手攀墙

表 47.2　预防淋巴水肿的患者教育内容

- 切勿在受累的手臂上注射药物
- 洗碗和做园艺活动时应戴手套
- 保护手臂和手部，切勿烫伤或划伤
- 使用未受累的手臂测量血压
- 使用含有羊毛脂的乳霜对手臂和手部皮肤进行保湿
- 手臂和手部的任何划伤或印记应及时清洗和涂抹消毒剂
- 向医生咨询感染的征兆和症状，出现后应及时就医
- 适当抬高手臂，尤其是在睡觉时，以利于淋巴液回流
- 避免使用有钢圈或过重的乳房假体，以免对胸壁造成压迫
- 避免穿戴过紧的衣服或饰品，如紧身衣、紧身袖、橡皮筋、手表、手镯和戒指等
- 避免用手术侧手臂搬运重物或做剧烈的运动
- 避免做使手术侧手臂和肩部紧张的动作，如擦拭、刷洗、敲打、拉扯等
- 剪指甲时应小心，勿损伤角质层，最好找专业人士修剪指甲
- 缝纫时要戴顶针，以防止针扎伤手指
- 避免在天气寒冷时长时间待在室外，以避免手臂和手部受凉
- 避免用热水浸泡或冲洗手臂和手部，也避免使用浴缸或蒸桑拿
- 通过低盐、高纤维饮食来保持理想的体重，避免肥胖
- 避免饮酒和吸烟，这些都会影响血液循环和淋巴系统的功能
- 注意摄入一些容易消化的高蛋白质类食物，如鱼肉和鸡肉等
- 戴淋巴水肿腕带，以防止水肿发生或加重
- 进行适当的运动，如散步、瑜伽、普拉提和游泳等，但应避免进行会使受累的手臂和肩部紧张的运动，如网球等

（MRM）的女性身体形象方面的问题更少[39,40]。治疗后的体重变化对身体形象有很大的影响。2014年 Raggio 等进行的一项研究中，55% 的患者在治疗期间难以控制体重，73% 的女性体重增加了约 4.5kg，这些变化进一步影响了女性的身体形象[41]。

女性在乳房切除术后很难直视自己的手术部位，最好是在护士或医务人员的陪同下第一次直视自己的手术部位。

护理干预

护士应评估患者是否准备好直视自己的手术部位，并鼓励她们表达自己的感受。应告知她们，手术后会出现不同的感受是正常的，以减轻这些感受的影响。可以建议在胸罩中放置一个临时乳房假体，以减少尴尬的感觉。应向患者提供乳房重建和假体的相关信息。当患者和她们的配偶都准备好时再让他们直视手术部位[3,5]。

47.3.4.8 性功能障碍

虽然乳房切除术后患者并没有妨碍性活动的身体障碍，但是乳房切除术会影响女性的性欲、母性、魅力和身体形象。乳房是女性的重要性征和器官之一，乳房切除术会减弱女性的快乐感和满足感，并因此带来一些问题。对性表现的焦虑、性活动中的疼痛和不适、阴道干涩以及担心被拒绝和抛弃等因素都可能引起性功能障碍[42]。有研究表明，虽然有很高比例的女性在乳房切除术后出现了性功能障碍，但约有 75% 的女性不向医护人员寻求帮助，52% 的女性没有获得相关问题的信息[43,44]。

护理干预

应鼓励患者及其配偶表达他们对这个问题的

感受。建议增进伴侣之间的沟通、改善卫生状况、使用香水和假发等方式提高性满意度，必要时进行心理咨询[1,5]。

47.3.4.9 心理问题

乳房切除术不仅会对女性的身体健康造成损害，还会给她们带来许多心理负担。患者可能会感到无力和自卑，表现出抑郁、绝望、愤怒和焦虑等负面情绪，对未来感到不安，出现家庭关系和性生活方面的困扰[5,12]。女性在得知自己患有乳腺癌时就会承受很大的压力，这可能导致焦虑甚至抑郁情绪，这些心理问题在乳房切除术后会更加严重[2,5]。对 33 项随机对照试验的 meta 分析显示，运动可以缓解焦虑和抑郁[45]。一项随机对照研究显示，音乐疗法和渐进式肌肉松弛法可以降低焦虑、抑郁并缩短住院时间[46]。应该鼓励患者表达她们对乳腺癌诊断及其影响的感受和看法；可以向患者及其家属提供有关疾病及其治疗的教育；让患者参与治疗和护理的决策将增强她们的自主性和合作性。有些患者可能需要从精神科医生或心理学家那里获得支持，应该为她们提供适当的指导[2,3,12]。

47.3.5 出院前教育和居家护理

护士应该在出院前向患者解释有关药物、营养、引流管护理、伤口护理、沐浴和愈合过程等方面的知识。术后早期患者应穿戴宽松、柔软、具有防滑纹理的棉质胸罩，避免使用有钢圈的胸罩。手术部位可以用丝带纱布垫压。不建议在术后 2 周内在腋下使用乳霜或除臭剂，并去除腋毛。大多数患者不建议在手术伤口愈合之前的 6~10 周内使用假体。市场上的假体有几种类型，分别是泡沫填充假体、液体填充假体和带有黏合剂贴片的假体。重要的是，假体应该与剩余的乳房在外观和重量上相似。性活动可以在术后 3~6 周开始，在性活动过程中应避免对乳房施加过大的压力。在拔除引流管后，如果患者不服用麻醉镇痛药，并且关节活动范围足够，就可以开车。应告知患者需要进行乳房自检和每年一次的乳腺 X 线检查[1,2,5]。

47.3.6 总　结

手术后患者的护理需要多学科团队的合作。手术后的即刻患者护理包括疼痛管理、切口和引流管护理、感觉管理等，还包括预防、随访和处理可能的并发症，如暂时性水肿、血肿、血清肿、手术部位感染、肩关节和上肢活动受限、淋巴水肿、身体形象受损、性功能障碍和心理问题等。在多学科团队中，护士在预防、早期诊断和处理并发症方面的作用很重要，应该向患者解释如何预防这些并发症。

> **提示与技巧**
> - 术后患者护理需要多学科团队合作。
> - 术后即刻患者护理包括预防和处理可能的并发症，如血肿、血清肿、手术部位感染、手臂和肩部活动受限、淋巴水肿、身体形象受损、性功能障碍和心理问题。
> - 术后 5~7d，在拆除缝合线和拔除引流管后，患者应开始做一些主动的手臂-肩部运动，以恢复活动范围和肌肉力量。
> - 患者应适当抬高手臂，尤其是睡觉时，以利于淋巴液的回流，预防淋巴水肿的发生。
> - 应向患者提供关于乳房重建和假体的信息，以帮助她们恢复身体形象和自信心。

（刘良权　译，罗静　审校）

参考文献

[1] Baron RH. Assessment and management of patients with breast disorders//Smeltzer SC, Hinkle JL, Bare BG, et al. Brunner & Suddarth's textbook of medical surgical nursing. 12th. China: Lippincott Williams & Wilkins, 2010: 1471–1503.

[2] Hamolsky D. Nursing management breast disorders//Lewis SL, Dirksen SH, Heitkemper MM, et al. Medical-surgical nursing: assessment and management of clinical problems. 9th. Canada: Elsevier Mosby, 2014: 1238–1260.

[3] Foxon SB, Lattimer JG, Felder B. Breast cancer//Yarbro HC, Wujcik D, Gobel HB. Cancer nursing: principles and practice. 7th. Burlington: Jones and Bartlett Publishers, 2011.

[4] Karayurt Ö, Erol Ursavaş F, Çömez S. Endocrine surgery: care after breast surgery//Eti Aslan F, editor. Surgical care and analysis of cases. Ankara: Akademisyen Kitabevi, 2016: 583–628.

[5] Timby BK, Smith NE. Introductory medical surgical nursing caring for clients with breast disorders. 11th. Philadelphia: Wolters Kluver/Lippincott Williams & Wilkins, 2014: 924–942.

[6] Karayurt Ö. Breast cancer//Can G, editor. Oncology nursing. 1st. İstanbul: Nobel Tıp Kitabevleri, 2014: 619–657.

[7] Degnim AC, Scow JS, Hoskin TL, et al. Randomized controlled trial to reduce bacterial colonization of surgical drains after breast and axillary operations. Ann Surg, 2013, 258(2): 240–247.

[8] Sayin Y, Aksoy G. The effect of analgesic education on pain in patients undergoing breast surgery: within 24 hours after the operation. J Clin Nurs, 2012, 21: 1244–1253.

[9] Beyaz SG, Ergönenç JŞ, Ergönenç T, et al. Postmastectomy pain: a cross-sectional study of prevalence, pain characteristics, and effects on quality of life. Chin Med J (Engl), 2016, 129(1): 66–71.

[10] Alkan A, Guc ZG, Senler FC, et al. Breast cancer survivors suffer from persistent postmastectomy pain syndrome and posttraumatic stress disorder (ORTHUS study): a study of the palliative care working committee of the Turkish Oncology Group (TOG). Support Care Cancer, 2016, 24(9): 3747–3755.

[11] Miaskowski C, Paul SM, Cooper B, et al. Identification of patient subgroups and risk factors for persistent arm/shoulder pain following breast cancer surgery. Eur J Oncol Nurs, 2014, 18: 242–253.

[12] Tobias J, Hochhauser D. Cancer and its management. 7th. Chennai: Wiley Blackwell, 2015: 237–274.

[13] Şelimen D, Baltacı S. Nursing care after breast care surgery//Aydın S, Akça T, editors. All aspects of breast cancer. 1st ed. Adana: Nobel Kitapevi, 2011: 531–545.

[14] Hunt KK, Robertson JFR, Bland KI. The breast//Bruncicardi FC, editor. Schwartz's principles of surgery. 10th. New York: McGraw-Hill Education, 2015.

[15] Kuroi K, Shimozuma K, Taguchi T, et al. Evidence-based risk factors for seroma formation in breast surgery. Jpn J Clin Oncol, 2006, 36(4): 197–206.

[16] Kurt Y. Complications after breast surgery//Aydın S, Akça T. All aspects of breast cancer. 1st. Adana: Nobel Kitabevi, 2011: 547–562.

[17] Faisal M, Abu-Elela ST, Mostafa W, et al. Efficacy of axillary exclusion on seroma formation after modified radical mastectomy. World J Surg Oncol, 2016, 14(1): 39.

[18] Thomson DR, Sadideen H, Furniss D. Wound drainage after axillary dissection for carcinoma of the breast. Cochrane Database Syst Rev, 2013, (10): CD006823.

[19] Bunn F, Jones DJ, Bell-Syer S. Prophylactic antibiotics to prevent surgical site infection after breast cancer surgery. Cochrane Database Syst Rev, 2012, 18: 1.

[20] World Health Organization (WHO). Global Guidelines for the prevention of surgical site infection, 2016. https://www.who.int/gpsc/global-guidelines-web.pdf?ua=1. Accessed 20 July 2018.

[21] Nesvold IL, Reinertsen KV, Fossa SD, et al. The relation between arm/shoulder problems and quality of life in breast cancer survivors: a cross-sectional and longitudinal study. J Cancer Surviv, 2011, 5(1): 62–72.

[22] McNeely ML, Campbell K, Ospina M, et al. Exercise interventions for upper-limb dysfunction due to breast cancer treatment. Cochrane Database Syst Rev, 2010, 16(6): 1–75.

[23] Kilbreath SL, Refshauge KM, Beith JM, et al. Upper limb progressive resistance training and stretching exercises following surgery for early breast cancer: a randomized controlled trial. Breast Cancer Res Treat, 2012, 133(2): 667–676.

[24] National Cancer Institute. Lymphedema overview 2014. http://www.cancer.gov/cancertopics/pdq/supportivecare/lymphedema/healthprofessional/page1#Section_20. Accessed 1 Dec 2017.

[25] Ribeiro Pereira ACP, Koifman RJ, Bergmann A. Incidence and risk factors of lymphedema after breast cancer treatment: 10 years of follow-up. Breast, 2017, 36: 67–73.

[26] DiSipio T, Rye S, Newman B, et al. Incidence of unilateral arm lymphoedema after breast cancer: a systematic review and meta-analysis. Lancet Oncol, 2013, 14(6): 500–515.

[27] Shah C, Arthur D, Riutta J, et al. Breast-cancer related lymphedema: a review of procedure-specific incidence rates, clinical assessment aids, treatment paradigms, and risk reduction. Breast J, 2012, 18(4): 357–361.

[28] Huang HP, Zeng Q, Zhou JR. Risk factors associated with lymphoedema among Chinese women after breast cancer surgery. Contemp Nurse, 2013, 44(1): 5–10.

[29] Morris C, Wonders KY. Concise review on the safety of exercise on symptoms of lymphedema. World J Clin Oncol, 2015, 6(4): 43–44.

[30] Hayes S, Di Sipio T, Rye S, et al. Prevalence and prognostic significance of secondary lymphedema following breast cancer. Lymphat Res Biol, 2011, 9(3): 135–141.

[31] Kwan ML, Cohn JC, Armer JM, et al. Exercise in patients with lymphedema: a system aticreview of the contemporary literature. J Cancer Surviv, 2011, 5(4): 320–336.

[32] Fleysher LA. Keeping breast cancer survivors lymphoedema-free. Br J Nurs, 2010, 19(13): 826–830.

[33] Yıldız A, Karayurt Ö. Lymphedema related difficulties experienced by breast cancer women. J Breast Health, 2011, 7(3): 154–162.

[34] Müezzinler Evsine N, Karayurt Ö. Examination of experiences of women developing lymphedema due to breast cancer treatment. J Breast Health, 2014, 10: 23–29.

[35] Danyang Y, Guangying Z, Bo W. The importance and quality of personalized care after breast cancer surgery. J Nurs, 2015, 4(3): 34–36.

[36] Male DA, Fergus KD, Kullen K. Sexual identity after breast cancer: sexuality, body image, and relationship repercussions. Curr Opin Support Palliat Care, 2016, 10(1): 66.

[37] Andrzejczak E, Markocka-Mączka K, Lewandowski A: Partner relationships after mastectomy in women not offered breast reconstruction. Psychooncology, 2013, 22: 1653–1657.

[38] Boquiren VM, Esplen MJ, Wong J, et al. Sexual functioning in breast cancer survivors experiencing body image disturbance. Psychooncology, 2016, 25(1): 66–76.

[39] Rosenberg SM, Tamimi RM, Gelber S, et al. Body image

in recently diagnosed young women with early breast cancer. Psychooncology, 2013, 22: 1849–1855.

[40] Spatuzzi R, Vespa A, Lorenzi P, et al. Evaluation of social support, quality of life, and body image in women with breast cancer. Breast Care (Basel), 2016, 11(1): 28–32.

[41] Raggio GA, Butryn ML, Arigo D, et al. Prevalence and correlates of sexual morbidity in long-term breast cancer survivors. Psychol Health, 2014, 29: 632–650.

[42] De Morais FD, Freitas-Junior R, Rahal RM, et al. Sociodemographic and clinical factors affecting body image, sexual function and sexual satis faction in women with breast cancer. J Clin Nurs, 2016, 25(11–12): 1557–1565.

[43] Ussher JM, Perz J, Gilbert E. Changes to sexual well-being and intimacy after breast cancer. Cancer Nurs, 2012, 35: 456–465.

[44] Lewis PE, Sheng M, Rhodes MM, et al. Psychosocial concerns of young African American breast cancer survivors. J Psychosoc Oncol, 2012, 30: 168–184.

[45] Zhu G, Zhang X, Wang Y, et al. Effects of exercise intervention in breast cancer survivors: a meta-analysis of 33 randomized controlled trails. Onco Targets Ther, 2016, 9: 2153–2168.

[46] Zhou K, Li X, Li J, et al. A clinical randomized controlled trial of music therapy and progressive muscle relaxation training in female breast cancer patients after radical mastectomy: results on depression, anxiety and length of hospital stay. Eur J Oncol Nurs, 2015, 19: 54–59.

48 乳腺癌手术的短期并发症及其处理措施

Bashar Zeidan, Dick Rainsbury

48.1 引　言

乳腺手术的并发症风险较低，特别是在没有同时进行乳房重建的情况下。术中并发症的发生可能与手术体位、术中管理或手术操作有关。

传统的乳腺癌手术包括局部扩大切除术（wide local excision，WLE），乳房全切术和腋窝分期手术。在过去的20年中，肿瘤整形和重建手术已经成为乳腺癌治疗的核心部分，包括各种基于皮瓣和植入物的手术。现代乳腺癌手术要求取得最好的肿瘤治疗效果，良好的美容效果，同时使并发症最小化。

与其他外科手术一样，乳房手术也会出现一系列并发症，其中一些会引发不良结果。术后短期并发症包含一般并发症，如出血、感染和切口并发症，以及与乳房、腋窝和重建手术相关的特异性并发症。

除非行较大的肿瘤切除术或重建手术，乳房手术通常不会发生严重的脓毒症和出血并发症。

本章我们将介绍乳腺肿瘤切除术和重建手术短期术后并发症的系统性处理方法。我们希望由此形成一个实用框架，帮助乳腺外科医生认识和处理那些在实践中不可避免会遇到的问题。

B. Zeidan (✉)
Breast Unit, University Hospital Southampton NHS Foundation Trust, Southampton, UK
e-mail: b.zeidan@soton.ac.uk

D. Rainsbury
Oncoplastic Breast Unit, Winchester, UK
e-mail: dick.rainsbury@hhft.nhs.uk

© Springer Nature Switzerland AG 2021
M. Rezai et al. (eds.), *Breast Cancer Essentials*, https://doi.org/10.1007/978-3-030-73147-2_48

48.2 一般并发症

乳腺癌术后的短期并发症通常不严重或不危及生命。显然，并发症发生率与手术的范围和复杂程度有关，乳房全切术联合重建（包括皮瓣重建）相比乳房部分切除术会产生更多的并发症[1]。与WLE相比，乳房全切术需要更广泛的解剖和皮瓣游离，因此有更高的术后缺血风险。另一方面，与前哨淋巴结活检（SNB）相比，腋窝清扫术的出血、血肿、感染和脓肿形成等并发症的发生风险也更高[2]。

48.2.1 出血和血肿

出血是导致乳腺癌患者术后重返手术室最常见的并发症[3,4]，多发生在伴或不伴重建的乳房全切术后[3]。乳腺肿瘤切除和乳房全切术的术后出血往往是由胸壁小血管的广泛轻度出血造成的，通常具有自限性（图48.1）。

术后明显的大血管出血需要紧急手术探查。皮肤或皮瓣缺血、伴有顽固性疼痛和血流动力学不稳定的迅速扩大的血肿，都是紧急手术探查的指征。

乳房全切术后肋间穿支血管可能是快速出血的来源。适当的围手术期止血是降低术后出血风险的关键。

虽然电刀的引入降低了乳房手术后血肿的发生率，但是发生率仍高达10%。大多数血肿很小，发生率低，血肿吸收时可出现明显的瘀斑。另一方面，大的血肿表现为疼痛或迅速扩张的肿块，并可

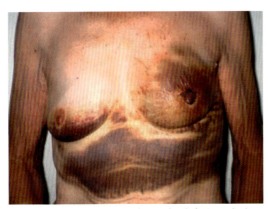

图 48.1 术后大面积血肿扩散至对侧乳房和上腹壁。以快速扩散、剧烈疼痛、心血管衰竭或皮瓣损害为表现的严重血肿是早期手术探查的指征

以从切口渗出。对于大的血肿,应及时清除,并彻底止血,以促进恢复和降低感染风险。

48.2.2 感 染

感染是乳房手术最常见的早期术后并发症之一。感染的发生率取决于手术的部位和类型,最高可超过 20%。患者相关因素包括肥胖、糖尿病、免疫抑制和高龄,这些都与术后感染风险增加有关。由于吸烟可导致皮肤微血管循环受损,因此也是感染的危险因素。关于非重建手术围手术期应用抗生素在减少感染方面的有效性,目前的研究提供了相互矛盾的证据。感染可以是局限性的,也可以扩散到皮肤表面或深面实质和肌肉层。

局部感染包括切口感染和蜂窝织炎,这两种感染在发生淋巴水肿和血清肿时更为常见。因此,在乳房和腋窝手术中必须尽量减少淋巴破坏,并采取措施减少血清肿的形成。

此外,术前筛查和根除耐甲氧西林金黄色葡萄球菌(Methicillin-resistant Staphylococcus aureus,MRSA),限制手术室人员,坚持无接触技术,使用 70% 酒精 +2% 洗必泰进行皮肤消毒,戴双层手套,使用封闭辅料,以及预防性使用抗生素,都是有助于降低术后感染率的简单措施[5,6]。

临床上很难区分乳腺炎和无菌血清肿引起的蜂窝织炎。超声检查证实的乳腺实质增厚是乳腺炎的特征之一。对于浅表蜂窝织炎和没有脓肿形成的深层乳腺炎,通常最好的治疗方法是口服抗生素,抗菌谱需要覆盖革兰氏阳性菌和阴性菌。如果对治疗反应不佳或临床症状加重,表明抗生素覆盖不恰当,需要改用广谱静脉抗生素。

坏死性软组织感染或脓肿的治疗更为紧迫,这可能是导致症状逐渐加重的根本原因。对这些情况需要紧急引流或清创。

大多数乳房手术后感染仅表现为轻微的局部发作,可通过抗生素有效控制(图 48.2)。最佳的手术技术包括仔细地组织处理、细致地止血、无张力缝合和褥式缝合以减少皮瓣游离后的无效腔,这些是减少感染风险简单但关键的措施。预防性使用抗生素可以减少术后感染,特别是在较复杂的手术中,比如在使用乳房植入物时。植入物重建被认为是一种"高风险"手术,应采取一切适当的措施来降低感染和植入物去除的风险[7,8]。如果计划使用植入物重建,建议术前同时筛查甲氧西林敏感和不敏感的金黄色葡萄球菌。

48.2.3 血清肿

乳房向腋窝、锁骨上和内乳淋巴结的丰富淋巴引流有助于乳房手术后血清肿的形成。由电刀热损伤引起的组织渗出加上从切断的淋巴管中逸出的淋巴液会形成大小不一的血清肿。乳房和重建手术后的任何间隙都有可能形成血清肿。

血清肿的形成会影响愈合过程,并增加感染风险。术后通常会用引流装置来排出术后积液。使用脱细胞真皮基质(acellular dermal matrix,ADM)重建后,血清肿最为明显(图 48.3)。在这种手术后,皮瓣和下方 ADM 之间形成的血清肿会干扰 ADM 与周围组织的融合,增加感染和缺血的风险。因此,

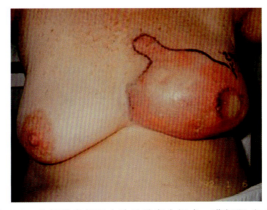

图 48.2 左侧乳房保留皮肤的乳房全切术 + 背阔肌(LD)皮瓣联合假体重建后弥散性浅表感染,使用静脉抗生素保守治疗成功。植入物位于皮瓣的深处,与浅感染区隔离开,得以成功保留

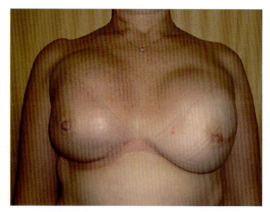

图 48.3 双侧乳房接受降低风险的乳房切除术以及脱细胞真皮基质（AOM）和植入物联合重建后出现的大面积血清肿。基于 ADM 的乳房重建术后形成的血清肿一般为中到大量。在 ADM 和皮瓣之间放置引流管对于促进血管化和 ADM 的融合至关重要

在行 ADM 重建时需要放置负压闭式引流装置，并在术后至少保持 7~10d。

拔除引流管后出现的血清肿可以通过影像引导的经皮穿刺抽吸。消除乳腺手术后的血清肿仍然具有很大挑战，可采用褥式缝合、硬化剂、凝血酶和纤维蛋白胶等方法减少无效腔和血清肿的范围[9]。

48.2.4 皮肤并发症

乳腺癌手术不同术式的皮肤并发症发生率不同，WLE 术后发生率最低，保留皮肤的乳房全切术及乳房重建术后发生率最高，高达 20%。除了恢复延迟和可能需要进一步干预外，皮肤并发症还会导致乳房畸形，并可能使辅助治疗延迟。术后皮肤并发症的严重程度各异，表现为从表皮松解到全层坏死。

表皮松解是真皮神经丛损伤和局部皮肤缺血所致，表现为浆液性或充血的水泡，通常具有自限性，最好保守处理。

皮肤坏死是由全层皮肤缺血引起的较严重的并发症，最终导致皮肤缺失（图 48.4）。这些并发症的处理在第一个病例中是采用保守方式，结果算是成功的。有些病例会通过二期愈合，清创与否取决于最终愈合情况（图 48.5，图 48.6）。感染、切口裂开和假体外露都可能延迟辅助治疗，是早期切口清创和修复的指征（图 48.7）。

最后，当皮肤坏死沿缝合线延伸时，可能会发生切口开裂，需要手术缝合。最好的避免方法是无张力闭合，并使供体和受体部位皮瓣保持足够的血供。

最好采用循序渐进的方法处理皮肤并发症。除了乳头乳晕丢失需要后续的乳头乳晕重建外，在大多数情况下，切口护理、皮肤清创、手术闭合或植皮是合理的治疗方法。如果预期会延迟愈合，应考虑切除、手术闭合和（或）植皮，以避免辅助治疗延迟。

48.3 手术特异性并发症

除了所有乳腺癌手术后可能发生的一般并发症外，特定的并发症与不同的乳腺癌、肿瘤整形和重建手术有关。这些并发症大多数与肿瘤整形或重建因素有关，这些手术都涉及肿瘤切除后的组织置换。它们包括乳房全切术后的各种假体/扩张器或基于自体皮瓣的技术，以及在保留乳房的肿瘤整形

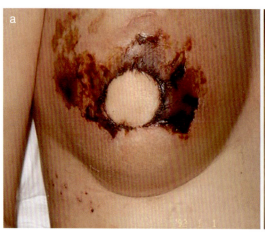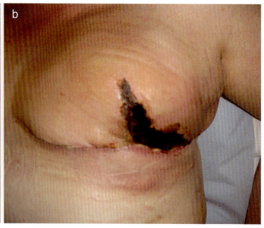

图 48.4 （a）保留皮肤的乳房全切术后，背阔肌（LD）皮瓣联合假体重建合并表皮松解。（b）乳房全切术和 ADM 联合假体重建后皮肤包膜坏死。两例患者均采用保守治疗，结果是：（a）结果满意；（b）取出假体

手术中容积置换或容积移位。结合假体和自体组织的联合手术也能在乳房全切术后获得满意的重建效果。因此，并发症可能发生在手术的不同部分，包括切除、乳房重建和供体部位的获取及闭合时。

48.3.1 局部扩大切除术（WLE）和乳房全切术后并发症

WLE 通常不发生较大的术后并发症，除非涉及乳房中央区的肿瘤切除，由于靠近真皮层广泛的乳晕周围组织剥离增加了乳头缺血的风险。大多数 WLE 后的并发症属于一般并发症，对它们的处理前文已经讨论过。

另一方面，乳房全切术后一般并发症的风险较高。此外，乳房全切术后的皮瓣并发症更常见，特别是在高危患者（如糖尿病患者、吸烟患者、肥胖患者）和乳房切除平面被破坏的患者中。在保留皮肤和保留乳头的乳房全切术中，由于手术视野受限，牵拉过程中不经意地增加皮瓣压力可能会破坏

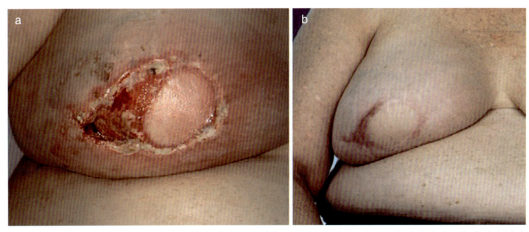

图 48.5 （a）乳房部分切除术和背阔肌（LD）皮瓣重建术后皮肤坏死的保守处理。（b）二期愈合满意，患者避免了进一步手术，但辅助治疗延迟了 2 个月

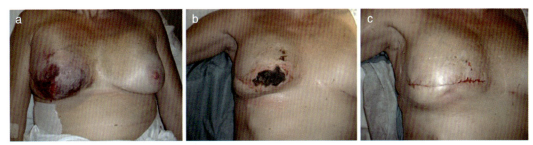

图 48.6 吸烟患者在保留乳头和皮肤的乳房切除术和即刻背阔肌（LD）皮瓣联合扩张器乳房重建后发生皮肤坏死（a），通过缩小组织扩张器行保守处理，在二期愈合后（b），修复伤口并使乳房再次扩张（c）

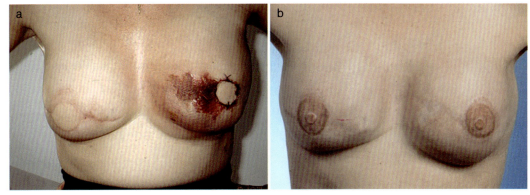

图 48.7 采用背阔肌（LD）联合扩张器乳房重建后发生的皮肤坏死，切除坏死区域并关闭切口（a），获得了满意的美学效果（b）。这是一位吸烟患者，她另一侧乳房也经历了同样的并发症

皮瓣血流，导致真皮下循环障碍，因此皮瓣并发症的发生率更高。保留乳头的乳房全切术有额外的乳头乳晕复合体（NAC）并发症的发生风险，包括缺血、乳头坏死和乳头丢失。术中出现的临床乳头缺血是将手术方式转变为游离乳头移植或"牺牲乳头"的乳房全切术的指征之一；此外，也可以通过观察进行保守治疗，然后进行清创和（或）乳头重建。浅表 NAC 坏死通常在保守治疗后会恢复。

损害皮下血供的粗糙的组织处理、牵拉、脱水和皮瓣过薄都会增加乳房切除术后皮瓣坏死的风险。在手术时评估乳房切除后皮瓣的血供并切除任何缺血区域对降低坏死风险至关重要。术后皮瓣部分丢失应采取保守治疗和护理。如果二期愈合导致辅助治疗延迟，或者坏死区域很大，应考虑植皮以加快愈合。

48.3.2 肿瘤整形保乳手术并发症

肿瘤整形保乳手术（oncoplastic breast-conserving surgery，OPBCS）已成为乳腺癌治疗的主要选择。对于较大的、多中心、多病灶的肿瘤，OPBCS 为乳房全切术提供了一种创新的替代方案，避免了乳房畸形。OPBCS 扩大了保乳手术的应用范围，在允许切除大量乳腺组织的同时保证了较好的美容效果[10]。再次切除率和乳房全切率的降低是评价 OPBCS 有效性的关键指标。

OPBCS 的实施是基于两种不同的方法，即容积移位和容积替代。Clough 等描述了两个水平的容积移位。"Ⅰ级"手术是单纯游离皮肤和腺体来重建 20% 以内的乳腺容积缺损。20% 以上的乳腺缺损通常需要更复杂的容积替代方法，即"Ⅱ级"手术，包括一系列"治疗性乳房成形"技术。

除了一般并发症外，广泛的皮肤破坏、去表皮化和组织移位也增加了Ⅰ级和Ⅱ级手术后并发症的风险。与这些手术相关的常见并发症包括：

- 严重血肿。
- 乳头乳晕复合体（NAC）缺血。
- NAC 坏死。
- T 形坏死。
- 脂肪坏死。

48.3.2.1 严重血肿

如前所述，术后血肿的发生率可通过彻底止血来降低。术后出血失控导致的血肿扩大可能导致皮瓣损害。不断扩大的血肿或与血流动力学不稳定相关的血肿应被视为严重血肿，需要手术探查和清除，以防止皮瓣坏死和保护乳头活力。

48.3.2.2 NAC 缺血

乳头缺血是治疗性乳房成形术后的主要问题。外科医生应该在术中评估 NAC 是否有缺血的迹象。乳头苍白、冰冷和灌注不足是比较明显的缺血表现，需要整复皮瓣或调整 NAC 位置并评估蒂部灌注情况，这可能会涉及加热乳头、调整位置、甚至切除并移植乳头到其他位置。

术后当 NAC 出现水肿和充血时，NAC 缺血可能是由动脉缺血或更常见的静脉淤血所引起。避免对 NAC 血供的扭转和闭合切口时极端的张力将有助于防止静脉淤血。必要时可紧急探查以缓解静脉淤血。当淤血消退后，应于 24~48h 后行延期缝合。

48.3.2.3 NAC 坏死

乳房成形术后最明显的并发症之一就是乳头丢失，原因通常是手术破坏了血管蒂，损伤了穿支血管。为防止 NAC 坏死，也应避免破坏 NAC（图48.8）。NAC 坏死最初可以通过局部护理和抗生素进行保守治疗，使其二期愈合。在 NAC 完全丢失后，可采用分步修复方法，包括清创以及自体 NAC 重建。

48.3.2.4 T 形坏死

过度破坏肿瘤平面的皮肤可导致皮瓣缺血和坏死。皮瓣缺血最常发生在 Wise 型复位的 T 形交界处，因为这是张力最大的区域。倒 T 型乳房成形术的侧瓣容易发生缺血，因为其长宽比最大，以至于尖端离血供最远。

T 型交界区坏死首先采用保守治疗，使其达到二期愈合。为避免不良的美容效果和难看的瘢痕

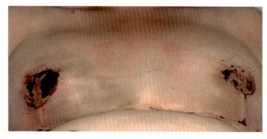

图 48.8 右侧治疗性乳房成形术和左侧缩乳成形术后 NAC 坏死

或便于及时行辅助治疗，可能需要进行手术清创和修复。

48.3.2.5 脂肪坏死

脂肪坏死可以使任何肿瘤整形技术复杂化，在Ⅱ级手术更为常见，由于其需要广泛的腺体游离。在脂肪型而非腺体型乳房中，广泛的组织游离和皮肤损伤会明显增加脂肪坏死的风险。这些脂肪坏死区域随后可能发生感染，导致术后愈合和辅助治疗延迟。一些简单的措施，例如，仔细的组织处理和分离或者切取血供足够的皮瓣和蒂，有助于减少脂肪坏死的发生率。大多数脂肪坏死不需要手术干预，"观察等待"就足够了，但较大面积的坏死组织可能需要早期手术切除。

48.3.3 腋窝手术相关并发症

无论从肿瘤分期还是肿瘤控制的角度，腋窝手术都是乳腺手术的重要组成部分。腋窝淋巴结清扫（ALND）与淋巴管破坏、神经血管损伤、切口并发症和功能损害等一系列并发症相关。前哨淋巴结活检（SLNB）技术是范围较小的腋窝手术和更高效的腋窝分期方法，可降低腋窝并发症的发生率和严重程度。

ALND会显露腋静脉、胸背神经、胸长神经、肋间臂神经以及营养背阔肌的血管束。因此，ALND的主要并发症包括腋静脉损伤、出血和继发的血栓形成。腋动脉和臂丛因位置更深和更靠上而相对安全，在ALND中通常不会显露。手术过程中应尽量保留肋间臂神经，以避免上臂内侧神经痛和感觉丧失。

胸背神经血管束沿背阔肌和大圆肌的深部走行，在ALND中可能被切断，特别是在淋巴结转移引起广泛包裹的病例中。"牺牲"结构会使背阔肌（latissimus dorsi，LD）失去神经支配，患者上臂内旋和肩内收无力，并且未来不可行基于LD的重建手术。胸长神经的离断导致前锯肌功能丧失和翼状肩胛骨。

乳糜漏是ALND罕见的并发症。这可能导致广泛的淋巴漏、慢性继发感染及瘘管形成。淋巴管炎是一种与ALND术后上肢淋巴水肿相关的较少见的并发症，很少出现在术后早期，通常继发于淋巴管阻塞，抗炎药物可提供有效的治疗。难治性病例可能对长效抗微生物药和奥曲肽治疗有反应，但症状进行性加重应注意是否有局部复发。

48.3.4 假体及扩张器重建相关并发症

在西方国家，基于假体的手术是最常见的乳房重建方式，但这种技术也有局限性。重建乳房外观的自然性和一致性较差。此外，假体重建后的乳房往往会因渐进式包膜挛缩而发生变化，需要进行翻修手术。

基于假体和扩张器的乳房重建的优点包括手术时间短，术后恢复相对较快，患者可尽早恢复工作和正常活动。除了一般的术后并发症外，基于假体和扩张器的重建也有与假体相关的特殊并发症。术后早期并发症包括：

- 出血和血肿。
- 感染。
- 血清肿。
- 早期畸形（体位不正、移位、旋转或融合乳）。
- 扩张阀门的问题。

48.3.4.1 出血和血肿

假体重建术后出血通常伴有疼痛，肿胀明显。在这种情况下，使用扩张器是有优势的，因为在手术干预前缩小扩张器可以降低静脉淤血的风险，提高重建挽救的机会。严重的术后血肿应立即清除，以尽量减少危害患者以及皮肤或肌皮瓣血供的风险（图48.9）。

48.3.4.2 感　染

即刻和延期乳房重建后的感染发生率高达28%，导致假体取出率高达10%[11]。假体术后感染应积极使用静脉广谱抗生素治疗48h，对难治性病例或脓毒症患者可积极手术探查。

假体重建后的蜂窝织炎可以通过给予抗生素和无菌血清肿抽吸进行处理。证实患者存在假体感染后，其发生全身性脓毒症和外观不良的风险相对较高，必须进行手术探查（图48.10）。对于这些病例，摘除假体并不更换是最安全的策略。现有假体的更换将取决于污染的程度、假体囊袋的状态和患者的临床情况。假体周围积液较少时，可以用大量洗必泰水溶液或聚维酮碘清洗并更换。另一方

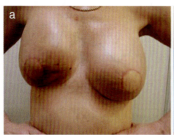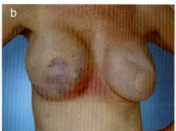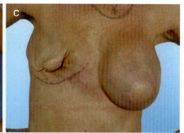

图 48.9 双侧乳房切除术和背阔肌（LD）皮瓣联合扩张器重建术后早期右侧血肿（a），导致皮瓣损害（b）。此病例行保守处理，最终导致全层皮肤坏死，扩张器和 LD 皮瓣远端丢失（c）

面，应该移除被感染的积液或坏死组织包围的假体，并彻底清洗残腔。即刻假体更换已有报道，但其确切效果并未得到证明。

基于 ADM 的假体重建可能与重建乳房的炎性改变有关，这可能会与局部感染相混淆（图 48.11）。这种"红色乳房（red breast）"的外观是由延长某些 ADM 保存期限的防腐剂所致，在没有临床和实验室感染迹象的情况下，密切监测和考虑使用抗生素是处理这些症状的唯一措施。对出现严重全身毒性反应的患者应积极治疗，包括静脉应用抗生素、密切观察和积液抽吸。若 24~48h 内无好转迹象，应取出假体。

48.3.4.3 血清肿

假体乳房重建后血清肿会比较明显。若患者其他情况良好，血清肿可能与局部皮肤炎症和红肿有关。抽吸和血清液培养是排除细菌定植的关键。大多数病例会自行缓解，有感染迹象的患者应使用抗生素。

48.3.4.4 早期假体畸形和失败

扩张失败、假体移位和外露是假体乳房重建后罕见的早期并发症。通过术前计划和标记、术中精确的解剖和假体放置，可以有效避免假体移位（图 48.12）。旋转、移位和融合乳将需要进行修复手术。假体旋转只在解剖型假体中才明显，囊袋修复或假体更换是纠正这一问题的关键（图 48.13）。

假体移位通常是晚期并发症，但也可能发生在术后早期。这往往是由不恰当的解剖，与假体尺寸相比过大或过小的囊袋，或限制假体囊袋边界的缝合线丢失所致（图 48.14）。

动态乳房畸形通常发生在胸大肌后假体重建，继发于导致假体形状和（或）位置改变的肌肉收缩。在胸大肌前平面修复假体可以纠正这个问题。

假体外露是一种紧急情况，需要及时手术探查并移除假体。大多数情况下，一开始不会更换假体。假体外露的主要风险之一是放疗史，这会导致血供减少、延迟愈合和早期坏死伴切口裂开（图 48.15）。一些病例将行基于皮瓣的重建手术作为确切的替代方案（图 48.15）。

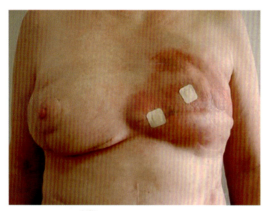

图 48.10 Wise 型乳房切除及背阔肌（LD）皮瓣联合扩张器重建术后左侧乳房发生早期感染。保守治疗（静脉注射抗生素和超声引导下引流）失败，遂取出假体并于 3 个月后更换

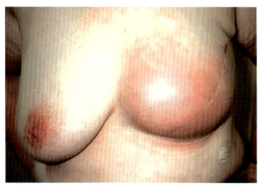

图 48.11 左侧乳房切除术及 ADM 联合假体重建后出现的"红色乳房"。患者未表现出感染迹象，红肿在没有进一步干预的情况下自行消退

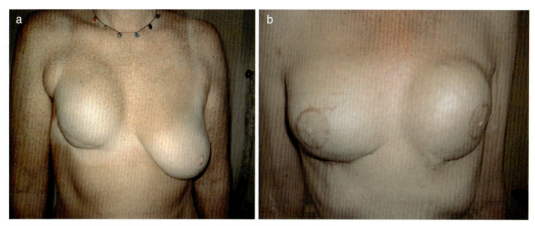

图 48.12　胸大肌后假体重建后圆形假体上移（a）和解剖型假体旋转（b）

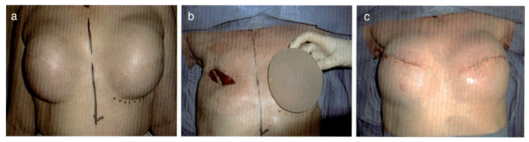

图 48.13　双侧旋转的解剖型假体（a、b），将其替换为圆形假体并修复过于饱满的上极（c）

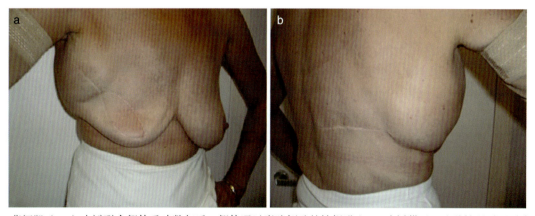

图 48.14　背阔肌（LD）皮瓣联合假体重建数年后，假体通过囊腔侧壁的缺损进入 LD 皮瓣供区，这种情况需要手术更换假体

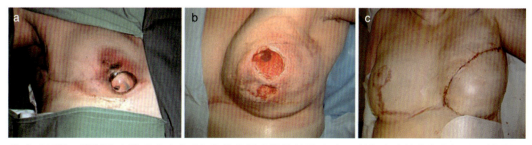

图 48.15　放疗后延迟—即刻胸大肌后重建术后组织扩张导致假体外露（a）。保留皮肤的乳房全切后即刻脱细胞真皮基质（ADM）联合假体重建，辅助放疗后假体外露（b），通过横行腹直肌（TRAM）皮瓣行补救性重建（c）

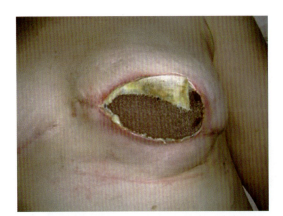

图 48.16 脱细胞真皮基质（ADM）联合假体乳房重建后的假体外露

ADM 未融合或早期假体感染也会导致早期假体外露（图 48.16）。伤口修复和假体更换可在未受辐射、未受感染的患者中进行，或者也可行基于皮瓣的补救性重建。

与扩张器注射阀门相关的并发症并不常见，包括管道阻塞、泄漏导致的扩张器瘪陷以及旋转，所有这些都可能影响扩张过程（图 48.17），处理这些并发症需要修复注射阀门。

48.3.5 与脱细胞真皮基质应用相关的并发症

近年来，脱细胞真皮基质（acellular dermal matrix，ADM）和脱细胞胶原蛋白基质（acellular collagen matrix，ACM）已迅速得到肿瘤整形外科医生的认可。该项技术为单独假体重建提供了一种合理的替代方案，可以显著缩短手术时间和达到更好的早期美容效果。基于 ADM 技术的术后并发症发生率高达 20%。由于 ADM 具有重建血管和融入宿主组织的能力，因此它最终能够抵抗感染。但是，由于其融入需要时间，术后早期有一个"感染窗口期"。一旦融入，术后感染风险与其他类型的假体重建相似。

基于 ADM 技术的术前和术后化疗可能增加血清肿和感染的发生率，术前或术后放疗会增加蜂窝织炎的发生率。

保留皮肤的乳房切除术后皮瓣缺血的风险较大，该手术通常与基于 ADM 的重建一起进行。皮瓣缺血、更大的血清肿和过度扩张都与较高的感染率、皮肤坏死和皮肤破裂伴 ADM 暴露和假体丢失有关（图 48.16）。乳房血清肿在 ADM 和 ACM 乳房重建后更为常见。除了对皮瓣血供的影响外，血清肿还增加了感染的风险，并导致基质融入皮瓣延迟，延缓皮瓣的血管重建。ADM 引起局部炎症反应可能是这类重建后血清肿形成发生率高的部分原因。在皮肤和 ADM 之间使用引流可以促进 ADM 与周围组织的早期融合，降低内部压力、减轻静脉淤血和避免随后的缺血。

48.3.6 自体皮瓣重建相关并发症

48.3.6.1 一般并发症

与假体相比，自体皮瓣重建提供了更自然的乳房。自体组织可形成一个柔软、逼真的乳房隆起，与原生乳房最接近。自体重建术后随着时间的推移乳房外形会趋于稳定，相较于假体重建，需再次手术整复的概率更低。自体乳房重建术后并发症较少，效果更自然，增加了皮瓣重建的使用频率，特别是在计划或已经行放疗的情况下。

相关的术后并发症包括出血、血肿、感染和部分或全部肌皮瓣丢失。供体和受体部位的脂肪坏死、延迟愈合和切口裂开都是相对不严重的并发症。由于带蒂 LD 皮瓣具有良好的血供，LD 皮瓣重建比游离皮瓣的延迟愈合、皮瓣坏死和感染的发生率更低。除了肌皮瓣和乳房全切术相关的并发症外，术后早期还会遇到供体部位的并发症，包括感染、坏死、切口裂开和血清肿形成。病例选择至关重要，

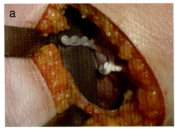 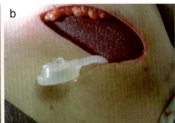 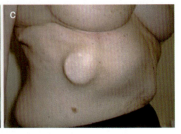

图 48.17 扩张阀门的问题包括扩张器旋转导致的管道阻塞（a），针管损伤导致的阀门泄漏（b）和 180° 旋转导致的扩张受限（c）

在计划行皮瓣重建时,应该将吸烟、肥胖和心血管疾病等风险因素考虑在内。

皮瓣重建有与前述乳房全切术相同的皮肤包膜并发症,但健康的底层皮瓣和血供的存在有助于滋养皮肤和促进愈合。静脉淤血、缺血和坏死是皮瓣的主要并发症。

当皮瓣相对较温暖,皮岛呈浅蓝色,毛细血管充盈时间 < 2s 时,应高度怀疑皮瓣淤血。这通常是由假体放置、血肿增大或缝合疏忽造成皮瓣静脉回流压力增加的表现。在自体肌皮瓣重建中,患者可能主诉与临床体征不相称的缺血性疼痛,时刻保持警惕对有效诊断和处理该并发症至关重要。这种情况需要迅速干预,包括缩小扩张器、引流积液,如有必要还可进行探查,以明确和纠正静脉淤血的原因。皮瓣复位可作为一种临时措施,随后在重新建立健康血供后进行最终调整。抗血小板和抗凝治疗对皮瓣淤血的疗效尚不清楚。

动脉缺血较静脉淤血少见,主要表现为皮瓣苍白、斑驳和发冷,毛细血管充盈时间延长和充盈降低。它通常是由蒂扭曲或血栓形成,以及血管压迫或不经意的动脉损伤引起的。皮瓣修复依赖于及时的干预和手术整复。

乳房全切术后皮瓣坏死的外科与保守治疗选择取决于患者接受的手术和重建的类型。与基于假体的重建相比,坏死区域下采用活组织自体重建的患者可采用更保守的方法。处理方法还取决于皮肤坏死的大小和阶段,小范围的部分厚度皮肤损失可以安全地保守处理,但较大的全层损失可能需要立即或延迟整复。NAC 丢失可发生在保留乳头的乳房切除术后,主要通过单独的保守治疗或随后的 NAC 重建来处理,具体取决于最终的乳头乳晕畸形情况和患者的期望。

自体皮瓣重建后即刻脂肪坏死并不少见,通常可以保守处理,任何畸形都可通过随后的脂肪塑形来矫正(图 48.18)。部分皮瓣坏死通常会导致重建乳房内出现坚硬的肿块。坏死区域可能类似于肿瘤复发,需要进行评估以确认其性质。局限的皮肤或皮瓣坏死可以保守治疗,但更广泛的坏死需要手术探查、清创和一期缝合或植皮(图 48.19)。

需要再次手术的脂肪坏死会导致严重的乳房畸形,给患者带来情绪压力和经济负担。皮瓣类型、

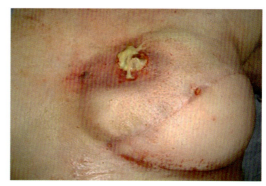

图 48.18 自体背阔肌(LD)皮瓣乳房重建后发生局部脂肪坏死,这种情况需要对皮瓣进行手术探查、清创、重塑和复位

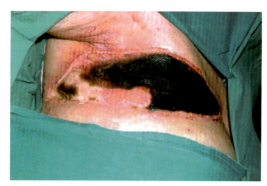

图 48.19 乳房二期重建后全层背阔肌(LD)皮瓣坏死。这种情况需要对坏死组织进行广泛的清创并采用皮肤移植实现覆盖

供应皮瓣的血管数量、供体部位、合并症和皮瓣大小是决定脂肪坏死风险的重要因素。

肥胖患者在假体和自体乳房重建后并发症发生率较高。此外,肥胖是使用腹部作为供体部位进行自体重建的相对禁忌证。对于 BMI 高或乳房体积大的患者,基于皮瓣的重建是常用的技术。与游离皮瓣相比,这类患者使用带蒂皮瓣的供体和受体部位并发症较少。英国国家乳房切除和重建审计(UK National Mastectomy and Breast Reconstruction Audit)强调游离皮瓣(2%)与带蒂皮瓣重建(0.2%)相比,部分和全部皮瓣丢失率更高[11]。

与接受基于皮瓣重建的患者相比,接受基于假体重建的肥胖患者虽然美学效果可能较差,但手术次数和医疗并发症更少。

48.3.6.2 供区并发症

大量的并发症与皮瓣重建的供区有关。与混合手术相比,自体皮瓣重建时供区并发症更为常见。这两者都需要较长的手术时间,恢复期比基于假体

的重建更长。为了行自体皮瓣重建而获取大体积组织可能会损害皮肤和软组织的血供，而自体皮瓣获取所需的更广泛的解剖会产生较大的创伤面积，且血清肿发生风险更高。

其他早期一般术后并发症包括出血、坏死、感染和切口裂开，这些并发症在有肥胖、吸烟史、糖尿病和心血管疾病等严重合并症的患者中风险更高。皮瓣重建后疝虽然不常见，但偶尔会在术后早期出现。供体部位一般性并发症的处理遵循与前文所述相同的原则。

血清肿

供体部位血清肿被认为是基于皮瓣手术的常见现象而不是并发症。大多数患者会在获取皮瓣的供区形成大小不一的血清肿（图48.20，图48.21）。临床明显的供区血清肿最常见于大皮瓣（500~1 000g），扩大LD自体乳房重建中其发生率近100%。文献已报道了许多用于减少术后供体部位血清肿范围的围手术期技术[12]。

供体部位切口裂开

供体部位切开裂开之前通常会出现皮肤坏死和感染。导致切口愈合不良的已存在的并发症和新辅助化疗后的免疫抑制也会增加切口裂开的风险。仔细的组织处理和无张力切口闭合可降低这种风险，将手术推迟到化疗后骨髓抑制恢复后将促进愈合。供体部位切口裂开的处理取决于裂开的程度和其他因素。对于广泛的裂开，保守治疗包括使用负压敷料以利于二期愈合，如有可能，再次手术闭合也是一种被广泛接受的方法（图48.22）。当裂口不太大时，先手术引流和清除坏死组织，然后重新

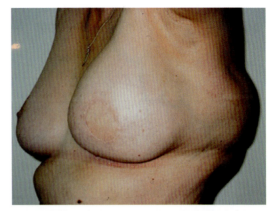

图48.20 保留皮肤的乳房切除术及背阔肌（LD）皮瓣乳房重建后早期供体部位血清肿。该患者经定期抽吸保守处理，4周后血清肿消退

缝合健康切缘，有可能获得更好的愈合效果并加速恢复。

供体部位疝

基于皮瓣的乳房重建手术主要包括腹壁下深血管穿支皮瓣（DIEP）和LD皮瓣重建。

在基于LD的乳房重建中，供体部位筋膜和肌肉的中断会导致局部薄弱，增加肿胀和术后疝的发生率。腰椎间盘突出是LD皮瓣乳房重建的一种罕见并发症，当患者的腰部出现波动性肿胀或疼痛时，应怀疑该诊断。通过临床查体通常可诊断，但需要CT扫描进一步证实疝的存在。对这种情况建议行手术补片修复，以防止疝进行性肿大和引起疼痛。避免筋膜中断可减少供区疝的发生。

腹部皮瓣重建后需要修复的腹壁疝发生率较低，为1%~3%[13]。发生风险与手术类型有关，DIEP皮瓣最低（1%），游离TRAM皮瓣中等（2%），

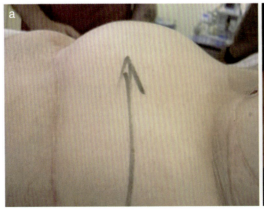
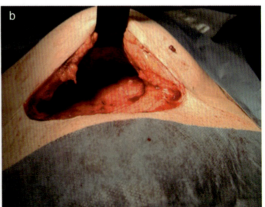

图48.21 横行腹直肌（TRAM）皮瓣乳房重建后出现慢性腹壁血清肿，需要手术清除

48 乳腺癌手术的短期并发症及其处理措施

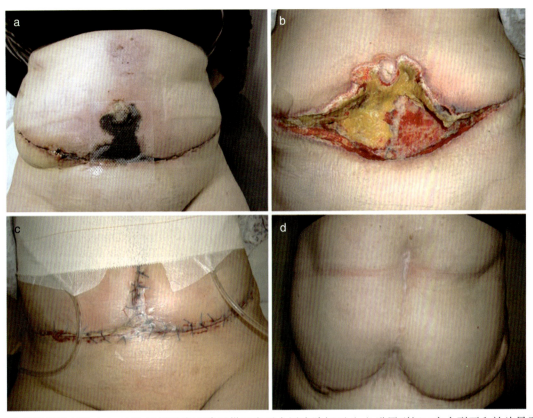

图48.22 带蒂横行腹直肌（TRAM）皮瓣乳房重建后供区广泛全层皮肤坏死（a）进展到切口完全裂开和补片暴露（b）。最初通过清创和再次手术闭合来处理（c），进一步使用负压敷料（d），6个月后完全愈合

带蒂TRAM皮瓣最高（3%）。仔细选择患者和采用补片修补较大缺损将有助于减少这种术后并发症。在带蒂TRAM皮瓣重建中，腹部瘢痕会损害皮瓣血供，并增加供区疝的发生风险。

48.4 总 结

乳腺肿瘤整形手术后的短期并发症通常较轻微，大多数可保守治疗。更严重的并发症需要早期手术干预，包括无法控制的出血导致皮肤或肌皮瓣淤血和缺血，以及无法识别或未经治疗的深部感染继发的严重败血症。肌皮瓣内未被发现的静脉淤血可导致静脉梗死和皮瓣在4~6h内坏死，这种情况需要紧急手术探查和纠正。训练有素的医务人员的仔细、规律观察和手术团队的早期介入对于防止不可逆的缺血至关重要。

术后并发症是不可避免的，但病例选择不当、操作不当和技术不过关会导致并发症增加。在正确的时间，选择正确的患者，进行正确的手术，将有助于最大限度地减少乳房手术的并发症。

提示与技巧

- 在手术过程中仔细选择患者和手术方法，并关注细节，将有助于将术后并发症的风险降到最低。此外，早期发现、有效评估和及时干预将控制并发症的不良后果。因此，乳腺外科医生必须采用系统性的问题解决方法，确保对各种术后并发症都能给出最佳管理方案。
- 接受抗血小板、抗凝治疗或已知有出血障碍的患者应在术前纠正以减少术后出血。
- 坏死性软组织感染需要早期识别和积极清创，以防止这种潜在的致命性情况进一步发展。
- BMI高、糖尿病、吸烟史、较大切口、复杂的重建手术和术后放疗的患者发生皮肤和皮瓣并发症的风险增加。患者和手术选择不当以及肿瘤平面破裂也会增加并发症的风险。
- 为患者提供合适的选择，同时在术前解释每种技术的风险和益处，是确保有效管理任何术后并发症的关键。
- 术前评估应包括乳房体积、形状、下垂、乳房下皱襞位置、对称性、胸壁畸形以及软组织质量。仔细的病例和技术选择对于减少短期和长期并发症是必要的。
- 对严重血肿的识别和及时处理是减少肿瘤整形和乳房重建失败的关键。
- 避免治疗性乳房成形术后皮瓣坏死的关键是要使用有良好血供和无张力缝合的宽蒂。
- 充分的皮瓣血供是避免皮肤/脂肪坏死和重建失败的关键。
- 如果条件允许,利用游离皮瓣避免广泛的肌肉剥离和破坏将降低供区并发症和疝气的发生风险。

(王琨 译,刘锦平 审校)

参考文献

[1] Chatterjee A, Pyfer B, Czerniecki B, et al. Early postoperative outcomes in lumpectomy versus simple mastectomy. J Surg Res, 2015, 198(1): 143–148.

[2] Mansel RE, Fallowfield L, Kissin M, et al. Randomized multicenter trial of sentinel node biopsy versus standard axillary treatment in operable breast cancer: the ALMANAC Trial. J Natl Cancer Inst, 2006, 98(9): 599–609.

[3] Al-Hilli Z, Thomsen KM, Habermann EB, et al. Reoperation for Complications after Lumpectomy and Mastectomy for Breast Cancer from the 2012 National Surgical Quality Improvement Program (ACS-NSQIP). Ann Surg Oncol, 2015, 22 Suppl 3: S459–469.

[4] El-Tamer MB, Ward BM, Schifftner T, et al. Morbidity and mortality following breast cancer surgery in women: national benchmarks for standards of care. Ann Surg, 2007, 245(5): 665–671.

[5] Rainsbury RM. Surgery insight: Oncoplastic breast-conserving reconstruction--indications, benefits, choices and outcomes. Nat Clin Pract Oncol, 2007, 4(11): 657–664.

[6] D. R. Oncoplastic breast reconstruction guidelines for best practice. Nov 2012.http: //www.associationofbreastsurgery.org.uk/media/23851/final_oncoplastic_guidelines_for_usepdf.

[7] Adams WP Jr., Rios JL, Smith SJ. Enhancing patient outcomes in aesthetic and reconstructive breast surgery using triple antibiotic breast irrigation: six-year prospective clinical study. Plast Reconstr Surg, 2006, 118(7 Suppl): 46S–52S.

[8] Giordano S, Peltoniemi H, Lilius P, et al. Povidone-iodine combined with antibiotic topical irrigation to reduce capsular contracture in cosmetic breast augmentation: a comparative study. Aesthet Surg J, 2013, 33(5): 675–680.

[9] Srivastava V, Basu S, Shukla VK. Seroma formation after breast cancer surgery: what we have learned in the last two decades. J Breast Cancer, 2012, 15(4): 373–380.

[10] Rose M, Manjer J, Ringberg A, et al. Surgical strategy, methods of reconstruction, surgical margins and postoperative complications in oncoplastic breast surgery. Eur J Plast Surg, 2014, 37(4): 205–214.

[11] Jeevan R, Cromwell DA, Browne JP, et al. Findings of a national comparative audit of mastectomy and breast reconstruction surgery in England. J Plast Reconstr Aesthet Surg, 2014, 67(10): 1333–1344.

[12] Taghizadeh R, Shoaib T, Hart AM, et al. Triamcinolone reduces seroma re-accumulation in the extended latissimus dorsi donor site. J Plast Reconstr Aesthet Surg, 2008, 61(6): 636–642.

[13] Mennie JC, Mohanna PN, O'Donoghue JM, et al. Donor-Site Hernia Repair in Abdominal Flap Breast Reconstruction: A Population-Based Cohort Study of 7929 Patients. Plast Reconstr Surg, 2015, 136(1): 1–9.

肿瘤整形保乳手术的肿瘤学安全性和预后

49

Ioannis Askoxylakis, Charalampos Anastasiadis, Savvas Dalitis

49.1 引　言

自20多年前首次被描述以来，肿瘤整形保乳手术（oncoplastic breast conserving surgery，OBCS）已成为乳腺癌外科治疗的重要组成部分，也是年轻外科医生培训体系的组成部分。OBCS通过结合乳腺肿瘤手术和乳房整形手术，并考虑到希波克拉底的治疗前预防原则（Κάλλιον το Προλαμβάνει ή το Θεραπεύειν）发展而来。它代表了自19世纪以来治疗理念从"最大耐受治疗"向"最小有效治疗（minimal effective treatment）"的转变[1]。OBCS建立在两个重要的支柱之上，第一个是确保肿瘤学安全性并保持低发病率；第二个是获得更好的美容效果，提高患者的整体生活质量，因为乳房缺损常导致患者满意度下降，甚至一小部分患者的抑郁也与此相关。

肿瘤整形保乳手术采用了各种各样的技术以改善美容效果，其囊括了常见的容积置换手术和容积移位手术以及更先进和更新的手术，如保留皮肤或乳头乳晕复合体的乳房切除术。我们已经在前一章中对这些技术进行了分析。

本章主要讨论这些技术的肿瘤安全性，并展示此类手术的美容结果及其对患者满意度和整体生活质量的影响。我们在这项研究中面临的一个主要问题是缺乏关于OBCS的肿瘤学安全性和临床结局的确凿证据。这个问题源于没有已发表的随机对照试验结果来支持OBCS，而且由于复杂的伦理学原因，这样的试验不太可能进行。大多数已发表的OBCS研究都是小型、单中心、观察性研究，报告的结果都不一致。因此，目前的证据主要是基于单一机构的回顾性研究，系统的文献综述和meta分析在此基础上进一步加强了证据基础，事实上，其中许多研究的样本量较小，随访期相当短[2]。截至2019年初，只有一项在多单位层面描绘OBCS实践情况的前瞻性研究正在进行中[3]。

49.2 肿瘤学安全性

上述大多数研究都只报告了OBCS的预后，没有将其与标准保乳手术（BCS），如肿块切除术或局部扩大切除术（wide local excision，WLE），或者乳房切除术伴或不伴即刻重建的结果进行比较。因此，为了证明OBCS的肿瘤学安全性，我们必须深入研究文献中实际比较这些手术方案的肿瘤学安全性和结果的部分，以证明OBCS与其他传统手术方案一样安全，甚至更安全。在比较时应当评估以下因素：显微镜下手术切缘阳性率，是否需要进一步治疗，局部或区域复发率，无病生存率（DFS）和总生存率（OS），手术可能导致的任何并发症以及这些并发症是否会导致延迟辅助治疗。只要遵循乳腺癌手术的基本原则，OBCS（尤其是乳房成形术）似乎不太可能出现肿瘤学不安全的情况。虽然关于OBCS肿瘤学安全性的直接证据（随机对照试验）有限，但其肿瘤整形手术原则牢固地植根于坚实的证据。

I. Askoxylakis (✉) · C. Anastasiadis · S. Dalitis
Department of Surgical Oncology, Medical School of Crete University Hospital, Heraklion, Greece

© Springer Nature Switzerland AG 2021
M. Rezai et al. (eds.), *Breast Cancer Essentials*, https://doi.org/10.1007/978-3-030-73147-2_49

49.3 OBCS 与标准 BCS 的比较

49.3.1 手术切缘

通过在病理标本表面涂上油墨，并分析着色标本边缘与浸润性肿瘤组织或 DCIS 之间的最近距离，在显微镜下确定手术切缘的状态。切缘阳性与局部复发风险增加和生存率降低有关。此外，切缘阳性可能导致患者再次进行切除手术以获得阴性切缘或行乳房全切术。虽然切缘阴性可以很大程度上降低局部复发的风险，但我们也必须指出，切缘阴性并不总是代表剩余乳腺组织中没有残留病灶，而是意味着肿瘤的残留负担足够低，可以通过辅助治疗控制，如放疗、化疗或内分泌治疗[4]。

多年来人们就如何定义阴性切缘这一问题进行了深入的讨论。对浸润性乳腺癌而言，目前广泛采用的方法是 1998 年由 NSABP-BO6 首次定义的"墨汁染色无肿瘤（no ink no tumor）"，即墨染切缘处无肿瘤[5]。历年来几项研究试图比较"肿瘤边缘无墨"的切除与扩大切缘切除的结果。美国外科肿瘤学会、美国放射肿瘤学会关于 BCS 切缘的共识指南明确认为，与"切缘无肿瘤"相比，扩大切缘并不能降低局部复发的风险[6]。此外，Houssami 等结合其他文献进行的一项 meta 分析表明，"切缘无肿瘤"定义的阴性切缘提高了局部控制率，而扩大切缘的常规做法无法达到该效果[7]。以上这些发现使得"墨汁染色无肿瘤"这一阴性切缘定义得到了美国国立综合癌症网络（National Comprehensive Cancer Network，NCCN）、美国临床肿瘤学会（American Society of Clinical Oncology，ASCO）、美国乳腺外科协会（American Society of Breast Surgery）和圣加仑国际专家共识小组（St. Gallen International Expert Consensus Group）的认可，见图 49.1 [5,8,9]。对于单纯乳腺导管原位癌（DCIS）患者，2016 年 SSO-ASTRO-ASCO 共识指南建议，切缘宽度为 2mm，并在术后对整个乳腺进行放疗。

尽管大多数主要癌症研究组织（如 NCCN）已经认可了侵袭性乳腺癌的"墨汁染色无肿瘤"切缘定义，但很多包括切缘评估的研究对切缘宽度的定义是不同的，其中使用较早的阴性切缘定义的研究占很大比例，最常使用的是墨染肿瘤、近切缘（墨染无肿瘤但 < 2mm）和阴性切缘（≥ 2mm）。与之对应，当试图比较来自不同研究的数据时，就会产生问题。然而，对于 DCIS 而言就不存在这样的问题，因为我们发现每项相关研究都使用了 2mm 的推荐切缘宽度。

与标准 BCS 相比，OBCS 的主要优点之一是允许更大范围的切除，因为在手术中要去除更大体积的乳腺组织，以便于实施肿瘤整形术。OBCS 的支持者认为，与标准 BCS 相比，这些更广泛的切除减少了阳性切缘率，也减少了再次手术或者单纯放疗等后续治疗的需要[10]。

一些关于 OBCS 疗效的大型研究表明，阳性切缘率低于 20%，甚至可能低至 7%。更具体地说，Clough 等报道的肿瘤整形术后切缘阳性率为 12.6%，再手术率为 11.5%，整体乳房保留率为 92%[11]。此外，Romics 等在苏格兰对肿瘤整形手术疗效进行的基于人群的统计显示，不完全切除率为 10.4%[2]，而 Fitoussi 等的研究显示，阳性切缘率为 19.9%[12]。一项涉及秘鲁国家癌症研究所患者的研

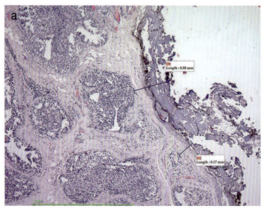
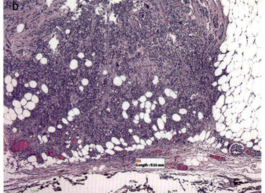

图 49.1　肿瘤距离病理标本边缘小于 1mm，切缘无墨染

究是少数报告阳性切缘率低于10%（6.8%）的研究之一[13]。

大型回顾性研究为OBCS的安全性和预后提供了最高级别的循证医学证据。Wijgman等在荷兰进行了一项类似的研究，比较了OBCS与乳腺肿瘤切除术，结果显示OBCS组的阳性切缘率略高（22.6% *vs.* 18.2%），但这并没有导致更高的再切除率（13.4% *vs.* 13.3%）[14]。布达佩斯的研究人员发现，与标准BCS组相比，OBCS组显微镜下无肿瘤边界明显更宽，再手术率更低[15]。Chakravorty等发表了一项比较OBCS与标准BCS的研究，发现这两组患者中分别有6.6%和14.5%接受了进一步的手术治疗[16]。其他几位作者报道肿瘤整形手术更容易达到阴性切缘[17]。

Down等将OBCS和WLE进行了比较，结果表明，与标准WLE相比，肿瘤整形手术的"与最近的切缘距离"明显更大（14.3 mm *vs.* 6.1 mm），且接受肿瘤整形手术后的再切除率显著较低[18]。Mansell等比较了相似组的患者，报告两组患者的阳性切缘率几乎相同（14.4% *vs.* 13.3%）[19]。在另一项研究中，Tenofsky等发现肿瘤整形手术组再次切除的需求较低，尽管该数据没有统计学意义（5.1% *vs.* 13.1%）[20]。Losken等发表了一项研究，对乳腺肿瘤切除术后乳房缩小成形术与标准乳腺肿瘤切除术进行了比较，报告肿瘤整形组的阳性切缘率和再手术率更低[21]。值得注意的是Mazouri等的一项研究，其比较了初次化疗后OBCS和标准BCS的疗效，报告了相似的阴性切缘率，此外，再切除率几乎没有差异[22]。最后，Carter等发表了一项研究，对9 861例OBCS患者与标准BCS和乳房切除术患者进行了比较，结果也显示了相似的阳性切缘率（OBCS组为5.8%，BCS组为8.3%）[23]。

最后，一项主要使用上述研究数据的meta分析未能显示标准BCS组和OBCS组之间的阳性切缘率和近边缘率有任何差异。OBCS组的再切除率明显较低，说明OBCS的治疗效果优于标准BCS[24]。

49.3.2 局部和区域复发

手术后局部和区域复发率是决定肿瘤安全性的最重要因素之一。据报道，3/4的局部复发发生在手术后的前5年内。辅助放疗有助于预防一部分复发，根据《牛津概述》（*Oxford overview*），每预防4例局部复发，就可避免1例乳腺癌死亡。虽然局部复发长期以来被认为是局部控制失败的结果，但最近的数据表明，它实际上主要受肿瘤生物学影响。一项结合了2014年的33项研究，包含28 162例因Ⅰ期和Ⅱ期浸润性乳腺癌接受BCS的患者在内的meta分析显示，在79.2个月的中位随访期中，同侧乳腺肿瘤的中位复发率为5.3%。

Keleman等报道在随访期间，OBCS组的复发率为2.0%（1.1%的局部复发率，0.9%的区域复发率），而标准BCS组的局部复发率为3.1%，区域复发率为0.6%[2]，差异无统计学意义。Chakravorty等报道在中位随访28个月时，OBCS组和标准BCS组的局部复发率分别为2.7%和2.2%，远处复发率分别为1.3%和7.5%。预计OBCS和BCS组的6年局部复发率分别为4.3%和3.7%[3]。Fitoussi等在49个月的中位随访中发现复发率为6.8%[4]，而De Lorenzi等在另一项研究中发现5年标记处的复发率为3.2%[5]。

Mazouri等的一项研究显示，46个月时局部复发率为5%，而标准BCS和OBCS的局部和远处复发率均较低（分别为5% *vs.* 4%和10% *vs.* 14%）[6]。Gulcelik等[7]和Manse[8]等均报道了两组间相似的局部复发率，Mansell也报道了OBCS的远处复发率为8%，与之相比，WLE术后的远处复发率为3.9%。一篇meta分析显示两组患者的总复发率相近，局部复发率和远处复发率的结果也接近[9]。

49.3.3 生存率

大多数关于OBCS的肿瘤学安全性和预后的研究要么没有包括总生存率（OS）和无病生存率（DFS），要么随访时间过短。

Mansell等报道称，WLE术后的5年生存率略高于OBCS（95% *vs.* 93.2%），而OBCS术后的乳腺癌特异性生存率（99%）优于WLE（97.6%）；两组患者的5年总生存率相似，接受OBCS的患者为98.1%，接受WLE的患者为95.1%[8]。Carter等发现，在对标准BCS和OBCS进行比较时，两者的总生存期及无复发生存期没有差异[10]。Gulcelik等[7]和Mazouri等也得出了相同的结论，他们还报道了手术的肿瘤整形部分不影响患者的总生存期[6]。生存数据也显示OBCS不劣于标准BCS的疗效。一项对标准BCS和OBCS的10年OS和DFS进行的meta分析显示，术后两者的OS和DFS相似[9]。

49.3.4 并发症

即使是最简单的手术也可能出现并发症，外科医生必须时刻警惕并发症，预测并发症，最重要的是治疗并发症。这些手术中最常见的并发症是血肿、血清肿、手术部位感染、皮肤坏死和乳头乳晕复合体（NAC）坏死。晚期并发症很少报道，主要包括脂肪坏死、乳腺纤维化（图49.2）和肥厚性瘢痕。处理并发症相当耗时，有时可能导致辅助治疗延迟（其定义为手术与化疗和放疗之间的时间分别超过6周和8周）[11]，从而对整个手术的肿瘤安全性产生负面影响；根据美国癌症研究协会（American Association for Cancer Research）2016年年会上发表的一项研究，对于接受手术的DCIS女性，延迟放疗超过8周会增加恶性乳腺癌复发的风险[12]。

与标准BCS相比，OBCS因涉及大量腺体组织的移位而更加复杂；因此，较高的并发症发生率也是预料之中的。尽管如此，大多关于该主题的研究要么报告了两种术式间相似的并发症发生率，要么报告了OBCS组发生了更少的并发症，因此证明OBCS是一种具有肿瘤学安全性的手术[10]。2019年发表的一项研究报告称，OBCS组的并发症发生率为5.7%，而标准BCS组为6.6%，开始辅助治疗的中位时间（4.2~4.3周）几乎相同[2]。另一方面，Lorenzo等报告肿瘤整形手术组的并发症发生率略高，但两组手术与放疗的间隔时间及随访时间相近，在统计学分析中无显著差异[13]。

Down和Chauhan等认为，没有证据表明肿瘤整形技术导致并发症发生率明显增高[14,15]。然而，与此相反的是，Mazouri等发现OBCS组的并发症发生率高于标准BCS组（9% vs. 1%）。尽管如此，这些并发症也没有导致辅助治疗延迟[6]。最后，Tenofsky等的一项研究比较了两组中每种并发症出现的频率，术后血清肿、血肿、感染和伤口裂开的发生率在两组间均相似。肿瘤整形组的感染率为8.6%，非肿瘤整形组为9.5%。肿瘤整形组伤口未愈合的发生率较高（8.6% vs. 1.2%），然而，这并没有导致肿瘤整形组的放疗延迟[16]。

另一个需要解决的重要问题是，组织置换技术可能改变放疗靶区，这可以通过在手术腔内放置惰性金属夹来解决。

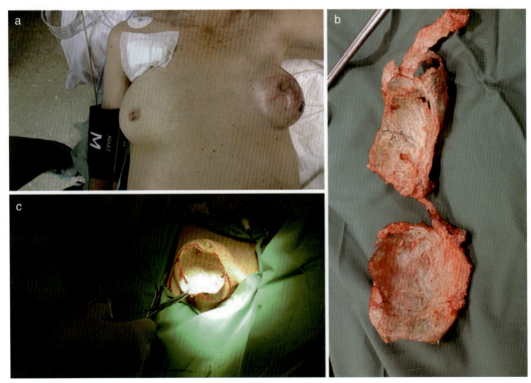

图49.2 保留乳头乳晕复合体的乳房切除术（NSM）后乳腺纤维化及皮瓣坏死

总之，目前已有的文献表明，OBCS术后并发症的发生一般不会导致辅助治疗延迟。然而，应对行重大OBCS的患者进行密切的术后随访，发现并发症时应及时治疗[10]。

49.4 Ⅱ级肿瘤整形保乳手术与乳房切除术

Ⅱ级肿瘤整形保乳手术（OBCS）是乳腺癌手术预期乳腺体积减小（20%~50%）的首选方法，是保乳手术和整形外科技术的结合，目的是避免乳房切除术以保留理想的乳房外形[17]。Ⅱ级OBCS的手术过程复杂，因此可能出现包括边缘阳性和可能延迟辅助治疗的术后并发症的风险在内的许多安全问题[18]。

Ⅱ级OBCS的主要目标是实现与乳房切除术相当的安全率。De Lorenzi等的队列研究比较了接受肿瘤整形手术的T_2期患者和接受乳房切除术的T_2期患者。结果显示，10年后接受OBCS或乳房切除术患者的DFS（87.3% vs. 87.1%）和OS（60.9% vs. 56.3%）相似。他们还指出，手术方法不会影响临床疗效。有趣的是，在OBCS组中观察到局部事件发生率有微量增加，但OS和远处事件发生率未受到影响，这个现象可以通过较高的受照射患者率来解释。与此相反，乳房切除术组的局部事件在统计学上显著增加，但对OS没有任何影响。他们还指出了肿瘤大小/乳房大小比率的重要性，以及其如何影响手术方法以实现边缘阴性。OBCS可能适用于中大型乳腺中的pT_2期肿瘤，但对于较小的乳房以及T_2期多灶性肿瘤和较大的肿瘤，乳房切除术仍然是更合适的方法[5]。同样地，Clough等在一项为期10年的回顾性研究中，回顾了接受Ⅱ级OBCS的患者，发现一个亚组的患者仍出现与组织学、肿瘤大小、T分期和分级相关的切缘阳性。正如我们之前所述，阳性切缘可能需要再次手术，行进一步的BCS或乳房切除术，这可能会延迟辅助治疗并导致无法达到理想的美容效果。在这项研究中，大多数病例的切缘阴性（88.1%），小部分病例的切缘阳性（11.9%）。阳性边缘与分级、组织学亚组和肿瘤分期相关，T_3期（42.9%）和T_2期（16%）的阳性切缘明显高于T_1期（5.1%）患者，

ILC（27.8%）高于DCIS（14.1%）或IDC（8.0%）[19]。在一篇系统综述中，De La Cruz等评估了OBCS的结果，发现OS和DFS较高（95%和90%），LR和DR较低（3.2%和8.7%）。在对563例T_1~T_2期浸润性导管癌患者的研究中，证实OBCS是一种安全的治疗方法，可使早期浸润性乳腺癌患者达到乳房外形美观的效果。此外，OBCS能够成功切除更大体积的组织和获得更宽的手术切缘，从而降低阳性切缘、再次切除和转化乳腺切除率，同时保持外形美观和可接受的局部复发率（LRR）[20]。最后，他们指出，肿瘤性BCS的并发症发生率与接受非肿瘤性手术的女性相当，如脂肪坏死（0.5%）、血肿（2.5%）、浆膜瘤（1.0%）、伤口延迟愈合（2.2%）、乳头坏死（0.4%）和（或）感染（1.9%）。因此，BCS的肿瘤重建似乎不会显著增加术后并发症风险，因此也不会导致辅助治疗延迟[16,20]。

49.5 保守性乳房切除术

肿瘤整形保乳手术（OBCS）的一个公认的主要目标是扩大大型肿瘤的乳房保留指征，以替代传统的乳房切除术。乳房切除术来自希腊词Μαστεκτομή（Μαστός + εκτομή），意思是在外科手术中完全切除乳腺。近年来，随着乳腺癌手术技术的发展，乳房切除术已经从激进的方法改进为更保守的方法，使用更新的技术，使外科医生得以保留部分乳房皮肤，主要是乳头乳晕复合体（NAC）。保守乳房切除术主要包含保留皮肤的乳房切除术（skin-sparing mastectomy，SSM）和保留乳头乳晕复合体的乳房切除术（nipple-sparing mastectomy，NSM）。

为了使保守乳房切除术获得最佳效果，必须由熟练的乳腺外科医生进行肿瘤切除和皮瓣准备，并由整形外科医生进行乳房重建和重塑，以便在不影响局部疾病控制的情况下获得更好的美学结果和肿瘤安全性。在SSM中，NAC被切除，以减少局部复发的风险，因为乳腺导管终止于乳头和乳头后方区域。这种手术方法对美容效果和患者的生活质量都有负面影响。

由于没有随机试验比较保守乳房切除术和传统乳房切除术的临床疗效，大多数循证证据都来自质量较低的观察性研究[21]。关于这一问题，已经出现

了几个大型的系列单中心研究[22-25]，一个多中心研究[26]，以及最近的一个系统综述和 meta 分析[20]。

因此，直到 2016 年 NCCN 指南才提出建议，在遵循某些指征的前提下，即在生物学上更有利的早期乳腺癌，浸润性乳腺癌或 DCIS 距离乳头至少 2 cm，影像学检查显示乳头未被侵及，乳头切缘阴性，无乳头溢液，无 Paget 病，采用 NSM 具有肿瘤学安全性[27]。

多项研究表明，即使在避免放疗的情况下，对 NAC 后方组织进行彻底的病理学检查也能保证极好的效果，这也表明了确保阴性切缘的重要性[28,29]。在 NSM 和 SSM 中，任何残留在皮肤下的乳腺组织都会引起人们对乳房切除术完整性的关注，因为 NSM 后的局部复发主要有两种方式，一是保留 NAC 后留下的乳腺导管组织可能导致乳头区域复发；二是由于手术中暴露不充分，乳腺组织可能残留在皮瓣或乳房边缘[30,31]。这也是为什么没有一种乳房切除术，无论是保守的还是根治性的，是 100% 完美的。

一项开创性的前瞻性单中心研究对 216 例行 NSM 的患者进行了中位随访时间为 13 年的随访，放疗患者的局部区域复发率为 8.5%，未放疗患者的局部区域复发率为 28.4%[32]，而 2010 年 Lanitis 等对 9 项研究和 3 739 例患者进行的 meta 分析发现，SSM 组的局部复发率与非 SSM（NSSM）组没有显著差异。与 NSSM 组相比，SSM 组的远处复发率较低[33]。

最近，De La Cruz 等发表了一项 meta 分析和系统综述，包括 20 项研究及 5 594 例接受过 NSM、SSM 或改良根治性乳房切除术的患者，结果显示 NSM 组的 OS、DFS 或局部复发率并非更差[34]。Agha 等使用 14 项研究（共 3 015 例患者）的数据进行的系统综述显示，NSM 组和 SSM 组的局部复发率（3.9 vs. 3.3%）和死亡率均无显著差异[35]。最后，Galimberti 等对 SSM 和 NSM 疗效的另一项 meta 分析显示，NSSM 组术后 NAC 的复发率较低（0%~3.7%），该结果与传统乳房切除术相似[36]。

就 NSM 和 SSM 的生存率而言，最近通过对监测、流行病学和最终结果（Surveillance, Epidemiology, and End Results，SEER）数据库的分析确定了 2 440 例从 1998—2013 年接受 NSM 的乳腺癌患者。她们的 5 年和 10 年肿瘤特异性生存率分别为 96.9% 和 94.9%，总生存率为 94.1% 和 88.0%，与标准乳腺切除术的结果相当[37]。De La Cruz 博士的 meta 分析也证实了这些发现[34]。

最后，我们不得不提及手术的复杂性。与非保守乳房切除术一样，保守乳房切除术联合即刻乳房重建的并发症包括伤口裂开、感染、植入物丢失、双侧乳房不对称和包膜挛缩[38,39]。皮瓣和 NAC 坏死也是比较常见的并发症。Headon 等对 12 358 例行 NSM 的患者进行了综合分析，以评估其术后并发症和肿瘤学安全性，报告的总并发症发生率为 22.3%，乳头坏死率为 5.9%[40]。此外，Murthy 等在一份循证综述中报道，保守性乳房切除术的乳头部分或完全坏死等并发症的发生率为 2%~20%[41]。大多数情况下，乳头会丧失大部分或全部感觉。Sisco 等的一篇综述报道了行 NSM 患者的感觉各不相同，报告的自我感觉正常率为 10%~43%[42]。最后，一项瑞典的前瞻性研究定量检查了 NSM 前后乳头对热、痛、触觉皮肤刺激的感知，发现 62% 的患者的乳头完全失去触觉，而其余 38% 的患者有触觉受损[43]。

保守性乳房切除术的适应证将在不久的将来得到扩展。目前，临床上对一些肿瘤距离 NAC 小于 2 cm 的患者仍行 NSM[44]。一项研究得出结论，位于 NAC 附近的肿瘤与复发率增加或生存期降低无关，因此肿瘤与乳头的近距离不应成为 NSM 手术的禁忌证[45]。也有研究人员对新辅助化疗后选定的患者进行 NSM[44,46]。更具体地说，最近的数据表明，即使是可手术的大型 T_2~T_3 期乳腺癌患者也可能适合行 NSM，而无须采用传统的乳腺切除术。Agresti R 等[47]的一项倾向性评分匹配研究也说明了这一点，该研究比较了初次化疗后接受 NSM 治疗的患者和将 NSM 作为一线治疗的患者与初次化疗后接受常规全乳切除术的患者，结果显示，与传统乳房切除术相比，NSM 没有显示出局部复发风险增加。相反，局部复发风险与首次化疗前的疾病分期有关。虽然随访时间短，并发症可能更常见，但总体疗效还是值得期待。

49.6 美学效果

保证美观的乳房外形是 OBCS 手术的基本目标

之一（图49.3）。自OBCS临床应用以来，其主要目标一直是实现肿瘤学安全性和达到理想的乳房外形，从而提高患者的满意度和整体生活质量。对乳房外形的评价是主观的，从不同的角度来看可能得出不同的结论。在Veiga等的一项研究中，与乳腺外科医生等相比，患者和整形外科医生对美学结果的评价更高，而女性医生和乳腺外科医生对对照组和OBCS的评分均较高[48]。在评估OBCS的外形效果时，必须考虑的另一个重要问题是放疗可能改变OBCS的结果，有时会导致不良的结果[49]。改善这一缺陷和其他潜在缺陷的一种方法是使用脂肪填充技术（自体脂肪移植），这可以改善由于放疗导致的乳房重建的不良结果，并有助于提高患者满意度和社会心理完整性[50]。NSM和即刻重建后脂肪填充术的肿瘤学安全性受到了广泛讨论[51]。早期的临床前研究表明，脂肪填充可能促进乳腺癌生长和转移[52]。最近的报道则认为，如果脂肪移植作为自体重建后的延迟手术，不会增加复发风险[53,54]。因此，外形的美观受到多因素的影响，取决于肿瘤大小、术后并发症、放疗等客观标准以及患者满意度、专家意见等主观标准。尽管如此，Haloua等的一项系统综述显示，大多数研究结果显示患者对OBCS后外形的满意度高达90%[55]。

49.7 总 结

正如我们上文提到的，关于OBCS的肿瘤学安全性的证据有限，然而，现有的文献（主要是观察性研究）得到了综述和meta分析的支持，这些证据一致表明，OBCS（包括NSM和SSM）具有肿瘤学安全性，其并发症发生率相当于或低于标准BCS和乳房切除术，而且与之相比，OBCS具有更好的美容效果。但是，在OBCS安全地成为常规临床实践的一部分之前，我们还有很多工作要做。基于此，2017年在巴塞尔召开了第一届OBCS标准化国际共识会议，就OBCS标准化提出了若干建议[56]。这些建议包括OBCS的适应证和禁忌证的明确定义，手术技术和培训的标准化，对年轻外科医生的教育方案，以及创建跨国、前瞻性、具有最佳国际可比性的注册等级表[57]。如果这些建议得

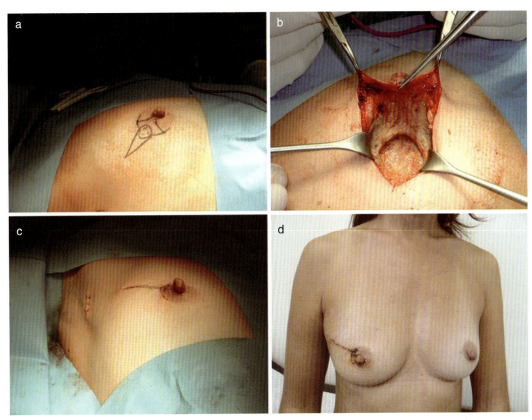

图49.3 肿瘤整形保乳手术（OBCS）后的美容效果（所使用的是由Askoxylakis I.博士在我们部门开发的Minotaur技术）。(a)乳晕周围术前切口设计图。(b)局部扩大切除术。(c)容积重塑后。(d)术后3周的照片

到实施，相信OBCS很快就会成为每一位乳腺外科医生的手术技术储备，此外，对其安全性的任何怀疑都将不复存在[58]。即使如此，我们也绝不能忘记，应选择合适的患者行OBCS，当BCS是患者可以采用的"最小且有效的治疗（the minimum effective treatment）"方法时，患者无须进行不必要的其他手术。

> **提示与技巧**
> - 肿瘤学安全性永远是第一位的，这是手术的首要目标。
> - 肿瘤整形保乳手术和保守性乳房切除术均已被证明具有肿瘤学安全性。
> - 美容效果可能很大程度上依赖于客观标准，但获得最好的美容效果应该永远是手术的次要目标。

（漆伊诺　译，刘锦平　审校）

参考文献

[1] Buchholz TA, Somerfield MR, Griggs JJ, et al. Margins for breast-conserving surgery with whole-breast irradiation in stage I and II invasive breast cancer: American society of clinical oncology endorsement of the Society of Surgical Oncology/American Society for Radiation Oncology Consensus Guideline. J Clin Oncol, 2014, 32: 1502–1506.

[2] Kelemen P, Pukancsik D, Újhelyi M, et al. Comparison of clinicopathologic, cosmetic and quality of life outcomes in 700 oncoplastic and conventional breast-conserving surgery cases: a single-centre retrospective study. Eur J Surg Oncol, 2019, 45: 118–124.

[3] Chakravorty A, Shrestha AK, Sanmugalingam N, et al. How safe is oncoplastic breast conservation? Comparative analysis with standard breast conserving surgery. Eur J Surg Oncol [Internet], 2012, 38: 395–398. https: //doi. org/10.1016/j.ejso.2012.02.186. Elsevier Ltd.

[4] Fitoussi AD, Berry MG, Famà F, Falcou MC, et al. Oncoplastic breast surgery for cancer: analysis of 540 consecutive cases. Plast Reconstr Surg, 2010, 125: 454–462.

[5] De Lorenzi F, Loschi P, Bagnardi V, Rotmensz N, et al. Oncoplastic breastconserving surgery for tumors larger than 2 centimeters: is it oncologically safe? A matched-cohort analysis. Ann Surg Oncol, 2016, 23: 1852–1859.

[6] Mazouni C, Naveau A, Kane A, et al. The role of Oncoplastic Breast Surgery in the management of breast cancer treated with primary chemotherapy. Breast, 2013, 22: 1189–1193.

[7] Gulcelik MA, Dogan L, Yuksel M, et al. Comparison of outcomes of standard and oncoplastic breast-conserving surgery. J Breast Cancer, 2013, 16: 193–197.

[8] Mansell J, Weiler-Mithoff E, Stallard S, et al. Oncoplastic breast conservation surgery is oncologically safe when compared to wide local excision and mastectomy. Breast [Internet], 2017, 32: 179–185. https: //doi.org/10.1016/j.breast.2017.02.006. Elsevier Ltd.

[9] Chen J-Y, Huang Y-J, Zhang L-L, et al. Comparison of oncoplastic breast-conserving surgery and breast-conserving surgery alone: a meta-analysis. J Breast Cancer, 2018, 21: 321.

[10] Carter SA, Lyons GR, Kuerer HM, et al. Operative and oncologic outcomes in 9861 patients with operable breast cancer: single-institution analysis of breast conservation with oncoplastic reconstruction. Ann Surg Oncol, 2016, 23: 3190–3198.

[11] Eaton BR, Losken A, Okwan-Duodu D, et al. Local recurrence patterns in breast cancer patients treated with oncoplastic reduction mammaplasty and radiotherapy. Ann Surg Oncol, 2014, 21: 93–99.

[12] Liu Y, Yun S, Lian M, et al. Abstract 2576: radiation therapy delay and risk of ipsilateral breast tumors in women with ductal carcinoma in situ. Cancer Res [Internet], 2016, 76: 2576. http: //cancerres.aacrjournals.org/content/76/14_Supplement/2576.abstract.

[13] Calì Cassi L, Vanni G, Petrella G, et al. Comparative study of oncoplastic versus non-oncoplastic breast conserving surgery in a group of 211 breast cancer patients. Eur Rev Med Pharmacol Sci, 2016, 20: 2950–2954.

[14] Down SK, Jha PK, Burger A, et al. Oncological advantages of oncoplastic breast-conserving surgery in treatment of early breast cancer. Breast J, 2013, 19: 56–63.

[15] Chauhan A, Sharma MM, Kumar K. Evaluation of surgical outcomes of oncoplasty breast surgery in locally advanced breast cancer and comparison with conventional breast conservation surgery. Indian J Surg Oncol [Internet], 2016, 7: 413–419. https: //doi. org/10.1007/s13193-016-0549-6.

[16] Tenofsky PL, Dowell P, Topalovski T, et al. Surgical, oncologic, and cosmetic differences between oncoplastic and nononcoplastic breast conserving surgery in breast cancer patients. Am J Surg [Internet], 2014, 207: 398–402. https: //doi. org/10.1016/j.amjsurg.2013.09.017. Elsevier Inc.

[17] Clough KB, Kaufman GJ, Nos C, et al. Improving breast cancer surgery: a classifcation and quadrant per quadrant atlas for oncoplastic surgery. Ann Surg Oncol, 2010, 17: 1375–1391.

[18] Munhoz AM, Montag E, Arruda E, et al. Immediate reconstruction following breast-conserving surgery: management of the positive surgical margins and influence on secondary reconstruction. Breast, 2009, 18: 47–54.

[19] Clough KB, Gouveia PF, Benyahi D, et al. Positive margins after oncoplastic surgery for breast cancer. Ann Surg Oncol, 2015, 22: 4247–4253.

[20] De La Cruz L, Blankenship SA, Chatterjee A, et al. Outcomes after oncoplastic breast-conserving surgery in breast cancer patients: a systematic literature review. Ann

Surg Oncol, 2016, 23: 3247–3258.

[21] Mota BS, Rieira R, Atallah AN, et al. Nipple sparing mastectomy for the treatment of breast cancer: a systematic review. Cochrane Database Syst Rev, 2016;CD008932.

[22] Gerber B, Krause A, Dieterich M, et al. The oncological safety of skin sparing mastectomy with conservation of the nipple-areola complex and autologous reconstruction: an extended follow-up study. Ann Surg, 2009, 249: 461–468.

[23] Boneti C, Yuen J, Santiago C, et al. Oncologic safety of nipple skinsparing or total skin-sparing mastectomies with immediate reconstruction. J Am Coll Surg [Internet], 2011, 212: 686–693. https://doi.org/10.1016/j.breastdis.2012.01.016. Elsevier Ltd.

[24] Wang F, Peled AW, Garwood E, et al. Total skin-sparing mastectomy and immediate breast reconstruction: an evolution of technique and assessment of outcomes. Ann Surg Oncol, 2014, 21: 3223–3230.

[25] Petit JY, Veronesi U, Orecchia R, et al. Nipple sparing mastectomy with nipple areola intraoperative radiotherapy: one thousand and one cases of a fve years experience at the European Institute of Oncology of Milan (EIO). Breast Cancer Res Treat, 2009, 117: 333–338.

[26] Orzalesi L, Casella D, Santi C, et al. Nipple sparing mastectomy: surgical and oncological outcomes from a national multicentric registry with 913 patients (1006 cases) over a six year period. Breast [Internet], 2016, 25: 75–81.https://doi.org/10.1016/j.breast.2015.10.010. Elsevier Ltd.

[27] Gradishar WJ, Anderson BO, Balassanian R, et al. The NCCN. Invasive breast cancer: clinical practice guidelines in oncology^{TM}. J Natl Compr Cancer Netw [Internet], 2016, 5: 246–312. http://www.embase.com/search/results?subaction=viewrecord&from=export&id=L46465551%5Cn. http://sfx.library.uu.nl/utrecht?sid=EMBASE&issn=15401405&id=doi:&atitle=The+NCCN.+Invasive+breast+cancer%3A+Clinical+practice+guidelines+in+oncologyTM&stitle=JNCCN+.

[28] Petit JY, Veronesi U, Orecchia R, et al. Risk factors associated with recurrence after nipple-sparing mastectomy for invasive and intraepithelial neoplasia. Ann Oncol, 2012, 23: 2053–2058.

[29] Veronesi U, Stafyla V, Petit JY, et al. Conservative mastectomy: extending the idea of breast conservation. Lancet Oncol [Internet], 2012, 13: e311–317. https://doi.org/10.1016/S1470-2045(12)70133-X. Elsevier Ltd.

[30] Lohsiriwat V, Martella S, Rietjens M, et al. Paget's disease as a local recurrence after nipple-sparing mastectomy: clinical presentation, treatment, outcome, and risk factor analysis. Ann Surg Oncol, 2012, 19: 1850–1855.

[31] Smith BL, Tang R, Rai U, et al. Oncologic safety of nipple-sparing mastectomy in women with breast cancer. J Am Coll Surg [Internet], 2017, 225: 361–365. https://doi.org/10.1016/j.jamcollsurg.2017.06.013. American College of Surgeons.

[32] Benediktsson KP, Perbeck L. Survival in breast cancer after nipple-sparing subcutaneous mastectomy and immediate reconstruction with implants: a prospective trial with 13 years median follow-up in 216 patients. Eur J Surg Oncol, 2008, 34: 143–148.

[33] Lanitis S, Tekkis PP, Sgourakis G, et al. Comparison of skin-sparing mastectomy versus non–skin-sparing mastectomy for breast cancer. Ann Surg, 2010, 251: 632–639.

[34] De La Cruz L, Moody AM, Tappy EE, et al. Overall survival, disease-free survival, local recurrence, and nipple–areolar recurrence in the setting of nipple-sparing mastectomy: a meta-analysis and systematic review. Ann Surg Oncol, 2015, 22: 3241–3249.

[35] Agha RA, Al Omran Y, Wellstead G, et al. Systematic review of therapeutic nipple-sparing versus skin-sparing mastectomy. BJS Open, 2018, 3(2): 135–145.

[36] Galimberti V, Vicini E, Corso G, et al. Nipple-sparing and skin-sparing mastectomy: review of aims, oncological safety and contraindications. Breast [Internet], 2017, 34: S82–84. https://doi.org/10.1016/j.breast.2017.06.034. Elsevier Ltd.

[37] Weber WP, Haug M, Kurzeder C, et al. Oncoplastic Breast Consortium consensus conference on nipple-sparing mastectomy. Breast Cancer Res Treat [Internet], 2018, 172: 523–537. https://doi.org/10.1007/s10549-018-4937-1. Springer US.

[38] Kroll SS, Schusterman MA, Tadjalli HE, et al. Risk of recurrence after treatment of early breast cancer with skin-sparing mastectomy. Ann Surg Oncol, 1997, 4: 193–197.

[39] Lipshy KA, Neifeld JP, Boyle R, et al. Complications of modified radical mastectomy and their relationship to biopsy technique. South Med J, 2011, 88: S126.

[40] Headon HL, Kasem A, Mokbel K. The oncological safety of nipple-sparing mastectomy: a systematic review of the literature with a pooled analysis of 12,358 procedures. Arch Plast Surg [Internet], 2016, 43: 328–338. https://doi.org/10.1016/j.ejso.2015.08.124. Elsevier Ltd.

[41] Murthy V, Chamberlain RS. Defining a place for nipple sparing mastectomy in modern breast care: an evidence based review. Breast J, 2013, 19: 571–581.

[42] Sisco M, Yao KA. Nipple-sparing mastectomy: a contemporary perspective. J Surg Oncol, 2016, 113: 883–890.

[43] Gahm J, Hansson P, Brandberg Y, et al. Breast sensibility after bilateral risk-reducing mastectomy and immediate breast reconstruction: a prospective study. J Plast Reconstr Aesthetic Surg [Internet], 2013, 66: 1521–1527. https://doi.org/10.1016/j.bjps.2013.06.054. Elsevier Ltd.

[44] Santoro S, Loreti A, Cavaliere F, et al. Neoadjuvant chemotherapy is not a contraindication for nipple sparing mastectomy. Breast [Internet], 2015, 24: 661–666. https://doi.org/10.1016/j.breast.2015.08.001. Elsevier Ltd.

[45] Poruk KE, Ying J, Chidester JR, et al. Breast cancer recurrence after nipple-sparing mastectomy: one institution's experience. Am J Surg [Internet], 2015, 209: 212–217. https://doi.org/10.1016/j.amjsurg.2014.04.001. Elsevier Ltd.

[46] Frey JD, Choi M, Karp NS. The effect of neoadjuvant chemotherapy compared to adjuvant chemotherapy in

healing after nipple-sparing mastectomy. Plast Reconstr Surg, 2017, 139: 10e–19e.

[47] Agresti R, Sandri M, Gennaro M, et al. Evaluation of local oncologic safety in nipple–areola complex-sparing mastectomy after primary chemotherapy: a propensity score-matched study. Clin Breast Cancer [Internet], 2017, 17: 219–231. https: //doi.org/10.1016/j.clbc.2016.12.003. Elsevier Ltd.

[48] Veiga DF, Veiga-Filho J, Ribeiro LM, et al. Evaluations of aesthetic outcomes of oncoplastic surgery by surgeons of different gender and specialty: a prospective controlled study. Breast [Internet], 2011, 20: 407–412. https: //doi.org/10.1016/j.breast.2011.04.001. Elsevier Ltd.

[49] Vrieling C, Collette L, Fourquet A, et al. The influence of patient, tumor and treatment factors on the cosmetic results after breast-conserving therapy in the EORTC "boost vs. no boost" trial. Radiother Oncol, 2000, 55: 219–232.

[50] Qureshi AA, Odom EB, Parikh RP, et al. Patient-reported outcomes of aesthetics and satisfaction in immediate breast reconstruction after nipple-sparing mastectomy with implants and fat grafting. Aesthet Surg J, 2017, 37: 999–1008.

[51] Gennari R, Griguolo G, Dieci MV, et al. Fat grafting for breast cancer patients: from basic science to clinical studies. Eur J Surg Oncol [Internet], 2016, 42: 1088–1102. https: //doi.org/10.1016/j.ejso.2016.04.062. Elsevier Ltd.

[52] Bertolini F, Petit JY, Kolonin MG. Stem cells from adipose tissue and breast cancer: hype, risks and hope. Br J Cancer [Internet], 2015, 112: 419–423. https: //doi. org/10.1038/bjc.2014.657. Nature Publishing Group.

[53] Myckatyn TM, Wagner IJ, Mehrara BJ, et al. Cancer risk after fat transfer: a multicenter case-cohort study. Plast Reconstr Surg, 2017, 139: 11–18.

[54] Waked K, Colle J, Doornaert M, et al. Systematic review: the oncological safety of adipose fat transfer after breast cancer surgery. Breast [Internet], 2017, 31: 128–136. https: //doi.org/10.1016/j. breast.2016.11.001. Elsevier Ltd.

[55] Haloua MH, Krekel NMA, Winters HAH, et al. A systematic review of oncoplastic breast-conserving surgery: current weaknesses and future prospects. Ann Surg, 2013, 257: 609–620.

[56] Weber WP, Soysal SD, El-Tamer M, et al. First international consensus conference on standardization of oncoplastic breast conserving surgery. Breast Cancer Res Treat, 2017, 165: 139–149.

[57] Yiannakopoulou EC, Mathelin C. Oncoplastic breast conserving surgery and oncological outcome: systematic review. Eur J Surg Oncol [Internet], 2016, 42: 625–630. https: //doi.org/10.1016/j.ejso.2016.02.002. Elsevier Ltd.

[58] Clough KB, Van La Parra RFD, Thygesen HH, et al. Long-term results after oncoplastic surgery for breast cancer: a 10-year follow-up. Ann Surg, 2018, 268: 165–171.

50 乳腺癌的辅助治疗

Vasileios Barmpounis, George Kesisis

50.1 引 言

多年来，乳腺癌的治疗理念不断发展，目前，即使在早期阶段，乳腺癌也被认为是一种全身性疾病。当讨论乳腺癌的辅助治疗时，我们指的是围手术期给予的治疗（新辅助治疗是指术前给予的治疗，辅助治疗是指术后给予的治疗），以提高治愈率和（主要是在新辅助环境下）促进肿瘤降级（乳房和腋窝）。然而，乳腺癌是一组异质性疾病，不同的肿瘤具有不同的生物学特征，对治疗的反应模式和临床疗效也有差异。

在本章中，我们不讨论内分泌疗法，其将在另一章中进行回顾。在考虑进一步辅助治疗的需求时，必须在复发风险、潜在毒性和患者的估计寿命之间进行平衡。医学的艺术在于治疗而不是伤害（the art of medicine is to treat and not to harm），必须证明其潜在的收益大于成本。

估计毒性通常是一项容易的任务，多年来我们已经对辅助治疗中使用的化疗药物和靶向药物的急性和慢性毒性有了很好的了解。此外，也有根据年龄和并存病估计预期寿命的工具。主要的困难是准确估计个体的风险，以及寻求某种治疗的任何既定益处的主观动机，这可能因患者和医生的不同而存在差异。传统的分类系统是基于某些生物学特征，如肿瘤大小、淋巴结受累程度、组织学分级、年龄、雌激素受体（ER）、孕酮受体（PR）和人表皮生长因子受体2（HER2）状态。具有相似临床和病理表现的肿瘤可能具有完全不同的行为模式。

评估复发可能性最可靠的工具是TNM分期系统。尽管肿瘤生物学的作用在不断发展，但由肿瘤大小和淋巴结受累程度定义的肿瘤分期仍保留其预后价值。

自从Perou及其同事[1]首次使用微阵列技术分析65例接受新辅助治疗的患者的恶性乳腺组织的基因表达模式以来，情况发生了根本性的变化。他们选择了在不同肿瘤中表达的496个基因，根据它们在每个患者中的表达差异，创造了"内在基因组（intrinsic gene group）"这个术语。聚类分析可以通过树状图实现，树状图的两个主要分支被称为ER阳性和ER阴性。

第一组肿瘤由乳腺luminal细胞表达的基因高表达（luminal型）划分。第二组分为基底样、ErbB2阳性和正常乳腺样亚型。基底样癌表现为乳腺基底上皮细胞的特征。一组患者表现为HER2高水平阳性表达。作者使用与不同生物学相关的内在基因特征识别了四组肿瘤，并将它们命名为ER阳

V. Barmpounis (✉)
Department of Medical Oncology, Metropolitan Hospital, Piraeus, Greece

G. Kesisis
Department of Medical Oncology, St. Loukas Hospital, Salonika, Greece

© Springer Nature Switzerland AG 2021
M. Rezai et al. (eds.), *Breast Cancer Essentials*, https://doi.org/10.1007/978-3-030-73147-2_50

性luminal型、基底样型、ErbB2阳性型和正常乳腺样型。其他研究人员在多个乳腺癌患者队列中发现了类似的分子亚型。

Sørlie等[2]通过检测78份乳腺癌组织发现了基因表达的临床意义。最有趣的是，不同亚型之间的总生存率差异非常显著。基底样和HER2阳性亚型的预后最差，而luminal型乳腺癌的预后最好。

van't Veer[3]专注于对淋巴结阴性乳腺癌患者的研究，报告了231个与疾病行为密切相关的基因。这些数据显示，每个乳腺癌肿瘤都有自己独特的分子特征。

多年来，关于乳腺癌的生物学数据的积累改变了我们的处理方式。多年来人们一直认为是由于不适当的手术治疗和技术导致患者复发，从而导致越来越多的手术（Halste术式）[4]。很快我们发现，即使扩大手术范围，疾病也可能复发。Fisher首先提出了一种更系统的治疗方法[5]。乳腺癌在乳腺X线可以检查到和临床表现明显之前就具有转移能力。当肿瘤被切除时，孤立的肿瘤细胞可能已经转移到淋巴结和远处部位[6]。因为某些原因（其中一些已知，另一些尚未确定），这些细胞不会进一步发展并出现症状，但会增加疾病复发的可能性。在认识到这一点后不久，全身化疗开始越来越多地被使用。许多临床试验和meta分析已经明确了化疗的作用。

50.2 辅助化疗时机

一旦决定进行辅助化疗，下一步就是寻找最佳的化疗时机。

由于辅助化疗的目的是根除微转移灶，因此尽快为患者提供辅助化疗似乎是合乎逻辑的选择，这意味着在手术和化疗开始的间隔时间内可能出现潜在的循环肿瘤细胞增殖，因此越早开始化疗，预期的结果就越好。回顾性临床研究报告表明，大多数情况下如果将化疗推迟到术后12周[7]，并不存在太大的弊端。虽然患者术后每个月的DFS存在差异，但并无统计学意义。

除了三阴性乳腺癌外，在最初几个月后推迟化疗似乎会导致更糟糕的结果[8]。在大多数医疗中心，化疗通常在术后3~4周进行，以便为患者术后恢复提供充足的时间，同时不延误化疗，以避免癌细胞再生。另一个需要考虑的因素是放疗。放疗最好在手术后6个月内进行，现代化疗方案包括8个周期的化疗和从手术到化疗开始的间隔期，这通常使放疗延迟至超过6个月的目标时间。

50.3 化疗在乳腺癌辅助治疗中的作用

EBCTCG试验已经证明了辅助化疗的获益，证明化疗与早期乳腺癌患者的生存具有统计学意义上的相关性[9]。最初使用烷化剂如CMF方案[环磷酰胺（C）+氨甲蝶呤（M）+氟尿嘧啶（F）]已经显示了很大的益处，之后增加蒽环类，后来使用紫杉烷增加了更多的益处。当我们采用另一种治疗方案时，与积极治疗组和安慰剂组相比，另一种治疗方案虽然获益程度要小一些，但仍然是增加的，多年来化疗方案的疗效已经得到了提高。化疗方案的改进为患者带来的获益也是类似的，可以在一定程度上降低风险。之所以这么说，是因为人们常常认为，如果一种疾病的生物学侵袭性较低，就应该使用一种毒性较低的化疗方案（例如，第一代化疗方案 vs. 第三代化疗方案）。事实上，我们应该根据不同的情况采用不同的方案，例如，如果一个患者被认为疾病复发风险很低，那么使用第二代或第三代方案的附加毒性可能为患者提供最小的临床附加效益；而如果一个患者被认为有很大的复发风险，那么更积极的化疗方案可能只能获得与另一种治疗方案一样的临床效益，但从数值上来说，肿瘤负担越重的患者获益越高。

50.4 雌激素受体阳性型乳腺癌

然而，临床上最具挑战性的还是ER阳性、HER2阴性患者的治疗。

这类患者代表了大多数乳腺癌患者，由于此类患者具有不同程度的雌激素受体表达和增殖等混合特征，导致治疗难度较大。患者对激素治疗的敏感程度不同。多基因分析和基因表达阵列可以识别ER阳性的luminal A和luminal B亚型。

临床医生经常使用ER、PR、Ki67表达和分级等替代指标将患者划分为不同的亚型。Luminal A型患者的ER和PR水平高，Ki67水平低，分级低。

LuminalB 型是指 PR 阴性，Ki67 水平高，或者分级高的肿瘤。

文献数据显示大多数 ER 阳性乳腺癌为 luminal A 型，几乎占乳腺癌的半数。

临床上肿瘤学专家经常看到病理学专家倾向于高估肿瘤的分级，Ki67 的报告更是难以协调，所以总是很难定义患者是 luminal A 型还是 luminal B 型乳腺癌。此外，全世界的肿瘤学专家都希望能避免患者治疗不足，因为他们的主要目的是挽救患者的生命，因此常把化疗毒性和给患者带来的负担排在第二位[10]。在这种情况下，如果有疑问，我们通常倾向于认为患者为 luminal B 型乳腺癌，并开出化疗处方，以避免治疗不足。近年来，Oncotype DX 等分子检测方法的使用改变了这一现状，现在我们能够越来越多地识别出 luminal A 型亚组患者，他们从化疗中获益最少，从而可以免受不必要的化疗毒性[11]。

50.5 乳腺癌的分子特征

然而，问题是，在我们这个时代，高达 70% 的早期乳腺癌患者接受了辅助化疗，而只有特定的患者群体从这种治疗中获得了生存益处。

研究人员发现，乳腺癌的分子分类非常有用，因为这些分子亚型与乳腺癌患者的临床行为密切相关。换句话说，基于基因标记的微阵列技术将患者分为预后不同的亚组，预后良好的患者不需要辅助化疗，预后不良的患者必须进行化疗。

这些基因组测试包括不同的基因集。尽管在每一种检测中，必要基因的分组有时会有巨大的重叠，但它们能够预测乳腺癌的生物学行为和患者的结果，以及她们对各种治疗形式的反应。值得注意的是，我们发现这些检测方法在预测生存条件方面表现出有趣的相似性，即无病生存率和总生存率。在过去 20 年中发现的许多不同的预后特征中，有 5 种特征能够区分与结果相关的不同亚型。

有两件事特别值得注意。上述基因系统将所有 HR 阴性乳腺癌患者归类为高风险，而几乎所有 HR 阳性患者被归类为较低风险。尽管就自然史和对不同治疗形式的反应而言，HR 阳性乳腺癌包括许多不同的亚型，但是绝大多数分子标记物对 HR 阳性患者更有意义。换句话说，有了异质性的预后和预测潜力，我们可以使用许多基因表达平台，它们中的大多数本质上是预后性的，这意味着它们可以识别预后好或坏的群体。Oncotype DX 是最广为人知和最广泛使用的具有预后和预测价值的检测方法，它是基于对 HR 阳性、淋巴结阴性乳腺癌患者的 21 基因的 qRT-PCR 检测[12]。

该检测基于 21 个与细胞增殖、ER 和 HER2 表达相关的基因。通过对 NSABP 辅助治疗临床试验招募的患者的石蜡包埋组织的福尔马林固定标本的回顾性分析，对其有效性进行验证[13,14]。其创新之处在于 21 个基因表达模式与连续表达的复发评分相关，用于估计临床复发的概率。根据复发评分将患者分为低、中、高危三组。

该方法可用于测定经福尔马林固定的石蜡包埋标本中基因的表达，与其他需要新鲜组织标本的检测方法相比，更加有用和易于管理。

随后的试验在其他乳腺癌患者队列中评估了这种 21 基因的 Oncotype DX 检测方法。令人惊讶的是，对于淋巴结阴性的 ER 阳性乳腺癌患者，甚至那些有多达 3 个阳性淋巴结的患者，它都是一个独立的预后影响因素。此外，它证明了对绝经后 ER 阳性乳腺癌患者使用非甾体类芳香化酶抑制剂（aromatase inhibitors，AIs），即阿那曲唑治疗的有效性[15]。尽管内分泌治疗强调了给予辅助化疗进行强化治疗，但是高复发评分也能够预测 HR 阳性肿瘤较差的预后[16]。Oncotype 评分也具有预测预后的潜在意义，它可以确定人们从治疗中获益的程度。Tailor X 是一项大型前瞻性随机试验，通过更好地定义中间风险层，在临床实践中验证 Oncotype DX 的有效性[17]。该研究验证了之前试验的结果，oncotype 评分低于 21 分的患者没有从化疗中获得任何实质性的益处，只有一种患者例外，即 oncotype 评分在 16~21 分的绝经前患者。评分较高的患者和淋巴结阳性的患者，即使分型为 ER 阳性也可从化疗中获益，应给予化疗。一般应避免同时使用内分泌药物和化疗。有一些临床试验的结果是相互矛盾的[18]。然而，在辅助治疗中，大多数专家认为在进行内分泌治疗之前应该完成所有的化疗。

总之，许多研究证实了 Oncotype DX 检测的预后预测价值。问题是，在 TAILORx 试验发表之前，所有可用的数据都来自回顾性试验。重要的是，实际上所有的 luminal B 型乳腺癌的复发评分都高，而只有不到 30% 的 luminal A 型乳腺癌的高复发评分转化为相对内分泌抵抗[19]。基于上述原因，我们可以认为，复发评分是一种合理的预测方法，特别是在淋巴结阴性患者中，可用于决策选择内分泌治疗或化疗。

50.6 其他分子标记物检测

50.6.1 MammaPrint

MammaPrint 是一种基于微阵列的基因表达谱分析方法，该方法是在分析 78 例未接受系统化辅助治疗的 ER 阳性、淋巴结阴性乳腺癌患者的数据后开发的。78 例患者中有 34 例发生远处转移，44 例 5 年后无疾病复发。值得强调的是，在该队列的患者中，约 70% 的早期乳腺癌患者接受了辅助化疗，其中少数患者从治疗中获益。70 个与疾病结果有合理关联的基因被选择以用于预测高风险或低风险疾病[20]。在 MammaPrint 试验中检测的基因主要是增殖基因以及与侵袭和血管生成相关的次级基因（secondary gene）。问题是，MammaPrint 是基于微阵列检测，需要从收集的新鲜组织中提取 RNA[21]。所选基因的表达将患者的预后分类为预后好或预后差。该检测经美国食品药品监督管理局（FDA）批准，适用于年龄 < 61 岁且肿瘤直径 < 5cm 的淋巴结阴性乳腺癌患者。预测工具 MINDACT（淋巴结阴性和 1~3 个淋巴结阳性的患者可能豁免化疗）是一项大型前瞻性随机试验，旨在记录如果基因组信息和传统临床风险分配系统不一致，何时可以豁免化疗[22]。

50.6.2 乳腺癌指数

乳腺癌指数（breast cancer index，BCI）是一种预后分析评价方法，可评估 ER 阳性、淋巴结阴性乳腺癌患者复发的可能性。它由两个指标组合而成，一个是 HOXB13/IL17BR 基因表达的比例，能够预测接受他莫昔芬治疗的 ER 阳性患者的复发风险，另一个是 5 个增殖相关基因的评分，用于区分 I 级和 III 级乳腺癌。该特定测试基于 qRT-PCR，并使用石蜡包埋组织中的 RNA[23,24]。

50.6.3 PAM 50

PAM 50 是一种基于微阵列和定量实时（qRT）-PCR 的 50 基因表达测定法，通过分析 189 个样本将乳腺癌分为 4 种分子亚型，即 luminal A、luminal B、HER2 阳性和基底样型[25]。PAM 50 测定可提供复发风险评分，预测未接受系统辅助治疗的淋巴结阴性乳腺癌患者的无复发生存率。验证研究表明，与其他类型相比，luminal A 型患者的预后更好，但对化疗的反应更差[26]。尽管 PAM 50 测定是研究性的，但它是大多数病理学实验室可用的、固定组织上可以进行的、固有亚型描述最详细的分类方法。然而，该方法需要进一步在常规临床实践中进行验证[27]。

50.6.4 HER2 阳性乳腺癌

欧洲和北美洲针对 HER2 阳性乳腺癌的 4 项主要临床试验表明，1 年的曲妥珠单抗治疗为此类患者带来了实质性的益处，并改变了其病程[28]。HER2 过度表达的乳腺癌从最具侵袭性的类型转变为治疗获益最大的类型。从这些试验中我们了解到，除了最近公布的最新结果所显示的获益外[29]，使用曲妥珠单抗的同时加用化疗方案中的紫杉烷成分，持续治疗方案 1 年时可达到最佳疗效[30]。已经有试验尝试减少曲妥珠单抗治疗的时间，大多数试验结果都为阴性，因为它们不能证明较短治疗时间的非劣效性。因此，1 年仍然是抗 HER2 辅助治疗的标准持续时间。

曲妥珠单抗在辅助治疗中的疗效以及未能缩短曲妥珠单抗治疗的持续时间，为化疗降级的研究铺平了道路。APT 试验（主要包括 I 期肿瘤）显示了无蒽环类药物，每周使用紫杉醇单一疗法良好的 DFS 结果[31]。对于肿瘤负荷较高的患者，可以选择新辅助治疗或升级 HER2 受体靶向药物。

HER2 阳性乳腺癌的新辅助治疗通常只针对 II 期患者。新辅助治疗获得的高 pCR 率促使许多临床医生在疾病早期采用术前新辅助化疗。然而，在 I 期患者中，化疗降级的良好结果令人对在疾病早期阶段使用过于积极的治疗方案产生怀疑。在 II 期及以上阶段中，最佳结果常与使用含有曲妥珠单抗和帕妥珠单抗的新辅助治疗方案相关[32]。这些患者应该接受更理想的治疗，提前进行所有计划的化疗。正如Tryphena[33]的研究所显示的结果，通过这种方式可以最大限度地使患者获益，研究表明，随着治疗方案周期和次数的增加，有效率和pCR率也会增加，这肯定与良好的预后结果有关。此外，根据Katherine的试验结果[34]，现在可以在新辅助治疗未达到pCR的患者组中强化治疗，并将其改为曲妥珠单抗抗体-药物偶联物。目前尚不清楚该结果是否适用于在新辅助化疗中接受双靶向治疗的患者，但也没有理论证据不支持或否定该方法。

对于达到pCR的患者，目前尚不清楚后续最佳治疗方案是什么。问题仍然是是否应该继续辅助HER2靶向治疗，以及是否需要双靶向治疗。通常情况下，医生会根据就诊时的肿瘤负荷做出决定。

由于Affinity试验和使用neratinib的试验ExterNET[35]，HER2阳性乳腺癌的辅助治疗方案发生了变化。Affinity试验表明，我们可以通过添加第二种药物，如帕妥珠单抗来改善结果。这一获益具有统计学意义，但在淋巴结阳性患者和激素受体阴性患者中似乎更具临床意义。虽然增加的获益在绝对数量上可能很小，因为它毕竟是低毒性的，但似乎是值得的。对于HER2阳性患者，使用neratinib的试验ExterNET表明，在曲妥珠单抗治疗结束后，通过使用奈拉替尼延长治疗方案可以获得实质性益处。然而，在这项试验中，伴随获益而来的还有以胃肠道反应为主的大量化疗毒性。如果重度淋巴结阳性（heavily node-positive）患者想接受奈拉替尼延长治疗，应与患者就此进行讨论。在这项试验中，数据也是来自没有使用过帕妥珠单抗的患者队列，我们不禁要问，如果加上帕妥珠单抗，是否会有类似的益处？

50.7 选定还是特定？三阴性乳腺癌的化疗

三阴性乳腺癌是最具侵袭性生物学特征的乳腺癌类型。对于这类患者，除了化疗外，我们没有任何其他的系统治疗方法，长期以来一直使用化疗方案以提高这些患者的治愈率。当然，并非所有的三阴性乳腺癌患者都有相同的生物学特征，也有预后良好的三阴性乳腺癌亚型[36]。尽管如此，最常见的导管性浸润性癌病例仍有侵袭性行为，我们通常建议使用包括蒽环类和紫杉烷类的化疗，即第二代或第三代化疗方案。

最近，人们对铂类化合物在三阴性乳腺癌中的应用产生了兴趣，其基本原理主要来自已表明铂类药物的使用与显著的反应率相关的转移性病例[37]，也来自*BRCA*突变患者的数据[38]，在*BRCA*突变患者中，使用铂类的效果似乎优于紫杉烷。因此很多人在治疗方案中加入了铂类。然而，两项临床试验已经解决了这个问题，一项来自德国的GeparSixto试验[39]，该试验表明，在接受新辅助化疗的患者中，卡铂的使用与PCR率的增加有关，而这种获益与*BRCA*突变的存在无关。事实上，在临床试验人群中，获益最大的患者亚组是*BRCA*野生型患者，这可能是因为*BRCA*突变的患者已经有了化疗敏感性，他们无论如何都会对治疗有反应。另一项是美国的CALGB 40603试验[40]，该试验表明患者的PCR率有所提高，但这一获益并未使无病生存期延长。因此，在这一点上，铂类化合物在三阴性乳腺癌的辅助治疗或新辅助治疗中的应用意义尚未明确。

对于三阴性乳腺癌患者的疾病管理，已发展为优先使用新辅助化疗而非辅助化疗。因此，即使是T_{1c}期（即肿瘤直径>1cm）患者，直接进行新辅助治疗也是一种方案。这有两个原因，一是越早根除微转移性病灶，结果就会越好。我们从对辅助化疗时机的研究中得知，特别是对三阴性乳腺癌患者，如果从手术后延迟化疗超过1个月，那么DFS会在统计学上显示出显著的缩短。二是手术后获得了残余的肿瘤负荷，为患者提供了预后信息，因此可能会选择提供辅助强化治疗。CreateX试验[41]证明，对那些术后未达到pCR的患者，持续使用卡培他滨治疗6个月，可以在统计学上显著延长DFS。

50.8 老年患者

我们经常遇到的另一个问题是老年患者的治疗。随着人口的老龄化，临床中经常看到20世纪90年代、80年代甚至70年代的患者被诊断为乳腺癌。有人试图通过单用口服化疗药来对这些患者降级化疗。一项临床试验比较了CMF方案与卡培他滨在老年患者辅助治疗中的疗效[42]。临床试验表明，即使是作为第一代化疗方案的 CMF 方案也比卡培他滨更有效。应根据老年患者的疾病状况和合并症进行治疗。

50.9 辅助化疗的毒性

当涉及辅助化疗时，我们不能将化疗毒性抛之脑后[43]。大多数化疗反应都是急性的，如脱发、骨髓抑制、神经毒性、恶心和呕吐。然而，更令人担忧的是迟发性毒性，如卵巢衰竭、更年期提前、不孕、性功能障碍、体重增加、骨质流失、神经病变（有时持续数年）、心脏问题、神经认知功能障碍和继发性恶性肿瘤。我们应该时刻记住，当准备为患者提供化疗时，我们必须平衡其毒性和临床获益。

50.10 总　结

对于早期乳腺癌患者来说，找到最合适的辅助治疗方法至关重要。即使是具有类似特征的患者，他们之间也存在生物学多样性，如原发肿瘤的大小或阳性腋窝淋巴结的数量。分子技术的发展和人类基因组的探索为科学家提供了关于特定乳腺癌生物学行为新的重要信息。这些信息可以作为预后预测因素，偶尔也可以作为潜在的治疗靶点。

在过去的 20 年中，患者和医生共同见证了从 TNM 分期到每个患者的基因组特征的重大转变，并在临床工作中取得了明显的成效，可以为患者选择毒性较小的有效治疗方法。患者在接受量身定制的治疗方案后，能够避免过度治疗引起的急性和迟发性毒性反应。

然而，要准确理解肿瘤自然史中涉及的所有因素，我们还有很长的路要走，而且，我们的决定只有在特定的时间点才是正确的。

（漆伊诺　译，罗静　审校）

参考文献

[1] Perou CM, Sørlie T, Eisen MB, et al. Molecular portraits of human breast tumours.Nature, 2000, 406: 747–752.

[2] Sørlie, Therese, Charles M Perou, et al. Gene expression patterns of breast carcinomas distinguish tumor subclasses with clinical implications. Proceedings of the National Academy of Sciences, 2001, 98: 10869–10874.

[3] van't Veer LJ, Dai H, van de Vijver MJ, et al.Gene expression profiling predicts clinical outcome of breast cancer. Nature, 2002, 415: 530–536.

[4] Halsteads presentation before American Surgical Association, 1907.

[5] Fisher B, Anderson S, Bryant J, et al. Twenty-year follow-up of a randomized trial comparing total mastectomy, lumpectomy, and lumpectomy plus irradiation for the treatment of invasive breast cancer.N Engl J Med, 2002, 347: 1233–1241.

[6] de Boer M, van Deurzen CH, van Dijck JA, et al. Micrometastases or isolated tumor cells and the outcome of breast cancer, N Engl J Med, 2009, 361: 653–663.

[7] Chavez-MacGregor M, Clarke CA, Lichtensztajn DY, et al. Delayed Initiation of Adjuvant Chemotherapy Among Patients With Breast Cancer, JAMA Oncol, 2016, 2: 322–329.

[8] Downing A, Twelves C, Forman D, et al. Time to begin adjuvant chemotherapy and survival in breast cancer patients: a retrospective observational study using latent class analysis, Breast J, 2014, 20: 29–36.

[9] Peto R, Davies C, Godwin J, et al. Comparisons between different polychemotherapy regimens for early breast cancer: meta-analyses of long-term outcome among 100 000 women in 123 randomised trials, Lancet, 2012, 379: 432–444.

[10] Adjuvant therapy for breast cancer. NIH Consens Statement, 2000, 17: 1–35.

[11] Kwa M, Makris A, Esteva FJ. Clinical utility of gene-expression signatures in early stage breast cancer, Nat Rev Clin Oncol, 2017, 14: 595–610.

[12] Prat A, Ellis MJ, Perou CM. Practical implications of gene-expression-based assays for breast oncologists, Nat Rev Clin Oncol, 2011, 9: 48–57.

[13] Kim C, Paik S. Gene-expression-based prognostic assays for breast cancer, Nat Rev Clin Oncol, 2010, 7: 340–347.

[14] Sparano JA, Paik S. Development of the 21-gene assay and its application in clinical practice and clinical trials, J Clin Oncol, 2008, 26: 721–728.

[15] Goldstein LJ, Gray R, Badve S, et al. Prognostic utility of the 21-gene assay in hormone receptor-positive operable breast cancer compared with classical clinicopathologic features, J Clin Oncol, 2008, 26: 4063–4071.

[16] Albain KS, Barlow WE, Shak S, et al. Prognostic and predictive value of the 21-gene recurrence score assay in postmenopausal women with node-positive, estrogen-receptor-positive breast cancer on chemotherapy: a retrospective analysis of a randomised trial, Lancet Oncol, 2010, 11: 55–65.

[17] Sparano JA, Gray RJ, Makower DF, et al. Adjuvant Chemotherapy Guided by a 21-Gene Expression Assay in Breast Cancer, N Engl J Med, 2018, 379: 111–121.

[18] Poggio F, Ceppi M, Lambertini M, et al.Concurrent versus sequential adjuvant chemo-endocrine therapy in hormone-

receptor positive early stage breast cancer patients: a systematic review and meta-analysis, Breast, 2017, 33: 104–108.
[19] Fan C, Oh DS, Wessels L, et al. Concordance among gene-expression-based predictors for breast cancer, N Engl J Med, 2006, 355: 560–569.
[20] Van de Vijver MJ, He YD, van't Veer LJ, et al. A gene-expression signature as a predictor of survival in breast cancer, N Engl J Med, 2002, 347: 1999–2009.
[21] Fumagalli D, Andre F, Piccart-Gebhart MJ, et al. Molecular biology in breast cancer: should molecular classifiers be assessed by conventional tools or by gene expression arrays? Crit Rev Oncol Hematol, 2012, 84 Suppl 1: e58–69.
[22] Albain KS, Carey L, Gradishar WJ, et al. Proceedings of the First Global Workshop on Breast Cancer: pathways to the evaluation and clinical development of novel agents for breast cancer, Clin Breast Cancer, 2010, 10: 421–439.
[23] Ma XJ, Salunga R, Dahiya S, et al. A five-gene molecular grade index and HOXB13: IL17BR are complementary prognostic factors in early stage breast cancer, Clin Cancer Res, 2008, 14: 2601–2608.
[24] Jerevall PL, Ma XJ, Li H, et al. Prognostic utility of HOXB13: IL17BR and molecular grade index in early-stage breast cancer patients from the Stockholm trial, Br J Cancer, 2011, 104: 1762–1769.
[25] Wesolowski R, Ramaswamy B. Gene expression profiling: changing face of breast cancer classification and management, Gene Expr, 2011, 15: 105–115.
[26] Parker JS, Mullins M, Cheang MC, et al. Supervised risk predictor of breast cancer based on intrinsic subtypes, J Clin Oncol, 2009, 27: 1160–1167.
[27] Guiu S, Michiels S, André F, et al. Molecular subclasses of breast cancer: how do we define them? The IMPAKT 2012 Working Group Statement, Ann Oncol, 2012, 23: 2997–3006.
[28] Perez EA, Romond EH, Suman VJ, et al. Trastuzumab plus adjuvant chemotherapy for human epidermal growth factor receptor 2-positive breast cancer: planned joint analysis of overall survival from NSABP B-31 and NCCTG N9831, J Clin Oncol, 2014, 32: 3744–3752.
[29] Cameron D, Piccart-Gebhart MJ, Gelber RD, et al. 11 years' follow-up of trastuzumab after adjuvant chemotherapy in HER2-positive early breast cancer: final analysis of the HERceptin Adjuvant (HERA) trial, Lancet, 2017, 389: 1195–1205.
[30] Perez EA, Suman VJ, Davidson NE, et al. Sequential versus concurrent trastuzumab in adjuvant chemotherapy for breast cancer, J Clin Oncol, 2011, 29: 4491–4497.
[31] Tolaney SM, Barry WT, Dang CT, et al. Adjuvant paclitaxel and trastuzumab for node-negative, HER2-positive breast cancer, N Engl J Med, 2015, 372: 134–141.
[32] von Minckwitz G, Procter M, de Azambuja E, et al. Adjuvant Pertuzumab and Trastuzumab in Early HER2-Positive Breast Cancer, N Engl J Med, 2017, 377: 122–131.
[33] Schneeweiss A, Chia S, Hickish T, et al. Pertuzumab plus trastuzumab in combination with standard neoadjuvant anthracycline-containing and anthracycline-free chemotherapy regimens in patients with HER2-positive early breast cancer: a randomized phase II cardiac safety study (TRYPHAENA), Ann Oncol, 2013, 24: 2278–2284.
[34] von Minckwitz G, Huang CS, Mano MS, et al. Trastuzumab Emtansine for Residual Invasive HER2-Positive Breast Cancer, N Engl J Med, 2019, 380: 617–628.
[35] Chan A, Delaloge S, Holmes FA, et al. Neratinib after trastuzumab-based adjuvant therapy in patients with HER2-positive breast cancer (ExteNET): a multicentre, randomised, double-blind, placebo-controlled, phase 3 trial, Lancet Oncol, 2016, 17: 367–377.
[36] Saraiva DP, Guadalupe Cabral M, Jacinto A, et al. How many diseases is triple negative breast cancer: the protagonism of the immune microenvironment, ESMO Open, 2017, 2: e000208.
[37] Isakoff SJ, Mayer EL, He L, et al. TBCRC009: A Multicenter Phase II Clinical Trial of Platinum Monotherapy With Biomarker Assessment in Metastatic Triple-Negative Breast Cancer, J Clin Oncol, 2015, 33: 1902–1909.
[38] Tutt, Andrew, Paul Ellis, et al. Abstract S3-01: The TNT trial: A randomized phase III trial of carboplatin (C) compared with docetaxel (D) for patients with metastatic or recurrent locally advanced triple negative or BRCA1/2 breast cancer (CRUK/07/012), Cancer Research, 2015, 75: S3-01-S3-01.
[39] von Minckwitz, Loibl GS, Schneeweiss A, et al. Abstract S2-04: Early survival analysis of the randomized phase II trial investigating the addition of carboplatin to neoadjuvant therapy for triple-negative and HER2-positive early breast cancer (GeparSixto), Cancer Research, 2016, 76: S2-04-S2-04.
[40] Sikov WM, Berry DA, Perou CM, et al. Abstract S2-05: Event-free and overall survival following neoadjuvant weekly paclitaxel and dose-dense AC +/- carboplatin and/or bevacizumab in triple-negative breast cancer: Outcomes from CALGB 40603 (Alliance), Cancer Research, 2016, 76: S2-05-S2-05.
[41] Toi M, Masuda N, Ohashi Y. Adjuvant Capecitabine for Breast Cancer, N Engl J Med, 2017, 377: 791–792.
[42] Muss HB, Berry DA, Cirrincione CT, et al. Adjuvant chemotherapy in older women with early-stage breast cancer, N Engl J Med, 2009, 360: 2055–2065.
[43] Azim, HA, de Azambuja E Jr., Colozza M, et al. Long-term toxic effects of adjuvant chemotherapy in breast cancer, Ann Oncol, 2011, 22: 1939–1947.

51 乳腺癌的放射治疗

Hale Basak Caglar

51.1 引言

乳腺癌是全球女性最常见的恶性肿瘤，也是导致女性死亡最主要的癌症原因。放射治疗（简称放疗）是一种在乳腺癌局部控制方面非常有效的治疗手段，主要适用于乳腺癌手术后的辅助治疗，包括保乳手术和乳房切除术。本章将根据最新的证据，详细介绍侵袭性乳腺癌或导管原位癌（ductal carcinoma in situ，DCIS）手术后辅助放疗的方法和原则。

51.2 保乳手术后放疗

自20世纪70年代末起，多项随机试验比较了保乳治疗（保乳手术后接受全乳放疗）与乳房切除术在早期乳腺癌中的效果[1,2]。这些试验均证实两种手术在局部控制方面无显著差异。这些研究的中位随访时间超过20年，生存和局部控制的结果并无差异[3-5]。

这些研究被纳入2000年发表的EBCTCG meta分析中，对早期乳腺癌的保乳治疗和乳房切除术的长期结果进行了比较[6]。该meta分析确认了保乳手术联合全乳放疗与乳房切除术在治疗早期乳腺癌方面具有相同的安全性。随着术前评估、手术切缘确定和治疗技术的进步，保乳治疗后的局部复发率目前已降至约2%[7]。

51.2.1 保乳治疗的适应证

保乳治疗是指保留大部分乳房组织的手术，辅以全乳放射治疗，达到局部控制乳腺癌的目的。保乳治疗不适用于以下情况：多发性肿瘤、有放疗史、手术切缘阳性患者或孕妇[8,9]。

51.2.2 放疗对总生存率的影响

为了评估保乳手术后放疗对同侧乳腺肿瘤复发和死亡风险的影响，将15项随机试验、共9 422例患者纳入了一项meta分析[10]。结果显示，保乳手术后不接受放疗的患者，同侧乳腺肿瘤复发和死亡的相对风险分别是接受放疗患者的3倍和1.086倍。这表明，省略放疗会显著增加同侧乳腺肿瘤复发的风险，同时也会轻微增加死亡风险。

EBCTCG meta分析包含10项随机试验、共7 300例患者，比较了保乳手术后联合或不联合全乳放疗的长期结果[11]。5年的随访结果显示，放疗组和非放疗组的局部复发率分别为7%和26%，相差19%。放射治疗还对整个组的乳腺癌死亡率有显著影响，使每年乳腺癌死亡率降低了约15%。15年的随访结果显示，放疗组和非放疗组的乳腺癌死亡率分别为30.5%和35.9%，相差5.4%。2011年的更新报告中分析了10 801例患者的个体数据[12]，显示放疗将任何首次复发（局部或远处）的10年风险从35%降低到19.3%，降低了15.7%，并将乳腺癌死亡的15年风险从25.2%降低到21.4%，降低了3.8%。该组中的大多数患者是无淋巴结转移

H. B. Caglar (✉)
Anadolu Medical Center, Kocaeli, Turkey

© Springer Nature Switzerland AG 2021
M. Rezai et al. (eds.), *Breast Cancer Essentials*, https://doi.org/10.1007/978-3-030-73147-2_51

的，放疗对乳腺癌死亡率的降低程度与其他临床预后因素有关，如年龄、分级、ER 状态、他莫昔芬使用情况和手术范围。在少数有淋巴结转移的患者中，放疗使生存率增加了 8.5%。总体而言，在 10 年内避免 4 例复发就能在 15 年内避免 1 例乳腺癌死亡。放疗没有增加 15 年内因其他原因死亡的风险。

51.2.3 保乳手术后是否需要放疗？

一些随机试验对保乳手术后是否需要放疗提出了质疑。NSABP B-06 试验将患者随机分为保乳手术后接受或不接受放疗两组[1,3]。12 年的随访结果显示，无论淋巴结是否有转移，不接受放疗患者的同侧乳腺肿瘤复发率都高达 32%~41%。该试验中，所有淋巴结转移的患者都接受了辅助化疗。相比之下，接受放疗患者的同侧乳腺肿瘤复发率只有 5%~12%。

Milan Ⅲ 试验是另一项比较切除 1/4 的乳腺组织后是否需要放疗的随机试验[4]。所有需要放疗的患者都接受了全身治疗。7 年的随访结果显示，放疗组的局部复发率为 0，而非放疗组为 9%。随着随访时间的延长，放疗对局部复发的预防作用仍然显著（6% vs. 24%）。两组的总生存率相似。

Uppsala 试验将 Ⅰ 期肿瘤患者随机分为切除 1/4 乳腺组织后接受或不接受放疗两组[13,14]。该试验中的患者属于低风险组，没有接受辅助全身治疗。10 年的随访结果显示，放疗将局部复发率从 14% 降低到 4%。

Winzer 等将 585 例低复发风险（$pT_1pN_0M_0$，年龄 45~75 岁，激素受体阳性，Ⅰ、Ⅱ 级）的 Ⅰ 或 Ⅱ 期乳腺癌患者随机分组，并报告了保乳手术联合放疗将中位 5.9 年的局部复发率从 25% 降低到 6%[15]。在 10 年的更新结果中显示，即使在预后良好的分组中，放疗的优势也得到了证实[16]。

一些回顾性、非计划性研究评估了低风险患者（绝经后，T_1N_0 期，激素受体阳性，低级别）是否需要联合放疗，并显示了较低的同侧乳腺肿瘤复发率[17]。

另一项研究根据低风险因素对患者进行了筛选，并在保乳手术后不进行任何进一步放疗的情况下前瞻性地评估了他们的随访情况[18]。定义的低风险因素是单灶 T_1 期肿瘤，浸润性导管/管状/胶样癌组织学类型，无广泛导管原位癌成分，无淋巴血管侵袭，无腋窝转移，并且标本中手术切缘无肿瘤且超过 1cm。该研究计划连续招募 90 例患者，但在 87 例后提前停止，因为观察到的复发率高于预期。该研究队列的中位肿瘤大小为 0.9cm，中位年龄为 67 岁。尽管该观察性研究中纳入的患者是根据其局部复发的低风险因素进行了高度筛选的，但在保乳手术后 5 年内，同侧乳腺局部失败率为 16%，乳腺癌年复发率为 3.6%。87 例患者中有 4 例在 56 个月内发生了远处转移。该研究得出的结论是，即使在高度筛选的患者中，保乳手术后也不能省略放疗。

为了探讨低风险患者是否需要放疗，研究者还进行了几项随机临床试验。加拿大的一项试验[19]将 769 例年龄 ≥ 50 岁、T_1/T_2N_0 期、雌激素受体阳性的患者，在保乳手术和他莫昔芬治疗后随机分配到放疗组或对照组。8 年的随访结果表明，放疗组的局部复发率和无病生存率分别比对照组降低了 8%（$P < 0.05$）和提高了 6%。CALGB 组（9343/INT 试验）的研究是一项类似的临床试验[20]，将 636 例具有低风险因素（年龄 > 70 岁，T_1 期，ER 阳性）的患者，在保乳手术和他莫昔芬治疗后随机分配到放疗组或对照组。8 年的结果表明，放疗组的局部复发率比对照组降低了 6%（$P < 0.05$），但无病生存率和总生存率无显著差异。因此，对于那些年龄较大、有重大合并症的低风险患者，仅用他莫昔芬也许是一种可行的选择。

欧洲的一项新研究[21]评估了低风险因素患者在保乳手术后增加放疗的效果。共有 1 326 例年龄 ≥ 65 岁的早期乳腺癌患者（HR 阳性，腋窝淋巴结阴性，肿瘤大小 < 3cm，切缘清晰；肿瘤组织学分级为 3 级或淋巴血管侵袭，但不能同时具备）在保乳手术和辅助内分泌治疗后被随机分配到全乳放疗组（40~50Gy/15~25 次）或对照组。中位随访 5 年后，全乳放疗组的同侧乳腺肿瘤复发率为 1.3%，对照组为 4.1%（$P = 0.000\ 2$）。

51.2.4 瘤床加量放疗

在证实保乳手术后放疗有效性的随机试验中，

并没有探讨最佳剂量、分割和治疗范围。给瘤床增加额外的局部剂量是基于这样一个事实，即大多数局部复发发生在原发肿瘤区域。在评估了这种方法对局部控制效果的随机试验后，增加瘤床剂量成为一种标准方法。

法国的一项随机试验[22]将1 024例Ⅰ期和Ⅱ期乳腺癌患者在局部切除、切缘阴性和全乳放疗后随机分配到10Gy增强组或对照组。5年的随访结果表明，增强组的局部复发率为3.6%，对照组为4.5%，但增强组的Ⅰ级和Ⅱ级毛细血管扩张发生率更高（12.4% vs. 5.9%）。

EORTC的另一项随机试验[23]将5 318例（保乳手术后切缘阴性）患者随机分配到全乳放疗联合16Gy/8次增强组（或15Gy低剂量率近距离治疗）或对照组。10年的随访结果表明，增强组的局部复发率为6.2%，对照组为10.2%（P＜0.000 1），增强的效果主要在年轻患者中（年龄＜40岁）体现，局部复发风险比（HR）为0.59[24]。然而，增强组的10年严重纤维化发生率较高（4.4% vs. 1.6%）。一般建议对以下患者进行瘤床加量：年龄＜40岁、肿瘤较大、切缘接近肿瘤、高级别浸润性或导管原位癌、高增殖指数、激素受体阴性肿瘤和存在广泛导管原位癌成分的患者[25,26]。

51.2.5 安全切缘的定义和评估

安全切缘是指切除肿瘤后，周围正常组织中没有残留肿瘤细胞的距离。切缘评估的目的是确定哪些患者需要再次手术，以降低局部复发的风险。再次手术不仅会影响患者的美容效果和生活质量，还会增加并发症和成本，并可能导致患者选择更激进的治疗方案[27]。

Houssami等对保乳治疗中切缘与浸润性乳腺癌局部复发的关系进行了系统回顾[28]。他们分析了33项研究，发现局部复发与切缘是否阳性相关，但与切缘距离无关。这一结果不受随访时间、内分泌治疗或招募年份的影响。根据meta分析，切缘阳性（浸润性癌或导管原位癌上墨染）会增加局部复发的风险，这一风险不能被生物学特征、内分泌治疗或放疗的优势所抵消。

美国肿瘤外科学会（Society of Surgical Oncology）和美国肿瘤放射学会（American Society for Radiation Oncology）发布了一份关于Ⅰ期和Ⅱ期浸润性乳腺癌保乳手术后全乳放疗切缘的共识指南[29]。该指南基于一个多学科专家小组委托进行的系统回顾和meta分析。指南认为，切缘阳性会使同侧乳腺肿瘤复发风险增加1倍，而切缘距离的增加并不能显著降低复发风险。此外，没有证据表明对于年轻患者或那些具有不良生物学特征、小叶癌或广泛导管原位癌成分的患者，更宽阔的清晰切缘（more widely clear margins）能够降低同侧乳腺肿瘤复发率。

51.3 乳房切除术后放疗

51.3.1 研究结果

在20世纪90年代末发布的多项随机对照试验中，乳房切除术后放疗能够提高局部和区域控制率，并且对于肿瘤直径超过5cm和（或）腋窝淋巴结转移患者，还能提高总生存率[30,31]。1987年发布的一项综述报告了行乳房切除术后放疗患者死亡率增加的情况，主要是心脏原因导致的死亡[32]。

随后发表了许多关于乳房切除术后放疗效果的meta分析[10,33-35]。2014年发表的一项meta分析中，分析了8 135名女性的个体数据，她们在1964—1986年参与了22项随机试验，比较了乳房切除术和腋窝手术后接受或不接受胸壁和区域淋巴结放疗的效果[36]。经过10年的随访，分析结果按照试验、个体随访年份、入组时年龄和病理淋巴结状态进行分层。结果显示，对于700例行腋窝清扫且无阳性淋巴结的患者，放疗对局部区域复发没有显著影响。对于1 314例行腋窝清扫且有1~3个阳性淋巴结的患者，放疗能够降低局部区域复发率、总复发率和乳腺癌死亡率。这1 314例患者中的大多数是处于需要全身治疗的试验中。对于1 772例行腋窝清扫且有≥4个阳性淋巴结的患者，放疗也能降低局部区域复发率、总复发率和乳腺癌死亡率。

乳房切除术后放疗（postmastectomy radiotherapy, PMRT）不推荐用于肿瘤直径＜5cm、无腋窝转移和切缘阴性的患者。然而，对于T_{1-2}期肿瘤和1~3个阳性腋窝淋巴结的患者，PMRT是否能够提高生存率仍然存在争议。最新的 meta 分析显示了 PMRT 的生存优势，但这些 meta 分析所基于的试验受到了手术技术和全身治疗不完善的影响。丹麦试验的非计划性二次分析发现，在有 1~3 个淋巴结转移的患者亚组中，接受 PMRT 并随访超过 15 年的患者，其局部控制率和生存率都有显著提高[37]。欧洲肿瘤研究与治疗协作组（EORTC）也报告了 PMRT 能够改善 1~3 个阳性淋巴结患者的局部控制率和生存率[38]。

另一方面，2004 年发表了五项国家外科辅助乳腺和肠道项目（NSABP）试验的失败模式分析，在这些试验中，患者没有接受 PMRT，结果显示，在有阳性淋巴结的患者中，单纯局部区域失败作为首次事件的发生率在大多数患者亚组中都大于 10%（当同时出现远处复发时，在所有患者亚组中都大于 10%），这一结果与患者的年龄、绝经状态、激素受体状态、肿瘤大小、淋巴结转移数量或淋巴结清扫数量无关[39]。因此，对于 T_{1-2} 期肿瘤和有 1~3 个阳性腋窝淋巴结的患者，PMRT 的适应证仍然需要进一步的研究和评估。

51.3.2 新辅助化疗后的乳房切除术后放疗

在评价乳房切除术后放疗（PMRT）的研究中，没有涉及接受新辅助化疗的患者。目前由于新辅助化疗的应用日益普及，这给放疗患者的选择带来了重大挑战。新辅助化疗的反应情况可能有助于更好地筛选出那些在乳房切除术后能够从放疗中受益的患者。许多研究专注于探索接受新辅助化疗的患者的预测因子和预后因子，其中治疗前的因子包括临床分期、受体状态和年龄，治疗后的因子包括切缘状态和新辅助化疗的反应情况。

最早关注新辅助化疗后 PMRT 作用的一个报告是来自 MD 安德森癌症中心的回顾性数据[40,41]。该队列主要包括了 Ⅱ 期或 Ⅲ 期乳腺癌患者，她们接受了改良根治性乳房切除术和 Ⅰ 或 Ⅱ 级腋窝清扫，并且大多数患者接受了化疗方案。PMRT 的施行是基于医生和患者的偏好。两组患者在年龄、绝经状态、组织学亚型、分级、淋巴管侵袭的存在以及激素治疗的使用方面没有显著差异，但在接受放疗组中，有更大比例的患者在诊断时处于更高的临床分期。10 年的局部区域复发率在两组间没有显著差异（未接受放疗组为 10% *vs.* 接受放疗组为 5%；$P = 0.4$）。无论是否接受了 PMRT，Ⅰ 期或 Ⅱ 期患者都没有出现局部区域复发。然而，在 Ⅲ 期患者中，接受放疗的患者局部区域复发率、远处转移无复发生存率、癌症特异性生存率和总生存率都显著降低。这促使放射肿瘤学家建议所有临床上诊断的局部晚期乳腺癌患者，无论病理反应如何，都应该接受 PMRT。

确定哪些患者在新辅助化疗和乳房切除术后需要放疗是一个特别重要和常见的临床问题。现有的文献表明，Ⅲ 期乳腺癌患者可以从 PMRT 中受益，并且应该接受该治疗。对于淋巴结病理检查阳性的 Ⅱ 期患者，PMRT 的作用仍然不清楚，这类患者的结果正在 Alliance A011202 试验中进行验证[42]。对于淋巴结病理检查阴性的 Ⅱ 期患者，回顾性数据表明可以省略 PMRT。正在进行的 National Surgical Adjuvant Breast and Bowel Project B-51/Radiation Therapy Oncology Group 1304 研究正在前瞻性地评价这一问题[43]。

51.4 低分割放疗

在乳房切除术或保乳手术后接受辅助放疗的试验中，大多数患者都接受了传统分割放疗，通常是 25 次 2Gy 的分割，连续进行 5 周，这种方法曾经是辅助放疗的标准。低分割放疗的定义是使用更少的分割次数和每次分割超过 2Gy 的剂量。试验数据表明，乳腺癌对分割敏感性低（高 α/β 值）[42]，而放射诱导的晚期正常组织损伤对分割敏感性高（低 α/β 值）。回顾性数据表明，低分割放疗与较高的放射诱导的急性和晚期毒性无关，并且在辅助治疗中能够达到与传统分割放疗一样低的局部复发率[43]。分割放疗的潜在益处包括提高患者的就医便利性、降低急性皮肤毒性和减少花费。

几项随机试验比较了低分割放疗与传统分割放疗的效果。最早的一项研究名为 "START Pilot"[44]。该试验对 1989—1998 年的 1 410 例早期乳腺癌（Ⅰ ~ Ⅲ 期，最多 1 个阳性淋巴结，无转移）患者进行了随机分组，在局部肿瘤切除后接受 50Gy、25 次 2Gy 或 39Gy、13 次 3Gy 或 42.9Gy、13 次 3.3Gy 的放疗，所有治疗都在 5 周内完成。

在838例（95%）存活的患者中，中位随访时间为9.7年，10年后同侧肿瘤复发风险在三组之间无显著差异。

来自英国的第二份报告于2008年发表。"START A"试验在1998—2002年随机分配了2 236例早期乳腺癌（$pT_{1-3a}\ pN_{0-1}\ M_0$）患者，在17个中心接受原发手术后给予50Gy、25次2Gy或41.6Gy或39Gy、13次3.2Gy或3.0Gy的放疗，在5周内完成[45]。在中位随访5.1年后，5年时局部区域肿瘤复发率在三组之间无显著差异。通过摄影和患者自我评估提示，39Gy组的晚期不良反应发生率低于50Gy组，乳房外观变化（摄影）的HR为0.69（$P = 0.01$）。通过与试验前期进行meta分析，肿瘤控制和乳房外观变化（摄影）的α/β值的调整估计分别为4.6Gy和3.4Gy。

在与START A同年发表的START B试验中，2 215例淋巴结阴性和淋巴结阳性乳腺癌患者在保乳手术或乳房切除术后被随机分配接受标准方案的50Gy、25次2Gy或40Gy、15次2.67Gy的放疗，每天1次，在3周内完成[46]。在接受保乳手术的患者中，42%接受了增强放疗，7.3%接受了区域淋巴结放疗。5年时局部复发和总生存率在两组之间无显著差异。通过摄影评估进行了美容控制，美容差异的发生率在两组之间无显著差异。

安大略临床肿瘤学组（Ontario Clinical Oncology Group）对1 234例淋巴结阴性乳腺癌患者进行了随机对照试验，比较了保乳手术和腋窝清扫术后接受加速分割全乳放疗和标准全乳放疗的效果。加速分割全乳放疗为22d内16次分割，总剂量42.5Gy；标准全乳放疗为35d内25次分割，总剂量50Gy[47]。10年随访结果显示，两组的局部复发率（6.7% vs. 6.2%）和10年生存率（84.4% vs. 84.6%）无显著差异。亚组分析发现，高级别肿瘤在加速分割全乳放疗组的局部复发率显著高于标准全乳放疗组（15.5% vs. 4.7%，$P = 0.01$），但这一结果在对989例患者进行中心病理学回顾（central pathological review）后未能得到证实[48]。两组的优良美容结果比例也相似（69.8% vs. 71.3%）。

通过meta分析，研究者估计了肿瘤控制和乳房外观变化（摄影）的α/β值，分别为4.6Gy和3.4Gy。

该meta分析包括四项试验的7 095例患者10年的随访数据[49]。这四项试验中的患者和治疗特征基本一致，除了安大略试验中没有淋巴结阳性患者，也没有患者接受连续传统分割瘤床加量放疗。所有试验中约有5%的患者接受了乳房切除术，约有8%的患者接受了区域淋巴结放疗。meta分析结果表明，保乳手术后的低分割放疗与传统分割放疗具有相同的效果（HR=1.00）。肿瘤大小、淋巴结受累情况、激素受体状态、年龄、辅助化疗和辅助内分泌治疗对放疗的分割方式无影响。虽然总生存率不是任何一项试验的主要终点，但所有试验都报告了总生存率。安大略、START Pilot和START A试验未见总生存率差异，而在START B试验中，加速分割全乳放疗组的总生存率显著优于标准全乳放疗组（$P = 0.042$）。这可能与加速分割全乳放疗组的总治疗时间比标准全乳放疗组缩短了2周（3周 vs. 5周）有关。然而，在安大略试验中也使用了缩短2周的放疗方案，但未见生存改善的趋势。无论使用哪种分割方案，大多数患者的急性皮肤毒性反应都很轻微，加速分割全乳放疗组比标准全乳放疗组有更低的明显皮肤反应风险（HR=0.21，$P=0.006\ 7$）。所有试验都发布了关于晚期放射诱导效应的数据，随访时间为10年，结果显示分割放疗在乳房水肿、收缩和毛细血管扩张等方面与标准分割放疗无差异。所有其他相关的晚期毒性，如心脏病、肋骨骨折、肺毒性、丛神经病和第二肿瘤的发生，在所有试验的所有分组中都很低，表明低分割放疗和传统分割放疗之间没有差异。

根据对分割放疗试验结果的详细评估，我们发现并非所有的分割放疗方案都适合临床应用，其中每次分割剂量为40Gy的15次分割方案、42.5Gy的16次分割方案和41.6Gy的13次分割方案均可作为常规临床方案。然而，是否应该将分割放疗作为所有乳腺癌患者术后放疗的首选方案仍有待商榷。在分割放疗试验中，40岁以下患者、局部晚期乳腺癌患者和接受乳房切除术的患者缺乏足够的代表性。从放射生物学的角度来看，对于这些特殊人群，分割放疗不一定会导致与其他人群不同的结果。此外，约1 600例患者接受了辅助化疗，但没有证据表明辅助化疗与分割放疗之间存在相互作用。然而，这些试验中没有一例患者接受了新辅助化疗、抗HER2治疗，因此在这种情况下不建议使用分割放疗。另外，四项随机试验中有583例患者在分割放疗组接受了锁骨上/下和腋窝区域淋巴结放疗，但并未发现肩部僵硬、手臂水肿和丛神经病变等晚期毒性增加。尽管如此，在出现更多可用的证据之前，仍应谨慎使用锁骨上/下淋巴结的分割放疗。目前还没有关于内乳淋巴结分割放疗的长期数据。虽然大体积乳房可能存在更大的剂量不均匀性，但现代治疗计划可能避免剂量过量的问题。目前正在进行前瞻性随机试验测试分割补量照射的效果。

51.5 部分乳腺加速照射

部分乳腺加速照射（partial breast irradiation，APBI）是一种仅对乳腺癌切除部位周围的乳房组织进行放疗的方法，已有多项研究对其进行了评价。APBI的发展和应用受到了多种因素的推动，目前已成为部分早期乳腺癌患者术后放疗的有效选择之一。

在英国进行的一项随机试验中，将2 018例女性患者随机分配接受分次全乳放疗或APBI。经过中位72.2个月的随访，两组在局部控制和美容效果方面无显著差异[50]。

目前正在进行或已完成招募的几项大型Ⅲ期随机试验，旨在比较APBI与标准术后全乳放疗在局部控制方面的差异。这些研究的结果尚未公布。

术中放疗（intraoperative radiotherapy，IORT）是一种在保乳手术后立即对切除腔施以单次高剂量放疗的方法，已证实这是一种安全有效的治疗方式，适用于早期乳腺癌患者。IORT在乳腺癌中有不同的技术应用方式，但通常是在肿瘤切除后立即进行，极少数情况下，可以在手术和病理检查后作为第二次手术进行。IORT是部分乳房放疗的一种特殊形式，需要使用专用的治疗设备，并需要对医生进行专业技能培训。目前有不同的商业化IORT平台可以使用。有两项Ⅲ期随机试验比较了术中放疗与全乳放疗的效果。第一项是TARGIT-A试验，第二项是ELIOT试验[51-53]。

TARGIT-A试验使用Zeiss Intrabeam技术进行单次术中放疗，并与标准全乳放疗进行比较。该试验从2000年到2012年在10个国家的33个中心招募了3 451例患者，采用非劣效性统计设计。纳入标准为45岁以上单发浸润性导管癌患者。该试验纳入的患者大多数为早期、激素受体阳性、低分级、无腋窝淋巴结转移的患者。经过中位随访2.5年，同侧乳腺癌复发率在TARGIT组和EBRT组分别为1.3%和3.3%，在预先设定的非劣效性边界2.5%之内。TARGIT组的总死亡率（3.9%）低于EBRT组（5.3%）。

ELIOT研究是一项单中心（米兰研究所）随机试验，共纳入1 305例患者。患者被随机分配到全乳放疗或单次电子束术中放疗，保乳手术后在手术室进行。纳入标准为48~75岁、肿瘤最大径不超过2.5cm、适合保乳手术的Ⅰ~Ⅱ期浸润性乳腺癌患者。该试验纳入的患者大多数具有良好的预后特征（ER阳性、HER2阴性、无腋窝淋巴结转移）。在中位随访5.8年后，乳腺癌复发率在EBRT组和IOERT组分别为0.4%和4.4%，在预先设定的等效边界内，且5年总生存率无差异（分别为96.8%和96.9%）。研究者认为，通过更严格的筛选标准，以及在部分患者中使用额外的外照射，可以改善术中放疗的乳房复发率。根据他们的分析，术中放疗的局部复发危险因素包括肿瘤直径＞2cm、高分级、≥4个阳性淋巴结和三阴性乳腺癌。

> **提示与技巧**
> - 保乳手术后患者几乎都需要接受辅助放疗。
> - 乳房切除术后的放疗适应证是根据化疗前的分期确定的。
> - 低风险患者可以不用增加剂量。
> - 少分割放疗与标准分割放疗的治疗效果相同。

（刘良权 译，刘锦平 审校）

参考文献

[1] Fisher B, Anderson S, Redmond CK, et al. Reanalysis and results after 12 years of follow-up in a randomized clinical trial comparing total mastectomy with lumpectomy with or without irradiation in the treatment of breast cancer. N Engl J Med, 1995, 333: 1456–1461.

[2] Veronesi U, Marubini E, Del Vecchio M, et al. Local recurrences and distant metastases after conservative breast cancer treatments. J Natl Cancer Inst, 1995, 87: 19–27.

[3] Fisher B, Anderson S, Bryant J, et al. Twenty-year follow-up of a randomized trial comparing total mastectomy,

lumpectomy, and lumpectomy plus irradiation for the treatment of invasive breast cancer. N Engl J Med, 2002, 347: 1233–1241.

[4] Veronesi U, Marubini E, Mariani Galimberti V, et al. Radiotherapy after breast-conserving surgery in small breast carcinoma: long-term results of a randomized trial. Ann Oncol, 2001, 12: 997–1003.

[5] Van Dongen JA, Voogd AC, Fentiman IS, et al. Long-term results of a randomized trial comparing breast-conserving therapy with mastectomy: European organization for research and treatment of cancer 10801 trial. J Natl Cancer Inst, 2000, 92: 1143–1150.

[6] Early Breast Cancer Trialists Collaborative Group. Favorable and unfavorable effects on long term survival of radiotherapy for early breast cancer. Lancet, 2000, 355: 1757–1770.

[7] The START Trialists Group. The UK Standardisation of Breast Radiotherapy(START) Trial B of radiotherapy hypofractionation for treatment of early breast cancer: a randomised trial. Lancet, 2008, 371: 1098–1107.

[8] Pierce LJ, Strawderman M, Narod SA, et al. Effect of radiotherapy after breast-conserving treatment in women with breast cancer and germline *BRCA*1/2 mutations. J Clin Oncol, 2000, 18: 3360–3369.

[9] Shanley S, McReynolds K, Ardern-Jones A, et al. Late toxicity is not increased in *BRCA1*/*BRCA2* mutation carriers undergoing breast radiotherapy in the United Kingdom. Clin Cancer Res, 2006, 23: 7025–7032.

[10] Vinh-Hung V, Verschraegen C. Breast-conserving surgery with or without radiotherapy: pooled-analysis for risk of ipsilateral breast tumor recurrence and mortality. J Natl Cancer Inst, 2004, 96: 115–121.

[11] Early Breast Cancer Trialists Collaborative Group. Effects of radiotherapy and of differences in the extent of surgery for early breast cancer on local recurrence and 15-year survival: an overview of the randomized trials. Lancet, 2005, 366: 2087–2106.

[12] Early Breast Trialists Collaborative Group. Effect of radiotherapy after breast-conserving surgery on 10-year recurrence and 15-year breast cancer death: meta-analysis of individual patient data for 10801 women in 17 randomised trials. Lancet, 2011, 378: 1707–1716.

[13] Liljegren G, Holmberg L, Adami HO, et al. Sector resection with or without postoperative radiotherapy for stage I breast cancer. Five-years results of a randomized trial. J Natl Cancer Inst. 1994, 86: 717–722.

[14] Liljegren G, Holmberg L, Bergh J, et al. 10-Year results after sector resection with or without postoperative radiotherapy for stage I breast cancer: a randomized trial. J Clin Oncol, 1999, 17: 2326–2333.

[15] Winzer KJ, Sauer R, Sauerbrei W, et al. Radiation therapy after breast-conserving surgery: first results of a randomised clinical trial in patients with low risk of recurrence. Eur J Cancer, 2004, 40: 998–1005.

[16] Winzer KJ, Sauerbrei W, Braun M, et al. Radiation therapy and tamoxifen after breast-conserving surgery: updated results of a 2 x 2 randomised clinical trial in patients with low risk of recurrence. Eur J Cancer, 2010, 46(1): 95–101.

[17] Haffty BG, Buchholz TA, Perez CA. Early stage breast cancer//Halperin EC, Perez CA, Brady LW, editors. Principles and practice of radiation oncology. 5th ed. Philadelphia: Lippincott Williams and Wilkins, 2008: 1175–291.

[18] Schnitt SJ, Hayman J, Gelman R, et al. A prospective study of conservative surgery alone in the treatment of selected patients with stage I breast cancer. Cancer, 1996, 77: 1094–1100.

[19] Fyles AW, McCready DR, Manchul LA, et al. Tamoxifen with or without breast irradiation in women 50 years of age or older with early stage breast cancer. N Engl J Med, 2004, 351: 963–970.

[20] Hughes KS, Schnaper LA, Berry D, et al. Cancer and Leukemia Group B, Radiation Therapy Oncology Group, Eastern Cooperative Oncology Group. Lumpectomy plus tamoxifen with or without irradiation in women 70 years of age or older with early breast cancer. N Engl J Med, 2004, 351: 971–978.

[21] Kunkler IH, Williams LJ, Jack WJ, et al. Breast-conserving surgery with or without irradiation in women aged 65 years or older with early breast cancer (PRIME II): a randomised controlled trial. Lancet Oncol, 2015, 16(3): 266–273.

[22] Romestaing P, Lehingue Y, Carrie C, et al. Role of a 10-Gy boost in the conservative treatment of early breast cancer: results of a randomized clinical trial in Lyon, France. J Clin Oncol, 1997, 15: 963–968.

[23] Bartelink H, Horiot J-C, Poortmans P, et al. European Organization for Research and Treatment of Cancer Radiotherapy and Breast Cancer Groups: recurrence rates after treatment of breast cancer with standard radiotherapy with or without additional radiation. N Engl J Med, 2001, 345: 1378–1387.

[24] Bartelink H, Horiot J-C, Poortmans P, et al. Impact of higher radiation dose on local control, survival in breast conserving therapy of early breast cancer: 10 years' results of the randomized boost versus no boost EORTC trial 22881-10882. J Clin Oncol, 2007, 25: 3259–3265.

[25] Graham P, Fourquet A. Placing the boost in the breast conservation radiotherapy: a review of the role, indications and techniques for breast boost radiotherapy. Clin Oncol (R Coll Radiol), 2006, 18: 210–219.

[26] Franco P, Cante D, Sciacero P, et al. Tumor bed boost integration during whole breast radiotherapy: a review of the current evidence. Breast Care (Basel), 2015, 10(1): 44–49.

[27] King TA, Sakr R, Patil S, et al. Clinical management factors contribute to the decision for contralateral prophylactic mastectomy. J Clin Oncol, 2011, 29: 2158–2164.

[28] Houssami N, Macaskill P, Marinovich ML, et al. The association of surgical margins and local recurrence in women with early-stage invasive breast cancer treated with breast-conserving therapy: a meta-analysis. Ann Surg Oncol, 2014, 21(3): 717–730.

[29] Moran MS, Schnitt SJ, Giuliano AE, et al. Society of Surgical Oncology-American Society for Radiation

Oncology consensus guideline on margins for breast-conserving surgery with whole-breast irradiation in stages I and II invasive breast cancer. Int J Radiat Oncol Biol Phys, 2014, 88(3): 553–564.

[30] Overgaard M, Hansen PS, Overgaard J, et al. Postoperative radiotherapy in high-risk premenopausal women with breast cancer who receive adjuvant chemotherapy. Danish Breast Cancer Cooperative Group 82b Trial. N Engl J Med, 1997, 337: 949–955.

[31] Ragaz J, Jackson SM, Le N, et al. Adjuvant radiotherapy and chemotherapy in node-positive premenopausal women with breast cancer. N Engl J Med, 1997, 337: 956–962.

[32] Cuzick J, Stewart H, Peto R, et al. Overview of randomized trials of postoperative adjuvant radiotherapy in breast cancer. Cancer Treat Rep, 1987, 71: 15–29.

[33] Whelan TJ, Julian J, Wright J, et al. Does loco regional radiation therapy improve survival in breast cancer? A meta-analysis. J Clin Oncol, 2000, 18: 1220–1229.

[34] Gebski V, Lagleva M, Keech A, et al. Survival effects of postmastectomy adjuvant radiation therapy using biologically equivalent doses, a clinical perspective. J Natl Cancer Inst, 2006, 98: 26–38.

[35] Van de Steene J, Soete G, Storme G. Adjuvant radiotherapy for breast cancer significantly improves overall survival: the missing link. Radiother Oncol, 2000, 55: 263–272.

[36] EBCTCG(Early Breast Cancer Trialists Collaborative Group). Effect of radiotherapy after mastectomy and axillary surgery on 10-year recurrence and 20-year breast cancer mortality: meta-analysis of individual patient data for 8135 women in 22 randomised trials. Lancet, 2014, 383(9935): 2127–2135.

[37] Overgaard M, Nielsen HM, Overgaard J. Is the benefit of postmastectomy irradiation limited to patients with four or more positive nodes, as recommended in international consensus reports? A subgroup analysis of the DBCG 82b and 82c randomised trials. Radiother Oncol, 2007, 82: 247–253.

[38] Van der Hage JA, Putter H, Bonnema J. Impact of locoregional treatment on the early stage breast cancer patients: a retrospective analysis. Eur J Cancer, 2003, 39: 2192–2199.

[39] Taghian A, Jeong JH, Mamounas E, et al. Patterns of locoregional failure in patients with operable breast cancer treated by mastectomy and adjuvant chemotherapy with or without tamoxifen and without radiotherapy: results from five National Surgical Adjuvant Breast and Bowel Project randomized clinical trials. J Clin Oncol, 2004, 22: 4247–4254.

[40] McGuire SE, Gonzalez-Angulo AM, Huang EH, et al. Postmastectomy radiation improves the outcome of patients with locally advanced breast cancer who achieve a pathologic complete response to neoadjuvant chemotherapy. Int J Radiat Oncol Biol Phys, 2007, 68: 1004–1009.

[41] Huang EH, Tucker SL, Strom EA, et al. Postmastectomy radiation improves local-regional control and survival for selected patients with locally advanced breast cancer treated with neoadjuvant chemotherapy and mastectomy. J Clin Oncol, 2004, 22: 4691–4699.

[42] Stuschke M, Budach V, Sack H. Radioresponsiveness of human glioma, sarcoma, and breast cancer spheroids depends on tumor differentiation. Int J Radiat Oncol Biol Phys, 1993, 27: 627–636.

[43] Ash DV, Benson EA, Sainsbury JR, et al. Seven-year follow-up on 334 patients treated by breast conserving surgery and short course radical postoperative radiotherapy: a report of the Yorkshire Breast Cancer Group. Clin Oncol(R Coll Radiol), 1995, 7: 93–96.

[44] Owen JR, Ashton A, Bliss JM, et al. Effect of radiotherapy fraction size on tumour control in patients with early-stage breast cancer after local tumour excision: long-term results of a randomised trial. Lancet Oncol, 2006, 7(6): 467–471.

[45] START Trialists Group, Bentzen SM, Agrawal RK, et al. The UK Standardisation of Breast Radiotherapy (START) Trial A of radiotherapy hypofractionation for treatment of early breast cancer: a randomised trial. Lancet Oncol, 2008, 9(4): 331–341.

[46] START Trialists Group, Bentzen SM, Agrawal RK, et al. The UK Standardisation of Breast Radiotherapy (START) Trial B of radiotherapy hypofractionation for treatment of early breast cancer: a randomised trial. Lancet, 2008, 371(9618): 1098–1107.

[47] Whelan TJ, Pignol JP, Levine MN, et al. Long-term results of hypofractionated radiation therapy for breast cancer. NEJM, 2010, 362(6): 513–520.

[48] Bane AL, Whelan TJ, Pond GR, et al. Tumor factors predictive of response to hypofractionated radiotherapy in a randomized trial following breast conserving therapy. Ann Oncol, 2014, 25(5): 992–998.

[49] Sedlmayer F, Sautter-Bihl ML, Budach W, et al. DEGRO practical guidelines: radiotherapy of breast cancer I: radiotherapy following breast conserving therapy for invasive breast cancer. Strahlenther Onkol, 2013, 189: 825–833.

[50] Coles CE, Griffin CL, Kirby AM, et al. Partial-breast radiotherapy after breast conservation surgery for patients with early breast cancer (UK IMPORT LOW trial): 5-year results from a multicentre, randomised, controlled, phase 3, non-inferiority trial. Lancet, 2017, 390(10099): 1048–1060.

[51] Vaidya JS, Joseph DJ, Tobias JS, et al. Targeted intraoperative radiotherapy versus whole breast radiotherapy for breast cancer (TARGIT-A trial): an international, prospective, randomised, non-inferiority phase 3 trial. Lancet, 2010, 376(9735): 91–102.

[52] Vaidya JS, Wenz F, Bulsara M, et al. Risk-adapted targeted intraoperative radiotherapy versus whole-breast radiotherapy for breast cancer: 5-year results for local control and overall survival from the TARGIT-a randomized trial. Lancet, 2014, 383(9917): 603–613.

[53] Veronesi U, Orecchia R, Maisonneuve P, et al. Intraoperative radiotherapy versus external radiotherapy for early breast cancer (ELIOT): a randomised controlled equivalence trial. Lancet Oncol, 2013, 14(13): 1269–1277.

52 乳腺癌随访

Sibel Özkan Gürdal, Nuh Zafer Canturk

52.1 引言

乳腺癌是最常见的非皮肤性（non-cutaneous）癌，约占存活的女性癌症患者的40%[1]。乳腺癌的5年生存率约为90%[2]。2012年的一项对40个欧洲国家的调查显示，乳腺癌的年发病率为94.2/10万人，死亡率为23.1/10万人[3]，这一结论近似于美国2016年报告的年发病率，当年共有231 840例女性被诊断为新发乳腺癌，且约有310万例乳腺癌患者处于生存状态[4]。患者确诊的平均年龄为61岁，有43%的患者年龄超过65岁[1]，其中约有61%的患者属于早期乳腺癌[2]。对乳腺癌治疗后随访的目的是：检测是否有新发病灶；检查并管理与治疗相关的并发症；增强治疗依从性并提供心理支持；检测疾病是否复发；在局部出现复发时及时干预[5]。

乳腺癌最重要的风险因素是遗传易感性、雌激素暴露（内源性或外源性）、电离辐射暴露、未育、存在非典型增生、西式饮食、饮酒和（或）肥胖[6]。在欧洲，超过25%的乳腺癌发生在50岁之前，还有不到5%的乳腺癌发生在35岁之前。2012年，欧洲的5年乳腺癌患病人数估计为1 814 572例[4]。大约1%的乳腺癌患者是男性，最重要的危险因素是女性乳房发育或肝硬化等情况下雌激素水平升高、辐射暴露和疾病相关家族史[7]。近些年来，尽管乳腺癌的患病率有所增加，但年轻患者的死亡率已显著降低，这归因于早期筛查及治疗方式的进步[8]。

大多数局部复发发生在治疗后的3~5年内。雌激素受体阳性患者也可能在很多年后才发生局部复发[9]。1/4的患者在5年后会发生远处转移[9]。经过初始治疗后，乳腺癌的5年复发风险为2%~15%[9]。乳腺癌经治后的人群再患乳腺癌的风险是一般人群患乳腺癌风险的3~5倍，这一风险在年轻患者和遗传性及家族性乳腺癌患者中更高[9]。这些问题突出了乳腺癌治疗和治疗后随访的重要性。因此，仔细监测乳腺癌复发，监测并治疗乳腺癌继发性病灶的进展，识别治疗相关问题，以及为患者提供必要的心理和社会支持都是非常重要的。

乳腺癌随访指南已经发布，其中包括2015年发布的欧洲肿瘤内科学会年会（European Society of Medical Oncology，ESMO）和美国临床肿瘤学会（American Society of Clinical Oncology，ASCO）指南。所有女性都应该每月定期自我检查，但自我检查不能替代乳腺钼靶检查[10]。乳腺钼靶检查更容易发现小的肿瘤[11]。据报道，进行乳房自我检查的女性具有更长的生存时间[12]。最新的ASCO指南建议在放疗后6个月对接受保乳手术的患者进行初次乳腺钼靶随访，之后应每6~12个月进行一次乳腺钼靶随访。如果局部治疗后乳腺钼靶检查结果稳定，则此后每年只需进行一次钼靶检查。多达40%的可治疗乳腺癌复发是通过乳腺钼靶检测到的[13]。既往接受

S. O. Gurdal (✉)
Department of Surgery, Medical Faculty, Namık Kemal University, Tekirdag University, Tekirdağ, Turkey

N. Z. Canturk
Department of Surgery, Kocaeli University, Kocaeli, Turkey

© Springer Nature Switzerland AG 2021
M. Rezai et al. (eds.), *Breast Cancer Essentials*, https://doi.org/10.1007/978-3-030-73147-2_52

过乳腺癌治疗的女性再次患乳腺癌的风险大约是同年龄段未患乳腺癌女性的3倍[14]。因此，该类患者极可能通过乳腺钼靶提早发现乳腺癌（表52.1）。

52.2 乳腺影像学和体格检查

目前还没有随机试验数据评估乳腺钼靶筛查对接受乳腺癌治疗女性的累积影响，正是因为没有相关数据，因此建议女性每个月进行一次自我检查，但需要注意的是，在乳腺癌筛查中，自我检查不能代替乳腺钼靶检查。50~69岁的女性每两年进行一次钼靶筛查可显著降低乳腺癌相关死亡率[15]。然而，40~49岁的女性定期行乳腺钼靶检查的效果要差于50~69岁的女性[16]。因此，ESMO推荐50~69岁的女性常规进行乳腺钼靶检查，而40~49岁的女性是否进行常规影像学检查尚无共识。对于有或无*BRCA*突变的家族性癌症病史的女性，联合成像[磁共振成像（MRI）和乳腺钼靶检查]的筛查效果要优于单独钼靶检查。然而，目前尚不清楚联合检查是否能降低乳腺癌死亡率[17]。考虑到这一点，ESMO建议每年进行一次联合成像检查，或者对于具有乳腺癌家族史的女性，每6个月就进行一次检查。需要强调的是，具有乳腺癌家族史的女性应该在被诊断患有乳腺癌之前提早10年开始利用联合成像筛查乳腺癌（表52.2）。

首先应联合体格检查及影像学检查筛查乳腺癌，而后结合组织病理学检查确诊。检查应包括影像学检查[乳腺钼靶和超声检查（ultrasonography，

表52.1 推荐或不推荐随访流程及其证据水平

推荐（证据级别）	不推荐（证据级别）
·临床探视（Ⅲ）	·乳腺MRI（Ⅰ）
– 0~3年：每3~6个月一次	·其他检查（Ⅰ）
– 3~5年：每6~12个月一次	– 全血计数
– 5年以后：每年一次	– 肝功能测试
– 检查区域和远处转移病灶	– 胸部和骨骼影像学检查
– 年度妇科检查	·心脏功能检查（Ⅲ）
·乳房自我检查（Ⅲ）	– 接受蒽环类药物和曲妥珠单抗治疗后或出现症状的患者
– 针对高风险群体，每月一次	
·乳腺钼靶检查（Ⅱ）	
– 每年一次	
– 针对特定患者，每6个月一次	
– 乳房重建患者无须检查	
·筛查其他癌症（Ⅱ）	

表52.2 浸润性癌与原位癌在临床、影像及其他随访程序之间的差异

	浸润性乳腺癌	导管原位癌	小叶原位癌
临床随访	·前2年每3~4个月定期检查一次，第3~5年每6个月检查一次，此后每年一次	·前5年每6个月进行一次体格检查和病史采集，之后每年一次	·每6个月进行一次的体格检查和病史采集
影像随访	·每年一次钼靶检查 ·浸润性小叶癌应联合超声检查	·每年一次钼靶检查	·每年一次钼靶检查
其他	·盆腔检查 ·评估每个新症状 ·骨质疏松症检查及高危患者治疗	·每年一次盆腔检查和子宫颈涂片检查 ·眼科检查 ·绝经前患者的DEXA扫描	·每年一次盆腔检查和子宫颈涂片检查 ·眼科检查 ·绝经前患者行DEXA扫描

USG）]以及双侧乳房及腋窝区域触诊。ESMO 不推荐常规行 MRI 检查。在下述情形下可推荐 MRI 检查，包括 BRCA 突变相关的家族性乳腺癌，有乳房植入物，小叶癌，疑似多灶性和多中心性病灶，以及临床检查和放射学检查结果不一致等情况。当然，也可以在新辅助治疗之前进行常规 MRI 检查[18]。如果术前需要行全身治疗，则应进行术前活检，并检测肿瘤标志物，同时应标记好肿瘤位置，对疑似淋巴结进行空心针穿刺活检。

相比于正常同龄女性，患乳腺癌女性的对侧乳房再次发生乳腺癌的风险平均增加了 3 倍。这些病灶在早期可以通过每年定期的乳腺钼靶筛查发现[19]。研究表明，乳腺钼靶可检测到 45%~90% 的对侧乳腺癌。与体格检查发现皮肤增厚及脂肪坏死相比，超声检查具有更高的敏感度，而对于有皮肤增厚及纤维化的病变 MRI 检查效果更好。这两种成像方式都可以检测到无症状的行乳房全切术患者的局部复发，并可能改变乳腺癌患者的临床随访计划[20,21]。在用于乳腺癌筛查时，MRI 价格昂贵，具有一定的假阳性率，且无法有效改善乳腺癌患者的预后[22]。另一方面，在评估新辅助治疗的效果时，使用 MRI 又具有显著的优势，因其可测量残留病灶的大小并能够检测患者是否存在多灶性病变[23]。此外，乳腺钼靶也可用于检测行乳房全切术患者的局部复发[24]。自体乳房重建患者的复发与原发性乳腺癌患者的乳腺钼靶表现相似[25]。患者接受术中放疗后前 2 年，通过钼靶检查经常发现放疗导致肿瘤区域脂肪坏死和实质瘢痕，针对这类患者的随访并无不同[26]。

52.3 随访建议和协调

对乳腺癌患者随访的目的是尽早发现局部复发或新发对侧乳腺癌，管理治疗的晚期和长期影响以及治疗依赖性并发症，包括更年期症状、继发性癌或骨质疏松症，以激励患者继续治疗，并帮助患者经治后恢复正常生活。大多数欧洲国家乳腺癌患者的 10 年生存率超过 70%，局部转移患者的 10 年生存率为 89%，而区域性转移患者的 10 年生存率为 62%[27]。诊断后第 2 年的年复发率最高。在 5~20 年内复发率为 2%~5%。淋巴结阳性患者的复发率高于淋巴结阴性患者。研究显示，雌激素受体（ER）阴性患者的复发率在最初几年很高，但在治疗 5~8 年以后，年复发率下降到与 ER 阳性患者相似的水平[28]。在初始诊断 20 年后，患者仍然可能发生乳腺癌复发，尤其是 ER 阳性或孕激素受体（PR）阳性患者。

对乳腺癌患者的随访建议包括病史和体格检查、乳房自我检查、乳腺超声和钼靶成像、遗传咨询和妇科检查。这些建议都是基于 ESMO 和 ASCO 的随访指南，其已被证明既可以最大限度地降低护理成本，又可以最大限度地提高患者的生活质量并改善预后[10,15]。

这两部指南均认为仔细评估乳腺癌患者的病史对于检测复发及预测治疗后的长期影响是很重要的。在治疗后的前 3 年，推荐的复查频率是每 3~6 个月一次。在接下来的 2 年内，复查频率应该是每 6 个月一次。乳腺癌经治 5 年后，每年只进行一次复查就足够了（表 52.1，表 52.2）[10,15,29]。

随访期间，应该定期对患者进行体格检查，检查部位包括双侧淋巴结、盆腔、直立位及仰卧位双侧乳房。同时也应该检查其他器官是否发生癌变及乳腺癌是否转移至其他器官。除非患者家族史提示其余风险，否则必须对中等风险个体的心血管、肺、神经系统及腹部进行检查。具有病史和体格检查患者的临床随访证据级别为 Ⅲ 级。建议患者每月进行一次乳房自检，所报告的乳房自检证据级别也为 Ⅲ 级[10,15]。

用于乳腺癌患者随访的成像方法包括钼靶成像及超声检查（如果需要）。建议每年进行一次乳腺钼靶检查。如果患者接受了保乳手术并完成了相应的术后放疗，则应在治疗完成后 6 个月进行首次乳腺钼靶检查。各种研究表明，乳腺癌患者在随访期间并没有接受充分的钼靶检查。如果必要，也必须进行完整的超声检查以协助诊断[10,15,29]。

随访期间也可以进行 MRI 检查，尤其是乳腺致密且具有遗传或家族史的年轻患者。据 ASCO 报道，初级保健医生进行患者随访也能使患者达到类似于专家随访的满意度。如果早期乳腺癌患者（肿瘤直径 < 5cm 和 < 4 个阳性淋巴结）更愿意接受初级保健医生的随访，其可在诊断并经治 1 年以后转诊至初级保健医生。如果患者转诊至初级保健医

生，初级保健医生及患者均应当知晓后期的随访安排及治疗策略。如果患者要进行辅助内分泌治疗，则还应转诊以进行肿瘤学评估[30]。

目前还没有充分的临床数据证明其他实验室指标及影像检查结果是否会对患者的生存获益造成显著影响，例如无症状患者的血常规、生化分析、X线检查、骨扫描、肝脏超声、PET/CT 或包括 CA 15-3 和 CEA 在内的肿瘤标志物的测定。血常规用于检测接受内分泌治疗患者的可能副作用。接受他莫昔芬治疗的患者的年度妇科评估应由经验丰富的妇科医生进行。对于接受芳香化酶抑制剂治疗的患者，则建议定期测量骨密度。对有症状的患者或体检发现异常的患者，则应及时进行适当的检查。除了局部和系统治疗以外，改变生活方式，如运动，也能积极地影响患者的预后并降低复发率[31]。体重的减轻或肥胖均会对乳腺癌的预后产生不利影响[32]，因此对肥胖患者应进行适当的营养调理。据报道，激素替代疗法（hormone replacement therapy，HRT）会增加复发风险[33]。

患者也应接受康复训练。康复训练的主要目的是预防淋巴水肿并在淋巴水肿进展时及时提供相关治疗。还没有研究报道过物理治疗类型会对疾病复发造成负面影响。在护理过程中，应尽量避免在患侧手臂上进行静脉穿刺、插管或血压测量。术后一般推荐使用抗生素预防切口感染。通常患者进行化疗及放疗后容易出现过度疲劳和（或）抑郁，因此为患者提供必要的心理支持和治疗后的密切随访是很重要的。

CA 15-3 是乳腺癌最常用的肿瘤标志物。在骨骼和肝脏转移灶中，CA 15-3 的水平显著升高[34]。尽管 CA 15-3 水平在大多数乳腺癌远处转移患者中升高，但卵巢癌、胰腺癌、胃癌和肺癌也可能导致 CA 15-3 水平升高，而良性疾病如慢性活动性肝炎、肝硬化、结节病、甲状腺功能减退和巨幼细胞性贫血也可能导致 CA 15-3 水平升高[35]。在 ASCO、国家综合癌症网络（NCCN）和 ESMO 指南中，均不建议在无症状患者的常规随访中检测任何血清肿瘤标志物，包括 CA 15-3[36]。值得注意的是，在大约 5% 的晚期乳腺癌且接受过化疗的患者中，其体内的 CA 15-3 可能会因肿瘤消退而暂时升高，但其浓度会在术后 6~12 周后再次降低[37]。

大约 25% 的乳腺癌患者初次发生转移的部位是胸部区域[38]。无症状患者发生肺转移的概率为 3%，而通过肿瘤切除和辅助治疗获得预后改善的患者占比仅为 1%~2%[39]。由于胸部复发患者往往会伴有多处转移灶，因此该类患者难以进行手术切除治疗。这些原因导致胸片检查并不常规用于无症状患者的随访[40]。对于腋窝淋巴结受累的患者，术后 10 年内发生骨转移的风险会逐步升高[41]，这一概率在前 3 年为 8.9%，在 5 年时为 11.2%，在 10 年时为 14.4%。在癌症晚期，多达 70% 的患者被检测到发生了骨转移[42]。应进行骨扫描，特别是对于有骨痛、晚期乳腺癌以及疑似骨转移的患者。

正电子发射计算机断层显像（PET）不常规推荐用于乳腺癌筛查。尽管与传统影像学方法相比，PET 在筛查疾病复发方面更为敏感，但其对患者的生存、生活质量或成本效益等方面的影响尚未得到证实。虽然 MRI 是评估复发或转移性疾病的首选检查方法，但是如果 MRI 的诊断结果不够准确，也可以对患者进行 PET 成像。PET 虽然在检测远处转移方面更胜一筹，但不如传统方法（如骨闪烁扫描）有效，尤其是在显示硬化性骨转移时[43]。

所有乳腺癌患者都必须接受遗传咨询。患者和一些医生对遗传咨询和检测存在误解。初级保健肿瘤学家、乳腺外科医生及其他医务人员都应该接触并了解遗传咨询。在随访期间，医生应鼓励乳腺癌患者进行锻炼，并适当参与合理的减重计划；除此之外，医生还必须了解患者的吸烟及饮酒情况，必要时应将患者转诊到适当的服务机构。考虑到患者的预后，还应告知患者及其家属在随访期间筛查其他癌症的重要性[31]。系统治疗包括化疗和（或）内分泌治疗均会对乳腺癌患者的骨骼健康造成影响，例如，长期服用他莫昔芬会导致绝经前女性的骨密度下降。目前有学者建议可使用双能 X 线吸收测定法监测骨密度（表 52.3）[33]。

52.4 谁负责乳腺癌患者的随访？

ASCO 指南认为，患者在确诊癌症以后，必须交由肿瘤学专家进行抗肿瘤治疗。不同学科的医生可能希望对这些患者进行随访，但由不同的医生对患者进行随访可能会造成不必要的资源浪费，也可能会使患者接受一些不必要的随访[10]。Grunfeld

表 52.3　女性乳腺癌患者随访期间不同器官系统的症状、体征评价

· 认知功能评估	· 评估认知功能
· 心理评估	· 问题检测和自我管理及应对方法
	· 评估焦虑、痛苦和抑郁风险
	· 咨询和转诊治疗
	· 如果需要，提供社会心理支持
· 疲劳	· 致病因素评估
	· 制订治疗计划
	· 推荐体育锻炼或瑜伽类锻炼
· 骨骼评价	· 对服用芳香化酶抑制剂和促性腺激素释放激素（GnRH）激动剂的患者进行骨扫描（DEXA）
· 心血管系统评估	· 监测心血管危险因素和心血管健康
	· 规范饮食、建议锻炼和劝导戒烟
· 遗传咨询	· 50岁以下的乳腺癌患者、患有卵巢癌的女性、有多发性乳腺癌家族史或同时存在乳腺癌和卵巢癌的男性乳腺癌、某些族群
· 性健康建议	· 评估性问题并对其进行治疗
	· 必要时提供性和婚姻咨询
· 淋巴水肿管理	· 提供一些药物，如选择性血清再吸收抑制剂（SSRI）、加巴喷丁等。
	· 提供缓解更年期症状的建议
	· 将年轻患者转诊给肿瘤生育专家
	· 体重管理咨询、淋巴水肿症状以及自我管理
· 疼痛管理	· 经皮电刺激神经疗法（TENS）、针灸、适当的体育活动和止痛药
· 其他	· 减重、吸烟和饮酒史调查
	· 建议食用饱和脂肪含量低的食物，少食用加工肉类和红肉，可多食用水果、蔬菜、豆类、全谷物等

等认为，肿瘤学专家与其他学科的医务工作者的随访并没有显著差异，无论是在严重临床事件、生活质量、无病生存率还是总生存率等方面均没有显著差异[44,45]。基于这些结论，我们认为应该明确划分医生对乳腺癌患者的随访责任[29,46]。因此，我们建议仅由一名医生对乳腺癌患者进行随访。此外，为了避免重复检查及更高效地利用医疗资源，主治医生应与其他学科的医务人员保持良好的沟通[46]。

如果乳腺癌患者接受了定期随访，他们会在对抗病魔的道路上感觉更加良好，也更有信心。而利于他们健康的消息也能使他们的日常生活更加轻松、愉悦。70%的患者希望每3个月就能接受一次随访，其中75%的患者希望由同一位医生对其进行随访[46,47]。

提示与技巧

· 随访频率建议在前3年每3~6个月一次，随后2年每6个月一次，然后每年一次。
· 建议患者每年进行一次乳腺钼靶检查。
· 合理随访流程包括多学科协调护理，但应只由一名医生负责专门的随访。

（刘良权　译，刘锦平　审校）

参考文献

[1] DeSantis CE, Lin CC, Mariotto AB, et al. Cancer treatment and survivorship statistics, 2014. CA Cancer J Clin, 2014, 64: 252–271.

[2] Howlader N, Noone AM, Krapcho M, et al. editors. Cancer

statistics review, 1975-2014—SEER statistics. https: //seer.cancer.gov/csr/1975_2014.

[3] Senkus E, Kyriakides S, Ohno S, et al. Primary breast cancer: ESMO Clinical Practice Guidelines for diagnosis, treatment and follow-up. Ann Oncol, 2015, 26 Suppl 5: v8–30.

[4] Siegel RL, Miller KD, Jemal A. Cancer statistics. CA Cancer J Clin, 2015, 65: 5–29.

[5] Growney A, Giggs JJ. Guidelines for follow-up//Kuerere HM, editor. Kuerers breast surgical oncology. New York: McGraw Hill Medical, 2010: 1021–1026.

[6] McTiernan A. Behavioral risk factors in breast cancer: can risk be modified? Oncologist, 2003, 8: 326–334.

[7] Ottini L, Palli D, Rizzo S, et al. Male breast cancer. Crit Rev Oncol Hematol, 2010, 73: 141–155.

[8] Autier P, Boniol M, La Vecchia C, et al. Disparities in breast cancer mortality trends between 30 European countries: retrospective trend analysis of WHO mortality database. Bmj, 2010, 341: c3620.

[9] Chalasani P, Downey L, Stopeck AT. Caring for the breast cancer survivor: a guide for primary care physicians. Am J Med, 2010, 123: 489–495.

[10] Runowicz CD, Leach CR, Henry NL, et al. American Cancer Society/American Society of Clinical Oncology Breast Cancer Survivorship Care Guideline. CA Cancer J Clin, 2016, 66: 43–73.

[11] Koibuchi Y, Iino Y, Takei H, et al. The effect of mass screening by physical examination combined with regular breast self-examination on clinical stage and course of Japanese women with breast cancer. Oncol Rep, 1998, 5: 151–155.

[12] Thomas DB, Gao DL, Ray RM, et al. Randomized trial of breast self-examination in Shanghai: final results. J Natl Cancer Inst, 2002, 94: 1445–1457.

[13] Weiss NS. Breast cancer mortality in relation to clinical breast examination and breast self-examination. Breast J, 2003, 9 Suppl 2: S86–89.

[14] Houssami N, Ciatto S. Mammographic surveillance in women with a personal history of breast cancer: how accurate? How effective? Breast, 2010, 19: 439–445.

[15] Association of European Cancer Leagues. European Union Council Recommendation on Cancer Screening. http: //www.europeancancerleagues.org/ cancer-in-europe/resources-on-cancer-in-europe/82- eu-council-recommendationon-cancer-screening. html.

[16] Gøtzsche PC, Nielsen M. Screening for breast cancer with mammography. Cochrane Database Syst Rev, 2011: Cd001877.

[17] Warner E, Messersmith H, Causer P, et al. Systematic review: using magnetic resonance imaging to screen women at high risk for breast cancer. Ann Intern Med, 2008, 148: 671–679.

[18] Sardanelli F, Boetes C, Borisch B, et al. Magnetic resonance imaging of the breast: recommendations from the EUSOMA working group. Eur J Cancer, 2010, 46: 1296–1316.

[19] Smith TJ, Davidson NE, Schapira DV, et al. American Society of Clinical Oncology 1998 update of recommended breast cancer surveillance guidelines. J Clin Oncol, 1999, 17: 1080–1082.

[20] Saslow D, Boetes C, Burke W, et al. American Cancer Society guidelines for breast screening with MRI as an adjunct to mammography. CA Cancer J Clin, 2007, 57: 75–89.

[21] Kim HJ, Kwak JY, Choi JW, et al. Impact of US surveillance on detection of clinically occult locoregional recurrence after mastectomy for breast cancer. Ann Surg Oncol, 2010, 17: 2670–2676.

[22] Balu-Maestro C, Chapellier C, Bleuse A, et al. Imaging in evaluation of response to neoadjuvant breast cancer treatment benefits of MRI. Breast Cancer Res Treat, 2002, 72: 145–152.

[23] Rosselli Del Turco M, Palli D, Cariddi A, et al. Intensive diagnostic follow-up after treatment of primary breast cancer. A randomized trial. National Research Council Project on Breast Cancer follow-up. Jama, 1994, 271: 1593–1597.

[24] Wasser K, Schoeber C, Kraus-Tiefenbacher U, et al. Early mammographic and sonographic findings after intraoperative radiotherapy (IORT) as a boost in patients with breast cancer. Eur Radiol, 2007, 17: 1865–1874.

[25] Helvie MA, Bailey JE, Roubidoux MA, et al. Mammographic screening of TRAM flap breast reconstructions for detection of nonpalpable recurrent cancer. Radiology, 2002, 224: 211–216.

[26] Grunfeld E, Levine MN, Julian JA, et al. Randomized trial of long-term follow-up for early-stage breast cancer: a comparison of family physician versus specialist care. J Clin Oncol, 2006, 24: 848–855.

[27] Allemani C, Minicozzi P, Berrino F, et al. Predictions of survival up to 10 years after diagnosis for European women with breast cancer in 2000–2002. Int J Cancer, 2013, 132: 2404–2412.

[28] Park S, Koo JS, Kim MS, et al. Characteristics and outcomes according to molecular subtypes of breast cancer as classified by a panel of four biomarkers using immunohistochemistry. Breast, 2012, 21: 50–57.

[29] Peppercorn J, Partridge A, Burstein HJ, et al. Standards for follow-up care of patients with breast cancer. Breast, 2005, 14: 500–508.

[30] Khatcheressian JL, Hurley P, Bantug E, et al. Breast cancer follow-up and management after primary treatment: American Society of Clinical Oncology clinical practice guideline update. J Clin Oncol, 2013, 31: 961–965.

[31] Holmes MD, Chen WY, Feskanich D, et al. Physical activity and survival after breast cancer diagnosis. Jama, 2005, 293: 2479–2486.

[32] Chlebowski RT, Aiello E, McTiernan A. Weight loss in breast cancer patient management. J Clin Oncol, 2002, 20: 1128–1143.

[33] Holmberg L, Iversen OE, Rudenstam CM, et al. Increased risk of recurrence after hormone replacement therapy in breast cancer survivors. J Natl Cancer Inst, 2008, 100: 475–482.

[34] Duffy MJ, Evoy D, McDermott EW. CA 15-3: uses and limitation as a biomarker for breast cancer. Clin Chim Acta, 2010, 411: 1869–1874.

[35] Sturgeon CM, Duffy MJ, Stenman UH, et al. National Academy of Clinical Biochemistry laboratory medicine practice guidelines for use of tumor markers in testicular, prostate, colorectal, breast, and ovarian cancers. Clin Chem , 2008, 54: e11–79.

[36] Kim HS, Park YH, Park MJ, et al. Clinical significance of a serum CA15–3 surge and the usefulness of CA15-3 kinetics in monitoring chemotherapy response in patients with metastatic breast cancer. Breast Cancer Res Treat, 2009, 118: 89–97.

[37] Molina R, Jo J, Filella X, et al. c-erbB-2 oncoprotein, CEA, and CA 15.3 in patients with breast cancer: prognostic value. Breast Cancer Res Treat , 1998, 51: 109–119.

[38] Investigators TG. Impact of follow-up testing on survival and death-related quality of life in breast cancer patients. JAMA , 1994, 271: 1587–1592.

[39] Maffioli L, Florimonte L, Pagani L, et al. Current role of bone scan with phosphonates in the follow-up of breast cancer. Eur J Nucl Med Mol Imaging, 2004, 31 Suppl 1: S143–148.

[40] Hannisdal E, Gundersen S, Kvaløy S, et al. Follow-up of breast cancer patients stage I-II: a baseline strategy. Eur J Cancer , 1993, 29a: 992–997.

[41] Coleman RE, Rubens RD. The clinical course of bone metastases from breast cancer. Br J Cancer, 1987, 55: 61–66.

[42] Crippa F, Seregni E, Agresti R, et al. Bone scintigraphy in breast cancer: a ten-year follow-up study. J Nucl Biol Med, 1993, 37: 57–61.

[43] Weir L, Worsley D, Bernstein V. The value of FDG positron emission tomography in the management of patients with breast cancer. Breast J , 2005, 11: 204–209.

[44] Grunfeld E, Mant D, Yudkin P, et al. Routine follow up of breast cancer in primary care: randomised trial. Bmj, 1996, 313: 665–669.

[45] Khatcheressian JL, Smith TJ. Randomized trial of long-term follow-up for early-stage breast cancer: a comparison of family physician versus specialist care. J Clin Oncol, 2006, 24: 835–837.

[46] Aslay I, Acunas G, Canturk Z, et al. Breast cancer follow-up (in Turkish). J Breast Health , 2007, 3: 95–99.

[47] Morris S, Corder AP, Taylor I. What are the benefits of routine breast cancer follow-up? Postgrad Med J, 1992, 68: 904–907.

53 乳腺癌手术的长期并发症及其管理

Ștefan Voiculescu

53.1 引 言

53.1.1 简 介

乳腺癌患者在治疗结束后的几个月或几年内，仍然需要面对一些与治疗相关的并发症。这些并发症可能由多种因素引起，不宜简单地归因于某一种治疗方式，而应根据其表现的综合征或受累部位进行描述。所有乳腺癌及其治疗的长期并发症都会影响患者的生活质量。

本文将讨论迟发性和长期并发症的干扰因素，它们是指在治疗开始后1个月以上出现且持续时间较长（甚至是永久性或进展性）的不良反应。

53.1.2 定 义

- 迟发性并发症：指在治疗结束后1个月以上才出现的不良反应。
- 长期并发症：指在治疗开始后任何时间出现的不良反应，并且在治疗结束后至少持续6个月。

本章将按照以下类别对长期并发症进行归纳（表53.1）。

53.2 淋巴水肿

53.2.1 定 义

- 手臂淋巴水肿：是一种由于肿瘤、手术损伤、放射或感染等因素导致的手臂淋巴流受阻的症状，因大量富含蛋白质的液体流入间质，患者表现为上肢肿胀。
- 乳房淋巴水肿：是一种乳腺癌保乳手术和（或）放疗后，受累乳房组织的间质浸润，持续超过3个月的症状。
- 短暂性淋巴水肿：是一种治疗结束后3个月内自行消退的单次肿胀发作。
- 持续性淋巴水肿：是一种肢体体积增加超过5%（也可能是10%？）或肢体体积差超过200mL，或者5个部位的臂围之和的差异大于5cm，或者任何部位的围度差异大于2cm的症状。

53.2.2 风险因素及分期

乳腺癌治疗相关的手臂淋巴水肿发生率为6%~40%，但是通过使用腋窝保守手术技术，如前哨淋巴结活检，可以降低风险。大多数病例是在手术后的前两年发生，但是有10%的病例可能在几十年后才出现。

53.2.2.1 风险因素

- 腋窝清扫和乳房切口的范围。
- 腋窝（和锁骨上淋巴结）放疗。
- 紫杉醇类化疗方案。
- 腋窝恶性程度的严重性（超过9个阳性淋巴结，包膜破裂）。
- 手术或引流相关感染。
- 过度瘢痕（腋窝网综合征，瘢痕疙瘩）。
- 复发性恶性肿瘤。

Ş. Voiculescu (✉)
"Carol Davila" University of Medicine,
Bucharest, Romania

SANADOR Oncological Center, CLINICA ELITE
Genito-Mammary Unit, Bucharest, Romania

表 53.1 乳腺癌治疗后长期并发症的分类

部位		并发症
局部	乳房内	复发、淋巴水肿、慢性积液、瘢痕、美容效果差
	胸肌	瘢痕疙瘩和增生性瘢痕
区域	腋窝	复发、淋巴水肿、瘢痕、腋窝网综合征、疼痛
	肩部	僵硬、活动受限
全身	心脏	充血性心力衰竭、心包炎、心肌病
	呼吸	肺纤维化、肺癌、胸腔积液
	循环	深静脉血栓、毛细血管扩张、贫血
	消化	牙齿问题、吞咽困难、吸收不良
	骨骼	骨质疏松、骨关节疼痛
	代谢	肌肉萎缩性肥胖、体重下降
	性功能	性交疼痛、闭经、不孕、早绝经
	神经	多发性神经病变、神经痛、神经性疼痛、头痛、视力变化、白内障
	感觉心理	化学性脑损伤（认知障碍）、失眠、健忘
功能	疼痛	幻乳
	疲劳	衰弱
	心理	焦虑、抑郁、失眠
次发性恶性肿瘤	继发性	放射诱导的、*BRCA*、小叶
	血液性	白血病、非霍奇金淋巴瘤
	肉芽肿性	血管/骨/软骨肉瘤

- 创伤和（或）感染（伤口、刺伤、咬伤等）。
- 静脉炎（留置静脉端口或导管血栓形成）。
- 一般情况（如超重、高血压、库欣综合征）。

手臂淋巴水肿的临床发生通常需要一个触发因素来增加毛细血管滤过（如感染、炎症或创伤）和导致淋巴损伤的因素同时存在。它逐渐发展为严重的肿胀，并伴有永久性组织改变，如纤维化、脂肪增生和真皮增厚。

53.2.2.2 国际淋巴学会的淋巴水肿分期

- 0期（潜在或亚临床淋巴水肿）。可能在真正临床发生前数月至数年出现预兆性淋巴水肿，没有可见的改变，但会产生一些沉重感，轻微的刺痛感或易疲劳感。
- 1期（轻度淋巴水肿）。轻微可见的（+5%至10%体积）软性"凹陷"前臂水肿（压迫后留下暂时的凹陷，评分为1+至3+），肿胀可以完全通过治疗、过夜或持续抬高手臂来逆转（图53.1a）。
- 2期（中度淋巴水肿）。更明显的（+10%至30%体积）非凹陷性水肿，手部不受累，并伴有一定程度的炎症，使皮肤和海绵状组织增厚，治疗只能部分逆转（一些组织损伤是持续性的；图53.1b）。
- 3期（重度淋巴水肿）。由于大量肿胀（>30%体积）导致的肢体大小不成比例，伴有纤维化和严重的皮肤改变，呈现"橘皮"或"皮革"样外观，硬性质地，即所谓的象皮病，治疗几乎无效或没有改善（图53.1c）。

53.2.3 评 估

患者应该了解淋巴水肿的发生风险，并及时就初始症状（如紧绷感、沉重感、饱胀感、酸痛感、活动能力下降）寻求医疗帮助，早期治疗可以取得最佳的效果。当发生淋巴水肿时，患者可能发现以下情况：紧身袖子、手镯或戒指变得不合适；表面静脉消失；皮肤皱纹减少，可能出现皮疹，温度升高，表面更光滑，或呈现"橘皮"样外观；胸罩带可能留下凹痕，乳房可能增大增重。

即使是轻微的淋巴水肿也可以通过连续测量

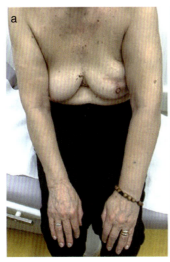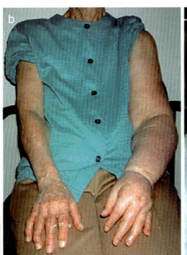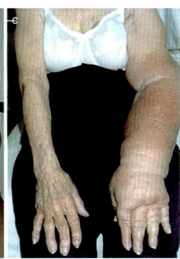

图 53.1 淋巴水肿分期。（a）1 期。（b）2 期。（c）3 期

来检测。生物阻抗分析是一种敏感的检测工具，可以在临床表现出现前 10 个月检测到组织水分含量增加，但是不能用于体内有起搏器或其他电子设备的患者。临床分期可以通过不同的体积测量技术进行评估。用裁缝带测量并比较不同部位的周长可能是最简单的方法[1]。皮褶厚度可以用特殊的卡尺测量。肢体体积可以用水体积置换法进行测量。采用红外光学二极管扫描仪[2]测量更准确，但价格更昂贵且难以获得。高级淋巴水肿也可以用组织硬度计（可压缩性）或者更简单但一致性较低的方法——测量每个手臂的重量来评估。

只要肿胀是可见的，诊断就依赖于风险因素和物理特征，需要注意鉴别其他类型的肿胀（如静脉闭塞性水肿、充血性心力衰竭、肾病综合征、黏液性水肿、血管神经性水肿、脂肪增生）并确定淋巴水肿的分期。

通常不需要影像学证实，但影像学数据可能有助于评估损伤并指导康复。超声波可以在临床体征出现之前显示组织纹理变化，并可以用弹性成像来评估硬度。CT 灵敏度低，对诊断没有帮助。MRI 灵敏度接近 100%，特异度也很高（超过 85%）。放射性胶体淋巴显像也有助于诊断，其灵敏度超过 80%，并且在 2/3 以上的病例中具有特异度。靛青绿荧光光谱法比淋巴显像法更能显示早期阶段的真皮回流，但它不能提供任何定量信息。为了定制淋巴血管显微外科手术，可能需要 MR 淋巴管造影或近红外荧光淋巴造影提供的数据。

53.2.4 管　理

为了预防淋巴水肿，应该尽量减少腋窝手术的创伤。密切监测及持续降低风险的措施可以降低淋巴水肿的发生率，促进早期诊断和有效治疗，并有可能阻止淋巴水肿的进展。虽然新的观察性或前瞻性研究中缺乏统计学证据，但仍然强烈推荐采取以下降低风险的措施：

- 肥胖患者减轻体重。
- 避免手臂受伤，受伤后应及时进行伤口急救。
- 避免剧烈活动或强力按摩。
- 避免压力刺激（如乘坐飞行、动脉压力测量、穿紧身衣物等）。

建议对患者实施严格的监测，并严格执行风险降低措施，目的是通过及时干预来降低淋巴水肿的发生率和延缓淋巴水肿的进展。治疗手法包括淋巴引流（向心按摩），佩戴和使用弹力袖套或绷带，皮肤护理和有氧运动，或者渐进式负重训练。此外，空气波压力治疗可以通过气囊有顺序、反复地充气、放气，模仿肌肉泵的动作压迫和放松淋巴管，促进液体从细胞外液组织进入淋巴管以及减少血液从毛细血管的过滤，从而达到缓解肢体肿胀的目的，对高风险患者使用 15~20mmHg 的压力可起到预防作用，以治疗为目的的患者则使用 20~30mmHg 的压力[3]，其禁忌证是活动性深静脉血栓、充血性心力衰竭和终末期肝脏衰竭或肾脏衰竭。低能量激光治疗和高压氧治疗也有一定效果。

皮肤需要保持清洁和干燥，敏感皮肤可用乳

液滋润，并用滋养软膏保护。胸部和乳房淋巴水肿可能需要在内衣下垫泡沫垫，以改善形态和均匀分配压力。可使用垫子或扩大器扩大普通胸罩的窄带。间歇性气动压缩由不同的装置产生，可以减少对专业帮助的需求。酮洛芬可以缓解症状并增强5-脂氧合酶途径。有时这些措施与黄酮类化合物、硒、维生素C、维生素E以及口服酶配方联合使用，但其功效尚未得到证实。使用利尿剂的风险大于受益。透明质酸酶中药物注射用于松弛细胞外基质。使用淋巴管生成剂VEGF-C（Lymfactin）的初步试验显示了积极的效果。

也可以在全身麻醉下对患者进行去水肿吸脂术（该方法被推荐用于中度至重度非凹陷性淋巴水肿患者），仅通过几个3~4mm的切口，通常就可以获得长期改善。更先进的去水肿方法是通过切除淋巴水肿组织（Charles或Homans Miller手术）来实现，但适应证有限。

更微创的方法是大网膜移位（腹腔镜下获取后），对于有限外周供体部位的患者，这是去水肿手术或淋巴结转移的替代方法[4]。可以使用显微外科手术进行淋巴静脉吻合或原位淋巴结转移，可单独使用或与生物支架联合，以增强淋巴内皮细胞的生长和迁移（如VEGF-C、白三烯B_4抑制剂、自体淋巴细胞）。使用这种技术似乎可以获得我们想要的结果，但仍需要研究证实。

53.3 乳房切除术后疼痛综合征

53.3.1 定　义

乳房切除术后疼痛综合征（postmastectomy pain syndrome，PMPS）是一种慢性神经病理性疼痛综合征，主要表现为乳房切除术区域及其周围（如腋窝、手臂、肩膀）的持续或间歇性疼痛和麻木感，每周至少出现4d，持续超过3个月，且排除其他可能的疼痛原因。这种疼痛的性质和强度可能有所不同，包括烧灼、刺痛、隐痛、酸痛、紧缩感等。这种疼痛综合征的发生与手术创伤、放疗和（或）化疗导致的神经损伤有关。

腋窝清扫术可能损伤腋窝区域的重要神经，如胸大肌神经、肋间臂神经、胸长神经或胸背神经等。这些神经可能受到电凝设备、缝合线、压迫或牵拉等因素的影响，导致创伤性神经瘤、瘢痕嵌顿或神经病变等。此外，腋窝放疗和（或）具有神经毒性的化疗药物（如铂盐、紫杉醇类或长春碱类）也可能促进其发展。

53.3.2 风险因素

PMPS在不同研究中的发生率差异很大（为20%~70%！）[5]，与腋窝清扫术的范围和记录的谨慎程度成正比。风险因素包括：

• 手术方式。广泛的乳房切除术和腋窝清扫术相比于保守的肿瘤切除术和前哨淋巴结活检，更容易导致PMPS。

• 放疗。腋窝放疗相比于胸部放疗或无放疗，更容易增加PMPS的发生风险。

• 化疗。联合放化疗相比于按顺序放化疗，更容易加重PMPS的严重程度。

• 区域性疼痛史。有区域性疼痛史的患者更容易发展为PMPS。

• 超重。超重或肥胖的患者更容易患有PMPS。

• 吸烟。吸烟者更容易出现PMPS。

• 年轻患者。年轻患者相比于老年患者更容易出现PMPS。

• 心理因素。有焦虑或抑郁等心理问题的患者更容易出现PMPS。

• 社会因素。未婚、失业等不利的社会情况可能会增加PMPS的发生风险。

• 腋窝并发症。腋窝手术后出现出血、感染等并发症，可能会导致PMPS。

53.3.3 评　估

PMPS主要表现为乳房切除术区域及其周围持续超过3个月的神经性疼痛，常伴有臂丛和腋窝疼痛以及瘢痕疼痛，但也可能出现肩部或胸部疼痛甚至幻肢痛[6]。

中度以上强度的疼痛会影响患者的日常活动和睡眠质量，并降低生活质量。这种疼痛综合征可能会因为以下原因而加剧：

• 触摸或压力。

• 寒冷或气流。

• 上臂外展和抬高。

• 长时间站立或劳累。

53.3.4 管　理

处理乳房切除术后疼痛综合征（PMPS）的策略包括预防和治疗两个方面：

53.3.4.1 预　防

预防 PMPS 的主要方法是改善乳腺癌的筛查和诊断，从而对较小的乳腺肿瘤采用更不具侵袭性的手术方式，如肿瘤切除术和前哨淋巴结活检，而不是广泛的乳房切除术和腋窝清扫术。此外，在高风险患者中使用预防性药物，如伽巴喷丁类和 5-羟色胺再摄取抑制剂，也可以降低 PMPS 的发生率。

53.3.4.2 治　疗

治疗 PMPS 的主要方法是使用世界卫生组织的三阶梯镇痛法（three steps WHO ladder of analgesia），根据疼痛的反应和严重程度，选择合适的镇痛药物，如非阿片类（非甾体抗炎药/类固醇抗炎药），轻度阿片类（可待因、曲马多、奥施康定+抗炎药），或强效阿片类（吗啡、芬太尼）[7]，同时联合使用神经安定剂（氯丙嗪），抗抑郁药（伽巴喷丁类），抗癫痫药和 5-羟色胺再摄取抑制剂（氟西汀、杜洛西汀、文拉法辛）等神经调节药物，也可以增强镇痛效果。另外，一些神经阻滞术，如肋间神经阻滞、胸椎旁神经阻滞或胸段硬膜外阻滞等，也可以通过注射局部麻醉药或类固醇来阻断神经信号，从而有效地控制某些区域的神经性疼痛。此外，一些补充或替代疗法，如针灸、瑜伽、音乐治疗、行为心理治疗和扰乱电刺激治疗等，也可以帮助患者放松心情，转移注意力，并改善生活质量。在一些难治性 PMPS 患者中，还可以考虑使用肉毒杆菌毒素注射，影像引导的疼痛感知调节或多种神经调节程序，如硬膜外输注、后脊髓刺激或运动大脑皮质刺激等。

53.4 手臂活动功力受损

53.4.1 定　义

手臂活动功能是指肩部和手臂在不同方向上的运动范围、幅度和力量，使得能够完成所有正常的活动。

53.4.2 风险因素

乳腺癌手术（特别是伴有腋窝淋巴结清扫术）和放疗后，可能会导致胸大肌的炎症和纤维化，从而引起胸大肌收缩。肩峰下间隙变窄会影响旋转袖的功能，这通常与肩部错误的保护性前屈姿势有关。这些因素都会导致患侧上肢在外旋、外展、屈曲等不同方向上的活动能力受损。此外，肌肉外展和（或）握力也可能受到影响，尤其是在接受以蒽环类为基础的化疗方案时。肩部疼痛可能导致手臂活动能力受损，并可能进一步导致活动能力下降，形成粘连性肩关节囊炎或"冻结肩（frozen shoulder）"。过度的皮下瘢痕组织形成或索条也可能导致限制性和疼痛性肩部外展和肘关节伸展。乳腺癌患者手臂活动能力受损的发生率可能与以下因素有关：

- 腋窝清扫术的范围：移除淋巴结的数量越多，手臂活动能力受损的风险越高。
- 腋窝放疗：接受腋窝放疗相比于胸部放疗或无放疗，更容易导致手臂活动能力受损。
- 乳房手术的范围：广泛的乳房切除术相比于保守的肿瘤切除术，更容易导致手臂活动能力受损。
- BMI：超重或肥胖的患者相比于正常体重的患者，更容易出现手臂活动能力受损。
- 年龄：老年患者相比于年轻患者，更容易出现手臂活动能力受损。
- 之前的肩部或颈部病变：有肩部或颈部病变史的患者，更容易出现手臂活动能力受损。
- 淋巴水肿：淋巴水肿会导致患侧上肢水肿、沉重和僵硬等症状，不仅会影响手臂的外观和功能，还会增加感染和皮肤溃疡的风险。
- 相反手优势：如果患侧上肢是优势手（如右撇子），那么手臂活动能力受损可能会更加明显和严重。

53.4.3 评　估

对于手臂活动能力受损的患者应首先评估其在日常生活和工作中的活动受限情况，可以采用测角法或测力法等客观方法来量化功能障碍程度。电生理检查可以发现手臂活动受限是否存在神经源性因素。影像学检查可以帮助确定结构损伤的范围和程度。超声检查可以提供动态和形态学的实时信息。最有效的影像学检查方法是 MRI[8]。

53.4.4 管 理

预防措施包括综合性和局部性疼痛控制,结合胸大肌的伸展运动和后上胸部的加强训练,大多数情况下可以有效控制疼痛。物理治疗(如红外线或低功率激光治疗、超声波治疗)和适当的瘢痕组织处理在特定情况下也是有益的。有时也可给予患者口服镇痛剂或局部使用镇痛剂。

53.5 瘢痕组织形成

53.5.1 定 义

- 瘢痕:是伤口愈合过程中,由于胶原蛋白的产生和降解失衡,真皮质内纤维母细胞异常增生,形成超出初始创面范围的不规则肥厚疤痕。
- 腋窝网(Moskovitz)综合征(axillary web syndrome, AWS):是肩关节外展和前臂伸展时,皮下出现可见或可触及的索状结构或结节,有紧绷感和限制肩关节活动,并伴有疼痛的网状结构。

53.5.2 风险因素

瘢痕组织是手术和(或)放疗后软组织损伤愈合的重要部分,但很容易过度形成,导致以下问题:
- 瘢痕疙瘩或增生性瘢痕:影响美观和心理,可能引起局部感染、溃疡、出血等并发症。
- 乳房或胸大肌畸形:影响乳房的外形和对称性,可能影响乳房重建的效果和质量。
- 腋窝网、索条和纤维桥:影响上肢的活动范围和功能,可能导致淋巴水肿、神经损伤等并发症。
- 肉芽肿或脂肪肉芽肿:由于异物反应或感染引起的局部组织增生,可能导致皮肤溃烂、分泌物、异味等并发症。
- 神经卡压和神经纤维瘤:由于神经受到压迫或刺激引起的局部神经性疼痛、麻木、刺痛等并发症。

虽然瘢痕组织仅在手术后的前3个月内形成,但放射性纤维化在放疗停止后的3个月内加剧,有时甚至在3年后仍在增长,导致皮肤收缩、毛细血管扩张、水肿和硬化。具有遗传(?)或淋巴纤维化(?)特征的腋窝网综合征发生率为6%~58%(前哨淋巴结活检)到36%~72%(腋窝清扫术),报道的危险因素如下:
- 对侧预防性乳房切除术,增加了手术创伤和淋巴结清扫的范围。
- 更广泛的腋窝和(或)乳房手术,增加了组织损伤和出血量,延长了愈合时间。
- 辅助性化疗和(或)放疗,增加了组织的敏感性和反应性,加剧了纤维化过程。
- 年轻、身材苗条、活跃或受过教育的患者,可能与个人体质、生活方式、心理因素等有关。

53.5.3 评 估

对腋窝网综合征首先应进行风险评估,有些情况可能不利于瘢痕愈合:
- 个体瘢痕体质。
- 肥胖。
- 糖尿病。
- 结缔组织病。
- 吸烟。
- 饮食不均衡。
- 既往接受过放疗和(或)化疗。

瘢痕可能引起疼痛、瘙痒、紧绷或麻木感,可能出现色素沉着以及皮肤增厚、隆起和挛缩。为了客观地对其进行评估,可以使用Vancouver瘢痕量表(根据色素沉着状态,0~2分;柔软度,0~5分;高度,0~3分;血管密度,0~3分,总分0~13分)[9]。

腋窝网综合征可能在术后3~8周内出现,表现为肩关节外展和肘关节伸展时皮下可见和(或)可触及的索条或结节,使皮肤呈"帐篷"状(图53.2),并可能在最初消退后的3个月到3年内再次出现或复发。偶尔,索条可能与皮下结节相连(活检证实这些结节从未含有转移癌!)[10]。准确的诊断需要同时观察和触诊完全伸展的上肢和外展的肩关节,测量并记录每条纤维带的长度、宽度和深度,并且要结合测角仪评估肩关节的活动度。

肉芽肿,特别是脂肪肉芽肿(脂肪坏死)必须与局部复发相鉴别,仅靠体格检查很难做到。超声检查可能显示内部多普勒信号缺失,测量结果显示没有进展,但只有活检才能确诊。

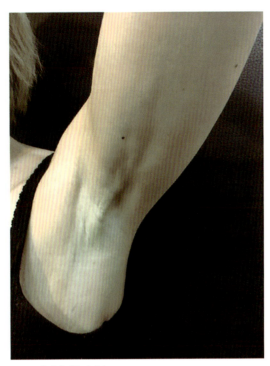

图 53.2 腋窝网综合征

53.5.4 管 理

为了预防瘢痕问题，手术时应尽量减少创伤，避免使用电凝设备，保持血液供应和无菌环境，合理缝合伤口。术后患者应注意适度活动，不要过分拉伸皮肤。新形成的瘢痕对紫外线很敏感，应涂抹防晒霜。

如果发现瘢痕有异常变化，可以使用一些保湿产品，如含有类固醇、维生素 E、透明质酸、硅胶、表皮生长因子等的产品或草药，或者使用咪喹莫特（Aldara）软膏。类固醇和麻醉剂、肉毒毒素或细胞因子注射也可以改善瘢痕的症状和形态。还可以采用冷冻治疗、冷冻针或射频消融等方法来治疗瘢痕。对于难以治愈的瘢痕，可以试用 5- 氟尿嘧啶联合曲安奈德、博来霉素或丝裂霉素注射。不建议使用放疗，因为可能导致瘢痕恶性变化，但是紫外线（UVA-A1）局部照射可能有益[11]。

另外，一些辅助方法，如按摩、拉伸、激光、针灸、色光疗法、瑜伽、指压等，也可以缓解瘢痕带来的不适和影响。对于腋窝网综合征，可以通过软组织松解术、条索处理、筋膜松解或按摩来恢复活动度。有时，在条索处理过程中，索条会断裂并发出声音，从而释放局部僵硬。

有时心理治疗或催眠也可以帮助减轻患者的心理创伤。

如果对瘢痕的外观不满意，可以使用化妆品来遮盖，或者用文身修饰。

有些患者只能通过完全或部分切除才能解决瘢痕问题。

53.6 乳房美容效果差

53.6.1 定 义

治疗后乳房和（或）乳头乳晕复合体的外形不美观，如不对称、位置异常、变形、瘢痕、硬化 - 僵硬和（或）色素沉着。

53.6.2 风险因素

这种情况会对接受保乳治疗患者的生活质量造成轻度到中度的影响，发生率为 20%~30%。患者不满意的原因主要有：乳房不对称（25%~60%）、乳房变形（20%~45%）、乳头乳晕改变（10%~30%），其他方面则较少。影响因素包括[12,13]：

- 肿瘤大小 / 切除体积（切除一个象限、再次切除、＞ 100 cm^3 或 ＞ 20 cm^2 皮肤切除）。
- 年龄（＞ 60 岁）、种族（黑人）。
- 乳房大小和形状（小、大和下垂）。
- 乳房密度低（ACR 1~2）。
- 肿瘤位于内侧象限。
- 未获得良好的外科指导（触诊 vs. 立体定位导丝 vs. 超声）[14]。
- 瘢痕的形状、方向和大小。
- 总剂量（＞ 65 Gy）和每次剂量（＞ 2.5 Gy）。
- 增强剂量的联合使用（光子 ＞ 电子）。
- 放疗和化疗同时使用。

53.6.3 评 估

可以使用哈佛四分制量表（Harvard four-point scale。4 分 / 优秀 = 几乎一致；3 分 / 良好 = 略有差异；2 分 / 一般 = 差异明显，无 / 仅有轻微变形；1 分 / 差 = 严重变形）和 Fitzal 提出的乳房对称指数（breast symmetry index）来评估乳房大小和乳头位置的差异，Cardoso 还添加了颜色、质地、瘢痕外观等方面。也可以使用专用软件（如 BCCT.core 或 BAT）[15-17]来简化评估过程。

53.6.4 管　理

为了提高保乳手术的美容效果，可以采用以下方法：使用超声引导或肿瘤整形外科技术，联合脂肪填充，使用 3D 标记植入物 BioZorb（这是一种用于治疗乳腺癌的可植入式医疗器械，由一个螺旋状的可吸收框架和 6 个永久性钛夹组成，可以精确地标记乳房切除术后的手术部位）。BioZorb 可以提供三维的放疗定位，有多种尺寸（2~5cm）可供选择，包括低轮廓型。BioZorb 的目的是改善保乳手术的效果和美容效果，但也可能出现一些副作用，如硬块、皮肤变形、瘢痕、过敏等。需要注意的是，不要用 Vicryl 网片填充肿块和切除缺损[18-20]。

53.7 心血管风险

53.7.1 风险因素

癌症复发是美国超过 1 600 万癌症幸存者的最大致死原因，而心血管疾病则紧随其后。用于癌症治疗的一些药物或放疗可能会损伤心脏和血管，导致不同类型的心血管并发症[21]。

氟嘧啶类（5-FU，卡培他滨）、烷化剂（环磷酰胺）、紫杉醇类或放疗可能引起冠状动脉硬化或痉挛，导致心绞痛、心律失常、心肌梗死甚至猝死。接受左侧乳房放疗的患者，在治疗后 10 年内发生冠心病的风险比接受右侧乳房放疗的患者高 7 倍。同时进行放化疗可能会进一步增加风险。放疗引起的冠状动脉损伤主要发生在近端段，而这些部位通常不易受到原发性冠心病的影响。胸壁放疗的患者在治疗后第 2 个 10 年内有更高的致死性心肌梗死风险。

蒽环类药物可能会引起心肌损伤，特别是与曲妥珠单抗联合使用时（应避免使用，因为毒性高达 27%）。心肌损伤可能导致收缩期心室功能障碍和充血性心力衰竭，更常见于年龄较大或已有心脏病的患者。蒽环类药物具有渐进性和持续性的剂量依赖性效应（超过 300mg/m^2 的多柔比星或 600mg/m^2 的表柔比星的风险更高），可能致命，而曲妥珠单抗的效应则不依赖于剂量，很少致命，并且在停止治疗后可逆转。同时进行放疗可能会增加风险，因为放疗会导致心肌纤维化。

放射性纤维化可能会影响心脏瓣膜环，导致结构改变和功能障碍（常见的是主动脉和二尖瓣狭窄）。

胸部放疗后，传导异常是一种罕见的心脏并发症，可能由缺血性纤维化导致。最常见的表现是Ⅲ度房室传导阻滞，通常在治疗后 10 年内发展。心包疾病是另一种常见的并发症，其患病率为 2%~6%，与放射剂量超过 40Gy 有关。心包疾病通常在治疗后 12~18 个月内出现，表现为轻度到中度的心包积液。部分患者（15%~20%）会出现慢性心包炎，发作时间较晚（在治疗后 4 年以上）。慢性心包炎会导致心包增厚和限制性心包炎，影响心室充盈和心输出量，可能持续多年，并且不可逆转。

放疗和化疗还可能引起血管损伤，涉及冠状动脉、升主动脉、腋下 – 锁骨下动脉和颈动脉等部位。血管损伤的常见表现是血管狭窄或闭塞，偶尔也会出现假性动脉瘤或血管破裂。放射性动脉炎是一种特殊的血管损伤，其特征是黏膜下钙化和血管中层纤维化。放射性动脉炎可能无症状，也可能导致雷诺综合征、急性内出血、短暂性脑缺血发作或卒中等严重后果。

癌症患者的血栓形成风险通常是正常人的 7 倍，乳腺癌患者的风险则降低了一半。血栓形成不仅是癌症环境中的一个主要威胁，还受到以下因素的影响：

- 手术。手术后血栓形成风险增加 2 倍，如果手术前进行了新辅助化疗，风险更高，并且在出院后 1 个月内持续。
- 化疗。化疗期间血栓形成风险增加 10 倍，在停止化疗后 2 个月内持续，如果在新辅助环境下进行，会与手术的风险叠加。
- 他莫昔芬：开始治疗后的前 3 个月血栓形成风险增加 4 倍，在治疗期间剩余的时间增加 2 倍。
- 抗血管生成药物和放疗。
- 扩大手术和使用静脉导管（特别是中心静脉导管）或有心脏起搏器。

此外，以下因素也会增加血栓形成的风险：

- 侵袭性、广泛性和转移性癌。
- 肿大的淋巴结转移。
- 先天性或后天性高凝血状态（如 Leiden 或抗磷脂综合征、妊娠）。

- 减少活动（如卧床、住院、残疾、年龄较大或极度肥胖）。
- 血液情况（如贫血、血小板增多、白细胞增多、输血或使用造血刺激剂）。
- 合并症（如先前有血栓栓塞事件、充血性心力衰竭、糖尿病以及肾脏或肺部疾病）。
- 感染（3个月内风险增加3倍）。
- 吸烟。

发生血栓栓塞事件是手术后第1个月患者死亡的最常见原因。与非癌症患者相比，癌症患者在手术后第1年内的复发率增加了3倍，从而使他们在接下来的两年内死亡风险增加了6倍。

53.7.2 评 估

超声心动图可以检查心脏的结构和功能，包括心包、心室、心肌、房间隔和下腔静脉的厚度、容量、扩张和收缩情况。CT或MRI可以提供更精确的心脏形态和容积的信息。

冠状动脉的血流情况可以通过心脏应激试验、导管插入或冠状动脉造影来观察。

如果需要更细致的评估，可以使用一些先进的技术，如MUGA（multigated acquisition scan；多门控采集扫描），它可以显示用锝标记的红细胞的流动情况，从而评估心室的收缩能力；或者使用铊和Cardiolite试验来检测心肌和血管的供血情况。

血浆中的纤维蛋白原、C反应蛋白、D二聚体和P选择素等指标可以反映静脉血栓形成的风险。纤维蛋白原摄取扫描可以发现正在形成或已经形成的血栓。

53.7.3 管 理

为了预防心脏并发症，应谨慎制订化疗和放疗方案以及联合用药，尽量减少对心脏的损伤。可以选择毒性较低的药物（如聚乙二醇化的蒽环类药物）或放射技术（如使用呼吸门控3D CT计划的切向方法）。如果化疗和放疗同时进行，应将总放射剂量降低20%。

一旦出现心脏并发症，患者可能需要长期用药或进行介入治疗。冠状动脉闭塞可能需要放置支架或进行搭桥手术；房室传导阻滞可能需要植入心脏起搏器；动脉狭窄可能需要经管道手术（如支架或血管成形术）。但这些措施的预后通常比非肿瘤患者的类似疾病更差。必要时对有放射性纤维化的患者进行瓣膜置换的效果也不理想。

抗凝治疗药物包括普通肝素SC 5 000IU/8h、达肝素SC 5 000IU/d、依诺肝素SC 40mg/d、替妥肝素SC 4 500IU/d、那屈肝素、赛屈肝素、富马酸钠SC 2.5mg/d、利伐沙班、阿哌沙班、华法林、直接凝血酶抑制剂或阿司匹林（80~325mg/d）[22]。

为了预防静脉血栓形成，可以使用机械装置，如间歇性气动静脉压缩或渐进式压缩袜（但在皮肤创伤和溃疡、大血肿、急性深静脉血栓形成、房间隔或动脉功能不全、血小板减少症等情况下不能使用）。如果有抗凝治疗禁忌，可以考虑放置下腔静脉滤网，但要注意滤网支架断裂的风险，并尽可能将其取出。

抗凝治疗的绝对禁忌包括近期或高危的脑脊液出血、严重活动性出血（24h内需要输血超过2个单位）或近期腰椎穿刺。相对禁忌证包括持续的临床明显出血和由于扩大手术、跌倒风险、出血性凝血功能障碍或严重的血小板数量或功能降低导致的高出血风险。这些情况大多是暂时性的，因此经常需要重新评估抗凝剂使用的风险和获益[23]。

53.8 肺和胸膜损伤

53.8.1 风险因素

放射性肺炎和淋巴细胞性细支气管炎伴有组织化性肺炎是放疗的两种不同类型的并发症。前者仅发生在受照射区，后者可能发生在照射范围之外。两者都会导致肺纤维化的长期发展，并可能引起不同程度的呼吸功能不全。

放射性肺炎通常在治疗结束后1.5~10个月内出现，而淋巴细胞性细支气管炎伴有组织化性肺炎则较少见。

放射后胸膜纤维化是一种多数情况下无症状的放疗后遗症，偶尔会在放疗后2.5年内导致同侧自发性气胸，有时反复发作，通常比较轻微，临床意义不大。

胸腺囊肿是年轻乳腺癌患者放疗后的一种极少见的副作用，一般无须处理。

53.8.2 评　估

胸部 X 线检查和 CT 扫描是评估放射性肺损伤的常用方法。胸部 X 线检查可以显示受照射区的弥漫性不透明或网状影，这是放射性肺炎的典型表现。胸部 CT 扫描可以清楚地显示肺实质和胸膜的损伤范围和程度，有时还可以发现胸膜斑片状玻璃样不透明影[24]，这是淋巴细胞性细支气管炎伴有组织化性肺炎的特征。在伴有组织化性肺炎的情况下，支气管内可能出现假息肉样纤维 – 炎性肉芽肿，这时需要进行支气管冲洗或活检以明确诊断。

53.8.3 管　理

放疗引起的胸膜和肺损伤可以通过一些方法来预防和治疗。在预防方面，可以调整剂量方案、采用呼吸门控技术和兆伏级三维适形技术，以减少对正常组织的照射。

在治疗方面，肺纤维化和细支气管炎伴有组织化性肺炎可以使用皮质类固醇治疗，以抑制炎症反应和纤维化过程。当患者有呼吸功能不全时，还可以根据需要使用药物和氧气治疗，以改善呼吸状态。自发性气胸通常无须特殊处理，一般会自行复张。胸腺囊肿是一种无害的放疗后遗症，只需要定期观察即可。

53.9 骨骼疾病

53.9.1 风险因素

乳腺癌患者高剂量放疗后 1~5 年，有 1.8%~6% 的患者可能会在第 3~5 肋骨前方或锁骨外侧 2/3 处发生骨折。这些骨折多为无症状的自发性骨折，且可能同时发生在多个部位。骨折部位可能出现延迟愈合、异常骨痂或骨吸收和假关节等并发症，有时会与放射性骨肉瘤相混淆（但放射性骨肉瘤很少在这么早的时间内发生）。胸壁不稳或极少数情况下的全层胸壁坏死也可能发生。

骨软骨瘤是一种可能与胸部放射有关的良性肿瘤，其发生率比正常人群高出 12 倍，但在乳腺癌患者中仍然极为罕见。

骨质疏松是一种骨密度和质量降低的骨骼疾病，影响其强度，并使骨骼易于变形和骨折。使用紫杉类、蒽环类、烷化剂或氟嘧啶类药物的化疗方案会显著增加骨吸收。

内分泌治疗使用芳香化酶抑制剂和（或）唑来膦酸会增加患者出现骨痛、关节痛和腕管综合征的风险。

53.9.2 评　估

胸部 X 线检查是诊断肋骨或锁骨骨折或骨软骨瘤的常用方法，但在一些特殊情况下或无症状性损伤的情况下，胸部 CT 或 MRI 可提供更多的信息。为了评估骨质疏松的趋势，患者每年进行一次连续的骨密度测量和评估非常重要。不仅要评估骨密度，还要评估小梁骨。为了正确地管理骨密度丢失，必须测定血清维生素 D 水平。

53.9.3 管　理

肋骨或锁骨骨折通常无需特殊处理，即使在患癌情况下也是如此。但是，如果出现胸壁不稳定性，则需要进行手术固定 [使用螺钉和（或）自体骨移植]。骨软骨瘤一般无须治疗，除非影响美观或功能。如果检查显示骨质未减少，保持体育锻炼和补充维生素 D 就可以了。如果骨密度下降，需要加用双膦酸盐治疗，可以选择静脉注射唑来膦酸或口服利司得、阿仑得、依班得等双膦酸盐，或者使用去钙素[25]。

53.10 性功能和生育力问题

53.10.1 定　义

性功能障碍是指在性行为和性感觉方面出现的持续或反复的问题，导致性心理和生理反应的异常或缺失。性功能障碍可能影响亲密关系、欲望、唤起、润滑、性交痛、疼痛以及高潮或满足感等方面。

53.10.2 风险因素

虽然乳房对身体形象和性功能的作用很重要，但行保乳手术或重建的患者与行乳房切除术的患者在性方面的差异并不一定很大。影响性功能最直接的因素是疼痛和感觉丧失，放疗可能会加剧这些问题。化疗会抑制卵巢功能，同时影响生育能力、月经和性功能，并降低患者对自身形象的认同。紫杉类和蒽环类方案会导致更多的身体功能障碍，这些障碍会在治疗后几个月内持续存在，而抑郁和不满意可能在1~3年后复发[26]。由于大多数激素受体阳性乳腺癌患者需要接受内分泌治疗，这会对服用他莫昔芬的1/3的患者和服用芳香化酶抑制剂的大多数患者的性功能产生负面影响。合并症本身或其药物的副作用也可能导致性功能障碍。

对于处于生育年龄的乳腺癌患者，特别是携带 BRCA 基因突变的患者，生育能力可能受到影响。化疗会损害卵巢储备，且随着患者年龄的增加而加剧。由于不依赖细胞周期，烷化剂（如环磷酰胺）对生育能力的损害最大，因为它们会破坏休眠的卵泡前体细胞和卵母细胞。对生育能力影响最大的方案是 CEF 联合 CAF（环磷酰胺＋表柔比星或多柔比星＋氟尿嘧啶），这些方案会导致40岁以下患者的卵巢衰竭风险高达40%，而40岁以上患者的卵巢衰竭风险为90%~100%。经典的 CMF（环磷酰胺＋氨甲蝶呤＋氟尿嘧啶）方案在两个年龄组中的风险都略低，而现代方案（包括紫杉类和蒽环类）的风险则明显降低。联合曲妥珠单抗并不会增加闭经的风险。使用内分泌治疗药物如他莫昔芬、雷洛昔芬或托雷米芬可能导致月经不规律或（暂时性）闭经，并可能影响未来的生育能力。有时患者需要进行双侧卵巢切除术。更年期症状与自然更年期相同，但通常发作更突然，持续时间更长。当患者出现卵巢衰竭时，任何激素替代治疗都必须停止，因为绝大多数绝经后乳腺癌为雌激素受体阳性。

53.10.3 评　估

妇科检查也是评估的一部分。

53.10.4 管　理

为了缓解阴道干涩或性交痛等局部不适，可以使用 pH 平衡凝胶、保湿剂或局部麻醉剂，但是不建议使用含有激素的局部制剂，如睾酮、脱氢表雄酮或阴道雌激素。癌症患者也不适合使用雌激素受体激动剂/拮抗剂奥培美芬。治疗萎缩性阴道炎的一种新选择是热消融 CO_2 激光治疗，目前看起来有效果。

患者的性健康问题可能需要心理咨询和指导，生活方式改善（如有氧运动、减少饮酒、盆底肌肉锻炼等），辅助疗法（如针灸、按摩、定速呼吸法、催眠疗法、瑜伽、灵气疗法或太极拳等），抗焦虑或抗抑郁药物，或者用其他影响较小的药物替代某些影响较大的药物。肿瘤治疗引起的不孕问题有时可以通过化疗前冷冻保存卵子或胚胎来解决，以便日后进行体外受精。这两种方法都需要卵巢刺激以促进卵泡成熟和卵子收集。它们可以被保存，也可以在体外受精后形成胚胎再保存，以便延迟移植(效果略好一些）。也可以考虑卵子或胚胎捐赠或者代孕。其他选择可能是冷冻保存卵巢组织（在卵巢切除术中获取）以供后期移植，或者使用促性腺激素释放激素类似物暂时抑制卵巢功能，而不是行卵巢切除术[27]。

生活方式可以影响更年期症状，戒烟和减少饮酒、控制体重、健康的非辛辣饮食和定期健身可能会减少潮红的发生频率和强度，改善尿失禁，并维持骨密度。黑升麻、月见草油、亚麻籽、当归或维生素 E 等可能有用，但效果不稳定。药物（可乐定、加巴喷丁或选择性 5-羟色胺再摄取抑制剂）也可以缓解潮红，但会带来副作用。维生素 D 和钙补充剂有助于预防骨痛和骨质疏松。盆底肌锻炼或手术可以解决尿失禁问题，润滑剂和保湿剂可以缓解阴道干涩和瘙痒[28]。

53.11 肿瘤复发

53.11.1 定　义

- 肿瘤复发是指与原发肿瘤相同的肿瘤组织在原发部位或附近再次生长。
- 第二原发恶性肿瘤是指在乳腺癌治疗后，患者发生与原发肿瘤不同的恶性肿瘤组织，可能是同一种类（如黑色素瘤、肉瘤、淋巴瘤等）或完全不同的种类。

53.11.2 风险因素

关于局部或区域性复发，请参考第20章内容。

乳腺癌患者有发生第二原发乳腺癌的风险，这种风险在女性中的概率为4%~5%，在男性中的概率约为12.5%。第二原发乳腺癌可能与第一原发乳腺癌同时发生（同时性），也可能间隔一段时间后发生（异时性）。年轻和 BRCA 基因突变是已知的危险因素。此外，第一原发乳腺癌的激素受体阴性状态也会增加（2倍以上）第二原发乳腺癌的风险，尤其是激素受体阴性乳腺癌（高达10倍）。某些遗传综合征不仅会增加同侧（保乳手术后）或对侧乳腺发生另一种癌症的风险，还会增加其他部位恶性肿瘤的风险。

BRCA 基因突变不仅会导致原发乳腺癌，还会显著增加卵巢癌（或前列腺癌）和胰腺癌的风险。Lynch 综合征以结直肠癌高发为特征，但也会增加胃、肝脏、胰腺、子宫内膜或肾脏癌的风险。另一方面，乳腺癌幸存者的消化道癌（结肠、胃、胰腺或涎腺）、内分泌相关癌（卵巢、子宫内膜、前列腺或甲状腺），或者黑色素瘤的风险可能会轻微增加，这种风险在男性或绝经后女性中更高[29,30]。放疗既可以治愈乳腺癌，也可以引起其他部位的癌症，例如[31]：

- 对侧乳腺癌。如果使用大于1Gy的分割剂量，在40岁以下的女性（HR为1.2~2.5），特别是 BRCA 阳性患者（HR=4.5），从暴露到发展的平均间隔为15~20年。40岁以上女性的风险似乎与未暴露者相似，但其是否是保乳手术后同侧第二原发乳腺癌的过度风险尚不清楚。
- 肺癌。乳房切除术后放疗可使肺癌风险增加80%，但乳腺肿瘤切除术后放疗其发生率则较低。吸烟可导致风险增加，而且内乳淋巴结和（或）锁骨上淋巴结或单纯胸壁放疗导致的风险增加至少持续至癌症治疗后10年。
- 放疗引起的间皮瘤可发生在治疗后5~40年后，并伴有胸腔积液。
- 肉瘤。血管肉瘤、肌肉瘤、软骨肉瘤或骨肉瘤的发生率为0.3%~0.5%，发生时间为胸部放疗后3~30年，局限于靶区，发生部位为肋骨或软组织。
- 恶性纤维组织细胞瘤，发生在软组织中。
- 非霍奇金淋巴瘤、骨髓增生异常综合征或白血病（略有增加）。

化疗中使用烷化剂会使白血病的风险增加3倍，也会轻微增加骨髓增生异常综合征的风险，如果同时接受放疗，这种风险会更高。他莫昔芬是一种内分泌治疗药物，可以有效降低乳腺癌复发和第二原发乳腺癌的风险，但也会增加子宫内膜癌的风险。尽管这种风险相对较低，且不足以影响他莫昔芬的治疗受益，但是在少数情况下，内分泌治疗可能导致子宫内膜癌或子宫肉瘤的侵袭性增加[32]。长期淋巴水肿也可能诱发一种致命的血管肉瘤，即 Stewart-Treves 综合征。

53.11.3 评 估

为了及时发现肿瘤复发或第二原发乳腺癌，可以对肿瘤进行常规监测，但是根据患者的风险情况进行个体化监测更为合适。如果患者一开始没有进行遗传风险评估，那么在发现第二原发乳腺癌时，就需要进行严格的家族风险评估和基因检测。另外，由于其他类型恶性肿瘤的风险也会升高，可能需要将患者纳入高危人群监测项目，或者至少在出现局部症状或异常时，让医生注意这种可能性，必要时进行活检。

53.11.4 管 理

如果在行保乳手术和放疗的同侧乳腺发现第二原发癌，那么乳房切除术是合理的治疗选择。如果发现对侧乳腺癌，那么决策过程和预后与一般乳腺癌相同。肉瘤由于具有高度侵袭性，不能再次接受放疗，并且对化疗不敏感，因此必须通过手术达到完全的局部控制。抗血管生成药物可能对血管肉瘤有一些疗效。

> **提示与技巧**
> - 反向映射技术（通过放射性同位素伽马探测器定位前哨淋巴结，通过荧光素或蓝色染料显示腋窝淋巴管，以避免不必要的淋巴结切除）可以显著减少乳腺癌治愈后腋窝手术引起的上肢淋巴水肿。
> - 大多数乳房切除术后综合征可以通过在手术结束或术后早期使用长效麻醉药（如罗哌卡因）进行腋窝阻滞或对腋窝涂抹EMLA乳膏（复方利多卡因乳膏）来预防。
> - 由于芳香化酶抑制剂和唑来膦酸可能会影响运动功能，导致肌肉和骨骼疼痛、关节炎或腕管综合征，可能需要调整内分泌治疗方案。

- 脂肪填充可以改善瘢痕松弛和放疗后组织硬化。
- 通过随后的自体脂肪移植[33]或对侧乳房的对称性手术可以提高美容效果。
- 招募一位了解肿瘤患者心脏问题的心脏科医生可以为多学科团队增加一项优势，肿瘤学专家和麻醉学专家将从他所提供的专业信息中获益！
- 避免吸烟和粉尘暴露，并积极预防呼吸道感染，尤其是接受放疗的患者。
- 体育活动、补充剂和将芳香化酶抑制剂转换为他莫昔芬是预防骨质疏松的一线措施。
- 建议患者采用健康的生活方式，请一名优秀的教练或心理咨询师，咨询擅长解决乳腺癌患者性健康问题的专业妇科医生，这些可能会对缓解他们的性相关问题有很大帮助。
- 基因组检测可能有助于筛选出更容易发生第二原发恶性肿瘤的高危患者，但临床医生应该将所有乳腺癌患者都视为这种情况的潜在对象。

（刘良权 译，刘锦平 审校）

参考文献

[1] Johnson KC, Kennedy AG, Henry SM. Clinical measurements of lymphedema. Lymphat Res Biol, 2014, 12(4): 216–221.

[2] Hidding JT, Viehoff PB, Beurskens CHG, et al. Measurement properties of instruments for measuring of lymphedema: systematic review. Phys Ther, 2016, 96(12): 1965–1981.

[3] Karaca-Mandic P, Hirsch A, Rockson A, et al. The cutaneous, net clinical and health economic benefits of advanced pneumatic compression devices in patients with lymphedema. JAMA Dermatol, 2015, 151(11): 1895–1902.

[4] Chu Y, Allen RJ, Wu T, et al. Greater omental lymph node flap for upper limb lymphedema with lymph nodes-depleted patient. Plast Reconstr Surg Global Open, 2017, 5(4): e1288. https://doi.org/10.1097/GOX.0000000000001288.

[5] Fakhari S, Atashkhoei S, Pourfathi H, et al. Postmastectomy pain syndrome. Int J Womens Health Reprod Sci, 2017, 1(5): 18–23.

[6] Mejdahl MK, Andersen KG, Gartner R, et al. Persistent pain and sensory disturbances after treatment for breast cancer: six year nationwide follow-up study. BMJ, 2013, 346: f1865. https://doi.org/10.1136/bmj.f1865.

[7] Vilholm OJ, Cold S, Rasmussen LA, et al. The postmastectomy pain syndrome: an epidemiological study on the prevalence of chronic pain after surgery for breast cancer. Br J Cancer, 2008, 99(4): 604–610.

[8] Hidding JT, Beurskens CHG, van der Wees PJ, et al. Treatment related impairments in arm and shoulder in patients with breast cancer: a systematic review. PLoS One, 2014, 9(5): e96748. https://doi.org/10.1371/journal.pone.0096748.

[9] Truong P, Abnoussy F, Yong C, et al. Standardized assessment of breast cancer surgical scars integrating the Vancouver scar scale, short-form McGill pain questionnaire and patient's perspectives. Plast Reconstr Surg, 2005, 116(5): 1291–1299.

[10] Koehler LA, Haddad TC, Hunter DW, et al. Axillary web syndrome following breast can cersurgery: symptoms, complications and manage mentstrategies. Breast Cancer (Dove Med Press), 2019, 11(1): 13–19.

[11] Mari W, Alsabri SG, Tabal N, et al. Novel insights on understanding of keloid scar: article review. J Am Coll Clin Wound Spec, 2015, 7(1-3): 1–7.

[12] Clough K, Kaufman G, Nos C, et al. Improving breast cancer surgery: a classification and quadrant per quadrant atlas for oncoplastic surgery. Ann Surg. Ann Surg Oncol, 2010, 17(5): 1375–1391. https://doi.org/10.1245/s10434–009–0792–y. Epub 2010 Feb 6.

[13] Taylor ME, Perez CA, Halverson KJ, et al. Factors influencing cosmetic results after conservation therapy for breast cancer. Int J Radiat Oncol Biol Phys, 1995, 31(4): 753–764.

[14] Volders JH, Haloua MH, Krekel NM, et al. Intraoperative ultrasound guidance in breast-conserving surgery shows superiority in oncological outcome, long-term cosmetic and patient-reported outcomes: final outcomes of a randomized controlled trial (COBALT). Eur J Surg Oncol, 2017, 43(4): 649–657.

[15] Fearmonti R, Bond J, Erdmann D, et al. A review of scar scales and scar measuring devices. J Plast Surg, 2010, 10(6): 354–363.

[16] Cardoso MJ, Cardoso J, Amaral N, et al. Turning subjective into objective: the BCCT.core software for evaluation of cosmetic results in breast cancer conservative treatment. Breast, 2007, 16(5): 456–461.

[17] Racz J, Look Hong N, Latosinsky S. In search for a gold standard scoring system for the subjective evaluation of cosmetic outcomes following breast-conserving therapy. Breast J, 2015, 21(4): 345–351. https://doi.org/10.1111/tbj.12423.

[18] Lagendijk M, Vos EL, Koning AHJ, et al. Tumor-volume to breast-volume Ratio for improving COSmetic results in breast cancer patients (TURACOS), a randomized controlled trial. BMC Cancer, 2017, 17: 336. https://doi.org/10.1186/s12885–017–3280–y.

[19] Vargas L, Sole S, Sole CV. Cosmesis after early stage breast cancer treatment with surgery and radiation therapy: experience of patients treated in a Chilean radiotherapy

centre. Ecancermedicalscience, 2018, 12(3): 819–828.
[20] Tsuji W, Yotsumoto F. Pros and cons of immediate Vicryl mesh insertion after lumpectomy. Asian J Surg, 2018, 41(6): 537–542. Pubmed.
[21] Campia U, Moslehi J, Amiri-Kordestani L, et al. Cardio-oncology: vascular and metabolic perspectives: a scientific statement from the American Heart Association. Circulation, 2019, 139: e579–602.
[22] Streiff MB, Bockenstedt PL, Cataland SR, et al. Venous thromboembolic disease-clinical practice guidelines in oncology. NCCN. J Natl Compr Canc Netw, 2013, 11(11): 1402–1429.
[23] Paulus J, Rosenberg A. Breast cancer and thrombosis: timing matters. Blood, 2016, 7(127): 793–794.
[24] Mesurolle B, Qanadli SD, Merad M, et al. Unusual radio logic findings in the thorax after radiation therapy. Radiographics, 2000, 1(20): 1148–1167.
[25] Kalder M, Hadji P. Breast cancer and osteoporosis-management of cancer treatment-induced bone loss in postmenopausal women with breast cancer. Breast Care (Basel), 2014, 9(5): 312–315.
[26] Boswell EN, Dizin DS. Breast cancer and sexual function. Transl Androl Urol, 2015, 4(2): 160–168.
[27] Lopresti M, Rizack T, Dizon DS. Sexuality, fertility and pregnancy following breast cancer treatment. Gland Surg, 2018, 7(4): 404–410.
[28] Cook ED, Sutherland EI, Baum GP, et al. Missing documentation in breast cancer survivors: genitourinary syndrome of menopause. Menopause, 2017, 24(12): 1360–1364.
[29] Kurian A, McClure L, John E, et al. Second primary breast cancer occurrence according to hormone receptor status. J Natl Cancer Inst, 2009, 101(15): 1058–1065. https: //doi.org/10.1093/ jnci/djp181. PMC2720990.
[30] Hemminki K, Scélo G, Boffetta P, et al. Second primary malignancies in patients with male breast cancer. Br J Cancer, 2005, 92: 1288–1292.
[31] Zhang W, Beciolini A, Biggeri A, et al. Second malignancies in breast cancer patients following radiotherapy: a study in Florence, Italy. Breast Cancer Res, 2011, 13(2): R38. 13/2/R38 Open Access.
[32] Kirova YM, De Rycke Y, Gambotti L, et al. Second malignancies after breast cancer: the impact of different treatment modalities. Br J Cancer, 2008, 98: 870–874.
[33] Cogliandro A, Barone M, Tenna S, et al. The role of lipofilling after breast reconstruction: evaluation of outcomes and patient satisfaction with BREAST-Q. Aesthet Plast Surg, 2017, 41(6): 1325–1331. Pubmed.

医疗法律问题 54

Peter A. van Dam

54.1 引言

本章将介绍医疗法律问题的背景和定义,并分析与治疗相关的索赔案件的类型和特点。绝大多数临床医生在职业生涯中都会因为患者的不良治疗结果而被指控医疗过失(medical negligence),即使他们并未出现真正的过失。如果一位患者在接受治疗或手术时死亡或受到伤害,经常会有一种反应,指控(其中之一的)参与治疗的医生,这是人类悲伤反应的一种常见的表现。绝大部分不良事件都是与治疗相关的并发症,而不是由医疗错误(medical error)引起的。2005年英国国民健康服务体系(National Health Service,NHS)进行的一项审计发现,平均有10%的患者经历了不良事件(adverse event),其中一半是可以预防的。当一位患者因为医生的干预或不作为而受到伤害时,就涉及临床过失(clinical negligence)的问题,这意味着医生没有履行对患者的责任。毫无疑问,每年都有成千上万的患者因为医疗失误(medical mistake)而受到伤害,但很少引起法律诉讼,只有不到10%的案件被提交到法院。与1978年相比,2006年英国医疗法律索赔案件的数量增加了1 200%,达到了约10 000件。2004—2005年,临床过失索赔案件的年度成本超过了5亿英镑,平均赔偿金额为50 000~550 000英镑。

P. A. van Dam (✉)
Multidisciplinary Breast Unit, Antwerp University Hospital, Edegem, Belgium
e-mail: peter.vandam@uza.be

© Springer Nature Switzerland AG 2021
M. Rezai et al. (eds.), *Breast Cancer Essentials*, https://doi.org/10.1007/978-3-030-73147-2_54

54.2 与治疗相关的索赔

本章分析了各种手术后索赔案件的类型和特点,发现乳房手术是最常见的索赔领域,占所有索赔案件的18%。在这些案件中,49%为恶性乳房疾病,2%为良性乳房疾病,49%为整形手术(主要是乳房增大和对瘢痕不满意)。在基础疾病是恶性肿瘤的案件中,大部分原告主张癌症诊断延误。在其他案件中,大部分原告因术前和术后并发症提起索赔,如出血、感染、电灼伤、外观不满意和术后疼痛。少数原告因被错误诊断为恶性肿瘤接受了不必要的治疗而提起索赔。在约10%的案件中,主要指控是缺乏知情同意(informed consent),但这通常不是唯一的指控。与知情同意相关的指控包括患者没有被告知手术的已知并发症或没有被充分告知手术会导致的瘢痕范围和(或)位置。医生和患者之间在手术前进行的讨论应该详细记录在案。如果患者收到了相关的信息宣传单(information leaflet),并且这一点在病历中有记录,那么这会有利于医生的辩护。根据手术类型,必要时手术前可以进行多次咨询。在5%~10%的案件中,主要指控与瘢痕有关,问题通常是增生性或疤痕性瘢痕。医生应该特别提醒患者注意这种风险,尤其是高风险人群,如黑人患者和有瘢痕体质的患者。医生还应该识别出其他可能影响伤口愈合和感染的危险因素,如吸烟、皮质类固醇的使用和免疫抑制,并与患者讨论。与全身治疗或放疗相关的医疗法律案件比较少见,通常与药物或放射剂量错误有关。

54.3 因诊断延误导致的索赔

据报道，每1 000例新患者中约有1例因乳腺癌诊断延误而提起索赔。大多数医疗事故案件与诊断有关，与筛查相关的法律诉讼则很少见。诊断延误的发生率一般为1%~2%。据估计，诊断延误对约25%提起索赔的女性的治疗方案有影响，并对10%~15%延误超过12个月的患者的预后有负面影响。在大多数乳腺癌诊断延误的病例中，可以发现认知和后勤方面的失误。导致乳腺癌诊断错误的因素可能是不可避免或可以预防的。在不可避免的变量中包括乳腺X线片上的病变特征，如不常见的病变表现、病变定位不佳、病变体积小、深部乳晕后定位、良性疾病受刺激导致的肿瘤、组织重叠和缺乏结缔组织反应。活检相关的技术或取样错误也可能使诊断更困难，如病变或针头可视化不佳、胸前定位的深部病变和致密纤维性乳房组织导致超声引导下针吸活检取样不准确。此外，患者的特征也可能导致诊断困难，例如，体重指数（BMI）低，以前接受过乳房手术，正在使用激素替代治疗，年轻患者，乳房组织致密，以及有乳房手术史（如乳房增大）。

有些乳腺癌诊断错误是可以避免的，这些错误往往会影响患者的健康和权益。一种常见的错误是在患者触摸到乳房上的肿块时，没有及时安排其做影像学和其他诊断性检查，而是告诉患者肿块是良性的，不需要担心。这种错误在医学事故索赔研究中占有很高的比例。诊断乳腺癌需要放射科医生具备足够的知识和经验，能够在影像学检查中发现异常病变部位。如果发现异常，他（她）还要能够判断是正常的变化、病理性变化还是由设备或技术造成的伪影，正确的判断很重要，如果判断错误，就可能导致诊断错误。有时，诊断也会受到一些外部因素的影响，如观察条件不佳、放射技术差或使用劣质设备。另外，有些诊断需要系统的随访，例如，在超声引导下针吸活检后诊断为良性的病变要定期行影像学检查。如果随访失败，也可能导致诊断延误或错误。一项对澳大利亚放射事件登记处报告的400多起已结案医疗事故索赔的分析调查确定了以下5种导致医疗事故索赔最常见的错误类型：①误诊，这是最常见的错误类型，占62%，放射科医生没有及时或给出正确的影像学检查结果，导致患者的病情被忽视或错误判断；②操作程序中出现问题，这是第二常见的错误类型，占11%，放射科医生在做一些操作如活检时出现了意外的情况，比如出血；③术后并发症，这是第三常见的错误类型，占6%，患者在接受放射科医生的操作后出现了一些不良反应，如感染、疼痛、功能丧失等；④操作程序造成的损伤，这类错误约占4%，患者在接受放射科医生的操作时受到了一些物理伤害，如跌倒或昏厥；⑤缺少放射学报告，约占5%，放射科医生没有及时或完整地给患者提供影像学检查的结果和建议。病理问题也是导致乳腺癌诊断延误的一个重要因素，它们与病理学专家在解释和取样方面的错误以及放射科医生在放射学取样方面的不足有关。特别是对实性乳房肿块使用细针抽吸是一种不可靠的方法，因为只有60%的准确率，而针吸活检的准确率超过95%。为了减少医疗事故的风险，病理学专家还会选择以下措施：订购染色剂、建议手术取样、进行二次审查（让另一位病理科医生或专家来复核自己的诊断结果，确认或纠正自己的判断，以增加诊断的准确度和可信度，也可以避免因为个人偏见或误解导致的错误）或因切缘情况作出更严重的诊断（当病理学专家在诊断乳腺癌时发现一些不典型或难以判断的病变时，他们会倾向于给出更严重或更恶性的诊断，而不是更轻微或更良性的诊断。这样既可以促使患者及时接受更积极的治疗，也可以避免因为低估病情而导致的治疗延误）。

乳腺癌生长模型表明，乳腺癌可能在患者没有明显症状的情况下就已经发生转移。有些研究表明，乳腺癌的生长速率是恒定的，也就是说，肿瘤的大小和生存时间是成正比的。这意味着，即使诊断出现了延误，也不会对肿瘤的生命周期产生太大的影响。然而，这并不意味着诊断延误是无关紧要的，因为它可能导致患者错过了最佳的治疗时机。诊断延误通常与更晚期的病变有关，但延误对生存的影响或延误了多长时间仍不确定。有证据表明，特别是在三阴性乳腺癌中，诊断延误对预后有负面影响，但这在个体病例中很难量化。人们已经尝试提供基于证据的定量指南，用于评估可能被索赔的损失。法律原则，如"失去生存机会"（指的是当一个人因为他人的过失而错过了治疗或延长生命的机会时，可以向过失方索赔损失。这种损失是基于生存机会的概率而不是实际的生存期限来计算的，例如，如果一个人因为医疗事故而错过了治疗癌症的机会，即使他没有死亡，也可以向医院或医生索赔损失，因为他的生存机会被剥夺了。这种原则在一些国家或地区的法律中有所体现，如英国、澳大利亚、加拿大等）和"合并和共同过失"（指的是当一个人因为他人的过失而受到损害时，如果他自己也有过失，那么他可以向过失方索赔损失，但是要根据各自的过失程度来分摊责任。这种原则与"共同过失"或"混合过失"原则不同，后者指的是如果受害人自己有过失，那么他就不能向过失方索赔任何损失，例如，当一个人在马路上被一辆超速的汽车撞伤，如果他自己也没有遵守交通规则，那么他可以向司机索赔损失，但是要根据他自己的过失程度来减少赔偿金额。这种原则在一些国家或地区的法律中有所体现，如美国、新西兰、中国等），增加了医生被认定有过失的可能性。一些证据表明，强有力的质量控制可以保护医生免受过失指控。

54.4 如何避免医疗法律索赔

令人惊讶的是，医疗过失索赔在法庭上的成功率为 20%~35%，这可能是因为在大多数国家，法律规定医生必须对患者造成的伤害承担直接和绝对的责任。然而，在医疗环境中，将错误造成的影响与其他客观因素造成的伤害区分开来往往是困难的。尽管如此，最近的案例法的变化使得被告医生的立场变得更加不利。例如，外科医生有责任向患者告知手术可能带来的风险。如果未能妥善地向患者解释手术或手术过程，并在"无可怀疑之时"（一种法律术语，是指当一个人在法律上有义务做某事时，他必须在没有任何合理怀疑的情况下尽快地做出这件事）尽可能详细地记录下来，法院可能会认为这是医生的过失。然而，医疗过失索赔诉讼的成功率很低，一般只有 20%~35%，这可能会让患者感到沮丧和无助。为了解决这个问题，有些国家或地区采用了无过错赔偿制度，这种制度的特点是，只要患者能够证明自己因为医疗错误而受到伤害，就可以获得赔偿，无论医生是否有过失。这样既可以保护患者的利益，也可以减少医生的法律风险。但是，这种制度的成本很高，可能会给医疗保险和公共财政带来沉重的负担。

为了降低医疗错误和医疗事故索赔的风险，临床医生应该采用结构化的工作方式，并提高防御能力。实现这一目标的关键是使用临床路径、遵循指南和详细记录所有医疗活动和干预措施。此外，在多学科团队内建立明确的沟通线路也很重要（例如，在手术前后进行多学科会议，讨论每个恶性病例）。通过内部和外部审计进行持续的质量控制，不仅可以提高护理水平，也可以降低卷入过失案件的风险。医疗保健提供者或团队面临的挑战是制订一个计划，既能促进早期发现和治疗疾病，又能允许独立的临床判断。为此，必须在患者记录中清楚地记录症状、体格检查和诊断计划，并对每例出现乳房肿块的患者都进行跟踪随访。医生和办公室工作人员应该营造一种氛围，认真对待患者的投诉，并认识到乳腺 X 线和超声检查的局限性。特别是在年轻患者中，乳房组织密度较高，应该广泛使用额外的诊断测试，如 MRI 检查和针吸活检。应建立随访程序并严格遵循，并以最初就诊后 4~6 周内确诊为最终目标。诊断测试的结果应该在门诊清楚地向患者解释。应该避免通过电话讨论结果，因为这增加了忘记传达结果、引起不愉快情况、不充分的心理支持（如果活检结果是恶性为意料之外时）、数据记录不良和与家庭医生沟通不良的风险。如果触诊明显异常患者的诊断评估结果为阴性，最明智的做法是建议这些患者在 3~6 个月后再次到乳腺门诊就诊，以评估间隔期变化，从而最大限度地减少漏诊乳腺癌的风险。如果诊断为乳腺癌的患者因未能及时诊断而提起诉讼，医生最好的防御方法是能够证明患者的投诉得到了适当的处理，遵循并记录了协商一致的治疗计划，并且患者已经得到了按照当前标准医生应该提供的适当护理。为了最大限度地减少因操作程序引起的并发症而导致索赔的风险，医生应在术前与患者进行详细讨论，并将讨论内容记录下来，包括任何书面信息，并填写同意书。医生应该考虑到患者是否有特别的并发症风险。如果出现并发症，应该尽快告知患者发生了什么（如电灼伤），并在适当的情况下道歉，道歉并不是承认要对此承担责任。外科医生应该确保为每位接受手术的患者完成手术安全检查表，并系统地记录在病历中。如果记录有序，在病历中详细描述了事件顺序，并且已经对患者进行了所有适当的评估，那么辩护就会更容易。

> **提示与技巧**
> - 在没有任何可疑情况时，应始终保持良好的患者记录，这样可以为医生提供有力的证据，证明他们已经按照标准的医疗程序和指南进行了诊断和治疗。
> - 如果患者出现了严重的并发症，并且可能导致医疗法律后果，请尽早联系保险公司。这样可以及时得到保险公司的支持和建议，以及可能的法律援助。
> - 在双方关系困难时期，应尽量与患者保持良好的联系，这样可以表达对患者的关心和同情，以及对并发症的解释和道歉（如果适用），还可以增加患者的信任和满意度，也可以减少患者提起诉讼的可能性。

（刘良权 译，刘锦平 审校）

延伸阅读

Andrews BT, Bates T. Delay in the diagnosis of breast cancer: medico-legal implications. Breast, 2000, 9(4): 223–237.

Barber MD, Jack W, Dixon JM. Diagnostic delay in breast cancer. Br J Surg, 2004, 91(1): 49–53.

Eaker S, Wigertz A, Lambert PC, et al. Breast cancer, sickness absence, income and marital status. A study of life situation 1 year prior to diagnosis compared to 3 and 5 years after diagnosis. PLoS One. 6(3): e18040. https: //doi.org/10.1371/journal.pone.0018040.

Gogos AJ, Clark RB, Bismark MM, et al. When informed consent goes poorly: a descriptive study of medical negligence claims and patient complaints. Med J Aust, 2011, 195(6): 340–344.

Hafstrom L, Johansson H, Ahlberg J. Diagnostic delay of breast cancer—an analysis of claims to Swedish Board of malpractice. Breast, 2011, 20(6): 539–542.

Halpin SF.Medico-legal claims against English radiolo gists: 1995–2006. Br J Radiol, 2009, 82: 982–988.

Hoving JL, Broekhuizen ML, Frings-Dresen MH. Return to work of breast cancer survivors: a systematic review of intervention studies. BMC Cancer, 2009, 9: 117. https: //doi.org/10.1186/1471–2407–9–117.

Joly Y, Burton H, Knoppers BM, et al. Life insurance: genomic stratification and risk classification. Eur J Hum Genet, 2014, 22: 575–579.

Kern KA. The delayed diagnosis of breast cancer: medi colegal implications and risk prevention. Breast Dis, 2001, 12: 145–158.

Langlands AO, Gebski V, Hirsh D, et al. Delay in the clinical diagnosis of breast cancer: estimating the effect on prognosis with particular reference to medical litigation. Breast, 2002, 11(5): 386–393.

Osuch JR, Bonham VL. Medicolegal pitfalls in breast cancer diagnosis and management//Management of breast diseases. Springer: 645–658.

Petrick JL, Reeve BB, Kucharska-Newton AM, et al. Functional status declines among cancer survivors: trajectory and contributing factors. J Geriatr Oncol, 2014, 5(4): 359–367.

Poon EG, Kachalia AK, Puopolo AL, et al. Cognitive errors and logistical break downs contributing to missed and delayed diagnosis of breast and colorectal cancers: a process analysis of closed malpractice claims. J Gen Intern Med, 2012, 27(11): 1416–1423.

Reish LM, Carney PA, Oster NV, et al. Medical malpractice concerns and defensive medicine: a nationwide survey of breast pathologists. Am J Clin Pathol, 2015, 144(6): 916–922.

Sharp L, Timmons A, et al. Support Care Cancer, 2016, 24(2): 699–709.

Singh H, Sethi S, Raber M, et al. Errors in cancer diagnosis: current understanding and future directions. J Clin Oncol, 2007, 25(31): 5009–5018.

Strunk AL, Kenyon S. Medicolegal considerations in the diagnosis of breast cancer. Obstet Gynecol Clin North Am, 2002, 29: 43.

Van Breest Smallenburg V, Setz-Pels W, Groenewoud JH, et al. Malpractice claims following screening mammography in the Netherlands. Int J Cancer, 2012, 131(6): 1360–1366.

Wang JS, Baker SR, Patel R, et al. The causes of medical malpractice suits against radiologists in the United States. Radiology, 2013, 266(2): 548–554.

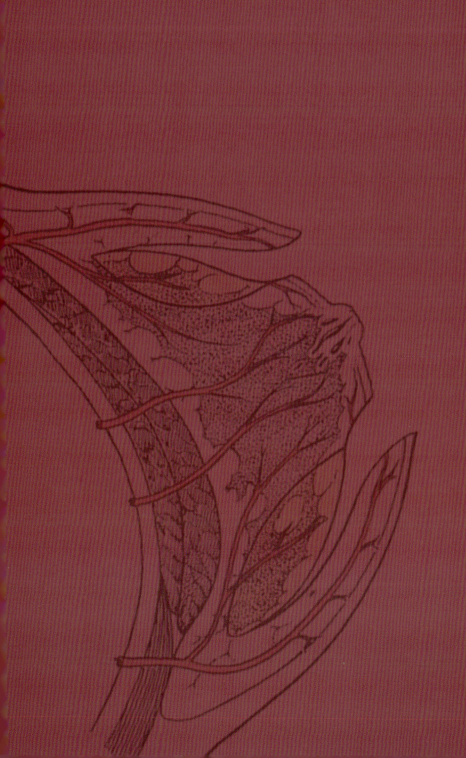

第 5 部分

特殊类型乳腺癌

55 炎性乳腺癌

Dario Trapani, Alexandru Eniu

55.1 引 言

炎性乳腺癌（infammatory breast cancer，IBC）是一种侵袭性强的乳腺癌亚型，皮肤特殊样变和预后差是其主要特点。世界卫生组织及美国癌症联合委员会将炎性乳腺癌视为乳腺癌的一种"临床模式"[1]。炎性乳腺癌一词包括所有以前被称为哺乳期癌、乳突癌、乳腺炎癌、急性坐骨神经痛癌或毛细血管扩张癌的疾病。根据国际疾病分类（ICD-11），炎性乳腺癌被归类为"2C62"，而在 TNM 系统中被归类为"cT_{4d}"，这说明炎性乳腺癌是一类局部晚期癌症，患者预后往往较差。

作为一种临床实体肿瘤，炎性乳腺癌的诊断标准如下：

- 快速发作的乳房皮肤红斑、水肿、橘皮样变或发热。
- 就诊到发病时间少于 6 个月。
- 炎症范围占乳房的 1/3 以上。
- 病理学证实乳腺癌。

D. Trapani
Department of Oncology and Haematology, IEO, European Institute of Oncology IRCCS, University of Milan, Milan, Italy

A. Eniu (✉)
Department of Breast Tumours, Cancer Institute Ion Chiricuta Cluj-Napoca, Cluj-Napoca, Romania
e-mail: aleniu@iocn.ro,
alexandru.eniu@hopitalrivierachablais.ch

© Springer Nature Switzerland AG 2021
M. Rezai et al. (eds.), *Breast Cancer Essentials*, https://doi.org/10.1007/978-3-030-73147-2_55

55.2 流行病学、分布和风险因素

炎性乳腺癌是一种罕见的乳腺癌亚型，占所有乳腺恶性肿瘤的 3%~5%[2]。包括癌症中心等的登记数据表明，与非炎性乳腺癌患者（中位年龄 66 岁）相比，炎性乳腺癌患者群更为年轻（中位年龄 52 岁），且非裔美国人的发病率更高。与非炎性乳腺癌的特定年龄发病率不同，在 50 岁以前，炎性乳腺癌的特定年龄发病率随着年龄的增长而升高，最后趋于平缓[3]。10 年前的调查数据显示，白人女性每年的发病率为 2.2/10 万，黑人女性为 3.1/10 万，她们的平均确诊年龄为 43 岁和 53 岁[2]。黑人群体是否更易患炎性乳腺癌目前仍存在争议。在一项针对尼日利亚乳腺癌患者的研究中，将炎性乳腺癌定义为炎症范围占乳房的 50% 以上，基于此，有 17.5% 的乳腺癌患者被归类为炎性乳腺癌。在巴基斯坦进行的一项研究则是联合临床病理学结果定义炎性乳腺癌，有 12% 的患者被归类为炎性乳腺癌[3]。

炎性乳腺癌通常表现为妊娠相关乳腺癌（占所有炎性乳腺癌患者的 26%）。一项针对北非突尼斯患者的调查显示，怀孕期间罹患炎性乳腺癌的风险增加了 9 倍；在 20%~50% 的病例中，炎性乳腺癌与哺乳有关（Mastitis Carcinomatosa Gravidarum et Lactantium）[4]。美国的一项病例对照研究显示，绝经前乳腺癌患者的炎性乳腺癌占比较高[5]。而其他研究显示，无论患者的初潮年龄如何，绝经前和绝经后患者的炎性乳腺癌和非炎性乳腺癌发生率没有显著差异[5,6]。

体重指数（body mass index，BMI）是与炎性乳腺癌相关性最强的风险因素之一。一项基于Breast Cancer Surveillance Consortium database（1994—2009，n=617）的嵌套病例对照研究显示，女性患有炎性乳腺癌的风险随着超重情况和肥胖程度的增加而增加，肥胖女性（BMI > 30kg/m^2）的风险比率上升至2.94~3.90[7]；与之相比，非炎性乳腺癌的风险比为1.08~1.36。炎性乳腺癌的发生与口服避孕药没有相关性。约10%的乳腺癌是由基因突变导致，最常见的是 *BRCA* 基因突变[8]。对105例炎性乳腺癌患者的基因分析结果显示，炎性乳腺癌和非炎性乳腺癌之间不存在显著的 *BRCA* 致病突变差异[9]，这表明，无论是否被诊断为炎性乳腺癌，女性患者都需要按照指南进行胚系（多）基因检测。

55.3 诊断和分期

55.3.1 临床发病和鉴别诊断

对肿瘤性和非肿瘤性乳腺疾病的鉴别诊断非常重要，由于炎性乳腺癌患者会伴有炎症，因此诊断时必须考虑到炎性乳腺癌与乳腺炎及其他炎症性疾病之间的区别，以避免延误可能治愈癌症的治疗。

乳腺炎（哺乳期或非哺乳期）是与炎性乳腺癌最典型的鉴别诊断。急性乳腺炎、乳腺脓肿或囊肿是哺乳期妇女非常常见的疾病，当其不能通过特定疗法及时治愈时，就必须考虑是否为炎性肿瘤。哺乳期乳腺炎是女性在哺乳期所患的乳腺炎，常伴有全身感染症状，平均每10个哺乳期女性就有1人会患该病[10]，常伴有乳房压痛（局部炎症症状）、发热（全身症状）及外周血中性粒细胞增多（实验室指标）等。如果在使用抗葡萄球菌抗生素的48h内观察到症状改善，就足以排除炎性肿瘤。约11%的哺乳期女性会患乳腺脓肿，常可扪及有明显波动感并伴有疼痛的乳房肿块，可触及伴有疼痛感的局部区域淋巴结，这是炎性淋巴结的常见表现。乳腺囊肿的发生原因主要是乳腺导管阻塞，进而在乳腺内形成坚硬的肿块。细针抽吸时通常可见干酪样物质。在临床诊疗过程中，医生需要格外注意有乳腺硬块但不伴全身症状的非哺乳期乳腺囊肿患者，应考虑是否为肿瘤性病变。

非哺乳期女性，尤其是中、老年女性，可能会发生乳腺导管扩张，患者通常吸烟，症状常表现为乳晕周围瘙痒并可扪及乳晕肿块，伴有乳头溢血、溢液及内陷，与恶性肿瘤的临床表现相似。

一些乳腺非特异性疾病如尚未愈合的乳房皮肤炎症或脂肪坏死，其表现类似于炎性乳腺癌，仅影像学检查无法确诊，大多数情况下需要对病变部位进行活检。

虽然临床上与炎性乳腺癌症状类似的肿瘤较为少见，但是有时很难区分叠加感染和（或）皮肤转移晚期、被忽视的肿瘤（T4a、b或c期）和炎性乳腺癌，炎性乳腺癌通常被归类为T$_{4d}$。临床特征和病史是区分非炎性乳腺癌和炎性乳腺癌的关键。在更广泛的分类中，炎性乳腺癌归类于"胸壁"恶性肿瘤，包括炎性乳腺癌和非炎性乳腺癌伴胸壁淋巴管炎[11]，此时对二者的鉴别可能会更加困难，尤其是存在淋巴管广泛受侵时。

55.3.2 诊断和分期

虽然根据临床症状炎性乳腺癌的分类为cT$_{4d}$，但疑似炎性乳腺癌的患者必须立即接受乳腺癌的全程管理。

乳房钼靶（mammogram，MRX）是首选的影像学检查方法，可以呈现炎性乳腺癌的提示性特征，即使在没有明显的肿块时也能指导恶性肿瘤的诊断[12]，通常表现为炎症性变化，如皮肤、小梁和间质增厚。如果观察到乳房结构紊乱和乳房实质密度增加就可以加强诊断。在不足50%的病例中观察到钙化表现。乳腺致密的年轻患者可采用超声（US）检查，有助于评估局部区域淋巴结受累状态。当超声检测到肿块时，通常表现为不规则和低回声，边缘不清晰，后部声影[13]。妊娠期炎性乳腺癌患者可采用磁共振（MRI）检查，不使用造影剂（非增强MRI），对胎儿是安全的。对于炎性乳腺癌，MRI比MRX的准确度更高，灵敏度分别为99%和80%。炎性乳腺癌的MRI主要表现为皮肤增厚伴腺体组织多处斑片状强化[14]。目前，只要条件允许，MRI可作为术前分期和监测的重要选择。

炎性乳腺癌具有较高的全身转移风险（25%的患者在诊断时已发生远处转移），因此所有相关指南和炎性乳腺癌专家都建议对此类患者进行全身评估和系统分期[15,16]，对所有炎性乳腺癌患者的分期评价至少应包括胸部、腹部和骨骼。在没有禁忌证的情况下，首选增强 CT。推荐所有患者行骨扫描[17]。PET-CT 是将高性能 PET 和 CT 相结合的医学影像技术，是一种可同时提供解剖结构和功能代谢相融合的检测技术，有助于疾病的临床分期，提高了远处转移的检出率[18]，如果条件允许，应建议患者直接选择 PET-CT，而非 CT 扫描和 ECT 扫描之后再使用[15]。

55.4 组织学和分子生物学

组织学活检是阳性诊断的强制性要求，活检部位为可触及的肿块、肿大淋巴结或皮肤。首选皮肤穿刺活检，在约 75% 的无法触及肿块或放射学检查未识别出肿块的患者[17]中显示真皮淋巴管恶性细胞栓塞。

55.4.1 基本组织病理学

上文描述了炎性乳腺癌的病理学因素，但并未描述其病理学特征。炎性乳腺癌的炎性症状主要是由于淋巴管受累和癌栓所致。大约 3/4 的炎性乳腺癌患者的真皮网状层和乳头层存在癌栓，并伴有全身淋巴管扩张，最终阻塞整个淋巴静脉丛[17]。由于淋巴管阻塞导致血管生成，因此炎症浸润在血管周围不太常见，急性炎症细胞富集有助于鉴别诊断乳腺炎（多克隆浸润）、白血病扩散（单克隆扩增）和淋巴瘤（恶性淋巴细胞）[19]。炎症可表现为免疫浸润、水肿和胶原蛋白沉积增加，导致皮肤增厚，肿瘤细胞常呈巢状分布，通常不会形成明显的单一肿块，因此要准确评估肿瘤切除范围较为困难，可能使部分已经扩散的癌细胞无法被切除。尽管组织学分型可以决定非炎性乳腺癌（浸润性导管癌和浸润性小叶癌）的临床表现和预后，但明确肿瘤细胞的炎症成分比明确是导管癌或小叶癌具有更为重要的预后意义。美国的一项研究显示，不足 5% 的炎性乳腺癌属于小叶癌，6% 的患者呈现为混合表型（小叶癌伴导管癌），其余皆为导管癌。在该研究中，约 80% 的肿瘤分化差[20]。有趣的是，该研究未能证明小叶癌与导管癌患者存在明显的预后差异，这表明，相比于组织学分型，炎性乳腺癌的侵袭性表型对预后的影响更大。

55.4.2 预后和预测性经典生物标志物

对炎性乳腺癌患者必须进行激素受体检测，包括 ER、PR 和 HER2[1]，以提供与预后相关的基本信息，更为重要的是，这是选择治疗方案的主要决定因素。炎性乳腺癌患者的 ER 阴性比例更高（约 80%），HER2 阳性比例较高（超过 1/3 的患者过表达），三阴性乳腺癌约占 1/3[14]。一项意大利的临床研究显示，ER 和 PR 受体阳性的炎性乳腺癌患者的生存期更长，其中激素受体阳性患者为 4 年，阴性患者约为 2 年[21]。另一项研究发现，三阴性乳腺癌患者的预后往往较差[11]。

Ki67 是乳腺癌细胞增殖相关抗原，是用小鼠单克隆抗体 MIB1（阳性细胞数）进行估计。作为"高增殖表型乳腺癌"中的一员，超过 90% 的炎性乳腺癌患者表现出高增殖率[11]。然而，由于 Ki67 对炎性乳腺癌患者的预后影响不明显，因此 Ki67 在治疗炎性乳腺癌的过程中作用非常有限。

在炎性乳腺癌的研究中，表皮生长因子受体（epidermal growth factor receptor, EGFR）一直是研究对象。EGFR 与 ER/PR 表达水平与更年轻的患者、更高的增殖率、基因组不稳定性和 HER2 过表达相关，是一个独立的预后不良因素[11]。

55.4.3 前沿的生物标志物

炎性乳腺癌的侵袭性似乎与高度血管生成有关，恶性肿瘤的新生血管增强了炎性乳腺癌的侵袭性。关于肿瘤血管分布的研究证实，炎性乳腺癌患者的微血管密度显著高于非炎性乳腺癌患者（高 4 倍），微血管中主要是未成熟的内皮血管[22]。有人提出，血管生成过程中会包围癌变部位，从而为肿瘤微环境和全身循环提供直接通路，这一说法部分解释了为什么炎性乳腺癌具有较高的淋巴结和远处转移可能。炎性乳腺癌的肿瘤微环境特征为包含较高水平的肿瘤内促淋巴血管生成生长因子，这些包括血管内皮生长因子（vascular endothelial growth factor, VEGF）及其受体（VEGF receptor, VEGFR），内皮细胞 TIE-1 和 TIE-2 的表面受体，ARNT（b-HIF-1 亚基），以及碱性成纤维细胞生长因子（basic fibroblast growth factor, bFGF），这些生长因子与不良的预后存在多种相关性。通过对炎性乳腺癌样本的大分子特征，包括预后和预测性生物标志物的分析,揭示了其基因突变情况。与其他乳腺癌一样,炎性乳腺癌患者最常见的突变基因为 TP53(75%)、PIK3CA(42%)和 ERBB2(HER2,17%)[23]。

• 标志物(signature):用高通量测序技术对来自不同序列的样本进行测试,将炎性乳腺癌划分为不同的基因簇。通常根据乳腺癌分子亚型对炎性乳腺癌进一步分类,最常见的是基底样型和 HER2 富集型。有趣的是,补体和免疫相关通路在 ER 阳性炎性乳腺癌中过表达,蛋白翻译和 mTOR 信号传导通路则在 HER2 富集型炎性乳腺癌中高表达,细胞凋亡、神经和脂质代谢相关通路则在 ER 阴性炎性乳腺癌中高表达[24]。但到目前为止,炎性乳腺癌特有的标志物还未确定或用于临床研究。

• 循环肿瘤细胞(circulating tumor cells,CTC):CTC 的检测和分子表型可用作肿瘤生物学信息来源。对于非转移性炎性乳腺癌,两项新辅助试验的 meta 分析探讨了 CTC 检测的预后作用。化疗引起的肿瘤缩小与外周 CTC 的迅速减少存在相关性;基线 CTC 检测可预测炎性乳腺癌的转移潜能,外周血 CTC 值为 1CTC/7.5mL 与预后存在显著相关性(HR:无病生存为 2.80,总生存为 4.28),这表明 CTC 计数可用于患者风险分层。转移性炎性乳腺癌患者的 CTC 负荷是非转移性炎性乳腺癌患者的 3 倍[25]。CTC 表型在预测肿瘤进展方面至关重要,且无须侵入性操作。单细胞 CTC 分析显示,基因 TP53、RB1、PIK3CA 和 ERBB2 的突变频率在炎性乳腺癌中较高,这与之前活检样本的检测结果一致,说明 CTC 用于炎性乳腺癌基因组分型较为可靠。此外,CTC 较高的患者似乎表现出较低的适应性免疫活性($CD3^+$T 和 $CD4^+$T 细胞减少,合成 $CD8^+$T 细胞的 TNF-α 和 IFN-γ 低,T 调节细胞较高),这表明 CTC 是癌细胞转移扩散时,免疫监视功能受损所产生的免疫抑制附带现象[26]。

55.4.4 炎症、免疫系统和炎性乳腺癌

炎性乳腺癌与炎症之间的关系错综复杂。尽管有炎症表现,但是炎性乳腺癌并不是典型的"炎症"性肿瘤,因为报告显示,肿瘤周围不存在大量的免疫活性浸润,或者炎症细胞因子和趋化因子[11]。肿瘤细胞内活跃的炎症通路可能是炎症表型的主要来源。据报道,在激素受体阴性炎性乳腺癌患者中,NF-κB 靶基因和促炎细胞因子过表达,这表明免疫系统失调[27]。在研究免疫浸润的作用时,已提出细胞结构与预后存在相关性。肿瘤相关巨噬细胞(tumor-associated macrophages,TAM)可能在促进肿瘤发生方面发挥着重要作用,在转移扩散过程中对细胞基质的重塑也起着关键作用。有趣的是,巨噬细胞浸润、淋巴结转移和蛋白酶表达之间存在正相关,这表明 TAM 可以按照某种机制促进肿瘤转移。此外,肿瘤周围 $CD8^+$ T 细胞聚集可被视为促进结缔组织增生的主要基质成分。表型分析显示,高 $CD8^+/PD-L1^+$ 淋巴细胞浸润与雌激素受体阴性状态、基底亚型和富含 ERBB2 的亚型有关,高 $CD8^+/PD-L1^+$ 淋巴细胞浸润可能通过介导免疫源性细胞死亡进而使患者对细胞毒性化疗具有更好的治疗反应[28]。在免疫浸润程度较高的肿瘤中,DNA 修复改变的发生频率更高,从而导致肿瘤发生超突变。

55.5 管　理

对炎性乳腺癌患者应进行多学科管理。因其具有强侵袭性和不良预后,我们必须采取综合疗法,及时制订合理的干预计划对于患者的治疗至关重要。研究表明,建立合理协调治疗组是优化乳腺癌管理的必要措施,有利于提高患者的生存率和生活质量[29]。

55.5.1 系统治疗

对炎性乳腺癌患者通常会给予系统治疗。据报道,单纯手术切除而不进行系统治疗的情况下,炎性乳腺癌患者仍然存在较高的局部复发和远处转移风险,5 年死亡率为 80%~96%[30]。非转移性炎性乳腺癌患者新辅助系统治疗的主要目标是控制局部病灶和缩小肿瘤体积以降低疾病分期,使之前不能手术的患者转为可手术切除治疗。对新辅助化疗的治疗反应可以提供预后信息,也可以为患者的后续治疗提供指导。一项给予炎性乳腺癌患者多模式治疗策略的队列研究中,15 年无病生存率(DFS)为 28%[31],达到病理学完全缓解(pCR)患者的 15 年 DFS(44%)结果最好,而未达到 pCR 患者的 15 年 DFS 为 7%,这说明新辅助治疗效果可用作预测乳腺癌患者的预后,其中 pCR 提供了最重要的预后信息,达到 pCR 患者的 5 年 DFS 为 78.6%[32]。

55.5.1.1 新辅助化疗

炎性乳腺癌患者采用的治疗方案与非炎性乳腺癌患者没有区别。蒽环类和紫杉醇类药物的治疗反应率为30%~82%[33,34]。紫杉醇类联合蒽环类药物可以提高患者的生存率，尤其是 ER 阴性炎性乳腺癌患者，可显著延长其总生存期（OS，+22个月）。对三阴性乳腺癌的几项临床研究表明，卡铂可提高 pCR 率。然而，由于获得该数据的研究中不包含炎性乳腺癌患者，因此其用药数据只能根据非炎性乳腺癌患者的数据进行推测，对此的专家共识是，可以对 HER2 阴性炎性乳腺癌患者使用卡铂，目的是提高 pCR 率[35]。

55.5.1.2 剂量密集型化疗（dose-dense chemotherapy，DDC）

DDC 可显著提高非转移性乳腺癌患者的存活率。一项 meta 分析（包含 37 298 名女性，26 项随机试验）表明，DDC 可降低癌症复发率（-3.4%）和乳腺癌死亡率（-2.4%），但是 DDC 对炎性乳腺癌影响的亚组分析没有报道[36]。虽然已经报道了相关结果，但是对于炎性乳腺癌患者是否可以使用 DDC 方案仍然存在争议。两项临床试验（一项为炎性乳腺癌设计，另一项将炎性乳腺癌作为一个亚组）显示，DDC 方案未能显著提高炎性乳腺癌的治疗应答率[37,38]。

55.5.1.3 HER2 阻断（新辅助治疗）

对于 HER2 阳性炎性乳腺癌患者，抗 HER2 治疗必须与新辅助化疗联合使用。NOAH 试验报告了 HER2 阳性炎性乳腺癌的生存结局，即与单纯化疗相比，化疗联合曲妥珠单抗与 pCR 率（38%）相关，并显著改善了 5 年无事件生存率（+15%，HR = 0.64）及 5 年 OS（+10.6%，HR = 0.66）。NeoSphere 试验报告了一种升阶梯治疗方案，评估了曲妥珠单抗联合帕妥珠单抗对乳腺癌患者的治疗效果。双重抗 HER2 治疗将 HER2 阳性患者的 pCR 率提高到 45.8%。在 TRYPHAENA 试验中，使用由紫杉醇、卡铂、曲妥珠单抗和帕妥珠单抗组成的不含蒽环类药物的联合方案可将 HER2 阳性患者的 pCR 率提高至 66.2%[39]。因此，出于化疗毒性的考虑，可以选择含卡铂的联合用药方案，以替代蒽环类用药方案。

55.5.1.4 HER2 阻断（辅助治疗）

应该对所有炎性乳腺癌患者给予新辅助化疗，并在条件允许的情况下给予抗 HER2 治疗。研究证实，是否需要对患者采用进一步辅助治疗应根据病理结果进行判断。炎性乳腺癌患者完成新辅助治疗后，对其抗 HER2 治疗的标准建议是应继续使用曲妥珠单抗直至完成整 1 年的抗 HER2 治疗。一项对新辅助治疗后未达到 pCR 的患者使用 T-DM1 的混合队列研究中包含原本无法手术的 T4 期肿瘤患者[39]，仅有 18% 的患者在新辅助治疗中接受了双重抗 HER2 治疗，辅助治疗中加用 T-DM1 可使患者的 3 年 DFS 增加 11%，并将复发风险减半（HR = 0.50）；在亚组分析中，即使在不能手术的原发性肿瘤亚组中，这种临床获益也得以维持（HR = 0.54），但亚组分析中没有报道炎性乳腺癌患者。目前，各大指南都推荐将 T-DM1 用于新辅助治疗后未获得 pCR 的患者。对于在新辅助方案中接受双重抗 HER2 治疗的患者，一些指南通过观察 Aphinity 研究发现，ER 阴性、淋巴结阳性患者可在辅助治疗中继续从双重抗 HER2 治疗中获益（对于淋巴结阳性患者，联用帕妥珠单抗后的 3 年 iDFS 获益率增加了 1.8%，HR = 0.77）。因此，这些指南建议在辅助治疗中继续使用双重抗 HER2 治疗。而作为辅助治疗（ExteNET 研究）的延伸，酪氨酸激酶抑制剂（TKI）——奈拉替尼被用于抗 HER2 试验，研究发现，TKI 仅提高了 ER 阳性患者的 5 年 iDFS（+2.5%），该研究没有提供炎性乳腺癌的亚组分析结果[40]。

新辅助治疗后，关于 HER2 阴性炎性乳腺癌患者，如果新辅助治疗未达到 pCR，升阶梯治疗可以提高生存率。在 CREATE-X 研究中，亚洲患者队列显示，卡培他滨辅助治疗可提高生存获益[41]。新辅助治疗后的延长治疗可提高 5 年 DFS 6.5%，提高 5 年 OS 5.6%。而三阴性乳腺癌患者的临床获益最明显（+13.7% DFS，+8.5% OS）。尽管在确定辅助卡培他滨和放疗的顺序上仍然存在争议，但新辅助治疗后的延长治疗策略可能是 HER2 阴性炎性乳腺癌的一个重要选择。

55.5.1.5 辅助内分泌治疗

内分泌治疗适用于 ER 阳性患者，但是由于炎性乳腺癌的复发风险较高，炎性乳腺癌临床管理国际共识（International Consensus on the Clinical Management of IBC）建议对 ER 阳性炎性乳腺癌患者延长使用内分泌治疗（10 年）[35]。对于绝经前女性，专家组建议将他莫昔芬延长使用至 10 年，并建议在治疗的前 5 年内，对将他莫昔芬或依西美坦作为辅助治疗药物的绝经前女性使用卵巢抑制治疗。

55.5.2 手术选择：保守程度如何？

炎性乳腺癌患者行系统治疗后，其标准手术处理方式为根治性乳房切除术，不推荐保乳手术，因为难以对病灶边缘进行准确评估。因此，在需要行保乳手术的临床试验中不会选择炎性乳腺癌患者。改善局部病灶控制不仅影响患者的生存，而且与其生活质量密切相关，因为局部进展或复发可以以铠甲样癌（carcinoma en cuirasse）的形式出现，往往伴有弥漫性结节和皮肤硬化，进而导致皮肤溃烂出血。铠甲状癌是导致癌症相关疼痛和患者忧虑的主要原因，也是姑息治疗中的一大挑战。可手术的炎性乳腺癌患者，在任何情况下，即使达到 pCR，都应接受乳房切除术。与非炎性乳腺癌患者相比，炎性乳腺癌患者的保乳手术仍处于研究阶段。由于存在高复发及皮肤受累风险，炎性乳腺癌患者也不应接受保留皮肤及乳头的皮下腺体切除术。不推荐炎性乳腺癌患者在接受乳房切除术后立即重建，最好在放疗（RT）完成后再重建，因为放疗可能会损害重建的美容效果，而且重建会导致胸壁及同侧内乳淋巴链的放疗范围受到影响，还可能增加放疗时回避心脏和肺部的难度[35]。

通常采用较激进的方法处理炎性乳腺癌患者的腋窝，对此类患者可进行腋窝淋巴结清扫。是否需要采用前哨淋巴结活检（SLB）先对患者的腋窝进行分期再决定是否需要行腋窝清扫，目前仍存在争议。尽管非炎性局部晚期乳腺癌患者达到 pCR 后的腋窝处理方式发生了变化，但是，由于炎性乳腺癌的淋巴管容易被恶性肿瘤阻塞，SLB 难以检测出受累淋巴结，因此患者存在腋窝分期不准确的风险。在对炎性乳腺癌患者的队列研究中，仅有 25% 的患者可通过前哨淋巴结活检发现阳性淋巴结[42]。炎性乳腺癌患者的腋窝标准处理方式是 I 级和 II 级腋窝清扫。

55.5.3 放疗在局部区域控制中的作用

对行乳房全切术后的炎性乳腺癌患者进行放疗是控制局部病变的基本处理方式。制订放疗计划时应确保充分覆盖胸壁和局部淋巴管。目前的标准放射剂量为 3 周内 45Gy + 胸壁 15Gy 的增强剂量[35]。完整的多学科治疗能够使近 80% 的患者实现局部控制。为了抑制炎性乳腺癌的高增殖性，已尝试了加速超分割放疗和升阶梯放疗计划。证据显示，当放疗剂量升至 66Gy 时，5 年局部区域控制率达到 84%，如果患者没有完成一个或多个治疗计划，预后往往较差，OS 为 24%（完成患者的 OS 为 51%）。此外，研究观察到，66Gy 放疗方案在对全身化疗无反应、切缘阳性或年龄小于 45 岁的患者具有最大的生存获益。因此，可以根据患者的预后风险制订个体化放疗方案。局部区域放疗也可用于 IV 期患者，以加强整体疾病控制[35]。

对于系统治疗反应不佳的炎性乳腺癌患者，为了能够切除病灶，对术前放疗也进行了研究。使用加速放疗方案（13d 内每天 2 次）对炎性乳腺癌患者进行术前放疗的试验显示，加速放疗的疾病控制效果更好，局部病灶范围缩小的失败率从 26% 降低到 8%，且 5 年 DFS 延长（+4 个月）。此外，放疗（65Gy）联合 5- 氟尿嘧啶 + 顺铂作为放疗增敏剂的联合方案使 88% 不能手术的炎性乳腺癌患者降阶梯为可手术切除[43]。加速超分割放疗（66Gy）联合化疗的"三明治"疗法（sandwich treatment）在 96% 的患者中取得临床疗效，83% 的患者获得临床完全缓解（CR）[44]。是否可以对炎性乳腺癌患者采用增加放疗剂量、分割放疗以及同步或交替（三明治）化疗仍存在争议，但是患者对化疗的反应可以指导制订最佳的治疗顺序。改善局部区域控制也是治疗的目的，可以降低胸壁转移或复发的风险。

55.5.4 IV 期、复发性和反复发作性炎性乳腺癌的化疗

对炎性乳腺癌患者行系统治疗的目的除了改善生活质量外，还可以使局部复发频繁的患者获得良好的治疗反应。初次治疗 12 个月内复发的患者应被视为耐药，并且考虑使用非交叉耐药药物，

HER2 阳性炎性乳腺癌与非炎性乳腺癌的治疗方案没有差异。内分泌治疗对转移性炎性乳腺癌患者的作用尚不明确，主要是因为炎性乳腺癌存在快速进展导致内脏危象风险增加的可能，因此内分泌类药物临床试验通常会排除炎性乳腺癌。系列病例报道显示，炎性乳腺癌患者使用内分泌药物后获得了临床益处，包括氟维司群和芳香化酶抑制剂[45]。应在化疗结束后对 ER 阳性患者进行内分泌维持治疗，以保持临床获益[15]。

由于炎性乳腺癌患者脉管系统的致病作用，已对抗血管生成剂的作用进行了研究。贝伐单抗联合化疗患者的客观缓解率为 67%，无进展生存期为 25.3 个月。由于未能证明贝伐单抗在炎性乳腺癌的新辅助治疗中带来显著获益，因此没有对其行进一步的深入研究[11]。贝伐单抗的药效与循环内皮细胞、循环周细胞和祖细胞、可溶性介质（MIP-1a、IL-8）、生物标志物（CD31、PDGFR-b）等的基线计数有关[46]。由于血管生成在炎性乳腺癌中广泛存在，因此需要检测抗血管生成类药物的预测性生物标志物。

55.5.5 进行中的研究

目前有研究正在评估针对术前非转移性炎性乳腺癌的新药与化疗联合方案，该方案是将化疗与免疫调节药物（鲁索利替尼、帕博利珠单抗）或靶向药物（semaxatinib、panitumab）以及提高放疗疗效（PARP 抑制剂）的药物结合使用（表 55.1）。对于不能切除的病灶，目前正在研究肿瘤溶解多肽

表 55.1 炎性乳腺癌（IBC）新药开发进展总结

药物	方案	临床试验编号	注释
ruxolitinib（INCB018424）+ 术前化疗	新辅助治疗	NCT02876302	三阴性乳腺癌，炎性乳腺癌（IBC）
帕博西尼单抗（pembrolizumab）联合标准化疗	新辅助治疗	NCT03515798	PELICAN 试验
帕尼珠单抗（panitumumab）、卡铂（carboplatin）、紫杉醇（paclitaxel）序贯蒽环类药物和环磷酰胺（anthracycline and cyclophosphamide）	新辅助治疗	NCT02876107	三阴性，IBC
纳他替尼（neratinib）、pertuzumab 和曲妥珠单抗（trastuzumab）联合紫杉醇（paclitaxel），序贯蒽环类药物（anthracycline）和环磷酰胺（cyclophosphamide）	新辅助治疗	NCT03101748	HER2 阳性，IBC
帕博西尼布（pembrolizumab），激素治疗	辅助治疗	NCT02971748	新辅助治疗未达到 pCR 的患者，ER 阳性，IBC
奥拉帕利（olaparib），放射治疗	辅助治疗	NCT03598257	PARP 抑制剂奥拉帕尼的放射增敏作用
talimogene laherparepvec（T-VEC）	局部区域性复发	NCT02658812	溶瘤病毒
semaxanib, doxorubicin	ⅢB ~ Ⅳ期	NCT00005822	联合应用抗血管生成药物（化疗 ± 放疗）以及手术（如果病变可切除）
veliparib, 放射治疗		NCT01477489	PARP 抑制剂 veliparib 的放射增敏作用
伊匹木单抗（ipilimumab），纳武利尤单抗（nivolumab）	复发，Ⅳ期	NCT02892734	HER2 阴性，IBC
阿替唑西单抗（atezolizumab），克布美替尼（cobimetinib），依瑞珠（eribulin）	复发，Ⅳ期	NCT03202316	免疫增强策略
bemcentinib, pembrolizumab	复发，Ⅳ期	NCT03184558	抗 AXL 分子
CX-4945	复发，Ⅳ期	NCT00891280	抗 CK2 分子

HER2：人表皮生长因子受体 2；pCR：病理学完全缓解；ER：雌激素受体；PARP：多腺苷二磷酸核糖聚合酶；AXL：酪氨酸蛋白激酶受体 UFO；CK2：酪蛋白激酶Ⅱ

和溶瘤病毒（T-VEC），以提高切除率。也有团队正在开发定制和分子靶向疗法，将炎性乳腺癌作为乳腺癌的一种特殊亚型。

55.6 总结

炎性乳腺癌的管理关键是多学科护理，首先是及时、积极地进行全身新辅助治疗，以及之后的改良根治性手术、放疗和评估疾病风险，针对性地开展辅助治疗。必须在专门的机构对炎性乳腺癌患者进行管理，尽早了解治疗反应并制订治疗方案（图55.1）。在临床试验中，由于炎性乳腺癌的侵袭性较强，不应对患者降阶梯治疗。目前炎性乳腺癌患者的5年存活率低于50%，还需要更多的研究来改善患者的预后。

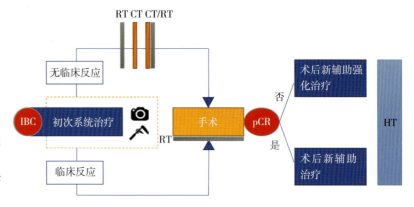

图55.1 根据治疗反应的炎性乳腺癌初始治疗流程。IBC：炎性乳腺癌；RT：放疗；CT：化疗；pCR：病理学完全缓解；HT：内分泌治疗

🔑 提示与技巧

- 由于炎性乳腺癌的病理结果不具有特征性，因此必须根据临床标准进行诊断。由于乳房表面受累率高，不能进行保乳手术治疗，对所有炎性乳腺癌患者必须进行乳房切除术和腋窝淋巴结清扫术。弥漫性皮肤受累通常与可触及和可检出的病变（胸壁疾病）无关，最好收集受累区域的照片并监测临床治疗反应——这是确定治疗顺序和强化治疗的关键程序之一。

（刘良权 译，刘锦平 审校）

参考文献

[1] Amin MB, Edge S, Greene F, et al. AJCC cancer staging manual. 8th ed. Springer International Publishing: American Joint Commission on Cancer, 2017.

[2] Hance KW, Anderson WF, Devesa SS, et al. Trends in inflammatory breast carcinoma incidence and survival: the Surveillance, Epidemiology, and End Results program at the National Cancer Institute. J Natl Cancer Inst, 2005, 97: 966–975.

[3] Anderson WF, Schairer C, Chen BE, et al. Epidemiology of inflammatory breast cancer (IBC). Breast Dis [Internet], 2005, 22: 9–23. [Cited 2019 Feb 24]. http://www.ncbi.nlm.nih.gov/pubmed/16735783.

[4] Bonnier P, Romain S, Dilhuydy JM, et al. Influence of pregnancy on the outcome of breast cancer: a case-control study. Societe Francaise de Senologie et de Pathologie Mammaire Study Group. Int J Cancer, 1997, 72: 720–727.

[5] Chang S, Buzdar AU, Hursting SD. Inflammatory breast cancer and body mass index. J Clin Oncol, 1998, 16(12): 3731–3735.

[6] Mourali N, Muenz LR, Tabbane F, et al. Epidemiologic features of rapidly progressing breast cancer in Tunisia. Cancer, 1980, 46: 2741–2746.

[7] Schairer C, Li Y, Frawley P, et al. Article risk factors for inflammatory breast cancer and other invasive breast cancers, 2019. [Cited 2019 Feb 24]. http://breastscreening.cancer.gov.

[8] Kuchenbaecker KB, Hopper JL, Barnes DR, et al. Risks of breast, ovarian, and contralateral breast cancer for BRCA1 and BRCA2 mutation carriers. JAMA, 2017, 317(23): 2402–2416.

[9] Gutierrez Barrera AM, Fouad TM, et al. BRCA mutations in women with inflammatory breast cancer. Cancer [Internet], 2018, 124(3): 466–474. [Cited 2019 Feb 24]. http://www.ncbi.nlm.nih.gov/pubmed/29044548.

[10] Givens ML, Luszczak M. Breast disorders: a review for emergency physicians. J Emerg Med, 2002, 22(1): 59–65.

[11] Curigliano G. Infammatory breast cancer and chest wall disease: the oncologist perspective. Eur J Surg Oncol [Internet], 2018, 44(8): 1142–1147. [Cited 2019 Feb 24]. http://www.ncbi.nlm.nih.gov/pubmed/30032791.

[12] Tardivon AA, Viala J, Rudelli AC, et al. Mammographic patterns of inflammatory breast carcinoma: a retrospective

study of 92 cases. Eur J Radiol, 1997, 24: 124–130.

[13] Günhan-Bilgen I, Üstün EE, Memiş A. Inflammatory breast carcinoma: mammographic, ultrasono-graphic, clinical, and pathologic fndings in 142 cases. Radiology [Internet], 2002, 223(3): 829–838. [Cited 2019 Feb 24]. http: //www.ncbi.nlm.nih.gov/ pubmed/12034956.

[14] Robertson FM, Bondy M, Yang W, et al. Inflammatory breast cancer. The disease, the biology, the treatment. CA Cancer J Clin, 2010, 60: 351–375.

[15] Senkus E, Kyriakides S, Ohno S, et al. Primary breast cancer: ESMO Clinical Practice Guidelines for diagnosis, treatment and follow-up † incidence and epidemiology, 2015. [Cited 2019 Feb 24]. https: //academic.oup. com/annonc/article-abstract/26/suppl_5/v8/344805.

[16] Wingo PA, Jamison PM, Young JL, et al. Population-based statistics for women diagnosed with inflammatory breast cancer (United States). Cancer Causes Control, 2004, 15(3): 321–328.

[17] Yang H-L, Liu T, Wang X-M, et al. Diagnosis of bone metastases: a meta-analysis comparing 18FDG PET, CT, MRI and bone scintigraphy. Eur Radiol [Internet], 2011, 21(12): 2604–2617. [cited 2019 Feb 24]. http: //www.ncbi.nlm.nih.gov/ pubmed/21887484.

[18] Yang WT, Le-Petross HT, Macapinlac H, et al. Inflammatory breast cancer: PET/CT, MRI, mammography, and sonography fndings. Breast Cancer Res Treat [Internet]. 2008, 109(3): 417–426. [Cited 2019 Feb 24]. http: //www.ncbi.nlm.nih.gov/pubmed/17653852.

[19] Resetkova E. Pathologic aspects of inflammatory breast carcinoma: part 1. Histomorphology and differential diagnosis. Semin Oncol, 2008, 35: 25–32.

[20] Raghav K, French JT, Ueno NT, et al. Inflammatory breast cancer: a distinct clinicopathological entity transcending histological distinction. PLoS One [Internet], 2016, 11(1): e0145534. [Cited 2019 Feb 24]. http: // www.ncbi.nlm.nih.gov/pubmed/26752563.

[21] Paradiso A, Tommasi S, Brandi M, et al. Cell kinetics and hormonal receptor status in inflammatory breast carcinoma. Comparison with locally advanced disease. Cancer [Internet], 1989, 64(9): 1922–1927. [Cited 2019 Feb 24]. http: //www.ncbi.nlm.nih.gov/pubmed/2790702.

[22] McCarthy NJ, Yang X, Linnoila IR, et al. Microvessel density, expression of estrogen receptor alpha, MIB-1, p53, and c-erbB-2 in inflammatory breast cancer. Clin Cancer Res, 2002, 8: 3857–3862.

[23] Matsuda N, Lim B, Wang Y, et al. Identification of frequent somatic mutations in inflammatory breast cancer. Breast Cancer Res Treat [Internet], 2017, 163(2): 263–272. [Cited 2019 Feb 24]. http: //link. springer.com/10.1007/s10549-017-4165-0.

[24] Iwamoto T, Bianchini G, Qi Y, et al. Different gene expressions are associated with the different molecular subtypes of inflammatory breast cancer. Breast Cancer Res Treat [Internet], 2011, 125(3): 785–795. [Cited 2019 Feb 24]. http: //link.springer.com/10.1007/s10549-010-1280-6.

[25] Mego M, Giordano A, De Giorgi U, et al. Circulating tumor cells in newly diagnosed inflammatory breast cancer. Breast Cancer Res [Internet], 2015, 17(1): 2. [Cited 2019 Feb 24]. http: //breast-cancer-research.biomedcentral.com/ articles/10.1186/s13058-014-0507-6.

[26] Mego M, Gao H, Cohen E, et al. Circulating Tumor Cells (CTC) are associated with defects in adaptive immunity in patients with inflammatory breast cancer. J Cancer [Internet], 2016, 7(9): 1095–1104. [Cited 2019 Feb 24]. http: //www.ncbi.nlm.nih.gov/pubmed/27326253.

[27] Morrow RJ, Etemadi N, Yeo B, et al. Challenging a misnomer? The role of inflammatory pathways in inflammatory breast cancer. Mediat Infamm [Internet], 2017, 2017: 4754827. [Cited 2019 Feb 24]. http: //www.ncbi.nlm.nih.gov/pubmed/28607534.

[28] Bertucci F, Finetti P, Colpaert C, et al. PDL1 expression in inflammatory breast cancer is frequent and predicts for the pathological response to chemotherapy. Oncotarget [Internet], 2015, 6(15): 13506–13519. [Cited 2019 Feb 24]. http: //www.ncbi.nlm.nih.gov/pubmed/25940795.

[29] Chowdhury N, Swain SM. The role of the multidis-ciplinary team in inflammatory breast cancer//Inflammatory breast cancer: an update [Internet]. Dordrecht: Springer Netherlands, 2012: 121–126. [Cited 2019 Feb 24]. http: //www.springerlink.com/ index/10.1007/978-94-007-3907-9_11.

[30] De la Garza J, de la Huerta R, Torres R, et al. Different management of inflammatory carcinoma//ASCO Meeting. Denver, 1977 : Abstract C-32.

[31] Ueno NT, Buzdar AU, Singletary SE, et al. Combined-modality treatment of inflammatory breast carcinoma: twenty years of experience at M. D. Anderson Cancer Center. Cancer Chemother Pharmacol [Internet], 1997, 40(4): 321–329. [Cited 2019 Feb 24]. http: //www. ncbi.nlm.nih.gov/pubmed/9225950.

[32] von Minckwitz G, Untch M, Blohmer J-U, et al. Definition and impact of pathologic complete response on prognosis after neoadjuvant chemotherapy in various intrinsic breast cancer subtypes. J Clin Oncol [Internet], 2012, 30(15): 1796–1804. [Cited 2019 Feb 24]. http: //www.ncbi.nlm.nih.gov/ pubmed/22508812.

[33] Dan Costa S, Sibylle L, Kaufmann M, et al. Neoadjuvant chemotherapy shows similar response in patients with inflammatory or locally advanced breast cancer when compared with operable breast cancer: secondary analysis of the GeparTrio trial data. J Clin Oncol, 2010, 28(1): 83–91.

[34] Yang CH, Cristofanilli M. Systemic treatments for inflammatory breast cancer. Breast Dis, 2005, 22: 55–65.

[35] Ueno NT, Espinosa Fernandez JR, Cristofanilli M, et al. International consensus on the clinical management of Inflammatory Breast Cancer from the Morgan Welch Inflammatory Breast Cancer research program 10th anniversary conference. J Cancer [Internet], 2018, 9(8): 1437–1447. [Cited 2019 Feb 24]. http: //www. ncbi.nlm.nih.gov/pubmed/29721054.

[36] Early Breast Cancer Trialists' Collaborative Group (EBCTCG), Bradley R, Braybrooke J, et al. Increasing the dose intensity of chemotherapy by more frequent administration or sequential scheduling: a patient-level

meta-analysis of 37 298 women with early breast cancer in 26 randomised trials. Lancet (London, England) [Internet], 2019, 393(10179): 1440–1452. [Cited 2019 Feb 24]. http: //www.ncbi.nlm.nih.gov/pubmed/30739743.

[37] Ditsch N, Vodermaier A, Hinke A, et al. Dose-dense intensified sequential versus conventionally-dosed anthracycline and taxane-containing neoadjuvant therapy in patients with inflammatory breast cancer. Anticancer Res [Internet], 2012, 32(8): 3539–3545. [Cited 2019 Feb 24]. http: //www.ncbi.nlm.nih.gov/ pubmed/22843943.

[38] Untch M, Möbus V, Kuhn W, et al. Intensive dose-dense compared with conventionally scheduled preoperative chemotherapy for high-risk primary breast cancer. J Clin Oncol [Internet], 2009, 27(18): 2938–2945. [Cited 2019 Feb 24]. http: //www.ncbi.nlm.nih.gov/ pubmed/19364964.

[39] Harbeck N. Neoadjuvant treatment of HER2-positive breast cancer: should therapy differ based on hormone receptor status? Ther Adv Med Oncol [Internet], 2018, 10: 1758835918782356. [Cited 2019 Feb 24]. http: //www.ncbi.nlm.nih.gov/pubmed/30034548.

[40] Bulbul A, Araujo-Mino E, Dayao ZR. The conundrum of adjuvant HER2 treatment options. Front Oncol [Internet], 2018, 8: 177. [Cited 2019 Feb 24]. http: // www.ncbi.nlm.nih.gov/pubmed/29900124.

[41] Masuda N, Lee S-J, Ohtani S, et al. Adjuvant capecitabine for breast cancer after preoperative chemotherapy. N Engl J Med [Internet], 2017, 376(22): 2147–2159. [Cited 2019 Feb 24]. http: // www.nejm.org/doi/10.1056/NEJMoa1612645.

[42] Boughey JC, Suman VJ, Mittendorf EA, et al. Sentinel lymph node surgery after neoadjuvant chemotherapy in patients with node-positive breast cancer: the ACOSOG Z1071 (Alliance) clinical trial. JAMA, 2013, 310(14): 1455–1461.

[43] Genet D, Lejeune C, Bonnier P, et al. Concomitant intensive chemoradiotherapy induction in non-metastatic inflammatory breast cancer: long-term follow-up. Br J Cancer [Internet], 2007, 97(7): 883–887. [Cited 2019 Feb 24]. http: //www.ncbi.nlm.nih.gov/pubmed/17876327.

[44] Hasbini A, Le Péchoux C, Roche B, et al. [Alternating chemotherapy and hyperfractionated accelerated radiotherapy in non-metastatic infammatory breast cancer]. Cancer Radiother [Internet], 2000, 4(4): 265–273. [Cited 2019 Feb 24]. http: //www.ncbi.nlm.nih.gov/pubmed/10994390.

[45] Rusz O, Kószó R, Dobi Á, et al. Clinical benefit of fulvestrant monotherapy in the multimodal treatment of hormone receptor and HER2 positive advanced breast cancer: a case series. Onco Targets Ther [Internet], 2018, 11: 5459–5463. [Cited 2019 Feb 24]. http: //www. ncbi.nlm.nih.gov/pubmed/30233207.

[46] Curigliano G, Bagnardi V, Bertolini F, et al. Antiangiogenic therapy in recurrent breast cancer with lymphangitic spread to the chest wall: a randomized phase II trial of bevacizumab with sequential or concurrent oral vinorelbine and capecitabine. The Breast [Internet], 2015, 24(3): 263–271. [Cited 2019 Feb 24]. http: //www. ncbi.nlm.nih.gov/pubmed/25772326.

转移性乳腺癌原发肿瘤的手术治疗

Kate H. Dinh, Atilla Soran

56.1 引 言

5%~10% 新诊断的乳腺癌患者伴有远处转移，即新发转移性乳腺癌[1,2]。对Ⅳ期乳腺癌患者的传统治疗一直是系统治疗，其目的是减缓疾病进展和提高生活质量。在这种背景下，对原发乳腺肿瘤的外科治疗只作为一种姑息性手段。

尽管如此，在包括肾癌[3,4]、卵巢癌[5-7]、胃癌[8-10]和结直肠癌[11-13]在内的多种转移性肿瘤中，越来越多的证据表明对肿瘤原发部位的局部治疗是有效的。这些发现促使研究人员开始探索这种治疗模式是否也能给新发转移性乳腺癌患者带来生存获益。

多项试验结果支持切除原发肿瘤可以提高乳腺癌患者生存率这一假设。首先，乳腺癌干细胞已被发现不仅在原发肿瘤形成中起重要作用，在转移性病变的发展中也发挥着重要功能[14,15]。间充质干细胞与乳腺肿瘤微环境之间的旁分泌相互作用可提高癌细胞的转移潜能[16]。另一个可能的机制是改变免疫系统，即原发肿瘤的存在会抑制免疫反应，而手术切除原发肿瘤后，即使存在转移性疾病，免疫功能也能得到恢复[17,18]。

最新的 NCCN 指南指出，对于新发Ⅳ期（M_1）乳腺癌患者，正在研究手术切除原发肿瘤的作用和时机，必须对此类患者进行个体化治疗。对初始系统治疗有反应的乳腺癌患者可以选择局部乳房手术和（或）放疗[19]。

本章将对以前和正在进行的新发转移性乳腺癌手术治疗效果的研究进行回顾和讨论。

56.2 回顾性研究

12 项单中心回顾性研究对新发转移性乳腺癌原发肿瘤手术切除治疗进行了分析（表 56.1），共纳入 3 000 多例患者，接受手术治疗的患者占 15%~61%。大多数研究显示，接受手术切除原发肿瘤的患者具有生存获益；在有统计学意义的研究中，风险比（HR）为 0.50~0.80[20-31]。根据研究设计，这些发现意味着与仅接受系统治疗的患者相比，接受原发肿瘤切除的患者随访期间的死亡风险降低了 50%。

对区域性或全国性数据库中的 10 项多中心回顾性研究也分析了新发转移性乳腺癌原发肿瘤局部治疗的效果（表 56.2），其中一些研究中的局部治疗采用的是放疗或手术联合放疗，大多数研究中的局部治疗是手术治疗。在对来自国家癌症数据库（National Cancer Database，NCDB）、日内瓦癌症登记中心（Geneva Cancer Registry）、流行病学监测和最终结果数据库（Surveillance

Epidemiology End Results，SEER）、两家波士顿医院的联合数据库（a combined database of two Boston hospitals）、荷兰南部登记中心（the Southern Netherlands Registry）、韩国乳腺癌登记中心（the Korean Breast Cancer Registry）以及法国转移性乳腺癌流行病学战略和医疗经济学数据库（Medical Economics Metastatic Breast Cancer，ESME MBC）的患者进行的研究表明，接受手术切除原发肿瘤患者的生存率有所提高[32-39]。对这些回顾性研究结果的质疑包括临床选择偏倚和纳入在确诊转移性疾病之前即接受手术的患者。为了解释这些可能的混杂因素，一项使用 NCCN 乳腺癌结局数据库（NCCN Breast Cancer Outcomes Database）的研究仅纳入将手术作为Ⅳ期乳腺癌一线治疗方案的患者，发现当匹配了先前研究中的生存获益相关变量后，手术并没有显示出改善生存的效果[40]。

为了研究远处转移乳腺癌原发肿瘤切除的效果，Petrelli 和 Barni 对 15 项研究进行了 meta 分析，包括前瞻性和回顾性病例系列研究。在多变量分析中，发现原发肿瘤手术切除是提高生存率的独立因素（HR=0.69，$P < 0.00001$），生存获益与年龄、范围、转移病变部位和 HER2 状态无关。生存获益与接受系统治疗和放疗的患者比例成正比，与患者的雌激素受体阳性状态成反比[41]。

Harris 等对 10 项回顾性研究进行了 meta 分析，探究新发转移性乳腺癌原发肿瘤手术切除的作用。结果显示，原发肿瘤切除与更高的 3 年生存率相关（手术组为 40%，非手术组为 22%），OR=2.32[95%CI（2.08，2.6），$P < 0.01$）]。亚组分析表明，选择接受原发肿瘤切除术的患者，其原发肿瘤往往较小，而且有较少的内科合并症以及较低的转移负担[42]。

表 56.1 转移性乳腺癌原发肿瘤手术治疗的单中心研究汇总

研究者	发表时间	病例数（手术百分比）	结局	差异（手术 vs. 不手术）	P 值
Babiera[20]	2006 年	224（37%）	总生存（OS）	RR=0.50 [95%CI（0.21，1.19）]	0.12
			无进展生存（PFS）	RR=0.54 [95%CI（0.38，0.77）]	0.0007
Fields[21]	2007 年	409（46%）	中位生存（MS）	32 个月 vs. 15 个月	< 0.0001
			总生存	HR=0.53 [95%CI（0.42，0.67）]	
Blanchard[22]	2008 年	395（61%）	中位生存	27 个月 vs. 17 个月	< 0.0001
Hazard[23]	2008 年	111（42%）	中位生存	26 个月 vs. 29 个月	NS
			总生存	HR=0.80 [95%CI（0.40，1.60）]	0.52
			无进展生存	HR=0.49 [95%CI（0.28，0.87）]	0.015
Bafford[24]	2009 年	147（41%）	中位生存	50 个月 vs. 28 个月	0.093
			总生存	HR=0.47	0.003
Shien[25]	2009 年	344（47%）	中位生存	27 个月 vs. 22 个月	0.049
Leung[26]	2010 年	157（33%）	中位生存	25 个月 vs. 13 个月	0.06
Neuman[27]	2010 年	186（37%）	总生存	HR=0.71 [95%CI（0.47，1.06）]	
Pathy[28]	2011 年	375（37%）	两年生存	21% vs. 16%	< 0.001
			总生存	HR=0.72 [95%CI（0.56，0.94）]	
Perez-Fidalgo[29]	2011 年	208（59%）	中位生存	40 个月 vs. 24 个月	< 0.001
			总生存	HR=0.52 [95%CI（0.35，0.77）]	
Rhu[30]	2016 年	262（15%）		HR=0.51	< 0.01
Xiong[31]	2018 年	313（60%）	中位生存	78 个月 vs. 37 个月	0.002
			总生存	HR=0.53 [95%CI（0.36，0.78）]	

95%CI：95% 置信区间；HR：风险比率；NS：不显著；RR：相对风险

表 56.2 转移性乳腺癌原发肿瘤手术治疗的多中心研究汇总

研究者	发表时间	数据库	病例数（手术百分比）	结局	差异（手术 vs. 不手术）	P值
Khan[32]	2002年	NCDB	16 023（57%）	3年生存		<0.001
			乳房部分切除术 38%		28% vs. 17%	
			乳房全切术 62%		32% vs. 17%	
Rapiti[33]	2006年	日内瓦癌症登记中心	300（42%）	无病生存	HR=0.6 [95%CI（0.4, 1.0）]	0.049
Gnerlich[34]	2007年	SEER	9 734（47%）	中位生存	36个月 vs. 21个月	<0.001
Cady[35]	2008年	MGH和BWH联合数据库	622（38%）	中位生存	36个月 vs. 24个月	0.001
Ruiterkamp[36]	2009年	荷兰南部登记中心	728（40%）	中位生存	31个月 vs. 14个月	<0.001
				总生存	HR=0.62 [95%CI（0.51, 0.76）]	
Dominici[40]	2011年	NCCN	551（10%）	中位生存	42个月 vs. 36个月	0.29
Rashaan[49]	2012年	莱顿大学医疗中心和HAGA医院联合数据库	171（35%）	总生存	HR=0.9 [95%CI（0.6, 1.4）]	0.5
Lane[37]	2017年	NCDB	24 015（44%）	总生存		
			系统治疗前手术 19%		HR=0.68 [95%CI（0.62, 0.73）]	<0.001
			系统治疗后手术 25%		HR=0.56 [95%CI（0.52, 0.61）]	<0.001
Yoo[38]	2017年	韩国乳腺癌登记中心	2 232（69%）	中位生存	53个月 vs. 31个月	<0.001
Pons-Tostivint[39]	2019年	ESME MBC数据库	4 276（28%）	总生存	HR=0.76 [95%CI（0.64, 0.89）]	0.001

BWH：布里格姆妇女医院；95%CI：95% 置信区间；ESME：流行病学战略与医学经济学；HR：相对风险；MBC：转移性乳腺癌；MGH：马萨诸塞州综合医院；NCDB：国家癌症数据库；NCCN：国家综合癌症网络；SEER：监测、流行病学和最终结果

Xiao等对3个随机对照试验和30项观察性研究进行了系统综述，并将30项观察性研究的结果进行了meta分析。结果显示，原发肿瘤切除显著提高了总生存率[HR=0.65, 95% CI（0.29, 0.60）]，但对无进展生存率没有影响。亚组分析显示，只有一个转移部位、仅有骨转移和切缘阴性的患者可以从原发肿瘤切除中获益[43]。

56.3 随机临床试验

两项最近发表和两项正在进行的随机临床试验对转移性乳腺癌原发肿瘤手术切除的获益进行了研究，还有三项研究由于资金方面的困难已经终止（表56.3）。

Badwe等在印度孟买的塔塔纪念中心招募了未经治疗的新发转移性乳腺癌患者，2005—2012年，共纳入716例新发转移性乳腺癌患者。25例患者是一线内分泌治疗的候选者，其中有14例（56%）患者符合入组条件；691例患者接受化疗作为一线治疗方案，其中415例（60%）获得完全或部分缓解；在获得缓解的患者中，336例患者符合入组条件。在350例入组的患者中，173例被随机分配到局部治疗组，177例进入非局部治疗组。局部治疗方案是标准手术治疗，包括乳房切除术或保乳手术，同时进行腋窝淋巴结清扫；对于持续存在或残余锁骨上淋巴结转移的患者，行锁骨上窝清扫以达到完全的手术清除。手术后按照非转移性患者的标准，对胸壁或残留乳房进行标准的术后辅助放疗。

表 56.3 评估手术在转移性乳腺癌中作用的随机试验

国家	ClinicalTrials.gov 标识符	入组年份	病例数	初始治疗	放疗	主要终点	状态
印度	NCT00193778	2005—2012 年	450	系统治疗	按需	进展时间	已发表
土耳其	NCT00557986	2008—2012 年	274	手术	保乳或乳房切除术后按需要	生存期	已发表
日本	JCOG1017	2011—2016 年	410	系统治疗	未明确	生存期	招募中
奥地利	NCT01015625	2010—2019 年	254	手术	根据Ⅰ～Ⅲ期的标准治疗	生存期	已结束
美国和加拿大	NCT01242800	2011—2015 年	383	系统治疗	根据Ⅰ～Ⅲ期的标准治疗	生存期	招募中
荷兰	NCT01392586	2011—2016 年	516	手术	按需	生存期	已结束
泰国	NCT01906112	2013—2019 年	473	系统治疗	未明确	生存期	已关闭

中位随访时间为 23 个月。局部治疗组和非局部治疗组的中位总生存期分别为 19.2 个月和 20.5 个月 [HR=1.04，95% CI（0.81，1.34）]。局部治疗组的 2 年总生存率为 41.9%，非局部治疗组为 43.0%。作者得出结论，原发肿瘤的局部治疗不会影响对一线化疗有反应的新发转移性乳腺癌患者的总生存率[44]。在这项研究中，HER2 阳性患者（30.5%）未接受抗 HER2 靶向治疗。在非局部治疗组中，进展后姑息手术的比例为 10%。如果作者排除在随机化后 1 年内的死亡的患者，该研究可能会提供更多的信息。

Soran 等在土耳其多地区招募了转移性乳腺癌患者，2008—2012 年，共有 274 例患者入选。138 例患者随机接受局部治疗，随后进行系统治疗，另外 136 例患者仅接受系统治疗。局部治疗包括完全切除原发肿瘤（如乳房切除术或保乳手术）。对于淋巴结临床阴性的患者，可行前哨淋巴结活检进行腋窝评估。前哨淋巴结阳性患者、临床淋巴结阳性患者或术中前哨淋巴结未识别的患者需接受标准的Ⅰ级和Ⅱ级腋窝清扫。所有接受保乳手术的患者都接受全乳房放射治疗。研究显示，局部治疗组的死亡风险比系统治疗组低 34%[HR=0.66，95% CI（0.49，0.88），P=0.005]。非计划性亚组分析表明，在 ER/PR 阳性、HER2 阴性、年龄 < 55 岁的患者以及仅有骨转移的患者中，局部治疗组的死亡风险显著低于系统治疗组[45]。这是第一项在对新发Ⅳ期乳腺癌患者 5 年随访中显示出手术治疗组的中位生存期有统计学意义改善的随机研究。

Soran 等还介绍了在 MF07-01 方案中随机接受局部治疗和系统治疗患者的长期生活质量。他们使用 SF-12 量表评估了随机分组后生存至少 3 年的患者的生活质量。这项研究表明，在生存至少 3 年的新发Ⅳ期乳腺癌患者中，局部治疗与单纯系统治疗相比，对生活质量没有不良影响。与普通和早期乳腺癌患者相比，持续系统治疗的毒性作用可能是导致生活质量得分较低的原因[46]。

56.4 无疾病证据状态

有两项研究评估了转移性乳腺癌患者在系统或局部治疗后达到无疾病证据（no-evidence-of-disease，NED）状态的生存获益。

Bishop 等回顾了 2003—2005 年在德克萨斯大学 MD 安德森癌症中心接受连续治疗的 570 例转移性乳腺癌患者。在这些患者中，有 90（16%）例达到 NED 状态（定义为 PET 扫描显示完全代谢缓解或者 CT/MRI 显示骨转移瘤硬化性愈合）。达到 NED 状态患者的平均随访时间为 100 个月。全部患者的 3 年和 5 年总生存率分别为 44% 和 24%，而 NED 状态患者为 96% 和 78%。NED 状态与 2 年生存率 [HR=0.23，95% CI（0.16，0.34）] 和 3 年生存率 [HR=0.20，95%CI（0.14，0.30）] 显著相关。在多变量分析中，HER2 阳性率与总生存率显著相关，曲妥珠单抗的使用与无进展生存率显著相关；与达到 NED 状态概率增加有关的变量包括新发转移性乳腺癌、单一转移部位和对原发肿瘤进行局部治疗。与达到 NED 状态概率降低有关的变量是超重、肥胖和三阴性表型[47]。

Wong 等回顾了 1998—2015 年在耶鲁大学癌症中心和德克萨斯大学 MD 安德森癌症中心确诊的所有 HER2 阳性转移性乳腺癌患者的资料，从中筛选出表现为新发IV期乳腺癌并接受曲妥珠单抗治疗的患者。共有 483 例患者接受了曲妥珠单抗治疗，其中 20% 的患者也接受了帕妥珠单抗作为一线治疗，63（13%）例患者达到 NED 状态，他们的 5 年无进展生存率和总生存率分别为 100% 和 98%，10 年无进展生存率和总生存率保持不变。未达到 NED 状态患者的 5 年无进展生存率和总生存率分别为 12% 和 45%，10 年无进展生存率和总生存率分别为 0 和 4%。达到 NED 状态患者的孤立性转移（79% vs. 51%）和手术切除癌灶（59% vs. 22%）比例更高。在多变量分析中，NED 状态和 ER 阳性状态与更长的总生存期有关[48]。

这两项研究中的发现表明，达到 NED 状态对新发转移性乳腺癌患者的总生存率有重要影响。手术切除原发肿瘤对达到 NED 状态及其相关的生存改善方面起着重要作用。

56.5 总 结

手术切除原发肿瘤可以提高经过适当选择的新发转移性乳腺癌患者的总生存率。必须考虑患者的年龄、合并症和功能状态，患者达到 NED 状态的更大获益，以及转移性疾病的负荷和完全切除肿瘤（切缘阴性）的可能性。

关于转移性乳腺癌原发肿瘤手术切除，在许多重要领域仍有继续讨论的空间，包括最佳的手术时机和最佳的系统治疗方案。局部治疗是否应该在手术切除的基础上加用放疗？对转移部位应采取哪些干预措施？这些问题的解决可以帮助我们对新发转移性乳腺癌患者开展个性化治疗，并最终提高患者的生存率。

有更确凿的证据表明局部治疗在转移性乳腺癌患者的治疗中占有一席之地。为了增强局部控制和延长生存期，应在多学科肿瘤委员会中专门讨论这类患者及其早期局部治疗的可能性。

> **提示与技巧**
> - 手术切除原发肿瘤可以对经过适当选择的新发转移性乳腺癌患者的总生存率产生有利影响。潜在的候选者应该在多学科肿瘤委员会中进行讨论。
> - 必须考虑到转移性疾病的负荷和达到无疾病证据状态的可能性。

（陈杰 译，罗静 审校）

参考文献

[1] Iqbal J, Ginsburg O, Rochon PA, et al. Differences in breast cancer stage at diagnosis and cancer-specific survival by race and ethnicity in the United States. JAMA, 2015, 313(2): 165–173.

[2] Siegel RL, Miller KD, Jemal A. Cancer statistics, 2019, CA Cancer J Clin, 2019, 69(1): 7–34.

[3] Mickisch GH, Garin A, van Poppel H, et al. Radical nephrectomy plus interferon-alfa-based immunotherapy compared with interferon alfa alone in metastatic renal-cell carcinoma: a randomised trial. Lancet, 2001, 358(9286): 966–970.

[4] Flanigan RC, Salmon SE, Blumenstein BA, et al. Nephrectomy followed by interferon alfa-2b compared with interferon alfa-2b alone for metastatic renal-cell cancer. N Engl J Med, 2001, 345(23): 1655–1659.

[5] Bristow RE, Tomacruz RS, Armstrong DK, et al. Survival effect of maximal cytoreductive surgery for advanced ovarian carcinoma during the platinum era: a meta-analysis. J Clin Oncol, 2002, 20(5): 1248–1259.

[6] Chiva LM, Castellanos T, Alonso S, et al. Minimal Macroscopic Residual Disease (0.1-1cm). Is It Still a Surgical Goal in Advanced Ovarian Cancer? Int J Gynecol Cancer, 2016, 26(5): 906–911.

[7] Hacker NF, Rao A. Surgery for advanced epithelial ovarian cancer. Best Pract Res Clin Obstet Gynaecol, 2017, 41: 71–87.

[8] Saidi RF, ReMine SG, Dudrick PS, et al. Is there a role for palliative gastrectomy in patients with stage IV gastric cancer? World J Surg, 2006, 30(1): 21–27.

[9] Samarasam I, Chandran BS, Sitaram V, et al. Palliative gastrectomy in advanced gastric cancer: is it worthwhile? ANZ J Surg, 2006, 76(1-2): 60–63.

[10] Lim S, Muhs BE, Marcus SG, et al. Results following resection for stage IV gastric cancer, are better outcomes observed in selected patient subgroups? J Surg Oncol, 2007, 95(2): 118–122.

[11] Rosen SA, Buell JF, Yoshida A, et al. Initial presentation with stage IV colorectal cancer: how aggressive should we be? Arch Surg, 2000, 135(5): 530–534.

[12] Martin R, Paty P, Fong Y, et al. Simultaneous liver and

[13] Tanaka K, Shimada H, Matsuo K, et al. Outcome after simultaneous colorectal and hepatic resection for colorectal cancer with synchronous metastases. Surgery, 2004, 136(3): 650–659.

[14] Al-Hajj M, Wicha MS, Benito-Hernandez A, et al. Prospective identification of tumorigenic breast cancer cells. Proc Natl Acad Sci U S A, 2003, 100(7): 3983–3988.

[15] Geng SQ, Alexandrou AT, Li JJ. Breast cancer stem cells: Multiple capacities in tumor metastasis. Cancer Lett, 2014, 349(1): 1–7.

[16] Karnoub AE, Dash AB, Vo AP, et al. Mesenchymal stem cells within tumour stroma promote breast cancer metastasis. Nature, 2007, 449(7162): 557–563.

[17] Campbell MJ, Scott J, Maecker HT, et al. Immune dysfunction and micrometastases in women with breast cancer. Breast Cancer Res Treat, 2005, 91(2): 163–171.

[18] Danna EA, Sinha P, Gilbert M, et al. Surgical removal of primary tumor reverses tumor-induced immunosuppression despite the presence of metastatic disease. Cancer Res, 2004, 64(6): 2205–2211.

[19] National Comprehensive Cancer Network. Breast cancer. Version 1.2019, https://www.nccn.org/professionals/physician_gls/pdf/breast.pdf. Published 2019. Accessed 14 Mar 2019.

[20] Babiera GV, Rao R, Feng L, et al. Effect of Primary Tumor Extirpation in Breast Cancer Patients Who Present With Stage IV Disease and an Intact Primary Tumor. Ann Surg Oncol, 2006, 13(6): 776–782.

[21] Fields RC, Jeffe DB, Trinkaus K, et al. Surgical resection of the primary tumor is associated with increased long-term survival in patients with stage IV breast cancer after controlling for site of metastasis. Ann Surg Oncol, 2007, 14(12): 3345–3351.

[22] Blanchard DK, Shetty PB, Hilsenbeck SG, et al. Association of surgery with improved survival in stage IV breast cancer patients. Ann Surg, 2008, 247(5): 732–738.

[23] Hazard HW, Gorla SR, Scholtens D, et al. Surgical resection of the primary tumor, chest wall control, and survival in women with metastatic breast cancer. Cancer, 2008, 113(8): 2011–2019.

[24] Bafford AC, Burstein HJ, Barkley CR, et al. Breast surgery in stage IV breast cancer: impact of staging and patient selection on overall survival. Breast Cancer Res Treat, 2009, 115(1): 7–12.

[25] Shien T, Kinoshita T, Shimizu C, et al. Primary tumor resection improves the survival of younger patients with metastatic breast cancer. Oncol Rep, 2009, 21(3): 827–832.

[26] Leung AM, Vu HN, Nguyen K-A, et al. Effects of surgical excision on survival of patients with stage IV breast cancer. The Journal of surgical research, 2010, 161(1): 83–88.

[27] Neuman HB, Morrogh M, Gonen M, et al. Stage IV breast cancer in the era of targeted therapy: does surgery of the primary tumor matter? Cancer, 2010, 116(5): 1226–1233.

[28] Pathy NB, Verkooijen HM, Taib NA, et al. Impact of breast surgery on survival in women presenting with metastatic breast cancer. Br J Surg, 2011, 98(11): 1566–1572.

[29] Perez-Fidalgo JA, Pimentel P, Caballero A, et al. Removal of primary tumor improves survival in metastatic breast cancer. Does timing of surgery influence outcomes? Breast, 2011, 20(6): 548–554.

[30] Rhu J, Lee SK, Kil WH, et al. Surgery of primary tumour has survival benefit in metastatic breast cancer with single-organ metastasis, especially bone. ANZ J Surg, 2015, 85(4): 240–244.

[31] Xiong Z, Deng G, Wang J, et al. Could local surgery improve survival in de novo stage IV breast cancer? BMC Cancer, 2018, 18(1): 885.

[32] Khan SA, Stewart AK, Morrow M. Does aggressive local therapy improve survival in metastatic breast cancer? Surgery, 2002, 132(4): 620–626.

[33] Rapiti E, Verkooijen HM, Vlastos G, et al. Complete excision of primary breast tumor improves survival of patients with metastatic breast cancer at diagnosis. J Clin Oncol, 2006, 24(18): 2743–2749.

[34] Gnerlich J, Jeffe DB, Deshpande AD, et al. Surgical removal of the primary tumor increases overall survival in patients with metastatic breast cancer: analysis of the 1988-2003 SEER data. Ann Surg Oncol, 2007, 14(8): 2187–2194.

[35] Cady B, Nathan NR, Michaelson JS, et al. Matched pair analyses of stage IV breast cancer with or without resection of primary breast site. Ann Surg Oncol, 2008, 15(12): 3384–3395.

[36] Ruiterkamp J, Ernst MF, van de Poll-Franse LV, et al. Surgical resection of the primary tumour is associated with improved survival in patients with distant metastatic breast cancer at diagnosis. Eur J Surg Oncol, 2009, 35(11): 1146–1151.

[37] Lane WO, Thomas SM, Blitzblau RC, et al. Surgical Resection of the Primary Tumor in Women With De Novo Stage IV Breast Cancer: Contemporary Practice Patterns and Survival Analysis. Ann Surg, 2019, 269(3): 537–544.

[38] Yoo TK, Chae BJ, Kim SJ, et al. Identifying long-term survivors among metastatic breast cancer patients undergoing primary tumor surgery. Breast Cancer Res Treat, 2017, 165(1): 109–118.

[39] Pons-Tostivint E, Kirova Y, Lusque A, et al. Survival Impact of Locoregional Treatment of the Primary Tumor in De Novo Metastatic Breast Cancers in a Large Multicentric Cohort Study: A Propensity Score-Matched Analysis. Ann Surg Oncol, 2019, 26(2): 356–365.

[40] Dominici L, Najita J, Hughes M, et al. Surgery of the primary tumor does not improve survival in stage IV breast cancer. Breast Cancer Res Treat, 2011, 129(2): 459–465.

[41] Petrelli F, Barni S. Surgery of primary tumors in stage IV breast cancer: an updated meta- analysis of published studies with meta-regression. Med Oncol, 2012, 29(5): 3282–3290.

[42] Harris E, Barry M, Kell MR. Meta-analysis to determine if surgical resection of the primary tumour in the setting of stage IV breast cancer impacts on survival. Ann Surg

Oncol, 2013, 20(9): 2828–2834.

[43] Xiao W, Zou Y, Zheng S, et al. Primary tumor resection in stage IV breast cancer: A systematic review and meta-analysis. Eur J Surg Oncol, 2018, 44(10): 1504–1512.

[44] Badwe R, Hawaldar R, Nair N, et al. Locoregional treatment versus no treatment of the primary tumour in metastatic breast cancer: an open-label randomised controlled trial. Lancet Oncol, 2015, 16(13): 1380–1388.

[45] Soran A, Ozmen V, Ozbas S, et al. Randomized Trial Comparing Resection of Primary Tumor with No Surgery in Stage IV Breast Cancer at Presentation: Protocol MF07-01. Ann Surg Oncol, 2018, 25(11): 3141–3149.

[46] Soran A, Soyder A, Ozbas S, et al. The role of loco-regional treatment (LRT) in long-term quality of life (QoL) in de novo Stage IV breast cancer patients: protocol MF07-01Q. 2019//American Society of Breast Surgeons Annual Meeting, Dallas, TX., 2019.

[47] Bishop AJ, Ensor J, Moulder SL, et al. Prognosis for patients with metastatic breast cancer who achieve a no-evidence-of-disease status after systemic or local therapy. Cancer, 2015, 121(24): 4324–4332.

[48] Wong Y, Raghavendra AS, Hatzis C, et al. Long-Term Survival of De Novo Stage IV Human Epidermal Growth Receptor 2 (HER2) Positive Breast Cancers Treated with HER2-Targeted Therapy. Oncologist, 2019, 24(3): 313–318.

[49] Rashaan ZM, Bastiaannet E, Portielje JE, et al. Surgery in metastatic breast cancer: patients with a favorable profile seem to have the most benefit from surgery. Eur J Surg Oncol, 2012, 38(1): 52–56.

57 男性乳腺癌

Konstantinos Papadimitriou

57.1 引言

乳腺癌是世界范围内女性最常见的恶性肿瘤之一，男性则罕见[1]。由于男性乳腺癌（male breast cancer，MBC）和女性乳腺癌（female breast cancer，FBC）具有相似性，且MBC比较罕见，因此临床上对男性乳腺癌的治疗多参考女性乳腺癌，即便如此，两种疾病之间仍然存在重要的差异。男性和女性乳腺癌的病理生理学呈现出非常大的差异。虽然二者均为激素性疾病，其发生均受到性激素压力的显著影响，但男性和女性乳腺的解剖学和生理学的特殊性导致了二者存在重要差异。在青春期之前，男性和女性的乳房解剖结构相似，小导管结构被基质包围。进入青春期后，女性乳房进一步发育，形成乳腺小叶、乳管、脂肪组织以及新的血管和淋巴管，这是女性激素水平上调的结果。成熟女性的乳房在月经周期暴露于性激素的周期性波动中，导致妊娠期、哺乳期和更年期发生相当大的变化[2]。这种不断变化的女性乳房环境创造了一个敏感的"土壤"，导致非常容易发生致癌事件。而上述因素在男性乳房中是不存在的，因为男性乳房没有乳腺小叶，也不会受到任何周期性激素压力的影响。男性激素失衡可能导致乳腺生长失控，可能发生恶性肿瘤，但主要导致男性乳房发育，这是男性最常见的良性乳腺疾病，通常是可逆的。正是由于男性身体的病理生理学差异，乳腺组织量有限，以及不存在性激素的周期性变化，因此男性乳腺癌很罕见。然而，随着人们对MBC和FBC不同生理机制的了解，对MBC患者可选择更有针对性的治疗方法。

57.2 流行病学

男性乳腺癌在世界范围内的发病率不足1%[3,4]，但是在特定人群中，包括坦桑尼亚男性、一些非洲男性和犹太血统男性中，发病率较高。报告的坦桑尼亚和非洲男性发病率高达6%，这可能与感染性肝病的发病率较高有关，感染性肝病会造成组织损伤，导致雌激素水平较高[5]。犹太血统男性的 *BRCA1* 或 *BRCA2* 基因种系突变频率较高可能是MBC发病率高的原因[6,7]。过去10年间女性乳腺癌的发病率每年都在增加，而男性乳腺癌的发病趋势更加多变[1,8]。国家癌症研究所（National Cancer Institute，NCI）的监测、流行病学和最终结果（Surveillance, Epidemiology, and End Results，SEER）项目报告和英国癌症登记协会（UK Association of Cancer Registries）的审查报告显示，包括英格兰、苏格兰、澳大利亚和美国在内的一些国家的男性乳腺癌发病率略有增加[9,10]。早前的一份报告也显示男性乳腺癌的年发病率增加，在过去25年中达到26%[11]。男性乳腺癌一般发生于人生晚期阶段，发病高峰年龄为68~71岁，比女性乳腺癌患者的发病年龄大5~10岁[6]。女性乳腺癌确诊

K. Papadimitriou (✉)
Medical Oncology, University Hospital of Antwerp, Edegem, Belgium
e-mail: konstantinos.papadimitriou@uza.be

年龄分布模式为双峰式，其中一个峰值对应乳腺癌早发年龄，一个峰值对应较晚的年龄，而男性乳腺癌的发病曲线只有一个峰值，对应较晚的年龄[9]。与女性乳腺癌相比，男性乳腺癌比较罕见，这可能导致较晚诊断，50%的男性乳腺癌患者诊断时已经出现腋窝淋巴结浸润，超过40%的患者诊断时的分期已达到甚至超过Ⅲ期[12,13]。

57.3 病因和危险因素

在考虑与癌症相关的危险因素时，千万不要忘记衰老——这个对疾病的发展有重大影响的因素[14]。虽然我们已经了解到，男性乳腺癌的危险因素与绝经后女性患者的发病因素可能相似，但是仍有很大比例的男性患者没有可识别的危险因素[15]。

乳腺癌和（或）卵巢癌家族史以及已证实的遗传易感性是最常见的男性乳腺癌危险因素。一般男性中仅7%有家族病史，而男性乳腺癌患者中15%~20%有家族病史[16]。种系*BRCA2*致病性突变是最重要的危险因素之一，可显著增加男性乳腺癌的发生风险。*BRCA2*致病性突变携带男性的乳腺癌终生风险约为7%，比一般人群高80~100倍，高达15%的男性乳腺癌患者可能存在*BRCA2*突变[11,17]。因此，所有确诊的男性乳腺癌患者都应该进行遗传咨询和*BRCA*基因检测。携带种系*BRCA1*致病性突变的男性患乳腺癌的终生风险也略有增加，为1%~6%，不足4%的男性乳腺癌患者存在*BRCA1*突变[17-19]。其他与女性乳腺癌中度风险相关的致病性基因突变，如*PALB2*、*CHEK2*、*TP53*和*CYP17*，也可能轻微增加男性乳腺癌的发病率，但绝对增加率很低，目前我们对这些基因对男性乳腺癌的作用尚不清楚[20-22]。最近的一份报告显示，具有*RAD51B*常见变异的男性患乳腺癌的风险显著增加[23]。

雌激素与雄激素比例失衡变化也是男性乳腺癌的一个重要的危险因素。导致激素失衡的疾病包括克兰费尔特综合征（Klinefelter syndrome，KS），这是一种遗传性疾病，其特征是患者至少多一条X染色体，雌激素与雄激素比例转换导致强烈的激素失衡，从而导致乳腺癌风险上升19倍[13,24]，3%的男性乳腺癌患者有克兰费尔特综合征[25]。其他可能导致激素失衡的因素包括肥胖（BMI > 30kg/m²可能导致风险增加两倍）、睾丸异常（如先天性腹股沟疝、损伤、睾丸炎或睾丸切除术）、肝硬化、使用大麻、甲状腺疾病，以及外源性雌激素暴露，这些因素也与男性乳腺癌的发生有关[24,26-28]。高温工作环境，尤其是长期高温暴露后睾丸衰竭导致的激素失衡也可能增加男性乳腺癌的发生风险[29]。目前仍然没有证据支持男性乳腺癌与男性乳房发育症之间的关联性，男性乳房发育症是男性最常见的良性乳房疾病，通常是可逆的[6]。

此外，职业暴露，如暴露于多环芳烃和胸部辐射，也可能增加乳腺癌的发生风险[30-32]。关于生活方式，如吸烟、饮酒或体育活动，是否对男性乳腺癌的发生有影响，目前还没有证据证明[33]。

57.4 组织病理学

男性乳腺癌比较罕见，人们对男性和女性乳腺癌的病理学和分子差异的认识也有限，文献中的结论也常常相互矛盾。

57.4.1 亚型

男性乳腺癌和女性乳腺癌的组织学亚型分布不同。男性乳腺癌最常见的病理学类型是浸润性导管癌，其次是乳腺导管原位癌（ductal carcinoma in situ, DCIS），发病率分别为85%~95%和5%~11%[6,9,25]。在女性乳腺癌中，浸润性导管癌的发生率高达80%[34]，DCIS更常见，高达20%[35]。女性乳腺癌中小叶浸润性癌的发生率为5%~15%，男性乳腺癌中其发生率为1%~2%，这与男性和女性的解剖学差异有关[11,34]。男性小叶组织型乳腺癌常与Klinefelter综合征相关，而小叶原位癌常与侵袭性亚型同时存在[36]。男性中乳头状癌更为常见，占比为2%~4%，女性中其占比为1%[9,34]。男性发生佩吉特病（Paget disease）和炎性乳腺癌[37]很少报道。

57.4.2 激素受体

尽管男性的乳房组织有限，性激素水平也没有月经周期性变化，但男性乳腺癌具有激素疾病的特征。事实上，男性乳腺癌比女性乳腺癌患者更倾向于激素受体阳性，前者的雌激素受体（ER）阳性率高达95%，孕激素受体（PR）阳性率高达81%，后者的相对阳性率分别为78%和67%[11,38,39]。65%~90%的男性乳腺癌患者同时表达ER和PR，这与绝经后女性激素敏感性肿瘤的发生率相对应[6]。此外，男性发生表达激素受体肿瘤的比例随着年龄的增长而增加，这和绝经后女性一样[11]。雄激素受体（androgen receptor，AR）在男性乳腺癌患者中的表达比例为39%~95%[6,40,41]。

与女性乳腺癌的研究结果不同，AR过表达与男性乳腺癌的病理T分期、组织学分级或HR表达无关[42]。

57.4.3 所用受体

女性乳腺癌中HER2阳性的概率为15%~30%[43,44]，但是男性乳腺癌的相关数据是有限且矛盾的，原因可能是个别研究采用了不同的评分系统。

一小部分对男性乳腺癌的试验用荧光原位杂交（fluorescence in situ hybridization，FISH）和免疫组化（IHC）定义的"HER2阳性"率为6%~15%[39,45-48]。一份早期的报告显示，男性乳腺癌中HER2阳性率估计比女性乳腺癌低3倍（5% vs. 15%）[49]。也有一些具有争议的结论，例如，一份小型亚洲乳腺癌回顾性报告显示，35%的男性乳腺癌为"HER2阳性"[50]。

57.4.4 病理学分类

男性乳腺癌的标准IHC分类与女性乳腺癌一致：

- Luminal A亚型（管腔A型），由ER和（或）PR阳性、HER2阴性和低Ki67值定义。
- Luminal B亚型（管腔B型），由ER和（或）PR阳性、HER2阳性和（或）高Ki67值定义。
- 三阴性（基底样）亚型，定义为ER阴性、PR阴性和HER2阴性，有时也包括细胞角蛋白（cytokeratins 5）5、6或14表达和（或）EGFR阳性。
- HER2富集亚型，定义为ER和PR阴性+HER2阳性。

管腔A型对应60%~98%的MBC，管腔B型对应高达25%的MBC，三阴性乳腺癌在男性中非常罕见（0%~6%），而HER2富集型病例很少有报道，只有一项回顾性研究报道其发生率高达9%[45,48,51-53]。

综上所述，男性乳腺癌主要表现为分化良好的浸润性导管腺癌，ER和PR高表达，且大多为"HER2受体阴性"，其特征与绝经后激素受体阳性女性乳腺癌相似[9]。

迄今为止已知最大的关于男性乳腺癌的研究项目——EORTC10085/TBCRC/ BIG/NABCG，公布了1 822例男性乳腺癌患者的数据，结果显示，93%的患者ER高表达，35%的患者PR高表达，9%的患者为HER2阳性[54]。

57.5 预后和生存率

目前关于男性和女性乳腺癌患者整体生存的比较仍然存在争议。一些研究报告男性乳腺癌的死亡率与女性相近，另一些研究报告的男性乳腺癌的死亡率更高，但当根据预后因素对数据进行分层时，这种差异有时会消失[51,55-58]。Ⅰ、Ⅱ、Ⅲ和Ⅳ期男性乳腺癌患者的5年生存率分别为96%、84%、52%和24%，这与女性乳腺癌患者的数据相当[11]。然而，最近的一项研究显示，当根据女性的绝经状态进行比较时，男性乳腺癌患者的DFS和OS与绝经前或围绝经期女性乳腺癌患者相似、甚至更差[59]。原因可能是诊断年龄较晚、共病率较高、诊断时分期高，与女性患者相比，大多数男性乳腺癌患者的治疗不足[60]。

57.6 预后和预测因素

在临床实践中，女性乳腺癌的预后和预测因素可以外推到男性乳腺癌。包括诊断时的年龄、种族和病理特征，如肿瘤大小、淋巴结状态、是否存在远处转移、组织学分类、诺丁汉组织学分级以及雌激素/孕激素受体、HER2-neu受体和Ki67表达情况。然而，这些因素只在一小部分研究中进行了评估，主要是回顾性研究，有时结果还相互矛盾。

57.6.1 诊断时的年龄

与女性乳腺癌相比，男性乳腺癌患者确诊时较年轻的年龄与较差的预后无关[61]。然而，由于年轻男性患者的罕见性，对此我们仍然不能得出肯定的结论。而且，男性患者的年龄越大，总生存率越低，原因可能是共病和对治疗耐受不良[11]。

57.6.2 种族

根据女性乳腺癌的相关资料，非裔美国人的乳腺癌预后比白种人差。在一项大型回顾性队列研究中，非裔美国人更有可能患晚期疾病（24% vs. 9%），诊断时的肿瘤体积更大[62]。此外，与白种人相比，非裔美国乳腺癌患者更容易出现淋巴结阳性，肿瘤分化程度低，激素受体阳性较少，且表现较差。在对已知的临床、人口统计和治疗相关因素进行调整后，非裔美国人的疾病相关死亡率是白种人的3倍，二者的5年生存率分别为66%和90%。

57.6.3 TNM 分期

根据TNM分期定义的肿瘤大小和淋巴结状态是对女性乳腺癌患者的预后有明确影响的因素[63,64]，也是男性乳腺癌最重要的预后因素[11,65]。然而，其他对男性乳腺癌的研究证实了淋巴结状态对预后的影响，肿瘤大小对预后没有影响[61,66]。

57.6.4 诺丁汉组织学分级

诺丁汉组织学分级（Nottingham Histological Grade）对男性乳腺癌患者预后的影响还有待证实，因为有限的文献中的数据相互矛盾[11,61,66]。

57.6.5 激素受体

激素受体（ER和PR）对女性乳腺癌具有预后和预测作用[67,68]。然而，一项对女性乳腺癌的meta分析未能证实与他莫西芬反应相关的PR的任何附加预测价值[69]。由于与男性乳腺癌相关的文献很少且数据相互矛盾，ER和PR对其预后的价值还有待探索[11,41,70-72]。由于男性乳腺的低雌激素环境，尚不清楚ER通路是否对其具有预后价值，而且男性乳腺癌患者的激素受体高阳性率可能与激素受体的异常上调有关。男性乳腺癌是否为激素依赖性肿瘤目前还有待验证，但在临床实践中，根据女性乳腺癌研究的相关数据，已经证实了激素受体在男性乳腺癌中的作用，至少具有预测潜力方面的作用。

男性乳腺癌患者表达AR与他莫西芬反应较差有关，而与AR阴性乳腺癌相比，前者的OS和DFS明显较短，5年OS分别为54%和72%，5年DFS分别为39%和61%[42,73]。

57.6.6 HER2

尽管HER2受体对女性乳腺癌具有很强的预后和预测价值[74,75]，但是关于HER2过表达与男性乳腺癌生存率之间关系的数据仍然有限。大量试验证实了HER2表达与男性乳腺癌患者较差的预后有关[45,46,76-78]。其他试验研究了HER2阳性与男性乳腺癌患者较短的无病生存期或总生存期的相关性[70,79,80]。事实上，针对HER2对男性乳腺癌预后的影响还没有开展专门的研究，由于HER2阳性男性乳腺癌比较罕见，建议对患者进行个体化评估。

57.6.7 Ki67

关于Ki67对男性乳腺癌的作用目前尚未进行深入研究，只有少数研究讨论了Ki67对男性乳腺癌的预后价值，但结果尚无定论[70,71,81]。

57.6.8 LVI 和 PNI

尽管淋巴血管浸润（lymph-vascular invasion，LVI）和神经周围浸润（perineural invasion，PNI）对女性乳腺癌患者预后的影响是明确的，但还没有专门的试验研究其在男性乳腺癌中的作用。

57.7 临床表现和诊断方法

由于男性乳腺癌的罕见性，导致对其诊断和筛查的正式建议和指南所必需的大型临床试验无法顺利开展。因此，关于男性乳腺癌的一些建议只能根据女性乳腺癌的相关研究进行推论或者对较小样本的男性乳腺癌进行回顾性分析得出。

临床上75%的男性乳腺癌患者表现为单侧无痛、坚硬和固定的乳晕下区域肿块或增厚，多达一半的病变涉及乳头，皮肤溃疡或肿块与皮肤或皮下组织固定也很常见，报告显示比女性出现的时间更早[6]。左侧乳腺癌比右侧稍常见，只有不到1%的男性患者为双侧乳腺癌。常发现腋窝腺病，因为该病常在晚期被诊断。

针对男性可疑乳房病变的诊断不同于女性的诊断程序。具体诊断包括，先对乳腺和区域淋巴结进行临床检查，然后采用影像学检查，包括超声、乳腺X线（或MRI），并通过细针穿刺进行组织学检查，以及核心活检。

高达90%的男性乳腺癌患者的乳腺X线检查异常，报道的X线检查的灵敏度和特异度分别为92%和90%。乳腺X线检查能有效区分男性乳房发育症和恶性肿瘤[82]。男性乳房发育症通常表现为乳晕后密集对称的圆形或三角形区域，而乳头偏心、针状边缘和微钙化多提示恶性肿瘤。

对任何可疑乳腺病变都应进行活检以确诊，并应进行免疫组化检查，检测ER、PR和HER2状态。核心针穿刺活检可有效明确组织学诊断，避免样本量不足。75%的病例可以通过细针抽吸细胞学（fine needle aspiration cytology，FNAC）检查提供足够的样本[83]。

与女性乳腺癌一样，对男性乳腺癌转移灶需要进一步的影像学检查并进行分期和评估。针对适当的分期适应证，通常可行胸部X线、腹部超声、骨扫描、CT、PET-CT和（或）MRI检查。

57.8 筛　查

观察显示，男性乳腺癌因缺乏常规筛查常常导致诊断延迟。然而，MBC在一般人群中的发病率较低，使得男性的影像学筛查不切实际[84]。对于无危险因素的无症状男性，没有筛查性乳腺X线或临床检查方面的建议。

对于有乳腺癌危险因素的男性，建议每月进行乳房自检，半年进行临床乳房检查，如果发现男性乳房发育和（或）乳腺密度异常，建议进行基线乳腺X线检查，然后再进行年度X线检查[85]。根据家族风险评估，建议所有乳腺癌男性患者和高危男性个体进行基因检测。

乳腺癌筛查对患有克氏综合征男性的作用尚不清楚。虽然乳腺X线检查并不是所有受影响男性的常规适应证，但应该强调患者教育、自我检查和定期临床检查的重要性。

57.9 治　疗

男性乳腺癌是一种罕见的肿瘤，目前我们还没有完全了解其特征，关于其治疗的前瞻性研究也很少。因此，男性乳腺癌的临床治疗依据来自有限的回顾性临床试验，而且大多都是根据女性乳腺癌的治疗经验推论得出。目前的治疗建议包括局部区域治疗，如手术和放疗，以及全身治疗，包括化疗、激素治疗和靶向治疗，参考了女性乳腺癌相应分期和亚型的治疗指南。

57.9.1 手术治疗

女性乳腺癌的手术治疗包括乳房切除术和保乳手术，以及之后的放疗，对女性乳腺癌患者的随机前瞻性试验显示，这两种方法的生存率相似[86,87]。由于男性的乳腺组织相对稀少，肿瘤位于中心位置，诊断时通常已处于局部晚期，其手术治疗更具挑战性。因此，首选的手术方式为乳房切除术[9]。一小部分试验对这两种手术方式进行了比较，结果表明，在复发率方面，乳房切除术优于保乳手术[88,89]。此外，前哨淋巴结活检（SLNB）可以安全有效地进行，其可靠性在一些小样本研究中也已得到证实[90,91]，所有研究的检出率为100%，未发现假阴性结果。当前哨淋巴结活检阴性时，无需进一步行腋窝手术。对于前哨淋巴结阳性的男性，是否需要行完全腋窝淋巴结清扫目前还存在争议，在这种情况下，对男性患者的处理可以参考女性乳腺癌患者的研究数据。

57.9.2 放　疗

由于男性缺乏乳腺组织，因此理论上应对所有阶段的男性乳腺癌患者采用乳房切除术后放疗，但是当分期相同时，男性和女性乳腺癌患者的局部复发模式相似，这说明放疗的指征不应因性别而异[92-94]。一些小型回顾性试验显示，辅助放疗降低了男性乳腺癌的局部复发率，但对总生存率的影响尚不清楚[95,96]。最近一项对29项回顾性研究的综述中，包含10 065例男性乳腺癌患者，6项研究中放疗改善了局部控制率，3项研究中放疗改善了总生存率，1项研究中放疗改善了远处无转移生存率[97]。在缺乏高质量的前瞻性研究数据的情况下，建议根据女性乳腺癌的管理方法推断男性乳腺癌的治疗方案：如果术后10年内男性乳腺癌患者的局部复发风险超过20%，包括接受部分乳腺切除术、大体积肿瘤（直径＞50mm）、深部切缘阳性、淋巴结受侵犯（超过3个淋巴结）和接受新辅助化疗，应进行放疗。

57.9.3 内分泌治疗

理论上讲，男性乳腺癌较高的激素受体阳性率决定了激素治疗可作为基础治疗的一部分，其重要性甚至超过女性乳腺癌。大多数回顾性研究支持男性患者使用他莫西芬进行系统治疗[88,98-100]，也有一些负面的随访数据，但是缺乏前瞻性研究数据[70,101]。

另一方面，使用他莫西芬治疗男性乳腺癌的专门研究报告的不良反应发生率较高，达63%，包括体重增加、血栓栓塞事件、发热、性功能障碍和神经认知功能障碍，而因依从性差报道的停药率高达20%[102,103]。目前的建议仍然支持对男性乳腺癌和高危患者使用他莫西芬，并且根据女性患者的有力数据，应该鼓励延长用药至10年[104]。

由于研究数据不足，芳香化酶抑制剂（aromatase inhibitors，AIs）在男性乳腺癌的治疗中不常规建议使用。在一项比较他莫西芬与AIs的回顾性研究中，报道了他莫西芬组患者的死亡风险降低了1.5倍[105]。此外，考虑到AIs和选择性雌激素受体修饰剂（elective estrogen receptor modifiers，SERM）的作用机制，他莫西芬可能是男性乳腺癌内分泌治疗的首选药物，因为AIs无法阻止来自睾丸的雌激素合成，而其合成了男性内源性雌激素的20%[106]。

他莫西芬也是激素受体阳性转移性乳腺癌患者首选的初始药物，报告的有效率超过80%[107]。对于那些已经有效果的患者，如有必要，可在他莫西芬治疗后采用替代内分泌疗法，可选择的药物包括氨基葡萄糖酰亚胺、醋酸孕酮、雄激素、抗雄激素、皮质类固醇、醋酸环丙孕酮、雌激素和黄体生成素释放激素类似物，在激素敏感的转移性男性乳腺癌中，这些激素的应答率高达70%[108-110]，但是其耐受性不如他莫昔芬。不建议单独服用AIs，因为可能会激活反馈机制，导致睾丸雄激素芳构化，引起继发性耐药，从而使治疗过程中雌二醇水平升高[111]。已有研究证明转移性男性乳腺癌患者使用AIs联合促性腺激素释放激素（GnRH）是有效和安全的[112]。迄今为止，AIs在男性乳腺癌中的应用仍然存在争议，因为相关试验的积极结果有限，而且大多是回顾性研究结果[111,113]。一项对男性乳腺癌的Ⅱ期前瞻性随机研究比较了他莫西芬+/-GnRH激动剂与AIs+GnRH激动剂的效果，结果显示，后者可以更有效地抑制血清雌二醇水平[114]，这为AIs+GnRH激动剂的治疗提供了支持，但还需要进一步验证。疾病进展迅速的男性乳腺癌患者应首先考虑化疗，而不是激素治疗。

男性乳腺癌患者通常表达雄激素受体（AR），这是一个有效的治疗靶点，在几项对女性和男性乳腺癌的临床试验中已经得到了证实[51,115]。AR限制了表达雌激素受体α（ER-α）的乳腺癌细胞中ER-α介导的生长，这表明在两种受体均阳性的患者中，靶向治疗可能会改善患者的症状[116]，这一发现已经得到了男性乳腺癌相关临床数据的支持，表明ER-α阳性/AR阳性患者比ER-α阳性/AR阴性患者有更好的预后，他们的激素受体免疫组化（IHC）图谱显示基于ER（包括ER-α和ER-β）和AR的表达存在共聚现象[51]。值得注意的是，女性乳腺癌患者的ER-α与孕激素受体（PR）共聚，男性乳腺癌患者的ER-α与AR共聚，这表明激素受体生物学存在性别差异[51]。然而，由于相关文献有限，我们对男性乳腺癌患者AR信号的了解仍然很少，结果也相互矛盾[117]。AR作为男性乳腺癌的预测因子和潜在靶点的有效性还需要进一步研究。

57.9.4 化 疗

目前对男性乳腺癌的化疗建议来自女性乳腺癌的相关指南。还没有开展过评估（新）辅助化疗对男性乳腺癌益处的前瞻性试验，只有少数回顾性研究对化疗效果进行了分析，结果显示，化疗患者的预后有改善趋势[105,118]。然而，（新）辅助化疗在男性乳腺癌治疗中的益处还有待进一步验证。对转移性男性乳腺癌的治疗建议也遵循女性乳腺癌的相关指南。

57.9.5 靶向治疗

曲妥珠单抗对女性乳腺癌具有较高的预测影响，对男性乳腺癌的作用尚不明确，因为关于其对HER2阳性男性乳腺癌疗效的研究有限[119]。尽管缺乏针对男性乳腺癌的具体研究，但是也没有理由或数据支持HER2-neu通路在男性和女性中的不同作用，因此，在临床实践中，当受体阳性时（根据IHC和FISH/CISH的定义），可以考虑对转移性男性乳腺癌患者进行抗 HER2 治疗。在制订治疗方案时，考虑到曲妥珠单抗的成本和毒性，可以尝试使用该药，并仅用于高风险 HER2 阳性男性乳腺癌患者。由于 HER2 阳性男性乳腺癌非常罕见，根据其他罕见病的治疗策略，曲妥珠单抗可作为治疗男性乳腺癌的"孤儿药（orphan drug）"。

根据女性乳腺癌研究的适应证，对男性乳腺癌可以考虑其他靶向治疗方法，包括 mTOR 抑制和 PARP 抑制，但仍缺乏相关特异性验证文献。

支持对男性乳腺癌患者使用 CDK4/6 抑制剂的数据真实性不足，但相关研究正在快速增多，包括对男性乳腺癌治疗效果的单病例报告和包含 1 个病例的篮式研究（a basket trial including one patient）[120,121]。

此外，一些重要的 III 期试验报告了 3 种 CDK4/6 抑制剂（分别为 palbocillib, ribocilib, abemaciclib）应用于女性乳腺癌患者的效果，在男性患者中也得出了阳性结果，支持 CDK4/6 抑制剂可应用于男性乳腺癌患者[122-125]。值得注意的是，基于 MONARCH I 试验的结果，美国 FDA 已经批准采用标准治疗方案失败后的男性乳腺癌患者使用阿贝马昔利布单药治疗，并根据 MONARCH II 试验的结果，批准激素治疗（加 GnRH 受体阻滞或切除）后进展的男性乳腺癌患者联合使用富维司特[126]，并于 2019 年 4 月 4 日根据世界范围内的真实数据和保险索赔（real world data and insurance claims）将帕博西尼（Palbociclib）的应用范围扩展到男性乳腺癌的治疗中[127]。

57.9.6 治疗后随访

男性乳腺癌患者的最佳随访策略目前尚不清楚。通常情况下，男性乳腺癌患者治疗后应接受与女性患者类似的治疗后监测，但是目前影像学研究在随访中的作用尚不清楚。由于男性患者对侧乳腺癌风险可能略有增加，但绝对风险仍然很低，因此对侧乳房常规 X 线检查的影响尚不明确。有生殖系统突变的患者应按照有遗传性疾病女性的相关指南进行随访。男性乳腺癌患者也有发生继发性恶性肿瘤的风险，应该跟踪胃肠道癌、胰腺癌、皮肤非黑色素瘤和前列腺癌的相关体征或症状。

> **提示与技巧**
>
> - 临床上男性乳腺癌比较罕见，其病理生理学表现与女性乳腺癌具有相当大的差异，还需要进一步研究。
> - 男性乳腺癌的大多数诊断和治疗策略都来自根据女性乳腺癌作出的推断。
> - 与女性患者相比，关于男性乳腺癌患者的生存虽然存在争议，但普遍认为较差，主要是由于诊断时大多已经处于疾病晚期和治疗不足。乳房切除术是非转移性男性乳腺癌的首选手术方式，不同分期肿瘤的放疗方案对应女性乳腺癌的相关策略。
> - 无论是辅助化疗还是转移性男性乳腺癌的化疗，化疗建议均来自女性乳腺癌的相关指南。
> - 他莫西芬是标准的激素辅助治疗选择（对他莫西芬有禁忌证的男性可采用 AIs+GnRH），对于转移性乳腺癌，他莫西芬 +/-GnRH 激动剂和 AIs，+GnRH 激动剂都可以作为治疗选择。
> - 建议所有男性乳腺癌患者进行基因检测。
> - 对于进展中的转移性男性乳腺癌患者，建议尽早从激素治疗转为化疗，因为关于后期激素治疗效果的文献有限。

（夏羽 译，罗静 审校）

参考文献

[1] White J, Kearins O, Dodwell D, et al. Male breast carcinoma: increased awareness needed. Breast Cancer Res, 2011,13: 219.

[2] Gusterson BA, Stein T. Human breast development. Semin Cell Dev Biol, 2012,23: 567–573.

[3] Ferly J, Shin HR, Bray F, et al. GLOBOCAN 2008 v2.0, cancer incidence and mortality worldwide: IARC cancer base, 2013,10.

[4] Siegel R, Naishadham D, Jemal A. Cancer statistics, 2013. CA Cancer J Clin, 2013,63: 11–30.

[5] Agrawal A, Ayantunde AA, Rampaul R, et al. Male breast cancer: a review of clinical management. Breast Cancer Res Treat. 2007,103: 11.

[6] Fentiman IS, Fourquet A, Hortobagyi GN. Male breast cancer. Lancet, 2006,367: 595–604.

[7] Brenner B, Fried G, Levitzki P, et al. Male breast carcinoma in Israel. Cancer, 2002,94: 2128–2133.

[8] Ly D, Forman D, Ferlay J, et al. An international comparison of male and female breast cancer incidence

[9] Korde LA, Zujewski JA, Kamin L, et al. Multidisciplinary meeting on male breast cancer: summary and research recommendations. J Clin Oncol, 2010,28: 2114-2122.

[10] Speirs V, Shaaban AM. The rising incidence of male breast cancer. Breast Cancer Res Treat,2009,115: 429-430.

[11] Giordano SH, Cohen DS, Buzdar AU, et al. Breast carcinoma in men: a population-based study. Cancer, 2004,101: 51-57.

[12] Czene K, Bergqvist J, Hall P, et al. How to treat male breast cancer. Breast, 2007,16: S147-154.

[13] Borgen PI, Wong GY, Vlamis V, et al. Current management of male breast cancer. A review of 104 cases. Ann Surg, 1992,215(5): 451-457, discussion 457-459.

[14] Ershler WB, Longo DL. Aging and cancer: issues of basic and clinical science. J Natl Cancer Inst, 1997,89(20): 1489-1497.

[15] Ruddy KJ, Winer EP. Male breast cancer: risk factors, biology, diagnosis, treatment, and survivorship. Ann Oncol, 2013,24: 1434.

[16] Giordano SH, Buzdar AU, Hortobagyi GN. Breast cancer in men. Ann Intern Med, 2002,137: 678.

[17] Levy-Lahad E, Friedman E. Cancer risks among BRCA1 and BRCA2 mutation carriers. Br J Cancer, 2007,96: 11-15.

[18] Mohamad HB, Apffelstaedt JP. Counseling for male BRCA mutation carriers: a review. Breast, 2008,17: 441-450.

[19] Liede AA, Karlan BYB, Narod SAS. Cancer risks for male carriers of germline mutations in BRCA1 or BRCA2: a review of the literature. J Clin Oncol, 2004,22: 735-742.

[20] Ding YC, Steele L, Kuan C-J, et al. Mutations in BRCA2 and PALB2 in male breast cancer cases from the United States. Breast Cancer Res Treat, 2010,126: 771-778.

[21] Wasielewski M, Bakker MA, Ouweland A, et al. CHEK2 1100delC and male breast cancer in the Netherlands. Breast Cancer Res Treat, 2008,116: 397-400.

[22] Young IE, Kurian KM, Annink C, et al. A polymorphism in the CYP17 gene is associated with male breast cancer. Br J Cancer, 1999,81: 141-143.

[23] Orr N, Lemnrau A, Cooke R, et al. Genome-wide association study identifies a common variant in RAD51B associated with male breast cancer risk. Nat Genet, 2012,44: 1182-1184.

[24] ASCO Working Group on Genetic Testing for Cancer Susceptibility. American Society of Clinical Oncology policy statement update: genetic testing for cancer susceptibility. J Clin Oncol, 2009, 21: 2397-2406.

[25] Contractor KB, Kaur K, Rodrigues GS, et al. Male breast cancer: is the scenario changing. World J Surg Oncol, 2008,6: 58.

[26] Agrawal A, Ayantunde AA, Rampaul R, et al. Male breast cancer: a review of clinical management. Breast Cancer Res Treat, 2007,103: 11-21.

[27] Vetto J, Schmidt W, Pommier R, et al. Accurate and cost-effective evaluation of breast masses in males. Am J Surg, 1998,175: 383-387.

[28] Volpe CM, Raffetto JD, Collure DW, et al. Unilateral male breast masses: cancer risk and their evaluation and management. Am Surg,1999,65: 250-253.

[29] Beery TA, Williams JK. Risk reduction and health promotion behaviors following genetic testing for adult-onset disorders. Genet Test, 2007,11: 111-123.

[30] Villeneuve S, Cyr D, Lynge E, et al. Occupation and occupational exposure to endocrine disrupting chemicals in male breast cancer: a case control study in Europe. Occup Environ Med, 2010,67: 837-844.

[31] Hansen JJ. Elevated risk for male breast cancer after occupational exposure to gasoline and vehicular combustion products. Am J Ind Med, 2000,37: 349-352.

[32] Ron E, Ikeda T, Preston DL, et al. Male breast cancer incidence among atomic bomb survivors. J Natl Cancer Inst, 2005,97: 603-605.

[33] Brinton LA, Richesson DA, Gierach GL, et al. Prospective evaluation of risk factors for male breast cancer. J Natl Cancer Inst, 2008,100: 1477-1481.

[34] Weigelt B, Geyer FC, Reis-Filho JS. Histological types of breast cancer: how special are they? Mol Oncol, 2010,4: 192-208.

[35] Anderson WF, Devesa SS. In situ male breast carcinoma in the Surveillance, Epidemiology, and End Results database of the National Cancer Institute. Cancer,2005,104: 1733-1741.

[36] Sanchez AG, Villanueva AG, Redondo C. Lobular carcinoma of the breast in a patient with Klinefelter's syndrome. A case with bilateral, synchronous, histologically different breast tumors. Cancer, 1986,57: 1181-1183.

[37] Donegan WL, Redlich PN, Lang PJ, et al. Carcinoma of the breast in males: a multiinstitutional survey. Cancer,1998,83: 498.

[38] Anderson WF, Jatoi I, Tse J, et al. Male breast cancer: a population based comparison with female breast cancer. J Clin Oncol, 2010,28: 232-239.

[39] Yu XF, Yang HJ, Yu Y, et al. A prognostic analysis of male breast cancer (MBC) compared with post-menopausal female breast cancer (FBC). PLoS One, 2015,10(8): e0136670.

[40] Munoz de Toro MM, Maffni MV, Kass L, et al. Proliferative activity and steroid hormone receptor status in male breast carcinoma. J Steroid Biochem Mol Biol, 1998,67: 333-339.

[41] Meijer-van Gelder ME, Look MP, Bolt-de Vries J, et al. Clinical relevance of biologic factors in male breast cancer. Breast Cancer Res Treat, 2001,68: 249-260.

[42] Siegel RL, Miller KD, Jemal A. Cancer statistics, 2016. CA Cancer J Clin, 2016,66: 7-30.

[43] Press MF, Sauter G, Bernstein L, et al. Diagnostic evaluation of HER-2 as a molecular target: an assessment of accuracy and reproducibility of laboratory testing in large, prospective, randomized clinical trials. Clin Cancer Res,2005,11: 6598-6607.

[44] Slamon DJ, Clark G, Wong S, et al. Human breast cancer: correlation of relapse and survival with amplification of the HER-2/neu oncogene. Science, 1987,235: 177-182.

[45] Nilsson C, Johansson I, Ahlin C, et al. Molecular subtyping of male breast cancer using alternative definitions and its prognostic impact. Acta Oncol, 2013,52: 102–109.

[46] Schildhaus H-U, Schroeder L, Merkelbach-Bruse S, et al. Therapeutic strategies in male breast cancer: clinical implications of chromosome 17 gene alterations and molecular subtypes. Breast, 2013,22(6): 1066–1071.

[47] Rudlowski C, Friedrichs N, Faridi A, et al. Her-2/neu gene amplification and protein expression in primary male breast cancer. Breast Cancer Res Treat, 2004,84: 215–223.

[48] Chavez-Macgregor M, Clarke CA, Lichtensztajn D, et al. Male breast cancer according to tumor subtype and race: a population-based study. Cancer, 2013,119: 1611.

[49] Hanahan D, Folkman J. Patterns and emerging mechanisms review of the angiogenic switch during tumorigenesis. Cell, 1996,86: 353–364.

[50] Yu X-F, Feng W-L, Miao L-L, et al. The prognostic significance of molecular subtype for male breast cancer: a 10-year retrospective study. Breast, 2013,22: 824–827.

[51] Shaaban AM, Ball GR, Brannan RA, et al. A comparative biomarker study of 514 matched cases of male and female breast cancer reveals gender-specific biological differences. Breast Cancer Res Treat, 2012,133: 949–958.

[52] Ge Y, Sneige N, Eltorky MA, et al. Immunohistochemical characterization of subtypes of male breast carcinoma. Breast Cancer Res, 2009,11: R28.

[53] Kornegoor R, Verschuur-Maes AHJ, Buerger H, et al. Molecular subtyping of male breast cancer by immunohistochemistry. Mod Pathol, 2012,25(3): 398–404.

[54] Cardoso F, Bartlett J, Slaets L, et al. Characterization of male breast cancer: first results of the EORTC10085/TBCRC/BIG/NABCG international male BC program//San Antonio Breast Cancer Symposium (SABCS),2014: Abstracts S6-05.

[55] Thalib L, Hall P. Survival of male breast cancer patients: population-based cohort study. Cancer Sci, 2009,100: 292–295.

[56] Greif JM, Pezzi CM, Klimberg VS, et al. Gender differences in breast cancer: analysis of 13 000 breast cancers in men from the National Cancer Data Base. Ann Surg Oncol, 2012,19: 3199–3204.

[57] Miao H, Verkooijen HM, Chia KS, et al. Incidence and outcome of male breast cancer: an international population-based study. J Clin Oncol, 2011,29: 4381–4386.

[58] Gnerlich JL, Deshpande AD, Jeffe DB, et al. Poorer survival outcomes for male breast cancer compared with female breast cancer may be attributable to in-stage migration. Breast Dis, 2012,23: 138–140.

[59] Yu XF, Yang HJ, Yu Y, et al. A prognostic analysis of male breast cancer (MBC) compared with post-menopausal female breast cancer (FBC). PLoS One, 2015,10(8): e0136670.

[60] Ottini L, Palli D, Rizzo S, et al. Male breast cancer. Crit Rev Oncol Hematol, 2010,73: 141–155.

[61] Johansson I, Nilsson C, Berglund P, et al. Gene expression profiling of primary male breast cancers reveals two unique subgroups and identifies Nacetyltransferase-1 (NAT1) as a novel prognostic biomarker. Breast Cancer Res, 2012,14: R31.

[62] Crew KD, Neugut AI, Wang X, et al. Racial disparities in treatment and survival of male breast cancer. J Clin Oncol, 2007,25: 1089.

[63] Singletary SE, Allred C, Ashley P, et al. Revision of the American Joint Committee on Cancer staging system for breast cancer. J Clin Oncol, 2002,20: 3628–3636.

[64] Carter CL, Allen C, Henson DE. Relation of tumor size, lymph node status, and survival in 24 740 breast cancer cases. Cancer, 1989,63: 181–187.

[65] Herman K, Lobaziewicz W, Skotnicki P, et al. Male breast cancer. Does the prognosis differ compared to female? Neoplasma, 2000,47: 191.

[66] Cutuli B, Le-Nir CC-S, Serin D, et al. Male breast cancer. Evolution of treatment and prognostic factors. Analysis of 489 cases. Crit Rev Oncol Hematol, 2010,73: 246–254.

[67] Goldhirsch A, Wood WC, Coates AS, et al. Strategies for subtypes—dealing with the diversity of breast cancer: highlights of the St. Gallen International Expert Consensus on the Primary Therapy of Early Breast Cancer 2011. Ann Oncol, 2011,22: 1736–1747.

[68] Stendahl M, Ryden L, Nordenskjold B, et al. High progesterone receptor expression correlates to the effect of adjuvant tamoxifen in premenopausal breast cancer patients. Clin Cancer Res, 2006,12: 4614–4618.

[69] EBCTCG. Relevance of breast cancer hormone receptors and other factors to the efficacy of adjuvant tamoxifen: patient-level meta-analysis of randomised trials. Lancet, 2011,378: 771–784.

[70] Wang-Rodriguez J, Cross K, Gallagher S, et al. Male breast carcinoma: correlation of ER, PR, Ki-67, Her2-Neu, and p53 with treatment and survival, a study of 65 cases. Mod Pathol, 2002,15: 853–861.

[71] Nilsson C, Koliadi A, Johansson I, et al. High proliferation is associated with inferior outcome in male breast cancer patients. Mod Pathol, 2013,26: 87–94.

[72] Stalsberg HH, Thomas DBD, Rosenblatt KAK, et al. Histologic types and hormone receptors in breast cancer in men: a population based study in 282 United States men. Cancer Causes Control, 1993,4: 143–151.

[73] Wenhui Z, Shuo L, Dabei T, et al. Androgen receptor expression in male breast cancer predicts inferior outcome and poor response to tamoxifen treatment. Eur J Endocrinol, 2014,171: 527–533.

[74] Romond EH, Perez EA, Bryant J, et al. Trastuzumab plus adjuvant chemotherapy for operable HER2-positive breast cancer. N Engl J Med,2005,353: 1673–1684.

[75] Pegram MD, Pienkowski T, Northfelt DW, et al. Results of two open-label, multicenter phase II studies of docetaxel, platinum salts, and trastuzumab in HER2-positive advanced breast cancer. J Natl Cancer Inst, 2004,96: 759–769.

[76] Mourão Netto M, Logullo AF, Nonogaki S, et al. Expression of c-erbB-2, p53 and c-myc proteins in male breast carcinoma: comparison with traditional prognostic factors and survival. Braz J Med Biol

Res, 2001, 34: 887–894.
[77] Shpitz B, Bomstein Y, Sternberg A, et al. Angiogenesis, p53, and c-erbB-2 immuno-reactivity and clinicopathological features in male breast cancer. J Surg Oncol, 2000, 75: 252–257.
[78] André S, Fonseca I, Pinto AE, et al. Male breast cancer—a reappraisal of clinical and biologic indicators of prognosis. Acta Oncol, 2001, 40: 472–478.
[79] Joshi MG, Lee AK, Loda M, et al. Male breast carcinoma: an evaluation of prognostic factors contributing to a poorer outcome. Cancer, 1996, 77: 490–498.
[80] Pich A, Margaria E, Chiusa L. Oncogenes and male breast carcinoma: c-erbB-2 and p53 coex-pression predicts a poor survival. J Clin Oncol, 2000, 18: 2948–2956.
[81] Rayson D, Erlichman C, Suman VJ, et al. Molecular markers in male breast carcinoma. Cancer, 1998, 83: 1947–1955.
[82] Evans GF, Anthony T, Turnage RH, et al. The diagnostic accuracy of mammography in the evaluation of male breast disease. Am J Surg, 2001, 181: 96.
[83] Joshi A, Kapila K, Verma K. Fine needle aspiration cytology in the management of male breast masses. Nineteen years of experience. Acta Cytol, 1999, 43: 334.
[84] Lanitis S, Rice AJ, Vaughan A, et al. Diagnosis and management of male breast cancer. World J Surg, 2008, 32: 2471–2476.
[85] Genetic/Familial High-Risk Assessment: Breast, Ovarian, and Pancreatic: https://www.nccn.org/guidelines/guidelines-detail?category=2&id=1503.
[86] Fisher B, Anderson S, Bryant J, et al. Twenty-year follow-up of a randomized trial comparing total mastectomy, lumpectomy, and lumpectomy plus irradiation for the treatment of invasive breast cancer. N Engl J Med, 2002, 347: 1233–1241.
[87] Veronesi U, Cascinelli N, Mariani L, et al. Twenty-year follow-up of a randomized study comparing breast-conserving surgery with radical mastectomy for early breast cancer. N Engl J Med, 2002, 347: 1227–1232.
[88] Goss P, Reid C, Pintilie M, et al. Male breast carcinoma. Cancer, 1999, 85: 629–639.
[89] Cutuli B, Dilhuydy JM, De Lafontan B, et al. Ductal carcinoma in situ of the male breast. Analysis of 31 cases. Eur J Cancer, 1997, 33: 35–38.
[90] Gentilini O, Chagas E, Zurrida S, et al. Sentinel lymph node biopsy in male patients with early breast cancer. Oncologist, 2007, 12: 512–515.
[91] Flynn LW, Park J, Patil SM, et al. Sentinel lymph node biopsy is successful and accurate in male breast carcinoma. J Am Coll Surg, 2008, 206: 616–621.
[92] Macdonald G, Paltiel C, Olivotto IA, et al. A comparative analysis of radiotherapy use and patient outcome in males and females with breast cancer. Ann Oncol, 2005, 16: 1442–1448.
[93] Donegan WL, Redlich PN, Lang PJ, et al. Carcinoma of the breast in males: a multiinstitutional survey. Cancer, 1998, 83: 498.
[94] Chakravarthy A, Kim CR. Post-mastectomy radiation in male breast cancer. Radiother Oncol, 2002, 65: 99–103.
[95] Schuchardt U, Seegenschmiedt MH, Kirschner MJ, et al. Adjuvant radiotherapy for breast carcinoma in men: a 20-year clinical experience. Am J Clin Oncol, 1996, 19: 330.
[96] Cutuli B, Lacroze M, Dilhuydy JM, et al. Male breast cancer: results of the treatments and prognostic factors in 397 cases. Eur J Cancer, 1995, 31A: 1960.
[97] Jardel P, Vingot S, Cutuli B, et al. Should adjuvant radiation therapy be systematically proposed for male breast cancer? A systematic review. Anticancer Res, 2018, 38: 23–31.
[98] Ribeiro G, Swindell R, Harris M, et al. A review of the management of the male breast carcinoma based on an analysis of 420 treated cases. Breast, 1996, 5: 141–146.
[99] Ribeiro G, Swindell R. Adjuvant tamoxifen for male breast cancer (MBC). Br J Cancer, 1992, 65: 252–254.
[100] Harris AL, Dowsett M, Stuart-Harris R, et al. Role of aminoglutethimide in male breast cancer. Br J Cancer, 1986, 54: 657–660.
[101] Chen X, Liu X, Zhang L, et al. Poorer survival of male breast cancer compared with female breast cancer patients may be due to biological differences. Jpn J Clin Oncol, 2013, 43: 954–964.
[102] Meguerditchian A-N, Falardeau M, Martin G. Male breast carcinoma. Can J Surg, 2002, 45: 296–302.
[103] Pemmaraju N, Munsell MF, Hortobagyi GN, et al. Retrospective review of male breast cancer patients: analysis of tamoxifen-related side effects. Ann Oncol, 2011, 23: 1471–1474.
[104] Davies C, Pan H, Godwin J, et al. Long-term effects of continuing adjuvant tamoxifen to 10 years versus stopping at 5 years after diagnosis of oestrogen receptor-positive breast cancer: ATLAS, a randomised trial. Lancet, 2013, 381: 805–816.
[105] Eggemann H, Ignatov A, Smith BJ, et al. Adjuvant therapy with tamoxifen compared to aromatase inhibitors for 257 male breast cancer patients. Breast Cancer Res Treat, 2012, 137: 465–470.
[106] Giordano SH, Perkins GH, Broglio K, et al. Adjuvant systemic therapy for male breast carcinoma. Cancer, 2005, 104: 2359–2364.
[107] Patel JK, Nemoto T, Dao TL. Metastatic breast cancer in males. Assessment of endocrine therapy. Cancer, 1984, 53: 1344.
[108] Jaiyesimi IA, Buzdar AU, Sahin AA, et al. Carcinoma of the male breast. Ann Intern Med, 1992, 117: 771.
[109] Lopez M, Natali M, Di Lauro L, et al. Combined treatment with buserelin and cyproterone acetate in metastatic male breast cancer. Cancer, 1993, 72: 502.
[110] Doberauer C, Niederle N, Schmidt CG. Advanced male breast cancer treatment with the LH-RH analogue buserelin alone or in combination with the antiandrogen flutamide. Cancer, 1988, 62: 474.
[111] Doyen J, Italiano A, Largillier R, et al. Aromatase inhibition in male breast cancer patients: biological and clinical implications. Ann Oncol, 2010, 21: 1243–1245.
[112] Lauro L, Vici P, Medico P, et al. Letrozole combined with

[112] ...gonadotropin-releasing hormone analog for metastatic male breast cancer. Breast Cancer Res Treat, 2013,141: 119–123.

[113] Zagouri F, Sergentanis TN, Koutoulidis V, et al. Aromatase inhibitors with or without gonadotropin-releasing hormone analogue in metastatic male breast cancer: a case series. Br J Cancer, 2013,108(11): 2259–2263.

[114] Reinisch M, et al. Male-GBC54: a prospective, randomized multi-center phase II study evaluating endocrine treatment with either tamoxifen +/− gonadotrophin releasing hormone analogue (GnRHa) or an aromatase inhibitor +GnRHa in male breast cancer patients. Paper presented at: 2017 San Antonio Breast Cancer Symposium, San Antonio.

[115] Severson TM, Zwart W. A review of estrogen receptor/androgen receptor genomics in male breast cancer in Endocrine-Related Cancer. Endocr Relat Cancer, 2017,24: R27–34.

[116] Peters AA, Buchanan G, Ricciardelli C, et al. Androgen receptor inhibits estrogen receptor-alpha activity and is prognostic in breast cancer. Cancer Res, 2009,69: 6131–6140.

[117] Pich A, Margaria E, Chiusa L, et al. Androgen receptor expression in male breast carcinoma: lack of clinicopathological association. Br J Cancer, 1999,79: 959–964.

[118] Yildirim E, Berberoğlu U. Male breast cancer: a 22-year experience. Eur J Surg Oncol, 1998,24: 548–552.

[119] Hayashi H, Kimura M, Yoshimoto N, et al. A case of HER2-positive male breast cancer with lung metastases showing a good response to trastuzumab and paclitaxel treatment. Breast Cancer, 2008,16: 136–140.

[120] Patnaik A, Rosen LS, Tolaney SM, et al. Efficacy and safety of abemaciclib, an inhibitor of CDK4 and CDK6, for patients with breast cancer, non-small cell lung cancer, and other solid tumors. Cancer Discov, 2016,6: 740–753.

[121] Sorscher S. A first case of male breast cancer responding to combined aromatase inhibitor/palbociclib therapy. Int J Cancer Clin Res, 2016,3: 069.

[122] Dickler MN, Tolaney SM, Rugo HS, et al. MONARCH 1, a phase II study of abemaciclib, a CDK4 and CDK6 inhibitor, as a single agent, in patients with refractory HR+/HER2- metastatic breast cancer. Clin Cancer Res, 2016,23: 5218–5224.

[123] Sledge GW Jr, Toi M, Neven P, et al. Monarch 2: Abemaciclib in combination with fulvestrant in women with HR+/HER2- advanced breast cancer who had progressed while receiving endocrine therapy. J Clin Oncol, 2017,1: 2875–2884.

[124] Slamon DJ, Neven P, Chia S, et al. Phase III randomized study of ribociclib and fulvestrant in hormone receptor-positive, human epidermal growth factor receptor 2-negative advanced breast cancer: MONALEESA-3. J Clin Oncol, 2018,36: 2465–2472.

[125] Thomssen C, Lüftner D, Untch M, et al. International Consensus Conferences for Advanced Breast Cancer, Lisbon 2019: ABC5 Consensus – assessment by a German group of experts. Breast Care. 2020,15: 82–95.

[126] https://www.fda.gov/drugs/resources-informationapproved-drugs/fda-approves-abemaciclib-hr-positive-her2-negative-breast-cancer#: ~: text=On%20September%2028%2C%202017%2C%20the,disease%20progression%20following%20endocrine%20therapy.

[127] Wedam S, Fashoyin-Aje L, Bloomquist E, et al. FDA approval summary: palbociclib for male patients with metastatic breast cancer. Clin Cancer Res, 2019.

延伸阅读

Anderson WF, Jatoi I, Tse J, et al. Male breast cancer: a population based comparison with female breast cancer. J Clin Oncol, 2010,28: 232–239.

Cardoso F, Bartlett J, Slaets L, et al. Characterization of male breast cancer: first results of the EORTC10085/ TBCRC/BIG/NABCG international male BC program//San Antonio Breast Cancer Symposium (SABCS), 2014: Abstracts S6-05.

Eggemann H, Ignatov A, Smith BJ, et al. Adjuvant therapy with tamoxifen compared to aromatase inhibitors for 257 male breast cancer patients. Breast Cancer Res Treat, 2012,137: 465–470.

Fentiman IS, Fourquet A, Hortobagyi GN. Male breast cancer. Lancet, 2006,367: 595–604.

Flynn LW, Park J, Patil SM, et al. Sentinel lymph node biopsy is successful and accurate in male breast carcinoma. J Am Coll Surg, 2008,206: 616–621.

Goldhirsch A, Wood WC, Coates AS, et al. Strategies for subtypes—dealingwith the diversity of breast cancer: highlights of the St. Gallen International Expert Consensus on the Primary Therapy of Early Breast Cancer 2011. Ann Oncol, 2011,22: 1736–1747.

Korde LA, Zujewski JA, Kamin L, et al. Multidisciplinary meeting on male breast cancer: summary and research recommendations. J Clin Oncol, 2010,28: 2114–2122.

National Comprehensive Cancer Network: NCCN clinical practice guidelines in oncology: genetic/familial high-risk assessment: breast and ovarian V.I. 2016.

Ottini L, Palli D, Rizzo S, et al. Male breast cancer. Crit Rev Oncol Hematol, 2010,73: 141–155. Up to date v 27.02.2019 Breast cancer in men (online).

White J, Kearins O, Dodwell D, et al. Male breast carcinoma: increased awareness needed. Breast Cancer Res, 2011,13: 219.

Yu XF, Yang HJ, Yu Y, et al. A prognostic analysis of male breast cancer (MBC) compared with post-menopausal female breast cancer (FBC). PLoS One, 2015,10(8): e0136670.

妊娠相关乳腺癌和年轻女性乳腺癌治疗后生育问题

Sevilay Altintas, Wiebren Tjalma

58.1 妊娠相关乳腺癌

58.1.1 定 义

妊娠相关乳腺癌（pregnancy-associated breast cancer，PABC）是指女性在妊娠期或分娩后1年内诊断出的乳腺癌。虽然这一定义已被广泛采用，但也存在一些争议。有些学者认为，应该将定义延长到分娩后5年内，还要包含哺乳期发生的乳腺癌，因为这类乳腺癌可能也受到了妊娠和分娩的影响。

妊娠对乳腺癌的发生风险有双重影响。一方面，长期来看，妊娠可以降低乳腺癌的发生率，这是一种保护作用，尤其是对完成第一次妊娠时较年轻的女性和激素受体阳性乳腺癌女性；另一方面，短期来看，流行病学数据显示，产后女性乳腺癌的患病率会暂时升高，时间范围为产后2~15年，并且与第一次完整妊娠时的年龄呈正相关。

58.2 流行病学

癌是育龄期女性死亡的第二大原因，癌与妊娠的关联虽不常见，但也不罕见。乳腺癌是妊娠期女性最常发生的一种癌，由于缺乏全球统一的标准和数据，妊娠相关乳腺癌（PABC）的患病率难以准确估计。在西方国家，PABC的患病率估计为每3000~10 000名妊娠女性中发生1例，而由于发展中国家女性分娩时的年龄较轻，PABC的患病率可能较低。PABC患者的平均患病年龄为32~38岁。据估计，年龄≤40岁的女性乳腺癌患者中有10%与妊娠有关。随着更多女性推迟生育，以及乳腺癌患病率持续上升，预计PABC的诊断率会更高。

58.3 诊 断

58.3.1 病 史

PABC患者不存在特异性危险因素，其遗传或环境因素与一般人群年龄调整后的乳腺癌相似。有乳腺癌家族史的女性患早发乳腺癌的风险增加，并且与无家族史的女性相比，第一次分娩后的5年内患乳腺癌的风险更大，而第一次分娩时较年轻的年龄的保护作用对这一群体可能没有影响。

另外，一些研究显示，*BRCA1*、*BRCA2*突变的个体也可能有较高的PABC风险，但她们在妊娠期的乳腺癌患病率并没有升高。由于PABC患者诊断时通常较年轻，因此必要时应将她们转诊给遗传咨询部门。

58.3.2 体格检查

PABC的临床表现多为患者自觉乳房无痛性肿块。由于妊娠期和哺乳期乳腺的生理性变化，如腺体密度增加，血管增生、充盈，以及乳头溢液，因此乳腺癌的诊断很困难。而且，不仅是医生，甚至患者自己都很少考虑到这一可能性，这些因素导致诊断延误很常见。

与非妊娠患者相比，诊断时的晚期风险增加了 2.5 倍，诊断延误时间为 2 个月到 15 个月不等。因此，与非妊娠相关乳腺癌患者相比，PABC 患者更容易转移，且预后更差。

因此，对于妊娠女性任何可疑的体征，包括无痛性肿块、皮肤损害或单个导管出血或溢液，都应该采用超声引导下穿刺活检以明确诊断。

58.3.3 影像学检查

乳腺超声（US）是诊断 PABC 的首选影像学检查方法，由于妊娠会导致乳腺结构发生变化，因此应由经验丰富的医生实施。乳腺超声可以安全地应用于三个妊娠期，对母亲和胎儿没有风险，且具有很高的灵敏度和特异度。对于疑似 PABC 患者，可以先在适当的腹部防护下进行双侧单面乳腺 X 线摄影，以排除双侧和多中心性疾病，妊娠女性因乳腺密度增加，乳腺 X 线摄影的敏感性降低。

只有当乳腺超声不能提供足够的信息，且 MRI 增强扫描能够影响治疗选择时，才考虑使用 MRI 增强扫描。

为了获得组织学诊断结果，可以进行超声引导下穿刺活检，活检对于诊断病变具有很高的灵敏度和特异度（90%）。

不建议对妊娠女性进行细针抽吸细胞学检查，由于妊娠期乳腺的生理性增生性变化，可能出现假阳性或假阴性结果。

病理学专家应提前知晓患者是否妊娠，以避免过度解读病理检查所见，因为妊娠女性的乳房组织处于快速分裂阶段，可能与快速分裂的癌细胞相混淆。与非妊娠情况下相同，妊娠情况下的病理学评估应包括确定组织学类型和分级以及雌激素受体、孕激素受体、增殖标志物 Ki67 和 HER2 状态。

PABC 的完整影像学评估应包括胸部 X 线摄影（使用铅衣防护腹部）和腹、盆腔超声检查。需要注意的是，对处于妊娠晚期的女性应避免胸部 X 线摄影，因为此时子宫已位于腹部。如果怀疑患者有骨转移，可以进行不含钆的 MRI 检查。

应避免对患者行其他放射学检查如骨扫描和正电子发射断层扫描（PET），因为辐射剂量 >100mGy 可能有导致儿童恶性肿瘤和胎儿畸形的风险。虽然辐射暴露分期程序中对辐射风险的评估剂量通常低于这一剂量，但是在妊娠期最好严格限制其使用。胎儿受到辐射的风险高度依赖孕周，所有辐射暴露分期程序都应该考虑到对母亲和胎儿的潜在利益和风险。当估计转移性疾病的风险较低时，可以考虑分娩后再对疾病进行分期。

58.3.4 病理学特征

PABC 患者的组织病理学和免疫组化特征与 35 岁以下的非妊娠女性相似。最常见的组织病理学类型是浸润性导管腺癌，高分级，有淋巴血管侵犯，雌激素受体阴性率高，HER2 阳性率高达 42%。PABC 主要与较大的肿瘤和较高的淋巴结受累率（47%~89%）相关，其病理特征可能不会因妊娠改变，而是由患者妊娠时的年龄决定。

58.4 治 疗

PABC 需要在转诊中心由所有相关专业的医生组成的团队，如产科医生、肿瘤科医生、儿科医生和遗传学家，进行多学科协作管理，对医学、伦理学、心理学和宗教方面的问题进行评估。PABC 的治疗应该尽可能地遵循非妊娠患者的治疗标准。手术可以在所有三个妊娠期进行，化疗只能在妊娠早期结束后进行，放疗应该推迟到分娩后进行。最终治疗方案是由肿瘤生物学、肿瘤分期、妊娠周数以及患者和其家庭成员的意见决定的。分娩后接受治疗的女性没有生存益处，也不会因为终止妊娠而产生益处，因此应避免不必要的提前分娩或将诊断或治疗推迟到产后开始，尤其是提前分娩，这是一个很棘手的问题，可以通过妊娠期间的癌症治疗来避免。

58.4.1 手术治疗

妊娠期间也可以进行乳腺癌手术，手术方式包括保乳手术（BCS）和乳房切除术，选择标准与非妊娠患者一致。由于保乳手术后通常需要放疗，患者可能更倾向于选择乳房切除术，以避免放疗对胎儿的影响。行乳房切除术后，多数患者无须放疗。

妊娠期行乳腺癌手术前还需要评估腋窝淋巴结的情况，可以采用前哨淋巴结活检，如果发现淋巴结转移，则需要进行腋窝淋巴结清扫。建议使用锝作为示踪剂识别前哨淋巴结，因为锝在妊娠期间可以安全使用，而异磺酸蓝或亚甲蓝染料可能会引起过敏反应。

三个妊娠期都可以进行乳腺癌手术，但是在妊娠早期，需要与患者进行多学科讨论，决定是否继续妊娠。如果患者选择继续妊娠，推荐的手术方案是乳房切除术+前哨淋巴结活检+腋窝淋巴结清扫（必要时）。在妊娠中期，可以根据患者的意愿和肿瘤的情况，选择乳房切除术或者保乳手术，并在手术前或手术后进行新辅助化疗或辅助化疗。在妊娠晚期，一般优先选择手术治疗，并在分娩后进行化疗或其他治疗。无论是否妊娠，接受乳腺癌手术的女性短期内的预后相同。

58.4.2 化 疗

细胞毒性治疗对妊娠的影响因孕周而异。在妊娠早期，应禁止使用化疗药物，因为在器官发生期（受精后10d至8周）胎儿受到损伤可能导致先天畸形。为了保护胎儿，化疗可以在第14周（10周孕龄+4周的安全期）开始。虽然有些研究报告了在妊娠早期后使用治疗乳腺癌的化疗药物导致胎儿生长受限、宫内和新生儿死亡、早产和造血抑制等，但是通常情况下，这种方案不会导致胎儿异常。不建议对妊娠超过35周的女性进行化疗，以避免患者发生中性粒细胞减少或分娩白细胞减少的婴儿。作为（新辅助）治疗方法，化疗已被证明对具有高危预后特征（三阴性乳腺癌、Ⅲ级乳腺癌和年轻）的患者有益。PABC患者是否需要接受辅助或新辅助化疗，应该遵循与非妊娠患者相同的指征，同时要考虑到妊娠周期和整体治疗计划，如手术时机和是否需要放疗。

首先，最常用的辅助和新辅助治疗方案是以蒽环类为基础的化疗方案（多柔比星或表柔比星+环磷酰胺），这是研究最多的妊娠期乳腺癌治疗方案，从妊娠14周开始使用的安全性可以接受。其次，一些研究更倾向于每周使用表柔比星治疗高危、局部晚期和转移性乳腺癌，初步结果显示这种方案具有良好的临床活性，没有明显的胎儿不良事件，而且每周用药可以降低表柔比星的血药浓度峰值、母体的骨髓毒性以及药物的胎盘转移率。

密集用药方案可以改善乳腺癌患者的无病生存率和总生存率，特别是激素受体阴性乳腺癌，但是这种方案应用于妊娠期乳腺癌的数据很少。

紫杉醇类药物妊娠期应用安全性的数据比蒽环类更有限，但现有的研究结果令人放心。对于曾接受过蒽环类药物治疗的转移性乳腺癌患者，在妊娠期紫杉醇类仍然是首选药物。紫杉醇周疗方案更受患者的青睐，因为相较多西他赛，其更容易耐受，且每周应用也便于密切监测妊娠期的情况。

目前紫杉醇类药物已经被纳入ESMO和NCCN指南，作为妊娠期乳腺癌等疾病的一种治疗选择。一般情况下，妊娠早期后使用紫杉醇类药物相对安全，不会对胎儿造成严重的影响，但是目前还缺乏胎儿长期随访的数据，因此需要谨慎评估其使用风险和收益。紫杉醇类药物的人体外实验显示，药物能够穿过胎盘屏障，但在人体内的胎盘灌注模型中，药物的胎盘通过率很低，不超过5%，这表明胎盘具有过滤功能，可以降低胎儿暴露于紫杉醇类药物的程度，尤其是在妊娠早期后。另外，蒽环类和紫杉醇类药物所具有的高分子量、高蛋白结合率以及是P-糖蛋白等ATP结合盒转运蛋白的底物的特点，可能也限制了其进入胎儿血液的能力。

58.4.3 激素治疗

妊娠期女性不能使用他莫昔芬，因为无论是在动物实验还是在少数临床试验报告中，都有证据表明他莫昔芬会导致胎儿先天畸形。妊娠期使用他莫昔芬可能导致胎儿受损害，引起出生缺陷，如颅面畸形、生殖器异常，甚至胎儿死亡。因此，应在完成分娩后再开始他莫昔芬治疗。芳香化酶抑制剂也不适用于绝经前妇女。

58.4.4 靶向治疗

HER2阳性PABC患者在妊娠期使用曲妥珠单抗存在一定的风险，因为曲妥珠单抗可能与胎儿肾上皮细胞中高表达的HER2结合，导致羊水减少或消失，从而引起早产、胎儿并发症（如可逆性肾功能障碍），甚至死亡，因此，通常建议将曲妥珠单抗推迟到分娩后使用。但是也有一些研究显示，妊娠早期使用曲妥珠单抗相对安全，未发现对胎儿造成不良影响。有证据表明，对于非妊娠期乳腺癌女性，即使在辅助化疗后6个月开始使用曲妥珠单抗，也能有效延长无病生存期。如果 PABC 患者必须使用该药，则应在仔细监测羊水量、胎儿生长和肾功能的情况下短期使用，并在出现羊水过少的迹象时立即停用。

其他生物制剂，如贝伐单抗和酪氨酸激酶抑制剂（如拉帕替尼），由于没有充分的安全性数据，不建议用于妊娠期女性。目前还没有 mTOR 抑制剂或 CDK4/6 抑制剂应用于 PABC 女性的相关数据。

58.4.5 支持性治疗

为了缓解 PABC 患者的疼痛和恶心症状，可以给予止痛药和止吐药。5-HT 拮抗剂、类固醇或抗组胺药等止吐药在妊娠期没有禁忌证。甲基泼尼松龙和氢化可的松通过胎盘大量代谢，因此是妊娠期首选。地塞米松和倍他米松能穿过胎盘，在妊娠早期重复使用可能会增加胎儿畸形的风险，如注意力障碍、脑性瘫痪和腭裂。

双膦酸盐在妊娠期使用的数据非常有限，其能穿过胎盘屏障。一些研究显示，双膦酸盐会影响人和其他动物的骨代谢，并产生不良反应（如母体毒性、胎儿发育不良、胚胎死亡、低钙血症和骨骼发育迟缓）。如果妊娠期转移性乳腺癌患者需要使用双膦酸盐，必须避免低钙血症对子宫收缩力的影响，并应在多学科团队的指导下给药。

妊娠期使用白细胞和红细胞生长因子未报告不良事件，但是其应用于 PABC 女性的安全性的临床证据仍然很少。

促红细胞生成素不穿过胎盘屏障，用于妊娠期女性的案例显示未造成任何胎儿危害。一些病例报告显示，PABC 患者可以安全使用粒细胞集落刺激因子（G-CSF），必要时可用于治疗发热性中性粒细胞减少症。

58.4.6 放　疗

由于放疗对胎儿的生长发育有严重的不良影响，可能导致胎儿畸形或神经认知发育延迟，因此一般不建议对妊娠期女性进行放疗，除非特殊情况。如果条件允许，应该将放疗推迟到分娩后进行。因此，很多妊娠期乳腺癌患者会首选乳房切除术。

如果妊娠期乳腺癌患者已经接近足月或者需要新辅助化疗，也可以考虑保乳手术，在分娩后尽快进行放疗。研究表明，手术后 6 周内开始放疗不会影响患者的生存率。

对于妊娠早期选择保乳手术的患者，应该仔细评估，因为这会延迟辅助放疗的开始时间，增加复发的风险。

58.5 新生儿或儿童的结局

对于妊娠期乳腺癌患者，应根据肿瘤治疗计划和胎儿发育状况，合理选择分娩时机。与非癌症患者一样，尽量足月分娩（>37 周），因为早产会影响儿童的认知和情感发展。为了避免母亲和婴儿出现造血抑制（如出血、感染、贫血）等并发症，并降低胎儿药物积累的危险，最后一次化疗和分娩之间应该保持至少 3 周的间隔。目前还没有报道妊娠早期后使用蒽环类药物会引起胎儿心脏毒性的案例。关于子宫内暴露于化疗药物可能带来的延迟影响，目前的数据显示，没有发现明显的不良后果。

最大的一项系列研究报道了 84 名在子宫内暴露于化疗药物的儿童，年龄为 6~29 岁，他们的身体、神经和心理发展都正常。与正常对照组相比，这些儿童的学习能力也没有差别。Amant 等进行的一项多中心对照研究也得出了相同的结论。因母亲癌症治疗导致的子宫内暴露，并不会损害儿童早期的认知、心脏功能或整体发展。然而，早产会导致认知结局较差，但这与癌症治疗无关。

关于在子宫内暴露于化疗药物的儿童患癌、生殖细胞受损或生育能力下降的风险是否会增加，目前还缺乏足够的数据，但是目前也没有证据表明他们与普通人群相比有更高的相关风险。

58.6 母亲的结局

PABC 患者在诊断时通常已经是晚期，大多数肿瘤较大，有淋巴结受累和炎性损害。诊断平均延迟约 6 个月，原因有很多，包括医生和患者都没有意识到癌症的可能性，并倾向于等到分娩后再进行检查。诊断困难（乳腺 X 线片上不一定能看到肿块）也是延迟诊断的原因，因为临床检查或影像学检查可能误判为良性。妊娠期由于激素的变化，乳房会变得更加坚硬和肥大，这会使乳房触诊变得非常困难，难以区分正常的乳腺组织和异常的肿块，而且乳腺炎症也可能被误认为单纯产褥期乳腺炎。

大多数 PABC 患者都具有预后不利因素，如Ⅲ级、淋巴结受累、激素受体阴性和 HER2 阳性等，加上年轻，患者的预后可能会更差。

然而，由于文献中可用的信息有限，很难断言PABC患者的预后一定比非妊娠患者更差。一些文献报道二者的预后没有差异。与妊娠相关的因素似乎对患者的预后影响很小，但是其他不利因素可能会增加并使预后恶化，如年轻、级别高、激素受体阴性、诊断延迟和治疗标准缺失等。

此外，终止妊娠并不会改善PABC患者的预后。

58.7 年轻女性乳腺癌患者的生育问题

在美国，自20世纪90年代初以来，女性首次生育年龄在30岁以上的比例从4.1%增加到21.2%，越来越多的女性在完成生育计划之前就面临着乳腺癌的挑战。

年轻女性乳腺癌患者在接受治疗的同时，也想保留生育能力。然而，她们的这种需求和担忧往往被忽视或回避，不管是她们自己还是主治医生。目前关于患者和医生在生育问题上的看法和需求的研究很少，这导致在做出生育相关决策时缺乏有效的指导。有些医生会建议患者终止妊娠，因为他们认为妊娠会增加乳腺癌复发的风险，事实上，早期终止妊娠并不能降低复发的概率。

生育问题对于很多女性来说是在决定治疗方案时要考量的一个重要因素。Partridge等进行的一项网络调查显示，有47%的女性对于未来是否要生育没有明确的想法，其中36%的女性担心妊娠会导致乳腺癌更容易复发，有48%的女性不认同这种看法，还有16%的女性不确定。Gorman等对20例年轻女性乳腺癌幸存者进行的另一项调查发现，那些重视生育并希望生育的女性，在选择治疗方案时会更多地考虑到对生育的影响。不过，对于所有患者来说，最重要的治疗目标还是提高生存率和降低复发风险。

曾患乳腺癌的女性很少在治疗后妊娠。一项研究显示，45岁以下患者的妊娠率只有3%；35岁以下的患者只有8%~10%能够生下足月婴儿，这是因为治疗会影响卵巢的功能，导致早绝经的风险增加。还有一部分原因是一些患者也担心妊娠会导致乳腺癌更容易复发。乳腺癌治疗导致的卵巢衰竭和早绝经的概率取决于所使用的化疗方案、是否使用他莫昔芬以及患者的年龄。

乳腺癌治疗期间患者的月经可能会暂时或永久停止，因为治疗会损害卵巢中的卵泡。大部分40岁以下的患者在治疗结束后1年内会恢复月经，50岁以下的患者因系统治疗导致的永久停经发生率为33%~76%。

乳腺癌治疗会影响患者的生育能力，可能是因为治疗直接损伤了生殖器官（如手术、放疗或化疗），或者治疗改变了激素水平（如颅内放疗影响垂体功能）。治疗导致不孕的概率和很多因素有关，包括化疗药物的种类、剂量和用法，放疗的范围、剂量和次数，患者的年龄、病情、以前是否存在不孕问题，以及是否有其他并发症。

最容易导致绝经的化疗药物是烷化剂，尤其是环磷酰胺。铂类药物也会对卵巢产生负面影响。紫杉醇类药物对绝经的影响还不清楚。

化疗会通过两种方式损伤卵巢，一是直接导致卵泡和卵母细胞死亡，二是损伤卵巢的血管。

他莫昔芬是一种辅助性激素治疗药物，可以降低早绝经的风险，但这也与年龄有关，45岁以上的女性使用他莫昔芬后，不孕的风险会比未使用的女性高10%。如果在辅助性化疗后再使用他莫昔芬，不孕的风险会比仅接受化疗的患者更高。

促黄体生成素释放激素（luteinizing hormone-releasing hormone，LHRH）类似物可以让卵巢暂时停止工作，但是卵巢功能是否能恢复主要取决于患者的年龄：40岁以下的患者约90%可以在停药后恢复月经，40岁以上的患者只有70%可以恢复月经。

关于"乳腺癌治疗结束后何时可以妊娠"，目前还没有生物学理论或证据能够给出一个"最佳时间"。专家建议，如果患者有早期复发的高风险，最好在诊断后2年内不要妊娠。具体时间应该根据患者的个人情况进行个性化调整，包括患者的年龄、复发风险、之前接受过的治疗和是否需要辅助治疗等因素。

为了保证卵子的质量，建议在辅助化疗结束后至少6个月再尝试妊娠。对于接受辅助性激素治疗和曲妥珠单抗的患者，建议在停药后3~6个月再尝试妊娠。

针对上述问题，国际乳腺癌研究小组（International Breast Cancer Study Group，IBCSG）正在进行一项Ⅱ期研究（Positive试验）。这是一项针对年轻女性的前瞻性研究，她们患有内分泌敏感型早期乳腺癌，并且希望妊娠，接受2年辅助内分泌治疗后没有复发。这项研究的主要目的是评估患者和其后代的结局，重点关注妊娠（流产、自然流产、异位妊娠、死胎和活产率）及乳腺癌结局（无进展生存期和总生存期）。该试验分为两个阶段：①观察阶段，调查暂时中断治疗以便受孕的可行性和影响；②随后的试验阶段，调查分娩后继续内分泌治疗的最佳持续时间。

目前缺乏关于乳腺癌治疗后不孕问题的数据。一项多中心回顾性研究包含198例患者，其中25例患者在乳腺癌治疗后接受了辅助生殖技术（assisted reproductive technique, ART），结果显示这并没有对预后产生不利影响。但是该研究存在样本数太少的问题，还需要更大规模的前瞻性研究来验证这一结果。

虽然一般认为，乳腺癌患者妊娠可能不会对婴儿的健康造成损害，但是在Dalberg等的系列研究报告中，与健康对照组相比，乳腺癌患者的分娩并发症、剖腹产、早产和低出生体重风险都有所增加。

在一项大型多中心回顾性队列研究中，包含333例妊娠乳腺癌患者和874例未妊娠乳腺癌患者，对两组患者进行了匹配，结果发现，在ER阳性（雌激素受体阳性）患者群中，妊娠和未妊娠女性的无进展生存期（DFS）没有差异，即使考虑到"健康母亲效应（healthy mother effect）"的影响，结果也是如此。此外，在乳腺癌诊断后任何时间点妊娠的患者与未妊娠患者之间也没有DFS差异。

Azim等进行了一项包含1 244例患者的meta分析，显示患乳腺癌后妊娠女性与未妊娠女性相比，死亡风险降低了41%，这种差异不受研究类型的影响，特别是在有、无淋巴结转移的女性中都有体现；有乳腺癌病史的妊娠女性与未妊娠女性的生存期也没有差异。作者得出结论，患乳腺癌的女性妊娠是安全的，对于那些愿意在完成辅助治疗后考虑妊娠的年轻女性，我们应该努力为她们提供更多的生育力保护措施。

> **提示与技巧**
>
> - 妊娠相关乳腺癌（PABC）临床上比较少见，需要多学科协作治疗。其治疗原则与非妊娠患者相似，但是需要考虑到母亲和胎儿的健康。对此类患者的关注不应仅体现在妊娠期间，之后也要持续关注，因为她们在心理和生育方面可能面临更多的挑战。

（刘良权 译，刘锦平 审校）

参考文献与拓展阅读

[1] Assi HA, Khoury KE, Dbouk H, et al. Epidemiology and prognosis of breast cancer in young women. J Thorac Dis. 2013, 5(Suppl 1): S2–8.

[2] Madaras L, Kovács KA, Szász AM, et al. Clinicopathological features and prognosis of preg nancy associated breast cancer—a matched case con trol study. Pathol Oncol Res, 2014, 20(3): 581–590.

[3] Amant F, Loibl S, Neven P, et al. Breast cancer in pregnancy. Lancet, 2012, 379(9815): 570–579.

[4] Langer A, Mohallem M, Stevens D, et al. A single-institution study of 117 pregnancy-associated breast cancers (PABC): presentation, imaging, clinicopath ological data and outcome. Diagn Interv Imaging, 2014, 95(4): 435–441.

[5] Pentheroudakis G, Orecchia R, Hoekstra HJ, et al. Cancer, fertility and pregnancy: ESMO Clinical Practice Guidelines for diagnosis, treatment and follow-up. Ann Oncol, 2010, 21: v266–273.

[6] NCCN Clinical practice guidelines in oncology. Breast cancer. Version 2.2012. http://www.nccn.com.

[7] Azim HA Jr, Peccatori FA, Pavlidis N. Treatment of the pregnant mother with cancer: a systematic review on the use of cytotoxic, endocrine, targeted agents and immunotherapy during pregnancy. Part I: solid tumors. Cancer Treat Rev, 2010, 36(2): 101–109.

[8] Peccatori F, Martinelli G, Gentilini O, et al. Chemotherapy during pregnancy: what is really safe? Lancet Oncol, 2004, 5: 398.

[9] Zagouri F, Sergentanis TN, Chrysikos D, et al. Taxanes for breast cancer during pregnancy: a systematic review. Clin Breast Cancer, 2013, 13: 16–23.

[10] Amant F, Han SN, Gziri MM, et al. Chemotherapy during pregnancy. Curr Opin Oncol, 2012, 24(5): 580–586.

[11] Bonilla L, Ben-Aharon I, Vidal L, et al. Dose-dense chemotherapy in nonmetastatic breast cancer: a systematic review and meta-analysis of randomized controlled trials. J Natl Cancer Inst, 2010, 102: 1845–1854.

[12] Syme MR, Paxton JW, Keelan JA. Drug transfer and metabolism by the human placenta. Clin Pharmacokinet, 2004, 43: 487–514.

[13] Van Calsteren K, Verbesselt R, Beijnen J, et al. Transplacental transfer of anthracyclines, vinblastine, and 4-hydroxy-cyclophosphamide in a baboon model. Gynecol Oncol, 2010, 119: 594–600.

[14] Van Calsteren K, Verbesselt R, Van Bree R, et al. Substantial variation in transplacental transfer of chemotherapeutic agents in a mouse model. Reprod Sci, 2011, 18: 57–63.

[15] Mir O, Berveiller P, Goffinet F, et al. Taxanes for breast cancer during pregnancy: a systematic review. Ann Oncol, 2010, 21: 425–426.

[16] Amant F, Deckers S, Van Calsteren K, et al. Breast cancer in pregnancy: recommendations of an international consensus meeting. Eur J Cancer, 2010, 46(18): 3158–3168.

[17] Isaacs RJ, Hunter W, Clark K. Tamoxifen as systemic treatment of advanced breast cancer during pregnancy, case report and literature review. Gynecol Oncol, 2001, 80: 405–408.

[18] Christinat A, Di Lascio S, Pagani O. Hormonal therapies in young breast cancer patients: when, what and for how long? J Thorac Dis, 2013, 5(Suppl 1): S36–46.

[19] Azim HA Jr, Azim H, Peccatori FA. Treatment of cancer during pregnancy with monoclonal antibodies: a real challenge. Expert Rev Clin Immunol, 2010, 6: 821–826.

[20] Zagouri F, Sergentanis TN, Chrysikos D, et al. Trastuzumab administration during pregnancy: a systematic review and meta-analysis. Breast Cancer Res Treat, 2013, 137: 349–357.

[21] Azim HA Jr, Metzger-Filho O, de Azambuja E, et al. Pregnancy occurring during or following adjuvant trastuzumab in patients enrolled in the HERA trial (BIG 01-01). Breast Cancer Res Treat, 2012, 133(1): 387–391.

[22] Kelly H, Graham M, Humes E, et al. Delivery of a healthy baby after first-trimester maternal exposure to lapatinib. Clin Breast Cancer, 2006, 7: 339–341.

[23] Rodriguez-Pinilla E, Martinez-Frias ML. Corticosteroids during pregnancy and oral clefts: a case-control study. Teratology, 1998, 58: 2–5.

[24] Wapner RJ, Sorokin Y, Mele L, et al. Long-term outcomes after repeat doses of antenatal corticosteroids. N Engl J Med, 2007, 357: 1190–1198.

[25] Scott LL, Ramin SM, Richey M, et al. Erythropoietin use in pregnancy: two cases and a review of the literature. Am J Perinatol, 1995, 12: 22–24.

[26] Medlock ES, Kaplan DL, Cecchini M, et al. Granulocyte colony-stimulating factor crosses the placenta and stimulates fetal rat granulopoiesis. Blood, 1993, 81: 916–922.

[27] Azim HA, Kamal NS, Malak RA. Bisphosphonates in the adjuvant treatment of young women with breast cancer: the estrogen rich is a poor candidate! J Thorac Dis, 2013, 5(Suppl 1): S27–35.

[28] Levy S, Fayez I, Taguchi N, et al. Pregnancy outcome following in utero exposure to bisphosphonates. Bone, 2009, 44: 428–430.

[29] Amant F, Van Calsteren K, Halaska MJ, et al. Long-term cognitive and cardiac outcomes after prenatal exposure to chemotherapy in children aged 18 months or older: an observational study. Lancet Oncol, 2012, 13: 256–264.

[30] Ma H, Bernstein L, Pike MC, et al. Reproductive factors and breast cancer risk according to joint estrogen and progesterone receptor status: a meta-analysis of epidemiological studies. Breast Cancer Res, 2006, 8(4): R43.

[31] Ali SA, Gupta S, Sehgal R, et al. Survival outcomes in pregnancy associated breast cancer: a retrospective case control study. Breast J, 2012, 18(2): 139–144.

[32] Azim HA Jr, Bellettini G, Liptrott SJ, et al. Breastfeeding in breast cancer survivors: pattern, behaviour and effect on breast cancer outcome. Breast, 2010, 19(6): 527–531.

[33] Wohlfahrt J, Olsen JH, Melby M. Breast cancer risk after childbirth in young women with family history (Denmark). Cancer Causes Control, 2002, 13(2): 169–174.

[34] Goodwin PJ, Ennis M, Pritchard KI, et al. Risk of menopause during the first year after breast cancer diagnosis. J Clin Oncol, 1999, 17(8): 2365–2370.

[35] McMaster J, Dua A, Desai SS, et al. Short term outcomes following breast cancer surgery in pregnant women. Gynecol Oncol, 2014, 135(3): 539–541.

[36] Azim HA Jr, Santoro L, Pavlidis N. Safety of pregnancy following breast cancer diagnosis: a meta-analysis of 14 studies. Eur J Cancer, 2011, 47(1): 74–83.

[37] Lambertini M, Anserini P, Levaggi A, et al. Fertility counseling of young breast cancer patients. J Thorac Dis, 2013, 5(Suppl 1): S68–80.

[38] Del Mastro L, Catzeddu T, Venturini M. Infertility and pregnancy after breast cancer: current knowledge and future perspectives. Cancer Treat Rev, 2006, 32(6): 417–422.

[39] Partridge AH, Gelber S, Peppercorn J, et al. Web-based survey of fertility issues in young women with breast cancer. J Clin Oncol, 2004, 22(20): 4174–4183.

[40] Gorman JR, Usita PM, Madlensky L, et al. Young breast cancer survivors: their perspectives on treatment decisions and fertility concerns. Cancer Nurs, 2011, 34(1): 32–40.

[41] Peccatori F, Cinieri S, Orlando L, et al. Subsequent pregnancy after breast cancer. Recent Results Cancer Res, 2008, 178: 57–67.

[42] Langagergaard V, Gislum M, Skriver MV, et al. Birth outcome in women with breast cancer. Br J Cancer, 2006, 94(1): 142–146.

[43] Hulvat MC, Jeruss JS. Maintaining fertility in young women with breast cancer. Curr Treat Options in Oncol, 2009, 10(5–6): 308–317.

[44] Oktem O, Oktay K. Quantitative assessment of the impact of chemotherapy on ovarian follicle reserve and stromal function. Cancer, 2007, 110(10): 2222–2229.

[45] Meirow D, Dor J, Kaufman B, et al. Cortical fibrosis and blood-vessels damage in human ovaries exposed to chemotherapy. Potential mechanisms of ovarian injury. Hum Reprod, 2007, 22(6): 1626–1633.

[46] Goldrat O, Kroman N, Peccatori FA. Pregnancy following breast cancer using assisted reproduction and its effect on long-term outcome. Eur J Cancer, 2015, 51(12): 1490–1496.

[47] Azim HA Jr, Santoro L, Russell-Edu W, et al. Prognosis of pregnancy-associated breast cancer: a meta-analysis of 30 studies. Cancer Treat Rev, 2012, 38(7): 834–842.

[48] Bell RJ, Fradkin P, Parathithasan N, et al. Pregnancy-associated breast cancer and pregnancy following treatment for breast cancer, in a cohort of women from Victoria, Australia, with a first diagnosis of invasive breast cancer. Breast, 2013, 22(5): 980–985.

[49] Pagani O, Ruggeri M, Manunta S. Pregnancy after breast cancer: are young patients willing to participate in clinical studies? Breast, 2015, 24(3): 201–207.

59 隐匿性乳腺癌

Fiorita Poulakaki

59.1 引 言

隐匿性乳腺癌（occult breast cancer，OBC）是一种主要表现为腋窝淋巴结有癌转移，但所有诊断方式均未显示乳腺病变的疾病。这是一种罕见的疾病表现，占所有乳腺癌的 0.3%~1.0%[1-4]，因此，目前尚无 OBC 相关的随机对照研究，人们对 OBC 的诊断、治疗和预后仍不清楚。直到目前，虽然在 30%~60% 的此类病例中未发现原发肿瘤，但对其的标准处理方式仍是乳房切除术 + 腋窝淋巴结清扫（ALND）[2,5-7]。最近的回顾性研究表明，接受乳房切除术的 OBC 患者与接受保乳手术联合辅助放疗的患者具有近似的治疗结果[8-11]。因此，NCCN 指南认为上述两种治疗方式均适用于 $T_0N_1M_0$ 患者[12]。

关于隐匿性乳腺癌患者的预后和预后因素目前仍存在争议。ER 阴性、三阴性、阳性淋巴结数量越多以及清扫淋巴结数量越少与较差的预后相关[9,13]，其中淋巴结状态是大多数研究中最可靠的预后因素[5,13-15]。

隐匿性乳腺癌患者的生存结局目前也存在争议。

在临床检查、乳腺钼靶摄影及乳腺超声均未能发现原发病灶时，应对患者行术前 MRI，这是标准检查方法[16]。目前，隐匿性乳腺癌的诊断应仅限于出现腋窝转移但没有任何来自临床检查、钼靶摄影、超声或 MRI 的乳腺疾病证据的患者。

F. Poulakaki (✉)
Euroclinic Athens Hospital, Athens, Greece

© Springer Nature Switzerland AG 2021
M. Rezai et al. (eds.), *Breast Cancer Essentials*, https://doi.org/10.1007/978-3-030-73147-2_59

59.2 定 义

隐匿性乳腺癌（OBC）是一种特殊类型的乳腺癌，由 William Stewart Halsted 于 1907 年首次报道。

在全球范围内，OBC 的发病率非常低，占女性乳腺癌的 0.2%~1%。OBC 被定义为孤立的腋窝淋巴结转移，而其原发灶不能通过乳腺临床检查或影像学发现。

腋窝淋巴结转移的原发灶鉴别诊断应包括甲状腺、肺、胰腺、结肠、胃、子宫或卵巢。在腋窝淋巴结转移阳性的女性患者中，最可能的原发灶来源于同侧或对侧乳房的浸润性乳腺癌。

男性隐匿性乳腺癌更为罕见，其双侧乳房均未发现明显肿瘤，通常通过可触及的腋窝淋巴结肿块进行诊断。与女性乳腺癌（female breast cancer，FBC）不同，男性乳腺癌（male breast cancer，MBC）呈单峰分布，发病年龄通常为 40~78 岁，发病高峰在 71 岁左右，比 FBC 晚约 10 年。

由于 OBC 罕见且临床表现仅有可触及的腋窝淋巴结，因此很容易被患者和医生忽视。为了提高 OBC 的检出率，人们引入了更灵敏的检测手段。然而，虽然诊断率有所提高，但是尚未证明其存活率有所提高。

59.3 诊 断

1907 年 Halsted[17] 首次描述隐匿性乳腺癌时，乳腺病变最灵敏的检测方法是钼靶检查，100 年后的今天，乳腺疾病诊断工具也更为丰富，如超声（USG）、MRI、数字断层合成（digital tomosynthesis）、弹性成像和对比增强乳腺摄影。这些诊断方式也被用于识别肿瘤原发灶，但是由于证据不充分，都未被常规应用于隐匿性乳腺癌的诊断[18-24]。

乳腺癌的标准筛查方法仍然是数字乳腺钼靶摄影，这是一种有效的成像工具，可有效降低乳腺癌的死亡率[25]。该检查方法的灵敏度为85%，而在致密型乳腺的女性中灵敏度降至68%[26,27]。其他成像方式，包括MRI、全乳超声和造影增强钼靶摄影，可联合用于检测早期乳腺癌，尤其是致密型乳腺患者或疑似OBC时。

在评估乳腺超声时发现，当超声与乳腺钼靶联用时，检测乳腺病灶的灵敏度从50%提高到77.5%[28]，尤其在疑似小叶癌时。

MRI具有检测隐匿性病变（如小叶癌）的潜力，强烈推荐对疑似隐匿性乳腺癌患者行MRI检查[29]，其检出率为43%~86%[10,16,30-32]。此外，在OBC中常规使用乳腺MRI可能会改变1/3患者的局部区域治疗方案，可为此类患者提供保乳手术选择[33]。然而，MRI检查也存在一些限制，例如，成本高，放射科医生解读耗时，一些患者由于幽闭恐惧症对其耐受性差、肥胖、体内有植入物或肾功能不全的患者无法使用MRI。由于MRI的特异度较低[31,32,34]，因此通过MRI发现的每处病变都应通过MRI引导下活检或MRI引导的超声活检进行组织学确认。MRI识别肿瘤后可提高超声定位肿瘤的成功率[35]。由于MRI引导定位或活检的应用有限，临床上多采用基于MRI识别肿块的超声引导定位或活检。

为了提高OBC诊断的准确性，必须通过CT甚至PET/CT常规排除其他恶性疾病，如胃肠道肿瘤、肺癌或甲状腺癌。^{18}F-FDG PET/CT是一种重要且被广泛认可的分子成像技术，具有高度特异性，可以识别其他成像技术难以识别的微小病灶，主要用于乳腺癌的分期、治疗效果评估以及复发/转移的诊断[36,37]，很少用于诊断OBC。已有研究报道了3例通过其他常规成像技术未能检测到原发病灶的OBC患者通过^{18}F-FDG PET/CT检测到原发乳腺病灶[38,39]。

Walter等[40]报道了MRI和PET/CT检测原发性乳腺癌的灵敏度分别为89%和63%，特异度分别为74%和91%。与传统成像技术相比，PET/CT具有在一张图像中进行全身检查的优势，并且结合正电子发射及核磁共振成像系统的高灵敏度和对软组织的高分辨率，大大提高了OBC的诊断准确性。

对腋窝肿瘤进行免疫组化评估对于确定原发肿瘤、明确诊断和调整治疗方式至关重要。对激素受体和HER2的评估有助于乳腺癌的鉴别诊断，其中ER和PR对于确定腋窝转移淋巴结的原发病灶是否为乳腺癌具有重要作用。除了诊断之外，激素受体（ER、PR）的表达也可为疾病的预后和制订治疗方案提供指导，因为OBC患者可能永远不会发现原发灶[41,42]。

当ER和PR为阴性时，则不应排除乳腺癌，因为有可能是三阴性乳腺癌。一项关于隐匿性乳腺癌发病率的队列研究表明，ER阴性率为32%~63%，而18%~33%的患者被确诊为三阴性乳腺癌[43-46]。OBC患者群中ER和PR为阴性的比例高于非OBC患者，这可能是原发肿瘤和阳性淋巴结之间的差异所致[47,48]。

59.4 治　疗

目前对OBC患者的治疗方案和预后结果尚未形成明确的共识。

研究显示，与至少接受全乳或腋窝放疗的OBC患者相比，乳腺部位未接受治疗的患者发生乳腺癌的风险更高（14%~83%）[5,49-51]，因此研究者普遍认为应对同侧乳房进行治疗。Wang等[50]的报道显示，接受和未接受乳房切除术患者的复发率分别为26%和77%，治疗组与非治疗组的无病生存率（DFS）和总生存率（OS）也存在显著差异。

Halsted[17]首次描述了OBC患者的乳房切除术联合腋窝淋巴结清扫术（ALND），这被认为是此类患者最有效的治疗方法。乳房切除术的优势在于可以在切除OBC患者的乳腺之后对其进行详细的病理评估[50]，事实上，30%~60%的患者并没有发现恶性原发灶[2,5-7]。

一项回顾性研究[46]比较了142例OBC患者的不同治疗方案，接受腋窝淋巴结清扫术（ALND）、保乳手术（BCS）联合ALND和乳房全切术联合ALND患者的总生存期（OS）在统计学上似乎没有显著差异。

目前临床上对 OBC 患者的管理较之前已经发生了变化，尽管与保乳手术相比，乳房切除术并没有提高患者的 OS，但仍有大量患者选择乳房切除术。美国乳腺外科医生协会（American Society of Breast Surgeons，ASBS）进行的一项调查表明，43% 的研究人群选择了乳房切除术联合 ALND，选择 ALND 联合全乳放疗者占 37%[52]。使用 SEER 数据（Walker 等）对 OBC 患者进行的分析表明，接受保乳手术的患者比例从 1998 年之前的 29.8% 增加到 1998 年之后的 36.2%，而接受乳房切除术的患者比例从 50.2% 下降到同一时期的 42%[9]。接受乳房切除术和保乳手术的 OBC 患者的 10 年生存率分别为 73.9% 和 75.5%，这意味着 OBC 可以通过乳房切除术或更保守的治疗方式进行管理[9]。He 等的回顾性分析（1998—2010 年）还观察到两个治疗组之间具有相似的局部无复发生存期（locoregional recurrence-free survival，LRFS）和无复发/无转移生存期（recurrence-/ metastasis-free survival，RFS）[8]。

除了手术方法外，几项研究还报道了接受与未接受放疗的 OBC 患者比较的结果，接受放疗（RT）组的同侧乳腺癌和局部区域复发率更低，乳腺癌特异性生存率更高[15,53-55]。Barton 等[45] 报道，除了保乳手术外，接受放疗患者的 LRFS 和 RFS 优于未接受放疗的患者，未观察到两组的 OS 差异（84% vs. 85%，$P=0.2$）。

He 等报道，ALND 联合乳房切除术组和 ALND 联合 RT 组具有相似的生存结果[8]。Masinghe 等的研究[53] 得出的结论是，乳腺放疗可以减少同侧乳腺癌复发并增加有腋窝淋巴结转移的 OBC 患者的生存率（$n=53$）。在 Vlastos 和 Varadarajan 等进行的类似研究显示，保乳手术联合放疗也可作为 OBC 患者的治疗选择[14,56]。

一项包含 241 例 OBC 患者的 meta 分析显示，ALND 联合 RT 组的局部复发率优于单纯 ALND 组（12.7% vs. 34.3%，$P<0.01$），不联合放疗时患者的死亡率有所增加（9.5% vs. 31.4%，$P=0.09$）[57]，两组的总生存率没有显著差异。

虽然新辅助化疗（NAC）已被用于乳腺癌特定亚型（任意 T 或 N）及 T_3N_2 期乳腺癌[58,59] 的治疗，但将其用于 OBC 患者的报道很少。

迄今为止，关于 OBC 的最佳管理模式仍然存在争议，需要进行前瞻性随机对照试验。然而，由于该病很少见，目前仍难以完成具有统计学意义的患者招募[4,8,14,15,54,55]。

NCCN 指南指出，OBC 治疗的关键是手术前诊断乳腺癌。对手术前确诊乳腺癌的 OBC 患者应根据疾病的分期和风险因素进行治疗。该指南建议对 OBC 患者应进行腋窝淋巴结清扫（ALND）+ 乳房切除术或者 ALND+ 全乳放疗 ± 淋巴结放疗[12]。应根据肿瘤的生物学情况制订全身辅助治疗计划。几项研究表明，大多数接受手术治疗后行系统辅助治疗的 OBC 患者，与未接受系统辅助治疗的患者的预后差异很大[8,46]。

然而，ASBS 的调查显示，分别有 43%、37% 和 6% 的乳腺癌患者选择接受乳房切除术、全乳放疗及仅随访观察[52]。当前的 NCCN 指南显示，辅助放疗可提高接受乳房切除术或保乳手术患者（具有阳性淋巴结）的生存率[12]。因此，OBC 和非 OBC 患者的 RT 适应证可能不同。

59.5 预　后

在对乳腺癌进行复发风险分层时，腋窝淋巴结转移状态被认为是最不利的既定因素之一[5,9,14,15,60]。Walker 等[9] 的报告显示，OBC 患者的 ER 阴性状态是一个独立的不利因素。Montagna 等的研究结果[13] 显示，三阴性 OBC 患者复发和死亡的风险显著增加。患者的 PR 和 HER2 状态对生存率的影响似乎不大，多因素分析未能证明 ER 状态对 OBC 患者预后的影响。

Rosen 等[23] 的一项包含 48 例患者的研究显示，OBC 患者的预后优于 II 期患者。Montagna 等[13] 在一项包含 80 例 OBC 患者的研究中发现，T_0 期乳腺癌患者与 OBC 患者的 DFS 和 OS 没有显著差异。另一项研究包含 142 例经病理证实的 OBC 患者，这些患者来自 KBCS 登记处，这是一项比较 OBC 患者与 T_1N_{1-3} 期患者预后的最大的系列研究。在与淋巴结状态、年龄和雌激素受体阳性相匹配的对照组中，与 T_1N_{1-2} 期患者相比，T_0 期患者的预后往往相对较好。然而，随着淋巴结转移程度的增加，T_0/T_x 和 T_1 之间的差异减少了[61]。

影响 OBC 患者预后的主要因素与其他类型的乳腺癌相似[13]，如原发病灶的病理和分子类型、腋窝淋巴结转移数量、锁骨上淋巴结和身体其他部位有无远处转移以及治疗选择等。

男性 OBC 通常比其他类型的乳腺癌更晚被发现，确诊时往往已处于晚期，肿瘤也更大[62]，年龄可能是不良预后的危险因素。OBC 的另一个不良预后因素是受累腋窝淋巴结数量。Walker 等[9]报道，少于 10 个阳性淋巴结患者的 10 年 OS 为 72.2%，而超过 10 个阳性淋巴结患者的 OS 为 52.1%，$P=0.003$。

没有乳房肿块的腋窝淋巴结转移患者的预后与 II 期患者相当，5 年生存率为 50%~87%，具体取决于受累淋巴结数量[14,63,64]。OBC 的预后因素与其他类型乳腺癌类似，受累腋窝淋巴结数量和激素受体状态是最重要的影响因素，淋巴结分期是 OBC 的独立危险因素[14,64]。

Walker 等报道，ER 阴性与较差的生存结果相关[9]。然而，He 等的多因素分析并没有发现 ER 阴性会影响患者的生存[8]。Montagna 等的研究结果存在争议，ER 和 PR 状态与生存结果无关，但三阴性 OBC 患者的疾病复发和死亡风险显著升高[13]。

Woo 等研究了各种治疗选择对 OBC 患者预后的影响，保乳手术、乳房切除术和不手术组的 5 年 OS 分别为 72.0%、74.0% 和 87.5%，各治疗选择之间没有观察到显著差异（$P=0.49$）[44]。He 等[8]的研究也表明，乳房切除术、保乳手术和不手术对 OBC 患者存活率的影响差异不显著，这可能是由 OBC 的性质决定的，进行腋窝清扫而非乳房手术也可以进一步降低整体肿瘤负荷。可以根据切除的腋窝淋巴结数量预估患者的生存期，切除 1~7 个阳性淋巴结患者的 5 年 OS 为 85.6%，而切除 ≥ 8 个阳性淋巴结患者的 5 年 OS 为 70.2%，无论如何利用倾向匹配得分来减小患者之间的基线差异，这种趋势都保持不变。Walker 等认为超过 10 个阳性淋巴结与较短的 OS 显著相关（$HR=2.04$，$P=0.005$）。He 等[8]的研究表明，受累淋巴结数量超过 4 个的患者预后明显更差（生存：$HR=4.63$，$P=0.042$；复发：$HR=3.62$，$P=0.038$）。韩国的多中心研究表明，N_1 期患者的 10 年 OS 相当好，约为 96.8%，而 N_2 期患者为 82.6%，N_3 期患者为 80.8%（$P=0.004$）[46]。因此，应对 OBC 患者进行充分的 ALND 以准确区分淋巴结分期，并减少隐匿性淋巴结转移的可能。

此外，在多因素分析中发现确诊年龄超过 70 岁也是一项不利于预后的因素，之前的 SEER 数据中也报道了类似的结果（$RR=1.06$，年龄为连续变量；$P < 0.001$）[9]，考虑到年轻也是原发性乳腺癌不良预后的影响因素，这一点就存在争议。该研究的终点是 OS，而不是乳腺癌特异性生存率，而老年患者的预期寿命也相对不足，这势必会造成较差的 OS 结果，而且，诸如系统治疗、内在分子亚型或组织学分级等未知因素也可能导致上述结果。在其他关于 OBC 的文献中，并没有报告年龄因素存在显著差异。

59.6 总　结

随着乳腺癌诊断技术的进步以及广泛推广，隐匿性乳腺癌的发病率显著下降，但是临床上仍然经常遇到这种疾病。乳腺 MRI 可以在大约 2/3 的 OBC 患者中识别到原发肿瘤，但由于其对该类病变的特异性低，因此需要进行组织学确诊，可以在 MRI 或局部超声引导下进行，只要对 MRI 检测到的病变部位进行组织学活检即可。此外，乳腺 MRI 也改变了隐匿性乳腺癌的局部治疗选择，使大约 1/3 的患者可以接受保乳手术。因此，对于隐匿性乳腺癌患者，应常规进行乳腺 MRI 检查。如果 MRI 检查结果为阴性，保乳治疗（腋窝淋巴结清扫术）后进行全乳放疗（WBRT）已成为一种可行的治疗选择。在考虑到肿瘤的分子亚型并给予适当的治疗后，隐匿性乳腺癌的预后似乎与 II~III 期、T_1N_1 或小浸润性乳腺癌（pT_1）的预后近似。

> **提示与技巧**
>
> 对于隐匿性乳腺癌（OBC），临床上面临的最大难题是诊断，在腋窝出现相当明显的肿块之前经常被漏诊：
> - 永远不要忽略检查腋窝区域，临床医生可触诊到小结节。
> - 即使是乳腺钼靶结果为阴性，也应常规行腋窝超声检查。

- 当临床检查、乳腺钼靶和超声检查均未能识别有腋窝转移患者的乳腺原发肿瘤时，术前MRI就是标准检查手段[16]。
- 最后，必须对疑似病变部位进行细胞学或组织学活检以明确诊断。
- 目前，隐匿性乳腺癌的诊断仅限于出现腋窝转移但没有任何临床检查、乳腺钼靶、超声或MRI等乳腺疾病证据的患者。
- 关于隐匿性乳腺癌的治疗尚未达成明确的共识，最佳管理方式仍存争议[4,8,14,15,54,55]：
- 术前识别乳腺病变并确诊是治疗隐匿性乳腺癌的关键。
- 应根据疾病分期和隐匿性乳腺癌患者的危险因素进行治疗。
- 可行腋窝淋巴结清扫（ALND）+ 乳房切除术或ALND+ 全乳放疗 ± 淋巴结放疗[12]。
- 应根据肿瘤的分子生物学信息开展系统辅助治疗。

（刘卫丽　译，刘锦平　审校）

参考文献

[1] Owen HW, Dockerty MB, Gray HK.Occult carcinoma of the breast. Surg Gynecol Obstet, 1954, 98(3): 302–308.

[2] Patel J, Nemoto T, Rosner D, et al. Axillary lymph node metastasis from an occult breast cancer. Cancer, 1981, 47(12): 2923–2927.

[3] Rosen PP. Axillary lymph node metastases in patients with occult noninvasive breast carcinoma. Cancer, 1980, 46(5): 1298–1306.

[4] Baron PL, Moore MP, Kinne DW, et al. Occult breast cancer presenting with axillary metastases. Updated management. Arch Surg, 1990, 125(2): 210–214.

[5] Merson M, Andreola S, Galimberti V, et al. Breast carcinoma presenting as axillary metastases without evidence of a primary tumor. Cancer, 1992, 70(2): 504–508.

[6] Abbruzzese JL, Abbruzzese MC, Lenzi R, et al. Analysis of a diagnostic strategy for patients with suspected tumors of unknown origin. J Clin Oncol, 1995, 13(8): 2094–2103.

[7] Kemeny MM, Rivera DE, Terz JJ, et al. Occult primary adenocarcinoma with axillary metastases. Am J Surg, 1986, 152(1): 43–47.

[8] He M, Tang LC, Yu KD, et al. Treatment outcomes and unfavorable prognostic factors in patients with occult breast cancer. Eur J Surg Oncol, 2012, 38(11): 1022–1028.

[9] Walker GV, Smith GL, Perkins GH, et al. Population-based analysis of occult primary breast cancer with axillary lymph node metastasis. Cancer, 2010, 116(17): 4000–4006.

[10] Olson JA Jr, Morris EA, Van Zee KJ, et al. Magnetic resonance imaging facilitates breast conservation for occult breast cancer. Ann Surg Oncol, 2000, 7(6): 411–415.

[11] Stomper PC, Waddell BE, Edge SB, et al.Breast MRI in the Evaluation of Patients with Occult Primary Breast Carcinoma. Breast J, 1999, 5(4): 230–234.

[12] National Comprehensive Cancer Network (NCCN). NCCN clinical practice guidelines in oncology, Breast cancer v2, 2013. http: //www.nccn.org/professionals/physician_gls/pdf/breast.pdf. Accessed 6 May 2013.Accessed 6 May

[13] Montagna E, Bagnardi V, Rotmensz N, et al. Immunohistochemically defined subtypes and outcome in occult breast carcinoma with axillary presentation. Breast Cancer Res Treat, 2011, 129(3): 867–875.

[14] Vlastos G, Jean ME, Mirza AN, et al. Feasibility of breast preservation in the treatment of occult primary carcinoma presenting with axillary metastases. Ann Surg Oncol, 2001, 8(5): 425–431.

[15] Campana F, Fourquet A, Ashby MA, et al.Presentation of axillary lymphadenopathy without detectable breast primary (T0 N1b breast cancer): experience at Institut Curie. Radiother Oncol, 1989, 15(4): 321–325.

[16] Buchanan CL, Morris EA, Dorn PL, et al. Utility of breast magnetic resonance imaging in patients with occult primary breast cancer. Ann Surg Oncol, 2005, 12(12): 1045–1053.

[17] Halsted WS. The Results of Radical Operations for the Cure of Carcinoma of the Breast. Ann Surg 1907, 46(1): 1–19.

[18] Akashi-Tanaka S, Fukutomi T, Miyakawa K, et al.Contrast-enhanced computed tomography detection of occult breast cancers presenting as axillary masses. Breast Cancer Res Treat, 1999, 55(1): 97–101.

[19] Block EF, Meyer MA.Positron emission tomography in diagnosis of occult adenocarcinoma of the breast. Am Surg, 1998, 64(9): 906–908.

[20] Chiti A, Di Nicola M, Spinelli A, et al.A case of metastatic axillary lymph nodes involvement from unknown primary cancer: clinical usefulness of [^{99m}Tc]- sestamibi. Tumori, 1998, 84(5): 612–613.

[21] Cox CE, Hyacinthe M, Berman C, et al.Localization of an Occult Primary Breast Cancer with Technetium-99m Sestamibi Scan and an Intraoperative Gamma Probe. Cancer Control, 1996, 3(5): 448–450.

[22] Lenzi R, Kim EE, Raber MN, et al. Detection of primary breast cancer presenting as metastatic carcinoma of unknown primary origin by 111In-pentetreotide scan. Ann Oncol, 1998, 9(2): 213–216.

[23] Rosen EL, Eubank WB, Mankoff DA. FDG PET, PET/CT, and breast cancer imaging. Radiographics, 2007, 27 Suppl 1: S215–229.

[24] Berg WA, Zhang Z, Lehrer D, et al. Detection of breast cancer with addition of annual screening ultrasound or a single screening MRI to mammography in women with

elevated breast cancer risk. Jama , 2012, 307(13): 1394–1404.
[25] Humphrey LL, Helfand M, Chan BK, et al.Breast cancer screening: a summary of the evidence for the U.S. Preventive Services Task Force. Ann Intern Med, 2002, 137(5 Part 1): 347–360.
[26] Rosenberg RD, Hunt WC, Williamson MR, et al.Effects of age, breast density, ethnicity, and estrogen replacement therapy on screening mammographic sensitivity and cancer stage at diagnosis: review of 183 134 screening mammograms in Albuquerque, New Mexico. Radiology, 1998, 209(2): 511–518.
[27] Kolb TM, Lichy J, Newhouse JH.Comparison of the performance of screening mammography, physical examination, and breast US and evaluation of factors that influence them: an analysis of 27, 825 patient evaluations. Radiology, 2002, 225(1): 165–175.
[28] Berg WA, Blume JD, Cormack JB, et al.Combined screening with ultrasound and mammography vs mammography alone in women at elevated risk of breast cancer. Jama, 2008, 299(18): 2151–2163.
[29] Saslow D, Boetes C, Burke W, et al. American Cancer Society guidelines for breast screening with MRI as an adjunct to mammography. CA Cancer J Clin, 2007, 57(2): 75–89.
[30] Schorn C, Fischer U, Luftner-Nagel S, et al. MRI of the breast in patients with metastatic disease of unknown primary. Eur Radiol , 1999, 9(3): 470–473.
[31] Morris EA, Schwartz LH, Dershaw DD, et al.MR imaging of the breast in patients with occult primary breast carcinoma. Radiology, 1997, 205(2): 437–440.
[32] Orel SG, Weinstein SP, Schnall MD, et al.Breast MR imaging in patients with axillary node metastases and unknown primary malignancy. Radiology , 1999, 212(2): 543–549.
[33] de Bresser J, de Vos B, van der Ent F, et al.Breast MRI in clinically and mammographically occult breast cancer presenting with an axillary metastasis: a systematic review. Eur J Surg Oncol, 2010, 36(2): 114–119.
[34] Lord SJ, Lei W, Craft P, et al.A systematic review of the effectiveness of magnetic resonance imaging (MRI) as an addition to mammography and ultrasound in screening young women at high risk of breast cancer. Eur J Cancer, 2007, 43(13): 1905–1917.
[35] Giagounidis EM, Markus R, Josef L, et al.CT-guided preoperative needle localization of MRI-detected breast lesions. Eur J Radiol, 2001, 39(2): 100–103.
[36] Hill TD, Khamis HJ, Tyczynski JE, et al. Comparison of male and female breast cancer incidence trends, tumor characteristics, and survival. Ann Epidemiol, 2005, 15(10): 773–780.
[37] Zhang L, Zhang C, Yang Z, et al.Male occult triple-negative breast cancer with dermatomyositis: a case report and review of the literature. Onco Targets Ther, 2017, 10: 5459–5462.
[38] Takabatake D, Taira N, Aogi K, et al.Two cases of occult breast cancer in which PET-CT was helpful in identifying primary tumors. Breast Cancer, 2008, 15(2): 181–184.
[39] Soundararajan R, Naswa N, Karunanithi S, et al. Occult breast primary malignancy presenting as isolated axillary lymph node metastasis - early detection of primary site by 18F-FDG PET/CT. Nucl Med Rev Cent East Eur, 2016, 19(B): 5–7.
[40] Walter C, Scheidhauer K, Scharl A, et al.Clinical and diagnostic value of preoperative MR mammography and FDG-PET in suspicious breast lesions. Eur Radiol , 2003, 13(7): 1651–1656.
[41] Lanitis S, Behranwala KA, Al-Mufti R, et al.Axillary metastatic disease as presentation of occult or contralateral breast cancer. Breast, 2009, 18(4): 225–227.
[42] Yirmibeşoğlu E, Tekin E, Memiş L, et al.A patient with occult breast cancer presenting with an axillary lymph node metastasis and a synchronous contralateral breast cancer. Breast, 2005, 14(2): 157–162.
[43] Rueth NM, Black DM, Limmer AR, et al.Breast conservation in the setting of contemporary multimodality treatment provides excellent outcomes for patients with occult primary breast cancer. Ann Surg Oncol, 2015, 22(1): 90–95.
[44] Woo SM, Son BH, Lee JW, et al.Survival outcomes of different treatment methods for the ipsilateral breast of occult breast cancer patients with axillary lymph node metastasis: a single center experience. J Breast Cancer, 2013, 16(4): 410–416.
[45] Barton SR, Smith IE, Kirby AM, et al.The role of ipsilateral breast radiotherapy in management of occult primary breast cancer presenting as axillary lymphadenopathy. Eur J Cancer, 2011, 47(14): 2099–2106.
[46] Sohn G, Son BH, Lee SJ, et al.Treatment and survival of patients with occult breast cancer with axillary lymph node metastasis: a nationwide retrospective study. J Surg Oncol, 2014, 110(3): 270–274.
[47] Amir E, Miller N, Geddie W, et al. Prospective study evaluating the impact of tissue confirmation of metastatic disease in patients with breast cancer. J Clin Oncol, 2012, 30(6): 587–592.
[48] Pusztai L, Viale G, Kelly CM, et al.Estrogen and HER-2 receptor discordance between primary breast cancer and metastasis. Oncologist, 2010, 15(11): 1164–1168.
[49] van Ooijen B, Bontenbal M, Henzen-Logmans SC, et al.Axillary nodal metastases from an occult primary consistent with breast carcinoma. Br J Surg, 1993, 80(10): 1299–1300.
[50] Wang X, Zhao Y, Cao X. Clinical benefits of mastectomy on treatment of occult breast carcinoma presenting axillary metastases. Breast J, 2010, 16(1): 32–37.
[51] Foroudi F, Tiver KW. Occult breast carcinoma presenting as axillary metastases. Int J Radiat Oncol Biol Phys , 2000, 47(1): 143–147.
[52] Khandelwal AK, Garguilo GA. Therapeutic options for occult breast cancer: a survey of the American Society of Breast Surgeons and review of the literature. Am J Surg, 2005, 190(4): 609–613.
[53] Masinghe SP, Faluyi OO, Kerr GR, et al. Breast

[54] Ellerbroek N, Holmes F, Singletary E, et al.Treatment of patients with isolated axillary nodal metastases from an occult primary carcinoma consistent with breast origin. Cancer, 1990, 66(7): 1461–1467.

[55] Shannon C, Walsh G, Sapunar F, et al.Occult primary breast carcinoma presenting as axillary lymphadenopathy. Breast , 2002, 11(5): 414–418.

[56] Varadarajan R, Edge SB, Yu J, et al.Prognosis of occult breast carcinoma presenting as isolated axillary nodal metastasis. Oncology, 2006, 71(5-6): 456–459.

[57] Macedo FI, Eid JJ, Flynn J, et al. Optimal Surgical Management for Occult Breast Carcinoma: A Meta-analysis. Ann Surg Oncol , 2016, 23(6): 1838–1844.

[58] Rastogi P, Anderson SJ, Bear HD, et al.Preoperative chemotherapy: updates of National Surgical Adjuvant Breast and Bowel Project Protocols B-18 and B-27. J Clin Oncol, 2008, 26(5): 778–785.

[59] Guarneri V, Broglio K, Kau SW, et al. Prognostic value of pathologic complete response after primary chemotherapy in relation to hormone receptor status and other factors. J Clin Oncol, 2006, 24(7): 1037–1044.

[60] Goldhirsch A, Wood WC, Gelber RD, et al.Progress and promise: highlights of the international expert consensus on the primary therapy of early breast cancer 2007. Ann Oncol , 2007, 18(7): 1133–1144.

[61] Jackson B, Scott-Conner C, Moulder J.Axillary metastasis from occult breast carcinoma: diagnosis and management. Am Surg, 1995, 61(5): 431–434.

[62] Oger AS, Boukerrou M, Cutuli B, et al. [Male breast cancer: prognostic factors, diagnosis and treatment: a multi-institutional survey of 95 cases]. Gynecol Obstet Fertil, 2015, 43(4): 290–296.

[63] Abe H, Naitoh H, Umeda T, et al. Occult breast cancer presenting axillary nodal metastasis: a case report. Jpn J Clin Oncol, 2000, 30(4): 185–187.

[64] Matsuoka K, Ohsumi S, Takashima S, et al. Occult breast carcinoma presenting with axillary lymph node metastases: follow-up of eleven patients. Breast Cancer, 2003, 10(4): 330–334.

老年女性乳腺癌

K. Hamnett, A. Subramanian, R. A. Audisio

60.1 流行病学

随着医学的发展和人们营养状况的改善，全球范围内人口结构正趋于老龄化，约 2/3 乳腺癌患者的发病年龄超过 60 岁。英国每年有 13 000 例 70 岁以上的女性患乳腺癌。随着 65 岁以上女性绝对数量的增加，乳腺癌的发病率越来越高，发病范围也越来越广泛[1]。

60.2 治疗不足可能导致老年女性患者预后不良

由于确诊年龄增加，导致死亡的其他风险也大大增加，使得老年女性因乳腺癌死亡的风险有所降低。

70 岁以上的老年女性因乳腺癌导致的死亡占全因死亡率的很大一部分，特别是有乳腺癌高风险的患者[2]。从 1990—1994 年到 2000—2004 年，欧洲乳腺癌患者的 5 年相对生存率都有所提高，然而，在大多数国家这种改善主要发生在 70 岁以下的患者群[3]。70 岁以上的患者群死亡率和相对死亡率最高[4]。特别是年龄超过 80 岁的女性，高达 40% 的人因乳腺癌死亡。

观察性研究显示，老年女性存在癌症检查滞后、疾病分期被低估以及生存率低等问题。因低估其预期寿命和没有给予适当的治疗，老年女性乳腺癌患者往往不能得到充分的治疗[5]。

60.3 诊断延迟

英国标准筛查计划旨在提高年轻女性乳腺癌患者的生存率，但该计划没有包含 70 岁以上的女性。有证据表明，对这个年龄组的女性继续筛查可能会导致过度治疗，并且几乎没有证据表明筛查计划能够改善乳腺癌患者的特异性死亡率，因为此年龄组患者的其他疾病死亡率往往更高，这意味着早期筛查所带来的实际生存获益会减少。延长筛查年龄的支持者认为，不将老年患者纳入筛查范围可能会传达出一种错误信息，即老年女性患乳腺癌的可能性小，而事实恰恰相反，因此，这可能导致有症状的乳腺癌患者诊断延迟[6]。

研究表明，老年女性也不太可能自我检查、"麻烦"她们的全科医生（GP），或者有可能完全不知道除"肿块"之外的其他乳腺癌症状[7]。

60.4 仅基于年龄的决策

年龄与患者的并存疾病风险和乳腺癌的复发风险无关，是接受非标准乳腺癌治疗的独立风险因素。医生往往没有考虑到老年女性是一个异质性群体，她们的治疗耐受力、生活质量及个人偏好差异很大[8,9]。

K. Hamnett ✉
St Helens and Knowsley Teaching Hospitals,
Liverpool, UK

A. Subramanian
East Sussex Healthcare NHS Trust, East Sussex, UK

R. A. Audisio
Department of Surgery, Institute of Clinical Sciences,
Sahlgrenska University Hospital, Göteborg, Sweden
e-mail: raudisio@doctors.org.uk

© Springer Nature Switzerland AG 2021
M. Rezai et al. (eds.), *Breast Cancer Essentials*, https://doi.org/10.1007/978-3-030-73147-2_60

60.5 临床试验缺乏代表性

由于临床试验严格的排除标准,有并存疾病的老年女性往往难以参与试验,因缺乏具有代表性的试验导致老年女性乳腺癌患者缺乏Ⅰ级证据[10]。对其的治疗决策主要基于有限的回顾性亚组分析和年轻女性患者的研究结果,事实上,这些治疗决策并不完全适用于老年女性患者,因为她们的乳腺癌表现并不相同,老年女性的死亡率易受其他竞争性死因的影响[5]。

60.6 社会经济压力阻碍规范治疗

身体原因、经济问题及交通不便等已成为阻碍老年女性患者接受规范治疗的主要障碍。几项对各个年龄段乳腺癌女性的调查显示,老年女性不愿意为外科重建的康复过程花费时间。在英国,70岁以上仍参加工作的女性有111 000名[11],在对这类女性患者的治疗过程中需要考虑到她们的就业情况,患病将会导致她们失去工作或治疗期间缺乏看护人员。然而,60岁以上的老年女性中有1/8是看护人员。英国皇家护理人员信托基金进行的一项针对老年护工的调查显示,在639名年龄在60~95岁的老年女性中,有34%曾经取消过自己的治疗或手术,原因主要是需要照顾其他人[12],尤其是当治疗方案中包含多次就诊接受放疗或使用赫赛汀时,她们更可能选择取消治疗。如果能够通过转诊到当地医院并提供看护服务来解决此类问题,她们的治疗选择可能不再受到影响。

60.7 年龄特异性病理学

老年女性乳腺癌患者的雌激素和孕激素受体阳性率往往较高,HER2阳性率较低,侵袭性较弱的组织学亚型(如小管癌和黏液癌)比例较高,这些标志物对她们来说具有同等重要的预后价值[13]。就诊时肿瘤增大、淋巴结受累及疾病转移风险随着年龄的增长而增加。老年女性被诊断为乳腺癌时往往已处于晚期,虽然肿瘤较小,但是容易出现淋巴结受累,这说明,这类人群所患的乳腺癌更具侵袭性[14,15]。

60.8 健康评估

2005年改善手术效果组(Improving Surgical Outcomes Group,ISOG)强调,如果患者可以选择手术治疗,术前早期评估和麻醉评估可以帮助确定最合适的管理方式[16]。卫生部门建议,应对患者进行常规评估,最终管理方式应由资深外科医生和麻醉医生共同商讨后决定[17]。

针对接受手术的老年人的主动护理(proactive care of elderly people undergoing surgery,POPS)是一种多学科协作的术前老年人外科手术评估方法,可用于改善患者的预后并缩短住院时间[18,19]。

在评估患者的健康状况或是否适合治疗时,乳腺癌专家并未就最佳评估方案达成共识。51%的医生在手术前使用美国麻醉医师协会(American Society of Anesthesiologists,ASA)或卡氏功能状态评分(Karnofsky Performance Status,KPS)进行评估,20%的医生通常使用简易精神状态评分(Mini-Mental State Score)进行评估[20-22]。

动态测试如心肺运动试验(cardiopulmonary exercise testing,CPX测试)和衰弱测试(tests of frailty)已被推荐用于乳房手术[18]。Walton等认为衰弱测试工具可以更准确和客观地评估该年龄组患者的个体化风险[23],并可以结合既往病史和检查结果共同进行评估[24]。衰弱测试工具包括老年人癌症术前评估(Preoperative Assessment of Cancer in the Elderly,PACE)[25]、老年人衰弱调查问卷(Vulnerable Elders Survey 13,VES-13)[26]、格罗宁根衰弱指数(Groningen Frailty Index,GFI)[27]、起立-行走计时测试(Time to UP and Go,TUG)[28],以及简化版综合老年人评估(comprehensive geriatric assessment,CGA)[29],这些评估工具不仅会耗费大量时间,而且可行性并不高[20]。

对血浆中"代谢组(metabolome)——体液中的代谢物和小分子"的评估是一种快速、有效的方法,可用于定量评估随着年龄增长引起的身体的生理和病理状态。已有研究正在评估老年乳腺癌患者的代谢组学特征,未来这可能有助于评估老年患者的健康状况[30,31]。

60.9 患者对决策过程的期望

在一项包含 1 259 例女性患者的研究中，72 岁以上的女性在手术决策过程中的参与程度与其他年龄段女性没有差异。坚持以患者为中心的关键要求是至少 2 人（即患者和乳腺外科医生或专科护士）共同参与手术决策。健康基金会认为 60 岁以上的女性不太愿意参与此类决策过程[32]，然而，事实并非总是如此。有研究显示，老年女性更喜欢家长式或指导式的互动方式，其中一项美国的研究表明，约有一半的老年人更喜欢在医疗保健决策中处于被动地位[33,34]。一项瑞士医疗中心的研究发现，老年人很少主动质疑医生的建议[35]。

Keating 等认为保持患者的意愿和治疗选择的一致性非常重要，他进行的研究显示，早期乳腺癌女性具有更高的长期满意度，对治疗选择也更加满意，尤其是当她们在治疗决策中的实际角色与所期望的角色相匹配时[36]。

60.10 治 疗

60.10.1 内分泌治疗

几乎 90% 的老年女性患者为雌激素受体（ER）阳性乳腺癌。可手术患者一般给予内分泌治疗（primary endocrine therapy，PET），早期 ER 阳性患者仅使用他莫昔芬（雌激素受体拮抗剂）或阿那曲唑（芳香化酶抑制剂）治疗，无须手术[37,38]。如果患者的骨密度降低或出现病理性骨折，则应谨慎给予内分泌治疗。

老年女性乳腺癌患者接受的治疗经常不规范。虽然英国指南建议，无论年龄大小，都应对患者提供手术和适当的辅助治疗，但是英国的老年乳腺癌患者的非手术治疗人群占治疗总人群的 40%[39,40]，这个结果可能是受到 Preece 试点研究的影响。该研究仅使用内分泌药物（他莫昔芬）治疗早期 ER 阳性乳腺癌患者，且距今已有 30 余年，当时是在患者预期寿命较短的条件下进行的[41]。

Morgan 等的研究显示，70 岁以上的老年女性乳腺癌患者接受内分泌治疗的频率更高，她们往往有更严重的共病、日常生活能力下降以及肿瘤体积 > 5cm，可能是因为大体积肿瘤更需要接受乳房切除术而非广泛的局部切除术，内分泌治疗则是激进手术的替代方法[42]。

一项 Cochrane 综述比较了单纯内分泌治疗与手术切除联合内分泌治疗的结果，发现两组的总生存率没有差异，但手术组的局部进展较少[43]。

给予内分泌治疗控制疾病 2~3 年。对于预期寿命 < 2 年的患者（需要与老年科医生讨论），认为优化管理后不适合手术或者患者本人不希望手术治疗的患者，可以考虑内分泌治疗（表 60.1）[43]。在考虑是否进行手术治疗时，应综合考虑麻醉科和老年科的评估意见，如果确定进行乳房切除术，应对患者实施局部麻醉。

目前还没有研究比较他莫昔芬或阿那曲唑的疗效，或者内分泌治疗联合曲妥珠单抗对 ER 和 HER2 阳性老年女性的疗效。建议对每个患者都进行评估，并根据患者的毒性反应做出治疗决定。

由于发生血栓形成及子宫内膜癌的风险较低，老年女性患者通常优先使用芳香化酶抑制剂，但该类药物会增加肌肉骨骼综合征的发生风险并可导致骨质流失，其使用与骨密度降低或骨质疏松症显著相关，这些症状大约发生于 30% 的绝经后女性[44]。钙、维生素 D 和抗骨吸收治疗可对上述症状起到一定的缓解作用[8,45]。

只有当患者开始接受治疗时，才将 PET 作为一种选择。普通人群服用他莫昔芬（辅助治疗）的总体药物依从率从第 1 年的 87% 下降到第 4 年的 50%[46]。在一项纳入 961 例 65 岁以上女性患者的研究中，49% 的患者在 5 年期结束前停用了他莫昔芬，75 岁以上人群的停药比例更高[47]。除了耐受性和毒性外，药物依从性降低的原因可能是记忆问题和社会支持的减少，该问题在患者需要服用多种药物时尤为严重[46]。关于阿那曲唑服药依从性的数据非常稀缺，一项比较研究发现，在 16 个月的中位随访期内，约有 80% 的患者坚持服用他莫昔芬，而阿那曲唑的服药依从率仅为 69%，但是阿那曲唑组的患者年龄明显大于他莫昔芬组[48]。

表 60.1 雌激素受体（ER）阳性老年女性乳腺癌患者内分泌治疗的主要适应证

· 优化后不适合手术
· MDT 评估后预期寿命 ≤ 2 年
· 患者本人不想手术

对于一些 ER 阳性但分期为局部晚期或不适合保乳治疗的患者,可在手术前使用新辅助内分泌治疗降低肿瘤的分期。此时来曲唑的反应率(55%)高于他莫昔芬(36%)[49]。然而,用药 2~5 年后患者通常都会对内分泌治疗药物产生耐药性[50,51]。

60.10.2 手术治疗

在对老年女性乳腺癌患者进行局部控制时,单纯内分泌治疗的效果不如手术联合内分泌辅助治疗。患者对手术的耐受性通常良好,乳腺癌手术后的死亡率几乎可以忽略不计(0%~0.3%),因为术前通常会仔细选择合适的患者,并采用适当的麻醉技术,而且这是一种无空腔低风险手术,通常不会延长手术时间,术后患者也无需卧床休息。术后并发症发病率通常较低,主要是淋巴水肿、伤口感染、伤口愈合慢、手术相关焦虑以及失去乳房的心理困扰等[52]。

60.10.2.1 乳房切除术

"保乳手术联合全乳放疗(whole breast radiotherapy,WBRT)及"经过选择的患者的乳房切除术后放疗"是可手术乳腺癌患者的护理标准。起初,关于这类手术的临床研究一般会排除 70 岁以上的女性,因此,对于老年患者来说,如果不根据年轻患者的结果对其进行估计,那么她们可以采用上述护理方式的证据就不足。乳房切除术适用于不适合保乳手术的大体积肿瘤或多灶性肿瘤,不适合行 WBRT 的患者,既往接受过 WBRT 的患者,以及更希望接受乳房切除术而非保乳手术与 WBRT 的患者(表 60.2)[8]。通常情况下,乳房切除术和保乳手术的效果相当,但是乳房切除术患者的长期控制率略优于保乳手术。无论患者的年龄大小,长期局部控制率都是影响预后的重要因素,尤其是对预期寿命为 10~15 年的患者的影响更加明显。对

表 60.2 乳房切除术的适应证

- 大体积肿瘤
- 单个乳房中多个病灶
- 患者不适合接受保乳手术联合全乳放疗(WBRT)
- 患者曾接受过 WBRT
- 患者更愿意接受乳房切除术

于因高龄或多种共病导致预期寿命较短的患者而言,乳房切除术、保乳手术联合放疗以及内分泌治疗的局部控制率差异较小。对于此类患者,医生在考虑治疗方式时,长期局部控制率就不再是重要的因素了[52,53]。

60.10.2.2 腋窝手术

对于前哨淋巴结活检阳性或穿刺结果阳性的患者,需要进行腋窝淋巴结清扫以降低局部疾病进展的风险。临床或影像学上未显示淋巴结病变患者的腋窝处理方式存在争议。当前腋窝的标准处理方式是,对于临床淋巴结阴性的患者,先利用前哨淋巴结活检进行腋窝淋巴结分期,当发现前哨淋巴结阳性时再完成腋窝淋巴结清扫。研究显示,在接受 WBRT 治疗的 T_1 或 T_2 期女性中,当患者有微转移或腋窝低肿瘤负荷时,腋窝清扫组和观察组的生存率或局部控制率没有差异,这可能说明某些老年女性患者并不需要进行腋窝淋巴结清扫(Z11 试验)[54]。

60.10.2.3 全身、区域和局部麻醉

不适合全身麻醉的患者并不意味着不适合手术治疗。广泛的局部乳房切除术通常适用于体质较弱的女性,这类患者可在局麻下进行手术。乳房较小的患者同样可以采用这一手术方式。有人担心乳房较大的女性所使用的有效局部麻醉剂的剂量可能达到毒性水平,但在一系列病例研究中,即使给予患者输注足量的麻醉剂也从未达到毒性剂量[55]。可仅在局麻下进行腋窝取样,但是腋窝清扫必须选用区域麻醉。

60.10.2.4 乳房重建

虽然老年女性的乳腺癌发病率有所增加,但是 2010 年国家乳房切除术和乳房重建审计(National Mastectomy and Breast Reconstruction Audit,NMBRA)明确指出,这个年龄组中的患者行乳房切除术后再接受乳房重建的概率最低[56]。

如果患者适合乳房重建,医生则应在术前告知患者相关事宜。无论她们最终如何选择,大多数老年女性都愿意知晓这些选择,因为重建意味着"希望",且可以减轻因失去乳房导致的心理创伤[57]。然而,有研究显示,个人和社会因素可能会阻止一

些老年女性表达她们对乳房重建的渴望[58-62]。

对患者的知情告知对于消除老年女性患者的误解很重要。大部分老年患者认为乳房重建会威胁她们的预后[63]。影响患者决定的其他因素包括年龄、共病、伴侣和同龄人的意见[64]，以及对乳房的重视程度[65]、使用假体的经验[66]、手臂灵巧性可能受损、护理、劳动力老龄化和就业责任[67]。身体形象对这个年龄段的重要性以前可能被低估了。心理健康量表显示，即使受到各种因素的影响，但是与同一年龄层的一般人群和仅接受乳房切除术的患者相比，接受乳房重建的老年女性患者的得分更高[68]。

有文献显示，满足条件的老年女性乳腺癌患者可进行脂肪填充和植入物联合自体组织和游离皮瓣重建，该年龄段患者行自体组织乳房重建的预后往往优于假体植入[69]。需要注意的是，该年龄组（Ⅰ~Ⅱ级）的10年生存率为85%，因此选择重建时必须考虑到患者的寿命[70]。如果患者不希望重建，应充分尊重其意愿，可以仅行乳房切除术[71]。

60.11 化 疗

根据老年肿瘤学会（Society of Geriatric Oncology）和欧洲乳腺癌肿瘤协会（European Society of Breast Cancer Oncologists）的最新建议[8]，没有证据表明老年患者需要给予特殊的化疗方案。建议认为：辅助化疗不应受患者年龄限制，且可为淋巴结阳性及ER/PR阴性的老年女性患者带来临床获益；4个周期的含蒽环类化疗方案通常优于CMF方案，单药卡培他滨不如标准AC和CMF方案。

紫杉类药物与老年患者的化疗毒副作用升高有关，但对于高危、心功能良好的老年患者，可以将该类药物适当添加到含有蒽环类药物的方案中或替代蒽环类药物以降低心脏毒性。HER2阳性且无心脏病的老年女性乳腺癌患者可以使用曲妥珠单抗，并进行超声心动图监测（表60.3）。

60.12 放 疗

虽然局部控制率对老年女性患者很重要[72,73]，但与年龄小于50岁的患者相比，年龄大于50岁的

表60.3 SIOG/EUSOMA对老年乳腺癌女性辅助化疗的建议

- 辅助化疗不应受患者年龄限制
- 淋巴结阳性、激素受体阴性的老年女性患者更可能从化疗中获得最大的益处
- 含蒽环类药物的4个周期化疗方案通常优于CMF方案
- 标准AC和CMF方案优于单药卡培他滨
- 与年轻患者相比，紫杉类药物对老年女性的毒性显著升高，但可以将该类药物适当添加到高危、健康的老年患者的蒽环类药物方案中或替代蒽环类药物以降低心脏毒性
- HER2阳性且无心脏疾病的乳腺癌患者，应在化疗的同时给予曲妥珠单抗

SIOG：国际老年癌症学会；EUSOMA：欧洲乳腺癌专科学会

患者接受放疗的概率较小[74,75]。保乳手术后WBRT可以加强局部病灶控制率，有4个以上阳性淋巴结或T_3/T_4期肿瘤的老年女性患者行乳房切除术后应选择胸壁放疗（表60.4），以降低局部复发风险。很少有研究评估不进行放疗的结果，主要是因为研究中几乎没有纳入70岁以上的女性。EBCTCG（Early Breast Cancer Trialists' Collaborative Group）研究证明较高的局部控制率有利于患者的长期生存。放疗组患者的15年生存结果表明，放疗能为患者带来微小但显著的生存优势[4]。CALGB 9343研究将70岁以上的Ⅰ期ER阳性乳腺癌女性患者随机分配到保乳手术+他莫昔芬联合或不联合放疗组[74]，5年的随访观察显示，未接受放疗组的局部复发率较高，但这与EBCTCG的研究结果相反，在10.5年内未观察到放疗会显著增加乳腺癌患者的特异性生存率。

全乳放疗（WBRT）通常需要多次门诊就诊，虽然患者认为交通和住宿会对他们的生活造成影响，但是在不纳入老年患者的放疗研究中，放疗与豁免放疗对于患者的总体生活质量没有显著影响[76]。由于局部复发往往发生在病灶部位或病灶附近，因此部分乳房照射（partial breast irradiation，PBI）主要是对原发部位进行照射，包括术中近距离放疗，这种方法避免了患者多次去医院带来的不便和减少了费用。尽管目前的证据不足以将其作为标准治疗方法，但PBI的便捷性仍对老年患者具有一定的吸引力[8]。

表 60.4 SIOG/EUSOMA 对老年乳腺癌女性的辅助放疗建议[8]

- 所有老年患者都应考虑保乳手术后全乳放疗（WBRT），因为放疗可以降低局部复发风险
- 并没有合适的亚组研究证明老年女性患者可以豁免保乳手术后 WBRT
- 对于有 4 个以上阳性淋巴结或 T_3/T_4 期的老年患者，行乳房切除术后应考虑胸壁放疗
- 低分割放疗具有与 WBRT 类似的局部区域控制率和不良反应
- 部分乳房照射（PBI）因证据不足，不推荐作为老年患者的标准治疗方案

SIOG：国际老年癌症学会；EUSOMA：欧洲乳腺癌专科学会

以前放疗会引起心脏毒性和皮肤损伤，当前改进后的放疗技术已经能使老年患者很好地耐受治疗，并不会影响其生活质量。三维定向放疗联合深吸气屏气技术已经极大地降低了由放疗导致的心源性死亡率。

60.13 总 结

老年女性乳腺癌很常见，且发病率正逐渐增加，该年龄组患者的延迟就诊更为常见。英国正在研究延长乳腺癌筛查计划的年龄，虽然没有主动要求患者进行检查，但患者仍需认识到自己所存在的疾病风险。手术联合或不联合放疗是老年女性乳腺癌的主要治疗方法。术前检查中，如果老年科医生和麻醉医生认为患者不适合行全身麻醉，则区域和局部麻醉仍是可行的选择。合适的患者也可以选择内分泌治疗。标准化疗方案不应仅根据年龄和有无心脏疾病而改变，在适当的情况下还应增加曲妥珠单抗进行抗 HER2 治疗。

> 🔑 **提示与技巧**
>
> - 老年女性乳腺癌患者的肿瘤类型往往具有较高的雌激素和孕激素受体阳性率、较低的 HER2 受体过表达率和较高的分化良好的组织学亚型率，如小管癌和黏液性癌。几乎 90% 的老年女性乳腺癌为雌激素受体（ER）阳性乳腺癌。
> - 就诊时的肿瘤大小、淋巴结受累情况和疾病转移概率随患者年龄的增长而增加。
> - 就老年女性乳腺癌的局部控制率而言，单纯内分泌治疗（PET）不如手术联合辅助内分泌治疗。
> - 预期寿命少于 2 年（需要与老年科医生讨论）、优化后认为不适合手术的患者或患者不希望手术的情况下，可以考虑内分泌治疗。
> - 对于 ER 阳性但局部晚期乳腺癌或不适合保乳治疗的患者，可在手术前使用新辅助内分泌治疗以降低肿瘤分期。
> - "保乳手术联合全乳放疗（WBRT）"或"经过选择的患者乳房切除术后辅助放疗"是可手术乳腺癌患者的护理标准。临床淋巴结阴性患者的标准腋窝处理方式为，先利用前哨淋巴结活检（SLNB）进行腋窝淋巴结分期，再对前哨淋巴结阳性患者进行腋窝淋巴结清扫。
> - 对于有 4 个以上阳性淋巴结或 T_3/T_4 期的老年患者，行乳房切除术后应考虑胸壁放疗。
> - 辅助化疗不应受患者年龄限制，淋巴结阳性、激素受体阴性的老年女性患者更可能从化疗中获得最大的益处。

（陈杰 译，罗静 审校）

参考文献

[1] Wylde L, Garg DK, Kumar ID, et al. Stage and treatment variation with age in postmenopausal women with breast cancer: compliance with guidelines. Br J Cancer, 2004,90:1486–1491.

[2] Schairer C, Mink PJ, Carroll L, et al. Probabilities of death from breast cancer and other causes among female breast cancer patients. J Natl Cancer Inst, 2004,96:1311–1321.

[3] Rosso S, Gondos A, Zanetti R, et al. Up to date estimates of breast cancer survival for the years 200- 2004 in 11 European countries: the role of screening and a comparison with data from the United States. Eur J Cancer, 2010,46:3351–3357.

[4] Althuis MD, Dozier JM, Anderson WF, et al. Global trends in breast cancer incidence and mortality 1973-1997. Int J Epidemiol, 2005,34:405–412.

[5] Bouchardy C, Rapiti E, Fioretta G, et al. Undertreatment strongly decreases prognosis of breast cancer in elderly women. J Clin Oncol, 2003,21:3580–3587.

[6] NHS 'be clear on cancer': breast cancer in women over 70 campaign. naedi.org/beclearoncancer/ breastover70.

[7] Ramirez AJ, Westcombe MA, Richards MA, et al. Factors predicting delayed presentation of symptomatic breast cancer: a systematic review. Lancet,1999,353(9159):1127–1131.

[8] Biganzoli L, Wildiers H, Oakman C, et al. Management of elderly patients with breast cancer: updated recommendations of the International Society of Geriatric Oncology (SIOG) and European Society of Breast Cancer Specialists (EUSOMA). Lancet Oncol, 2012,13:e148–160.

[9] The age old excuse: the under treatment of older cancer patients' Macmillan 2012 (NCIN 2010). Breast cancer in the elderly. www.ncin.org.uk/publications/ data_briefngs/breast_cancer_elderly.aspx.

[10] Kornblith AB, Kemeny M, Peterson BL, et al. Survey of oncologists' perceptions of barriers to accrual of older patients with breast carcinoma to clinical trials. Cancer, 2002,95:989–996.

[11] Office national statistics 2012.

[12] "Always OnCall; Always Concerned" A survey of the experiences of older Carers performed by the Princess Royal Trust for Carers, 2011.

[13] Reed MW, Wyld L, Audisio RA. Book chapter 12: the surgical management of breast cancer.

[14] Wildiers H, Van Calster B, van de Poll-Franse LV, et al. Relationship between age and axillary node involvement in women with breast cancer. J Clin Oncol, 2009,27:2931–2937.

[15] Singh R, Hellman S, Heimann R. The natural history of breast carcinoma in the elderly: implications for screening and treatment. Cancer, 2004,100:1807–1813.

[16] Evidence submitted by the Improving Surgical Outcomes Group (ISOG) (NICE 75). https://publications.parliament.uk/pa/cm200607/cmselect/ cmhealth/503/503we35.htm.

[17] Transforming elective care services general surgery—learning from the Elective Care Development Collaborative. https://www.england.nhs.uk/.../ general-surgery-elective-care-ha.

[18] Dodds C, Foo I, Jones K, et al. Peri-operative care of elderly patients—an urgent need for change: a consensus statement to provide guidance for specialist and non-specialist anaesthetists. Perioper Med, 2013,2:6. https://doi.org/10.1186/2047-0525-2-6.

[19] Harari D, Hopper A, Dhesi J, et al. Proactive care of older people undergoing surgery ('POPS'): designing, embedding, evaluating and funding a comprehensive geriatric assessment service for older elective surgical patients. Age Ageing, 2007,36:190–196.

[20] Leonard R, Barrett Lee PJ, Gosney M, et al. Effect of patient age on Management Decisions in Breast Cancer: consensus from a National Consultation. Oncologist, 2010,15:657–664.

[21] Saklad M. Grading of patients for surgical procedures. Anesthesiology, 1941,2:281–284.

[22] Karnofsky DA Burchenal JH. The clinical evaluation of chemotherapeutic agents in cancer//MacLeod CM, editor. Evaluation of chemotherapeutic agents. Columbia University Press; 1949:196.

[23] Fried LP, Tangent CM, Walton J. Frailty in older adults: evidence for a phenotype. J Gerontol A Biol Sci Med Sci, 2001,56:M146–156.

[24] www.ncepod.org.uk.

[25] Audisio RA, Bozzetti F, Capewell A, et al. Shall we operate? Preoperative assessment in elderly cancer patients (PACE) can help. a SIOG surgical task force prospective study. Crit Rev Oncol Hematol, 2008,65:156–163.

[26] Saliba S, Elliott M, Rubenstein LA, et al. The Vulnerable Elders Survey (VES-13): a tool for identifying vulnerable elders in the community 2001. J Am Geriatr Soc, 2001,49:1691–1699.

[27] Steverink N, Slaets JPJ, Schuurmans H, et al. Measuring frailty: development and testing of the Groningen Frailty Indicator (GFI). Gerontologist, 2001,41(special issue 1):236–237.

[28] Podsiadlo D, Richardson S. The timed 'up & go': a test of basic functional mobility for frail elderly persons. J Am Geriatr Soc. 1991;39(2):142.

[29] Stuck AE. Comprehensive geriatric assessment for older adults. BMJ, 2011,343:d6799.

[30] Claudino W, Quattrone A, Biganzoli L. Moving forward: new horizons in oncology: metabolomics. Available results, current research projects in breast cancer and future applications. J Clin Oncol, 2007,25:2840–2846.

[31] Lawton KA, Berger A, Mitchell M. Analysis of the adult human metabolome. Pharmacogenomics, 2008,9:383–397.

[32] Helping people share decision making—a review of evidence considering whether shared decision making is worthwhile. The Health Foundation, 2012.

[33] Rotar-Pavlic D, Svab I, Wetzels R. How do older patients and their GPs evaluate shared decision making in healthcare? BMC Geriatr, 2008,8:9.

[34] Elkin EB, Kim SH, Casper ES. Desire for information and involvement in treatment decisions: elderly cancer patients preferences and their physicians perceptions. J Clin Oncol, 2007,25(33):5275–5280.

[35] Langewitz W, Nubling M, Weber H. Hospital patients preferences for involvement in decision making. A questionnaire survey of 1040 patients from a Swiss university hospital. Swiss Med Wkly, 2006,136(3–4):59–64.

[36] Keating NL, Guadagnoli E, Landrum MB, et al. Treatment decision making in early-stage breast cancer: should surgeons match patients desired level of involvement? J Clin Oncol, 2002,20:1473–1479.

[37] Diab SG, Elledge RM, Clark GM. Tumour characteristics and clinical outcome of elderly women with breast cancer. J Natl Cancer Inst, 2000,92:550–556.

[38] Lavelle K, Todd C, Moran A, et al. Non-standard Management of Breast Cancer increases with age in the UK: a population based cohort of women > or = 65 years. Br J Cancer, 2007,96:1197–1203.

[39] BCCOM Breast Cancer Clinical Outcome Measures Project: analysis of the management of symptomatic breast cancers diagnosed in 2004. 3rd year report December 2007. http://www.associationofbreastsurgery.org.uk/media/2327/bccom_ar09.pdf.

[40] NICE Early and locally advanced breast cancer: full guideline. Cardiff National Collaborating Centre, 2009.

[41] Preece PE, Wood RA, Mackie CR, et al. Tamoxifen as initial treatment of localized breast cancer in elderly women: a pilot study. Br Med J (Clin Res Ed), 1982,284(6319):869–870.

[42] Morgan JL, Richards P, Zaman O, et al. Cancer Biol Med, 2014,12:308–315.

[43] Hind D, Wyld L, Reed MW. Surgery, with or without tamoxifen vs tamoxifen alone for older women with operable breast cancer: cochrane review. Br J Cancer, 2007,96:1025–1029.

[44] Melton LJ III, Chrischilles EA, Cooper C, et al. Perspective: how many women have osteoporosis? J Bone Miner Res,1992,7:1005–1010.

[45] Body JJ, Bergmann P, Boonen S, et al. Evidence based guidelines for the pharmacological treatment of postmenopausal osteoporosis: a consensus document by the Belgium Bone Club. Osteoporos Int, 2010,21:1657–1680.

[46] Partridge AH, Wang PS, Weiner EP, et al. Non-adherence to adjuvant tamoxifen therapy in women with primary breast cancer. J Clin Oncol, 2003,21:602–606.

[47] Owusu C, Buist DS, Field TS, et al. Predictors of Tamoxifen discontinuation among older women with oestrogen receptor positive breast cancer. J Clin Oncol, 2008,26:549–555.

[48] Ziller V, Kalder M, Albert US, et al. Adherence to adjuvant endocrine therapy in postmenopausal women with breast cancer. Ann Oncol, 2009,20:431–436.

[49] Ellis MJ, Ma C. Letrozole in the neoadjuvant setting: the PO24 Trial. Breast Cancer Res Treat, 2007,105:33–43.

[50] Shibata T, Watari K, Izumi H, et al. Breast cancer resistance to antiestrogens is enhanced by increased ER deregulation and ERBB2 expression. Cancer Res, 2017,77(2):545–556.

[51] Riseberg D. Treating elderly patients with hormone receptor-positive advanced breast cancer. Clin Med Insights Oncol, 2015,9:65–73.

[52] Veronesi U, Cascinelli N, Mariani L, et al. Twenty year follow up of a randomized study comparing breast conserving surgery with radical mastectomy for early breast cancer. N Engl J Med, 2002,347:1227–1232.

[53] Fisher B, Anderson S, Bryant J, et al. Twenty year follow-up of a randomized trial comparing total mastectomy, lumpectomy and lumpectomy plus irradiation for the treatment of invasive breast cancer. N Eng J Med, 2002,347(16):1233–1241.

[54] Giuliano AE, Ballman KV, McCall L, et al. Effect of axillary dissection vs no axillary dissection on 10-year overall survival among women with invasive breast cancer and sentinel node metastasis: the ACOSOG Z0011 (Alliance) randomized clinical trial. JAMA, 2017,318(10):918–926.

[55] Oakley N, Dennison AR, Shorthouse AJ. A prospective audit of simple mastectomy under local anaesthesia. Eur J Surg Oncol,1996,22:134–136.

[56] Mioton LM, Smetona JT, Hanwright PJ, et al. Comparing thirty-day outcomes in prosthetic and autologous breast reconstruction: a multivariate analysis of 13,082 patients? J Plast Reconstr Aesthet Surg, 2013,66(7):917–925.

[57] Coleman P, Payne S, Seymour J, et al. Living into old age with the consequences of breast cancer. Eur J Oncol Nurs, 2013,17(3):311–316.

[58] Fenlon D, Frankland J, Foster CL, et al. Reasons why mastectomy patients do not have breast reconstruction. Plast Reconstr Surg, 1990,86(6):1118–1122.

[59] Goin JM, Goin NK. Breast reconstruction after mastectomy. Changing the body psychological effects of plastic surgery. Baltimore: Williams and Wilkins, 1981.

[60] Bowman CC, Lennox PA, Clugston PA, et al. Breast reconstruction in older women: should age be an exclusion criterion? Plast Reconstr Surg, 2006,118:16.

[61] Noda S, Eberlein TJ, Eriksson E. Breast reconstruction. Cancer, 1994,74:376.

[62] Versaci AD, Libbey JT. Breast reconstruction following mastectomy. Obstet Gynecol Clin North Am, 1994,21:733.

[63] Reaby L. Reasons why women who have mastectomy decide to have or not to have breast reconstruction. Plast Reconstr Surg,1998,101:1810.

[64] bleuvous.com/2013/10/40-awe-inspiring-breastcancer-scar-tattoos/.

[65] Reneker R, Cutler M. Psychological problems of adjustment to cancer of the breast. JAMA, 1952,148:833.

[66] The EPaN Study https://www.southampton.ac.uk/msrg/ourresearch/completedprojects/core/epanstudy. page. Accessed July 2019.

[67] https://www.ons.gov.uk/. Accessed July 2019.

[68] Girotto JA, Schreiber J, Nahabedian MY. Breast reconstruction in the elderly: preserving excellent quality of life. Ann Plast Surg, 2003,50(6):572–578.

[69] Walton L, Koshy O, Audisio R. Breast reconstruction in elderly women breast cancer: a review. Cancer Treat Rev, 2011,37:353–357.

[70] Lipa JE, Yousseff AA, Kuerer HM, et al. Breast reconstruction in older women: advantages of autogenous tissue. Plast Reconstr Surg, 2003,111:1110.

[71] https://www.fatandfabulous.org/. Accessed July 2019.

[72] Chagar A, Kuerer HM, Hunt KK, et al. Outcome of treatment for breast cancer patients with chest wall recurrence according to initial stage: implications for post mastectomy radiation therapy. Int J Radiat Oncol Phys, 2003,57:128–135.

[73] Punglia RS, Morrow M, Winer EP. Local therapy and survival in breast cancer. N Engl J Med, 2007,356:2399–2405.

[74] Hughes KS, Schapner LA, Bellon LR. Lumpectomy plus tamoxifen with or without irradiation in women age 70 years or older with early breast cancer: long term follow up of CALGB 9343. J Clin Oncol, 2013,31(19):2382–2387.

[75] American Cancer Society. Breast cancer facts & figures 2011-2012. Atlanta: American Cancer Society, Inc.

[76] Williams LJ, Kunkler IH, King CC, et al. A randomised controlled trial of postoperative radiotherapy following breast conserving surgery in a minimum risk population. Quality of life at 5 years in the PRIME Trial. Health Technol Assess, 2011,15:1–57.